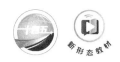

U0599521

国家卫生健康委员会
"十四五"规划新形态教材

全国高等学校教材

供临床、预防、口腔、护理、检验、影像

病原生物学

第 5 版

主　编　韩　俭

副 主 编　强　华　李忠玉　张宸豪

数字负责人　韩　俭　张宸豪

编　者　王　燕　哈尔滨医科大学
（以姓氏笔画为序）
　　　　王喜英　山西大同大学
　　　　牛红霞　浙江中医药大学
　　　　毛樱逾　西南医科大学
　　　　申丽洁　昆明医科大学
　　　　纪明宇　山东第一医科大学附属中心医院
　　　　芦亚君　海南医科大学
　　　　李忠玉　南华大学
　　　　李金福　贵州医科大学
　　　　李波清　滨州医学院
　　　　李菁华　吉林大学
　　　　杨　健　川北医学院
　　　　杨　靖　湖北医药学院
　　　　辛　奇　兰州大学
　　　　张立婷　兰州大学第一医院
　　　　张宸豪　吉林医药学院
　　　　张雄鹰　长治医学院
　　　　陈香梅　北京大学
　　　　单骄宇　新疆医科大学
　　　　赵玉敏　甘肃医学院
　　　　徐　佳　沈阳医学院
　　　　徐晓刚　复旦大学附属华山医院
　　　　陶格斯　内蒙古医科大学
　　　　韩　俭　兰州大学
　　　　强　华　福建医科大学

秘　　书　李　菲　（兰州大学）

人民卫生出版社
·北 京·

图书在版编目（CIP）数据

病原生物学 / 韩俭主编 . -- 5 版 . -- 北京：人民卫生出版社，2025.6. --（全国高等学历继续教育"十四五"规划教材）. -- ISBN 978-7-117-38024-9

I. R37

中国国家版本馆 CIP 数据核字第 2025ZW0179 号

病原生物学
Bingyuan Shengwuxue
第 5 版

主　　编	韩　俭
出版发行	人民卫生出版社（中继线 010-59780011）
地　　址	北京市朝阳区潘家园南里 19 号
邮　　编	100021
E – mail	pmph @ pmph.com
购书热线	010-59787592　010-59787584　010-65264830
印　　刷	北京市艺辉印刷有限公司
经　　销	新华书店
开　　本	787×1092　1/16　印张：46　插页：1
字　　数	1082 千字
版　　次	2001 年 9 月第 1 版　　2025 年 6 月第 5 版
印　　次	2025 年 7 月第 1 次印刷
标准书号	ISBN 978-7-117-38024-9
定　　价	99.00 元

打击盗版举报电话	010-59787491	E-mail	WQ @ pmph.com
质量问题联系电话	010-59787234	E-mail	zhiliang @ pmph.com
数字融合服务电话	4001118166	E-mail	zengzhi @ pmph.com

出版说明

为了深入贯彻党的二十大和二十届三中全会精神，实施科教兴国战略、人才强国战略、创新驱动发展战略，落实《教育部办公厅关于加强高等学历继续教育教材建设与管理的通知》《教育部关于推进新时代普通高等学校学历继续教育改革的实施意见》等相关文件精神，充分发挥教育、科技、人才在推进中国式现代化中的基础性、战略性支撑作用，加强系列化、多样化和立体化教材建设，在对上版教材深入调研和充分论证的基础上，人民卫生出版社组织全国相关领域专家对"全国高等学历继续教育规划教材"进行第五轮修订，包含临床医学专业和护理学专业（专科起点升本科）。

本套教材自1999年出版以来，为促进高等教育大众化、普及化和教育公平，推动经济社会发展和学习型社会建设作出了重要贡献。根据国家教材委员会发布的《关于首届全国教材建设奖奖励的决定》，教材在第四轮修订中有12种获得"职业教育与继续教育类"教材建设奖（1种荣获"全国优秀教材特等奖"，3种荣获"全国优秀教材一等奖"，8种荣获"全国优秀教材二等奖"），从众多参评教材中脱颖而出，得到了专家的广泛认可。

本轮修订和编写的特点如下：

1. 坚持国家级规划教材顶层设计、全程规划、全程质控和"三基、五性、三特定"的编写原则。

2. 教材体现了高等学历继续教育的专业培养目标和专业特点。坚持了高等学历继续教育的非零起点性、学历需求性、职业需求性、模式多样性的特点，贴近了高等学历继续教育的教学实际，适应了高等学历继续教育的社会需要，满足了高等学历继续教育的岗位胜任力需求，达到了教师好教、学生好学、实践好用的"三好"教材目标。

3. 贯彻落实教育部提出的以"课程思政"为目标的课堂教学改革号召，结合各学科专业的特色和优势，生动有效地融入相应思政元素，把思想政治教育贯穿人才培养体系。

4. 将"学习目标"分类细化，学习重点更加明确；章末新增"选择题"，与本章重点难点高度契合，引导读者与时俱进，不断提升个人技能，助力通过结业考试。

5. 服务教育强国建设，贯彻教育数字化的精神，落实教育部新形态教材建设的要求，配备在线课程等数字内容。以实用性、应用型课程为主，支持自学自测、随学随练，满足交互式学习需求，服务多种教学模式。同时，为提高移动阅读体验，特赠阅电子教材。

本轮修订是在构建服务全民终身学习教育体系、培养和建设一支满足人民群众健康需求和适应新时代医疗要求的医护队伍的背景下组织编写的，力求把握新发展阶段，贯彻新发展理念，服务构建新发展格局，为党育人，为国育才，落实立德树人根本任务，遵循医学继续教育规律，适应在职学习特点，推动高等学历医学继续教育规范、有序、健康发展，为促进经济社会发展和人的全面发展提供有力支撑。

新形态教材简介

　　本套教材是利用现代信息技术及二维码，将纸书内容与数字资源进行深度融合的新形态教材，每本教材均配有数字资源和电子教材，读者可以扫描书中二维码获取。

　　1. 数字资源包含但不限于PPT课件、在线课程、自测题等。

　　2. 电子教材是纸质教材的电子阅读版本，其内容及排版与纸质教材保持一致，支持多终端浏览，具有目录导航、全文检索功能，方便与纸质教材配合使用，可实现随时随地阅读。

获取数字资源与电子教材的步骤

❶ 扫描封底**红标**二维码，获取图书"使用说明"。

❷ 揭开红标，扫描**绿标**激活码，注册／登录人卫账号获取数字资源与电子教材。

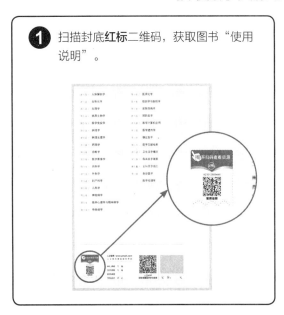

❸ 扫描书内二维码或封底绿标激活码随时查看数字资源和电子教材。

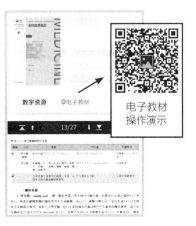

电子教材操作演示

❹ 登录 zengzhi.ipmph.com 或下载应用体验更多功能和服务。

扫描下载应用

客户服务热线 400-111-8166

前　言

为落实教育部关于高等学历继续教育改革的要求，推进高等医学继续教育专业课程体系及教材体系的改革和创新，探索教材建设新模式，提升我国医疗教育水平和人才培养质量，人民卫生出版社启动了全国高等学历继续教育临床医学专业规划教材第五轮修订编写工作。

本版修订坚持以习近平新时代中国特色社会主义思想为指导，按照国家高等医学继续教育临床医学专升本人才培养目标、行业要求和社会用人需求，坚持守正创新和"三基""五性""三特定"原则，充分考虑教材的适用对象具有"非零起点、学历需求、职业需要"的特征，从临床工作者的视角和需求便利着眼，在传承第四版教材核心内容的基础上，更新、修正和补充相关内容，并融入了数字资源。

为了便于学员使用，对本版教材的编排原则和修订的重点加以说明：

1. 本教材分为病原微生物总论、病原微生物各论和人体寄生虫学三大部分。在第一章绪论部分详细论述了病原生物学与医学微生物学和人体寄生虫学的关系。尽管上版教材中归并了医学微生物和人体寄生虫的共性知识形成了总论部分的内容，但是在实际应用中发现许多高校的病原生物学仍由传统的两个教学单元承担，这种融入的总论不利于教学的正常开展，因此本版教材中在保持总论内容编排顺序相似的基础上分成了两部分，这样既能体现出病原微生物和人体寄生虫均为病原的特征，又有助于教学工作的开展。

2. 在各论内容的编排上，考虑到临床实践的特点和需求，传承上版教材的特点和优秀理念，突破了传统的按生物学分类编排的惯例，坚持按病原的传播途径和/或侵害的组织器官系统进行编排。在各论的相关章节前，将不同的病原根据传播途径或方式汇总成了表格，并在该章内容中重点阐述了表格中以此传播途径为主的病原体。对于一些多途径传播的病原，也归并进入了相应的表格，并在表格里注明了内容所在的章节。这种编排有助于从事不同专业的读者更加全面、便利地了解和掌握自身专业领域的病原性疾病的相关知识。这也是本教材最大的特色。

3. 教材修订中认真梳理了病原生物学因为由两个学科组成所造成的概念及传统习惯的差异。着重对名词术语进行了标准化修订；对原来两个学科中对同样或类似知识表述不同的地方进行了仔细的查证和统一，使得全书的表述更为科学规范。

4. 教材在力求达到"三基"目标的同时，密切结合临床，增加了长期从事传染病学、临床微生物检验等专业的编委，承担教材中临床病例、临床微生物和寄生虫的检验、微生物的耐药、医院感染等内容的编写，使得相关内容更接近和符合临床实际，保证资料的科学性、准确性和实用性。减少或删除了在临床实际中应用很少或已经淘汰的内容。

5. 病原生物引发的传染病流行的数据随时代的变迁变化很大，本教材编写中对相关流行的数据进行了力所能及的检索和更新，确保数据的准确性和科学性。

6. 教材强调立德树人根本任务职责，在相应的知识点融入了思政元素，在传播知识的同时，帮助学生树立医者仁心精神，增强实现健康中国的责任和担当。

7. 教材体现了数字时代的特色，以纸数融合形式呈现相关内容，读者可以通过扫描书中二维码获取相关资源。

在本版教材修订中，各位编委克服了日常繁重的教学、科研、临床工作的困难，经过热烈讨论和交流，相互配合，保质保量地完成了修订工作。其中李菁华、王燕、李波清、申丽洁和李金福五位编委在完成各自编写任务的同时，参与了大量文稿的审阅和校正工作；本版教材的编写得到了兰州大学教材基金的资助，在此一并表示衷心的感谢。

作为编写人员，我们竭尽所能，力求本版教材能够满足读者的需求，但由于我们水平有限和病原生物学的快速发展，书中难免存在疏漏和错误，恳请广大师生与读者批评指正！

韩 俭

2025 年 5 月

目　录

第八章
消毒灭菌与
实验室生物
安全
139

第九章
病原生物感染的
检查与防治原则
154

第一章 　　　　　　**绪论**

知识目标

1. 掌握病原生物、微生物和寄生虫的定义、范畴和分类；寄生物与宿主的定义。
2. 熟悉演化中的共生关系。
3. 了解微生物与人类的关系；病原生物学定义及发展史。

在广阔的地球上，生活着多种多样的生物。在数亿年的进化历程中，不同生物之间形成相互依存、竞争、捕食、寄生等错综复杂的关系。其中一部分微生物定居于人和动植物体，形成了机体的正常微生物群，还有部分生物寄生于宿主体内或体表，在一定条件下可造成宿主的损伤，称为病原生物（pathogenic organism，pathogen），与人类健康有关的病原生物按照大小、形态结构、遗传特性、生活习性和繁殖方式、致病及免疫特点等分为病原微生物和人体寄生虫。

一、微生物和寄生虫的定义、范畴和分类

（一）微生物

微生物（microorganism）是一类体积微小、结构简单、个体状态时肉眼看不到，必须借助于显微镜放大后才能观察到的一类微小生物的总称。微生物种类繁多、分布广泛、易变异、营养类型多样，大多数在适宜条件下繁殖速度快。

根据微生物的结构、生理学特征及生化组成，可分为三大类：

1. 非细胞型微生物　无细胞结构，体积小，一般需要电子显微镜观察形态；主要由蛋白质和核酸组成且核酸类型为DNA或RNA，缺乏产生能量的酶系统及合成生物大分子的细胞器，只能在活细胞内才能增殖。病毒属于此类。

2. 原核细胞型微生物　具有细胞的基本结构，但细胞分化程度低，无完整的细胞结构，无核仁和核膜，其主要遗传物质染色体存在于细胞质一定的区域内形成了拟核，胞质的核糖体为唯一细胞器。

根据其16S rDNA序列特征，原核细胞型微生物分为古菌（archaea）和细菌（bacteria）两类。古菌兼具有原核细胞和真核细胞的某些特性，但又有差异，多生存于高温、高盐、低pH等极端环境中，细胞壁无肽聚糖，如产甲烷菌（methanogen）、极端嗜盐菌（extreme halophile）和嗜热嗜酸菌（thermoacidophile）等，至今尚未发现对人或动物有致病性的古菌。与医学有关的原核细胞型微生物均属于广义细菌的范畴，包括细菌、放线菌、支原体、衣原体、立克次体和螺旋体。

3. 真核细胞型微生物 具有完整的细胞结构，细胞核分化程度高，有核膜、核仁和染色体，胞质内有线粒体、内质网、高尔基体等多种细胞器。真菌属于真核细胞型微生物。

（二）寄生虫

寄生虫（parasite）是指与另一生物共同生活时受益一方的生物。相对于微生物，其是病原生物中体积比较大的一类。根据其生物学特征，寄生虫可以分为以下3类：

1. 原虫（protozoa） 是一类能独立完成生命活动全部生理功能的单细胞真核动物。与医学有关最重要的原虫分属于动鞭纲、叶足纲、孢子虫纲和动基裂纲，如杜氏利什曼原虫、溶组织内阿米巴、疟原虫、结肠小袋纤毛虫等分别属之。

2. 蠕虫（helminth） 是一类多细胞的无脊椎动物，由于成虫借身体的肌肉收缩蠕动而运动，故通称为蠕虫。与医学有关最重要的蠕虫包括扁形动物门的吸虫和绦虫、线形动物门的线虫等，如日本血吸虫、猪带绦虫、蛔虫等分别属之。

3. 节肢动物（arthropod） 是一类无脊椎动物，体表骨骼化，躯体分节，左右对称，具有分节的附肢。种类多，占动物种类的2/3。其中，可以对人体造成直接损害或传播病原生物引起间接危害的一类节肢动物称为医学节肢动物（medical arthropod），分属于昆虫纲、蛛形纲、甲壳纲、唇足纲和倍足纲，如蚊、蜱、淡水蟹、蜈蚣、马陆等分别属之。

二、微生物和寄生虫与人类的关系

微生物是生命的起源，原核生物是地球上最早出现和最古老的生命形式。微生物和寄生虫以及其他的各种生命体与人类共享一个地球，多种生物之间以及与人类之间形成了错综复杂的关系。

（一）演化中的共生关系

在复杂多态的生物界中，有些生物间会产生联系。不管什么生物只要在其一生或一段时间内与另一生物生活在一起，这种现象就叫作共生（symbiosis），根据其利害关系，共生又可分为3种状态或关系：

1. 偏利共生（commensalism） 也称为共栖，指两种生物生活在一起，一方受益，另一方无益也无害。如人体肠道内共栖的结肠内阿米巴；海洋中个体较小的鲫鱼用其吸盘吸附在大型鱼类的体表有助于其觅食，但对大鱼无利无害。

2. 互利共生（mutualism） 指两种生物生活在一起，相互获利且相互依存。如人体与体表和体内多部位的正常微生物群（microbiota）、海洋中的寄居蟹和海葵、白蚁与其消化道内的鞭毛虫等均形成互利共生的关系。

3. 寄生（parasitism） 指两种生物生活在一起，一方受益，另一方受害。获利的一方是寄生物（parasite），如病原生物；而受害的一方是宿主（host），如人体。病原生物在和人体产生关系时，大多是营寄生生活的，形成了寄生关系。

（二）微生物与人类关系十分密切

自然界中绝大多数微生物对人或动、植物有益。

1. 参与自然界的物质转化　自然界中氮、碳、硫等元素的循环依靠微生物的代谢活动来推动。环境中的微生物可以将动、植物尸体中的有机氮化合物分解转化为无机氮化合物，以供植物生长需要。植物吸收了无机物后，通过光合作用合成了有机物，而植物又为人类和动物所食用。微生物在空气中氮、CO_2、O_2等的循环中，也扮演着重要角色。

2. 微生物与工农业生产　在农业方面，利用微生物可以制造肥料，如根瘤菌肥、固氮菌肥等；利用微生物及相关技术，可以研发和改良农作物，提高农作物的抗寒、抗旱、抗虫等能力；还可以生产微生物杀虫剂，如苏云金杆菌。

在工业方面，微生物发酵技术广泛应用于食品工业，利用微生物发酵工程可进行食品加工（酱豉制造、发酵乳制品、发面、油脂发酵、酸泡菜等），酒类、食醋和酱油酿造。微生物还可应用于皮革制造、能源开发（如沼气发酵、石油勘探、开采和加工、产氢发酵）以及氨基酸核苷酸发酵工业、有机酸发酵工业。冶金上用微生物浸矿来提炼金属等。

3. 微生物与环境保护　微生物可用于降解塑料、甲苯等有机物；处理污水和废水，微生物的新陈代谢作用可分解污水和废水中的有害物质。土壤中的微生物可以协助形成土壤结构；分解有机质，释放营养物质；土壤微生物的代谢产物能促进土壤中难溶性物质的溶解，分解矿物质；土壤微生物还具有固氮、调节植物生长、拮抗病原微生物、降解残留的有机农药等作用。

4. 微生物与生命科学及医药产业　微生物在生命科学研究领域发挥了重要作用，许多生命活动现象和活动规律是通过以微生物为研究对象和实验工具发现和验证的。在基因工程技术研究和应用领域，微生物发挥了必不可少的作用。如细菌质粒、噬菌体、病毒等作为基因重组中的载体，大肠埃希菌、酵母是最常用的基因工程菌，可以用于制备生物制品、疫苗和药物。微生物广泛应用于制备抗生素、维生素、辅酶、酵母等。

5. 微生物群与人体　在人体的体表和某些与外界相通的腔道表面（如消化道、呼吸道、泌尿生殖道等），定居着多种微生物，构成了人体的微生物群，以细菌为主，也包括真菌和病毒。正常微生物群与人体共生，参与了人体的发育、生长和衰老；通过与人体之间的基因交流而影响彼此的进化轨迹；调节和影响人体的代谢；调控人体的免疫系统、神经系统、内分泌系统，形成微生物组–肠–脑轴、微生物组–肠–肝轴、微生物组–肠–肺轴等。

有少部分微生物可引起人和动、植物的病害，称为病原微生物（pathogenic microorganism），有的病原微生物只对人致病如淋病奈瑟菌、幽门螺杆菌、梅毒螺旋体、麻疹病毒等；有的可引起人兽共患病，如狂犬病病毒、钩端螺旋体、鼠伤寒沙门菌等；有的可引起植物的病变如烟草花叶病毒等。有的微生物的破坏性体现在使物品腐蚀、食品霉变等方面。

综上所述，人类需要依赖微生物才能生存，我们无法消灭微生物，但是需要控制或消除微生物对人类和动植物的不利影响，并利用微生物为人类服务。

（三）寄生物与宿主

寄生于人体的病原生物均为寄生物，包括病原微生物和人体寄生虫，当它们突破人体的防御体系，定居于机体内，机体为其提供了居住场所，同时病原生物掠夺机体的营养，还可通过黏附、移行、压迫、释放毒性产物等造成机械性和化学性损伤；病原生物感染还可引发免疫病理损伤，因此与人体建立了寄生关系。

1. **生活史** 病原生物完成一代生长、发育、繁殖的全过程称为生活史（life cycle）。大多数的微生物增殖方式简单，因此生活史过程简单。大多数寄生虫的生活史过程复杂，有的甚至需要多个宿主。

2. **寄生物** 是寄生关系中的获益方。除了个别病原生物是毒素污染食物致病外，绝大多数的病原生物在致病阶段都是寄生物，营寄生生活。根据不同的寄生方式，寄生物可以被分成以下几种类型：

（1）按照对宿主的需求分类：分为专性寄生物、兼性寄生物。① 专性寄生物（obligate parasite）：指完成增殖或生活史全过程或其中一个阶段必须营寄生生活的病原生物。比如病毒、衣原体、立克次体等微生物为严格胞内寄生的微生物，必须侵入宿主对应靶器官的活细胞内才能够完成增殖。疟原虫的各个发育阶段都必须在人体和蚊体内完成。蛔虫的虫卵在外界环境中发育成感染期虫卵，但是感染期虫卵必须进入人体才能够继续发育为成虫。② 兼性寄生物（facultative parasite）：指既可营自生生活，也可以营寄生生活的病原生物。比如许多病原菌可以在外界环境中存活，甚至在条件适宜时增殖，如果经过一定的途径侵入机体可营寄生生活，造成人体感染，比如金黄色葡萄球菌、破伤风梭菌的芽胞等，以及寄生虫中的粪类圆线虫等。

（2）按照寄生部位分类：寄生物按照寄生部位可分为体内寄生物和体外寄生物。① 体内寄生物（endoparasite）指寄生在宿主体内的病原生物。大多数病原生物感染后往往寄生于人体内，比如病毒寄生于细胞内，日本血吸虫的成虫寄生于门静脉系统；② 体表寄生物（ectoparasite）指寄生于人体体表的病原生物，比如皮肤癣菌、吸血的节肢动物等。

（3）机会致病寄生物：某些微生物或寄生虫，在机体免疫力正常的情况下不致病，但是当机体免疫力降低后，异常增殖，造成机体的损伤。比如白念珠菌、刚地弓形虫等。

3. **宿主（host）** 是指在寄生关系中为寄生物提供营养和居住场所的生物。根据病原生物不同发育阶段对宿主的需求，可将宿主分为以下几类。① 中间宿主（intermediate host）：病原生物无性生殖或幼虫阶段所寄生的宿主；② 终宿主（definitive host）：病原生物有性生殖阶段或成虫寄生的宿主；③ 保虫/储存宿主（reservoir host）：有一些病原生物在寄生于人体的同时，又可以平行地寄生于其他一些脊椎动物，而且可以再回传给人类，这些动物在流行病学上被称为保虫/储存宿主，是重要的传染源；④ 转续宿主（paratenic host, transport host）：一些寄生虫的幼虫侵入非正常宿主后可以长期保持幼虫状态生活而不能发育为成虫，一旦有机会再进入人体，还可继续发育为成虫，这种非正常宿主被称为转续宿主，转续宿主也是传染源。

在感染性疾病的发生中，不同的宿主在疾病传播中扮演的角色可能不同，需要科学准确地判断，有助于疾病流行的防控。

三、病原生物学

病原生物学（pathogenic biology）是研究与人类健康有关病原生物的生命现象和生命活动规

律及其与人类疾病和健康关系的一门学科，以控制和消灭感染性及其相关疾病，达到保障和提高人类健康水平的目的，是临床医学和预防医学等医学专业重要的专业基础课程。主要内容包括医学微生物学（medical microbiology）和人体寄生虫学（human parasitology）两部分。其中医学微生物学研究与人体健康有关微生物的生物学特性、致病机制、感染与免疫、微生物学诊断及防治措施；人体寄生虫学研究与人体健康有关寄生虫的形态结构、生活史、致病与免疫、诊断、流行与防治，阐明寄生虫与人体和外环境因素相互关系。

四、病原生物学发展简史

自从地球上有了人类，感染性疾病就伴随而来，不仅威胁着人类健康和生命，而且影响着人类文明的进程，甚至改写过人类历史。人类在抗击病原生物的过程中，从最初的朴素经验到发现病原微生物，再到深入研究其生物学特性、致病机制，并总结出防控策略，逐渐孕育和诞生了病原生物学，并在实践中不断发展和完善。根据病原生物学发展历程的重要标志性成果，可分为经验时期（17世纪前）、实验时期（17世纪至20世纪70年代前）和现代时期（20世纪70年代至今）三个阶段。

（一）经验时期

在远古阶段，人类对病原的认识有限，特别是病原微生物及部分寄生虫（如原虫、蠕虫的卵及某些幼虫等）体积小，肉眼看不到或不易观察到，但是人类在对感染性疾病的防控中积累了丰富的经验，发挥重要作用。

我国早在3 000多年前的殷商时代就已有疟疾流行的记载，随后在我国古医籍中多处出现疟疾防治的记载，东晋的葛洪在《肘后备急方》中描述"青蒿一握，以水二升渍，绞取汁，尽服之"。古代先民很早就记载描述了天花，取名"痘、痘疹、豌豆疮、虏疮"等；葛洪在《肘后备急方》中也描述了天花的特点；唐宋时期已经有了人痘接种术预防天花，在明代隆庆年间（1567—1572）已盛行于世，开创了人类通过人工主动免疫预防传染病的先河。我国北宋末年刘真人曾提出肺痨病（即肺结核）是由小虫引起。早在公元217年，《金匮要略》中即有关于白虫（现称猪带或牛带绦虫）的记载；巢元方在《诸病源候论》中将白虫形态描述为"长一寸而色白，形小褊"，并指出是因炙食肉类而传染。16世纪中叶，意大利学者法兰卡斯特罗（Girolamo Fracastoro）通过对梅毒传染过程的认识，提出传染病主要通过直接、间接及空气等途径进行传播。18世纪清乾隆年间，我国师道南在《天愚集》中描述了当时鼠疫流行的凄惨情景："东死鼠，西死鼠，人见死鼠如见虎，鼠死不几日，人死如圻堵。昼死人，莫问数，日色惨淡愁云护。三人行未十步多，忽死两人横截路……"我国自古就有将水煮沸后饮用的习惯。明朝李时珍在《本草纲目》中指出，将患者的衣服蒸过后再穿就不会传染上疾病，说明已有消毒的记载。

（二）实验时期

1. 病原生物的不断发现　首先观察到单个微生物的科学家是荷兰人列文虎克（Antony van Leeuwenhoek），他于1676年用自制放大266倍的显微镜观察了牙垢、雨水、井水和植物浸液，发现其中有许多运动的"微小动物"（细菌），并用文字和图画科学地记载了它们的不同形态（球状、杆状和螺旋状），为证明微生物的存在提供了科学依据。

19世纪60年代，法国的葡萄酒工业面临酒类变质的危机，法国科学家巴斯德（Louis Pasteur）通过著名的"S"形曲颈瓶实验，证实有机物的发酵是由微生物酵母引起的，推翻了当时盛行的"生物自然发生学说"，开创了微生物的生理学时代，创立了用于酒类和牛乳的加温消毒法——巴氏消毒法，此法至今仍在沿用。巴斯德被誉为微生物学的奠基人。

同时期的英国外科医生李斯特（Joseph Lister）受巴斯德研究工作的启发，创用苯酚喷洒手术室并采用煮沸法处理手术器械，创立了外科消毒术。

19世纪后期，德国细菌学家罗伯特·郭霍（Robert Koch）创建了微生物学研究实验室，并着手阐明炭疽病，发明了染色方法和固体培养基，证明了炭疽病、肺结核、伤口感染等是由细菌引起，建立了传染病的细菌致病理论。在他的带领下，他的团队成功分离了许多对人和/或动物有致病性的重要病原菌，包括炭疽芽胞杆菌、结核分枝杆菌、霍乱弧菌、伤寒沙门菌、白喉棒状杆菌、葡萄球菌、破伤风梭菌、脑膜炎奈瑟菌等，促进了细菌学的快速发展。郭霍根据对炭疽病和肺结核等传染病的研究，于1884年提出了著名的郭霍法则（Koch's postulates），该法则为病原学家确定微生物与疾病的因果关系提出了严格的标准，为发现多种病原提供了理论指导。郭霍因为其杰出贡献也被誉为微生物学的奠基人。后来的科学家根据科学发展进一步修订了郭霍法则，时至今日，不断完善和进步的郭霍法则仍然指导着对病原体和疾病因果关系的判断，在新病原的发现中具有重要的指导意义。

1892年，俄国学者伊凡诺夫斯基（Dmitri Ivanovski）发现患烟草花叶病的烟叶的汁通过细菌滤器后仍保留传染性。1898年，荷兰学者贝杰林克（Martinus Beijerinck）将滤液中比细菌小的致病物质用拉丁语"contagium vivum fluidum"（传染性活流质）对其命名，后称之为"virus"。1898年，德国学者吕夫勒（Friedrich Loeffler）和菲洛施（Paul Frosch）发现了第一种动物病毒——口蹄疫病毒。1901年，里德（Walter Reed）和卡罗尔（James Carrol）发现了第一种人类病毒——黄热病毒。此后，特沃特（Frederick Twort）和埃雷尔（Felix d'Herelle）发现了噬菌体。1909年，美国科学家立克次（Howard Taylor Ricketts）在墨西哥城研究斑疹伤寒时第一次从患者血液和人虱体内发现了杆菌样病原体，在分离该病原体的过程中不幸被感染，献出了宝贵的生命；1916年，巴西学者利马（Henrique da Rocha-Lima）从斑疹伤寒患者的体虱中找到这种病原体，并命名为立克次体（Rickettsia），以纪念为研究该病原体而献身的科学家立克次。1955年，我国科学家汤飞凡采用鸡胚卵黄囊成功分离出了沙眼衣原体，明确了引发沙眼的病原。1942—1944年，伊顿（Monroe D. Eaton）从原发性非典型性肺炎患者呼吸道分泌物中分离出一种致病因子，命名为伊顿因子（Eaton agent）；1962年，查诺克（Robert M. Chanock）将伊顿因子命名为肺炎支原体。

1828年Peacock在伦敦进行尸检时首次在人体肌肉组织中发现旋毛形线虫的幼虫。1880年，法国学者拉韦朗（Charles Louis Alphonse Laveran）在阿尔及利亚恶性疟疾患者的血液中发现疟原虫，并证实是疟疾的病原体。1897年，英国军医罗斯（Ronald Ross）证实按蚊是疟疾的传播媒介。1901年，利什曼（Willian Boog Leishman）从一印度士兵尸体的脾脏内查见了一种小体；1903年，罗斯将该病原体命名为杜氏利什曼原虫。1850年，Diesing在巴西水獭肺中发现并殖吸虫成虫。1866年，巴西学者吴策（Otto Eduard Heinrich Wucherer）报告了乳糜尿中存在班氏丝虫的幼虫。1876年，英国学者Joseph Bancroft描述了班氏吴策线虫的雌虫。1940年，Rao和Maplestone首次描述了马来布鲁线虫成虫。

2. 传染病预防及免疫学的兴起　1796年，英国医师琴纳（Edward Jenner）采用牛痘来预防天花，开启了近代抗感染免疫时代。巴斯德研制了炭疽疫苗、狂犬病疫苗，建立了通过预防接种预防传染病的方法。1891年，德国科学家贝林（Emil Adolf von Behring）首次采用白喉抗毒素成功治疗了一例患白喉的患儿，开创了人类防治传染病的血清疗法。19世纪末起，随着对抗感染免疫现象本质的深入认识，免疫学不断发展并超越了感染免疫的范畴，逐渐形成生物医学中的一门新学科。

3. 抗病原生物治疗　1910年，德国科学家欧立希（Paul Ehrlich）发明了合成化学药物砷凡纳明用于治疗梅毒。1935年，德国细菌学家多马克（Gerhard Domagk）发现磺胺衍生物百浪多息可治疗链球菌感染，随后一系列的磺胺药物相继被合成和应用。1929年，英国科学家弗莱明（Alexander Fleming）发现青霉产生的青霉素（penicillin）能抑制金黄色葡萄球菌的生长；1940年，澳大利亚科学家弗洛里（Howard Walter Florey）和德国科学家钱恩（Ernst Boris Chain）建立了青霉素的纯化方法，制定了生产方案，使青霉素进入了人类生活，挽救了成千上万人的生命，是人类发现抗生素史上的里程碑。随后，链霉素、氯霉素、金霉素、土霉素、四环素、头孢菌素等抗生素相继被发现并广泛应用于临床。

1820年，法国化学家佩雷蒂尔（Pierre Joseph Pelletier）和卡文顿（Joseph Bienaimé Caventou）从金鸡纳树皮中提取到了奎宁和辛可宁生物碱用以治疗疟疾，从此之后的一百多年，奎宁一直是治疗疟疾的特效药（现已经退出抗疟舞台）。1934年，德国科学家安德撒（Hans Andersag）合成了氯喹。1972年，我国科学家屠呦呦及其团队从中药黄花蒿中提取了具有抗疟活性的青蒿素，可以有效降低疟疾患者的死亡率。

（三）现代时期

近50年，随着物理学、化学等其他自然科学的不断发展和分子生物学、免疫学、色谱分析、生物信息学等研究技术的不断进步，病原生物学进入到现代高速发展时期。

1. 新病原发现　依赖于技术进步，新发传染病病原的发现和鉴定速度加快。1973年以来，新发现的病原生物已有近40种。其中主要有埃博拉病毒、微小隐孢子虫、轮状病毒、军团菌、汉坦病毒、空肠弯曲菌、伯氏疏螺旋体、幽门螺杆菌、大肠埃希菌O157：H7血清型、人类免疫缺陷病毒（HIV）、人疱疹病毒6/7/8型、朊粒、丙/丁/戊型肝炎病毒、亚洲带绦虫、霍乱弧菌O139血清群、大别班达病毒、西尼罗病毒、尼帕病毒、严重急性呼吸综合征冠状病毒（SARS-CoV）、中东呼吸综合征冠状病毒（MERS-CoV）、新型冠状病毒（SARS-CoV-2）等。最近发现的感染原生动物阿米巴的巨型病毒、感染拟菌病毒（mimivirus）的噬病毒体（virophage），进一步拓展了我们对病毒范畴及其起源的认识。新发现和确认了特殊的病原体包括类病毒（viroid）、卫星病毒（satellite virus）和朊粒（prion）。

同时，对病原的分类由传统根据表型为主的分类逐步发展为依据病原体的遗传特性进行分类，更准确地揭示了病原进化的信息。

2. 病原生物基因组及组学研究取得重要进展　分子生物学技术和生物信息学的不断发展，有力地推动了病原生物学的快速发展。根据测定的16S rRNA（18S rRNA）基因序列，提出了生物的细菌（bacteria）域、古菌（archaea）域和真核生物（eukarya）域三域系统并构建了系统进化树。1990年人巨细胞病毒全基因组测序完成，截至目前，已发现的病毒基本都完成了基因组测序。1995年完成流感嗜血杆菌全基因组序列测序。2002年，Gardner等首次公布了恶性疟原虫基因组草图，后来随着更多疟原虫基因组测序的完成，建立了疟原虫全基因组测序数据库。2004年起绦虫的全基因组测序工作开启，多房棘球绦虫、细粒棘球绦虫、猪带绦虫、牛带绦虫、亚洲带绦虫等绦虫的基因组序列测定已完成。

随着不同病原体基因组测序的不断完成，基因组学与转录组学、蛋白质组学和代谢组学一起构成了系统生物学的组学（omics）基础。推动了对病原的遗传进化、群体遗传结构和溯源研究，发现了大量未知功能的新基因，带来新的分类和诊断方法，同时使得病原生物的致病机制和耐药机制的研究更加深入，发现新的抗病原生物的药物靶点，也为疫苗研究提供了新思路。

以组学为主的高通量技术发展，带动了人体微生物群（microbiota）、宏基因组（metagenome）等的不断进步和广泛应用，促进了人体微生态学的发展，利于阐明微生物及其基因在人类健康和疾病中所扮演的角色。同时推动了病原生物诊断和分型等的发展，为人类认识生命的复杂性、控制病原生物感染和提升人体健康水平开辟了广阔的前景。

3. 病原生物感染的诊断技术不断进步　在传统病原诊断技术基础上，免疫学技术、质谱技术、分子生物学技术在病原生物感染诊断中被广泛应用，提升了诊断的特异度、灵敏度，为感染性疾病防治提供了有力手段。一些新的诊断设备包括半自动和全自动微生物鉴定和药敏分析仪等的不断涌现和应用为临床微生物学检验提供了更快速、便捷、轻松的方法。另外，影像学技术（超声、CT、MRI等）的不断发展为病原感染的诊断提供了更有价值的辅助手段。

4. 抗病原生物治疗不断进步　一批新的抗病原生物药物诞生并用于临床，比如抗HIV的逆转录酶抑制剂、蛋白酶抑制剂、抗流感病毒的神经氨酸酶抑制剂、靶向丙型肝炎病毒的直接抗病毒药物（DAAs）、抗疟疾的青蒿素衍生物（蒿甲醚、青蒿琥酯）等。与此同时，筛选出一批具有广阔前景的先导化合物。治疗方案不断完善，比如采用新的治疗策略和方案可以使大多数的丙型肝炎治愈；采用高效抗逆转录病毒方案治疗HIV感染；针对不同发育期疟原虫选用不同的用药方案。抗病原生物的耐药机制研究也在不断深入，为抗耐药病原生物治疗药物研发提供了新思路和靶点。

5. 疫苗研制不断取得突破　疫苗和佐剂的研制手段和技术不断进步，在传统灭活疫苗、减毒活疫苗、类毒素基础上发展出了亚单位疫苗、重组蛋白疫苗，核酸疫苗（DNA疫苗和mRNA疫苗）、多价疫苗、多联疫苗等，为预防乃至消灭传染病，甚至防治某些肿瘤提供了更多有效的手段，如人乳头瘤病毒（HPV）疫苗。

（四）我国老一辈科学家为近现代病原生物学发展作出杰出贡献

在近现代病原生物学发展的100多年时间里，一大批中国科学家作出了杰出贡献。

伍连德（Wu Lien-Teh，1879—1960）在1910—1911年和1920—1921年，临危受命，两次成功扑灭东北鼠疫大流行，同时提出了肺鼠疫学说，证实旱獭在鼠疫传播中的作用，获得"鼠疫斗士"的国际赞誉。汤飞凡（1897—1958）于1955年用鸡胚卵黄囊接种技术，在全世界首次从沙眼患者样本中成功分离出沙眼衣原体，证实了沙眼衣原体为引发沙眼的病原体，成功结束了持续半个多世纪的沙眼病原学争论，促进了沙眼防治与衣原体的研究。黄祯祥（1910—1987）在20世纪40年代首创了体外细胞培养病毒技术，为现代病毒学奠定了基础。钟惠澜（1901—1987）首先证明了中国中华白蛉是黑热病（内脏利什曼病）的传播媒介，阐明犬、人、白蛉三者在黑热病传播流行环节中的关系，提出用骨髓穿刺的方法进行临床诊断。冯兰州（1903—1972）确定了我国疟疾和丝虫病的主要蚊虫媒介，并对媒介白蛉传播黑热病的作用进行了深入研究。屠呦呦及其科研团队受我国古代医籍《肘后备急方》的启示，采用低沸点溶剂乙醚对黄花蒿进行分离，在1972年从黄花蒿中提取了具有抗疟活性的青蒿素。

另外，谢少文、魏曦、陈文贵、陈心陶、唐仲璋、余㵑、顾方舟等一大批老一辈科学家，在病原发现、分离培养、致病和免疫机制、诊断、流行和防控、疫苗研发、治疗以及人才培养等诸多领域作出了杰出贡献。

经过数代人不懈的努力，我国传染病的防控取得了举世瞩目的成就，先后消灭了天花，消除了脊髓灰质炎、麻风病、丝虫病、新生儿破伤风、致盲性沙眼和疟疾；并有望在不久的将来消除或基本消除麻疹、狂犬病、黑热病、血吸虫病、乙肝甚至宫颈癌等感染性疾病。

五、病原生物学展望

人类在病原生物学和感染病防控领域已经取得了巨大成就，展望未来，在诸多领域仍然需要继续努力和突破。

1. 深入研究新发与再现传染病病原体的生物学特征、致病性、耐药机制、诊断及特异性的防治方法。

2. 基于"组学"时代的高通量数据和生物信息学分析，深入探索微生物群与人体健康，病原生物的变异、耐药、致病和免疫的机制，不断探索新的药物靶点，研制更多特效抗感染药物；筛选有效疫苗抗原，研制更多新型疫苗，有效预防和控制传染病。

3. 完善规范化病原体感染诊断技术，提升检测的特异度、灵敏度和效能。

4. 加强和完善病原生物学在公共卫生体系建设中的作用。围绕"健康中国2030"目标，密切关注国内外重点传染病及相关病原体的疫情监测和风险评估工作，建立智慧型监测预警体系，提升防控以及应对突发公共卫生事件的能力，应对社会和经济发展、气候变化、人口和货物流动加速等因素带来的传染病的威胁和挑战。

5. 深入推进人工智能以及合成生物学等先进技术在病原生物学研究和人才培养中的应用。

学习小结

病原生物分为病原微生物和人体寄生虫。其中微生物分为非细胞型微生物、原核细胞型微生物和真核细胞型微生物三大类；人体寄生虫分为原虫、蠕虫和节肢动物三大类。长期进化中，生物之间形成了共栖、互利共生和寄生的共生关系，其中在寄生关系中，受益方为寄生物，受害方为宿主，根据宿主在寄生虫发育中的作用分为中间宿主、终宿主、保虫宿主和转续宿主。病原生物学是一门古老而又比较年轻的科学，发展历程经历经验时期、实验时期和现代时期。

(韩俭)

复习参考题

（一）A 型选择题

1. 下列属于非细胞型微生物的是
   A. 立克次体
   B. 溶组织内阿米巴
   C. 蚊
   D. 病毒
   E. 真菌

2. 古代中国先民发明的人痘接种术预防
   A. 痨病
   B. 鼠疫
   C. 霍乱
   D. 炭疽
   E. 天花

3. 犬可以感染杜氏利什曼原虫，并可以通过白蛉叮咬传染给人，在流行病学上，犬的角色是
   A. 非适宜宿主
   B. 保虫宿主
   C. 转续宿主
   D. 终宿主
   E. 死角宿主

4. 以下属于我国已实现消除的传染病的是
   A. 疟疾
   B. 麻疹
   C. 血吸虫病
   D. 黑热病
   E. 流行性乙型脑炎

5. 以下属于机会致病寄生物的是
   A. 疟原虫
   B. 刚地弓形虫
   C. 乙型肝炎病毒
   D. 幽门螺杆菌
   E. 朊粒

   答案：1. D；2. E；3. B；4. A；5. B

（二）简答题

1. 试述病原生物、微生物和寄生虫的定义、范畴和分类。
2. 试述寄生物与宿主的类别。
3. 查阅资料，分析微生物与人类的关系。
4. 谈谈学习病原生物学发展史对自己的启示。

第二章　　原核细胞型微生物概论

第一节　细菌的形态与结构

知识目标

1. 掌握细菌细胞壁的结构及其功能；革兰氏阳性菌与革兰氏阴性菌细胞壁的主要不同点及其意义；细菌荚膜、鞭毛、菌毛和芽胞的功能及意义。
2. 熟悉细菌L形及其临床意义；革兰氏染色法的原理及其意义。
3. 了解细菌中介体、核糖体的组成与功能；核质的组成与功能。

细菌（bacteria）是一类具有细胞壁的单细胞微生物。分布广泛，繁殖迅速，形体微小，结构简单，仅有原始核质，无核仁及核膜，除核糖体外无其他细胞器。细菌在适宜的条件下生长旺盛时，具有相对恒定的形态与结构。一般将细菌染色后用光学显微镜观察，可识别各种细菌的形态特点，而菌毛和内部的超微结构则需用电子显微镜才能看到。细菌的形态结构特点，有助于细菌的鉴别，也与其生理功能、致病性和免疫性密切相关。

一、细菌的大小与形态

（一）细菌的大小

细菌个体微小，观察细菌最常用的仪器是光学显微镜，一般以微米（μm）为测量大小的单位。不同种类的细菌大小不一，同一种细菌的大小也因菌龄和环境因素的影响而有差异。

（二）细菌的形态

细菌按其外形可分为球菌、杆菌和螺形菌三大类（图2-1-1）。

1. 球菌　多数球菌（coccus）直径在1μm左右，外观呈圆球形或近似于球形。由于繁殖时细菌分裂平面不同和分裂后菌体之间相互黏附程度不一，形成不同的排列方式，可用于一些球菌的鉴别。

（1）双球菌（diplococcus）：在一个平面上分裂，分裂后两个菌体成对排列，如脑膜炎奈瑟菌。

（2）链球菌（streptococcus）：在一个平面上分裂，分裂后多个菌体粘连成链状，如乙型溶血性链球菌。

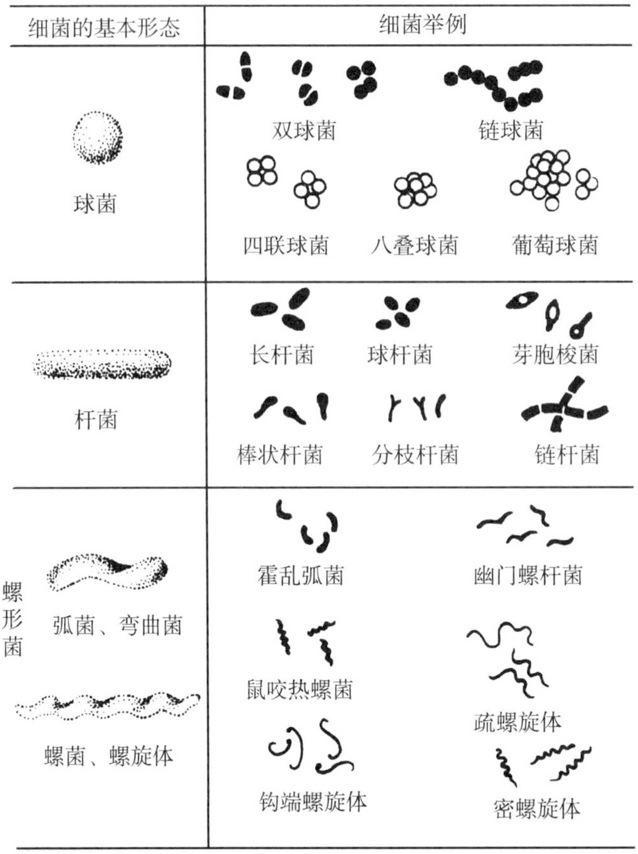

细菌的基本形态	细菌举例
球菌	双球菌　　　链球菌 四联球菌　八叠球菌　葡萄球菌
杆菌	长杆菌　球杆菌　芽胞梭菌 棒状杆菌　分枝杆菌　链杆菌
螺形菌	霍乱弧菌　　幽门螺杆菌 鼠咬热螺菌 疏螺旋体 钩端螺旋体　密螺旋体

▲ 图2-1-1　细菌的形态

（3）四联球菌（tetrad）：在两个互相垂直的平面上分裂，分裂后四个菌体黏附在一起呈正方形，如四联微球菌。

（4）八叠球菌（sarcina）：在三个互相垂直的平面上分裂，分裂后八个菌体黏附成包裹状立方体，如藤黄八叠球菌。

（5）葡萄球菌（staphylococcus）：在多个不规则的平面上分裂，分裂后菌体无规则地粘连在一起似葡萄状，如金黄色葡萄球菌。

除上述的典型排列方式外，各类球菌标本或培养物在镜下观察常可有分散的单个菌体。

2. 杆菌　不同杆菌（bacillus）的大小、长短、粗细很不一致。大的杆菌如炭疽芽胞杆菌长3~10μm，中等大小的如大肠埃希菌长2~3μm，小的如土拉热弗朗西丝菌长0.3~0.7μm。

杆菌形态多数呈直杆状，也有的菌体稍弯。多数呈分散存在，也有的呈链状排列，称为链杆菌（streptobacillus）；菌体两端大多呈钝圆形，少数两端平齐（如炭疽芽胞杆菌）或两端尖细（如梭杆菌）。有的杆菌末端膨大成棒状，称为棒状杆菌（corynebacterium）；有的菌体短小，近似椭圆形，称为球杆菌（coccobacillus）；有的常呈分枝生长趋势，称为分枝杆菌（mycobacterium）；有的末端常呈分叉状，称为双歧杆菌（bifidobacterium）。

3. 螺形菌　螺形菌（spiral bacterium）菌体弯曲，可分为弧菌和螺菌。

（1）弧菌：菌体长2~3μm，只有一个弯曲，呈弧形或逗点状，称为弧菌（vibrio），如霍乱弧菌。

（2）螺菌：菌体长3~6μm，有数个弯曲而称为螺菌（spirillum），如鼠咬热螺菌；菌体细长弯曲呈弧形或螺旋形，称为螺杆菌（helicobacterium），如幽门螺杆菌。

细菌的形态受各种理化因素的影响较大，一般来说，在适宜的生长条件下培养至对数生长期的细菌形态比较典型，在不利环境或菌龄老时常出现梨形、气球状、丝状和不规则形等多形性（polymorphism），称为衰退型（involution form）。因此，观察细菌的大小和形态，应选择细菌适宜生长条件下的对数生长期为最好。

二、细菌的结构

细菌的结构包括基本结构和特殊结构。一般把各种细菌所共有的结构称为基本结构，如细胞壁、细胞膜、细胞质和核质（图2-1-2），某些细菌在一定条件下所特有的结构称为特殊结构，如荚膜、鞭毛、菌毛、芽胞等。

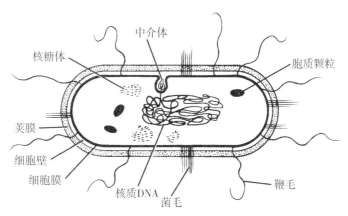

▲ 图2-1-2 细菌细胞结构模式图

（一）细菌的基本结构

1. 细胞壁　细胞壁（cell wall）位于细菌细胞的最外层，包绕细胞膜，是一种膜状结构，组成较复杂，随不同细菌而异。

（1）革兰氏阳性菌与革兰氏阴性菌细胞壁共有组分——肽聚糖（peptidoglycan）：肽聚糖又称为黏肽（mucopeptide）、糖肽（glycopeptide）或胞壁质（murein），是一类复杂的多聚体，是细菌细胞壁中的主要组分。革兰氏阳性菌的肽聚糖由聚糖骨架、四肽侧链和五肽交联桥三部分组成（图2-1-3），革兰氏阴性菌的肽聚糖仅由聚糖骨架和四肽侧链两部分组成（图2-1-4）。

聚糖骨架由N-乙酰葡糖胺（N-acetyl glucosamine）和N-乙酰胞壁酸（N-acetylmuramic acid）交替间隔排列，经β-1，4糖苷键连接而成。各种细菌细胞壁的聚糖骨架均相同。四肽侧链的组成和连接方式随细菌不同而异。如葡萄球菌（革兰氏阳性菌）细胞壁四肽侧链的氨基酸依次为L-丙氨酸、D-谷氨酸、L-赖氨酸和D-丙氨酸；第三位的L-赖氨酸与相邻聚糖骨架第四位的

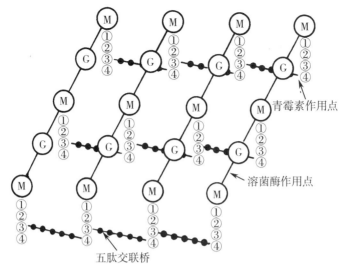

▲ 图2-1-3 金黄色葡萄球菌细胞壁的肽聚糖结构

M. N–乙酰胞壁酸；G. N–乙酰葡糖胺；—.β–1，4糖苷键；①. L–丙氨酸；
②. D–谷氨酸；③. L–赖氨酸；④. D–丙氨酸；——.甘氨酸链。

D–丙氨酸（四肽侧链末端）通过由五个甘氨酸组成的五肽交联桥相连接，从而构成机械性很强的三维立体网状结构，而且肽聚糖层厚（20~80nm），含有15~50层（图2-1-3）。在大肠埃希菌（革兰氏阴性菌）的四肽侧链中，除了第三位是二氨基庚二酸（DAP）外，其他与革兰氏阳性菌相同，并由DAP与相邻四肽侧链末端的D–丙氨酸直接连接，没有五肽交联桥，因而只形成单层二维平面结构，而且肽聚糖层只有1~2层（图2-1-4）。其他细菌的四肽侧链中第三位氨基酸变化最大，大多数革兰氏阴性菌为DAP，而革兰氏阳性菌可以是L–赖氨酸或其他L–氨基酸。

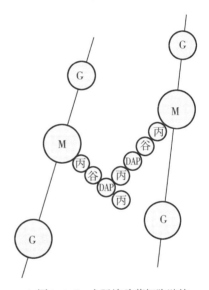

▲ 图2-1-4 大肠埃希菌细胞壁的
肽聚糖结构

M. N–乙酰胞壁酸；G. N–乙酰葡糖胺；
DAP. 二氨基庚二酸。

　　肽聚糖是保证细菌细胞壁机械强度坚韧的化学成分，凡能破坏肽聚糖结构或抑制其合成的物质，均能损伤细胞壁使其变形或裂解。如溶菌酶能裂解肽聚糖中N–乙酰葡糖胺和N–乙酰胞壁酸之间的β–1，4糖苷键，破坏聚糖骨架。青霉素能与细菌竞争合成肽聚糖过程中所需的转肽酶，抑制四肽侧链上D–丙氨酸与五肽桥之间的连接，使细菌不能合成完整的肽聚糖，造成细菌死亡。人和哺乳动物细胞无细胞壁，故溶菌酶和青霉素不会通过相同机制损伤人和哺乳动物细胞。

　　（2）革兰氏阳性菌细胞壁特殊组分——磷壁酸（teichoic acid）：革兰氏阳性菌细胞壁有特殊组分磷壁酸，少数细菌是糖醛酸磷壁酸（teichuronic acid），约占细胞壁干重的50%（图2-1-5）。

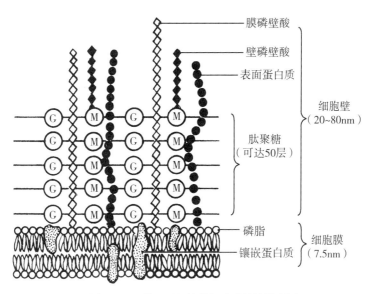

▲ 图2-1-5　革兰氏阳性菌细胞壁结构模式图

M. N-乙酰胞壁酸；G. N-乙酰葡糖胺。

　　磷壁酸是由核糖醇（ribitol）或甘油残基经磷酸二酯键互相连接而成的多聚物，其结构中少数基团被氨基酸或糖所取代，多个磷酸分子组成长链穿插于肽聚糖层中。按其结合部位不同，分为壁磷壁酸（wall teichoic acid）和膜磷壁酸（membrane teichoic acid）两种。壁磷壁酸的一端通过磷脂与肽聚糖上的胞壁酸共价结合，另一端伸出细胞壁游离于外。膜磷壁酸，或称脂磷壁酸（lipoteichoic acid，LTA），一端与细胞膜外层上的糖脂共价结合，另一端穿越肽聚糖层伸出细胞壁表面呈游离状态。

　　此外，某些革兰氏阳性菌细胞壁表面尚有一些特殊的表面蛋白质，如金黄色葡萄球菌的A蛋白，A群链球菌的M蛋白等。

　　（3）革兰氏阴性菌细胞壁特殊组分——外膜（outer membrane）：革兰氏阴性菌细胞壁结构较复杂。除含有1~2层肽聚糖结构外，尚有其特殊组分外膜，约占细胞壁干重的80%（图2-1-6）。

　　外膜由脂蛋白、脂质双层和脂多糖（lipopolysaccharide，LPS）三部分组成。脂蛋白位于肽聚糖层和脂质双层之间，其蛋白质部分与肽聚糖四肽侧链的二氨基庚二酸相连，其脂质成分与脂质双层非共价结合，使外膜和肽聚糖层构成一个整体。脂质双层的结构类似细胞膜，双层内镶嵌着多种蛋白质称为外膜蛋白（outer membrane protein，OMP），其中有的为孔蛋白（porin），形成约1nm微孔，可允许水溶性分子（分子量≤600kD）通过；有的为诱导性或去阻遏蛋白质，参与特殊物质的扩散过程；有的为噬菌体、性菌毛或细菌素的受体。由脂质双层向细胞外伸出的是LPS，即革兰氏阴性菌的内毒素（endotoxin）。LPS由脂质A、核心多糖和特异多糖三部分组成。

　　1）脂质A（lipid A）：为一种糖磷脂，由β-1,6糖苷键相连的D-氨基葡萄糖双糖组成基本骨架，双糖骨架的游离羟基可携带多种长链脂肪酸和磷酸基团。不同种属细菌的脂质A骨架基本一致，其主要差别是脂肪酸的种类和磷酸基团的取代不尽相同，其中β-羟基豆蔻酸是肠道菌所共有的。脂质A是内毒素生物学活性的主要组分，无种属特异性，故不同细菌产生内毒素的毒性作用相似。

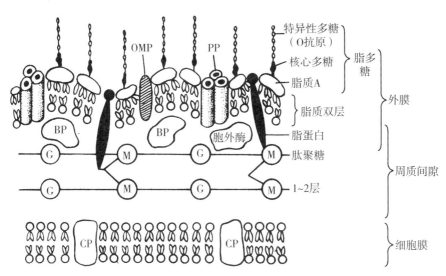

▲ 图2-1-6 革兰氏阴性菌细胞壁结构模式图

CP. 载体蛋白；BP. 营养结合蛋白；PP. 微孔蛋白；OMP. 外膜蛋白；M. N–乙酰胞壁酸；G. N–乙酰葡糖胺。

2）核心多糖（core polysaccharide）：位于脂质A的外层，由己糖（葡萄糖、半乳糖等）、庚糖、2–酮基–3–脱氧辛酸（KDO）、磷酸乙醇胺等组成，经KDO与脂质A共价连接。核心多糖有属特异性，同一属细菌的核心多糖相同。

3）特异多糖（specific polysaccharide），即O特异性多糖链。位于LPS的最外层，由数个至数十个寡聚糖（3~5个单糖）重复单位所构成的多糖链。特异多糖即革兰氏阴性菌的菌体抗原（O抗原），具有种特异性，因其多糖中单糖的种类、位置、排列和空间构型各不相同，从而决定了细菌抗原的特异性。O特异性多糖链丢失可使细菌菌落由光滑型（S型）变为粗糙型（R型）。

在革兰氏阴性菌的细胞膜和外膜的脂质双层之间有一间隙，称为周质间隙（periplasmic space）。该间隙含有多种蛋白酶、核酸酶、解毒酶及特殊结合蛋白，在细菌获得营养、解除有害物质毒性等方面有重要作用。

革兰氏阳性菌和革兰氏阴性菌细胞壁结构有显著差异（表2-1-1），导致这两类细菌在染色性、抗原性、致病性及对药物的敏感性等方面存在很大差异。

（4）细菌细胞壁的功能

1）保护细菌：细菌细胞壁坚韧而富有弹性，维持菌体固有的形态，同时，可保护细菌抵挡低渗的环境。细菌细胞质内有高浓度的无机盐和大分子营养物质，其渗透压高达5~25个大气压（507~2 533kPa），受细胞壁的保护，使细菌在低渗的环境下细胞不易破裂而生存。另外，外膜可保护细菌不易受到宿主体液杀菌物质、肠道的胆盐及消化酶等的作用，还可阻止某些抗菌物质的进入。

2）参与菌体的物质交换：细胞壁上有许多小孔，可允许水分子及直径小于1nm的可溶性小分子自由通过，与细胞膜共同完成菌体内外的物质交换。

▼ 表2-1-1　革兰氏阳性菌与革兰氏阴性菌细胞壁结构比较

特性	革兰氏阳性菌	革兰氏阴性菌
强度	较坚韧	较疏松
厚度	厚，20~80nm	薄，10~15nm
肽聚糖结构	三维空间（立体结构）	二维空间（平面结构）
肽聚糖层数	多，可达50层	少，1~2层
肽聚糖含量	多，占细胞壁干重50%~80%	少，占细胞壁干重5%~20%
糖类含量	约45%	15%~20%
脂类含量	1%~4%	11%~22%
磷壁酸	有	无
外膜	无	有

3）具有免疫原性：细菌细胞壁上带有多种抗原表位，可以诱发机体的免疫应答。革兰氏阳性菌细胞壁磷壁酸是主要的表面抗原，与血清型分类有关；革兰氏阴性菌的特异多糖为菌体抗原。

4）维持菌体内离子的平衡：革兰氏阳性菌的磷壁酸和革兰氏阴性菌的LPS均带有较多的负电荷，能与Mg^{2+}等二价离子结合，有助于维持菌体内离子的平衡。

5）与致病有关：革兰氏阳性菌细胞壁脂磷壁酸具有黏附作用，有助于细菌入侵致病；革兰氏阴性菌细胞壁LPS（内毒素）是其主要致病物质，其脂质A在机体内可诱导产生多种炎症介质，较大剂量可引起微循环障碍甚至休克、死亡。

6）参与细菌耐药：细菌细胞壁的缺失可导致作用于细胞壁的药物失效。革兰氏阴性菌外膜通透性的降低可阻止某些抗菌药物进入，以及外膜主动外排（泵出）抗菌药物，成为细菌耐药的重要机制。

（5）细胞壁缺陷细菌或细菌L型：细菌细胞壁的肽聚糖结构受到理化、生物因素的直接破坏或合成被抑制，这种细胞壁受损的细菌在高渗环境下仍可存活，甚至生长繁殖，称之为细胞壁缺陷细菌（cell wall–deficient bacteria，CWDB）或细菌L型（bacterial L form）。因1935年在英国李斯特（Lister）研究所首先发现而命名。革兰氏阳性菌细胞壁肽聚糖缺失后，原生质仅被一层细胞膜包住，称为原生质体（protoplast）；革兰氏阴性菌肽聚糖层受损后，还有外膜保护，称为原生质球（spheroplast）。

细菌L型在体内或体外，人工诱导或自然情况下均可形成。诱发因素很多，包括抗生素，如β-内酰胺类抗生素、杆菌肽、环丝氨酸等；酶类，如溶菌酶、溶葡萄球菌素等；机体的一些免疫因素，如抗体、补体、吞噬细胞；物理因素，如紫外线；化学因素，如去氧胆酸盐；或因培养基中缺乏合成细胞壁的成分，如二氨基庚二酸、赖氨酸等。

1）特点：① 高度多形性。细菌L型缺乏完整而坚韧的细胞壁的保护，形态上呈高度多形性，可表现为球状、杆状、链状及丝状等（图2-1-7），且大小不一。② 革兰氏染色大多为阴性。③ 嗜高渗性。在普通培养基上不生长，只有在高渗环境中才能生长。④ 细菌L型生长繁殖较原菌缓慢，一般培养2~7天后在软琼脂平板上形成中间较厚、四周较薄的"油煎蛋"样细小菌落，也有的形成颗粒状或丝状型菌落（图2-1-8）。⑤ 大多数有返祖性。当抑制、破坏细胞壁的因素去除后，有些细菌L型可恢复完整的细胞壁，回复亲本菌株，并获得亲本菌株的特性；有些则不能回复，取决于L型是否含有残存的肽聚糖作为自身再合成的引物。

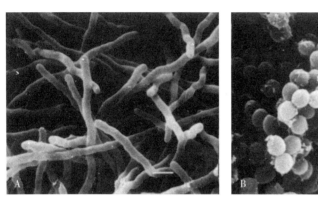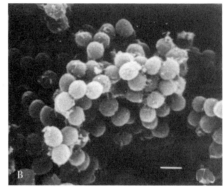

▲ 图2-1-7　葡萄球菌L型
A.临床标本分离的丝状型L型菌落（扫描电镜，×10 000）；B.丝状型L型菌落回复后（扫描电镜，×10 000）。

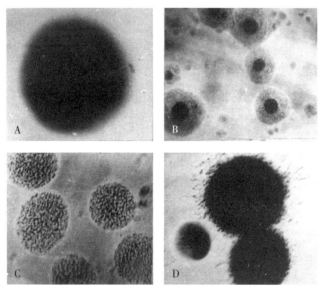

▲ 图2-1-8　细菌L型菌落类型
A.原细菌菌落；B."油煎蛋"样L型菌落；C.颗粒型L型菌落；D.丝状型L型菌落。

2）意义：① 在致病上，某些细菌L型仍有一定的致病力，其致病特点是引起慢性和反复发作性感染，如尿路感染、骨髓炎、心内膜炎等。细菌变为L型时致病性有所减弱，但在一定条件下L型又可回复为原菌，引起病情加重。② 在诊断上，由于细胞壁缺损带来的细菌形态和染色性改变以及抗原性的减弱，使得细菌L型的感染有可能被误诊。因此，临床上如使用了作用于细胞壁的药物治疗后，患者感染的症状仍明显，而标本常规细菌培养阴性者，应考虑细菌L型感染的可能性，宜做细菌L型的专门分离培养。

2. 细胞膜 细胞膜（cell membrane）或称胞质膜（cytoplasmic membrane），位于细胞壁内侧，紧包着细胞质。厚约7.5nm，柔韧致密，富有弹性，占细胞干重的10%~30%。细菌细胞膜的结构与真核细胞的基本相同，由磷脂和多种蛋白质组成，但不含胆固醇。细菌细胞膜是细菌赖以生存的重要结构之一，有以下主要功能：

（1）物质转运作用：细胞膜上有许多微孔，具有选择性通透作用，选择性控制细胞内外营养物质及代谢产物的转运。

（2）合成作用：细胞膜上含有多种物质的合成酶类，肽聚糖、磷壁酸、磷脂、LPS等成分均可在细胞膜合成。其中膜上的青霉素结合蛋白（PBP）是参与细菌合成细胞壁肽聚糖的酶类（转肽酶或转糖基酶），同时也是青霉素作用的主要靶点。

（3）呼吸作用：需氧菌细胞膜上含有细胞色素及氧化还原酶，可进行转运电子及氧化磷酸化作用，参与细胞呼吸过程，与能量的产生、储存和利用有关。

（4）分泌作用：细胞膜内镶嵌的蛋白构成一种贯穿细菌细胞膜的特殊结构，称为细菌的分泌系统。其分泌的物质主要为蛋白质（如蛋白酶、溶血素、毒素等）和DNA，与细菌代谢和致病性相关。如通过分泌系统，细菌可将某些水解酶分泌至胞外，将大分子营养物（如蛋白质、多糖、类脂质）分解为简单的小分子化合物，再摄入胞内供营养所需。而分泌到细胞外的细菌毒素及毒性酶类则参与细菌的致病过程。根据细菌分泌系统的结构和功能不同，目前确认的有Ⅰ~Ⅸ系统。

（5）形成中介体：中介体（mesosome）是部分细胞膜向细胞质内陷、折叠、卷曲形成的囊状结构，其中充满着层状或管状的泡囊。多见于革兰氏阳性菌（图2-1-9）。中介体扩大了细菌胞膜的面积，相应增加呼吸酶的含量，可为细菌提供大量能量。其功能类似真核细胞的线粒体，故有拟线粒体（chondroid）之称。

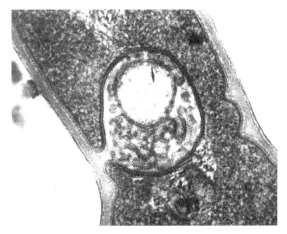

▲ 图2-1-9 白喉棒状杆菌的中介体（透射电镜，×130 000）

3. 细胞质 细胞膜包裹的溶胶状物质为细胞质（cytoplasm）或称原生质（protoplasm），由水、蛋白质、脂类、核酸及少量糖和无机盐组成。细胞质中含有以下重要结构：

（1）核糖体：核糖体（ribosome）是细菌合成蛋白质的场所，游离存在于细胞质中，每个细菌体内可达数万个。细菌核糖体的沉降系数为70S，由50S和30S两个亚基组成。主要成分是RNA（60%~70%）和蛋白质（30%~40%）。核糖体常与正在转录的信使RNA（mRNA）相连呈"串珠"状，称多聚核糖体（polysome）。有些抗菌药物可与细菌核糖体的30S亚基（如氨基糖苷类、四环素类等）或50S亚基（如大环内酯类、氯霉素类、林可酰胺类、利奈唑胺等）结合，干扰其蛋白质合成而杀死细菌。真核细胞的核糖体沉降系数为80S，因此，作用于细菌核糖体的药物不会通过上述机制影响人体细胞。

（2）质粒：质粒（plasmid）是染色体外的遗传物质，存在于细胞质中。为闭合环状的双链DNA，带有遗传信息，控制细菌某些特定的遗传性状。质粒能独立进行复制，随细菌分裂转移到子代细胞中。质粒不是细菌生长所必需的，失去质粒的细菌仍能正常存活。质粒除决定该菌自身的某些性状外，还可通过接合或转化作用等将有关性状传递给另一细菌。质粒可编码细菌的菌毛、细菌素、毒素等，也可协助细菌产生耐药性。

（3）胞质颗粒：细菌细胞质中含有多种颗粒，大多为贮藏的营养物质，包括多糖（糖原、淀粉等）、脂类、磷酸盐等。胞质颗粒又称为内含物（inclusion），不同细菌、同一细菌不同生长期、养料和能量充足与短缺等不同情况下，胞质颗粒可多少不一。胞质颗粒中有一种主要成分是RNA和多偏磷酸盐的颗粒，其嗜碱性强，用亚甲蓝染色时着色较深，呈紫色，称为异染颗粒（metachromatic granule）。异染颗粒常见于白喉棒状杆菌，位于菌体两端，故又称极体（polar body），有助于鉴定。

4. 核质 核质（nuclear material）或称拟核（nucleoid），集中于细菌细胞质的某一区域，多在菌体中央，是细菌的遗传物质，因其功能与真核细胞的染色体相似，故习惯上亦称之为细菌染色体（bacterial chromosome），其决定细菌的遗传特征。细菌核质无核膜、核仁和有丝分裂器。

大多数细菌的核质由单一密闭环状DNA分子反复回旋卷曲盘绕组成松散网状结构。核质的化学组成除DNA外，还有少量的RNA（以RNA聚合酶形式）和组蛋白样的蛋白质（histone like proteins）。细菌经RNA酶将RNA水解，再用福尔根（Feulgen）法染色，光学显微镜下可看到着染的核质，形态多呈球形、棒状或哑铃状。有关细菌染色体的特征详见本章第三节。

（二）细菌的特殊结构

细菌的特殊结构包括荚膜、鞭毛、菌毛和芽胞。

1. 荚膜 某些细菌在其细胞壁外包绕一层黏液状物质，化学本质为多糖或蛋白质，厚度≥0.2μm时，普通光学显微镜下可见，称为荚膜（capsule）或大荚膜（macrocapsule），如肺炎链球菌等（图2-1-10）。厚度<0.2μm者称

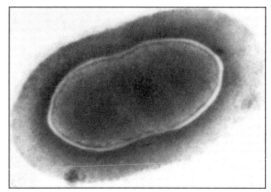

▲ 图2-1-10 肺炎链球菌荚膜（透射电镜，×42 000）

为微荚膜（microcapsule），如伤寒沙门菌的Vi抗原、大肠埃希菌的K抗原等。荚膜用普通染色不易着色，需用特殊的荚膜染色法可染上与菌体不同的颜色。

（1）化学组成：大多数细菌的荚膜是多糖，如肺炎链球菌、脑膜炎奈瑟菌等；少数细菌的荚膜成分为多肽，如炭疽芽胞杆菌、鼠疫耶尔森菌等。荚膜多糖为高度水合分子，含水量在95%以上，与菌细胞表面的磷脂或脂质A共价结合。多糖分子组成和构型的多样化使其结构极为复杂，成为血清学分型的基础。例如肺炎链球菌的荚膜多糖物质抗原至少可分成90多个血清型。荚膜与同型抗血清发生反应后逐渐增大，即荚膜肿胀反应，可借此对细菌分型。

（2）形成：荚膜的形成需要能量，与环境条件有密切关系。一般在动物体内或含有血清或糖的培养基中容易形成荚膜，在普通培养基上或连续传代则易消失。有荚膜的细菌在固体培养基上形成黏液（M）型或光滑（S）型菌落，失去荚膜后其菌落变为粗糙（R）型。

（3）功能：荚膜和微荚膜功能相似。

1）抗吞噬作用：荚膜具有抵抗宿主吞噬细胞的吞噬作用，因此是病原菌的重要毒力因子。例如有荚膜的肺炎链球菌菌株数个菌就可使实验小鼠死亡，无荚膜菌株则高达上亿个菌才能使小鼠致死。

2）黏附作用：荚膜多糖可使细菌彼此之间粘连并黏附于组织细胞或无生命物体表面，形成生物被膜，是引起感染的重要因素。变异链球菌依靠荚膜黏附于牙齿表面，利用口腔中的蔗糖产生大量的乳酸，积聚在附着部位，导致牙釉质的破坏，形成龋齿。

3）抗干燥作用：荚膜能潴留水分而使细菌抗干燥。

4）抗有害物质的损伤作用：荚膜对溶菌酶、补体、抗菌药物等有害物质的损伤有一定的抵抗力。

（4）意义：荚膜具有黏附、抵抗吞噬细胞的吞噬和抗有害物质损伤的作用，是细菌的重要毒力因子。此外，细菌有无荚膜及荚膜的厚薄等可用于其鉴别及分型。

2. 鞭毛 许多细菌（所有的弧菌和螺菌，约半数的杆菌和个别球菌）在菌体上附有细长并呈波状弯曲的丝状物，称为鞭毛（flagellum）。鞭毛长5~20μm，直径12~30nm，需用电子显微镜观察，或以特殊染色法使鞭毛增粗后才能在普通光学显微镜下看到（图2-1-11）。

鞭毛自细胞膜长出，游离于菌细胞外，从结构上看，可分为基础小体、钩状体和丝状体三部分。鞭毛蛋白是一种弹性纤维蛋白，其氨基酸组成与横纹肌中的肌动蛋白相似，可能与鞭毛的运动有关。细菌的鞭毛蛋白具有很强的免疫原性，称为鞭毛（H）抗原。

（1）类型：根据鞭毛的数量和部位，可将鞭毛菌分成四类（图2-1-12）。① 单毛菌（monotrichate）：只有一根鞭毛，位于菌体一端，如霍乱弧菌；② 双毛菌（amphitrichate）：菌体两端各有一根鞭毛，如空肠弯曲菌；③ 丛毛菌（lophotrichate）：菌体一端或两端有一丛鞭毛，如铜绿假单胞菌；④ 周毛菌（peritrichate）：菌体周身遍布许多鞭毛，如伤寒沙门菌。

（2）功能：鞭毛具有运动能力，有鞭毛的细菌在液体环境中能自由游动，速度迅速，如单鞭毛的霍乱弧菌每秒移动可达55μm，周毛菌移动较慢，每秒25~30μm。细菌的运动有化学趋向性，常向营养物质处前进，而逃离有害物质。

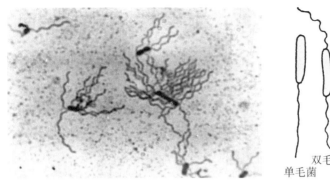

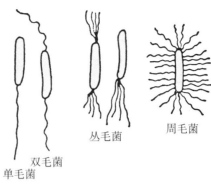

单毛菌　双毛菌　丛毛菌　周毛菌

▲ 图2-1-11　伤寒沙门菌的鞭毛（鞭毛染色，×1 900）　　▲ 图2-1-12　细菌鞭毛的类型

（3）意义：鞭毛的类型、鞭毛的动力和鞭毛的抗原性，可用于鉴别细菌及细菌分类；有些细菌的鞭毛与致病性有关，例如霍乱弧菌、空肠弯曲菌等通过活泼的鞭毛运动穿透小肠黏膜表面覆盖的黏液层，使菌体黏附于肠黏膜上皮细胞。

3. 菌毛　许多革兰氏阴性菌和少数革兰氏阳性菌的菌体表面附有比鞭毛更细、更短而直的丝状物，称菌毛（pilus/fimbriae）。其化学组成是菌毛蛋白（pilin）。只有在电镜下才能观察。按功能分为普通菌毛和性菌毛（图2-1-13）。

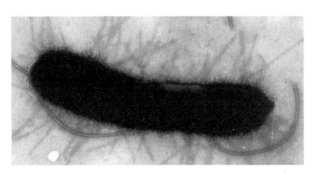

▲ 图2-1-13　大肠埃希菌的普通菌毛和性菌毛（透射电镜，×42 500）

（1）普通菌毛（ordinary pilus）：长0.2~2μm，直径3~8nm。遍布菌细胞表面，有100~500根。这类菌毛是细菌的黏附结构。

1）功能：细菌的普通菌毛具有黏附细胞的能力，使细菌结合到宿主细胞表面的特异性受体上。菌毛的受体常为糖蛋白或糖脂，与菌毛结合的特异性决定了宿主的易感部位。

2）意义：普通菌毛与某些细菌（志贺菌、肠致病性大肠埃希菌等）的致病性有关。有菌毛的细菌可黏附于宿主细胞上，有利于细菌感染致病。

（2）性菌毛（sex pilus）：性菌毛见于少数革兰氏阴性菌，一般只有1~4根，比普通菌毛长而粗，呈中空管状。性菌毛由质粒携带的一种致育因子（fertility factor，F factor）的基因编码，故性菌毛又称F菌毛。

1）功能：向受体菌传递遗传物质。

2）意义：通过接合方式在细菌之间传递毒力和耐药等质粒，引发细菌发生毒力和耐药性等变异。

4. 芽胞　某些细菌在一定的环境条件下，胞质脱水浓缩，在菌体内部形成一个圆形或椭圆形小体称为芽胞（spore）。芽胞是细菌的休眠形式。染色后普通光学显微镜下可看到。产生芽胞的细菌都是革兰氏阳性菌，重要的有芽胞杆菌属（炭疽芽胞杆菌等）和梭菌属（破伤风梭菌等）。一个细菌只形成一个芽胞，一个芽胞发芽也只生成一个菌体，细菌数量并未增加，因而芽胞不是细菌的繁殖方式。与芽胞相比，未形成芽胞而具有繁殖能力的菌体称为繁殖体（vegetative form）。

（1）结构及化学组成：成熟的芽胞具有多层膜结构（图2-1-14）。芽胞核心（core）是芽胞的原生质体，含有细菌原有的核质和核糖体、酶类等主要生命基质。核心的外层依次为内膜、芽胞壁、皮质、外膜、芽胞壳和芽胞外衣，将其层层包裹，成为坚实的球体。内膜和外膜由原来的细胞膜形成。芽胞壁含肽聚糖，发芽后成为细菌的细胞壁。皮质是芽胞包膜中最厚的一层，由一种特殊的肽聚糖组成。芽胞壳是一种类似角蛋白的疏水性蛋白质，致密无通透性，能抗化学药物进入，并增强对紫外线照射的抵抗力。有些细菌芽胞还有一层疏松的芽胞外衣，含有脂蛋白和糖类。

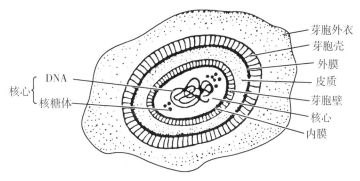

▲ 图2-1-14　细菌芽胞的结构模式图

（2）功能

1）维持细菌生存的特殊形式。

2）芽胞对热力、干燥、辐射、化学消毒剂等理化因素均有强大的抵抗力。一般细菌繁殖体在80℃水中迅速死亡，而有的细菌芽胞可耐100℃沸水数小时。被炭疽芽胞杆菌芽胞污染的草原，传染性可保持20~30年。细菌芽胞抵抗力强的原因可能与下列因素有关：① 芽胞含水量少，使蛋白质及酶具有耐热性；② 芽胞具有多层致密的厚膜，理化因素不易透入；③ 芽胞的核心和皮质中含有吡啶二羧酸（dipicolinic acid，DPA），与钙结合生成的盐能提高芽胞中各种酶的热稳定性。

（3）意义：① 鉴别细菌。不同细菌芽胞的大小、形状、位置等不同，有重要的鉴别价值（图2-1-15）。例如炭疽芽胞杆菌的芽胞为卵圆形，比细菌小，位于菌体中央；破伤风梭菌芽胞呈圆形，比菌体大，位于顶端，形状如鼓槌（图2-1-16）；肉毒梭菌芽胞亦比菌体大，位于次极端，形如网球拍状。② 由于芽胞抵抗力强，医学实践中进行消毒灭菌时，以芽胞是否被杀死作为判断灭菌效果的指标。③ 细菌芽胞是某些外源性感染的重要来源，如炭疽芽胞杆菌、破伤风梭菌、产气荚膜梭菌等的芽胞感染机体后，发芽变成繁殖体，可引发炭疽、破伤风、气性坏疽。

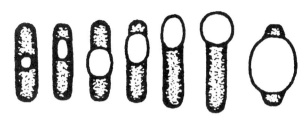

▲ 图2-1-15　细菌芽胞的形态、大小和位置

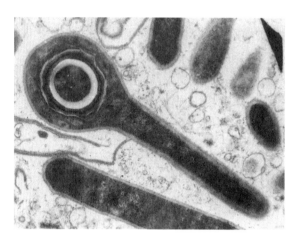

▲ 图2-1-16　破伤风梭菌芽胞（透射电镜，×21 000）

三、细菌形态的检查方法

（一）光学显微镜检查

根据目的不同，可将细菌直接用光学显微镜（light microscope）镜检或染色后镜检。

1. 不染色标本镜检

（1）悬滴法：主要观察细菌的动力。如变形杆菌有鞭毛，运动活泼，可向不同方向迅速运动。葡萄球菌无鞭毛，只能在一定范围内做位移不大的颤动（布朗运动）。

（2）暗视野映光法：用暗视野显微镜观察细菌的时候，其整个视野是暗的，样品则是明亮的，常用其观察不染色活菌体的运动。

（3）相差显微镜法：利用相差板的作用，使光线在穿入标本中密度不同的部位时，引起位相差异，显示出光强度的明暗对比。常用其观察活菌及其细微结构。

2. 染色标本镜检　细菌体积小，呈半透明，只有经过染色后才能观察清楚它们的形态结构特点。

（1）单染色法：只用一种染料使细菌着色，可观察细菌形态大小。在微生物学中大多采用结晶紫、亚甲蓝、碱性复红等碱性苯胺类染料。

（2）革兰氏染色法（Gram staining）：为鉴别染色法，用两种以上染料染色，可以鉴别细菌，由丹麦细菌学家革兰（Hans Christian Gram）创建而得名。细菌涂片固定后，先经结晶紫染色，再加碘液媒染，继而用95%乙醇脱色，最后以稀释复红复染。细菌经过革兰氏染色后可被区分为革兰氏阳性菌或革兰氏阴性菌。凡不被乙醇脱色而保留结晶紫色的称革兰氏阳性菌（Gram positive bacteria），若被乙醇脱色而被复红染成红色的，称为革兰氏阴性菌（Gram negative bacteria）。革兰氏染色法在鉴别细菌、选择抗菌药物、研究细菌致病性等方面都具有重要意义。

革兰氏染色法的原理有关学说较多。染色反应的差别，很大部分是由于这两类细菌具有不同的细胞壁结构，等电点（pI）也不相同。近年来也有理论认为，95%乙醇可使革兰氏阳性菌的细胞壁脱水而形成屏障，不能使染料和碘的复合物透出；革兰氏阴性菌不仅无此屏障形成，而且其细胞壁的脂类含量较革兰氏阳性菌多，而乙醇对表面脂类的溶解也可能是革兰氏阴性菌容易褪色的一个因素。

（3）抗酸染色法：抗酸染色（acid-fast staining）也可将细菌分为两大类，即抗酸性细菌和非抗酸性细菌。结核分枝杆菌、麻风分枝杆菌等抗酸杆菌细胞壁中含有大量的脂质，很不容易着色，但用苯酚复红加温染色后，用3%的盐酸乙醇不易脱色，亚甲蓝溶液复染后仍保留红色，而标本中的其他细菌及背景则呈蓝色。抗酸染色法在临床上是鉴别结核分枝杆菌的重要方法之一。

（4）荧光素染色法：将细菌用荧光素着色，在荧光显微镜下能看到发射荧光的菌体，或者将特异性抗体用荧光素标记，检测对应的抗原。

（5）特殊结构染色法：荚膜、芽胞、鞭毛等特殊结构及异染颗粒，用普通染色不易着色，必须用相应的特殊染色法才能显示其结构。

（二）电子显微镜检查

电子显微镜（electron microscope）的突出特点是放大倍数高，其放大倍数可达数十万倍，能分辨1nm的微粒。既可观察细菌的外形，又可观察细菌内部的超微结构。电子显微镜标本需在真空干燥的状态下检查，故不能观察活的微生物。目前使用的电子显微镜分为透射式和扫描式两种类型。① 透射电子显微镜（transmission electron microscope，TEM）：常用于观察细菌、病毒及其他物体内部的精细结构；② 扫描电子显微镜（scanning electron microscope，SEM）：分辨率较TEM低，但可清楚地显示物体的三维立体图像。主要用于观察样品的表面结构，如观察菌毛。

学习小结

细菌个体微小，测量细菌大小的单位是微米。细菌按其外形可分为球菌、杆菌和螺形菌。细菌的基本结构包括细胞壁、细胞膜、细胞质和核质。细菌细胞壁具有保护细菌、维持细菌固有形态等功能。革兰氏阳性菌与革兰氏阴性菌细胞壁共有组分是肽聚糖。革兰氏阳性菌肽聚糖由聚糖骨架、四肽侧链和五肽交联桥三部分组成，革兰氏阴性菌的肽聚糖仅由聚糖骨架和四肽侧链两部分组成。革兰氏阳性菌细胞壁特殊组分是磷壁酸，是细菌非菌毛黏附素之一。革兰氏阴性菌细胞壁特殊组分是外膜，由脂蛋白、脂质双层和LPS三部分组成。LPS即革兰氏阴性菌的内毒素，由脂质A、核心多糖和特异多糖三部分组成，脂质A是内毒素的毒性和生物学活性的主要组分。细菌的特殊结构包括荚膜、鞭毛、菌毛和芽胞。荚膜具有抗吞噬、黏附、抗干燥及抗有害物质损伤的作用，在鉴别诊断和致病中有重要意义；鞭毛是细菌的运动器官，在细菌鉴别及某些细菌的致病上有意义，普通菌毛具有黏附能力，与细菌的致病性有关，性菌毛具有向受体菌传递遗传物质的功能；芽胞是细菌的休眠体，对热力、干燥、辐射、化学消毒剂等理化因素均有强大的抵抗力，医学实践中以杀灭芽胞作为判断灭菌效果的指标，芽胞是某些外源性感染重要的来源。

（李菁华）

复习参考题

（一）A型选择题

1. 革兰氏阳性菌与革兰氏阴性菌细胞壁共有的化学成分是
   A. 肽聚糖
   B. 磷壁酸
   C. 外膜
   D. 脂质A
   E. 特异性多糖

2. 关于细菌L型的特性，下列选项错误的是
   A. 高度多形性
   B. 革兰氏染色阴性
   C. 去除抑制物后，可回复原有的形态
   D. 仍有一定的致病力
   E. 在低渗高琼脂培养基上生长

3. 对外界抵抗力最强的细菌结构是
   A. 鞭毛
   B. 胞膜
   C. 核质
   D. 芽胞
   E. 耐药质粒

4. 青霉素的抗菌机制是
   A. 切断肽聚糖的聚糖支架
   B. 抑制四肽侧链与五肽交联桥的联结
   C. 干扰细菌DNA的复制
   D. 干扰细菌蛋白质的合成
   E. 损害细胞膜

5. 下列关于革兰氏染色法说法正确的是
   A. 革兰氏阳性菌被染成红色
   B. 有助于选择抗菌药物
   C. 是一种单染色法
   D. 复染时用结晶紫
   E. 染色结果与细胞壁结构无关

   答案：1. A；2. E；3. D；4. B；5. B

（二）简答题

1. 革兰氏阳性菌与阴性菌细胞壁结构上有何主要异同点？它们在医学实践中有何意义？

2. 简述革兰氏阴性菌脂多糖的化学组成及作用。

3. 什么是细菌L型？细菌L型在医学

上有何意义？

4. 细菌有哪些特殊结构？它们各有何功能及意义？

5. 为什么细菌芽胞对外界环境及理化因素抵抗力强大？它在医学实践中有何意义？

第二节　细菌的生理

知识目标
1. 掌握细菌的生长繁殖；细菌的代谢产物及其医学意义；细菌的人工培养。
2. 熟悉细菌生长繁殖的条件。
3. 了解细菌的化学组成和物理性状；细菌的营养类型与营养物质。

细菌是一大类具有独立生命活动能力的单细胞微生物，具有表面积大、代谢旺盛、生长繁殖迅速等特点。细菌在新陈代谢中，从周围环境摄取营养，以获得能量和合成自身组分的原料，同时产生多种代谢产物。通过研究细菌的生理，掌握其新陈代谢特点及生长繁殖规律，以便在医学实践中分离和鉴别细菌，为传染病的诊断和控制提供依据，同时有助于对益生菌的开发和利用。

一、细菌的化学组成和物理性状

（一）细菌的化学组成

细菌的化学组成与其他生物细胞相似，含有多种化学成分，主要包括：

1. 水　是细菌的重要组成部分，占细胞总重量的75%~90%。

2. 无机盐　主要有碳、氢、氮、氧、磷和硫等。还有少数的无机离子，如钾、钠、铁、镁、钙和氯等，用以构成细菌的各种成分、维持酶的活性和跨膜化学梯度。

3. 蛋白质　占细胞固体成分的50%~80%，大部分为复合蛋白，如核蛋白、糖蛋白和脂蛋白等，构成结构蛋白与功能蛋白。

4. 糖类　含量占固体成分的10%~30%。

5. 脂类　含量较少，仅占1%~7%。

6. 核酸　核酸包括DNA与RNA两种，在DNA碱基配对中，同一属的细菌其鸟嘌呤（G）与胞嘧啶（C）的含量在四种碱基总量中所占的百分比有一定的范围，故可利用G+C mol%的测定作为细菌分类的重要依据之一。

7. 特殊成分　如肽聚糖、磷壁酸、D型氨基酸、二氨基庚二酸、吡啶二羧酸等，这些成分在真核生物细胞中尚未发现。

（二）细菌的物理性状

1. 光学性质　细菌为半透明体，当光线照射至细菌，部分被吸收，部分被折射，因此，细菌悬液呈浑浊状态，且细菌越多浊度越大，故可用比浊法或测定液体的光密度（OD）值估算液体中的细菌数量。

2. 带电现象　细菌蛋白由许多氨基酸组成，在溶液中可电离成带正电荷的氨基（NH_4^+）和带负电荷的羧基（COO^-）。氨基酸的电离与细菌所处环境的pH有关。革兰氏阳性菌的等电点（pI）为2~3，革兰氏阴性菌的pI为4~5。在生理条件（中性或弱碱性）下，细菌均带负电荷，由于革兰氏阳性菌pI较阴性菌低，带有更多的负电荷。细菌的带电现象与细菌的革兰氏染色性、菌体凝集试验、抑菌和杀菌作用等都有密切关系。

3. 表面积　细菌体积虽小，但其单位体积里细胞表面积总和却比其他生物体大。细菌表面积大，有利于同外界进行物质交换，以满足其旺盛代谢和快速繁殖的需要。

4. 半透性　细菌的细胞壁和细胞膜均具有半透膜性质，允许水分子和小分子物质通过，有利于吸收营养物质和排出代谢产物。

5. 渗透压　细菌体内含有高浓度的营养物质和无机盐，一般革兰氏阳性菌菌体内的渗透压高达20~25个大气压，革兰氏阴性菌为5~6个大气压。细菌所处的一般环境相对低渗，但由于其有坚韧细胞壁的保护不致崩裂。若处于比菌体内渗透压更高的环境中，菌体内水分逸出，胞质浓缩，细菌就不能生长繁殖。

二、细菌的营养与生长繁殖

（一）细菌的营养类型

各类细菌的酶系统不同，代谢活性有差异，因而对营养物质的需要也不同。根据细菌所利用的能源和碳源不同，将细菌分为两大营养类型。

1. 自养菌（autotroph）　能以简单的无机物为原料，如利用CO_2、碳酸盐作为碳源，以N_2、氨或硝酸盐等作为氮源，合成菌体成分。这类细菌所需能量可由无机化合物的氧化所产生，称为化能自养菌（chemotroph）；亦可通过光合作用获得能量，称为光能自养菌（phototroph）。

2. 异养菌（heterotroph）　不能利用简单的无机物为原料，必须以多种有机物为原料，如蛋白质、糖类等，才能合成菌体成分并获得能量。异养菌包括腐生菌（saprophyte）和寄生菌（parasite）。腐生菌以分解动植物尸体、腐败食物等获取营养物；寄生菌寄生于活体内，从宿主的有机物中获得营养。所有的病原菌都是异养菌，在致病阶段大部分属寄生菌。

（二）细菌的营养物质

1. 水　水是构成菌体的重要成分，同时，细菌营养物质的吸收与代谢均需有水才能进行。

2. 碳源　多种含碳的无机或有机物，如CO_2、碳酸盐、糖、脂肪等都能被细菌吸收和利用，合成菌体组分和作为获得能量的主要来源。病原菌主要从糖类获得碳。

3. 氮源　用于合成菌体的结构蛋白、功能蛋白与核酸等。致病菌主要从氨基酸、蛋白胨等有机氮化合物中获得氮。少数可致病的细菌如克雷伯菌亦可利用硝酸盐甚至N_2，但利用率较低。

4. 无机盐　细菌所需要的无机盐主要是钾、钠、钙、镁、磷、硫、铁、氯、钴、锌、锰、铜等。各类无机盐的功用如下：① 构成菌体的成分；② 作为酶的组成部分，维持酶的活性；③ 参与能量的储存和转运；④调节菌体内外的渗透压；⑤某些元素与细菌致病作用有关。例如白喉棒状杆菌在含铁0.14mg/L的培养基中毒素产量最高，铁的浓度达到0.6mg/L时则完全不产毒。在人体内，大部分铁结合在铁蛋白、乳铁蛋白或转铁蛋白中，细菌必须与人体细胞竞争得到铁才能生长繁殖。具有载铁体（siderophore）的细菌就有此竞争力，它可与铁螯合和溶解铁，并带入菌体内以供代谢之需。如结核分枝杆菌的有毒株和无毒株的一个重要区别就是前者有一种称为分枝菌素（mycobactin）的载铁体，而后者则无。

5. 生长因子　许多细菌在生长过程中还需要一些自身不能合成的生长因子（growth factor），通常为有机化合物，包括维生素、某些氨基酸、嘌呤、嘧啶等。少数细菌还需要一些特殊的生长因子，如流感嗜血杆菌生长中需要X和V两种因子，其中X因子是高铁血红素，V因子是辅酶Ⅰ或辅酶Ⅱ，两者均为细菌呼吸所必需。

（三）细菌生长繁殖的条件

1. 充足的营养物质　主要包括碳源、氮源、无机盐、生长因子和水，为细菌的新陈代谢及生长繁殖提供必要的原料和充足能量。

2. 合适的酸碱度（pH）　细菌体内的生化反应是酶促反应，酶促反应都有一个最适pH范围。pH可影响细胞膜的透性和稳定性及物质的溶解度等。大多数病原菌的最适pH为7.2~7.6，在此pH时细菌的酶活性最强，在宿主体内极易生长。大多数嗜中性细菌生长的pH范围是6.0~8.0，嗜酸性细菌最适生长pH可低至3.0，嗜碱性细菌最适生长pH可高达10.5。个别细菌如霍乱弧菌在pH 8.4~9.2条件下生长最好，而结核分枝杆菌则在pH 6.5~6.8条件下最适宜生长。

3. 适宜的温度　温度影响细菌酶活性，影响细菌细胞质、细胞膜等组分的流动性以及物质的溶解度。大多数病原菌的最适生长温度为37℃，与人的体温一致。个别病原菌如鼠疫耶尔森菌在28~30℃的条件下生长最好。嗜热菌能在50~60℃下生长，海洋细菌嗜低温，能在0~30℃条件下生长。

4. 渗透压　一般培养基的盐浓度和渗透压对大多数细菌是安全的，少数嗜盐菌如副溶血性弧菌在高浓度（30g/L）NaCl的环境中才能良好生长。

5. 必要的气体环境　病原菌生长繁殖时需要的气体主要是O_2和CO_2。一般细菌在代谢过程中产生的CO_2即可满足自身需要，但有些细菌（如脑膜炎奈瑟菌、淋病奈瑟菌、牛布鲁菌等）在初次分离培养时，需提供5%~10%的CO_2。按细菌代谢时对分子氧的需求与否可分为四种类型。

（1）专性需氧菌（obligate aerobe）：具有完善的呼吸酶系统，需要分子氧作为受氢体以完成需氧呼吸，仅能在有氧环境下生长。如结核分枝杆菌、霍乱弧菌等。

（2）微需氧菌（microaerophilic bacterium）：在低氧压（5%~6%）环境中生长最好，氧浓度>10%对其有抑制作用。如空肠弯曲菌、幽门螺杆菌等。

（3）兼性厌氧菌（facultative anaerobe）：兼有需氧呼吸和无氧发酵两种功能，不论在有氧或无氧环境中都能生长，但以有氧时生长较好。大多数病原菌属于此类。

（4）专性厌氧菌（obligate anaerobe）：缺乏完善的呼吸酶系统，只能在无氧环境中进行发酵获取能量。有游离氧存在时，不但不能利用分子氧，且还将受其毒害，甚至死亡。如破伤风梭菌、脆弱类杆菌等。

专性厌氧菌在有氧环境中不能生长，其原因可能是：

1）缺乏氧化还原电势（Eh）高的呼吸酶：各种物质均有其固有的Eh。在氧化还原过程中，Eh高的物质可氧化Eh低的物质，反之不能。人组织的Eh约为150mV，普通培养基在有氧环境中Eh可达300mV左右，因此细菌必须具有Eh比它们更高的呼吸酶，如细胞色素和细胞色素氧化酶，才能氧化环境中的营养物质。专性厌氧菌缺乏这类高Eh呼吸酶，只能在120mV以下的Eh的环境中生长，有氧时Eh高于此值，故不能生长。

2）缺乏分解有毒氧基团的酶：细菌在有氧环境中代谢时，常产生具有强烈杀菌作用的超氧阴离子（O_2^-）和过氧化氢（H_2O_2）等。在有铁存在的条件下，这两种物质还可产生对生物大分子有损害作用的羟基（–OH）。需氧菌可产生超氧化物歧化酶（superoxide dismutase，SOD）和触酶（catalase），前者将超氧阴离子还原成H_2O_2，后者将H_2O_2分解为水和分子氧。有的细菌不产生触酶，而是产生过氧化物酶（peroxidase），将H_2O_2还原成无毒的水分子。专性厌氧菌缺乏这三种酶，故在有氧时受到有毒氧基团的影响，不能生长繁殖。

（四）细菌的生长繁殖

1. 细菌个体的生长繁殖　细菌个体以二分裂（binary fission）的方式进行无性繁殖。细菌分裂数量倍增所需要的时间称为代时（generation time），细菌的代时随种类不同而异，但总体来看，在适宜条件下，绝大多数细菌的繁殖速度快，一般细菌（如大肠埃希菌）的代时为20~30分钟，个别细菌分裂较慢，如结核分枝杆菌的代时为18~20小时。

细菌分裂时菌细胞首先增大，染色体复制。革兰氏阳性菌的染色体与中介体相连，当染色体复制时，中介体一分为二，各向两端移动，分别将复制好的两条染色体拉向菌细胞的两侧。接着细菌中部的细胞膜向内陷入，形成隔膜。同时细胞壁亦向内生长，最后肽聚糖水解酶使细胞壁肽聚糖的共价键断裂，分裂成为两个菌细胞。革兰氏阴性菌无中介体，DNA直接连接在细胞膜上，DNA复制完成后，新染色体附着在邻近点上，两点之间形成新的细胞膜将各自的染色体分割在两侧，然后细胞壁沿隔膜内陷，整个细胞分裂成两个子代细胞（图2-2-1）。

2. 细菌群体的生长繁殖　细菌在适宜条件下繁殖快，若以20分钟繁殖一代计算，1个细菌1小时后经3次分裂成8个细菌，10小时经30次分裂可达10亿以上。以此计算下去细菌群体将庞大到难以置信的程度。但由于细菌经过一段时间繁殖后大量聚集，生长环境中的营养物质逐渐耗竭，有害代谢产物逐渐积聚，导致细菌的繁殖速度渐减甚至停止，死亡菌数增多，活菌增长减少并趋于停滞。如将一定数量细菌接种于适宜的液体培养基后培养，连续定时取样检查培养液中的活菌数，可发现其生长过程的规律性。以培养时间为横坐标，培养物中细菌数的对数为纵坐标，可绘出一条生长曲线（growth curve）（图2-2-2），分为四个时期。

（1）迟缓期（lag phase）：此时是细菌适应新环境的过程，菌体增大，代谢活跃，为细菌的分裂繁殖合成并积累充足的酶、辅酶和中间代谢产物；但分裂迟缓。迟缓期长短因菌种、菌龄、接种菌量和接种前所处状态、培养基及培养条件等的不同而异，一般为最初培养的1~4小时。

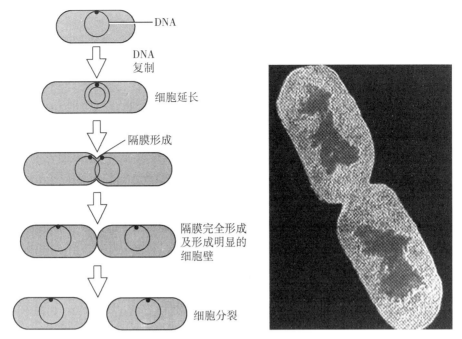

▲ 图2-2-1　大肠埃希菌二分裂过程示意图（左）和电镜照片（右）

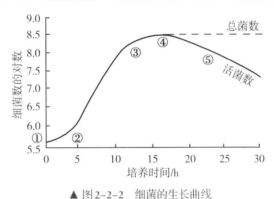

▲ 图2-2-2　细菌的生长曲线
①~②为迟缓期、②~③为对数期、③~④为稳定期、④~⑤为衰亡期。

（2）对数期（logarithmic phase）：又称指数期（exponential phase），此期细菌以恒定的几何级数迅速增长，活菌数目呈对数直线上升。此期细菌的大小、形态、染色性、生物活性等都较典型，对外界环境因素（如抗生素等）的作用敏感，因此，研究细菌的生物学性状，最好选用此期细菌。对数期长短亦因菌种、接种菌量、培养基及培养条件等的不同而异。

（3）稳定期（stationary phase）：对数期后，由于培养基中营养物质耗尽，有害代谢产物蓄积及pH下降等，细菌繁殖速度渐趋下降，而死亡菌数逐渐上升，细菌繁殖数与死亡数接近，使活菌数量保持相对稳定。此期细菌的生物学性状可发生变化。一些细菌的外毒素、抗生素等代谢产物在此期内产生，芽胞在此期形成。细菌在稳定期代谢缓慢，可形成持留菌（persister），对抗菌药物以及各种外界压力（如热、酸碱、消毒剂等）的抵抗力增加。

（4）衰亡期（decline phase）：细菌的繁殖速度从减慢至停止，死菌数逐渐增多。此期菌体变形、肿胀、出现多形态的衰退型，甚至菌体自溶，不易辨认。

生长曲线是反映在人工培养条件下细菌体外群体生长的规律，对研究工作和生产实践都有指导意义。掌握细菌的生长规律，可以人为地改变培养条件，调整细菌的生长繁殖阶段，更为有效地利用对人类有益的细菌。但是，在自然环境中以及人和动物体内，由于受多种环境因素及机体免疫力的影响，不可能出现在培养基中的那种典型的生长曲线。

3. 细菌生物被膜　在自然界及人和动物体内，大多数细菌并非以浮游状态生长，而是以细菌生物被膜（bacterial biofilm，BBF）形式广泛存在于各种物体表面，如自来水管道、工业管道、通风设备、医疗器械以及人体组织器官表面等。BBF是细菌附着在生物或非生物体表面后，由细菌及其所分泌的胞外多聚物（主要是胞外多糖、eDNA、蛋白质等）共同组成肉眼看不见的膜状多细胞结构（图2-2-3）。BBF是细菌在生长过程中为了适应周围环境而形成的一种保护性生存状态。BBF的形成是一个动态的过程，主要可分为五个阶段：① 细菌可逆性黏附的定植阶段；② 不可逆性黏附的集聚阶段；③ BBF形成初期阶段；④ BBF成熟阶段；⑤ "种子播散"期，即细菌的脱落与再定植阶段。组成BBF的细菌可以是一种或多种。根据细菌在BBF内位置可分为：游离菌、表层菌和里层菌。游离菌与表层菌比较相似，它们相对容易获得营养和O_2，代谢通常比较活跃，菌体较大；而里层菌被包裹于基质中，其养料的获取及代谢只能通过周围的间质水道进行，代谢率较低，多处于休眠状态，一般不频繁地分裂，菌体较小。

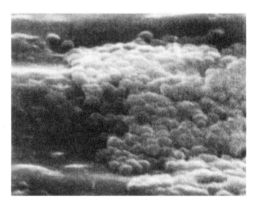

▲ 图2-2-3　定植于静脉导管表面的表皮葡萄球菌生物被膜（扫描电镜，×6 000）

几乎所有的细菌在一定条件下都可以形成BBF。铜绿假单胞菌、葡萄球菌及肠球菌等细菌更容易形成BBF。BBF与细菌的抵抗力、耐药、致病等关系密切。

三、细菌的新陈代谢

细菌的新陈代谢是细菌生命活动的中心环节，包括合成代谢和分解代谢。这些反应都是在一系列酶的控制与催化下进行的。

（一）细菌的能量代谢

细菌利用吸收的物质，在生物体内进行氧化分解，释放能量的过程叫生物氧化，即物质在生物体内的氧化还原反应。以有机物为受氢体的称为发酵；以无机物为受氢体的称为呼吸，其中以氧分子为受氢体的称为需氧呼吸，以其他无机物（硝酸盐、硫酸盐等）为受氢体的称为厌氧呼吸。需氧呼吸在有氧条件下进行，厌氧呼吸和发酵需要在无氧条件下进行。大多数病原菌只进行需氧呼吸和发酵，没有厌氧呼吸。现以葡萄糖为例，简述细菌的能量代谢。

1. 需氧呼吸　需氧呼吸中，葡萄糖经过EMP（embden-meyerhof-parnas）途径生成丙酮酸，后者脱羧产生乙酰辅酶A后进入三羧酸循环彻底氧化。然后脱出的氢进入电子传递链进行氧化磷酸化，最终以分子氧作为受氢体。1分子葡萄糖在有氧条件下彻底氧化，生成CO_2、H_2O，并产生32分子三磷酸腺苷（ATP）。需氧菌和兼性厌氧菌进行这种需氧呼吸。

2. 发酵

（1）EMP途径：又称糖酵解。这是大多数细菌共有的基本代谢途径，专性厌氧菌产能的唯一途径。反应最终的受氢体是未彻底氧化的中间代谢产物，产生能量远比需氧呼吸少。1分子葡萄糖可生成2分子丙酮酸，产生2分子ATP和2分子$NADH+H^+$。丙酮酸以后的代谢随细菌的种类不同而异。

（2）戊糖磷酸途径：又称己糖磷酸（hexose monophosphate，HMP）途径，是EMP途径的分支，由己糖生成戊糖的循环途径。其主要功能是为生物合成提供前体和还原能，反应获得12分子的$NADH+H^+$可供进一步利用，产能效果仅为EMP途径的一半。

3. 厌氧呼吸　专性厌氧菌没有需氧电子传递链和完整的三羧酸循环，1分子葡萄糖经厌氧酵解，只能产生2分子ATP，最终以外源的无机氧化物（CO_2、SO_4^{2-}、NO_3^-）作为受氢体的一类产能效率低的特殊呼吸。

（二）细菌的代谢产物

1. 细菌的分解代谢产物和生化反应　各种细菌所具有的酶不完全相同，对营养物质的分解能力亦不一致，因而其代谢产物有差异。根据此特点，利用生物化学方法来鉴别不同细菌的试验称为细菌的生化反应试验。常见的有：

（1）糖发酵试验：不同细菌分解糖类的能力和代谢产物不同。例如大肠埃希菌能发酵葡萄糖和乳糖；而伤寒沙门菌可发酵葡萄糖，但不能发酵乳糖。即使两种细菌均可发酵同一糖类，其结果也不尽相同，如大肠埃希菌有甲酸脱氢酶，能将葡萄糖发酵生成的甲酸进一步分解为CO_2和H_2，故产酸并产气，以"⊕"表示；而伤寒沙门菌缺乏该酶，发酵葡萄糖仅产酸不产气，以"+"表示，不分解乳糖，以"–"表示。

（2）VP试验：由Voges和Proskauer两位学者创建，故名VP试验。某些细菌如产气肠杆菌能使发酵葡萄糖生成的丙酮酸脱羧生成中性的乙酰甲基甲醇，后者在碱性溶液中被氧化生成二乙酰，二乙酰与含胍基化合物反应生成红色化合物，为VP试验阳性，大肠埃希菌等分解葡萄糖不能生成乙酰甲基甲醇，故VP试验阴性。

（3）甲基红试验：某些细菌如大肠埃希菌可分解葡萄糖产生丙酮酸等一系列有机酸，使培养液$pH \leq 4.5$，以甲基红（methyl red）作为指示剂时培养液呈红色，为甲基红试验阳性。产气肠杆菌等可将分解葡萄糖产生的丙酮酸进一步脱羧生成中性的乙酰甲基甲醇，培养液$pH > 5.4$，呈橘黄色，为甲基红试验阴性。

（4）枸橼酸盐利用（citrate utilization）试验：某些细菌如产气肠杆菌等在枸橼酸盐培养基上可利用作为唯一碳源的枸橼酸盐和唯一氮源的铵盐，分解枸橼酸盐生成碳酸盐，并分解铵盐生成氨，培养基变为碱性，使指示剂溴麝香草酚蓝变为蓝色为阳性。大肠埃希菌等不能利用枸橼酸盐为唯一碳源的细菌，在该培养基上不能生长，为枸橼酸盐试验阴性。

（5）吲哚（indole）试验：有些细菌如大肠埃希菌、变形杆菌、霍乱弧菌等能分解培养基中的色氨酸，生成无色的吲哚（靛基质），与试剂中的对二甲基氨基苯甲醛作用，生成玫瑰吲哚而呈红色，为吲哚试验阳性。

（6）硫化氢试验：有些细菌如乙型副伤寒沙门菌、变形杆菌等能分解培养基中的含硫氨基酸（如胱氨酸、甲硫氨酸）生成硫化氢（H_2S），H_2S遇铅或铁离子生成肉眼可见的黑色硫化铅或硫化亚铁沉淀物，为硫化氢试验阳性。

（7）尿素酶试验：变形杆菌、幽门螺杆菌等可产生尿素酶，能分解培养基中的尿素产生氨，使培养基变碱，以酚红为指示剂可显示为红色，为尿素酶试验阳性。

细菌的生化反应用于鉴别细菌，尤其对形态、革兰氏染色反应和培养特性相同或相似的细菌更为重要。吲哚试验（I）、甲基红试验（M）、VP试验（V）、枸橼酸盐利用试验（C）四种试验常用于鉴定肠道杆菌，合称为吲哚、甲基红、VP、枸橼酸（IMViC）试验。例如大肠埃希菌这四种试验的结果是"++--"，产气肠杆菌则为"--++"。

2. 有重要医学意义的细菌的合成代谢产物　细菌在合成代谢中除了合成菌体自身成分外，还可合成多种其他代谢产物，其中部分具有重要医学意义，有的与细菌的致病性有关，有的可用于鉴别细菌或防治疾病。

（1）热原质（pyrogen）：又称致热原，是细菌在合成代谢中的产物，化学本质是LPS，注入人体或动物体内能引起发热反应。产生热原质的细菌大多是革兰氏阴性菌。热原质耐高温，不被高压蒸汽灭菌（121℃、20分钟）所破坏。250℃高温干烤才能破坏热原质。注射用液、生物制品、抗生素及输液用的蒸馏水均不能含有热原质。因此，在制备和使用注射制剂的过程中，需要严格的无菌操作，以防止被细菌污染。对液体中可能存在的热原质可用吸附剂吸附、特殊石棉滤板过滤或通过蒸馏方法除去。

（2）毒素和侵袭性酶：细菌产生的毒素有内毒素（endotoxin）和外毒素（exotoxin）两种。内毒素是革兰氏阴性菌细胞壁中的LPS，菌体死亡或裂解后才能释放出来。外毒素是由革兰氏阳性菌及部分革兰氏阴性菌产生的一种蛋白质，在代谢过程中可分泌到菌体外，毒性强。有些细菌还能合成一些胞外酶，促使细菌扩散，增强病原菌的侵袭力，如链球菌的透明质酸酶、链激酶，产气荚膜梭菌的卵磷脂酶等。

（3）色素：某些细菌在一定条件下（O_2、适宜温度等），能产生各种颜色的色素，细菌合成的色素分为水溶性和脂溶性两种，前者如铜绿假单胞菌产生的水溶性绿色色素，使伤口脓汁和敷料染成绿色；后者如金黄色葡萄球菌合成的脂溶性金黄色色素，色素仅见于菌落上，培养基不显色。细菌的色素有助于细菌的鉴别。

（4）细菌素：某些菌株产生的一类具有抗菌作用的蛋白质称为细菌素（bactericin）。细菌素仅对与产生菌株有亲缘关系的细菌有杀伤作用。细菌素的合成受菌体内质粒控制，如大肠埃希菌的*col*质粒控制大肠菌素的合成。现已知有十几种细菌素，如葡萄球菌素、绿脓菌素、弧菌素等。细菌素具有种和型的特异性，因此可用于细菌分型和流行病学调查等。

（5）抗生素：某些细菌在代谢过程中可产生一种能抑制和杀灭其他细菌或肿瘤细胞的抗生类物质，称抗生素（antibiotic）。如多黏菌素和杆菌肽等。主要用于临床治疗。

（6）维生素：某些细菌能合成一些维生素，除供作自身的生长因子外，也能分泌至菌体外，如大肠埃希菌在肠道内能合成B族维生素和维生素K等，可被人体吸收利用，对维持肠道的生理环境起重要作用。

（三）细菌的分泌系统

细菌在生长代谢过程中，为了适应其生存环境，在宿主体内生存、繁殖和扩散会产生一些毒素、蛋白酶等毒力物质，参与细菌的致病及其他重要生命活动。细菌合成的这些毒力蛋白，革兰氏阳性菌可以直接将其分泌到胞外，革兰氏阴性菌则需要通过细菌的分泌系统进行蛋白质的跨胞质膜转运。

细菌分泌系统（bacterial secretion systems）是一种贯穿细菌细胞膜及细胞壁的高度分化的蛋白大分子特殊结构，由多种不同的镶嵌蛋白、细胞膜蛋白、外膜蛋白和辅助蛋白（ATP酶、信号肽酶或分子伴侣等）组成。目前已经发现了9型（Ⅰ~Ⅸ）细菌分泌系统，革兰氏阴性菌主要有Ⅰ~Ⅵ、Ⅷ和Ⅸ型，分枝杆菌及少数革兰氏阳性菌主要为Ⅳ型和Ⅶ型。一个菌株可带有多于一种分泌系统。按其分泌是否利用Sec转位酶可分为两大类：一类是利用Sec途径跨细胞膜转运到细胞壁周质间隙中，再经由外膜上的不同分泌系统转运到胞外或直接注入靶细胞内，包括Ⅱ型（T2SS）、Ⅴ型（T5SS）和Ⅶ型分泌系统（T7SS）；另一类则不依赖Sec转位酶，直接将效应分子跨过细胞膜和外膜转运到菌体外，如Ⅰ型（T1SS）、Ⅲ型（T3SS）、Ⅳ型（T4SS）和Ⅵ型分泌系统（T6SS）。细菌分泌系统的发现是近年来细菌致病机制研究的重要进展。

四、细菌的免疫系统

在细菌的生存过程中，经常会面临外来DNA的侵袭，如噬菌体的威胁、各种DNA元件也会通过多种方式转移到细菌细胞中。面对这些威胁，细菌在进化过程中逐渐形成了多种防御机制，尤其在DNA进入细胞后细菌通过各种机制对侵入的DNA进行干扰，保证细菌的遗传稳定性。目前研究发现了以下四种不同的免疫类型：

1. 限制修饰系统　限制修饰（restriction modification，RM）系统是最早发现的细菌免疫系统。典型的RM系统由限制性内切酶（REase）和甲基转移酶（MTase）构成。RM系统通过识别DNA特殊位点的甲基化修饰来区分细菌自身和噬菌体DNA，REase识别并裂解特定的DNA序列，并最终将其切割，阻止其复制和增殖，保护细菌。同源的MTase对同一识别位点上的腺嘌呤或胞嘧啶进行甲基化，保护自身DNA不被REase裂解。

2. 流产感染系统　细菌被噬菌体感染后，因正常生理功能被干扰而死亡，阻止了噬菌体的复制和扩散，这个过程被称为流产感染（abortive infection，Abi）。该系统是通过干扰和阻止细菌基本的细胞过程，如翻译、转录和复制，或通过诱导膜渗漏来实现的。

3. 毒素–抗毒素系统　毒素–抗毒素（toxin-antitoxin，TA）系统由一种抑制细菌生长的毒素（蛋白）和一种保护细菌免受毒素损害的抗毒素（蛋白或是RNA）组成。噬菌体感染破坏了二者的平衡，导致毒素功能被激活，进而细菌的功能如DNA复制、蛋白质翻译受到干扰，阻止噬菌体的繁殖。

4. CRISPR–Cas系统　CRISPR–Cas系统由CRISPR（clustered regularly interspaced short palindromic

repeats）序列和CRISPR相关（CRISPR-associated，Cas）基因翻译的Cas蛋白组成。CRISPR序列中重复序列（repeats）之间存在着各不相同的间隔序列（spacer）。具有该系统的细菌从噬菌体基因组上捕获间隔序列从而获得免疫记忆，当噬菌体再次入侵时，与噬菌体DNA通过碱基互补精确识别，通过Cas蛋白切割并破坏外源基因序列，阻止噬菌体DNA在宿主细胞内复制。目前已发现的CRISPR-Cas9，广泛用于包括人类等多种系细胞的基因编辑研究等。

在细菌免疫系统中，各种免疫机制相互配合，共同维持细胞的稳定。目前不断有新的文献报道，可能还存在不同的免疫机制。

五、细菌的人工培养

根据细菌的生理需要和繁殖规律，可用人工方法为细菌提供必需的营养及适宜的生长环境，使其在体外生长繁殖，即人工培养法。目前除极少数细菌外，绝大多数细菌都可在体外进行人工培养。

（一）培养基

培养基（culture medium）是人工配制的适合细菌生长繁殖的营养基质，调整合适的pH（通常为7.2~7.6），经灭菌后即可使用。

1. 根据培养基的用途分类

（1）基础培养基：能满足一般细菌生长繁殖的营养需要，可供大多数细菌生长，如肉汤（包括肉浸液、蛋白胨、氯化钠、磷酸盐等）、蛋白胨水等。若在肉汤中加入适当琼脂，可将液体培养基制成半固体或固体培养基。

（2）营养培养基：在基础培养基中加入葡萄糖、血液、血清、酵母浸膏等，可供对营养要求较高的细菌生长，如血平板或血清肉汤等。

（3）选择培养基：利用不同种类细菌对某种化学物质敏感性不同的特性，制成有利于选择欲分离的目的菌生长，而抑制其他杂菌生长的培养基。如SS琼脂培养基含有胆盐、煌绿等，能抑制革兰氏阳性菌及大肠埃希菌生长，利于选择肠道致病菌中的沙门菌和志贺菌。

（4）鉴别培养基：可供细菌生化反应试验，借以鉴定细菌的培养基。在培养基中加入不同的底物，观察细菌在此培养基中是否分解这些底物，用生化方法检测，如各种单糖发酵管、双糖铁培养基等。

（5）厌氧培养基：厌氧培养基营养成分丰富，含有特殊生长因子，氧化还原电势低，并加入亚甲蓝作为氧化还原指示剂。其中，心、脑浸液和肝块、肉渣含有不饱和脂肪酸，能吸收培养基中的氧；硫乙醇酸盐和半胱氨酸是较强的还原剂；维生素K_1、氯化血红素可以促进某些类杆菌的生长。常用的有庖肉培养基（cooked meat medium）、硫乙醇酸盐肉汤等，并在培养基表面加入凡士林或液体石蜡以隔绝空气。主要用于厌氧菌的培养。

2. 培养基根据物理性状分类　培养基根据物理性状可分为液体、固体（平板和斜面）、半固体培养基。决定其物理性状的成分为琼脂（agar）。其中固体和半固体培养基中的琼脂含量分别为15~25g/L和3~5g/L。

（二）细菌在培养基中的生长现象

1. 在液体培养基中的生长现象　细菌在液体培养基中可出现以下三种生长现象：① 均匀浑浊生长，多数细菌呈此现象，多属兼性厌氧菌；② 沉淀生长，少数呈链状的细菌生长繁殖后沉积于管底；③ 菌膜生长，需氧菌可浮在液体表面生长，形成菌膜。

2. 在半固体培养基中的生长现象　用接种针将细菌穿刺接种于半固体培养基中，若细菌无动力（无鞭毛），则细菌沿穿刺线生长，而周围培养基清澈透明；若细菌有鞭毛能运动，可由穿刺线向四周扩散呈云雾状生长，此法可用来检测细菌的动力。

3. 在固体培养基上的生长现象　细菌在平板培养基上因划线的分散作用，许多混杂的细菌在固体培养基表面上散开，这被称为分离培养。一般经过18~24小时培养后，单个细菌分裂繁殖成一堆肉眼可见的细菌集团，称为菌落（colony）。当进行样品活菌计数时，以在平板培养基上形成的菌落数来间接确定其活菌数，以菌落形成单位（colony forming unit，CFU）来表示。一个菌落是由一个细菌繁殖的后代堆积而成。挑取单个菌落，移种到另一培养基上，生长出来的细菌为纯种，称为纯培养（pure culture）。各种细菌在固体培养基上形成菌落的大小、形状、颜色、边缘、表面光滑度、湿润度、透明度及在血平板上的溶血情况等均有不同表现，可因细菌的种类和所用的培养基不同而有差异，这些有助于识别和鉴定细菌。菌落根据其特点分为光滑型菌落（smooth colony，S型菌落）（表面光滑、湿润，边缘整齐）、粗糙型菌落（rough colony，R型菌落）（表面粗糙、干燥、呈皱纹或颗粒状，边缘大多不整齐）和黏液型菌落（mucoid colony，M型菌落）（黏稠、有光泽、似水珠样，多见于有厚荚膜或丰富黏液层的细菌）。若细菌生长后菌落融合成片，称为菌苔（mossy）。

（三）人工培养细菌的用途及意义

1. 感染性疾病的诊断　从患者的病灶中分离培养出病原菌是诊断感染性疾病最可靠的依据，同时进行药敏试验又可指导对疾病的治疗。

从临床标本中培养病原菌一般分三步进行。① 增菌培养：某些标本如血液等，因含致病菌量少，可先将标本接种到增菌肉汤中培养；② 分离培养：将增菌培养物或含菌量多的标本（如粪便、脓汁等）直接在平板上划线分离，将其中的目的菌分离出来；③ 纯培养：将分离出来的可疑目的菌接种于斜面上，以获取大量纯种细菌，进一步做形态学、生化及血清学鉴定，同时做药敏试验，为提供临床病原学诊断及指导治疗做参考。

2. 细菌的鉴定与研究　研究细菌的生物学性状、基因与抗原的结构、致病性与疾病的相关性等，均需人工培养法，而且分离培养细菌也是发现新病原的先决条件。

3. 生物制品的制备　经人工培养细菌可制备菌苗、类毒素、诊断用菌液等生物制品，也可用菌苗及类毒素等进一步制备其他免疫制剂，如免疫血清、诊断用血清及抗毒素等。

4. 细菌毒力分析及卫生学指标的检测　利用免疫学和其他方法可检测人工培养细菌的毒力因子，配合动物实验可鉴定细菌的侵袭力并进行毒力分析，也可通过定量培养计数等，对饮水、食品等的微生物学卫生指标进行检测。

5. 基因工程中的应用　由于细菌具有繁殖快、易培养的特点，故大多数基因工程的实验和生产是先在细菌中进行的，如细菌DNA包括质粒DNA的提取，原生质体融合，DNA的转移与重组，基因在细胞内的表达等。

六、细菌的分类与命名

细菌分类学（bacterial taxonomy）既是一个古老的、传统的学科，又是一个现代化的、发展的学科。随着生物科学的发展，细菌分类已从一般表型指征的鉴别深入到基因型特征的鉴定，即形成了现代的细菌分类学。

（一）分类原则

细菌的分类可分为传统分类和种系分类两种。

1. 传统分类　主要以细菌较稳定的生物学性状作为依据，如细菌的形态与结构、染色性、培养特性、生化反应、抗原特性等作为分类的标记。由于对分类性状的选择有一定的主观性，所以传统分类也称为人为分类。传统分类是建立在表型基础上的，故也称为表型分类。20世纪60年代开始借助计算机建立了数值分类法，该方法将细菌的各种生物学性状分别赋予数字，再进行数学统计和聚类分析，然后按照相似程度进行归类（一般种的水平相似度>80%），以此划分种和属。近年来人们应用电泳、色谱、质谱等方法，对菌体组分、代谢产物等进行分析，如细胞壁脂肪酸分析、全细胞脂类和蛋白质的分析、多点酶电泳分析等，从而建立了分析分类法。这种分类方法本质上仍属于传统分类，为揭示细菌表型差异提供了有力的手段。

2. 种系分类　主要依据细菌组分（核酸、蛋白质等）的同源程度进行分类。这种以细菌发育关系为基础，以细菌的遗传型特征为依据的细菌分类，反映物种之间在遗传与进化上的相互关系，揭示细菌进化的信息，称为系统分类或种系分类，又称为自然分类。目前常用的方法有：细菌DNA碱基组成（G+C mol%）测定、核酸分子杂交（DNA-DNA同源性、DNA-rRNA同源性）以及16S rRNA基因寡核苷酸的碱基序列同源性分析。其中16S rRNA基因因其在进化过程中保守、稳定、很少发生变异，是种系分类的重要依据。近年来，随着微生物基因组测序的发展，又出现了"基于序列的分类（sequence based classification）"，成为分类学的发展方向。

国际上最具权威性的细菌分类系统专著是《伯杰氏细菌学鉴定手册》（*Bergey's Manual of Determinative Bacteriology*）从1923年至1994年共出版了九版；2014年起该手册更名为《伯杰氏古菌与细菌系统学手册》（*Bergey's Manual of Systematics of Archaea and Bacteria*，BMSAB）。原核生物分为2个域，即古菌域（archaea）和细菌域（bacteria）。

（二）细菌的分类层次

细菌分类的层次与其他生物相同，依次为：细菌域（domain）、门（phylum）、纲（class）、目（order）、科（family）、属（genus）、种（species），细菌分类最基本的单位是种。按此原则，大肠埃希菌（*Escherichia coli*，*E. coli*）属于细菌域、假单胞菌门、γ-变形菌纲、肠杆菌目、肠杆菌科、埃希菌属中的一个种，分类名为大肠菌埃希。生物学性状基本相同的细菌群体构成一个菌种；性状相近关系密切的若干菌种组成一个属；有时在两个主要分类单位间还添加次级分类单位。如化脓性链球菌按细胞壁多糖（C）抗原分为A、B、C等20个群（group）；志贺菌属分为A、

B、C 和 D 四个群。同一菌种的各个细菌，虽然性状基本相同，但在某些方面仍有一定差异，差异较明显的称亚种（subspecies）或变种，差异小的则为型（type）。按抗原结构不同分为不同血清型；按噬菌体和细菌素的敏感性不同分为不同噬菌体型和细菌素型；按生化反应和其他某些生物学性状不同而分为不同生物型。此外，还有亚型（subtype）等次级单位。

对不同来源的同一菌种的细菌称为该菌的不同菌株（strain）。经国际细菌分类命名委员会确定的具有典型性状的菌株称标准菌株（standard strain）或模式菌株（type strain）。

（三）细菌的命名

目前国际通用的细菌命名采用拉丁文双名法，由两个拉丁字组成，前一字为属名，用名词，首字母大写；后一字为种名，用形容词，首字母小写，印刷时用斜体字。如 *Escherichia coli*、*Bacillus subtilis*。属名也可用第一个字母代表，如 *E. coli* 等。

中文译名则是种名放在前面，属名放在后面。例如，*Mycobacterium tuberculosis*（结核分枝杆菌）等。泛指某一属细菌、不特指其中某个菌种时，则可在属名后加 sp.（单数）或 spp.（复数），如 *Salmonella* sp. 表示沙门菌属中的细菌。

学习小结

细菌生长繁殖需要提供充足的营养物质、合适的酸碱度、适宜的温度、必要的气体环境等。专性厌氧菌的厌氧机制与缺乏氧化还原电势高的呼吸酶和缺乏分解有毒氧基团的酶有关。细菌以二分裂方式进行繁殖。细菌的生长曲线分为迟缓期、对数期、稳定期和衰亡期四个期。细菌常以生物被膜形式存在于自然界与人体中。常用的细菌生化反应包括糖发酵试验、VP 试验、甲基红试验、枸橼酸盐利用试验、吲哚试验、硫化氢试验及尿素酶试验等，可用于鉴别细菌。细菌在合成代谢中产生的有重要意义的代谢产物包括热原质、毒素和侵袭性酶、色素、细菌素、抗生素和维生素等。细菌的分类可分为传统分类和种系分类两种。细菌分类最基本的单位是种，其他分类层次有属、型等。细菌命名采用拉丁文双名法。

（李菁华）

复习参考题

（一）A 型选择题

1. 细菌代谢产物中与致病性无关的是
   A. 外毒素
   B. 内毒素
   C. 侵袭性酶
   D. 细菌素
   E. 热原质

2. 细菌生长繁殖的方式为
   A. 二分裂方式

B. 出芽方式

C. 自我复制

D. 菌丝孢子方式

E. 有丝分裂方式

3. 研究细菌性状应选用细菌生长繁殖期中的

A. 稳定期

B. 迟缓期

C. 对数期

D. 衰亡期

E. 稳定期晚期

4. 下列试验不属于细菌生化反应的是

A. VP试验

B. 甲基红试验

C. 硫化氢试验

D. 吲哚试验

E. SPA协同凝集试验

5. 能以简单无机物为原料合成复杂原生质的细菌是

A. 异养菌

B. 自养菌

C. 腐生菌

D. 寄生菌

E. 致病菌

答案：1. D；2. A；3. C；4. E；5. B

（二）简答题

1. 细菌生长繁殖需要哪些营养物质和条件？

2. 专性厌氧菌为什么在有氧环境中不能生存？

3. 什么是细菌生长曲线？各期有何特点和实际应用价值？

4. 细菌产生的具有重要医学意义的合成代谢产物有哪些？各有何意义？

5. 细菌在培养基中有哪些生长现象？

第三节　细菌的遗传与变异

知识目标

1. 掌握细菌遗传与变异的物质基础；基因转移和重组的方式。

2. 熟悉细菌的变异现象。

3. 了解细菌基因突变规律；细菌遗传与变异在医学上的意义。

　　细菌与其他生物一样也具有遗传和变异的特性。细菌子代与亲代之间保持生物学性状的相似性，称为遗传（heredity）。在一定条件下，子代与亲代之间以及子代与子代之间的生物学性状出现差异称为变异（variation）。细菌的变异分为遗传性变异与非遗传性变异。遗传性变异是细菌的基因结构发生了改变，故又称基因型变异。基因型变异发生后是不可逆的，产生的新性状可稳定地遗传给后代。非遗传性变异是细菌在一定的环境条件下产生的变异，其基因结构未改变，称为表型变异。表型变异易受到环境因素的影响，当环境中的影响因素去除后，变异的性状又可复原，表型变异不能遗传。

一、细菌的变异现象

细菌的变异现象主要有形态结构的变异、菌落变异、毒力变异及耐药性变异等。

（一）形态结构的变异

细菌的形态、大小及结构受外界环境条件的影响可以发生变异。如鼠疫耶尔森菌在含30g/L NaCl的高盐培养基上生长，可从典型的两极浓染的小球杆菌变为多形态性。细菌在β-内酰胺类抗生素、抗体、补体和溶菌酶等因素影响下，细胞壁被破坏或合成受阻，形成细菌细胞壁缺陷型（L型），这种细菌在高渗环境中仍可存活。有些细菌变异后可失去特殊结构，有鞭毛的普通变形杆菌点种在琼脂平板上，由于鞭毛的动力使细菌在固体培养基上呈弥散生长，似薄膜（德语hauch，意为薄膜），称为H菌落；失去鞭毛的细菌呈单个菌落生长，称为O菌落（德语ohne hauch，意为无薄膜），故细菌丢失鞭毛的变异又称H-O变异。

（二）菌落变异

肠道杆菌的菌落变异较为常见。菌落由S型变为R型，称为S-R变异。这种变异是因为失去LPS的特异性寡糖重复单位或荚膜多糖等引起，常伴有其他性状的改变。一般而言，S型菌的致病性强。但有少数细菌，如结核分枝杆菌、炭疽芽胞杆菌和鼠疫耶尔森菌等的R型菌致病性强。

（三）毒力变异

细菌毒力变异包括毒力增强和减弱。白喉棒状杆菌感染β-棒状杆菌噬菌体后变成溶原性细菌，获得产生白喉毒素的能力，由无毒株变成有毒株。1908年，卡米梅特（Albert Calmette）和介林（Gamille Guérin）将有毒力的牛分枝杆菌接种在含胆汁、甘油和马铃薯的培养基上，经过13年，连续传230代，获得毒力减弱而保留免疫原性的变异株，即卡介苗（bacillus Calmette-Guérin，BCG），用于结核病的预防。

（四）耐药性变异

细菌对某种抗菌药物由敏感变成耐药的变异称耐药性变异。自从抗生素广泛应用以来，耐药菌株在世界范围内不断增长并迅速传播。如耐万古霉素肠球菌（vancomycin-resistant *Enterococcus*，VRE）、耐甲氧西林金黄色葡萄球菌（methicillin-resistant *S. aureus*，MRSA）等。有些细菌还表现为同时耐受多种抗菌药物，即多重耐药性。还有的细菌变异后产生对药物的依赖性，如痢疾志贺菌赖链霉素株。大量耐药菌株的出现，给临床感染性疾病的治疗带来了极大的困难，成为现代医学广为关注的问题。

二、细菌遗传变异的物质基础

细菌的遗传物质包括细菌染色体和染色体以外的遗传物质，后者指质粒、噬菌体、转座元件等。

（一）细菌染色体

细菌染色体为单倍体，呈环状或线形。多数细菌染色体是一条环状双螺旋DNA长链（dsDNA），整个染色体DNA组成若干超螺旋结构，其中DNA片段与类组蛋白结合构成拟核小体（nucleosome like）。拟核小体相对集中在一起，形成一个较为致密的区域，中央部分由RNA与支架蛋白组成，称为拟核（nucleoid）。与真核细胞相比，细胞染色体具有如下特征：① 基因组相对较小；② 基因组中只有一个复制起始位点；③ 功能相关的几个基因组成操纵子结构，转录一条mRNA链，然后分别合成各自的蛋白质。数个操纵子还可以由一个共同的调节基因即调节子（regulon）调控；④ 编码基因是连续的，无内含子，DNA转录成RNA后不需剪切加工，且转录与翻译是偶联的，即边转录边翻译成多肽；⑤ 非编码序列少，主要为基因间隔区（spacer）、基因表达调控序列及各种功能识别区域，少有重复序列；⑥ 基因组中存在可在不同菌株之间水平转移的外源性DNA序列，目前被统称为基因组岛（genomic island，GI），长度一般为10~200kb，通常位于插入转运RNA（tRNA）基因位点，其G+C mol%、密码子使用偏嗜性等与细菌基因组有明显差异，常携带有整合酶基因，两端通常带有保守的重复序列，可携带多个基因。

（二）染色体外的遗传物质

1. 质粒　质粒是染色体外的遗传物质，存在于细胞质中，为环状闭合的双链DNA，具有自主复制能力，所携带的遗传信息能赋予宿主菌某些生物学性状。

（1）质粒DNA的主要特征

1）质粒具有自我复制的能力。一个质粒是一个复制子（replicon），在细菌内可复制出拷贝（copy）。

2）质粒DNA所编码的基因产物赋予细菌某些性状特征。如致育性、耐药性、致病性和某些生化特性等。

3）质粒可自行丢失与消除。质粒并非细菌生命活动不可缺少的遗传物质，可自行丢失或经紫外线等理化因素处理后消除，随着质粒的丢失与消除，质粒所赋予细菌的性状亦随之消失，但细菌仍可存活。

4）质粒可转移。质粒可通过接合、转化或转导等方式在细菌间转移，如耐药性质粒的转移。质粒转移并不限制两种菌均为革兰氏阳性菌或革兰氏阴性菌，也可发生在革兰氏阳性与革兰氏阴性菌之间。

5）质粒可分为相容性与不相容性两种。几种不同的质粒同时共存于一个细菌内为相容性（compatibility）；不能共存于同一细菌内的现象为不相容性。

（2）医学上重要的质粒

1）致育性质粒（fertility plasmid）或称F质粒：编码性菌毛，介导细菌之间的接合传递。

2）耐药性质粒（resistance plasmid）：又称R质粒或R因子。编码细菌对抗菌药物或重金属盐类的耐药性。耐药性质粒分为两类：可以通过细菌间的接合进行传递的称为接合性耐药质粒（R质粒）；不能通过接合传递的为非接合性耐药质粒（r质粒），可通过噬菌体等其他方式传递，在革兰氏阳性菌（如葡萄球菌）中多见。

3）细菌素质粒：编码各种细菌素。如col质粒编码大肠埃希菌的大肠菌素。

4）毒力质粒（virulence plasmid）或Vi质粒：编码与细菌致病性有关的毒力因子。如致病性大肠埃希菌产生的耐热肠毒素是由ST质粒编码的，产生的不耐热肠毒素是由LT质粒编码的。

5）代谢质粒（metabolic plasmid）：编码与代谢相关的酶类。

2. 噬菌体　噬菌体（bacteriophage，phage）是侵袭细菌、放线菌和螺旋体等的病毒，其基因组所携带的遗传信息可赋予宿主菌某些生物学性状。噬菌体具有个体微小、结构简单、专性胞内寄生、种类繁多、分布广泛、严格宿主特异性等特点。

（1）形态与结构：噬菌体形态有蝌蚪形、微球形和细杆形。大多数噬菌体呈蝌蚪形，由头部和尾部两部分组成（图2-3-1），头部呈二十面体立体对称，内含遗传物质核酸；尾部是一个管状结构，由一个中空的尾髓和外面包着的尾鞘组成。尾部末端有尾板、尾刺和尾丝，尾板内可能有使宿主菌细胞壁裂解的溶菌酶；尾丝为噬菌体的吸附器官，主要识别宿主表面的特异性受体。在头尾连接处有尾领结构。

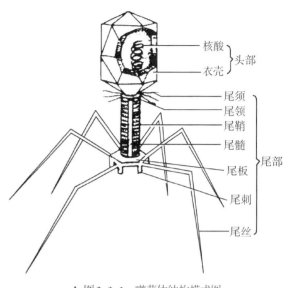

▲ 图2-3-1　噬菌体结构模式图

噬菌体由核酸和蛋白质组成。蛋白质构成噬菌体头部的外壳及尾部。蛋白质起到保护核酸的作用，并决定噬菌体外形和表面特征。噬菌体的核酸仅有一种类型，即DNA或RNA，双链或单链，环状或线状。

（2）噬菌体与细菌的相互关系：噬菌体感染细菌有两种结果。一是噬菌体增殖，细菌被裂解，建立溶菌周期，这类噬菌体被称为毒性噬菌体（virulent phage）；二是噬菌体核酸与细菌染色体整合，成为前噬菌体（prophage），细菌变成溶原性细菌（lysogenic bacteria），建立溶原周期，这类噬菌体被称为温和噬菌体（temperate phage）或溶原性噬菌体（lysogenic phage）。

1）溶菌周期：包括三个阶段。① 吸附和穿入：噬菌体感染细菌时，其尾丝为吸附器官，能识别并结合宿主菌表面的特殊受体，然后分泌酶类溶解细胞壁，使细胞壁出现小孔，尾髓再收缩，将头部的核酸注入宿主菌内，蛋白质外壳留在菌细胞外；② 生物合成：进入菌细胞内的噬菌体核酸首先经早期转录和翻译产生核酸复制所必需的酶类等早期蛋白质，并复制子代核酸，再进行晚期转录和翻译，产生噬菌体的结构蛋白（头部外壳和尾部蛋白）；③ 装配、成熟与释放：蛋白质与核酸分别合成后，按一定程序装配成完整、成熟的子代噬菌体。子代噬菌体达到一定数量时，由于噬菌体合成酶类的溶解作用，菌细胞裂解，释放出的子代噬菌体再感染其他敏感细菌。

2）溶原周期：温和噬菌体感染细菌后不增殖，其核酸整合到细菌染色体上，即前噬菌体，随细菌染色体的复制而复制，并随溶原性细菌分裂而分配至子代细菌的染色体中。偶尔自发或在某些理化或生物因素的诱导下，整合的前噬菌体脱离宿主菌染色体，进入溶菌周期导致细菌裂解，并产生新的成熟噬菌体。可见温和噬菌体有溶原和溶菌两个周期，而毒性噬菌体只有一个溶菌周期（图2-3-2）。

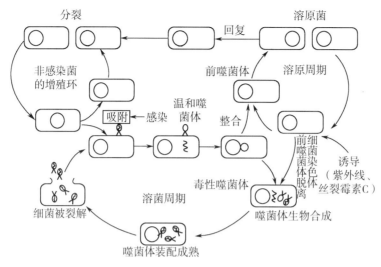

▲ 图2-3-2 毒性噬菌体与温和噬菌体的增殖过程示意图

温和噬菌体可以前噬菌体的形式整合到细菌染色体上，能改变溶原性细菌的某些生物学性状，如白喉棒状杆菌、肉毒梭菌等的外毒素就是由转座噬菌体的有关基因所编码。另外，当前噬菌体从细菌染色体分离脱落时，可带有邻近的细菌DNA片段，或者是噬菌体在溶菌周期的组装阶段将宿主菌的DNA片段组装入噬菌体内，因而在细菌遗传物质转移过程中起载体作用。

3. 转座元件 转位因子（transposable element）是细菌基因组中能改变自身位置的一段DNA序列。这种转位作用可以发生在同一染色体上，也可发生在染色体与质粒之间。已证实所有生物均有转位因子，其转位作用主要依赖自身合成的特异性转位酶。转位因子根据其结构和生物学特性的不同分为三类。

（1）插入序列（insertion sequence，IS）：是最小的转位因子，长度一般不超过2kb，不携带任何与转位功能无关的基因。两端有反向重复序列（3~10bp），作为重组酶的识别位点，中心序列能编码转座酶及与转录有关的蛋白（图2-3-3）。IS可独立存在，也可成为转座子的一部分。在细菌染色体和质粒中含有不少的IS，每种IS还可有多个拷贝，这是造成基因重组的条件之一。

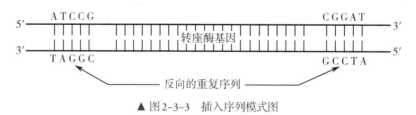

▲ 图2-3-3 插入序列模式图

（2）转座子（transposon，Tn）：Tn结构比较复杂，分子量大小为2.0~25.0kb，除两端的IS外还带有其他基因，如与转座无关的耐药性基因、抗金属基因、毒素基因等（表2-3-1）。这些基因可随Tn的转座而发生转移重组。当Tn插入某一基因时，一方面可引起插入基因失活产生基因突变；另一方面可因带入耐药性基因而使细菌获得耐药性。

转座子	耐药性	转座子	耐药性
Tn3	氨苄西林	Tn9	氯霉素
Tn4	氨苄西林、磺胺、链霉素、Hg^{2+}	Tn9	四环素
Tn5	卡那霉素	Tn551	红霉素
Tn7	甲氧苄啶		

（3）整合子（integron，In）：是一种具有独特结构的可移动DNA分子，能捕获和整合外源基因，使之成为共转移、共表达的功能单位。可定位于染色体、质粒、转座子上，由两端的5'和3'保守端和中间的可变区构成。可变区带有不同数量和功能的基因盒。

三、细菌变异的机制

遗传性变异是由基因结构发生改变所致，主要通过基因突变、基因的转移与重组等实现。

（一）基因突变

1. 细菌突变（mutation） 是细菌遗传物质的结构发生突然而稳定的改变，导致细菌发生遗传性变异。若细菌DNA上核苷酸序列的改变仅为一个或几个碱基的置换、插入或丢失，出现的突变只影响到一个或几个基因，引起较少的性状变异，称为小突变或点突变（point mutation）；若涉及大段的DNA发生改变，称为大突变或染色体畸变（chromosome aberration）。

2. 基因突变规律

（1）突变率：在细菌生长繁殖过程中，突变经常自发发生，但自然突变率（10^{-10}~10^{-6}）极低，即细菌每分裂10^6~10^{10}次可发生一次突变。如果用紫外线、X射线、烷化剂、亚硝酸盐等理化因素诱导细菌，可使突变率提高10~1 000倍，可使突变率提高至10^{-6}~10^{-4}。

（2）突变与选择：突变是随机的，不定向的。发生突变的细菌只是大量菌群中的个别菌，要从大量细菌中筛选出该突变菌，必须将菌群放在一个有利于突变菌而不利于其他菌生长的环境中，才能将其选择出来。如耐药性突变，细菌在未接触药物之前就已发生，并非细菌在药物环境中逐渐适应而成为耐药菌。将细菌培养在普通培养基中，不能识别其中有无耐药性变异株存在，若要从中选择出耐药突变株，就必须将细菌接种在含有药物的培养基中，凡对药物敏感的细菌均遭淘汰，只有耐药突变株才能形成菌落。药物在此过程中仅起筛选作用。为此Lederberg等（1952）设计了影印试验（replica plating）。先将敏感菌接种到不含抗生素的琼脂平板上，待长出分散的单个菌落后，取一块包有无菌丝绒的压模，在琼脂平板表面轻轻按印，使压模丝绒表面粘有细菌菌落印迹，再将此菌落印迹按印到一个含有抗生素的琼脂平板上。经培养后敏感菌完全被抑制，但可见平板上耐药菌菌落的位置，可在原无抗生素平板上找出与耐药菌落相应的菌落，将此相应菌落移种至含抗生素的肉汤中可见细菌生长。琼脂平板上原菌落的细菌从未接触过抗生素，但已对抗生素产生抗性（图2-3-4）。上述实验证明，突变是自发的、随机的，突变是细菌在接触抗生素之前已经发生。

（3）回复突变：某种细菌在自然环境下具有的表现型称野生型（wild type），发生突变后的菌株称突变株（mutant）。细菌由野生型变为突变型是正向突变，有时突变株经过又一次突变可恢复野生型的性状，这一过程称回复突变（backward mutation）。回复突变很难恢复原来的基因型，再一次突变只是抵消或校正了第一次突变所出现的表型改变。

（二）基因转移与重组

外源性的遗传物质由供体菌（donor）转移给受体菌（recipient）的过程称为基因转移（gene transfer）。转移的基因与受体菌

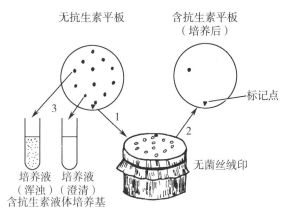

▲ 图2-3-4　影印培养示意图

1. 压模丝绒按印无抗生素琼脂平板上的菌落形成印迹；2.将菌落印迹按印到有抗生素的琼脂平板表面；3.在无抗生素平板上找出耐药菌落和敏感菌落移种至含抗生素的肉汤中。

DNA整合在一起称为重组（recombination），使受体菌获得供体菌的某些特性。外源性遗传物质包括供体菌染色体DNA片段、质粒DNA及噬菌体基因等。细菌基因转移和重组的方式有转化、接合、转导、溶原性转换和原生质体融合等。

1. 转化　受体菌直接摄取供体菌游离的DNA片段获得新的遗传性状的过程称为转化（transformation）。1928年Griffith在研究肺炎链球菌时，首先发现细菌转化的现象。将有荚膜、毒力强、菌落呈光滑型（S）的Ⅲ型肺炎链球菌注射至小鼠体内，小鼠死亡，从死鼠心血中分离出Ⅲ型S型肺炎链球菌；将无荚膜、毒力减弱、菌落呈粗糙型（R）的Ⅱ型肺炎链球菌或经加热杀死的Ⅲ型S型肺炎链球菌分别注射小鼠，小鼠不死。但若将加热杀死的Ⅲ型S型肺炎链球菌（有荚膜）和活的Ⅱ型R型肺炎链球菌（无荚膜）混合注射至小鼠体内，小鼠则死亡，并从死鼠心血中分离到Ⅲ型S型肺炎链球菌。1944年Avery等人用Ⅲ型S型肺炎链球菌的DNA代替加热杀死的Ⅲ型S型肺炎链球菌重复上述实验，得到相同的结果。证实引起Ⅱ型R型肺炎链球菌转化的物质是Ⅲ型S型肺炎链球菌的DNA（图2-3-5）。

在转化过程中，转化的DNA片段称为转化因子，分子量小于1×10^7，最多10~20个基因。受体菌只有处于感受态（competence）时，才能够摄取外源的转化因子。处于感受态的细胞具有特殊蛋白，包括一种与细胞膜相关的DNA结合蛋白、一种细胞壁自溶素和各种核酸酶，这些蛋白在接受和加工DNA过程中起作用。感受态的出现时期、持续时间因菌种而异，一般出现在对数生长期后期，此期只能维持几分钟至3~4小时。细菌的感受态也可通过人工诱导形成，如利用冰冷低渗的氯化钙溶液处理对数生长期的大肠埃希菌，使其形成感受态，该感受态移至42℃作短暂热激活，可增加感受态细菌摄取DNA的能力。对一般转化方法不能成功的细菌，还可用电穿孔技术（electroporation）使转化率提高10~100倍。

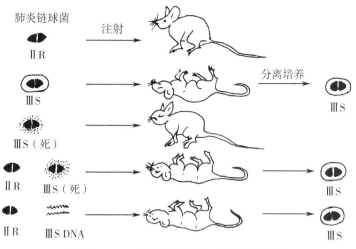

▲ 图2-3-5　小鼠体内肺炎链球菌的转化试验

2. 接合　细菌通过性菌毛相互连接沟通，将遗传物质（质粒或染色体DNA）从供体菌转移给受体菌的过程称为接合（conjugation）。能通过接合方式转移的质粒称为接合性质粒，主要包括F质粒、R质粒等。不能通过接合转移的质粒为非接合性质粒，如r质粒。

（1）F质粒的接合：带有F质粒的细菌有性菌毛，称为雄性菌（F$^+$）；无F质粒的为雌性菌（F$^-$）。像有性生殖一样，当F$^+$×F$^-$菌杂交时，F$^+$菌性菌毛末端与F$^-$菌表面受体接合，性菌毛逐渐缩短使两菌之间靠近并形成通道，F$^+$菌的质粒DNA中的一条链断开并通过性菌毛通道进入F$^-$菌内。两菌细胞内的单股DNA链以滚环式进行复制，各自形成完整的F质粒。因此供体菌虽转移F质粒但并不失去F质粒，而受体菌获得F质粒后即长出性菌毛，成为F$^+$菌（图2-3-6）。

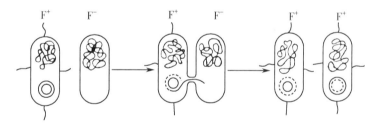

▲ 图2-3-6　接合时F质粒的转移与复制

F质粒进入受体菌后，能单独存在和自行复制，但有小部分F质粒可插入到受体菌的染色体中，与染色体一起复制。整合后的细菌能以较高的频率转移染色体上的基因，故称此菌为高频重组（high frequency recombinant，Hfr）菌。在Hfr菌中，F质粒结合在染色体的末端。当Hfr菌与F$^-$菌杂交时，F质粒发动转移作用：首先从Hfr菌染色体伸出一股DNA链，通过性菌毛进入F$^-$菌，整个转移需时约100分钟。在转移过程中，任何震动都能使转移中的DNA断裂而终止。故在Hfr菌转移过程中，可有不同长度的供菌染色体片段进入F$^-$菌进行重组。但F$^-$菌获得F质粒的机会是很少的，因它位于染色体末端，最后才能进入F$^-$受体菌。Hfr菌中的F质粒有时会从染色体上脱离下来，终止其Hfr状态。从染色体上脱离时有时可带有染色体上几个邻近的基因，这种质粒称为F′质粒。

F⁺、Hfr、F′三种菌都有性菌毛，均可通过接合方式进行基因的转移。

（2）R质粒的接合：细菌耐药性的产生与耐药性的基因突变及R质粒的接合转移等相关。1959年日本学者将具有多重耐药的大肠埃希菌与敏感的志贺菌混合培养，发现多重耐药性可由大肠埃希菌传递给志贺菌，首次证明了R质粒的接合传递。在健康人中分离的大肠埃希菌30%~50%有R质粒，致病性大肠埃希菌约90%有R质粒，说明R质粒与耐药性有关，尤其与细菌的多重耐药关系密切。

R质粒由耐药传递因子（resistance transfer factor，RTF）和耐药决定子（resistance determinant，r-det）两部分组成，这两部分可以单独存在，也可结合在一起，但单独存在时不能发生质粒的接合性传递。RTF的功能与F质粒相似，编码性菌毛，决定质粒的复制、接合及转移；耐药决定子能编码对抗菌药物的耐药性，可由几个转座子连接相邻排列，如Tn9带有氯霉素耐药基因，Tn4带有氨苄西林、磺胺、链霉素的耐药基因，Tn5带有卡那霉素的耐药基因。RTF与耐药决定子之间结合与分离是因为两端有IS，每个Tn两端也均有IS可自由结合（图2-3-7）。

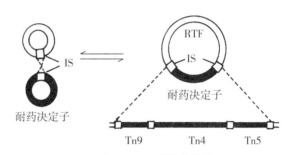

▲ 图2-3-7　R质粒结构图

IS. 插入序列；RTF. 耐药传递因子；Tn. 转座子。

3. 转导　转导（transduction）是以噬菌体为载体，将供体菌的一段DNA片段转移到受体菌内，使受体菌获得新的性状。根据转导DNA片段的范围，可分为以下两种转导：

（1）普遍性转导（generalized transduction）：溶菌性周期的后期，噬菌体的DNA已大量复制，噬菌体DNA装入外壳蛋白组成新的噬菌体时，每10⁵~10⁷次装配中会发生一次装配错误，误将细菌的DNA片段装入噬菌体的头部，成为一个转导噬菌体。转导噬菌体能以正常方式感染另一宿主菌，并将其头部的细菌DNA片段注入受体菌内。因被包装的DNA可以是供体菌染色体上的任何部分，故称为普遍性转导。普遍性转导也能转导质粒，金黄色葡萄球菌中R质粒的转导在医学上具有重要意义。

供体菌DNA片段进入受体菌后可发生两种结果：一种是外源性DNA片段与受体菌的染色体整合，并随染色体而传代，称为完全转导；另一种是外源性DNA片段游离在胞质中，既不能与受体菌染色体整合，也不能自身复制，称为流产转导（abortive transduction）（图2-3-8）。

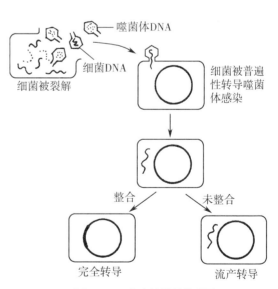

▲ 图2-3-8　普遍性转导模式图

（2）局限性转导（restricted transduction）：所转导的遗传物质只限于供体菌染色体上特定的基因。如λ噬菌体进入大肠埃希菌K12，当处于溶原期时，噬菌体DNA整合在大肠埃希菌染色体的特定部位，即在半乳糖苷酶基因（gal）和生物素基因（bio）之间。当噬菌体DNA从细菌染色体上分离，约有10^{-6}概率发生偏差分离，即噬菌体将其本身DNA上的一段留在细菌染色体上，却带走了细菌DNA上两侧的gal或bio基因。这样的噬菌体基因转导并整合到受体菌中，使受体菌获得供体菌的某些遗传性状。由于所转导的只限于供体菌DNA上个别的特定基因（如gal或bio），故称局限性转导（图2-3-9）。

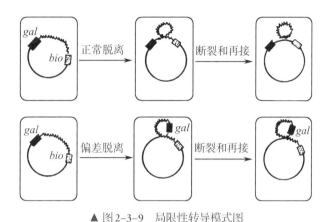

▲ 图2-3-9　局限性转导模式图

4. 溶原性转换　溶原性转换（lysogenic conversion）是指温和噬菌体感染宿主菌后，以前噬菌体形式与细菌基因组整合，成为溶原性细菌，从而获得新的遗传性状。溶原性转换可使某些细菌发生毒力变异或抗原性变异。如β-棒状噬菌体感染白喉棒状杆菌后，由于噬菌体携带编码毒素的基因，使无毒的白喉棒状杆菌获得产生白喉毒素的能力。同样，A群链球菌、产气荚膜梭菌或肉毒梭菌等，均可因溶原性转换而产生相应的致热外毒素、α毒素或肉毒毒素等。

5. 原生质体融合　原生质体融合（protoplast fusion）是将两种不同的细菌经溶菌酶或青霉素等处理，失去细胞壁成为原生质体后进行相互融合的过程。聚乙二醇可促使两种原生质体间的融合。融合后的双倍体细胞可以短期生存，在此期间染色体之间可以发生基因的交换和重组，获得多种不同表型的重组融合体。

四、细菌遗传变异的实际意义

（一）在疾病的诊断、治疗与预防中的应用

1. 病原学诊断　由于细菌的变异可发生在形态、结构、染色性、生化特性、抗原性及毒力等方面，造成性状不典型，常给细菌鉴定工作带来困难。例如细菌失去细胞壁形成细菌L型，用常规法分离培养呈阴性，必须采用含血清的高渗培养基培养。多数细菌变异后，其表型的改变可造成误诊或漏诊，可选用DNA分子上的特异和保守序列片段，通过分子生物学手段辅助诊断。

2. 临床治疗　由于抗生素的广泛应用，临床分离的细菌中耐药株日益增多，已发现有对多种抗生素多重耐药的菌株。有些耐药质粒同时带有编码毒力的基因，使其致病性增强，这些变异给疾病的治疗带来很大的困难。为提高抗菌药物的疗效，防止耐药菌株扩散，治疗时应注意在细菌药敏试验的指导下正确选择用药，不能滥用抗生素。

3. 传染病预防　筛选或诱导减毒变异株制备减毒活疫苗用于人工主动免疫是预防传染病的有效措施。近年来出现了治疗性疫苗，为疫苗的应用拓宽了范围。

（二）在测定致癌物质中的应用

一般认为基因突变是细胞恶性转化的重要原因，因此凡能诱导细菌发生突变的物质都有可能是致癌物质，Ames试验就是根据此原理设计的。选用鼠伤寒沙门菌的组氨酸营养缺陷型菌株（his⁻）作为试验菌检测待试品是否为诱变剂。因his⁻菌在组氨酸缺乏的培养基上不能生长，若发生突变成为his⁺菌则能生长。比较含有被检物的试验平板与无待检物的对照平板，计数培养基上的菌落数，凡能提高突变率、诱导菌落生长显著增多的被检物有致癌的可能。

（三）在流行病学中的应用

分子生物学的分析方法用于流行病学调查，追踪基因水平的转移与播散。如用质粒指纹图（plasmid fingerprint，PFP）的方法来检测不同来源细菌所带质粒的大小，比较质粒的各种酶切图，其产生片段的数目、大小、位置是否相同或近似，确定某一感染暴发流行菌株与非流行菌株，也可用于调查医院感染的各种细菌的某种耐药质粒的传播扩散情况。

（四）在基因工程中的应用

基因工程是根据细菌可因基因转移和重组而获得新性状的原理设计。基因工程的主要步骤是：① 从供体细胞（细菌或其他生物细胞）的DNA上获得一段需要表达的基因，即目的基因；② 将目的基因结合在合适的载体（质粒或噬菌体等）上；③ 通过载体将目的基因转移到工程菌（受体菌）内，随着细菌的大量繁殖表达出大量的目的基因产物。目前通过基因工程已能使工程菌大量生产胰岛素、干扰素、多种生长激素、白细胞介素-2（IL-2）、乙型肝炎疫苗等生物制品，并已探索用基因工程的方法，以正常基因代替异常基因治疗基因缺陷性疾病等。

<hr>

学习小结

遗传与变异是生物的基本特征之一。细菌的子代与亲代生物学性状表现相同或相似为遗传，而子代与亲代之间以及子代与子代之间的生物学性状出现差异则为变异。常见的细菌变异现象包括形态结构的变异、菌落变异、毒力变异及耐药性变异等。细菌的变异可分为非遗传性变异与遗传性变异。非遗传性变异也称表型变异，是由环境因素引起的；而遗传性变异则是由细菌染色体、质粒、噬菌体、转位因子及整合子等遗传物质决定。基因突变及基因的转移与重组是细菌遗传性变异的两种主要途径。基因突变是细菌遗传物质的结构发生突然而稳定的改变，导致细菌性状的遗传性变异；外源性的遗传物质由供体菌转入某受体菌细胞内的过程称为基因转移，转移的基因与受体菌DNA整合在一起称为重组，重组后受体菌可获得供体菌的某些生物学性状。细菌的基因转移和重组可通过转化、接合、转导、溶原性转换和原生质体融合等方式进行。细菌的遗传变异在疾病的诊断、治疗与预防、致癌物质测定、流行病学调查以及基因工程等领域具有重要的应用价值。

（张宸豪）

复习参考题

（一）A型选择题

1. 与细菌耐药有关的遗传物质是
   A. 性菌毛
   B. F质粒
   C. R质粒
   D. LPS
   E. 异染颗粒

2. 白喉棒状杆菌产生外毒素是因为其基因发生了
   A. 转化
   B. 转导
   C. 接合
   D. 突变
   E. 溶原性转换

3. 细菌转导和溶原性转换的共同特点是
   A. 质粒参与
   B. 性菌毛介导
   C. 毒性噬菌体介导
   D. 温和噬菌体介导
   E. 供体菌与受体菌直接接触

4. 质粒在细菌间的转移方式主要是
   A. 接合
   B. 转导
   C. 转化
   D. 突变
   E. 溶原性转换

5. 普遍性转导转移的基因是
   A. 噬菌体基因
   B. 质粒上的基因
   C. 染色体上任何部位的基因
   D. 染色体上特定部位的基因
   E. 染色体、质粒、噬菌体上任何部位的基因

   答案：1. C；2. E；3. D；4. A；5. C

（二）简答题

1. 举例说明细菌变异的现象。
2. 细菌遗传变异的物质基础是什么？
3. 细菌基因转移与重组的方式是什么？
4. 什么是噬菌体？噬菌体与宿主菌有何关系？
5. 遗传变异在医学实践中有何实际意义？

第四节 放线菌的生物学特性

放线菌（actinomycetes）是一类丝状或链状、呈分枝生长的原核细胞型微生物。因其菌丝呈放射状排列，故名放线菌。放线菌种类繁多，多数是腐生菌，对人不致病。对人具有致病作用的主要为放线菌属（*Actinomyces*）和诺卡菌属（*Nocardia*）中的菌群，引起放线菌病（actinomycosis）、诺卡菌病（nocardiosis）和足菌肿（mycetoma）。

放线菌的结构和化学组成与细菌相同，没有核膜；细胞壁由二氨基庚二酸和磷壁酸构成；对常用的抗生素（如青霉素）等敏感，但对抗真菌药不敏感。因此，目前在分类学上把放线菌归为广义细菌的范畴。

放线菌属广泛分布于自然界，放线菌与人类的关系具有明显的双重性。放线菌的某些代谢产物具有重要的生物学功能，目前广泛使用的抗生素约70%由放线菌产生，包括氨基糖苷类、大环内酯类、四环素类、氯霉素、林可酰胺类、蒽环类等，产生最多的是链霉菌属（*Streptomyces*）的放线菌。另外，某些放线菌还可用于维生素、酶抑制剂和氨基酸等物质的生产，也可用于甾体化合物的微生物转化等。因此，放线菌在制药业和食品业等相关领域具有较大的应用价值和开发潜力。

放线菌属为革兰氏阳性、无芽胞、无荚膜、无鞭毛的非抗酸性丝状菌，培养比较困难，生长缓慢，厌氧或微需氧。人体内的放线菌多正常寄居于口腔、上呼吸道、胃肠道和泌尿生殖道，为人体正常菌群，当机体免疫力下降，口腔卫生不良、拔牙或口腔黏膜受损时，可致内源性感染，引起放线菌病。对人致病性较强的为衣氏放线菌（*A. israelii*）。放线菌病是一种软组织的化脓性炎症，多呈慢性肉芽肿性病变，常伴有多发性瘘管形成，脓汁中可找到特征性的硫磺样颗粒（sulfur granule），该颗粒是放线菌在组织中形成的菌落。

诺卡菌属广泛分布于土壤，不属于人体正常菌群。种类比较多，其中星形诺卡菌（*N. asteroides*）致病力最强，在我国最常见。诺卡菌为革兰氏阳性杆菌，形态与放线菌属相似，但菌丝末端不膨大，有时可见杆状与球状同时存在。诺卡菌属大多数为专性需氧菌，营养要求不高，在普通培养基或沙氏葡萄糖琼脂培养基上，22℃或37℃条件下生长良好，不同的菌株可产生不同的色素，如黄色、黑色、橘黄色等。

学习小结

放线菌是一类丝状、呈分枝生长的原核细胞型微生物。对人有致病作用的放线菌主要集中在放线菌属和诺卡菌属，引起人类放线菌病、诺卡菌病和足菌肿。该菌是抗生素的主要产生菌，可用于某些抗生素、酶抑制剂的生产。

（李忠玉）

复习参考题

（一）A 型选择题

1. 放线菌感染的病变部位可见
   - A. 异染颗粒
   - B. 硫磺样颗粒
   - C. Dane 颗粒
   - D. 包涵体
   - E. 质粒

2. 放线菌与多细胞真菌的相似点是
   - A. 属于真核细胞型微生物
   - B. 对常用抗生素不敏感
   - C. 不形成孢子的丝状菌
   - D. 细胞器完善
   - E. 在固体培养基上可形成有分枝的长丝

3. 诺卡菌主要分布于
   - A. 空气
   - B. 人与外界相通的腔道
   - C. 土壤
   - D. 水
   - E. 动物与外界相通的腔道

答案：1. B；2. E；3. C

（二）简答题

1. 为什么放线菌在分类上属原核细胞型微生物？

2. 简述放线菌在生物制药工业和食品工业中的应用。

第五节　支原体的生物学特性

知识目标

1. 掌握支原体的形态结构特征。
2. 熟悉支原体的致病性。
3. 了解支原体感染后检查方法与防治原则。

支原体（mycoplasmas）是一类缺乏细胞壁、呈高度多形性、能通过滤菌器和在无生命培养基中能够生长繁殖的最小原核细胞型微生物。1898年由Nocard等首次分离出支原体，1967年将其正式命名为支原体。

根据16S rRNA和23S rRNA序列同源性分析，将支原体目分为2个科，其中支原体科又分为支原体属（*Mycoplasma*）和脲原体属（*Ureaplama*）。从人体中分离出的支原体有16个种，对人类有致病性的支原体主要包括肺炎支原体、人型支原体、生殖支原体和嗜精子支原体；机会致病支原体主要有发酵支原体、穿透支原体、梨支原体、解脲脲原体和微小脲原体。

一、生物学性状

（一）形态与结构

支原体大小一般为0.3~0.5μm。基因组为环状双股DNA，大小在600~2 200kb之间，G+C mol%仅25%~40%。支原体无细胞壁，不能维持固定的形态而呈高度多形性，有球形、杆形、丝状和分枝状等多种形态（图2-5-1）。革兰氏染色为阴性，但不易着色，一般以吉姆萨（Giemsa）染色较佳，被染为淡紫色。支原体的细胞膜厚7.5~10nm，可分外、中、内三层，内外两层为蛋白质及糖类，中层为脂类，主要为磷脂。胆固醇位于磷脂分子之间，对保持细胞膜的完整性具有一定的作用。因此，凡能作用于胆固醇的物质，如皂素、洋地黄苷、两性霉素B等均能破坏支原体的细胞膜而导致其死亡。有的支原体可产生一种由多聚糖构成的荚膜或微荚膜。有些支原体具有一种特殊的顶端结构，能黏附在宿主上皮细胞表面，与支原体的致病有关。

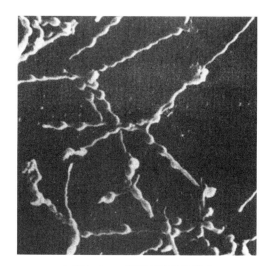

▲ 图2-5-1　肺炎支原体的形态
（扫描电镜，×10 000）

（二）培养特性

支原体对营养物质的要求高于一般细菌，需加入10%~20%人或动物血清以提供胆固醇与其他长链脂肪酸。多数支原体还需添加酵母浸液、组织浸液、核酸提取物和辅酶等才能生长。

大部分支原体生长适宜的pH为7.6~8.0，低于7.0易死亡，但解脲脲原体最适pH为5.5~6.5。支原体为兼性厌氧，但大多数寄生性支原体在37℃、微氧环境（含5% CO_2 和90% N_2）中生长最佳。

支原体的繁殖方式多样，除二分裂繁殖外，还有分节、断裂、出芽或分枝等方式。繁殖时胞质分裂往往落后于基因组的复制，故可形成多核丝状体。大部分支原体繁殖速度比细菌慢，3~4小时繁殖一代，在琼脂含量较低的固体培养基上，2~7天长出直径10~600μm典型的"油煎蛋"样菌落（图2-5-2），低倍镜下观察菌落呈圆形，中心致密隆起，深入琼脂，外周由颗粒包绕；在液体培养基中支原体增殖量不超过10^6~10^7颜色变化单位（color changing unit，CCU）/ml，故液体清亮。CCU是指支原体接种在液体培养基中培养一定时间后能分解底物并使指示剂变色的最小支原体量。

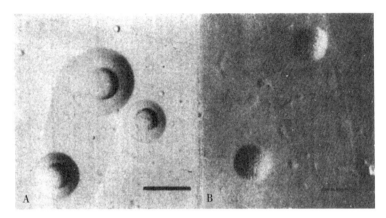

▲ 图2-5-2　肺炎支原体菌落

A. 传代"油煎蛋"样菌落；B. 原代菌落。

支原体有许多特性与L型细菌相似，如无细胞壁、呈多形性、能通过滤菌器、对低渗敏感、形成"油煎蛋"样菌落，但L型细菌在无抗生素等诱导因素作用下易返祖为原菌，支原体则在遗传上与细菌无关。

（三）生化反应

根据支原体对葡萄糖、精氨酸和尿素分解能力的不同，可对其进行鉴别（表2-5-1）。

▼ 表2-5-1　人类主要支原体的生化反应

支原体名称	葡萄糖	精氨酸	尿素	pH	吸附细胞
肺炎支原体	+	–	–	7.5	红细胞
生殖支原体	+	–	–	7.5	红细胞
人型支原体	–	+	–	7.3	–
发酵支原体	+	+	–	7.5	
嗜精子支原体	–	+	–	7.0	–
穿透支原体	+	+	–	7.5	红细胞，CD_4^+ T细胞
解脲脲原体	–	–	+	6.0	红细胞[1]

注：① 仅血清3型。

（四）抗原结构

主要由支原体细胞膜上的蛋白质和糖脂组成。各种支原体均有其特有的抗原结构，交叉反应较少，可用于支原体的鉴定。补体结合试验可检测糖脂类抗原，酶联免疫吸附试验（enzyme-linked immunosorbent assay，ELISA）可检测蛋白质类抗原。支原体特异性抗体可用于生长抑制试验（growth inhibition test，GIT）和代谢抑制试验（metabolic inhibition test，MIT），以鉴定支原体，特异度与灵敏度高。GIT操作步骤与药敏试验的纸片法相似，将含有特异性抗体的纸片贴于接种有支原体的琼脂平板表面，若两者相对应，则纸片周围生长的菌落受到抑制。MIT是将支原体接种在一个含有支原体抗体与酚红的葡萄糖培养基中，若抗体与支原体相对应，则支原体的生长、代谢受到抑制，酚红不变颜色。GIT和MIT还可将某些支原体分成若干血清型，如解脲脲原体可分为14型。

（五）抵抗力

支原体无细胞壁，对理化因素的抵抗力比细菌弱。对重金属盐和常用消毒剂如乙醇、酚、甲醛等敏感，但对结晶紫、醋酸铊、亚碲酸钾有抵抗力，在培养基中加入适当浓度的上述物质可作为分离培养时防止杂菌污染的抑制剂。支原体对影响细胞壁合成的抗生素如青霉素类天然耐受，但对干扰蛋白质合成的抗生素如多西环素、交沙霉素等敏感，对作用于DNA旋转酶而阻碍DNA复制的喹诺酮类药物如左氧氟沙星、司帕沙星等敏感。

二、致病性与免疫性

（一）致病机制

支原体广泛存在于人和动物体内，大多数不致病。对人致病的支原体主要通过以下几种机制引起细胞损伤。① 黏附素：有些支原体（肺炎支原体、生殖支原体等）具有黏附素，能黏附于呼吸道或泌尿生殖道上皮细胞的黏蛋白受体上，导致宿主细胞损伤；② 荚膜或微荚膜：具有抗吞噬作用；③ 毒性代谢产物：如神经毒素、磷脂酶C、核酸酶、过氧化氢和超氧离子均能引起宿主黏膜上皮细胞或红细胞的病理损伤；④ 脂蛋白：可诱导产生肿瘤坏死因子-α（tumor necrosis factor-α，TNF-α）、IL-1β、IL-6等促炎细胞因子，引起组织损伤。另外，穿透支原体能黏附并侵入CD4+ T淋巴细胞，导致免疫损伤。

（二）所致疾病

不同支原体感染机体不同部位，可引起不同类型的疾病（表2-5-2）。

▼ 表2-5-2　人类致病支原体的感染部位与所致疾病

支原体名称	感染部位	所致疾病
肺炎支原体	呼吸道	上呼吸道感染、原发性非典型性肺炎、支气管炎、肺外症状（皮疹、心血管和神经系统症状）
人型支原体	呼吸道、生殖道	新生儿肺炎、脑炎、脑脓肿、附睾炎、盆腔炎、产褥感染、慢性羊膜炎
生殖支原体	生殖道	尿道炎、宫颈炎、子宫内膜炎、盆腔炎、不育
嗜精子支原体	生殖道	不孕、不育
发酵支原体	呼吸道、生殖道	流感样疾病、肺炎
解脲脲原体	生殖道	尿道炎、宫颈炎等
穿透支原体	生殖道	协同HIV致病

（三）免疫性

人体感染支原体后可产生特异性体液免疫和细胞免疫。膜蛋白抗体包括IgM、IgG和分泌型IgA（SIgA），在抗支原体感染中发挥主要作用，特别是SIgA在局部黏膜抗支原体感染中起重要作用。细胞免疫主要是特异性CD4$^+$ Th1细胞分泌IL-2、TNF-α、γ干扰素（interferon-γ，IFN-γ）和粒细胞-巨噬细胞集落刺激因子（GM-CSF）等细胞因子，活化巨噬细胞以清除支原体感染。免疫细胞在清除支原体的同时，释放大量炎症细胞因子，也能引起自身组织损伤。

三、感染后检查方法

标本应采取患者咽洗液、咽拭子、痰液及生殖道分泌物。直接镜检意义不大，仅在早期临床诊断中比较重要。

1. 分离培养　取可疑患者的咽拭子、痰及生殖道标本接种在含血清和酵母浸膏的琼脂培养基或SP-4培养基上，在5% CO_2 与95% N_2 的环境中孵育2~7天出现典型的"油煎蛋"样菌落。根据糖发酵试验、溶血性、红细胞吸附与生化反应可进行初步鉴定，进一步鉴定需用特异性血清做GIT与MIT。

2. 血清学检测　采用ELISA检测支原体特异IgM抗体，对早期感染具有诊断意义。

3. 分子生物学检测　主要应用聚合酶链反应（PCR）检测标本中支原体16S rRNA基因。此法特异度与灵敏度高，适合大量临床标本检测。

四、防治原则

加强卫生宣传教育，切断传染源，患者可采用大环内酯类抗生素和喹诺酮类药物等进行治疗。

学习小结

支原体属于原核细胞型微生物，无细胞壁，能在无生命培养基中生长繁殖。在固体培养基上生长出典型的"油煎蛋"样菌落。不同支原体对葡萄糖、精氨酸和尿素的分解能力不同。支原体通过多种机制能引起机体不同疾病，如原发性非典型性肺炎、泌尿生殖道感染等。感染后检查方法包括分离培养、血清学试验与核酸检测。预防措施是注意个人卫生，避免接触感染。治疗首选大环内酯类和喹诺酮类药物。

（李忠玉）

（一）A型选择题

1. 能在无生命培养基中生长繁殖的最
   小的微生物是
   A. 支原体
   B. 衣原体
   C. 螺旋体
   D. 立克次体
   E. 病毒
2. 细菌L型与支原体的共同点不包括
   A. 具有多态性
   B. 通过滤菌器
   C. 能形成"油煎蛋"样菌落
   D. 可回复为原来的细菌型
   E. 缺乏细胞壁结构
3. 可分解尿素的支原体是
   A. 生殖支原体
   B. 解脲脲原体
   C. 肺炎支原体
   D. 穿透支原体
   E. 人型支原体

答案：1. A；2. D；3. B

（二）简答题

1. 简述支原体形态结构的主要特征。
2. 比较支原体与L型细菌的异同点。
3. 简述支原体的种类及所致疾病。

第六节　衣原体的生物学特性

知识目标

1. 掌握衣原体的共同特性。
2. 熟悉人类致病性衣原体的感染部位与所致疾病。
3. 了解衣原体感染后检查方法与防治原则。

　　衣原体（chlamydiae）是一类严格真核细胞内寄生、具有独特发育周期，并能通过细菌滤器的原核细胞型微生物，归属于广义的细菌学范畴。衣原体的共同特性：① 有细胞壁，革兰氏染色为阴性，呈圆形或椭圆形；② 具有独特的发育周期，以二分裂方式繁殖；③ 有DNA和RNA两种类型的核酸；④ 有核糖体；⑤ 具有独立的酶系统，但不能产生代谢所需的能量，须利用宿主细胞的三磷酸盐和中间代谢产物作为能量来源，因而具有严格的细胞内寄生性；⑥ 对多种抗生素敏感。

　　我国科学家汤飞凡采用鸡胚卵黄囊接种法在全世界首先（1955年）分离培养出沙眼衣原体。根据16S rRNA和23S rRNA序列同源性分析，将衣原体目（Chlamydiales）分为8个科，12个属。衣原体属包括沙眼衣原体、鼠衣原体、猪衣原体、肺炎衣原体、鹦鹉热衣原体、流产衣原体、猫衣原体、兽类衣原体、豚鼠衣原体、鸟衣原体、家禽衣原体和朱鹭衣原体12个种。

一、生物学性状

（一）发育周期与形态染色

衣原体在宿主细胞内生长繁殖，具有独特的发育周期（图2-6-1），可观察到两种不同的形态：一种是小而致密的颗粒结构，称为原体（elementary body，EB）；另一种是大而疏松的结构，称为网状体（reticulate body，RB）。

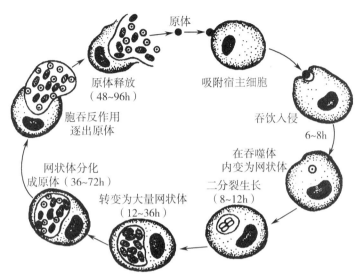

▲ 图2-6-1　衣原体的发育周期

原体呈球形、椭圆形或梨形，直径0.2~0.4μm。普通光学显微镜下勉强可见，电镜下观察可见有细胞壁，中央有致密的类核结构，是发育成熟的衣原体。吉姆萨染色呈紫色，麦氏（Macchiavello）染色呈红色。原体具有强感染性，在宿主细胞外较为稳定，无繁殖能力。当进入宿主易感细胞后，宿主细胞膜包绕原体形成空泡，称为包涵体（inclusion body），原体在包涵体中逐渐发育，增殖成为网状体。

网状体，亦称始体（initial body），体积较大，直径0.5~1.0μm，圆形或椭圆形。电子致密度较低，无胞壁，代谢活跃，以二分裂方式繁殖，在包涵体内增殖形成许多子代原体。成熟的子代原体从感染细胞中释放，再感染新的易感细胞，开始新的发育周期。每个发育周期48~72小时。网状体是衣原体发育周期中的繁殖型，不具有感染性。原体和网状体的性状比较见表2-6-1。

▼ 表2-6-1　原体和网状体的性状比较

衣原体/性状	直径/μm	细胞壁	代谢活性	胞外稳定性	感染力	繁殖能力	RNA：DNA	细胞毒性
原体	0.2~0.4	+	−	+	+	−	1：1	+
网状体	0.5~1.0	−	++	−	−	+	3：1	−

（二）培养特性

衣原体为专性细胞内寄生，大多数衣原体能在6~8日龄鸡胚卵黄囊中繁殖，于感染后3~6天致鸡胚死亡，鸡胚卵黄囊膜中可找到包涵体、原体和网状体。衣原体在HeLa细胞、McCoy细胞、HL细胞等细胞中生长良好，但多缺乏主动穿入组织细胞的能力，故通常将接种有标本的细胞离心沉淀以促使衣原体穿入细胞，在细胞培养物中加入代谢抑制物如二乙氨乙基葡聚糖（DEAE dextran）、细胞松弛素B，或先用X线照射，其目的是增强衣原体吸附能力，或使细胞生长代谢缓慢，有利于衣原体穿入细胞和寄生性生长。

（三）抗原结构

根据细胞壁的成分不同，可将衣原体抗原分为属、种、型特异性抗原。① 属特异性抗原：为位于细胞壁的脂多糖（LPS），可用补体结合试验检测；② 种特异性抗原：大多数衣原体的种特异性抗原位于主要外膜蛋白（major outer membrane protein，MOMP）上，可用补体结合试验和中和试验检测，可鉴别不同种衣原体；③ 型特异性抗原：根据MOMP可变区氨基酸序列的不同，可将每种衣原体分为不同的血清型或生物型（biovar），常用的检测方法是单克隆抗体微量免疫荧光试验。

（四）抵抗力

衣原体耐冷不耐热，60℃仅能存活5~10分钟；-60℃可保持5年，液氮内可保存10年以上，冷冻干燥保存30年以上仍可复苏。对常用消毒剂敏感，0.1%甲醛溶液24小时，2%氢氧化钠或1%盐酸2~3分钟，75%乙醇1分钟即可灭活。紫外线照射可迅速灭活。四环素、氯霉素、多西环素和红霉素等抗生素可抑制衣原体繁殖。

二、致病性与免疫性

不同的衣原体由于MOMP等不同，其嗜组织性和致病性也不同。有些只引起人类疾病，如沙眼衣原体和肺炎衣原体；有些只引起动物疾病，如兽类衣原体；有些是人兽共患病病原体，如鹦鹉热衣原体。

（一）致病性

衣原体通过皮肤或黏膜微小创面侵入机体后，将肝硫素作为"桥梁"，原体吸附于易感的柱状或杯状上皮细胞，并进入细胞内生长繁殖。衣原体也可进入单核巨噬细胞，细胞膜围绕衣原体内陷形成空泡，称吞噬体。原体在空泡中生长发育成为网状体，完成繁殖过程。衣原体产生类似于革兰氏阴性菌内毒素的毒性物质，能够抑制宿主细胞代谢，直接破坏宿主细胞。MOMP能阻止吞噬体与溶酶体的融合，从而有利于衣原体在吞噬体内繁殖并破坏宿主细胞。MOMP表位容易发生变异，在体内可以逃避特异性抗体的中和作用而继续感染细胞。此外，衣原体可通过Ⅲ型分泌系统（type Ⅲ secretion system，T3SS）把毒力蛋白注入宿主细胞而发挥致病作用。另外，衣原体热激蛋白能刺激机体巨噬细胞产生TNF-α、IL-1、IL-6等炎症因子，介导炎症发生和瘢痕形成，引起相关病变。

（二）所致疾病

不同衣原体感染机体的部位不同，因而可引起不同类型的疾病（表2-6-2）。

衣原体名称	血清型	感染部位	所致疾病
沙眼衣原体	A、B、Ba、C	眼	沙眼
	D~K	眼	包涵体结膜炎、新生儿眼炎
	D~K	生殖道	尿道炎、附睾炎、前列腺炎等（男）
			尿道炎、宫颈炎、输卵管炎、子宫内膜炎等（女）
	D~K	呼吸道	婴儿肺炎
	L_1~L_3	生殖道	性病淋巴肉芽肿
肺炎衣原体	—	呼吸道	咽炎、支气管炎、肺炎
鹦鹉热衣原体	鸟株	呼吸道	鹦鹉热
	羊株	呼吸道	肺炎
流产衣原体	—	生殖道	流产、死产

（三）免疫性

衣原体感染后，能诱导机体产生特异性细胞免疫和体液免疫，以细胞免疫为主。MOMP可活化Th细胞分泌细胞因子，抑制衣原体的繁殖；特异性中和抗体可抑制衣原体吸附到宿主细胞，发挥抗衣原体感染作用。机体对衣原体的免疫力不强且维持短暂，因而常造成反复感染、持续性感染或隐性感染。衣原体感染也可引起迟发型超敏反应介导的机体免疫病理损伤，如性病淋巴肉芽肿等。

三、感染后检查方法

依据感染类型收集不同标本，包括分泌物、痰、鼻咽拭子、泌尿生殖道拭子、血清等。

1. **直接涂片查包涵体**　取可疑患者眼穹隆部及眼结膜、泌尿生殖道和呼吸道分泌物等标本，吉姆萨染色或碘染色，在细胞内可见包涵体，但灵敏度差。免疫荧光试验在荧光显微镜下见典型衣原体包涵体可诊断为阳性。

2. **分离培养**　可将标本接种于HeLa、McCoy、HEp-2细胞并进行离心处理，加入含放线菌酮的培养液，在5% CO_2、37℃恒温培养箱中培养48~96小时后观察结果。

3. **抗原检测**　主要有直接免疫荧光检测法和ELISA，检测衣原体LPS或特异性蛋白抗原，这两种方法具有简单、快速、灵敏度高等优点，可广泛应用于大量临床标本的检测。

4. **血清学检查**　应用ELISA或微量免疫荧光试验（microimmunofluorescence test，MIF）检测特异性IgM、IgG抗体。

5. **分子生物学技术**　主要采用PCR检测衣原体特异性基因。此法特异度与灵敏度高，适宜大量临床标本检测。

四、防治原则

注意个人卫生防护，应广泛开展性传播疾病防治知识的宣传；加强疫鸟与疫禽的检疫，避免直接或间接接触传染。患者用四环素、米诺环素、红霉素和阿奇霉素等抗生素治疗有效。

学习小结

衣原体具有独特的发育周期，存在原体和网状体两种不同形态。不同种衣原体的组织亲嗜性有差异，感染部位和所致疾病也有所不同。感染后检查方法包括直接涂片镜检、分离培养、血清学试验与核酸检测。预防措施是注意个人卫生，避免接触感染。治疗可选用大环内酯类和喹诺酮类药物。

（李忠玉）

复习参考题

（一）A型选择题

1. 有关衣原体的描述正确的是
   A. 原体在细胞外不稳定
   B. 网状体具有感染性
   C. 细胞质包围原体形成空泡
   D. 原体具有细胞壁结构
   E. 原体是发育周期中的繁殖型

2. 有关衣原体的描述不正确的是
   A. 衣原体对低温抵抗力强，−70℃可保存数年
   B. 衣原体对热敏感，60℃仅能存活5~10分钟

C. 衣原体对四环素与红霉素敏感
D. 衣原体对75%乙醇敏感
E. 以干热灭菌方式处理衣原体仍有感染性

3. 不属于衣原体特性的是
   A. 为原核细胞型微生物
   B. 与细菌一样具有细胞壁
   C. 在无生命培养基上能够生长
   D. 对多种抗生素敏感
   E. 具有独特发育周期

答案：1. D；2. E；3. C

（二）简答题

1. 试比较原体与网状体的性状差异。
2. 简述衣原体的致病性与所致疾病。
3. 试比较衣原体与细菌、病毒的异同点。

第七节　立克次体的生物学特性

知识目标

1. 掌握立克次体的致病性与免疫性。
2. 熟悉立克次体的共同特点及生物学性状。
3. 了解立克次体的感染后检查法及防治原则。

立克次体（rickettsia）是一类以节肢动物为传播媒介、严格细胞内寄生的革兰氏阴性原核细胞型微生物。目前发现对人类有致病作用的立克次体主要包括：立克次体属（*Rickettsia*）的斑疹伤寒群（typhus group）与斑点热群（spotted fever group）立克次体；东方体属（*Orientia*）的恙虫病东方体；无形体属（*Anaplasma*）的嗜吞噬细胞无形体；埃里希体属（*Ehrlichia*）的查菲里希克体和伊文埃里希体；新立克次体属（*Neorickettsia*）的腺热新立克次体。原来的巴通体属现归于根瘤菌目巴通体科，柯克斯体属现归于柯克斯体目柯克斯体科。

立克次体的共同特点是：① 有细胞壁，形态多样，革兰氏染色为阴性；② 专性细胞内寄生，以二分裂方式繁殖；③ 含有 DNA 和 RNA 两种类型核酸；④ 以节肢动物作为传播媒介或储存宿主；⑤ 多数引发人兽共患病，以发热、头痛及出疹为主要临床表现；⑥ 多用四环素类药物治疗其感染。

由于不同立克次体的传播媒介——节肢动物的地理分布不同，各种立克次体病的流行也有明显的地区性。我国主要的立克次体病有流行性斑疹伤寒、地方性斑疹伤寒和恙虫病等。近年来世界范围内新发立克次体病不断出现，如人嗜粒细胞无形体病和人单核细胞埃里希体病等。常见立克次体的分类、所致疾病和流行环节见表 2-7-1。

▼ 表 2-7-1　常见立克次体的分类、所致疾病和流行环节

属	群	种	所致疾病	传播媒介	储存宿主
立克次体属	斑疹伤寒群	普氏立克次体（*R. prowazekii*）	流行性斑疹伤寒	人虱	人
		斑疹伤寒立克次体（*R. typhi*）	地方性斑疹伤寒	鼠、蚤、鼠虱	啮齿动物
	斑点热群	立氏立克次体（*R. rickettsii*）	落基山斑点热	蜱	啮齿动物、狗
		西伯利亚立克次体（*R. siberica*）	北亚蜱传立克次体病	蜱	啮齿动物
		澳大利亚立克次体（*R. australis*）	昆士兰蜱传斑疹伤寒	蜱	啮齿动物、袋鼠
		小蛛立克次体（*R. akari*）	立克次体痘	革螨	啮齿动物

属	群	种	所致疾病	传播媒介	储存宿主
		康氏立克次体（R. conorii）	纽扣热	蜱	啮齿动物、狗
东方体属		恙虫病东方体（O. tsutsugamushi）	恙虫病	恙螨	啮齿动物
无形体属		嗜吞噬细胞无形体（A. phagocytophilum）	人嗜粒细胞无形体病	蜱	啮齿动物、马、狗、鹿等
埃里希体属		查菲埃里希体（E. chaffeensis）	人单核细胞埃里希体病	蜱	啮齿动物、马、狗、鹿等
新立克次体属		腺热新立克次体（N. sennetsu）	腺热新立克次体病	吸虫	鱼类

一、生物学性状

（一）形态染色

立克次体形态多样，以球杆状或杆状为主。大小（0.2~0.6）μm×（0.8~2.0）μm；有细胞壁，革兰氏染色阴性，但不易着色，常用吉姆萨染色，立克次体被染成紫蓝色，常有两极浓染；也可用Gimenez或麦氏染色，前者将立克次体染成红色，后者染成红色或紫色。

（二）结构

大多数立克次体结构与一般革兰氏阴性菌相似，有细胞壁和细胞膜。斑疹伤寒群与斑点热群立克次体细胞壁含肽聚糖和脂多糖（LPS），但东方体属、埃里希体属和无形体属的细胞壁均不含肽聚糖和LPS。细胞壁上有外膜蛋白OmpA和OmpB等，这些表面蛋白能与宿主细胞表面受体结合，介导立克次体黏附并侵入宿主细胞内。表面蛋白是诱导体液免疫应答的主要抗原，也是血清分型的基础。多数立克次体细胞壁外有多糖组成的微荚膜样黏液层，此黏液层具有黏附宿主细胞和抗吞噬作用，与其致病性有关。

（三）培养特性

立克次体由于酶系统不完善，故为专性细胞内寄生，以二分裂方式繁殖，生长速度缓慢，9~12小时分裂一代，最适生长温度为34℃。可用细胞培养法和鸡胚卵黄囊接种法进行培养。也可接种动物，常用实验动物有豚鼠、大鼠、小鼠和兔。多种病原性立克次体在豚鼠和小鼠体内生长繁殖良好。

（四）抗原结构

立克次体具有群特异性和种特异性抗原两种，前者主要由LPS构成，后者主要由外膜蛋白构成。斑疹伤寒群立克次体和恙虫病东方体与普通变形杆菌某些菌株的菌体抗原有共同抗原成分，故可用这些菌株的菌体抗原（如OX19、OX2和OXK）代替立克次体抗原检测患者血清中的相应抗体，此交叉凝集试验称为外斐反应（Weil-Felix reaction），可辅助诊断立克次体病，但由于灵敏度低、特异度差，目前已较少应用。

（五）抵抗力

大多数立克次体抵抗力均较弱，56℃ 30分钟即被灭活，用5g/L苯酚和75%乙醇处理数分钟即可失活。置于-20℃或冷冻干燥可保存约半年，在节肢动物粪便中可存活数月。对氯霉素和四环素类抗生素敏感，但磺胺类药物可促进其生长繁殖。

二、致病性和免疫性

（一）流行环节

立克次体以节肢动物作为传播媒介或储存宿主，啮齿动物等亦常成为寄生宿主和储存宿主。大多数立克次体可引起人兽共患病，绝大多数为自然疫源性疾病，其流行有明显的地区性。立克次体易引起实验室感染，故在进行立克次体研究或临床标本检测时应注意实验室生物安全。

（二）致病性

立克次体主要感染的靶细胞是血管内皮细胞，主要致病物质是LPS和磷脂酶A。LPS具有内毒素活性，可刺激单核巨噬细胞产生IL-1和TNF-α。IL-1具有致热性，引起发热；TNF-α引起血管内皮细胞损伤、微循环障碍、中毒性休克和弥散性血管内凝血等。磷脂酶A能溶解宿主细胞膜和吞噬体膜，促进立克次体从细胞内吞噬体中释放到细胞质中繁殖。此外，荚膜样黏液层有利于立克次体黏附于宿主细胞，并具有抗吞噬作用。

（三）所致疾病

立克次体引起的疾病虽然在流行病学上有所不同，但在临床表现上有许多共同之处。潜伏期多为3~14天，约有半数病例为突然发病，以发热、头痛、皮疹、肝脾大等为主要临床特征。立克次体侵入人体后，首先在局部血管内皮细胞中大量繁殖，引起局部血管病变后进入血流引起第一次菌血症，随后进入全身脏器小血管内皮细胞中繁殖，再次释放进入血流引起第二次菌血症，导致皮疹及脏器功能紊乱。早期病变主要由LPS引起，晚期病变由免疫病理所致。埃里希体属和无形体属感染的靶细胞主要是白细胞，前者感染单核巨噬细胞，后者感染中性粒细胞。人类感染立克次体后，可产生抗原抗体复合物，可造成免疫病理损伤。另外通过影响宿主细胞基因转录、细胞凋亡、细胞因子产生紊乱、吞噬功能缺陷等方式造成组织损伤。严重者伴有全身实质性脏器的血管周围广泛性病变，常见于皮肤、心脏、肺和脑。宿主可因心、肾衰竭而死亡。

（四）免疫性

感染后机体可产生抗立克次体及其毒素的相应抗体，但立克次体为细胞内感染，故细胞免疫较体液免疫更为重要。病后可获得抵抗同株再感染的免疫力，但对其他株的免疫仅维持数月。

三、感染后检查方法

实验室诊断对鉴定立克次体病与流行病学监测极为重要，但分离培养、动物实验须在特定级别的实验室进行，以防止实验室生物安全事故发生。

1. **标本采集** 急性期患者可取血液标本做血清学检测，也可做病原分离；恢复期可取血液做血清学试验，观察是否有抗体滴度变化，比急性期是否增加4倍及以上。流行病学监测应采集动物器官及节肢动物等标本。

2. **分离培养** 将标本接种于雄性豚鼠腹腔，接种后体温升高到40℃表示已发生感染，取动物感染组织制备悬液接种鸡胚及细胞培养传代，最后用免疫荧光试验或PCR鉴定。

3. **血清学检测** 主要用ELISA、免疫荧光试验及蛋白质印迹法（Western blot，WB）检测其相应的抗体。

4. **分子生物学检测** 可用PCR检测立克次体的特异性核酸，该方法具有简便、特异、灵敏等优点。

四、防治原则

预防措施包括加强疫区检疫与控制消灭中间宿主和储存宿主，普及防病知识，加强个人防护。接种灭活疫苗及亚单位疫苗有一定预防效果。四环素类早期应用效果好，连续口服至退热后3~4天。重症患者应采用静脉滴注给药。喹诺酮类药物对斑点热效果好，最后能否完全清除立克次体以至痊愈取决于机体免疫功能状态。

学习小结

立克次体是一类以节肢动物为传播媒介、严格细胞内寄生的革兰氏阴性原核细胞型微生物。有细胞壁，形态多样；以二分裂方式繁殖；含有DNA和RNA两种类型核酸。斑疹伤寒群立克次体和恙虫病东方体与普通变形杆菌某些菌株的菌体抗原有共同抗原，可用外斐反应辅助诊断立克次体病。立克次体主要感染的靶细胞是血管内皮细胞，主要致病物质是LPS和磷脂酶A，多数引发人兽共患病，以发热、头痛及出疹为主要临床表现；感染后的免疫以细胞免疫为主，可获得抵抗再感染的部分免疫力。开展微生物学检查要严格执行实验室生物安全规定。接种灭活疫苗及亚单位疫苗有一定预防效果。

（杨靖）

复习参考题

（一）A型选择题

1. 协助诊断立克次体病的交叉凝集试验是

    A. 间接凝集试验

    B. 反向间接凝集试验

C. 肥达试验

D. 外斐反应

E. 冷凝集试验

2. 立克次体与病毒的共同特点是

A. 以复制的方式进行增殖

B. 专性细胞内寄生

C. 对抗生素不敏感

D. 含有两种类型核酸

E. 无细胞壁

3. 以人名命名的病原生物是

A. 立克次体

B. 衣原体

C. 梅毒螺旋体

D. 支原体

E. 病毒

4. 不能用于治疗立克次体病的抗菌药物是

A. 氯霉素

B. 四环素

C. 磺胺类药

D. 红霉素

E. 多西环素

答案：1. D；2. B；3. A；4. C

（二）简答题

1. 什么是立克次体？立克次体具有哪些共同特点？

2. 简述立克次体的种类、所致疾病及临床特征。

第八节　螺旋体的生物学特性

知识目标

1. 掌握螺旋体的致病性。

2. 熟悉对人致病的螺旋体的生物学特性。

3. 了解螺旋体的分类。

螺旋体（spirochete）是一类细长、柔软、弯曲呈螺旋状、运动活泼的原核细胞型微生物。螺旋体的特性包括有原始核质，与革兰氏阴性菌相似的细胞壁结构，以二分裂方式繁殖，对多种抗生素敏感等，因此属于广义的细菌范畴。螺旋体有轴丝（也称为内鞭毛），轴丝的屈曲和收缩使其能自由活泼运动。

螺旋体种类繁多，在自然界和动物体内广泛存在。根据其大小、螺旋数目、螺旋规则程度及两螺旋间距可将螺旋体目分为螺旋体科（Spirochaetaceae）、钩端螺旋体科（Leptospiraceae）和蛇形螺旋体科（Serpulinaceae）3个科。螺旋体科分9个属，钩端螺旋体科和蛇形螺旋体科均包含2个属。对人致病的螺旋体主要分布于钩端螺旋体属、密螺旋体属和疏螺旋体属（表2-8-1）。

▼ 表2-8-1　对人致病的螺旋体属

属	形态特点	代表菌	传播方式或媒介	引起人类疾病
钩端螺旋体属	螺旋细密规则，一端或两端弯曲成钩状	问号钩端螺旋体	接触疫水	钩端螺旋体病
密螺旋体属	螺旋较细密规则，8~14个，两端尖直	苍白密螺旋体苍白亚种（梅毒螺旋体）	性接触	梅毒
		苍白密螺旋体地方亚种（地方性螺旋体）	黏膜损伤	地方性梅毒
		苍白密螺旋体极细亚种（雅司螺旋体）	皮肤损伤	雅司病
		品他密螺旋体	皮肤损伤	品他病
疏螺旋体属	螺旋稀疏不规则，3~10个，呈波纹状	伯氏疏螺旋体	硬蜱	莱姆病
		回归热螺旋体	体虱	虱传回归热（又称流行性回归热）
		杜通疏螺旋体、赫姆斯疏螺旋体	软蜱	蜱传回归热（又称地方性回归热）
		奋森疏螺旋体	条件致病	牙龈炎、咽峡炎

1. 钩端螺旋体属（*Leptospira*）　螺旋细密而规则，一端或两端常弯曲成钩状，故名钩端螺旋体，主要分为问号钩端螺旋体（*L. interrogans*）和双曲钩端螺旋体（*L. biflexa*）两个种，仅前者能引起人及动物的钩端螺旋体病，后者一般不致病。钩端螺旋体病是全球性分布的人兽共患病，我国除新疆、西藏、青海、宁夏和甘肃尚未肯定有钩端螺旋体病流行外，其余地区均有钩端螺旋体病的流行，因而该病在2005年起被卫生部（现国家卫生健康委员会）列为我国重点监测的13种传染病之一。

2. 密螺旋体属（*Treponema*）　螺旋较为细密规则，两端尖细，包括致病性密螺旋体与非致病性密螺旋体两大类。对人致病的密螺旋体有苍白密螺旋体（*T. pallidum*）和品他密螺旋体（*T. carateum*）两个种。前者又分为3个亚种：苍白亚种（subsp. *pallidum*）、地方亚种（subsp. *endemicum*）和极细亚种（subsp. *pertenu*）。苍白密螺旋体苍白亚种俗称梅毒螺旋体，是人类性传播疾病梅毒的病原体。地方亚种和极细亚种分别引起人类地方性梅毒和雅司病。品他密螺旋体可引起人类品他病。

3. 疏螺旋体属（*Borrelia*）　螺旋稀疏不规则，一般有3~10个，呈波纹状。对人致病的主要有伯氏疏螺旋体、回归热螺旋体与奋森螺旋体，前两种均为节肢动物传播，分别引起莱姆病和回归热，后者为机会致病菌，引起溃疡性牙龈炎与咽峡炎等疾病。

学习小结

    螺旋体是一类细长、柔软、弯曲呈螺旋状、运动活泼的原核细胞型微生物。对人致病的螺旋体主要有钩端螺旋体、密螺旋体和疏螺旋体3个属。其中问号钩端螺旋体能引起人及动物钩端螺旋体病；梅毒螺旋体是性传播疾病梅毒的病原体；对人致病的疏螺旋体属主要有引起莱姆病的伯氏疏螺旋体、引起回归热的回归热螺旋体及可引起牙龈炎和咽峡炎的奋森疏螺旋体。

（李忠玉）

复习参考题

（一）A型选择题

1. 人兽共患的螺旋体病为

  A. 梅毒

  B. 雅司病

  C. 品他病

  D. 钩端螺旋体病

  E. 地方性梅毒

2. 密螺旋体属的共同特点是

  A. 螺旋细密而不规则

  B. 螺旋细密而规则

  C. 两端螺旋规则而中间螺旋不规则

  D. 两端螺旋不规则而中间螺旋规则

  E. 螺旋数目少、两端呈钩状

3. 莱姆病的传播媒介是

  A. 蚊

  B. 鼠蚤

  C. 恙螨

  D. 体虱

  E. 硬蜱

答案：1. D；2. B；3. E

（二）简答题

1. 螺旋体与狭义的细菌有何异同点？

2. 简述对人致病的螺旋体种类及其所致疾病。

第三章

非细胞型微生物的生物学特性

病毒（virus）属于非细胞型微生物，是一类体积微小、结构简单、一般需借助于电子显微镜才能观察到的微生物。病毒具有严格的细胞寄生性，且仅含有一种核酸即DNA或RNA；当它们处于细胞外时并不表现出生命活性，既无自主代谢，也无呼吸或生物合成功能；一旦其核酸进入易感细胞后，便很快显示出生命活性，包括病毒物质的合成以及对宿主细胞的改变。因此，病毒是一类具有生命特征的非常独特的寄生生物。病毒与其他微生物的主要区别见表3-0-1。

▼ 表3-0-1　病毒与其他微生物的主要区别

种类	核酸类型	有无核糖体	有无细胞壁	增殖方式	在无生命培养基中生长	灵敏度		
						抗生素	干扰素	制霉菌素
病毒	D/R	－	－	复制	－	－	＋	－
细菌	D+R	＋	＋	二分裂	＋	＋	－	－
支原体	D+R	＋	－	二分裂	＋	＋	－	－
立克次体	D+R	＋	＋	二分裂	－	＋	－	－
衣原体	D+R	＋	＋	二分裂	－	＋	－	－
螺旋体	D+R	＋	＋	二分裂	＋/－	＋	－	－
真菌	D+R	＋	＋	有性/无性	＋	－	－	＋

注：D，DNA；R，RNA。

病毒种类繁多、影响广泛，在微生物引起的人类疾病中，由病毒引起的约占75%。常见的病毒性疾病有肝炎、流行性感冒、获得性免疫缺陷综合征（AIDS，即艾滋病）等。新发或再现的病毒如新型冠状病毒、埃博拉病毒、寨卡病毒等，不仅传染性强、流行广泛，而且很少有特效药物。病毒除引起急性传染病外，还可引起持续性感染。此外，许多病毒与肿瘤、自身免疫性疾病的发生有密切关系。因此，病毒已成为多学科关注的热点。

第一节 病毒的基本性状

一、病毒的大小与形态

完整、成熟，且具有感染性的病毒颗粒称为病毒体（virion）。病毒体大小的测量单位为纳米（nanometer，nm；$1nm=10^{-3}\mu m$）。在自然界，各种病毒的大小可以相差10~20倍，最大的病毒约为300nm，如痘病毒；最小的病毒如细小病毒和小RNA病毒，直径约20nm；大多数病毒体在100nm左右。病毒体大小比较见图3-1-1。

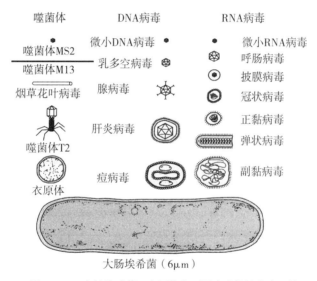

▲ 图3-1-1 大肠埃希菌、衣原体和不同病毒体的大小比较

病毒大小的测量方法主要有电镜测量法、超滤法、超速离心沉淀法与X线晶体衍射法等，其中以电镜测量法最为准确，可直接计算病毒颗粒的直径或长宽。

病毒形态各异。动物病毒多呈球形或近似球形，少数呈砖形（如痘病毒）、弹状（如狂犬病毒）或丝状（如初次分离的流感病毒）；植物病毒一般为杆状，而细菌病毒（即噬菌体）常为蝌蚪形。

二、病毒的结构、化学组成与功能

（一）病毒的结构

病毒的基本结构包括核心（core）及衣壳（capsid），二者共同组成核衣壳（nucleocapsid）。

病毒的核心成分主要为核酸，构成病毒基因组。由一种DNA或RNA组成，还含有少量功能性蛋白如病毒核酸聚合酶或逆转录酶等。病毒的衣壳是包围在病毒核心外面的一层蛋白结构，由一定数目的多肽亚单位即壳粒（capsomere）排列组合而成。病毒衣壳有二十面体立体对称、螺旋对称和复合对称3种对称形式。

1. 二十面体立体对称（icosahedral symmetry） 是指病毒体衣壳由20个等边三角形组成，包括20个面、12个顶角和30条边，每条边上含有相同的壳粒数，呈有规律的多面体形（图3-1-2）。如甲型肝炎病毒、人乳头瘤病毒等。

2. 螺旋对称（helical symmetry） 此种对称是病毒壳粒沿着病毒核酸链呈螺旋形对称排列（图3-1-2），如流感病毒、冠状病毒等。

3. 复合对称（complex symmetry） 是指病毒的衣壳既有立体对称又有螺旋对称，例如噬菌体的头部是立体对称所构成的二十面体，其尾部则是螺旋对称的杆形。

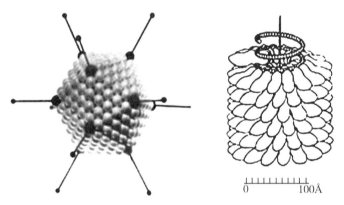

▲ 图3-1-2　病毒衣壳的二十面体立体对称（左）和螺旋对称（右）

除上述基本结构外，有些病毒在核衣壳的外面，包有一层含有类脂成分的包膜（envelope）。包膜是病毒在成熟后期以出芽方式穿过宿主细胞向外释放时形成的，含有宿主的细胞膜、核膜以及多囊泡小体膜成分，包括脂质、多糖和少量蛋白质。包膜表面常有不同形状突起，称为刺突（spike），刺突多数由病毒基因编码。有包膜的病毒称包膜病毒（enveloped virus），无包膜的病毒称裸露病毒（naked virus）。人和动物病毒多数具有包膜。病毒体结构如图3-1-3。

（二）病毒的化学组成与功能

病毒含有核酸、蛋白质、脂类及糖类。

1. 核酸及其功能 病毒只含有一种类型核酸，DNA或RNA。根据核酸的类型，可将病毒分为DNA病毒与RNA病毒。核酸可为线形或环形，可为双链RNA、单链RNA、分节段RNA、单链DNA或双链DNA（dsDNA）。

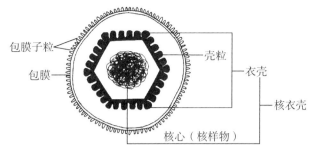

包膜子粒
包膜
壳粒
衣壳
核衣壳
核心（核样物）

▲ 图3-1-3　病毒体结构模式图

在单链RNA病毒中，如其RNA基因组可以作为mRNA，称之为单正链RNA（+ssRNA）病毒；如其RNA基因组不能直接作为信使RNA（mRNA），以互补链作为mRNA，则称之为单负链RNA（−ssRNA）病毒。+ssRNA病毒可以直接感染动物细胞，合成病毒衣壳及核酸并组装成病毒体，因此其核酸也称为感染性核酸。−ssRNA病毒没有感染性，需合成互补链转录mRNA才有感染性。单链DNA病毒需合成互补双链DNA，由其互补链为模板转录mRNA。

病毒基因组很小，基因数少，所含信息量也相对少。但是不同病毒间基因组大小相差较大，如HBV DNA仅有3.2kb，主要编码5种蛋白质；痘病毒基因组有130~375kb，可编码几百种蛋白质。

病毒基因组中的多种基因常以互相重叠形式存在，即编码的几个开放阅读框（open reading frame，ORF）间有重叠。尽管这些重叠基因的核酸序列大部分相同，但是由于将mRNA翻译成蛋白质时的ORF不一样，产生的蛋白质分子量往往不相同。基因重叠的意义在于使较小的病毒基因组携带较多的遗传信息。

病毒核酸决定病毒的遗传、变异、增殖与感染性，是病毒体中最重要的组成部分。病毒核酸除可以携带自身遗传信息指导自身复制外，经过改进还可作为基因治疗的载体，如腺病毒、慢病毒等。

2. 蛋白质及其功能　蛋白质是病毒的主要结构成分，由病毒体的基因组编码，具有特异性。病毒蛋白主要包括病毒核衣壳的全部成分和包膜蛋白，其次为与病毒核酸紧密连接的病毒蛋白。病毒蛋白因其存在部位及构成不同而具有各自的功能，进入机体后能引起发热、血压下降、血细胞改变及其他全身毒性反应。

（1）病毒核衣壳蛋白：病毒核衣壳的壳粒由病毒基因组编码的多肽组成。病毒衣壳蛋白具有保护病毒核酸、辅助病毒进行感染以及构成病毒的抗原等作用。

（2）病毒包膜蛋白：由病毒基因组编码的包膜蛋白包括糖蛋白和基质蛋白两种。糖蛋白大多存在于病毒包膜表面，是构成刺突的主要成分，如流感病毒包膜上的血凝素（hemagglutinin，HA）和神经氨酸酶（neuraminidase，NA）均由糖蛋白组成。大多数的病毒糖蛋白具有某些特殊功能，如HA能凝集某些动物的红细胞，NA能水解宿主细胞中的N−乙酰神经氨酸。

病毒包膜中的基质蛋白（matrix protein，MP，M蛋白）是一种非糖基化蛋白质，常位于包膜内层，它可能是构成包膜与衣壳之间的连接成分，多具有跨膜和锚定功能。

此外，病毒包膜蛋白还具有免疫原性，并与包膜病毒的感染过程密切相关。

（3）病毒的酶类：病毒固有的酶类由病毒基因组编码，大多与病毒核酸的复制与转录有关，常与病毒核酸结合构成病毒核心。常见的病毒酶类有流感病毒的RNA聚合酶、痘病毒的依赖DNA的RNA聚合酶、HBV的DNA聚合酶及HIV的逆转录酶、整合酶等。

3. 脂类及其功能 病毒所含的脂类主要包括磷脂、糖脂、中性脂肪、脂肪酸和胆固醇，主要存在于病毒包膜中。病毒脂类有维护病毒体结构完整性的功能。有包膜的病毒易被乙醚、氯仿、胆盐等脂溶剂灭活，在肠道内也不易引起感染。病毒脂类多与宿主细胞膜脂类成分同源，故病毒包膜与宿主细胞易于亲和融合，从而对病毒的感染也有辅助作用。此外，包膜脂蛋白也是引起机体发热、中毒症状的原因之一。

4. 糖类及其功能 所有的病毒都含有糖。常见的有核糖或脱氧核糖（构成病毒核酸）、半乳糖、葡萄糖、甘露糖和岩藻糖等（构成病毒包膜上的糖蛋白）。病毒的糖类除构成病毒核酸外，还与病毒某些特殊功能（如凝血作用）及抗原特异性有关。

学习小结

　　病毒属于非细胞型微生物。病毒体大小的测量单位为纳米。病毒主要由核酸和蛋白质组成。病毒只含有一种核酸（DNA或RNA），具有多样性，可为双链DNA、单链DNA、双链RNA、单链RNA或分节段RNA。病毒的蛋白质具有保护核酸的作用，同时具有免疫原性，可诱导机体产生免疫应答。病毒的包膜上含有脂质，易被乙醚等破坏使病毒失去活性；在包膜表面存在刺突，其成分为糖蛋白，具有免疫原性，能诱导机体的体液免疫及细胞免疫应答，也能介导病毒与细胞表面分子的结合。

（王燕）

复习参考题

（一）A型选择题

1. 用于测量病毒大小的单位是
   A. 微米（μm）
   B. 纳米（nm）
   C. 皮米（pm）
   D. 飞米（fm）
   E. 毫米（mm）

2. 病毒衣壳的主要组成成分是

   A. 胆固醇
   B. 核酸
   C. 蛋白质
   D. 多糖
   E. 脂质

3. 决定病毒复制、遗传和变异的物质基础是

A. 核酸   D. 刺突

B. 衣壳   E. 壳粒

C. 包膜

答案：1. B；2. C；3. A

（二）简答题

1. 与胞内生长的细菌和立克次体比较，病毒具有哪些基本特点？

2. 病毒的表面结构有哪些？有何功能？

3. 病毒的核酸类型多样性对其生物学特性有何影响？

第二节　病毒的复制

知识目标

1. 掌握病毒的复制过程。

2. 熟悉病毒的异常增殖。

3. 了解DNA病毒、+ssRNA病毒与–ssRNA病毒复制的不同点。

由于病毒本身不具有合成蛋白质的核糖体，也缺少增殖所需的代谢酶系统，因此具有严格的细胞内寄生性，即病毒必须进入活的易感细胞内才能增殖。

病毒的增殖方式是自我复制（self replication）。病毒进入易感宿主细胞并释放出其核酸，利用宿主细胞提供的原料、能量、必要的酶等，复制病毒的基因组，转录、翻译出相应的病毒蛋白，最终装配释放出子代病毒，这一过程称为病毒复制周期（replicative cycle）。了解病毒复制周期，有助于理解病毒的致病机制和抗病毒药物的作用机制，在研究病毒的致病与病毒性疾病的防治等方面具有重要意义。

一、病毒的复制周期

虽然病毒增殖过程仍有一些细节尚未完全明了，但绝大多数病毒复制周期一般包括吸附、穿入、脱壳、生物合成、装配与释放五个步骤。

（一）吸附

病毒表面具有能与靶细胞结合的蛋白质，称为病毒吸附蛋白（viral attachment protein，VAP）；相应的靶细胞表面具有能被VAP识别并与之特异性结合的结构，称为病毒受体（viral receptor，VR）。VR通常为细胞膜表面的正常成分，化学组成多为糖脂、糖蛋白和蛋白聚糖，可以是单体或者是多分子复合体。不同细胞表面有不同受体，它决定着病毒的不同组织嗜性和感染宿主范围。此外，有些病毒还能同时识别细胞表面的其他结构，即共同受体（coreceptor），例如，

CD_4^+ T淋巴细胞表面的CCR5或CXCR4是HIV的共同受体。多数病毒受体涉及免疫调节、细胞内信号转导或细胞黏附及一些未知功能，如脊髓灰质炎病毒受体属于免疫球蛋白超家族，含三个免疫球蛋白样胞外结构。一种病毒的细胞受体可能不止一种，且有的病毒受体至今未被确定。常见病毒的吸附蛋白及其相应受体见表3-2-1。

▼ 表3-2-1　部分人类病毒吸附蛋白及其相应受体与功能

病毒	吸附蛋白	靶细胞	病毒受体	细胞功能
甲型流感病毒	血凝素	上皮细胞	唾液酸	糖蛋白
腺病毒	纤维蛋白	呼吸道等多种组织细胞	整合素	结合于细胞外基质
EB病毒	gp350和gp220	B细胞	CR2（CD21）	补体受体
甲型肝炎病毒	VP1-VP2-VP3复合物	肝细胞	α2巨球蛋白	血浆蛋白
单纯疱疹病毒	gB、gD、gH、gL	黏膜上皮细胞	硫酸乙酰肝素	糖蛋白
HIV	gp120	辅助T细胞	CD4、CXCR4和CR5	免疫球蛋白超家族、趋化因子受体
人冠状病毒	S蛋白	呼吸道等多种组织	血管紧张素转化酶2（ACE2）、氨肽酶N	蛋白酶
人鼻病毒	VP1-VP2-VP3复合物	上皮细胞	细胞间黏附分子 I（ICAM-I）	免疫球蛋白超家族
麻疹病毒	血凝素	上皮细胞	CD46	补体调节
脊髓灰质炎病毒	VP1-VP3	脊髓前角细胞等	CD155	免疫球蛋白超家族
狂犬病病毒	gpG	神经元	乙酰胆碱受体	信号转导
轮状病毒	VP4和VP7	肠道上皮细胞	$\alpha_2\beta_1$、$\alpha_4\beta_1$和整合素	与胞外基质相互作用的细胞表面受体

病毒表面结构和细胞表面结构的相互作用决定了细胞能否被病毒识别而感染，因此，细胞表面受体是决定病毒的组织亲嗜性的主要因素。

（二）穿入

病毒与受体结合后可引起病毒蛋白或病毒颗粒构型发生变化，这种构型的改变有利于病毒穿入细胞。病毒吸附宿主细胞膜，随即穿过细胞膜的过程称为穿入（penetration）。病毒吸附蛋白和细胞表面受体结合后能使病毒通过胞饮、融合、直接穿入等方式进入细胞，其机制取决于病毒自身结构和细胞类型。有的病毒通过受体介导的细胞内吞（endocytosis）或病毒胞饮（viropexis）方式进入细胞。无包膜病毒一般通过胞饮作用进入细胞，如腺病毒等。有包膜的病毒多数通过包膜与宿主细胞膜融合后进入细胞，如流感病毒、麻疹病毒等。噬菌体以直接注入的方式完成穿入。

（三）脱壳

病毒进入细胞后必须脱去衣壳，暴露并释放核酸才能进一步复制，这一过程称为脱壳（uncoating）。多数病毒在宿主细胞溶酶体酶的作用下脱壳，释放核酸。少数病毒需经过两个步骤才能完成脱壳，例如痘病毒，首先利用宿主吞噬泡中的溶酶体酶脱去外膜，再由病毒基因组编码产生脱壳酶，在其作用下完成全部脱壳过程，释放病毒核酸。

（四）生物合成

病毒在易感细胞内利用宿主细胞提供的低分子物质进行病毒蛋白质的合成及病毒核酸复制，这一过程称为生物合成（biosynthesis）。在本阶段，不能从细胞内检出有感染性的病毒颗粒，故称隐蔽期（eclipse period）。病毒在细胞内合成的部位因病毒种类而异。多数DNA病毒在细胞核内合成DNA，在细胞质内合成蛋白质；绝大多数RNA病毒的组成成分在细胞质内合成。

病毒在宿主细胞内的蛋白质合成有两个过程：以核酸（DNA或RNA）为模板进行mRNA的转录；以特异mRNA分子为模板进行蛋白质的翻译。此外，病毒的蛋白质合成还有其独特之处。

1. 合成原料　病毒没有核糖体和产生能量的结构，故一切合成蛋白质的原料氨基酸都是由宿主细胞提供的。

2. 复制阶段　病毒的增殖不仅包括核酸和衣壳蛋白质的合成，还包括催化合成病毒成分所需要的酶以及病毒成熟所需要蛋白质的合成。在病毒核酸复制前合成的蛋白质叫作早期蛋白（early protein），为功能性蛋白质，其作用是抑制宿主细胞自身的代谢过程并为病毒核酸复制提供酶类，如DNA或RNA聚合酶等。在病毒核酸复制后合成的蛋白质，称为晚期蛋白（late protein）。晚期蛋白主要是病毒的结构蛋白，组成病毒体衣壳等，与病毒的结构和形态有关。

3. 转录阶段　由于病毒基因构成的多样性，有些病毒遗传信息不是由DNA编码，而是RNA编码，其信息的传递并不完全遵循中心法则，而是按下列途径传递：① 单负链RNA（–ssRNA）→mRNA→蛋白质；② 单正链RNA（+ssRNA）（mRNA）→蛋白质；③ +ssRNA→DNA→mRNA→蛋白质。

4. 核酸的复制方式　病毒按碱基配对原则进行复制，因其核酸的多样性而复制方式各不相同。

双链DNA（dsDNA）病毒按DNA分子的半保留复制方式进行复制。双链RNA（dsRNA）病毒首先由负链复制出正链，然后，正链复制出新负链，故子代病毒RNA全部为新合成的RNA。

单链核酸（ssDNA或ssRNA）复制时，多数病毒以原有单链核酸作为模板，在核酸聚合酶催化下合成一条互补链，形成复制型（replicating form，RF），然后再以互补链为模板合成与亲代核酸完全相同的子代单链核酸。

根据病毒核酸的类型和基因组转录的机制不同，可将复制方式分为以下7种：

（1）dsDNA病毒：dsDNA病毒基因组是按半保留复制的方式复制的。病毒DNA既可作为子代DNA的模板，又可作为转录mRNA的模板。DNA病毒基因组在宿主细胞核内依赖DNA的RNA聚合酶的催化，将DNA的遗传信息转录到mRNA，再由mRNA通过宿主细胞质中的核糖体翻译成早期蛋白。病毒双链DNA解链后，利用早期转录、翻译酶，按核酸半保留方式以亲代

DNA为模板，复制出子代DNA，同时再转录mRNA并翻译出病毒的晚期蛋白，包括衣壳蛋白及其他结构蛋白。疱疹病毒、腺病毒均按此种方式复制（图3-2-1）。在病毒的复制过程中，由于病毒DNA编码的酶与细胞所提供的酶不同，因此已成为研究抗病毒药物的"靶标"。

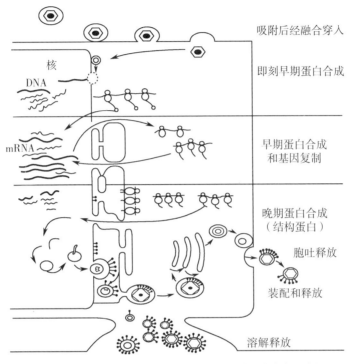

吸附后经融合穿入

核

DNA

即刻早期蛋白合成

mRNA

早期蛋白合成和基因复制

晚期蛋白合成（结构蛋白）

胞吐释放

装配和释放

溶解释放

▲ 图3-2-1　双链DNA病毒复制示意图（以单纯疱疹病毒为例）

（2）ssDNA病毒：先以亲代DNA为模板合成另一条互补链，形成RF，经解链后以新合成的互补链为模板复制出子代DNA，并同时转录mRNA以翻译病毒结构蛋白。

（3）+ssRNA病毒：这类病毒RNA本身具有mRNA的功能，可直接附着于胞质的核糖体，翻译出早期蛋白。在依赖RNA的RNA聚合酶催化下，转录出与亲代正链RNA互补的负链RNA，形成双链RNA（±RNA）即RF。其中正链RNA起mRNA作用，翻译出晚期蛋白，而负链RNA起模板作用，复制与负链RNA互补的子代核酸，如脊髓灰质炎病毒等（图3-2-2）。单正链RNA病毒的核酸具有感染性。

（4）-ssRNA病毒：这类病毒的单链RNA本身不起mRNA作用，但病毒含有依赖RNA的RNA聚合酶，在其作用下，转录出正链RNA。新合成的正链既起模板作用，又起mRNA作用。负链RNA本身无传染性，须形成正链后才具感染性，如流感病毒、狂犬病病毒等。

（5）逆转录病毒：这类病毒带有逆转录酶。病毒正链RNA在逆转录酶的催化下合成互补的DNA链，构成RNA：DNA杂交体，然后以DNA链为模板合成互补的另一条DNA链，并构成双链DNA分子。该双链DNA整合到宿主细胞DNA中，称为前病毒（provirus）。整合于染色体上的病毒DNA可转录出病毒正链RNA，如HIV等。

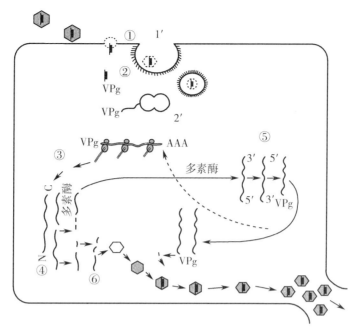

▲ 图3-2-2 单正链RNA病毒复制示意图（以肠道病毒为例）
① 吸附与穿入；② 脱壳；③ 合成多聚蛋白；④ 酶解为多个蛋白；⑤ 核酸复制；
⑥ 装配与释放。VPg，病毒基因组连接蛋白。

（6）双链RNA病毒：这类病毒双链RNA常分节段，每个节段均可由病毒的依赖RNA的RNA聚合酶转录出mRNA。它是由负链复制出正链，正链再复制出新的负链，如呼肠病毒的核酸复制。

（7）嗜肝DNA病毒：乙型肝炎病毒（HBV）属于该类型，其基因组为不完全闭合dsDNA。在HBV复制中有逆转录过程，发生在HBV转录后，HBV的3.5kb RNA在宿主细胞质进行逆转录，合成负链DNA，然后合成正链DNA，形成不完全双链的环状子代DNA。

（五）装配与释放

子代病毒核酸复制后与病毒的晚期蛋白在宿主细胞内的一定部位组装合成子代病毒的过程，称为装配（assembly）。病毒种类不同，在胞内装配的部位和方式亦不相同。除痘病毒外，绝大多数DNA病毒在细胞核内进行装配，病毒蛋白必须从细胞质运送到核内；除正黏病毒、逆转录病毒外，绝大多数RNA病毒在细胞质内装配。子代病毒组装后，不同的病毒从细胞释放出来的方式也不同。

1. 裸露病毒　一般通过裂解细胞并一次性地全部释放出子代病毒。这类病毒在复制过程中阻断或抑制宿主细胞的正常代谢，具有杀细胞效应，如脊髓灰质炎病毒。

2. 包膜病毒　一般通过出芽（budding）方式，不断地逐个或分批释放出子代病毒，并获得包膜，如疱疹病毒等。包膜上的脂质因病毒在细胞内增殖部位不同，可来自细胞膜或核膜，但包膜的蛋白由病毒基因编码，故具有病毒的抗原特异性。

3. 其他病毒　有些病毒可通过细胞间桥或细胞融合在细胞之间进行传播，如巨细胞病毒（CMV）等。有些致癌病毒的核酸通过整合方式与宿主细胞核酸发生整合，随细胞的分裂出现在子代的细胞中。这种细胞常出现一些新的抗原。

病毒复制周期长短与病毒种类有关，如小RNA病毒一般为6~8小时，正黏病毒为15~30小时。每个细胞产生子代病毒的数量也因病毒和宿主细胞不同而异。

二、病毒的异常增殖

在一般情况下，当病毒感染宿主细胞完成一个复制周期之后，能产生许多具有感染性的子代病毒。但是，病毒复制周期由于种种原因可发生障碍，致使病毒最终不能复制出具有感染性的子代病毒体；或是能合成病毒有关的成分，却不能组装和释放子代病毒，从而出现异常增殖。

（一）缺陷病毒

某些病毒因基因组不完整或因某些因素致某一基因位点改变，导致不能正常复制增殖，即不能产生完整有感染性的子代病毒，将其称为缺陷病毒（defective virus）。缺陷病毒不能复制，但能干扰同种成熟病毒体进入细胞，故又称为缺陷干扰颗粒（defective interfering particle，DIP）。当缺陷病毒与一个能提供缺陷病毒所需因子的病毒共同感染细胞时，能够增殖产生完整的病毒体，这种能给缺陷病毒提供其所需要因子的病毒，称为辅助病毒（helper virus）。例如腺相关病毒（adeno-associated virus，AAV），因缺少某一部分基因不能在任何细胞内增殖，只有与腺病毒共同感染时才能增殖。丁型肝炎病毒（HDV）为缺陷病毒，必须在与辅助病毒HBV共存时，HDV才能增殖。

（二）顿挫感染

因细胞条件不合适，病毒虽能进入细胞但不能复制的感染过程被称为顿挫感染（abortive infection）。顿挫感染的原因是有些细胞不能为病毒的增殖提供必需物质，因而不能复制出具有感染性的病毒体，这种细胞被称为非容纳细胞（non-permissive cell）。例如，人腺病毒感染人的肾细胞能正常复制，但若感染猴肾细胞就会形成顿挫感染。

学习小结

病毒复制周期一般分为吸附、穿入、脱壳、生物合成、装配和释放5个步骤。dsDNA病毒按半保留方式复制；单链DNA病毒，以亲代DNA为模板合成一条互补链，形成RF，再以互补链为模板转录mRNA，翻译病毒结构蛋白。单链RNA病毒复制有3种类型：+ssRNA病毒基因组可直接发挥mRNA作用，具有感染性；-ssRNA病毒须互补链转录mRNA，才具有感染性；逆转录病毒RNA须逆转录形成RNA：DNA杂交体，以DNA为模板合成互补DNA链构成双链DNA，形成的双链DNA可整合到宿主细胞DNA中。缺陷病毒需要辅助病毒才能完成复制增殖。病毒进入非容纳细胞形成顿挫感染。

（王燕）

复习参考题

（一）A型选择题

1. 病毒的增殖方式是
   - A. 二分裂
   - B. 自我复制
   - C. 芽生
   - D. 有丝分裂
   - E. 减数分裂

2. 病毒合成的晚期蛋白的主要功能是
   - A. 抑制宿主细胞的蛋白质合成
   - B. 抑制宿主细胞的核酸合成
   - C. 合成病毒复制所需要的酶类
   - D. 合成包涵体的基质蛋白
   - E. 构成病毒衣壳蛋白

3. 以破胞方式从细胞释放的病毒是
   - A. 流感病毒
   - B. 脊髓灰质炎病毒
   - C. 腮腺炎病毒

   - D. 麻疹病毒
   - E. 呼吸道合胞病毒

4. 病毒感染宿主组织器官的亲嗜性主要取决于
   - A. 吸附
   - B. 穿入
   - C. 脱壳
   - D. 早期蛋白
   - E. 晚期蛋白

5. 病毒复制周期不包括
   - A. 吸附
   - B. 穿入与脱壳
   - C. 生物合成
   - D. 装配和释放
   - E. 形成始体

   答案：1. B；2. E；3. B；4. A；5. E

（二）简答题

1. 病毒的复制周期一般有哪些步骤？了解这些步骤有何实际意义？
2. 简述双链DNA病毒复制过程。
3. 单正链RNA病毒与单负链RNA病毒的复制过程有何不同？

第三节　病毒的抵抗力与变异

知识目标

1. 掌握病毒变异的实际意义。
2. 熟悉病毒的遗传与变异机制。
3. 了解病毒的抵抗力。

一、病毒的抵抗力

病毒受理化因素作用后，失去感染性称为灭活（inactivation）。灭活的病毒仍能保留某些特性，如免疫原性、红细胞吸附、血凝及细胞融合等。

（一）物理因素

1. 射线和紫外线　γ射线、X射线可引起核苷酸链发生致死性断裂而使病毒灭活；紫外线可使病毒的多核苷酸形成双聚体（如胸腺核苷与尿核苷），抑制病毒核酸的复制，而使病毒灭活。但有些病毒经紫外线灭活后，因激活酶的缘故，经可见光照射可使灭活的病毒复活，故不宜用紫外线来制备灭活病毒疫苗。

2. 酸碱度（pH） 大多数病毒在pH 5~9的范围内比较稳定，而在pH小于5.0或大于9.0时迅速灭活，但不同病毒对pH的耐受能力有很大不同。在pH为3.0~5.0时，肠道病毒稳定，而鼻病毒很快被灭活。

3. 温度 大多数病毒耐冷不耐热，在0℃以下，特别是在干冰温度（−78.5℃）和液氮温度（−196℃）下，可长期保持其感染性。多数病毒在50~60℃、30分钟即被灭活。热对病毒的灭活作用主要是使病毒衣壳蛋白变性和病毒包膜的糖蛋白刺突发生变化，阻止病毒吸附于宿主细胞。同时，热也能破坏病毒复制所需的酶类。

4. 干燥 病毒在常温干燥条件下易被灭活，但若冷冻后再进行真空干燥，可使病毒长期存活，故常用于保存病毒毒种或制备冻干减毒活疫苗。

（二）化学因素

1. 酚类 酚及其衍生物为蛋白质变性剂，能除去病毒的衣壳蛋白，或破坏包膜病毒的脂蛋白膜，故可作为病毒的消毒剂。其常与去垢剂合用，如1%~5%苯酚可使许多病毒灭活。

2. 醛类 甲醛能破坏病毒的感染性而对其免疫原性影响不大，故常用于制备病毒灭活疫苗。甲醛的作用主要是与腺嘌呤、鸟嘌呤和胞嘧啶等含有氨基的碱基结合而使病毒核酸变性。甲醛也可与蛋白质的氨基酸发生反应，但对蛋白质的构型作用不强，故对免疫原性影响较小。偶有可能由于衣壳蛋白广泛交联使甲醛不能进入病毒内部，导致产生一些耐甲醛的病毒片段。因此，在具体操作时，必须控制反应条件，严格按照制备甲醛灭活病毒疫苗的规定并检查有无残余的感染性病毒体存在，以保障疫苗的安全性。

3. 氧化剂、卤素及其化合物 病毒对过氧化氢、漂白粉、高锰酸钾、碘和碘化物及其他卤素类化学物质都很敏感，这些化合物是有效的病毒灭活剂。75%乙醇溶液能使大多数病毒灭活。次氯酸盐、过氧乙酸等对肝炎病毒有较好的消毒效果。

4. 脂溶剂 病毒的包膜含脂质成分，易被乙醚、氯仿、去氧胆酸盐等脂溶剂溶解。因此，包膜病毒进入人消化道后，可被胆汁破坏。在脂溶剂中，乙醚对病毒破坏作用最大，所以乙醚灭活试验可鉴别有包膜和无包膜病毒。

（三）中草药与抗生素

部分中草药如板蓝根、大青叶、大黄、黄芪和七叶一枝花等对肠道病毒、呼吸道病毒、肝炎病毒等具有抑制作用。现有的抗生素对病毒无抑制作用。

二、病毒的变异

病毒的变异按其发生机制不同可分为基因突变、基因重组和基因整合。

（一）基因突变

病毒基因组中碱基组成和顺序发生改变称为基因突变（gene mutation）。因基因突变而发生病毒表型改变的毒株称突变株，可呈现多种表型，表现为宿主范围、组织嗜性、抗原成分、耐药性、毒力等性状改变。根据形成的原因可将病毒基因突变分为自发突变和诱发突变两种。

1. 自发突变　自发突变（spontaneous mutation）是指病毒在自然条件下增殖时发生遗传物质的变化。在自然条件下每种生物的突变都以一定的频率产生，每复制一次所发生突变的频率称为突变率。病毒的突变率与其他微生物相似，为 $10^{-11} \sim 10^{-3}$，但不同病毒间突变率相差很大。DNA病毒在复制时利用宿主的酶系统，易受其所在宿主细胞的修复系统影响，故基因组每插入一个核苷酸的差错估计为 $10^{-11} \sim 10^{-9}$。RNA病毒的突变率比DNA病毒高得多，因为细胞中的RNA不是遗传信息的储存者，细胞不具备针对RNA复制错误的修复系统。因此，RNA病毒核酸在复制时容易产生差错而导致突变。

2. 诱发突变　诱发突变（induced mutation）是指应用物理和化学方法（如射线、温度、5-氟胞嘧啶）等因素处理病毒而发生的突变。常见有实际意义的突变株主要有以下几种：

（1）条件致死性突变株（conditional lethal mutant）：某种病毒在某些条件下不能复制，而在另一些条件下可以复制，并产生子代突变株。例如温度敏感突变株（temperature sensitive mutant，ts株）在28~35℃下能增殖，而在37~40℃下不能增殖。野生型毒株在两种温度下均能增殖。这种突变是因为病毒基因上单个核苷酸发生突变，从而导致病毒蛋白发生改变，以致对较高的温度敏感。一般说来，ts株同时又是减毒株，故ts株可作为疫苗的一个重要来源，如脊髓灰质炎病毒疫苗和流感病毒疫苗。

（2）宿主适应性突变株（host-adapted mutant）：是指某些病毒初次接种于宿主时不能形成明显的生长现象或病理变化，但经过连续传代后可逐渐适应在宿主中增殖并引起宿主的一些变化，称为宿主适应性突变株。例如狂犬病病毒连续通过兔脑传代培养，使之适应在兔脑内增殖，并由街毒株（street virus）变为固定毒株（fixed virus），常用固定毒株研制疫苗。

（3）耐药性突变株（drug resistant mutant）：指临床上应用针对病毒酶的药物后，病毒有时被暂时抑制后又重新复制，产生感染性子代病毒，其子代病毒具有抵抗药物的作用。其原因是病毒酶的基因编码区发生核苷酸序列的改变而导致耐药。目前临床已发现对阿昔洛韦（ACV）耐药的疱疹病毒突变株、对齐多夫定（AZT）耐药的HIV突变株。

（4）缺陷型干扰突变株（defective interference mutant，DIM）：病毒基因组中碱基缺失突变导致所含核酸比正常病毒明显减少，并发生各种各样的结构重排。当病毒高感染复制传代时可出现DIM，其特点表现为基因缺陷，从而不能单独复制，必须在辅助病毒存在时才能复制，并同时能干扰辅助病毒的增殖。

由于遗传密码的冗余，某些突变是无义突变，不会引起蛋白水平的改变。而大多数发生于必需基因上的突变是有义突变，可引起蛋白水平的改变，导致病毒颗粒的抗原结构发生改变，从而逃脱被感染宿主的免疫系统的识别和攻击，将这种现象称为抗原漂移（antigenic drift）。

（二）基因重组

基因重组（gene recombination）是指两种或两种以上不同病毒感染同一细胞时，如果发生核酸片段的互换，可产生具有两个亲代特征、能继续增殖的子代病毒，该病毒的变异称基因重组。

按照重组的方式不同，可进一步分为分子内重组和分子间重排两类。分子内重组发生在基因组不分节段的病毒间，如DNA病毒间及小RNA病毒间，是由于两种病毒核酸分子发生断裂和交换所致。分子间重排发生在基因组分节段的RNA病毒之间，如流感病毒、呼肠病毒等，当两种相关病毒复制时，其同源性基因节段可随机分配而发生互换，从而产生不同的稳定重排株，称之为重配（reassortment）。分子间重排可自然发生，其频率远高于分子内重组，故基因组分节段的病毒易产生遗传型变异。

1. 活病毒间的基因重组 人与禽的流感病毒的血凝素（HA）与神经氨酸酶（NA）各有不同，易于鉴别，如果发生基因重组，其所产生的重组体就具有一个亲代病毒的HA与另一个亲代病毒的NA，从而产生一种新的流感病毒株。因此，重组产生新种可用来解释流感病毒的变异与流行的关系。

2. 灭活病毒间的基因重组 两株或两株以上同种灭活病毒在同一细胞内培养后，由于它们之间发生基因重组，有时会产生感染性病毒，称为多重复活（multiplicity reactivation）。这可能是由于灭活病毒受损的基因经重组后得以替补之故。经紫外线灭活的腺病毒12型及呼肠病毒等均可发生多重复活，因此不宜用这种方法制备灭活疫苗，以防止发生病毒复活。

3. 活病毒与灭活病毒之间的基因重组 同种病毒与不同亚型灭活病毒（经紫外线照射）之间可经基因重组发生交叉复活（cross reactivation），其重组体为具有一种或多种灭活亲代遗传特性的活病毒。例如，一种能在鸡胚中复制良好但不含符合要求HA的甲型流感病毒株经紫外线灭活后，与另一种在鸡胚中复制不良但含符合要求HA的活甲型流感病毒株混合接种时，经基因重组，可获得既能在鸡胚中生长良好，又具有符合要求HA的甲型流感病毒株。此法常用于疫苗株的筛选。

部分RNA病毒发生基因重组时，可能导致免疫原性的显著改变，如甲型流感病毒。这种显著的由基因重组而导致的免疫原性的改变称为抗原转变（antigenic shift）。

（三）基因整合

病毒在感染宿主细胞过程中，病毒基因组中DNA片段有时可插入到宿主细胞染色体DNA中，这种病毒基因组与宿主细胞基因组重组的过程称为基因整合（gene integration）。整合既能引起病毒基因变异，又能引起宿主细胞染色体基因的改变，可导致细胞转化而发生肿瘤等。

三、病毒变异的实际意义

了解病毒遗传与变异的目的不仅在于了解病毒的发病机制及流行病学特征，更重要的在于获得有实际价值的病毒突变株，用于人类疾病的预防。这类突变株主要有两类：一类是使用经典方法在不同条件下（如不同宿主、不同细胞、不同温度，甚至不同诱变剂等），病毒适应条件后筛选出的突变株；另一类是在病毒分子遗传学分析的基础上，使用分子生物学技术定向突变获得的工程突变株。

1. 经典减毒株 病毒在适应新宿主或细胞培养的过程中往往对原宿主毒力减弱，有些甚至失去了对原宿主的致病性，这类突变株常用于减毒活疫苗的制备，如脊髓灰质炎病毒减毒活疫苗。

2. 工程突变株　采用分子生物学技术，对病毒基因序列、基因结构与功能及所决定的性状进行研究，定向改变与病毒毒力有关的基因，生产减毒疫苗株。如脊髓灰质炎病毒5′非编码区472位和病毒蛋白3（VP3）第2 034位碱基是与其毒力有关的主要核苷酸，通过定向改变技术，在保留472位碱基（C→U）突变的同时，将482位的G变成A，其嗜神经毒性进一步降低。

学习小结

　　病毒受理化因素作用后会失去感染性，称为灭活。理化因素有：① 物理因素，包括射线和紫外线、一定的pH、一定的温度和干燥；② 化学因素，包括酚类、醛类、氧化剂与卤素及其化合物和脂溶剂。病毒的变异主要有基因突变和基因重组：① 基因突变分为自发突变和诱发突变，诱发突变包括条件致死性突变、宿主适应性突变、耐药性突变和缺陷型干扰突变；② 基因重组分为活病毒间的基因重组、灭活病毒间的基因重组、活病毒与灭活病毒之间的基因重组。了解病毒的遗传与变异对研究病毒的致病机制、流行病学调查、获得有价值的病毒突变株用于预防人类病毒性疾病具有重要的医学意义。

（王燕）

复习参考题

（一）A型选择题

1. 有关理化因素对病毒的影响，错误的选项是
   A. 大多数病毒耐热不耐冷
   B. 液氮可长期保存病毒
   C. 紫外线能灭活病毒
   D. 甲醛能使病毒灭活，但保留抗原性
   E. 抗生素对病毒没有效果

2. 属于病毒基因突变的是
   A. 多重复活
   B. 交叉复活
   C. 温度敏感性突变
   D. 互补作用
   E. 表型混合

答案：1. A；2. C

（二）简答题

1. 何谓基因突变？何谓基因重组？各有何医学意义？
2. 病毒的基因变异机制有哪些？有何医学意义？
3. 你认为研制病毒疫苗主要采取什么途径？为什么？

第四节　病毒的分类

知识目标

1. 掌握病毒分类的依据。
2. 熟悉亚病毒的种类及特性。
3. 了解感染人和动物的病毒分类。

病毒分类采用的是一种非系统、多原则、分等级的分类法。目前由国际病毒分类委员会（International Committee on Taxonomy of Viruses，ICTV）对病毒分类制定标准和方法，并定期修订，在其官方网站（https：//ictv.global/）上公布。

ICTV 2023 主要物种名录（MSL39）显示，目前病毒分类包含6域（realm）、10界（kingdom）、18门（phyla）、2亚门（subphyla）、41纲（class）、81目（order）、11亚目（suborder）、314科（family）、200亚科（subfamily）、3 522属（genera）、84亚属（subgenera）、14 690种（species）。

病毒分类的依据如下。① 宿主种类：分为动物病毒、植物病毒和细菌病毒（噬菌体）。② 病毒基因组特征：基因组大小（kb）；核酸类型（DNA或RNA）；单链还是双链；线状还是环状；是否分节段（节段数目和大小）；有意义链还是无意义链，或者双义链（ambisense）；核酸占病毒体总量的百分比及G+C mol%等。③ 病毒体形态特征：形态大小和结构；核衣壳的对称型、衣壳壳粒数目及核衣壳直径；有无包膜和刺突。④ 抗原性。⑤ 组织培养生长特性：病毒在细胞中的增殖部位、复制方式及生长特点。⑥ 致病特性：自然宿主范围、传播方式及传播媒介、流行病学特征、组织亲嗜性、致病性及病理学特点等。感染人和动物的重要病毒列于表3-4-1。

▼ 表3-4-1　感染人和动物的病毒分类

核酸	衣壳对称型	包膜	核酸结构	病毒科	主要病毒
DNA	二十面体	无	+ss	细小病毒科（*Parvoviridae*）	人细小病毒B19
	二十面体	无	ds 环状	乳头瘤病毒科（*Papillomaviridae*）	人乳头瘤病毒
	二十面体	无	ds	腺病毒科（*Adenoviridae*）	腺病毒
	二十面体	有	ds	疱疹病毒科（*Herpesviridae*）	单纯疱疹病毒、水痘-带状疱疹病毒、巨细胞病毒、EB病毒
	二十面体	有	ds（有单链区）	嗜肝DNA病毒科（*Hepadnaviridae*）	乙型肝炎病毒
	复合结构	有	ds	痘病毒科（*Poxviridae*）	天花病毒、痘病毒、传染性软疣病毒

核酸	衣壳对称型	包膜	核酸结构	病毒科	主要病毒
RNA	二十面体	无	+ss	小RNA病毒科（*Picornaviridae*）	肠道病毒、甲型肝炎病毒、鼻病毒
	二十面体	无	+ss	星状病毒科（*Astroviridae*）	星状病毒
	二十面体	无	+ss	戊肝病毒科（*Hepeviridae*）	戊型肝炎病毒
	二十面体	无	ds 分节段	平滑呼肠病毒科（*Sedoreoviridae*）	轮状病毒
	二十面体	有	+ss	风疹病毒科（*Matonaviridae*）	风疹病毒
	二十面体	有	+ss	黄病毒科（*Flaviviridae*）	乙型脑炎病毒、森林脑炎病毒、登革病毒
	二十面体	有	+ss 双体	逆转录病毒科（*Retroviridae*）	人类免疫缺陷病毒、人类嗜T细胞病毒
	螺旋	有	+ss	冠状病毒科（*Coronaviridae*）	冠状病毒
	螺旋	有	−ss 分节段	正黏病毒科（*Orthomyxoviridae*）	流感病毒
	螺旋	有	−ss 分节段	汉坦病毒科（*Hantaviridae*）	汉坦病毒
	螺旋	有	−ss 分节段	内罗病毒科（*Nairoviridae*）	克里米亚-刚果出血热病毒
	螺旋	有	−ss	博尔纳病毒科（*Bornaviridae*）	博尔纳病毒
	螺旋	有	−ss	副黏病毒科（*Paramyxoviridae*）	麻疹病毒、腮腺炎病毒、副流感病毒
	螺旋	有	−ss	弹状病毒科（*Rhabdoviridae*）	狂犬病病毒
	螺旋	有	−ss	丝状病毒科（*Filoviridae*）	马尔堡病毒、埃博拉病毒

注：ss，单链（single-stranded）；ds，双链（double-stranded）。

目前，还发现比病毒更小，且在结构、化学组成及复制过程不同于常规病毒的传染因子，称为亚病毒（subvirus），包括类病毒、卫星病毒和朊粒，是一些非寻常病毒的致病因子。

（1）类病毒（viroid）：仅由200~400个核苷酸组成，为单链环状RNA，有二级结构，无包膜或衣壳，不含蛋白质。是很小的具有感染性的RNA分子。在细胞核内复制。类病毒均在植物中发现。

（2）卫星病毒（satellite virus）：是由500~2 000个核苷酸构成的单链RNA。卫星病毒可分为两类，一类可编码自身的衣壳蛋白，另一类为卫星病毒RNA分子，需利用辅助病毒的蛋白衣壳。与缺陷病毒不同，与辅助病毒之间无或很少有同源序列；复制时常干扰辅助病毒的增殖。

（3）朊粒（prion）：是一种具有传染性的不含核酸的蛋白质因子，引起动物和人类中枢神经系统慢性退行性病变。具体内容请见第十八章第九节。

（王燕）

复习参考题

（一）A型选择题

1. 关于类病毒叙述错误的是
   A. 由200~400个核苷酸组成
   B. 单链环状RNA分子
   C. 无包膜或衣壳
   D. 含有蛋白质
   E. 具有感染性

2. 不作为病毒分类依据的是
   A. 抗原性
   B. 宿主种类
   C. 致病性
   D. 病毒形态
   E. 细胞壁成分

答案：1. D；2. E

（二）简答题

病毒分类的依据有哪些？

第四章　　**真核细胞型微生物的生物学性状**

知识目标

1. 掌握真菌的形态结构和培养特性。
2. 熟悉真菌的繁殖方式和新陈代谢。
3. 了解真菌的变异和分类。

真菌（fungus）是一类具有细胞壁的真核细胞型微生物，细胞核分化程度高，有核膜和核仁，胞质内有较为完善的细胞器，不含叶绿素，无根、茎、叶分化。真菌以腐生或寄生方式生存，能进行无性或有性繁殖。少数为单细胞，大多数为多细胞。

真菌在自然界分布广泛，种类繁多，据专家保守估计，自然界存在的真菌至少有150万种，已被人类认识的有10万多种。多数真菌对人无害，甚至有益，例如用于酿酒，生产抗生素、酶类等。少数真菌对人类有害，目前发现引起人类疾病的真菌有400余种，近年来，抗生素、免疫抑制剂、放射治疗、化学治疗等的广泛应用导致菌群失调或机体免疫功能低下，真菌病发病率有明显上升趋势，特别是机会致病性真菌感染更为常见，应引起注意。

第一节　真菌的形态结构

真菌与细菌在大小、结构和化学组成方面有很大差异。真菌细胞体积比细菌大几倍至几十倍，在放大几百倍的光学显微镜下清楚可见。形态多种多样，结构比细菌复杂。细胞壁不含肽聚糖，主要成分为多糖，如几丁质、纤维素、葡聚糖、甘露聚糖等，另有少量蛋白质、脂质、无机盐等。各种真菌细胞壁的结构不完全相同，菌丝与孢子的细胞壁结构也不相同。真菌按形态结构可分单细胞真菌和多细胞真菌两类。

一、单细胞真菌

单细胞真菌呈圆形或卵圆形，包括酵母型真菌和类酵母型真菌。

1. 酵母型真菌　多数酵母型真菌大小为（3~5）μm×（5~30）μm。不产生菌丝，以芽生方式繁殖，芽生孢子成熟后脱落成独立个体，如新生隐球菌。

2. 类酵母型真菌 以芽生方式繁殖，与酵母型真菌的区别主要在于其出芽产生的芽生孢子持续延长但不与母细胞脱离，产生相互连接成藕节状较细长的细胞链，可伸进培养基内，称假菌丝（pseudohypha），如白念珠菌。

二、多细胞真菌

多细胞真菌形态多样，结构比较复杂，由菌丝和孢子两大基本结构组成，交织成团，称为丝状真菌（filamentous fungus）或霉菌（mold）。

1. 菌丝（hypha） 真菌的孢子在环境适合的情况下长出芽管，芽管逐渐延长呈丝状，称为菌丝。菌丝是一种管状结构，直径一般为5~30μm，长度随生长条件不同而异。菌丝又可长出许多分支，由许多菌丝相互交织而成的一个菌丝集团称菌丝体（mycelium）。菌丝按结构可分为有隔菌丝和无隔菌丝（图4-1-1）。有隔菌丝（septate hypha）为典型的多细胞结构，菌丝在一定间距有横隔结构，称隔膜（septum），将菌丝分成一连串的细胞，每个细胞含有一个至数个核，隔膜中有小孔，允许细胞质与胞核互相流通，绝大多数病原性真菌为有隔菌丝，如皮肤癣菌。无隔菌丝（nonseptate hypha）是一个多核单细胞，菌丝中无横隔将其分段，内有许多核，如毛霉和根霉。菌丝按功能可分为营养菌丝、气中（生）菌丝和生殖菌丝。伸入被寄生的组织或培养基中吸取营养物质的菌丝称为营养菌丝（vegetative mycelium），露出于培养基表面，向空气中生长的菌丝称气中（生）菌丝（aerial mycelium）。部分气中菌丝发育到一定阶段能产生不同形状、大小和颜色的孢子，这部分菌丝称生殖菌丝（reproductive mycelium）。菌丝还可按其形态分类，如螺旋状、球拍状、结节状、鹿角状和破梳状（图4-1-2）等，不同种类的真菌有不同形态的菌丝，菌丝形态可作为真菌的鉴别和分类的重要依据。

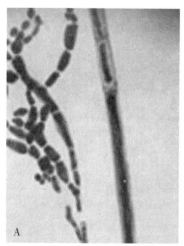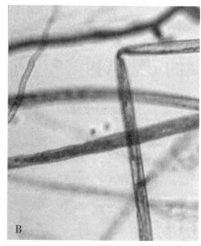

▲ 图4-1-1 真菌菌丝
A. 有隔菌丝；B. 无隔菌丝。

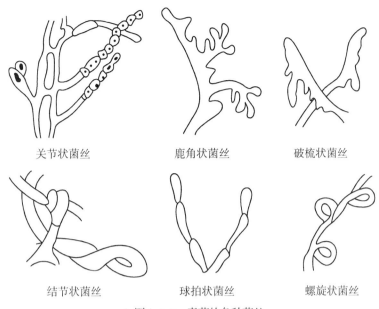

| 关节状菌丝 | 鹿角状菌丝 | 破梳状菌丝 |
| 结节状菌丝 | 球拍状菌丝 | 螺旋状菌丝 |

▲ 图4-1-2　真菌的各种菌丝

　　2. 孢子（spore） 孢子是真菌的繁殖结构，由生殖菌丝产生，一条菌丝可长出多个孢子。虽然真菌孢子和细菌芽胞的英文名均为"spore"，但两者的生物学特性截然不同，它们的主要区别见表4-1-1。真菌孢子分为有性与无性两大类。

▼ 表4-1-1　真菌孢子与细菌芽胞的主要区别

	热抵抗力	形成方式	功能
真菌孢子	对热的抵抗力不强，60~70℃短时间即死亡	一条菌丝可产生多个孢子	是真菌的繁殖结构
细菌芽胞	对热抵抗力强，煮沸时间短不死亡	一个细菌只能形成一个芽胞	是细菌的休眠状态

　　（1）有性孢子：是由同一菌体或不同菌体上的两个细胞配合（质配、核配），并经减数分裂后形成的孢子，主要有接合孢子（zygospore）、子囊孢子（ascospore）、担孢子（basidiospore）、卵孢子（oospore）等。有性孢子大多数为非致病性真菌所具有。

　　（2）无性孢子：是不经过两性细胞配合而形成的孢子，由菌丝上的细胞分化或出芽生成。致病性真菌多数产生无性孢子。无性孢子根据形态分为叶状孢子、分生孢子和孢子囊孢子三种类型（图4-1-3）。

　　1）叶状孢子（thallospore）：是生殖菌丝内细胞直接形成的孢子。有三种类型：① 芽生孢子（blastospore），由菌细胞出芽生成的圆形或卵圆形孢子，一般长到一定大小即与母体脱离，若不脱离而互相连接成链状，则形成假菌丝，如白念珠菌。② 厚膜孢子（chlamydospore），又称为厚壁孢子，由菌丝细胞胞质浓缩，胞壁增厚而形成。常产生于菌丝顶端或中间，圆形或卵圆形，抵抗力增强，是真菌的一种休眠细胞，当环境适宜时又可出芽繁殖。③ 关节孢子（arthrospore），在陈旧培养物中常见，菌丝胞壁稍增厚，分化出现隔膜且断裂形成长方形节段，呈链状排列。

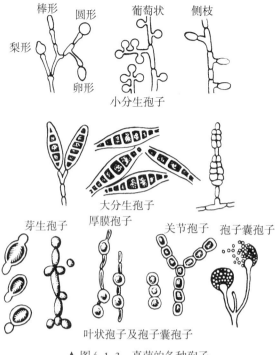

棒形　圆形　葡萄状　侧枝

梨形

卵形　小分生孢子

大分生孢子

芽生孢子　厚膜孢子　关节孢子　孢子囊孢子

叶状孢子及孢子囊孢子

▲ 图4-1-3　真菌的各种孢子

2）分生孢子（conidium）：由生殖菌丝末端细胞分裂或收缩形成的孢子，也可由菌丝侧面出芽形成，其形态、大小、结构、颜色及着生方式多种多样，可作为真菌鉴别和分类的依据。按其形态和结构分为大分生孢子和小分生孢子两类。① 大分生孢子（macroconidium）：体积较大，由多细胞组成，常呈梭状、棍棒状、梨状等；② 小分生孢子（microconidium）：体积较小，一个孢子只有一个细胞，有圆形、卵形、梨形及棒形等。

3）孢子囊孢子（sporangiospore）：菌丝末端膨大形成囊状结构即孢子囊，囊内发育形成的孢子就是孢子囊孢子，孢子成熟则破囊而出。如毛霉、根霉的孢子囊孢子。

第二节　真菌的生理与变异

一、真菌的培养特性

（一）真菌的培养条件

真菌培养时对营养的要求不高，常用沙氏葡萄糖琼脂（Sabouraud dextrose agar，SDA）培养基培养，其成分简单，主要含1%蛋白胨、4%葡萄糖（或麦芽糖）、2%琼脂和氯化钠。需要高湿度与O_2，最适pH为4~6，多数真菌最适培养温度为22~28℃，某些深部感染真菌则在37℃中生长最好。多数病原性真菌生长缓慢，特别是丝状菌，需培养1~4周才能形成典型菌落，故常在培养基中加入抗生素抑制细菌生长。酵母型真菌生长较快，一般经24~48小时可形成肉眼可见的菌落。

（二）真菌的菌落特征

在SDA培养基上培养，真菌可形成以下三种菌落：

1. 酵母型菌落（yeast type colony） 为单细胞真菌的菌落形式。菌落形状一般为圆形，直径2~4mm，光滑、湿润、柔软而致密、边缘整齐，与一般细菌菌落相似，但比细菌菌落大而且厚。镜下可见有圆形或卵圆形单细胞芽生孢子，无菌丝，如新生隐球菌。

2. 类酵母型菌落（yeast like colony） 亦称酵母样菌落，由类酵母型真菌形成，菌落特征类似酵母型菌落，但可见到假菌丝深入到培养基内部，如白念珠菌形成的菌落。

3. 丝状型菌落（filamentous type colony） 是多细胞真菌的菌落形式，由菌丝体和孢子组成。菌落呈棉絮状、绒毛状、蛛网状或粉末状，菌落正背两面可显示各种不同的颜色。丝状型菌落的形态、结构和颜色等特征可作为鉴定真菌的参考。真菌有从中心向四周等距离生长形成圆形菌落的倾向，所以体癣、股癣、叠瓦癣等的皮肤损伤表现为环形或多环形。若要观察菌丝与孢子生长的关系，可做玻片小培养。切取一小块SDA培养基置于玻片上，挑取小片真菌菌落接种在培养基周边，盖上无菌盖玻片。培养1周后用乳酸酚棉蓝（lactophenol cotton blue）染色，镜检观察菌丝和孢子。

二、真菌的繁殖方式

真菌的繁殖方式包括无性繁殖和有性繁殖两种。

1. 无性繁殖（asexual reproduction） 是指不经过两性细胞配合就能产生新个体的繁殖方式。无性繁殖是真菌的主要繁殖方式，其特点是简单、快速、产生的新个体多，有4种主要形式：

（1）芽生（budding）：芽生的基本过程如下。① 母细胞出芽部位的细胞壁隆起形成小的芽体，同时进行核分裂；② 核酸、蛋白质、细胞器等细胞物质涌入芽体，使芽体逐渐长大；③ 在芽体和母细胞连接部位产生横隔；④ 横隔处断裂，芽体与母细胞脱离。如酵母型真菌和类酵母型真菌多以此方式繁殖。

（2）裂殖（binary fission）：真菌细胞以二分裂法直接形成两个子细胞。多发生于单细胞真菌，如裂殖酵母以此方式繁殖。

（3）隔殖（septa）：为丝状真菌的主要繁殖方式。先在分生孢子梗某一段落形成一隔膜，随后原生质浓缩形成一个新的孢子，孢子可再独立繁殖。

（4）菌丝断裂：真菌菌丝断裂成许多小片段，在适宜的环境条件下每个小片段又发育成新的个体。

2. 有性繁殖（sexual reproduction） 是指经过两性细胞配合而产生新个体的繁殖过程。其过程分为质配、核配和减数分裂三个阶段。① 质配：两个原生质体相互融合为一个细胞；② 核配：经质配进入同一细胞内的两个细胞核融合；③ 减数分裂：二倍体核通过减数分裂成单倍体。

三、真菌的新陈代谢

真菌的新陈代谢是菌体内发生的一切化学反应的总和，包括分解代谢和合成代谢。各种复杂的营养物质降解为简单小分子的过程为分解代谢，分解代谢往往伴随着能量的产生；由简单的小分子合成复杂的大分子乃至细胞结构的过程为合成代谢，合成代谢往往需要消耗能量。

（一）真菌的能量代谢

真菌通过发酵和呼吸作用氧化底物来获得能量，被真菌利用得最普遍的底物是葡萄糖，现以葡萄糖为例简述真菌的能量代谢。

发酵和呼吸的最初步骤相同，在无氧或有氧条件下均可进行，从糖的酵解开始，葡萄糖逐渐转化为丙酮酸。若 O_2 缺乏，丙酮酸在发酵和无氧呼吸中被利用，若 O_2 充足，丙酮酸将在有氧呼吸中被利用。真菌糖酵解主要通过双磷酸己糖降解（embden-meyerhof-parnas，EMP）途径、己糖磷酸（hexose monophosphate，HMP）途径和 ED 途径（Entner Doudoroff pathway）等三个途径进行。EMP 途径是真菌主要的糖酵解途径，一般占糖分解的一半以上。HMP 途径为少数真菌的主要糖酵解途径，如某些红酵母。ED 途径因最先由 Entner 和 Doudoroff 两人在嗜糖假单胞菌中发现，故名，该途径较少见，目前仅在几种真菌中被发现，如卡尔黑霉。ED 途径产能较少，1 分子葡萄糖只产生 1 分子 ATP。

（二）真菌的生化反应

生化反应可用于真菌的鉴定，常用的有：

1. **糖发酵试验**　常用于深部感染真菌，如白念珠菌、新生隐球菌的鉴定，常用的糖有葡萄糖、果糖、半乳糖、麦芽糖、蔗糖、乳糖、海藻糖、肌糖、甘露糖、淀粉等。

2. **碳源同化试验**　主要用于鉴定酵母，不同的酵母对糖的利用能力不同，将菌株接种于不含糖的琼脂平板培养基上，然后贴含有某种糖的圆形纸片，置适宜环境中培养，若纸片周围有菌生长，说明菌株能同化该种糖。

3. **硝酸盐同化试验**　类似于碳源同化试验，测定真菌对硝酸盐的利用能力，常用于隐球菌属、念珠菌属、红酵母属、毛孢子菌属等的鉴定。

4. **明胶液化试验**　有些真菌具有明胶酶，可分解明胶而使其不能凝固。

5. **尿素分解试验**　某些真菌可产生尿素酶，分解尿素，常用于隐球菌属、马拉色菌属、念珠菌属等的鉴定。

6. **牛乳分解试验**　某些真菌可分解牛乳中的乳糖和酪氨酸，使牛乳发生酸化、凝固、胨化、碱化等反应。

7. **淀粉样化合物测定**　某些真菌可产生淀粉样化合物，遇碘后变成蓝色。

四、真菌的变异

真菌容易发生变异，在人工培养基上多次传代后可出现形态、结构、菌落性状、色素以及各种生理性状的改变。

真菌的基因重组方式主要包括有性杂交、准性生殖、原生质体融合和遗传转化。有性杂交一般指 2 个不同遗传型的细胞先接合，随之进行染色体重组，产生新遗传型后代。准性生殖是一种比有性生殖更为原始的两性生殖方式，遗传型有差别的同种不同株的体细胞发生融合，导致低频率基因重组并产生重组子。原生质体融合和遗传转化与细菌遗传变异中阐述过的内容基本相同。

第三节　真菌的分类

真菌分类是根据真菌的表型相似性和进化相关性对真菌进行分组和归类。随着生物化学、遗传学、分子生物学等相关学科的发展，真菌的分类方法和分类系统也在发生变化。

真菌分类的层次和其他生物一样，即界、门、亚门、纲、亚纲、目、亚目、科、亚科、属、种等。目前一般分为4个门：① 接合菌门（Zygomycota），具有接合孢子，绝大多数为无隔多核菌丝体。大多数为腐生菌，有的为机会致病性真菌，如毛霉属（*Mucor* spp.）、根霉属（*Rhizopus* spp.）等；② 子囊菌门（Ascomycotina），具有子囊和子囊孢子，是真菌界最大的一个门，约85%的人类病原性真菌属于该门，如芽生菌属（*Blastomyces* spp.）、组织胞浆菌属（*Histoplasma* spp.）、小孢子菌属（*Microsporum*）、毛癣菌属（*Trichophyton* spp.）及念珠菌属（*Candida* spp.）等；③ 担子菌门（Basidiomycota），具有担子和担孢子，许多大型担子菌是营养丰富的食用菌，如蘑菇、灵芝、猴头、平菇等，也有一些对人类有害，如隐球菌属（*Cryptococcus* spp.）；④ 壶菌门（Chytridiomycota），具有鞭毛结构并能在水中游动，多数水生，少数两栖或陆生。

学习小结

真菌是一类具有细胞壁的真核细胞型微生物，按形态结构可分单细胞真菌和多细胞真菌两类。单细胞真菌包括酵母型真菌和类酵母型真菌。多细胞真菌由菌丝和孢子两大基本结构组成。孢子是真菌的繁殖结构，分为有性孢子与无性孢子两大类。致病性真菌多数产生无性孢子，无性孢子根据形态分为叶状孢子、分生孢子和孢子囊孢子3种类型。菌丝和孢子形态特点可作为真菌的鉴别和分类的重要依据。

真菌对营养要求不高，常用SDA培养基培养。在SDA培养基上真菌可形成酵母型、类酵母型和丝状型菌落3种不同的菌落，菌落的形态、结构和颜色等特征可作为鉴定真菌的依据。真菌的繁殖方式包括无性繁殖和有性繁殖两种。真菌的生化反应可用于真菌的鉴定。真菌容易发生变异。

真菌分为接合菌门、子囊菌门、担子菌门和壶菌门4个门。

（张雄鹰）

复习参考题

（一）A型选择题

1. 下列关于真菌孢子的描述，错误的是
   - A. 是真菌的繁殖结构
   - B. 可发芽并延长成菌丝
   - C. 包括有性孢子和无性孢子两大类
   - D. 致病性真菌多形成无性孢子
   - E. 抵抗力与细菌芽胞相似

2. 培养真菌常用的培养基是
   - A. SS琼脂培养基
   - B. 沙氏葡萄糖琼脂培养基
   - C. 血琼脂平板培养基
   - D. 庖肉培养基
   - E. 中国蓝琼脂培养基

3. 类酵母型真菌与酵母型真菌的区别是前者
   - A. 可形成假菌丝
   - B. 生长较快
   - C. 菌落光滑
   - D. 是多细胞真菌
   - E. 菌落有颜色

4. 多细胞真菌不具有的结构或成分是
   - A. 细胞壁
   - B. 细胞膜
   - C. 线粒体
   - D. 核糖体
   - E. 叶绿素

5. 在SDA培养基上，多细胞真菌形成的菌落类型是
   - A. 酵母型菌落
   - B. 类酵母型菌落
   - C. 黏液型菌落
   - D. 丝状型菌落
   - E. 混合型菌落

   答案：1. E；2. B；3. A；4. E；5. D

（二）简答题

1. 真菌的形态结构特点有哪些？

2. 真菌的培养特性有哪些？

第五章　微生态平衡与机会致病菌

知识目标

1. 掌握正常菌群及其生理作用；机会致病菌的概念。
2. 熟悉人体常见的机会致病菌。
3. 了解微生物群与人体的相互作用、正常菌群在人体的分布。

微生态学（microecology）是研究生物体正常微生物群结构、功能以及与其宿主相互关系的科学，是生命科学的一个分支，是细胞水平和分子水平的生态。人体微生态学是研究人体正常微生物群及其与人体相互关系的科学。微生态学一词是德国学者 Volker Rush 于 1977 年首先提出。我国学者魏曦在抗生素时代刚刚开始时提出了抗生素引起菌群失调的概念，随后提出了采取菌群调整的治疗方法。1988 年，我国学者康白主编了我国第一部微生态学专著《微生态学》，创办了中华预防医学会微生态学分会，并于次年创办了《中国微生态学杂志》，推动了我国微生态学的研究和实践。

第一节　人体微生态

一、人体微生物群

微生物群（microbiota）是指特定时间和特定生境中所有微生物的总称。研究发现，一个健康成年人大约由 1×10^{13} 个体细胞组成，而人体存在数百万亿（10^{14}）计的微生物群，10 倍于人体体细胞，这些微生物包括病毒、细菌、真菌等，栖居于人体并与人体处于共生状态，形成了微生态系统，伴随人体整个生命周期，对机体的免疫、营养、代谢、感染、生物性相关疾病的发生发展以及防控起重要作用。正常微生物群包括人体正常菌群（包括广义的细菌和真菌）和人体病毒群。

在长期的共生关系中，微生物群和人体相互作用：① 微生物群和人体之间进行基因交流，影响彼此的进化轨迹；② 人体微生物群参与人体发育、生长和衰老的过程；③ 微生物群尤其是肠道微生物群对宿主摄入的食品进行代谢，产生的初级和次级小分子代谢产物有可能对宿主发挥重要生理作用；④ 微生物群参与调控机体的免疫、神经和内分泌系统，进而影响人体内环境的调控。微生物群与人体多器官之间的联系轴包括微生物组–肠–脑轴、微生物组–肠–肝轴和微生物组-肠-肺轴已引起高度的关注。

人体微生物群与健康的关系已成为生命科学研究的一个新的热点，正常菌群不仅与感染性疾病有关，也与一些免疫性疾病、代谢性疾病（如糖尿病、肥胖），以及神经和精神性疾病等有密切联系。

二、人体的正常菌群

微生物种类繁多，在自然界中广泛分布。由于人与自然环境密切接触，因此，在人的体表以及与外界相通的腔道中，如口腔、鼻咽腔、肠道、泌尿生殖道等部位，寄居着不同种类和数量的微生物，当人体免疫功能正常时，这些微生物对人体无害，有些对人体还有利，构成了人体的正常菌群（normal flora）。

1. 正常菌群的组成　正常菌群具有宿主特异性，甚至是宿主生境特异性，其组成是相对稳定的，在个体发育的不同时期及不同部位是有一定差别的。分布于人体各部位的正常菌群见表5-1-1。在人出生后，正常菌群即在体内建立并持续存在，由常居菌群和过路菌群两部分组成。常居菌群（resident flora）也称原籍菌群（autochthonous flora），是由相对固定的细菌组成，有规律地定居于特定部位，成为宿主不可缺少的组成部分。过路菌群（transient flora）也称外籍菌群（allochthonous flora），是由非致病菌或潜在致病菌组成，来自周围环境或宿主其他生境，可能在皮肤黏膜上只存留数小时、数天或数周。过路菌群在常居菌群保持完整的情况下通常对人体没有影响，但是，如果常居菌群发生紊乱，过路菌群就会在人体内定植、繁殖，从而引起疾病。

▼ 表5-1-1　人体各部位常见正常菌群

部位	主要定居菌群
皮肤	葡萄球菌、类白喉杆菌、铜绿假单胞菌、丙酸杆菌、白念珠菌、非致病性分枝杆菌等
口腔	葡萄球菌、甲型和丙型溶血性链球菌、肺炎链球菌、奈瑟菌、乳杆菌、类白喉棒状杆菌、放线菌、螺旋体、白念珠菌、梭杆菌等
外耳道	葡萄球菌、类白喉棒状杆菌、铜绿假单胞菌、非结核分枝杆菌等
鼻咽腔	葡萄球菌、甲型和丙型溶血性链球菌、肺炎链球菌、奈瑟菌、类杆菌、梭杆菌、支原体等
眼结膜	葡萄球菌、干燥棒状杆菌、奈瑟菌等
肠道	大肠埃希菌、产气肠杆菌、变形杆菌、葡萄球菌、铜绿假单胞菌、乳杆菌、产气荚膜梭菌、破伤风梭菌、类杆菌、双歧杆菌、真杆菌、肠球菌、白念珠菌等
前尿道	葡萄球菌、类白喉棒状杆菌、非致病性分枝杆菌、大肠埃希菌、白念珠菌等
阴道	乳杆菌、大肠埃希菌、B群链球菌、类白喉棒状杆菌、白念珠菌等

2. 正常菌群的生理作用　正常菌群对维持体内微生态平衡起着重要作用，其生理作用主要包括：

（1）生物拮抗作用：生物拮抗是正常菌群内部的平衡机制，既可使构成菌群的微生物保持定性及定量上的平衡，还可防止致病菌的侵入，从而起到抗感染的作用。其作用机制是：① 屏障和占位性保护作用。正常菌群通过其配体与宿主相应上皮细胞表面的受体结合而黏附、定植，大量繁殖后形成一层生物被膜，发挥生物屏障和占位性保护作用，妨碍或抑制外来致病菌的定植。② 营养竞争。正常菌群的定植、繁殖优先利用了营养资源而处于优势地位，从而抑制了外来致病菌的生长繁殖。③ 产生有害代谢产物。如在肠道中，大肠埃希菌可产生大肠菌素及酸性代谢产物，抑制志贺菌的生长繁殖。

（2）营养作用：正常菌群参与宿主的物质代谢、营养转化和生物合成，主要表现在蛋白质、糖、脂质的代谢及维生素的合成。如肠道中大肠埃希菌、脆弱类杆菌可产生维生素K和B族维生素，乳杆菌和双歧杆菌等能合成烟酸、叶酸及B族维生素供人体利用。

（3）刺激免疫作用：正常菌群刺激免疫作用表现在两个方面。① 正常菌群具有免疫原性，作为与宿主终生相伴的抗原库，可刺激宿主的免疫系统产生免疫耐受，从而限制正常菌群本身对宿主的危害作用；同时，对具有交叉抗原组分的致病菌有一定的抑制或杀灭作用。② 正常菌群可促进宿主免疫器官发育，刺激机体建立完善的免疫系统。动物实验发现，无菌鸡的小肠和回盲部淋巴结较普通鸡小80%，小肠集合淋巴结也仅为普通鸡的40%。若将无菌鸡暴露在普通环境中饲养，使其建立正常菌群，则两周后免疫系统的发育和功能提高至与普通鸡群相近。

（4）抗衰老作用：人体在不同的年龄阶段，同一部位正常菌群的种类和数量不同。如健康乳儿肠道中，双歧杆菌约占肠道菌群的98%，成年后这类菌逐渐减少，代之以其他菌群。正常菌群中的双歧杆菌、乳杆菌等具有抗衰老作用，与其产生的超氧化物歧化酶（superoxide dismutase，SOD）有关，SOD是一种抗氧化损伤的生物酶，能催化超氧阴离子发生歧化反应，从而清除机体在新陈代谢过程中产生的超氧阴离子等自由基的毒性，保护细胞免受其损伤。

（5）抗肿瘤作用：正常菌群有一定的抗肿瘤作用，其机制可能是其能产生多种酶，将某些前致癌物或致癌物质降解为非致癌物质；还可激活巨噬细胞等的免疫功能，或激发自身免疫杀伤癌细胞。动物实验发现，在致癌剂作用下，无菌大鼠比普通大鼠的癌症诱发率高2倍。

另外，正常菌群与糖尿病、肥胖、过敏性疾病以及神经和精神性疾病等的关系已引起科学界的高度关注。

第二节　微生态失调与机会致病

一、微生态平衡

在正常情况下，正常菌群与人体之间以及菌群内不同种类的微生物之间相互制约、相互依存，建立了属于生理性组合的动态平衡，称为微生态平衡（microeubiosis）。微生态平衡的建立与正常微生物群、宿主、环境三方面有关。

1. 微生物　包括定性、定量、定位三个方面。① 定性：指微生物群落中的菌群种类。在某一生境中正常菌群的种类相对稳定。② 定位：原籍菌群在其固有生境对人体有益，但离开其固有生境转移到外生境时就是外籍菌群，对人体可能有害。③ 定量：指某生态环境中正常菌群的总菌数和各菌群的数量、比例呈动态平衡。只有了解健康人体主要菌群的定位、定性和定量，才能更好地判断机体的微生态平衡。如尿道口附近检查到少量大肠埃希菌是正常情况，但如果大肠埃希菌在泌尿系统成为优势菌就会引起宿主疾病。优势菌往往是决定一个微生物群生态平衡的核心。例如在肠道，专性厌氧菌占优势，如果这个优势下降或消失，就会导致微生态平衡的破坏。

2. 宿主　机体的年龄、生理状态等可影响微生态平衡的生理波动。例如妊娠7~9个月时口腔厌氧菌明显增加；小儿在出牙时口腔链球菌的种类与数量都有所变化。机体的免疫状况也是影响微生态平衡的重要因素。

3. 环境　外界因素如药物、手术和外伤等均有可能导致机体局部甚至多部位的微生态失衡。

二、微生态失调与机会致病

正常菌群与宿主之间、正常菌群各菌之间的平衡在外界环境影响下，由生理性组合转变为病理性组合的状态称为微生态失调（microdysbiosis）。包括菌与菌的失调、菌与宿主的失调、菌和宿主的统一体与外环境的失调。微生态失调有可能使正常菌群成为机会致病菌。

有些菌群在人体健康或正常情况下不致病，但在特殊情况下可致病，这些细菌或真菌称为机会致病菌（opportunistic pathogen）或条件致病菌（conditioned pathogen）。人体常见的机会致病病原生物及其所致的主要疾病详见本教材第十一章。另外，感染人体的寄生虫包括刚地弓形虫、隐孢子虫等在机体免疫力降低时可引起感染，称为机会致病寄生虫（opportunistic parasite）。引起机会致病菌致病的主要因素包括：

1. 寄居部位的改变　正常菌群具有宿主特异性，甚至是宿主生境特异性，原籍菌群在其固有生境不致病，但如果从原籍生境转移到外籍生境或本来无菌生存的部位则可能致病。例如大肠埃希菌是肠道内的正常菌群，当有机会进入泌尿系统就可引起泌尿系统感染；当肠道穿孔时进入腹腔可引起腹膜炎，甚至进入血流引起败血症等。

2. 免疫功能低下　宿主先天或后天免疫功能缺陷（如艾滋病）、大剂量使用类固醇类等免疫抑制剂、长期应用抗肿瘤药物及放疗等，可造成机体免疫功能降低，从而使一些正常菌群在寄居原籍生境也可引起感染灶，进而穿透黏膜等屏障，进入组织或血流，引起局部组织或全身感染，严重的可因败血症而导致死亡。

3. 菌群失调　常发生于长期使用广谱抗生素之后。长期或大量应用抗菌药物治疗疾病时，抑制或杀灭了正常菌群中的敏感菌，耐药菌乘机大量生长繁殖，使正常菌群各菌之间的数目和比例发生较大幅度的改变，超出了正常范围，称为菌群失调（dysbacteriosis）。轻度的菌群失调在临床上往往没有表现或只有轻微的反应，只能通过细菌定量检查发现变化，这种失调往往是可逆的，当去除引起失调的因素后可自行恢复。严重的菌群失调表现为敏感的原籍菌群大部分被抑制，只有少数菌种（耐药菌）大量繁殖，或外籍菌群乘虚而入成为优势菌群而引起新的感染。由菌群失调导致患者出现的新的感染称为二重感染或重叠感染，表现为假膜性结肠炎、抗生素相关性腹泻、鹅口疮、肺炎、泌尿系统感染、败血症等，常见病原包括艰难梭菌、白念珠菌、金黄色葡萄球菌以及一些革兰氏阴性杆菌。

第三节　微生态平衡与医学实践

社会及医学科技的发展使得感染谱发生了变化，正常菌群成员成了人体感染的重要病原，且多呈现出高度耐药性。一味地应用抗生素不能解决这些问题，微生态理论可为预防、控制感染提供一系列有效的防治手段。

1. 保护或重建微生态环境　防治感染性疾病应从维护微生态平衡的正常微生物群、宿主、环境三方面进行考虑，保护或重建微生态环境。

机体组织器官的病变可引发微生态失衡，同时，微生态失衡也是引发机体组织器官病变的重要原因。如胃黏膜萎缩、胃酸分泌减少有可能导致小肠上部细菌的过度生长；口腔正畸矫形材料和义齿等的应用可造成口腔微生态环境的改变，甚至引发微生态失衡。机体因为原发病可能导致机体免疫力的降低，引发机会感染。因此，治疗机体的原发性疾病，修复畸形的结构，增强机体的免疫力，保护和重建微生态环境，对于维护微生态平衡有重要影响。

另外，多种现代诊断和治疗措施，如抗菌药物的应用、导尿、介入性诊疗等，均有可能破坏人体的微生态平衡，因此在应用中都应考虑其对微生态平衡的影响。

2. 应用微生态制剂　应用微生态调节剂可促进正常菌群的生长、繁殖，修复或调整微生态平衡。目前应用的微生态制剂主要有益生菌（probiotics）、益生元（prebiotics）、合生元（synbiotics）和后生元（postbiotics）。常用的益生菌包括乳杆菌类、双歧杆菌类等。益生元包括乳果糖、乳梨醇、果寡糖、菊糖等制剂，是一种能选择性地促进一种或几种有益菌生长，从而促进宿主健康的非消化性低聚糖。合生元是益生元与益生菌的混合制剂。后生元指益生菌在发酵过程中产生的有益于机体健康的生物活性物质，如短链脂肪酸、肽、多糖、有机酸等。

调整微生态失调的微生态疗法是一个方兴未艾的研究方向，它优于抗生素疗法之处在于克服了应用抗生素所造成的菌群失调、耐药性菌株的增加以及药物的副作用等缺点。

3. 合理应用抗生素　应用敏感抗生素降低微生物群中关键菌的丰度能够调整微生态失调。同时，在医疗实践中需要科学合理地选用抗生素，防止滥用抗生素后导致菌群失调而引起二重感染。

学习小结

微生物群指特定时间和特定生境中所有微生物的总称。这些微生物包括病毒、细菌、真菌等，与机体共存形成了微生态系统，对机体全生命周期的免疫、营养、代谢、感染、生物性相关疾病的发生发展以及防控起重要作用。正常菌群的生理作用包括生物拮抗、营养、刺激免疫、抗衰老和抗肿瘤作用。

微生态平衡是正常菌群与人体之间以及菌群内不同种类的微生物之间建立的生理性动态平衡，与正常微生物群、宿主、环境三方面有关。这种生理性组合转变为病理性组合后可导致微生态失调，使正常菌群成为机会致病菌，常见的机会致病的条件包括寄居部位改变、机体免疫力下降及菌群失调。微生态理论可为预防、控制感染提供一系列有效的防治手段，包括保护或重建微生态环境、应用微生态制剂、合理使用抗生素。

（徐佳）

复习参考题

（一）A型选择题

1. 正常菌群的生理作用<u>不包括</u>
   A. 生物拮抗
   B. 营养作用
   C. 调理作用
   D. 刺激免疫作用
   E. 抗衰老作用

2. 以下属于人体咽喉部正常菌群的是
   A. 流感嗜血杆菌
   B. 金黄色葡萄球菌
   C. 白喉棒状杆菌
   D. 甲型溶血性链球菌
   E. 乙型溶血性链球菌

3. 机会致病菌致病的特定条件<u>不包括</u>
   A. 宿主免疫力下降
   B. 正常菌群寄居部位的改变
   C. 构成正常菌群的细菌种类发生改变

   D. 构成正常菌群的细菌数量发生改变
   E. 外源性细菌的侵入

4. 下列微生物属于益生菌的是
   A. 双歧杆菌
   B. 大肠埃希菌
   C. 肺炎克雷伯菌
   D. 变形杆菌
   E. 空肠弯曲菌

5. 正常菌群中各菌间的比例严重失调后出现的临床症状称为
   A. 感染综合征
   B. 微生态失衡
   C. 定位转移
   D. 外源性感染
   E. 二重感染

   答案：1. C；2. D；3. E；4. A；5. E

（二）简答题

1. 什么是正常菌群，正常菌群有何生理作用？

2. 何谓机会致病菌，其致病的条件包括哪些？

第六章 病原生物的致病性

第一节 感染的发生

感染是指病原生物侵入宿主体内并与机体相互作用，引起机体的一系列病理变化的过程。感染的发生、发展和结局是宿主和病原生物相互作用的结果。能感染宿主并导致疾病发生的生物称为病原生物（pathogenic organism）或病原体（pathogen）。

一、感染的来源、途径及类型

（一）感染的来源

在感染性疾病中，根据病原生物来源分为外源性感染和内源性感染。

1. 外源性感染（exogenous infection） 指来自宿主体外的病原生物所致的感染，感染源主要包括患者、带菌/虫/病毒者、病畜和带菌/虫/病毒动物。

（1）患者：患者在疾病潜伏期一直到病后一段恢复期内，都有可能将致病病原生物传播给其他人，与患者密切接触的人如果未经免疫，则可能存在感染的危险。

（2）带菌/虫/病者：指携带某种病原的健康人，包括健康带菌/虫/病毒者和恢复期带菌/虫/病毒者，是重要传染源。

（3）病畜和带菌/虫/病毒动物：有些病原是人兽共患病病原，病畜或带菌/虫/病毒动物的病原可通过多种途径传播给人类。如布鲁菌、狂犬病病毒、杜氏利什曼原虫等。

此外，外界环境中亦可存在许多病原体，如土壤中的破伤风梭菌、产气荚膜梭菌、溶组织内阿米巴包囊等，可通过一定途径感染机体。

2. 内源性感染（endogenous infection） 指由患者体表或与外界相通腔道内的正常微生物群所致的感染。引起内源性感染的病原大多是人体内的正常菌群，少数是以潜伏状态存在于体内的致病菌（如结核分枝杆菌）。当体内微生态平衡被破坏后，正常菌群成为机会致病菌引起感染。如老年人、癌症晚期患者、艾滋病（AIDS）患者等均易发生内源性感染。

（二）传播方式与感染途径

病原生物在人群中的传播方式分为水平传播和垂直传播两大类。

1. 水平传播（horizontal transmission） 指病原生物在人群中不同个体之间的传播，主要通过呼吸道、消化道或皮肤黏膜等途径进入人体。

（1）呼吸道感染：病原生物随患者或带菌/带虫者/病毒携带者的痰液、飞沫等散布到周围空气中，经呼吸道途径感染他人。呼吸道感染的疾病主要经此途径传播，如流感、麻疹、肺结核、白喉、百日咳、军团病等。

（2）消化道感染：消化道感染又称粪-口途径感染，通过食入病原生物污染的饮食而引起感染。即病原从消化道进入，又从消化道排出，污染食品、饮水等，再通过污染食品、饮水等传入宿主。如伤寒、细菌性痢疾、阿米巴痢疾、霍乱、手足口病、脊髓灰质炎、甲型肝炎等胃肠道传染病。

（3）创伤感染：正常皮肤黏膜是宿主抗感染的第一道防线，皮肤、黏膜出现破损或烧（烫）伤等，会导致多种病原侵入而引起各种感染。如存在于泥土中的破伤风梭菌和产气荚膜梭菌进入无氧的深部伤口，产生外毒素而致病。同样，许多介入性诊治操作也可导致感染。

（4）接触感染：通过人与人或动物与人的直接接触或间接接触而感染。临床最常见的是性传播性疾病，如淋病、梅毒、AIDS等。另外，麻风分枝杆菌、沙眼衣原体等也可通过接触而感染。

（5）节肢动物叮咬：以蚊、虱、蚤等节肢动物为媒介，通过叮咬引起感染。如鼠蚤传播鼠疫和地方性斑疹伤寒，硬蜱传播莱姆病，蚊虫传播登革热、流行性乙型脑炎、疟疾、丝虫病等。

有些病原生物的感染可通过呼吸道、消化道、皮肤创伤等多种途径。例如结核分枝杆菌、炭疽芽胞杆菌等。

2. 垂直传播（vertical transmission） 指病原生物经胎盘、产道或哺乳由亲代传播给子代的方式，又称母婴传播。常见于病毒感染，孕妇发生病毒血症经胎盘造成子代的感染，如HIV、乙型肝炎病毒、风疹病毒。也可见于刚地弓形虫、淋病奈瑟菌、梅毒螺旋体、支原体等感染后的垂直传播。垂直传播可致死胎、流产、早产或先天畸形，子代也可不表现出任何症状而成为病毒携带者。

（三）感染的类型

感染的发生、发展和结局是宿主和病原生物相互作用的复杂过程，根据两者力量的对比，可出现隐性感染、显性感染和带菌/虫/病毒状态三种感染类型。这几种类型并非一成不变，随着两方力量的增减，可以转化或呈交替出现的动态变化。

1. 隐性感染（inapparent infection） 当宿主的抗感染免疫力较强，或侵入的病原生物数量不多、毒力较弱时，感染后对机体损害较轻，不出现或出现不明显的临床症状，为隐性感染，或称亚临床感染。隐性感染后，机体常可获得特异性免疫力。在传染病流行中，结核病、白喉、伤寒、甲型肝炎、流感、流行性乙型脑炎等常有隐性感染。隐性感染者在人群中所占比例随病原体及宿主免疫力的不同而不同。

另外，寄生虫的隐性感染常见于机会致病寄生虫，如刚地弓形虫、微小隐孢子虫等，在机体免疫力降低时导致机体致病。

2. 显性感染（apparent infection） 当宿主抗感染免疫力较弱，或侵入的病原生物数量较多、毒力较强，致使宿主的组织细胞受到不同程度的损害，生理功能发生改变并出现一系列的临床症状和体征，为显性感染。由于宿主抗感染免疫力和病原生物的毒力等存在着差异，因此，显性感染又有轻、重、缓、急等不同模式。按病程长短不同，分为急性感染和慢性感染。

（1）急性感染（acute infection）：发作突然，病程较短，一般是数日至数周，病愈后病原生物从宿主体内消失。多种病原生物，如脑膜炎奈瑟菌、霍乱弧菌、肠产毒素型大肠埃希菌、轮状病毒、鼻病毒、钩虫的丝状蚴、血吸虫尾蚴等可引发急性感染。

（2）慢性感染（chronic infection）：病程缓慢，常持续数月至数年。胞内菌、某些病毒、多种寄生虫往往引起慢性感染，如结核分枝杆菌、麻风分枝杆菌、乙型肝炎病毒、蛔虫、血吸虫等。

3. 带菌/虫/病毒状态（carrier state） 有时病原生物在显性或隐性感染后并未立即消失，而是在体内继续留存一定时间，病原生物的毒力和数量与机体免疫力处于相对平衡状态，为带菌/虫/病毒状态，该宿主称为带菌/虫/病毒者。带菌/虫/病毒者并无临床表现，但经常会间歇排出病原生物，成为重要的传染源之一。

根据病原生物感染的范围不同，可分为局部感染与全身感染。

依据不同的分类标准，病原生物感染可以有多种不同的感染类型，相互之间可以有交叉。感染类型的分类标准虽然不少，但不同的病原生物如细菌、病毒、真菌、寄生虫等有其各自不同的生物学特点，导致某种分类标准的感染类型尤为常见与突出。如在细菌性疾病中，常见全身性感染的菌血症、败血症等的描述。病毒性疾病感染，常见以病毒存在体内时间为标准的持续性感染类型的描述，如慢性感染、潜伏性感染、慢发病毒感染等，将在不同章节中给予描述。

二、感染性疾病流行的特征及影响因素

（一）感染性疾病流行的基本环节

由各种病原生物引起的感染与传播必须具备三个基本环节，即传染源、传播途径和易感人群，当这三个环节同时存在并相互联系时，就会形成病原感染性疾病的传播流行。传染源是指体内带有病原生物，并不断向体外排出病原生物的人和动物。传播途径包括水与食物传播、虫媒传播、空气飞沫传播、接触传播等方式。易感人群是指对某种病原生物缺乏特异性免疫力而易受感染的人群。

（二）影响感染性疾病流行的因素

传染病流行过程中可呈散发、暴发、流行及大流行，除了三个基本环节，还与温度、湿度、传播媒介、人群流动等环境因素、社会因素有关。影响感染性疾病流行的因素包括自然因素、生物因素和社会因素。

1. 自然因素 包括地理环境和生态气候，如温度、湿度、雨量、光照、水流等，其可通过影响流行过程的三个基本环节而发挥作用。如冬季易发生呼吸道传染病，是因为寒冷会降低呼吸道黏膜抵抗力，室内活动也增多，因门窗关闭减少空气流通等。日本血吸虫病在我国主要流行于长

江以南地区，是因为日本血吸虫完成生活史所必需的中间宿主钉螺滋生于长江流域及以南地区；肺吸虫的中间宿主溪蟹和蝲蛄只适于在山区小溪中生长，因此肺吸虫病常见于山区、丘陵地区。

2. 生物因素　有些病原生物在完成生活史或传播过程中需要中间宿主或节肢动物，这些中间宿主或节肢动物的存在，对许多传染病能否流行起决定性的作用，直接影响到某种疾病流行的区域、范围和强度。如流行性乙型脑炎、疟疾的流行与其传播媒介蚊虫的生长繁殖规律是一致的；森林脑炎的流行则多发于其传播媒介硬蜱生存的林区；泡球蚴病则多发于其终宿主狐狸、中间宿主鼠类等啮齿动物集中的高纬度地区。

3. 社会因素　包括社会制度、经济发展水平、科学技术水平、文化教育程度、社会福利的程度、医疗卫生保健状况、人群的生活习惯、生产方式、人口密度、战争、动乱等，这些社会因素均会对病原生物性疾病的发生与流行产生重要的甚至决定性的影响。如多个性伴侣、性行为不检点、静脉注射毒品等导致 AIDS 的发生与流行；贫困地区较差的卫生习惯，增加了传染病流行的机会；某些地区人群喜食生鱼片导致华支睾吸虫病（肝吸虫病）的流行。

自然因素、生物因素和社会因素三者常常相互作用，共同影响传染病的流行。

（三）感染性疾病流行的特征

病原生物可在人与人或人与动物之间相互传播，导致感染性疾病流行。与其他疾病相比，病原生物引起的感染性疾病流行有其独特的特点，主要表现在三个方面：

1. 地方性　某种疾病在某一地区经常发生，而无须自外地输入，这种情况称为地方性。有的传染病的流行呈现出地方性，如森林脑炎多发于林区；牛带绦虫多发于有生食牛肉习惯的地区；日本血吸虫主要分布在于有钉螺滋生的长江流域及以南地区；棘球蚴病多发于我国西北牧区。

2. 季节性　主要受生物因素的影响，某些感染性疾病的发生与流行还表现出明显的季节性。如流行性乙型脑炎、登革热、疟疾的发生及流行高峰与蚊虫的活动季节一致，多发于蚊虫繁殖高峰的夏秋季节；日本血吸虫病的发病高峰与钉螺的繁殖高峰、宿主接触疫水的频率相一致，因此也多发于洪水容易泛滥、钉螺密度最高、人群接触水体最频繁的夏季。

3. 自然疫源性　在人迹罕至的原始森林、高山、荒漠等一些地区，有些病原生物本来在动物之间传播，而一旦人类进入这些地区后，原先在动物之间传播的这些病原生物也可以进入人体使人受染发病，此类疾病称为自然疫源性疾病（natural focal disease），此类地区称为自然疫源地（natural epidemic focus）。能够在人与动物之间自由传播的病原生物性疾病称为人兽共患病（zoonosis）。因此，在人类开发利用新的资源地区的时候，对于自然疫源地和自然疫源性疾病要给予足够的重视。

学习小结

依据不同的分类标准，病原感染可以有多种不同的感染类型，相互之间可以有交叉。根据病原生物来源，感染性疾病分为外源性感染和内源性感染。病原生物在人群中的传播方式分为水平传播和垂直传播。根据有无临床症状，病原生物感染的类型可分为显性感染、隐性感染和带菌/虫/病毒状态。根据起病及病程的不同，可分为急性感染和慢性感染。细菌、病毒、真菌和寄生虫等因其不同的生物学特点，常以各自特点的分类标准进行感染类型描述。

病原生物感染引发的传染病流行必须具备传染源、传播途径和易感人群这三个基本环节。除此以外，感染性疾病在流行过程中还受到自然因素、生物因素和社会因素三大因素的影响，并具有地方性、季节性和自然疫源性三大特点。

（强华）

复习参考题

（一）A型选择题

1. 人兽共患病是指
   A. 人与动物之间可以自由传播同时在流行病学上又有关联的病原生物性疾病
   B. 由人传播给动物的疾病
   C. 由动物传播给人的疾病
   D. 只有在人和家畜才会发生的疾病
   E. 只有在人和野兽才会发生的疾病

2. 下列属于自然疫源性疾病的是
   A. 肝炎
   B. 肺结核
   C. 蛔虫病
   D. 蛲虫病
   E. 莱姆病

答案：1. A；2. E

（二）简答题

1. 与其他疾病相比，感染性疾病的传播有哪些特点？为什么？
2. 感染的来源有哪些？
3. 感染的途径有哪些？

第二节　细菌的致病性

知识目标

1. 掌握细菌侵袭力、细菌毒素的致病机制，细菌的感染类型。
2. 熟悉细菌的侵入数量、侵入门户与部位。
3. 了解细菌免疫病理损伤、体内诱生抗原的致病机制。

细菌感染引起宿主疾病的特性称为细菌的致病性（pathogenicity）。能使宿主致病的细菌称为致病菌。细菌致病性强弱程度用毒力（virulence）表示。毒力常用半数致死量（median lethal dose，LD_{50}）或半数感染量（median infective dose，ID_{50}）作为测定指标。即在规定时间内，通过一定的感染途径，使一定体重或年龄的某种实验动物半数死亡或感染所需要的最小细菌数或毒素量。半数感染量既可用实验动物，也可用组织培养细胞测定。LD_{50}和ID_{50}数值越小，细菌毒力就越强，故此指标可作为判断细菌毒力的参考。

一、细菌的毒力、侵入数量及侵入门户

细菌侵入机体能否致病除了与宿主的免疫力有关外，也取决于细菌的毒力、细菌侵入的数量以及细菌侵入的门户与部位。

（一）细菌的毒力

细菌的毒力主要由细菌的侵袭力和细菌产生的毒素决定。细菌的毒力是由多基因决定的，与毒力相关的基因可以散在存在，也可以簇集存在。簇集存在的一组与毒力相关的DNA序列称为毒力岛（pathogenicity island，PAI）。PAI含有10~200kb的DNA片段，组成十个至数百个基因，其编码产物是引起疾病所必需的致病物质，如黏附素、毒素、侵袭素、Ⅲ型和Ⅳ型分泌系统、细菌生物被膜等。

1. 侵袭力　致病菌突破宿主的防御机制，在体内定植、繁殖、蔓延和扩散的能力，称为侵袭力（invasiveness）。与侵袭力有关的结构和物质主要包括黏附素、荚膜、鞭毛、侵袭素、侵袭性酶类、细菌生物被膜等。

（1）黏附素（adhesin）：黏附并定植在宿主皮肤或黏膜上皮细胞表面是绝大多数细菌感染过程的第一步。细菌表面存在着与黏附有关的一类生物大分子——黏附素，黏附素可以是蛋白质、糖蛋白、多肽、糖脂、多糖或单糖等。细菌通过黏附素与宿主细胞表面的黏附素受体发生特异性结合而在宿主局部定居（图6-2-1）。黏附素受体一般是靶细胞表面的糖蛋白或糖脂，黏附作用与病原菌致病性密切相关，细菌一旦进入宿主体内，首先黏附在宿主的呼吸道、消化道或泌尿生殖道等黏膜上皮细胞表面，找到立足之地；同时，可抵抗尿液冲刷、细胞纤毛运动和肠蠕动等清除作用，对细菌的定植起着重要的作用（图6-2-2）。

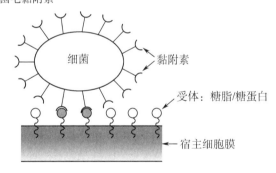

菌毛黏附素

细菌

黏附素

受体：糖脂/糖蛋白

宿主细胞膜

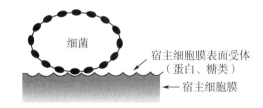

非菌毛黏附素

细菌

宿主细胞膜表面受体（蛋白、糖类）

宿主细胞膜

▲ 图6-2-1　黏附素与受体的相互作用

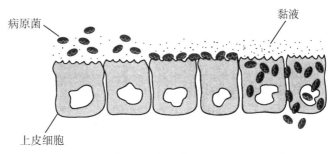

▲ 图6-2-2　细菌黏附与侵袭宿主黏膜上皮细胞示意图

　　根据黏附素来源和性质，将其分为菌毛黏附素和非菌毛黏附素。① 菌毛黏附素：存在于菌毛顶端，如大肠埃希菌的黏附素定居因子抗原（colonization factor antigen，CFA）和淋病奈瑟菌的菌毛黏附素。根据菌毛的形态、数目、分布、黏附性、分子质量和抗原性分为六个型，其中Ⅰ型和Ⅳ型与细菌的黏附作用密切相关。② 非菌毛黏附素：存在于菌毛外且与黏附有关的黏附素，主要存在于细胞壁或其他表面成分，包括细胞壁的脂磷壁酸（lipoteichoic acid，LTA）、脂多糖（LPS）、细胞表面的蛋白质等，如A群链球菌细胞壁的LTA、M蛋白复合物及其F蛋白、革兰氏阴性菌外膜蛋白（outer membrane protein，OMP）等（表6-2-1）。

▼ 表6-2-1　细菌黏附素及其受体

类型	产生细菌	靶细胞受体
菌毛黏附素		
普通（Ⅰ型）菌毛	大肠埃希菌	D-甘露糖
定植因子抗原（CFA/Ⅰ、CFA/Ⅱ）	大肠埃希菌	GM-神经节苷脂
P菌毛	大肠埃希菌	P血型糖脂
菌毛	淋病奈瑟菌	GD1神经节苷脂
Ⅳ型菌毛	霍乱弧菌	岩藻糖和甘露糖
非菌毛黏附素		
LTA	金黄色葡萄球菌	纤维连接蛋白
LTA-M蛋白复合物	A群链球菌	纤维连接蛋白
表面蛋白	B群链球菌	N-乙酰氨基葡萄糖
P_1、P_2、P_3	苍白密螺旋体	纤维连接蛋白
表面凝集素	沙眼衣原体	N-乙酰氨基葡萄糖
P_1蛋白	肺炎支原体	唾液酸

注：CFA，定植因子抗原；LTA，脂磷壁酸。

（2）荚膜和微荚膜：细菌的荚膜和微荚膜具有抗吞噬细胞的吞噬作用，能抵抗体液中补体等成分对菌体的损伤作用。在感染初期，有荚膜或微荚膜的病原菌能抵抗并突破宿主的防御功能，助其迅速繁殖或扩散，如肺炎链球菌和产气荚膜梭菌的荚膜、A群链球菌的M蛋白、伤寒沙门菌的Vi抗原及大肠埃希菌的K抗原等。

（3）鞭毛：少数细菌的鞭毛在黏附与定植过程中有重要作用。如霍乱弧菌和空肠弯曲菌通过鞭毛运动，迅速穿越小肠黏膜层，到达小肠黏膜上皮细胞表面黏附与定植，从而不被肠蠕动排出体外；幽门螺杆菌借助活泼的鞭毛运动，迅速穿过胃黏膜表面的黏液层，到达胃黏膜上皮细胞上，以避免胃酸的杀灭作用，同时有助于细菌致病。

（4）侵袭素（invasin）：是一类由细菌侵袭基因编码的蛋白质，介导细菌侵入邻近的上皮细胞，主要侵入到黏膜上皮细胞。侵袭素的受体是宿主细胞表面的整合素，广泛分布于上皮细胞、内皮细胞、T淋巴细胞等表面。一些病原菌利用其侵袭素与宿主细胞表面的整合素结合，再侵入到宿主细胞内，引起局部感染扩散。如福氏志贺菌先通过菌毛与宿主细胞表面的黏附素受体结合而定植，然后，其侵袭基因通过编码产生IpaA、IpaB、IpaC等侵袭素再与整合素结合，而使该菌向细胞内侵入并向邻近细胞扩散。细菌大量繁殖后产生毒素，导致宿主细胞死亡，造成结肠黏膜炎症或损伤。

一些革兰氏阴性菌借助于Ⅲ型分泌系统（type Ⅲ secretion system，T3SS）发挥其侵袭和毒性作用。T3SS由结构蛋白和非结构蛋白组成，结构类似注射器，由镶嵌于细胞膜的基座结构、突出于细菌表面的针状结构以及覆盖针尖类似帽子的结构三部分构成。非结构蛋白由转位蛋白、效应蛋白和伴侣蛋白三种蛋白组成。细菌与宿主细胞一旦接触，转位蛋白在T3SS针尖结构与宿主细胞膜之间排列，并在细胞膜上形成小孔；效应蛋白被注入宿主细胞内，改变宿主细胞的功能，如细胞皱膜、肌动蛋白骨架重排，以利于细菌侵入宿主细胞；最后伴侣蛋白在细菌胞质中将效应蛋白与结构蛋白分开，调控效应蛋白的分泌。志贺菌、沙门菌等侵入细胞就是由T3SS介导的。

（5）侵袭性酶类：一些细菌可释放侵袭性胞外酶，在感染过程中可协助病原菌抗吞噬或向周围组织扩散（表6-2-2）。

▼ 表6-2-2 致病菌侵袭性酶类及作用特点

胞外酶	作用特点	产生菌
血浆凝固酶	使血浆纤维蛋白原转化为纤维蛋白，沉积在菌体表面及病灶周围，阻止吞噬细胞的吞噬作用	金黄色葡萄球菌
透明质酸酶	破坏结缔组织间质中透明质酸，使组织疏松，通透性增加，促使细菌扩散	A群链球菌、金黄色葡萄球菌、产气荚膜梭菌、梅毒螺旋体、布鲁菌等
链激酶	能激活血浆中纤维蛋白溶酶，溶解纤维蛋白凝块，使细菌易于扩散	A群链球菌、金黄色葡萄球菌等
链球菌DNA酶（链道酶）	溶解脓液中高度黏稠的DNA，使脓汁变稀，利于细菌扩散	A群链球菌、金黄色葡萄球菌、产气荚膜梭菌等

胞外酶	作用特点	产生菌
卵磷脂酶	分解组织细胞中的卵磷脂，导致红细胞、白细胞、血小板及内皮细胞溶解，利于细菌扩散	产气荚膜梭菌
IgA蛋白酶	水解宿主黏膜表面的SIgA，降低宿主抑制细菌黏附能力	肺炎链球菌、脑膜炎奈瑟菌、淋病奈瑟菌、流感嗜血杆菌
尿素酶	分解尿素产生氨，中和胃酸，有助于细菌定植	幽门螺杆菌、变形杆菌、溶脲脲原体
神经氨酸酶	水解N-乙酰神经氨酸，使上皮细胞表面的受体暴露，利于细菌黏附、定植与扩散	铜绿假单胞菌、肺炎链球菌、产气荚膜梭菌等

（6）细菌生物被膜：细菌生物被膜的形成有助于细菌产生耐药，同时可抵抗宿主的免疫清除作用，因此与临床多种慢性和难治感染有关。

细菌生物被膜中的细菌对抗菌药物高度耐药，与浮游细菌（planktobacteria）相比，抗性可提高10~1 000倍。细菌生物被膜抗药性主要取决于其多细胞结构以及细胞的代谢水平：① 细菌生物被膜中的胞外多糖起屏障作用，使抗菌药物不能渗透到细菌生物被膜的各个区域。② 细菌生物被膜微环境的不同可影响抗生素的活性。如局部酸性代谢产物的积累对许多抗生素的活性有拮抗作用。厌氧微环境可严重影响氨基糖苷类抗生素的活性等。位于被膜表层的细菌获取的营养较丰富，代谢较活跃，而位于被膜深层的细菌由于所需营养和O$_2$获得受限而代谢缓慢，由于β-内酰胺类抗生素作用于快速生长期的细菌，所以被膜深层的细菌对抗生素不敏感。③ 表面生长可诱导细菌表达与浮游细菌不同的基因，诱导产生细菌生物被膜特异性表型。例如细菌生物被膜中的一部分细菌可进入一种类似芽胞菌的分化状态，其对抗生素有一定抗性。另外，生物被膜内的细菌彼此之间还容易发生信号传递，耐药基因和毒力基因捕获及转移。

细菌生物被膜可抵抗机体的免疫防御作用。① 中性粒细胞对细菌生物被膜的清除作用减弱。② 减少细胞因子的产生或酶解细胞因子。例如，表皮葡萄球菌浮游细胞刺激人血淋巴细胞产生IFN-γ的量是生物被膜细胞的8~16倍。③ 细菌生物被膜可刺激机体产生抗体，但这些抗体不仅难以杀灭生物膜内部的细菌，而且可在表面形成免疫复合物，损伤周围的组织，是肺囊性纤维化等疾病的主要发病机制。④ 细菌生物被膜的形成，有助于抵抗液态流的冲击。

细菌生物被膜与多种感染相关，主要包括生物医学材料相关感染和某些慢性感染性疾病。由于生物医学材料，如气管插管、中心静脉导管、人工关节等广泛应用，生物医学材料相关感染发病率有所增高。如铜绿假单胞菌、凝固酶阴性葡萄球菌、甲型溶血性链球菌、大肠埃希菌等通过表面糖蛋白和/或脂磷壁酸介导，可黏附于人体黏膜上皮细胞或植入的医疗材料，如人工瓣膜、人工关节、人工晶体、插管导管、宫内节育器等表面，形成细菌生物被膜，从而阻断了免疫细胞、免疫分子和抗菌药物的渗入和杀伤作用，引起持续性和难治性感染。

2. 毒素 细菌毒素（toxin）按其来源、性质、作用等不同，分为外毒素和内毒素两种。

（1）外毒素（exotoxin）：外毒素是细菌在生长过程中合成并分泌到菌体外的毒性蛋白质。产生外毒素的细菌主要是革兰氏阳性菌及部分革兰氏阴性菌,如破伤风梭菌、肉毒梭菌、白喉棒状杆菌、A群链球菌、金黄色葡萄球菌等革兰氏阳性菌;痢疾志贺菌、鼠疫耶尔森菌、霍乱弧菌、肠产毒性大肠埃希菌等革兰氏阴性菌。编码外毒素的基因存在于细菌染色体、质粒、前噬菌体上。大多数外毒素是在菌体内合成后分泌至菌体外,也有少数存在于菌体内,待细菌死亡裂解后才释放出来,如痢疾志贺菌和肠产毒性大肠埃希菌的外毒素属此类。外毒素的主要特点有:

1)化学性质为蛋白质,大多数不稳定,易被热、酸及蛋白水解酶灭活。一般在60~80℃经10~80分钟即可失去毒性。

2)免疫原性强,用0.4%甲醛脱去毒性后仍保持免疫原性,成为类毒素(toxoid)。类毒素可刺激机体产生具有中和外毒素作用的抗毒素抗体,故用类毒素进行人工主动免疫预防相应疾病。

3)外毒素的分子结构:根据外毒素分子结构差异,外毒素可分为三类。① A-B型毒素:大多数外毒素属于此类(表6-2-3),由两种功能不同的肽链组成,即A链和B链。A链为毒素的活性成分,决定毒素的致病特点及作用方式。B链为结合成分,负责识别靶细胞膜受体并与之结合,然后介导A链进入细胞内发挥毒性作用。A链和B链通过二硫键或共价键连接,外毒素分子结构完整时才有毒性,若A、B链分开,则对宿主无致病作用。② 单肽链外毒素:只有一条肽链,不被水解成A链和B链(表6-2-3),如大肠埃希菌的HlyA溶血素。③ 小分子肽外毒素:仅由十余个或数十个氨基酸组成的外毒素,相对分子量低于5kD,如大肠埃希菌耐热肠毒素。

4)外毒素毒性强,对宿主组织器官具有高度选择性,引起特殊的病变和临床症状。如肉毒梭菌产生的肉毒毒素毒性强,纯化的1mg肉毒毒素能杀死2亿只小鼠,对人的最低致死量为0.1μg,其毒性比氰化钾大1万倍。肉毒毒素作用于神经肌肉接头,阻止乙酰胆碱释放,引发机体出现肌肉麻痹症状和体征;破伤风痉挛毒素作用于脊髓前角运动神经细胞,引起肌肉强直性痉挛。外毒素根据作用部位和所致临床病理特征分成神经毒素、细胞毒素和肠毒素三类(表6-2-3)。

▼ 表6-2-3 外毒素的种类及其作用

外毒素	产生菌	分子结构	作用机制	疾病:症状和体征
神经毒素				
痉挛毒素	破伤风梭菌	A-B	阻断上下神经元间正常抑制性神经冲动传递	破伤风:骨骼肌强直性痉挛
肉毒毒素	肉毒梭菌	A-B	抑制胆碱能运动神经释放乙酰胆碱	肉毒中毒:肌肉松弛性麻痹
细胞毒素				
白喉毒素	白喉棒状杆菌	A-B	抑制细胞蛋白质生物合成	白喉:形成假膜、肾上腺出血、心肌损伤、外周神经麻痹
毒性休克综合征毒素-1	金黄色葡萄球菌	单肽链	增强对内毒素作用的敏感性	毒性休克综合征:发热、皮疹、休克

外毒素	产生菌	分子结构	作用机制	疾病：症状和体征
表皮剥脱毒素	金黄色葡萄球菌	单肽链	表皮与真皮脱离	烫伤样皮肤综合征：表皮剥脱性病变
葡萄球菌溶素	金黄色葡萄球菌	单肽链	细胞膜穿孔，细胞裂解	化脓性炎症：组织损伤
致热外毒素	A群链球菌	单肽链	破坏毛细血管内皮细胞	猩红热：发热、猩红热皮疹
链球菌溶素O	A群链球菌	单肽链	细胞膜穿孔，细胞裂解	化脓性炎症：组织损伤
α-毒素	产气荚膜梭菌	单肽链	水解细胞膜上的磷脂酰胆碱，溶解红细胞等	气性坏疽：水肿、气肿、细胞坏死
肠毒素				
霍乱毒素	霍乱弧菌	A-5B	激活肠黏膜腺苷环化酶，提高细胞内cAMP水平	霍乱：剧烈腹泻、呕吐、脱水
不耐热肠毒素	ETEC	A-5B	同霍乱肠毒素	腹泻：腹泻、呕吐、脱水
耐热肠毒素	ETEC	单肽链	激活肠黏膜鸟苷环化酶，提高细胞内cGMP水平	腹泻：水样，非血性腹泻
葡萄球菌肠毒素	金黄色葡萄球菌	单肽链	作用于呕吐中枢、超抗原	食物中毒：呕吐为主，腹泻

注：ETEC，肠产毒性大肠埃希菌。

神经毒素（neurotoxin）：能选择性作用于神经细胞，引起功能紊乱。如肉毒毒素可作用于颅脑神经核和外周神经肌肉接头及自主神经末梢，抑制胆碱能神经末梢释放乙酰胆碱，影响神经冲动传导，使肌肉出现松弛性麻痹，使患者表现为眼睑下垂、复视、斜视、吞咽困难等临床症状。

细胞毒素（cytotoxin）：作用于靶细胞代谢的某个环节，引起细胞代谢障碍，致使细胞因功能异常而死亡，或直接作用于敏感细胞使之溶解或死亡。例如，白喉毒素对外周神经末梢、心肌等有亲和性，通过抑制靶细胞蛋白质的合成而使细胞变性坏死，临床表现为外周神经麻痹和心肌炎等症状。由葡萄球菌产生的溶血素、杀白细胞素等，则通过在细胞膜表面形成小孔，而使敏感细胞发生溶解或坏死。

肠毒素（enterotoxin）：在肠道局部产生并仅作用于肠道局部的毒素，可引起胃肠道各种炎症、呕吐、水样腹泻、出血性腹泻等局部或全身性症状，如霍乱毒素等。葡萄球菌肠毒素与其不同，是在体外产生，食入后作用于呕吐中枢，引起胃肠道症状。

（2）内毒素（endotoxin）：内毒素是革兰氏阴性菌细胞壁外膜中的LPS成分，由细菌的染色体基因编码，只有当细菌死亡裂解或用人工方法破坏菌体后才释放出来，发挥毒性效应。在细菌存活时，LPS只是细胞壁的结构成分和菌体抗原（O抗原）。

1）内毒素的组成：各种细菌内毒素的成分基本相同，都是由脂质A、核心多糖和O特异性多糖三部分组成。脂质A位于LPS内层，将LPS固定在革兰氏阴性菌外膜脂质双层上，是内毒素的主要毒性成分，无种属特异性。O特异性多糖位于细菌细胞壁最外层，由若干重复的寡糖组成，具有种的特异性，不同细菌菌体抗原的特异性即由O特异性多糖所决定。核心多糖位于中间层（图6-2-3）。

2）内毒素的化学性质：为LPS，对理化因素稳定，加热100℃经1小时不被破坏，160℃经2~4小时，或用强碱、强酸或强氧化剂，煮沸30分钟才被灭活。

3）内毒素的免疫原性：较弱，给机体注射内毒素后可产生相应抗体，但中和作用较弱，也不能被甲醛脱毒成类毒素（表6-2-4）。

4）内毒素的毒性：较弱，对组织无选择性，因为毒性组分脂质A高度保守，不同细菌的脂质A基本相似，引起的病理变化和临床症状基本相同，主要包括以下内容。① 发热反应：极微量（1~5ng/kg）内毒素注入人体即可引起发热反应。其机制是内毒素通过刺激巨噬细胞产生IL-1、IL-6和TNF-α等内源性致热原，这些细胞因子再作用于宿主下丘脑体温调节中枢，促使体温升高发热。② 白细胞反应：注射内毒素后初期，血液循环中的中性粒细胞数骤减，可能是内毒素激活补体产生C5a，使中性粒细胞移动并黏附集聚至组织毛细血管壁。1~2小时后白细胞数量显著增加，

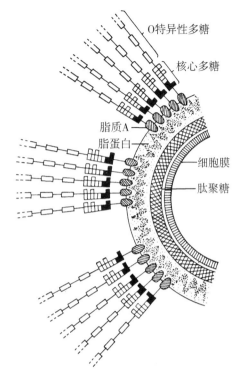

▲ 图6-2-3 革兰氏阴性菌细胞壁内毒素

因为LPS诱生的中性粒细胞释放因子刺激骨髓释放中性粒细胞进入血流。但伤寒沙门菌内毒素是例外，始终使血液循环中的白细胞总数减少，机制尚不清楚。③ 内毒素血症与内毒素休克：当血液中细菌或病灶内细菌释放大量内毒素入血时，可导致内毒素血症（endotoxemia）。内毒素作用于巨噬细胞、中性粒细胞、内皮细胞、血小板、补体系统、凝血系统等，促进TNF-α、IL-1、IL-6、IL-8、组胺、5-羟色胺、前列腺素、激肽等生物活性物质的释放和产生，致使毛细血管扩张，出现微循环障碍，表现为有效循环血量减少，血压降低，组织器官的毛细血管灌注不足、缺氧、酸中毒等，严重时则出现以微循环衰竭和低血压为特征的内毒素休克。④ 弥散性血管内凝血（disseminated intravascular coagulation，DIC）：是在内毒素休克的基础上进一步发展出现的严重并发症，主要表现为小血管内广泛微血栓形成和凝血功能障碍。表现为皮肤黏膜出现瘀斑、出血点和内脏广泛出血，患者因重要器官出血坏死、功能衰竭而导致死亡（图6-2-4）。

外毒素和内毒素的主要区别见表6-2-4。

3. 超抗原及免疫病理损伤　有些外毒素具有超抗原（superantigen）性质，可激发强烈的病理性免疫应答，参与疾病的发生。如葡萄球菌肠毒素A~E、毒性休克综合征毒素-1（TSST-1）、链球菌致热外毒素A~C等具有外源性超抗原性质。这些外毒素激活大量T细胞，释放大量IL-1、IL-2、TNF-α和IFN-γ等细胞因子，诱发强烈炎症反应，参与食物中毒、毒性休克综合征、猩红热发病机制。某些细菌感染后，刺激机体引发超敏反应而导致疾病的发生。如链球菌感染可激发III型和/或II型超敏反应导致肾小球肾炎或风湿性心脏病。结核分枝杆菌激发IV型超敏反应导致肉芽肿形成和组织损伤。

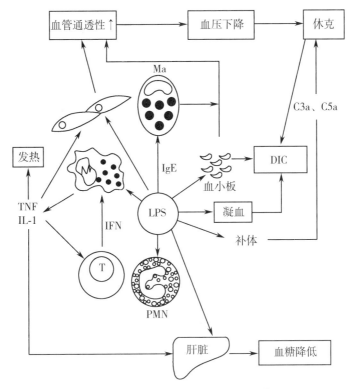

▲ 图6-2-4 脂多糖（LPS）的生物学作用

Ma. 肥大细胞；TNF. 肿瘤坏死因子；IL-1. 白细胞介素-1；DIC. 弥散性血管内凝血；

IgE. 免疫球蛋白E；IFN. 干扰素；PMN. 多形核白细胞；C3a、C5a. 补体C3和C5的裂解片段。

▼ 表6-2-4　外毒素与内毒素的主要区别

特性	外毒素	内毒素
来源	革兰氏阳性菌与部分革兰氏阴性菌	革兰氏阴性菌
存在部分	从活菌分泌出，少数细菌崩解后释出	细胞壁组分，细菌裂解后释出
编码基因	染色体、质粒、前噬菌体基因	染色体基因
化学成分	蛋白质	脂多糖（LPS）
稳定性	60~80℃，30分钟被破坏	160℃，2~4小时才被破坏
毒性作用	强，对组织器官有选择性毒害效应，引起特殊临床表现	较弱，各菌的毒性效应大致相同，引起发热、白细胞增多、微循环障碍、休克、DIC等全身反应
免疫原性	强，刺激机体产生抗毒素；甲醛液处理脱毒形成类毒素	弱，刺激机体产生的抗体中和作用弱；甲醛液处理不形成类毒素

4. 体内诱生抗原　有些细菌的基因在人工培养条件下并不表达，只有在进入宿主体内后才被诱导表达。这类只有在细菌侵入宿主体内才诱导表达的基因，称为体内诱导基因（in vivo induced gene，IVIG）。由体内诱导基因编码的抗原称为体内诱生抗原（in vivo induced antigen，IVIAg）。研究发现，许多细菌如鼠伤寒沙门菌、布鲁菌、霍乱弧菌、鼠疫耶尔森菌、大肠埃希菌、铜绿假单胞菌、变形杆菌等病原生物都存在体内诱导基因，体内诱生抗原与细菌的致病性相关。目前，已建立了多种筛选体内诱导基因的技术方法，包括标记突变技术（signature tagged mutagen-esis，STM）、体内表达技术（in vivo expression technology，IVET）、差异荧光诱导技术（differential fluorescence induction，DFI）和体内诱生抗原鉴定技术（in vivo induced antigen technology，IVIAT）等。

（二）细菌侵入的数量

致病菌引起感染，除需具有一定的毒力外，还必须有足够的数量。菌量的多少，一方面与致病菌毒力强弱有关，另一方面取决于宿主免疫力的高低。一般是细菌毒力愈强，引起感染所需的菌量愈小。例如毒力强大的鼠疫耶尔森菌，在无特异性免疫力的机体中，有数个菌侵入就可发生感染；而毒力较弱的肠炎沙门菌，常需摄入数亿个菌才能引起急性胃肠炎。

（三）细菌侵入的门户与部位

致病菌有了一定的毒力和足够数量，若侵入易感机体的部位不适宜，仍不能引起感染。例如霍乱弧菌必须经口进入肠道才会引起感染。破伤风梭菌或其芽胞只有侵入厌氧的伤口繁殖才能引起破伤风，经口吞入不会引起疾病。因此，适当的侵入部位也是构成感染的重要条件。一些致病菌的合适侵入部位不止一个，例如，结核分枝杆菌可经呼吸道、消化道、皮肤创伤等多个部位侵入造成感染。各种致病菌都有其特定的侵入部位，这与致病菌需要特定的生长繁殖的微环境有关。

二、细菌感染的类型

感染的发生、发展和结局是宿主和致病菌相互作用和较量的复杂过程，根据两者力量对比，可出现隐性感染、显性感染和带菌状态三种感染类型。由于宿主抗菌能力和病原菌毒力等存在着差异，因此，感染有轻、重、缓、急等不同模式。按病情缓急不同，显性感染分为急性感染和慢性感染（见第六章第一节中感染的类型）。

依据感染的部位不同，细菌感染又分为局部感染和全身感染。

1. 局部感染（local infection） 致病菌侵入宿主体内后，局限在一定部位生长繁殖引起病变的一类感染。如化脓性球菌所致的疖、痈等。

2. 全身感染（generalized infection） 感染发生后，致病菌或其毒性代谢产物通过血液向全身播散引起全身性症状的一类感染。临床上常见的有下列几种情况：

（1）毒血症（toxemia）：致病菌侵入宿主后，只在机体局部生长繁殖，致病菌不入血，但其产生的外毒素入血，外毒素经血到达易感的组织和细胞，引起特殊的毒性症状。如白喉棒状杆菌和破伤风梭菌产生的外毒素可引起毒血症。

（2）内毒素血症（endotoxemia）：血液内或病灶内革兰氏阴性菌裂解后释放大量内毒素入血，引起高热、内毒素性休克、DIC等严重症状。在革兰氏阴性菌严重感染时，常发生内毒素血症。

（3）菌血症（bacteremia）：致病菌由局部侵入血流，但未在血流中生长繁殖，只是短暂的一过性通过血液循环到达体内适宜部位后再进行繁殖而致病。如伤寒早期有菌血症期。

（4）败血症（septicemia）：致病菌侵入血流后，在其中大量繁殖并产生毒性产物，引起全身性中毒症状，表现为高热、皮肤和黏膜瘀斑、肝脾大等。鼠疫耶尔森菌、炭疽芽胞杆菌等可引起败血症。

（5）脓毒血症（pyemia）：指化脓性病原菌侵入血流后，在其中大量繁殖，并通过血流扩散至宿主体内的其他组织或器官，产生新的化脓性病灶。例如金黄色葡萄球菌引起的脓毒血症，常导致多发性肝脓肿、皮下脓肿和肾脓肿等。

目前，全身感染的临床分类中提出了脓毒症（sepsis）的概念，指主要由病原体感染引发的包括生理、生化异常在内的全身炎症反应综合征。

学习小结

细菌的致病性与细菌的毒力、细菌侵入的数量以及细菌侵入的门户与部位有关。细菌毒力主要取决于细菌是否具有侵袭能力和产生毒素两个方面。细菌的侵袭力主要由黏附素、荚膜和微荚膜、鞭毛、侵袭素、侵袭性酶、生物被膜组成。细菌毒素分为外毒素和内毒素两种。外毒素主要由革兰氏阳性菌和部分革兰氏阴性菌产生，是蛋白质，对组织器官有选择性毒性效应，分为神经毒素、细胞毒素和肠毒素三大类。内毒素是革兰氏阴性菌细胞壁中的LPS组分，主要生物学作用有引起发热反应、白细胞反应、DIC、内毒素血症和内毒素休克。

感染的发生发展由病原生物的致病性和机体的免疫力两方面决定。细菌感染发生后，依据致病性与机体免疫性双方力量对比，可表现隐性感染、显性感染、带菌状态等不同形式。显性感染可分为急性感染或慢性感染，局部感染或全身感染。全身感染在临床上表现为毒血症、内毒素血症、菌血症、败血症和脓毒血症。

（强华）

复习参考题

（一）A型选择题

1. 关于内毒素特性叙述不正确的是
   A. 由细菌合成
   B. 主要成分是脂多糖
   C. 是致热原
   D. 抗原性强
   E. 性质稳定

2. 关于类毒素的描述，错误的是
   A. 类毒素具有免疫原性
   B. 外毒素用甲醛处理后脱去毒性而制成

C. 类毒素可刺激机体产生抗毒素

D. 可用于人工主动免疫预防相应疾病

E. 只有少数内毒素可制成类毒素

3. 构成细菌致病性的因素不包括

  A. 细菌的侵袭力

  B. 细菌类毒素

  C. 侵入机体的细菌数量

  D. 侵入机体的途径

  E. 产生的毒素

4. 关于外毒素的描述，错误的是

  A. 仅革兰氏阳性菌产生

B. 化学成分为蛋白质

C. 毒性较强

D. 抗原性强

E. 对组织器官致病具有选择性

5. 构成细菌侵袭力的物质不包括

  A. 黏附素

  B. 荚膜

  C. 芽胞

  D. 鞭毛

  E. 侵袭性酶

    答案：1. D；2. E；3. B；4. A；5. C

（二）简答题

1. 构成细菌侵袭力的物质基础及其作用是什么？

2. 外毒素分为哪几类？其作用机制如何？

3. 内毒素有何主要生物学作用？

4. 细菌内毒素与外毒素有何主要区别？

第三节 病毒的致病性

知识目标

1. 掌握病毒的致病机制。
2. 熟悉病毒感染的类型。
3. 了解病毒感染的途径。

一、病毒感染的途径与类型

病毒感染是指病毒经一定的方式、途径侵入机体的易感细胞，引起细胞或组织发生病理变化的过程。病毒的致病由病毒侵入宿主开始，病毒感染的发生和发展取决于病毒的毒力、数量及侵入部位和宿主的免疫力。

（一）病毒感染方式与途径

根据传染源的不同，病毒侵入人体包括人–人、动物–人、虫媒–人等方式。机体与外界相通的皮肤、鼻腔、口腔及泌尿生殖道等都是病毒侵入的门户。

病毒在人群中的传播方式分为水平传播和垂直传播两大类。常见病毒的感染及传播途径见表 6-3-1。

传播方式	进入途径	传播途径	病毒种类举例
水平传播	呼吸道	空气、气溶胶吸入	流感病毒、副流感病毒、呼吸道合胞病毒、麻疹病毒、腮腺炎病毒、汉坦病毒、冠状病毒、风疹病毒、水痘-带状疱疹病毒
		鼻或口→手或物体→鼻	鼻病毒、冠状病毒、腺病毒
	唾液	直接唾液传播	疱疹病毒、EB病毒、巨细胞病毒
	胃肠道	粪便→手→口或粪便→物体→口	肠道病毒、甲型肝炎病毒、脊髓灰质炎病毒、轮状病毒
	皮肤	皮肤排出物→空气→呼吸道	水痘-带状疱疹病毒、天花病毒
		皮肤→皮肤	人乳头瘤病毒
		动物咬伤→皮肤	狂犬病病毒
	血液	血液制品、注射、输血	乙型肝炎病毒、丙型肝炎病毒、丁型肝炎病毒、人类免疫缺陷病毒、巨细胞病毒、人类嗜T细胞病毒
		昆虫叮咬	登革病毒、黄热病毒、西尼罗病毒
	生殖道	生殖道分泌物	乙型肝炎病毒、人类免疫缺陷病毒、单纯疱疹病毒、巨细胞病毒
	尿	尿	多瘤病毒
	眼部	结膜	腺病毒、巨细胞病毒、水痘-带状疱疹病毒、肠道病毒70型
	动物源性	动物咬伤	狂犬病病毒
		节肢动物叮咬	虫媒病毒
		哺乳类动物排泄物	沙粒病毒、汉坦病毒、丝状病毒
		鸡、野鸟排泄物	禽流感病毒
垂直传播	生殖道	产道、胎盘	巨细胞病毒、人细小病毒B19、人类免疫缺陷病毒、风疹病毒
		分娩	乙型肝炎病毒、丙型肝炎病毒、人类免疫缺陷病毒、人乳头瘤病毒
		哺乳	巨细胞病毒、乙型肝炎病毒、人类嗜T细胞病毒、人类免疫缺陷病毒

（二）病毒在宿主体内的播散方式

病毒通过呼吸道、消化道、皮肤等途径侵入机体后，有些病毒只在入侵部位感染细胞、增殖而发生病变，称为局部感染（local infection）或表面感染（superficial infection）。有些病毒可由入侵部位向全身播散，常见的播散方式有局部黏膜直接播散、神经播散和血液播散，详见表6-3-2。

▼ 表6-3-2　体内病毒的播散方式

播散方式	常见病毒举例
黏膜直接播散	流感病毒、副流感病毒、鼻病毒、腺病毒
神经播散	单纯疱疹病毒、水痘-带状疱疹病毒、狂犬病病毒
血液播散（血浆中游离病毒）	乙脑病毒、登革病毒、脊髓灰质炎病毒、柯萨奇病毒、乙型肝炎病毒
血液播散（吸附于白细胞的病毒）	麻疹病毒、巨细胞病毒、EB病毒、痘病毒

（三）病毒感染类型

从病毒进入机体到出现临床症状一般有一段时间间隔，称为潜伏期（incubation period）。有些病毒的潜伏期短，如流感病毒潜伏期为2~4天；有些病毒的潜伏期长，如乙型肝炎病毒（HBV）的潜伏期为几周到几个月。

病毒侵入机体后，由于病毒种类、毒力和机体免疫力等不同，故临床表现不一。根据病毒感染后是否表现临床症状，分为隐性感染和显性感染。

1. 隐性感染　病毒进入机体后，不引起临床症状的感染称为隐性感染或亚临床感染（subclinical infection），如脊髓灰质炎病毒、乙型脑炎病毒、甲型肝炎病毒（HAV）、HBV等所致感染。其原因可能是病毒毒力弱或机体免疫力强，致使病毒不能大量增殖，组织细胞没有被破坏或损伤轻微且迅速被修复或损伤程度不影响其组织发挥功能；也可能是病毒最终未到达靶器官，故不出现或极少出现临床症状。隐性感染者虽无临床症状，但病毒仍在体内复制增殖并向体外排出，机体仍可获得免疫力而终止感染。有部分隐性感染者的病毒可在体内增殖并长期不被清除，这种隐性感染者称为病毒携带者（virus carrier），在流行病学上可成为传染源。

2. 显性感染　病毒在宿主细胞内大量增殖，引起组织损伤，并出现临床症状，称为显性感染。根据病情缓急、长短，显性感染又分为急性感染和持续性感染。

（1）急性感染：一般潜伏期短，发病急，病程数日至数周，恢复后机体内不再存在病毒，如普通感冒、流行性感冒、甲型肝炎等多为急性感染。

（2）持续性感染（persistent infection）：病毒可在机体内持续数月至数年，甚至数十年。造成持续感染的原因有病毒本身的因素（如整合感染、缺陷干扰颗粒形成、抗原变异等），也与机体免疫应答异常（如免疫耐受、细胞免疫应答低下、抗体功能异常、干扰素产生低下等）有关。由于持续性感染的致病机制不同，又分为潜伏性感染、慢性感染及慢发病毒感染。

1）潜伏性感染（latent infection）：在急性或隐性感染后，病毒基因可存在于某些细胞内，但病毒并不复制，形成潜伏状态，此时一般查不到感染性病毒，感染者无症状，称为潜伏性感染。一旦机体免疫功能低下，病毒基因活化并复制产生完整病毒，则引起临床症状，并可反复发生。在发病期间，患者有病毒排出体外。有的潜伏病毒甚至可诱发恶性肿瘤。可发生潜伏性感染的病毒有单纯疱疹病毒（HSV）、水痘-带状疱疹病毒（VZV）、巨细胞病毒（CMV）等。

2）慢性感染（chronic infection）：病毒经显性或隐性感染机体后，如未被完全清除，持续存在于血液或组织中并不断排出体外，可经适当途径传播。慢性感染病程长，症状长期迁延，往往可检测出病毒的成分或人体不完全的免疫应答产物。如成人感染HBV后可形成慢性乙型肝炎，患者的血液中持续存在HBV表面抗原（HBsAg）。引起慢性感染的病毒还有丁型肝炎病毒（HDV）、丙型肝炎病毒（HCV）、EB病毒（EBV）等。

3）慢发病毒感染（slow virus infection）：指显性或隐性病毒感染后，病毒经历较长的潜伏期，通常为数月或数年，甚至数十年，在症状出现后呈进行性加重，最终导致死亡。慢发病毒感染者常出现中枢神经系统的慢性退行性病变，大脑皮质的神经细胞退化、空泡变性、细胞死亡后消失，被星状细胞取代，直至患者死亡。如HIV感染引起的AIDS、麻疹病毒引起的亚急性硬化性全脑炎（subacute sclerosing panencephalitis，SSPE）以及由朊粒引起的羊瘙痒病、库鲁病、克-雅病、牛海绵状脑病（俗称疯牛病）等。近年研究发现，一些病因不明的疾病如多发性硬化、动脉硬化症和糖尿病等也可能与慢发病毒感染有关。

二、病毒感染的致病机制

（一）病毒对宿主细胞的直接作用

病毒侵入机体后，特异性吸附至易感细胞表面，然后穿入细胞进行复制，引起宿主细胞发生一系列的变化。根据病毒与宿主细胞相互作用的结果不同，分为以下几种方式：

1. 杀细胞效应（cytocidal effect）　病毒在宿主细胞内复制增殖过程中，阻断细胞自身的合成代谢，待病毒复制成熟后，在很短的时间内，一次释放出大量病毒，导致细胞裂解。与此同时，细胞内溶酶体膜的通透性增高，释放过多的水解酶于胞质中，使细胞溶解；释放出的病毒再感染其他易感细胞。杀细胞效应主要见于一些无包膜病毒，如脊髓灰质炎病毒、柯萨奇病毒及鼻病毒等。体外细胞培养时，有些病毒感染的细胞中可见到细胞变圆、聚集、融合、裂解或脱落等现象，称病毒的致细胞病变效应（cytopathic effect，CPE）。一般地，体外CPE的产生与体内病毒感染产生杀细胞作用相一致。

2. 稳定状态感染（steady state infection）　有的病毒进入细胞后可以复制增殖，不引起细胞立即裂解、死亡，仅以"出芽"方式从感染的细胞中释放。由于机械性损伤和合成产物的毒性作用，可使细胞发生肿胀、皱缩等轻微的细胞病变。有时受感染细胞还可增殖，将病毒传给子代细胞，或通过直接接触感染邻近的细胞。常见于有包膜病毒感染，如HSV、麻疹病毒及流感病毒等。这些不具有杀细胞效应的病毒不引起明显的细胞病变，但感染可引起宿主细胞融合及细胞表面产生新的抗原。

（1）细胞融合：某些病毒产生的酶类（融合蛋白）或感染细胞释放的溶酶体酶，能使感染细胞的细胞膜改变，导致感染细胞与邻近细胞发生融合。病毒借助于细胞融合，扩散到未感染的细胞中。细胞融合的结果是形成多核巨细胞。病毒可通过细胞融合在细胞与细胞之间扩散。如麻疹病毒和副流感病毒感染的细胞易与邻近正常细胞融合，形成多核巨细胞，有利于病毒的扩散。

（2）细胞表面产生新抗原：病毒感染的细胞膜上常出现由病毒基因编码的新抗原，成为免疫细胞攻击的靶细胞，最终导致感染细胞的死亡。如流感病毒、副黏病毒在细胞内组装成熟后，以出芽方式释放时，细胞表面形成血凝素，因而能吸附某些动物的红细胞。HBV感染肝细胞后，可在肝细胞表面表达病毒特异性HBsAg，使肝细胞受到免疫细胞的攻击而发生病变。

3. 包涵体形成 某些病毒在感染细胞内增殖后，在胞质或胞核内可见嗜酸性或嗜碱性染色的、大小和数量不同的圆形或不规则的团块结构，在普通光学显微镜下可见，称为包涵体。包涵体在胞内的位置、大小及染色性与病毒种类有关。

4. 整合感染（integrated infection） 某些DNA病毒的全部或部分DNA以及逆转录病毒合成的互补DNA（cDNA）可插入宿主细胞基因组中，形成前病毒，导致细胞性状改变，称为整合感染。病毒基因组的整合可引起宿主细胞染色体的不稳定，整合病毒基因组也可编码某些蛋白产物引起细胞发生恶性转化，表现为细胞增殖能力增强，并失去细胞间接触性抑制，细胞转化为癌细胞。人类嗜T细胞病毒-1（HTLV-1）、EB病毒、人乳头瘤病毒（HPV）、HBV等可引起此类感染，导致相应肿瘤的发生（表6-3-3）。

▼ 表6-3-3　与人类恶性肿瘤相关的病毒

病毒	嗜细胞性	非肿瘤疾病	人类肿瘤
人嗜T细胞病毒1型（HTLV-1）	T细胞	HTLV-1相关性脊髓病/热带痉挛性截瘫	成人T细胞白血病
EB病毒	口咽上皮细胞、B细胞	传染性单核细胞增多症、口腔毛状白斑症	伯基特淋巴瘤、鼻咽癌、霍奇金淋巴瘤
人疱疹病毒8型（HHV-8）	血管内皮细胞、淋巴细胞	—	卡波西肉瘤、原发性渗出性淋巴瘤、多中心型卡斯尔曼病
人乳头瘤病毒（HPV）	鳞状上皮细胞（黏膜、皮肤）	皮肤疣、尖锐湿疣、喉乳头状瘤	宫颈癌、皮肤癌、口咽癌、头颈部癌
乙型肝炎病毒（HBV）	肝细胞	肝炎、肝硬化	肝细胞癌
丙型肝炎病毒（HCV）	肝细胞	肝炎、肝硬化	肝细胞癌
Merkel细胞多瘤病毒（MCV）	表皮细胞	呼吸道感染	Merkel细胞癌

5. 细胞凋亡（apoptosis） 细胞凋亡是一种由基因控制的程序性细胞死亡。在某些条件下，细胞受到诱导因子作用，激发信号转导，启动凋亡基因，逐步使细胞出现核浓缩、染色体被降解等变化。研究证实，正黏病毒、副黏病毒、小RNA病毒、HPV和HIV等在感染细胞后，均可引起培养细胞发生凋亡。

（二）病毒感染的免疫病理损伤

病毒诱导的免疫应答除引起免疫保护作用外，还可引起一定的免疫病理作用，导致组织损伤。诱发免疫病理作用的抗原有病毒抗原及机体感染病毒后出现的自身抗原。某些病毒还可直接侵犯免疫细胞，破坏其免疫功能，甚至导致免疫缺陷。

1. 体液免疫损伤　有些病毒（有包膜病毒）能诱发细胞表面出现新抗原，当特异性抗体与这些抗原结合后，在补体参与下，引起Ⅱ型超敏反应，如登革病毒；有些病毒抗原与抗体因亲和力低或与抗原的比例不当，可在体内形成抗原抗体复合物，长期存在于血液中，沉积在某些器官表面时，激活补体，引起Ⅲ型超敏反应，如HBV感染所致的肾小球肾炎。

2. 细胞免疫损伤　特异性细胞毒性T细胞（cytotoxic T lymphocyte，CTL）在杀伤病毒感染的靶细胞时，可造成细胞损伤，引起局部炎症反应。某些病毒直接感染T细胞、B细胞、NK细胞（natural killer cell）、巨噬细胞等免疫细胞，并在胞内增殖，且不易被免疫分子或免疫细胞清除，造成免疫细胞损伤或功能紊乱，甚至引起细胞转化发生癌变。如HIV选择性地侵犯CD4$^+$ T细胞、单核巨噬细胞、树突状细胞、神经胶质细胞等免疫细胞，导致机体免疫缺陷。又如HTLV-1感染CD4$^+$ T细胞时，可使其发生转化，最终引起T细胞白血病。

3. 病毒感染引起自身免疫应答　某些病毒感染机体细胞后，因改变了宿主细胞膜的抗原结构，或导致"隐蔽抗原表位"暴露，可诱发自身免疫病。例如慢性肝炎患者中有部分患者存在针对肝细胞蛋白的自身抗体或致敏T淋巴细胞；麻疹病毒、腮腺炎病毒感染后期可发生脑炎，由于脑组织中不能分离出病毒，说明脑炎的发生并非由病毒复制直接损伤细胞，很可能是病毒改变了脑组织抗原或因存在交叉抗原而诱导发生了自身免疫应答，从而造成脑组织损伤。

4. 病毒诱导的免疫抑制　某些病毒（如麻疹病毒、风疹病毒、巨细胞病毒及HIV等）感染可抑制免疫功能，其机制是：① 病毒在主要免疫细胞（CD4$^+$ Th细胞）或抗原提呈细胞（树突状细胞或巨噬细胞）中复制导致细胞凋亡；② 病毒抗原刺激炎症因子产生引起细胞死亡；③ 在围生期，由病毒抗原导致的T淋巴细胞的克隆缺失形成免疫耐受；④ 病毒蛋白的表达可破坏感染与未感染的细胞，如HIV包膜蛋白gp120能破坏感染和未感染的CD4$^+$ T淋巴细胞。

学习小结

病毒的传播方式有水平传播和垂直传播。病毒感染分为隐性感染和显性感染；显性感染又分为急性感染和持续性感染。持续性感染有潜伏性感染、慢性感染和慢发病毒感染三种类型。病毒感染对宿主细胞的作用主要包括杀细胞效应、稳定状态感染、包涵体形成、整合感染和细胞凋亡。病毒感染机体后的免疫病理包括：① 体液免疫损伤（抗原-抗体复合物和补体激活途径引起的病毒诱导的免疫病理）；② 细胞免疫损伤（炎症因子、CD4$^+$ T细胞介导的迟发性超敏反应和CTL介导的细胞杀伤引起的病毒诱导的免疫病理）；③ 病毒感染引起自身免疫应答；④ 病毒诱导的免疫抑制（主要的免疫细胞CD4$^+$ T淋巴细胞的破坏）。

（王燕）

（一）A型选择题

1. 病毒在宿主体内播散可通过的途径是
   - A. 沿神经系统
   - B. 水平传播
   - C. 产道传播
   - D. 虫媒传播
   - E. 呼吸道传播

2. 病毒感染过程中与致癌作用有关的是
   - A. 溶细胞型感染
   - B. 稳定状态感染
   - C. 病毒基因整合或细胞转化
   - D. 病毒诱导细胞凋亡
   - E. 免疫病理损伤

3. 易发生潜伏性感染的病毒是
   - A. 水痘–带状疱疹病毒
   - B. 麻疹病毒

   - C. 天花病毒
   - D. 流感病毒
   - E. 乙型脑炎病毒

4. 人类病毒垂直传播的途径主要是
   - A. 直接接触
   - B. 输血
   - C. 通过胎盘、产道或哺乳
   - D. 吸入
   - E. 食入

5. 可引起慢发病毒感染的是
   - A. 流感病毒
   - B. 麻疹病毒
   - C. 肠道病毒
   - D. 风疹病毒
   - E. 腮腺炎病毒

   答案：1. A；2. C；3. A；4. C；5. B

（二）简答题

1. 简述病毒感染的途径与类型。
2. 病毒是怎样对宿主细胞致病的？病毒感染后引起哪些机体的免疫病理损伤？

第四节　真菌的致病性

知识目标

1. 掌握真菌所致疾病的类型。
2. 熟悉真菌的致病机制。
3. 了解真菌的致病特点。

　　真菌可通过多个途径、多种机制使机体患病。真菌的致病物质具有黏附、抗吞噬、内毒素样活性等作用，真菌释放的毒素可致中毒甚至引发肿瘤。如黏附作用是白念珠菌定植和入侵机体的重要环节，其通过细胞壁甘露糖蛋白与宿主细胞的糖蛋白受体结合来介导黏附作用，并随着其芽管的形成，黏附力增强；白念珠菌能抵抗中性粒细胞的吞噬杀灭作用；新生隐球菌的荚膜有抗吞噬作用；荚膜组织胞浆菌、皮炎芽生菌等进入机体后转换成酵母型，使其不易被巨噬细胞杀灭且有利于真菌扩散；白念珠菌、烟曲霉、黄曲霉的细胞壁糖蛋白有内毒素样活性，能引起组织化脓性感染和休克；烟曲霉和黄曲霉还能致多种器官的出血和坏死。真菌侵入人体后，可引起真菌感染和真菌性超敏反应性疾病，真菌释放的毒素可引发中毒，某些真菌毒素还与癌症的发生有关。不同真菌的致病形式不同，同一种疾病可以由不同的真菌引起，同一种真菌也可以引起不同类型的疾病。

一、真菌感染

真菌感染包括致病性真菌感染和机会致病性真菌感染。由真菌引起的感染并表现临床症状者称为真菌病。

1. 致病性真菌感染　主要是外源性真菌感染。致病性真菌如皮肤癣菌、球孢子菌、芽生菌、荚膜组织胞浆菌等经接触、呼吸道吸入等方式自体外侵入机体，可引起皮肤、皮下和全身性真菌感染。浅部感染真菌如皮肤癣菌有嗜角质性，在皮肤局部大量繁殖后，通过机械性刺激和代谢产物的作用，引起局部的炎症和病变。深部感染真菌，如荚膜组织胞浆菌、粗球孢子菌、巴西副球孢子菌和皮炎芽生菌等，感染后被吞噬，能在吞噬细胞内生存繁殖，引起组织慢性肉芽肿性炎症和组织坏死。

2. 机会致病性真菌感染　主要是内源性真菌感染。机会致病性真菌如白念珠菌、曲霉、毛霉等，致病性不强，通常情况下不致病，只有在机体免疫力降低时或菌群失调时发生。如患肿瘤、糖尿病、白血病、长期使用皮质激素、免疫抑制剂或进行放射治疗等引起机体免疫力降低及长期使用广谱抗生素导致菌群失调时，易伴发这类真菌感染。

二、真菌引起的超敏反应性疾病

某些真菌本身并不致病，但其菌丝、孢子或其他成分经呼吸道、消化道进入体内或经皮肤黏膜接触，可引起各种类型的超敏反应，如交链孢菌、着色真菌、曲霉、青霉、镰刀菌等污染空气环境，引起荨麻疹、接触性皮炎、哮喘、过敏性鼻炎等。真菌引起的超敏反应按性质可分为：① 感染性超敏反应，在真菌感染的基础上发生的超敏反应；② 接触性超敏反应，敏感者吸入或食入真菌菌丝或孢子而引起的超敏反应。按发生的部位可分为：① 皮肤超敏反应，主要表现为过敏性皮炎、荨麻疹、湿疹、瘙痒症等；② 呼吸道超敏反应，主要表现为支气管哮喘和过敏性鼻炎；③ 消化道过敏反应，多因食物中混入真菌所致。

三、真菌毒素

真菌毒素（mycotoxin）是某些真菌产生的有毒的次级代谢产物，可污染农作物、食物和饲料，人、畜食用后可导致急、慢性中毒，称为真菌中毒症（mycotoxicosis）。真菌性中毒多受环境条件的影响，所以发病有地区性和季节性，但没有传染性，不引起流行。根据真菌毒素作用的靶器官不同，可将其分为肝脏毒、肾脏毒、神经毒、造血器官毒和超敏性皮炎毒等。我国东北地区的臭玉米面中毒，由玉米面霉变食入后引起。长江流域等地区的赤霉病麦中毒是由镰刀菌等产毒真菌引起，表现有肝、肾、心、脑等器官病变。河北、河南的霉甘蔗中毒主要由节菱孢菌引起，且毒素主要作用于脑，引起抽搐、昏迷，死亡率在20%左右，也有的可引起肾损害、血液系统变化等临床表现。

已有研究证实部分真菌毒素有致癌作用，研究最多的是黄曲霉毒素。黄曲霉毒素是一种双呋喃氧杂萘邻酮衍化物，毒性很强，小剂量即有致癌作用，动物实验证明，饲料中含0.015mg/kg即可诱发肝癌。在肝癌高发区的花生、玉米、油粮作物中，黄曲霉污染率很高，黄曲霉毒素含量可高达1mg/kg。根据荧光分析，其有20多种衍化物，其中黄曲霉毒素B_1致癌作用最强，其次为黄曲霉毒素B_2。大鼠口服黄曲霉毒素B_1后易被吸收，在肝脏迅速达到高峰。黄曲霉毒素B_1与RNA和DNA结合能力很强，能抑制细胞RNA和DNA的合成。其他与肿瘤发生有关的真菌毒素还有较多，如赭曲霉产生的赭曲霉毒素可诱发肝肿瘤；青霉产生的灰黄霉素可诱发肝癌和甲状腺癌；镰刀菌产生的T-2毒素可诱发大鼠胃癌、胰腺癌、垂体和脑肿瘤等肿瘤；展青霉产生的展青霉素可诱发肉瘤等。

学习小结

真菌可通过多个途径、多种机制使机体患病。真菌的致病物质具有黏附、抗吞噬及内毒素样活性等作用，真菌释放的毒素可致中毒甚至引发肿瘤。真菌侵入人体后，可引起真菌感染、真菌性超敏反应性疾病；真菌毒素可引发中毒，某些真菌毒素还与癌症的发生有关。真菌感染包括致病性真菌感染和机会致病性真菌感染。真菌引起的超敏反应按性质可分为感染性超敏反应和接触性超敏反应，按发生的部位可分为皮肤超敏反应、呼吸道超敏反应和消化道过敏反应。人、畜食入真菌毒素后可引起真菌中毒症，部分真菌毒素有致癌作用。不同真菌的致病形式不同，同一种疾病可以由不同的真菌引起，同一种真菌也可以引起不同类型的疾病。

（张雄鹰）

复习参考题

（一）A型选择题

1. 真菌不能引起的疾病是
   A. 潜伏性感染
   B. 内源性感染
   C. 外源性感染
   D. 真菌毒素中毒
   E. 真菌性超敏反应

2. 关于机会致病性真菌感染，下列描述错误的是
   A. 致病性弱
   B. 主要是外源性感染
   C. 长期使用广谱抗生素导致菌群失调时易发生
   D. 目前无特异性预防措施
   E. 临床感染率有上升趋势

3. 关于真菌的致病性，正确的是
    A. 真菌菌丝不引起超敏反应
    B. 致病性真菌主要引起内源性感染
    C. 机会致病性真菌可引起免疫功能低下者的致死性感染
    D. 真菌不引起Ⅳ型超敏反应
    E. 真菌毒素刺激机体产生的抗毒素可中和其毒性作用

答案：1. A；2. B；3. C

（二）简答题

1. 真菌感染的类型有哪些？各类感染有何特点？

2. 真菌性超敏反应的类型有哪些？

第七章　机体的抗感染免疫

第一节　抗感染免疫的组成及作用

机体抵御病原的感染，有赖于高度完善的免疫防御系统，包括固有免疫和适应性免疫。病原侵入人体，首先要突破机体固有免疫的防线，经过一段时间后机体才产生适应性免疫，然后二者相互配合，协同发挥抗感染免疫的作用。

一、固有免疫

固有免疫（innate immunity）又称天然免疫（natural immunity），是人类在长期的种系发育和进化过程中，逐渐建立起来的一系列天然防御功能。其特点是：与生俱来，作用广泛，初次接触病原菌即可迅速发挥效应。固有免疫主要通过机体的屏障结构、吞噬细胞和体液中的抗病原生物物质等来实现。

1. 屏障结构

（1）皮肤与黏膜：健康和完整的皮肤与黏膜能有效地阻挡许多病原生物的侵入，另外，皮肤和黏膜的附属结构也具有防御作用，如呼吸道黏膜上皮细胞的纤毛运动可将停留的致病菌排出体外；汗腺分泌的乳酸、皮脂腺分泌的脂肪酸以及黏膜分泌的溶菌酶、胃酸、蛋白酶等分泌物都有一定的杀菌作用。除此之外，由正常菌群构成的生物被膜屏障对致病菌也有拮抗和抑制作用。

（2）血脑屏障：由软脑膜、脉络膜、脑毛细血管和星状胶质细胞等组成。血脑屏障具有阻挡病原生物及其毒性产物从血流进入脑组织或脑脊液的作用，从而保护中枢神经系统。婴幼儿的血脑屏障尚未发育健全，易被病原体侵袭而发生脑膜炎、脑炎等中枢神经系统感染。

（3）胎盘屏障：由母体子宫内膜的基蜕膜和胎儿绒毛膜组成，能阻止母体血液中的病原体及其有害产物进入胎儿体内。但母体在妊娠3个月内，由于胎盘屏障尚不完善，感染母体的病原体有可能经胎盘侵犯胎儿，干扰其正常发育，造成畸形、流产甚至死亡。母体中的药物也会影响胎儿，故在妊娠期间尤其是早期，应尽量防止发生感染并尽可能减少药物的使用。

2. 吞噬细胞　当病原生物突破宿主屏障结构后，首先与病原生物接触并发动攻击的是吞噬细胞。人类吞噬细胞包括外周血中的中性粒细胞、单核细胞和各种组织中的巨噬细胞。

（1）吞噬细胞的吞噬和杀伤过程：一般分为四个阶段，见图7-1-1。

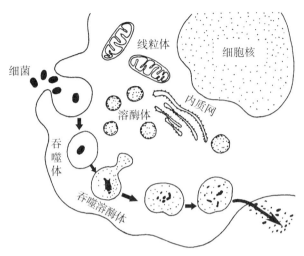

▲ 图7-1-1　吞噬细胞吞噬杀菌过程示意图

1）趋化：吞噬细胞与病原的接触可为偶然相遇，但多数情况下，入侵的病原可刺激机体产生趋化因子，在趋化因子作用下，吞噬细胞穿过毛细血管壁定向聚集到炎症部位。趋化因子的种类很多，主要包括病原成分或代谢产物，补体活化产物C3a、C5a、C567，炎症组织分解产物以及细胞因子等。

2）识别与结合：吞噬细胞识别病原体时，病原体内存在一类在进化上非常保守的组分，称为病原体相关分子模式（pathogen-associated molecular pattern，PAMP），包括细菌的肽聚糖、脂多糖（LPS）、细菌和真菌甘露糖/岩藻糖、细菌蛋白、细菌脂类、细菌和病毒的核酸残基等。在宿主体内存在一类能识别PAMP的受体，称为模式识别受体（pattern recognition receptor，PRR），包括甘露糖受体、清道夫受体、Toll样受体、内体膜型PRR、胞质型PRR、LPS结合蛋白、甘露聚糖结合凝集素、C反应蛋白（C reactive protein，CRP）等。PRR存在于固有免疫活性细胞表面、胞内器室膜上、细胞质以及血液中。机体固有免疫系统通过PRR识别PAMP，区分"自己"与"非己"，启动固有免疫对抗入侵的病原。PRR的特异性种类是有限的，而外界环境中的抗原的特异性是庞大的，因此PRR对抗原的识别不是一对一的关系，而是"一对多"的泛特异性识别。吞噬细胞通过其表面PRR和调理性受体识别病原体后，与之结合。

3）吞入：吞噬细胞识别病原体后，接触部位细胞膜内陷同时伸出伪足，将病原包围并摄入细胞内，形成由部分细胞膜包绕的吞噬体。

4）杀灭与消化：当吞噬体形成后，溶酶体与之靠近、接触，并融合成吞噬溶酶体。借助吞噬溶酶体内的依氧和非依氧两大杀菌系统杀死病原体，而蛋白酶、多糖酶、核酸酶、脂酶等则将杀死的病原体降解、消化，最后吞噬细胞将不能消化的残渣排到细胞外。

5）加工提呈抗原启动适应性免疫：巨噬细胞可将摄入的病原体抗原加工为具有免疫原性的小分子肽段，并以抗原肽–主要组织相容性复合体（MHC）Ⅰ/Ⅱ类分子复合物的形式提呈于细胞表面，供抗原特异性CD4$^+$Th细胞识别启动适应性免疫应答。

（2）吞噬作用的后果：吞噬细胞吞噬病原体后，其后果随病原种类、毒力和宿主免疫力不同而异。

1）完全吞噬：正常情况下，大多数病原会被吞噬杀灭，称为完全吞噬。如化脓性球菌被吞噬后，一般5~10分钟内死亡，30~60分钟内被分解破坏。

2）不完全吞噬：某些病原体如结核分枝杆菌、布鲁菌、利杜体等胞内寄生病原生物在免疫力缺乏或低下的宿主中，虽被吞噬却不被杀死，反而在吞噬细胞内生长繁殖，导致吞噬细胞破裂。未破裂的吞噬细胞可保护病原体免受体液中抗病原物质、特异抗体或抗病原药物等的作用，随游走的吞噬细胞经淋巴液或血液扩散到人体其他部位，造成广泛病变。

此外，吞噬细胞在吞噬过程中，溶酶体释放出的多种水解酶也能破坏邻近的正常组织细胞，造成组织损伤和炎症。

3. 体液中的抗病原生物物质　正常体液和组织中含有多种杀伤或抑制病原体的物质，主要有：

（1）补体（complement）：存在于人和哺乳动物血清中具有酶活性的一组球蛋白。当补体系统被激活后，可产生多种具有溶菌、细胞毒、趋化、黏附等生物学活性的因子，促进吞噬，扩大抗感染作用。在特异性抗体产生之前，补体可以通过旁路途径和甘露糖结合凝集素（MBL）途径发挥防御作用，故是一种重要的抗感染天然免疫机制。

（2）溶菌酶（lysozyme）：为一种碱性蛋白，主要来源于吞噬细胞，广泛分布于血清、唾液、泪液、乳汁和黏膜分泌物中。作用于革兰氏阳性菌的胞壁肽聚糖，使之裂解而溶菌。因为革兰氏阴性菌的肽聚糖外尚有外膜包围，故对革兰氏阴性菌作用弱，但在特异性抗体参与下，溶菌酶也可破坏革兰氏阴性菌。

（3）抗微生物肽：是一种能非特异杀伤多种细菌、真菌、病毒、寄生虫，甚至肿瘤细胞的小分子碱性多肽，一般只有十多个到四十多个氨基酸，在各种组织细胞中均有表达，防御素就是其主要成员之一。其杀菌机制是通过破坏病原细胞膜的完整性，使胞内外物质交换失控，进而导致病原体死亡。

（4）干扰素（interferon，IFN）：IFN是病毒或其他IFN诱生剂刺激人或动物细胞产生的一种具有抗病毒、抗肿瘤、免疫调节等多种生物活性的糖蛋白。除病毒外，细菌内毒素、人工合成的双链RNA（多聚肌苷酸与多聚胞嘧啶的多聚物，poly I：C）也可诱导细胞产生IFN。

1）IFN种类及产生细胞：人的IFN分为Ⅰ型与Ⅱ型。Ⅰ型包括由白细胞产生的IFN-α与由成纤维细胞产生的IFN-β；Ⅱ型即IFN-γ，由T细胞产生。除Ⅰ型和Ⅱ型IFN外，IFN-λ（IFN-λ1、IFN-λ2和IFN-λ3）被归为Ⅲ型IFN，主要由浆细胞样树突状细胞产生。编码Ⅰ型IFN的基因位于人类第9号染色体短臂上，编码Ⅱ型IFN的基因位于第12号染色体长臂上，编码Ⅲ型IFN的基因位于第19号染色体的长臂上。

2）IFN的诱生：在正常情况下，某些抑制蛋白能抑制编码IFN的基因，使其不能产生IFN。当病毒或其他IFN诱生剂作用于细胞后解除抑制蛋白对IFN基因的抑制，使之活化并转译出IFN。

另外，正常体液中存在的急性期蛋白、乙型溶素、细胞因子、吞噬细胞杀菌素、组蛋白等分子也具有杀灭或抑制病原体作用。

二、适应性免疫

适应性免疫（adaptive immunity）又称获得性免疫，是个体出生后，通过与病原体及其毒性代谢产物等抗原分子接触后建立的免疫。其特点是后天获得，具有针对抗原的专一性，再次接触相同抗原时能迅速发生强大而有效的免疫应答。适应性免疫包括体液免疫和细胞免疫。

（一）体液免疫

体液免疫由B淋巴细胞介导，效应分子是抗体，其发挥免疫作用主要包括以下几种机制：

1. 阻止病原体黏附 黏膜免疫系统分泌的SIgA可与病原黏附素结合，封闭黏附素与黏膜表面相应受体的结合，从而阻止病原体在黏膜表面的黏附。高亲和力的IgG和IgA可与病原表面的蛋白结合，从而阻止其与宿主表面的受体结合而入侵宿主细胞。

2. 调理吞噬作用 吞噬细胞上有IgG的Fc受体和补体C3b的受体，IgG通过Fab段与病原体抗原结合后，通过Fc段与吞噬细胞结合，抗体在病原体与吞噬细胞之间形成桥梁，促进了吞噬细胞对病原体的吞噬作用。抗体与抗原结合后可活化补体系统，产生的活化产物C3b能非特异地覆盖于病原体表面，与吞噬细胞表面的相应受体结合起到调理作用。抗体和补体联合作用则效应更强。

3. 中和细菌外毒素 抗毒素与外毒素结合后，可阻止其与敏感细胞表面的受体结合或封闭外毒素的毒性部位，从而使外毒素失去毒性作用，所形成的免疫复合物最终被吞噬细胞吞噬清除。抗毒素只能与游离的外毒素结合才有中和作用，因外毒素一旦与靶细胞结合便不可逆转。故应用抗毒素进行人工被动免疫时应尽可能早期、足量。

4. 激活补体溶解病原 IgM、IgG抗体与病原相应抗原结合形成免疫复合物，通过经典途径激活补体，形成的膜攻击复合体将病原体溶解。

（二）细胞免疫

细胞免疫在抗胞内菌感染的适应性免疫中起主要作用，由T淋巴细胞介导，效应细胞是CD8$^+$细胞毒性T细胞（CTL）和CD4$^+$Th1细胞。

1. CD8$^+$ CTL细胞 CD8$^+$T细胞识别抗原肽–MHC Ⅰ类分子复合物后，在共刺激分子及一系列辅助分子的作用下，增殖、分化成效应性CTL。CTL与表达相应抗原的病原体–靶细胞结合，通过释放穿孔素（perforin）、颗粒酶（granzyme）介导细胞毒性作用，溶解破坏靶细胞，使病原体被释放或被直接杀灭；另外，通过Fas–FasL结合激活半胱天冬氨酸蛋白酶，诱导病原体靶细胞发生凋亡，病原菌被释放，再经抗体或补体的调理作用被吞噬细胞消灭。

2. CD4$^+$ Th1细胞 CD4$^+$T细胞识别抗原提呈细胞提呈的抗原肽–MHC Ⅱ类分子复合物后，

在辅助分子及在固有免疫中形成的特定因素（IL-12等）作用下，活化、分化为Th1细胞。通过释放IL-2、TNF-α、IFN-γ等细胞因子，激活巨噬细胞和NK细胞，增强其吞噬或杀伤能力，并可诱导MHC Ⅱ类分子的表达，增强其抗原提呈能力。同时可促进感染部位的血管内皮细胞黏附因子表达，募集大量的吞噬细胞移向炎症部位，在局部组织产生以淋巴细胞和单核细胞浸润为主的慢性炎症反应或迟发型超敏反应，有利于对胞内病原体的清除。

第二节　抗细菌感染免疫

病原菌侵入机体后，根据其在组织中寄居和生长繁殖部位的不同，分为胞外菌和胞内菌。机体针对这两类细菌的抗感染免疫应答机制各不相同，对胞外菌的感染主要通过多种固有免疫因素和适应性免疫的体液免疫应答发挥作用；对胞内菌感染的免疫则主要以细胞免疫为主。

一、抗胞外菌免疫

（一）胞外菌的概念

感染机体后主要寄居于宿主细胞外的血液、淋巴液和组织液中的病原菌称为胞外菌（extracellular bacteria），通过产生内、外毒素等致病物质，引起感染部位炎症反应和全身多系统损伤。人类的多数致病菌属胞外菌，如葡萄球菌、链球菌、脑膜炎奈瑟菌、淋病奈瑟菌等各种化脓菌、破伤风梭菌、百日咳鲍特菌、白喉棒状杆菌、霍乱弧菌、致病性大肠埃希菌、铜绿假单胞菌、流感嗜血杆菌和肠道中的无芽胞厌氧菌等。

（二）抗胞外菌感染的免疫

抗胞外菌感染的作用主要在于抵抗细菌的入侵、抑制细菌的生长繁殖、杀灭和破坏菌细胞、中和毒素并最终清除细菌和毒素。其中非特异性免疫有一定防卫作用，体液免疫起主要作用，细胞免疫在某些情况下起作用，不占主导地位。

1. 吞噬细胞的吞噬作用　在多数情况下，胞外菌易于被吞噬细胞杀灭和消化。中性粒细胞在对胞外菌尤其是化脓性细菌的吞噬、杀灭中起重要作用。巨噬细胞杀灭胞外菌的能力不及中性粒细胞，但活化后的巨噬细胞吞噬杀菌能力大大增强。

2. 抗体和补体的作用　胞外菌的清除，主要依赖体液免疫系统特异性抗体的作用。抗体与补体协同，作用可得到加强。主要的作用机制包括阻止细菌黏附、调理吞噬、补体激活后的溶菌作用以及中和外毒素。

3. 细胞免疫的作用　在某些胞外菌感染的免疫中，细胞免疫也有一定的作用。参与胞外菌免疫应答的T细胞主要是CD4⁺ Th2细胞，它们除辅助B细胞对细菌的胸腺依赖性抗原（TD-Ag）产生抗体外，还能产生多种细胞因子，诱发炎症反应，促进巨噬细胞的吞噬和杀伤，吸引和活化中性粒细胞等。

二、抗胞内菌免疫

（一）胞内菌的概念

病原菌侵入机体后，寄居在细胞内的细菌称为胞内菌（intracellular bacteria）。胞内菌可分为兼性（facultative）和专性（obligate）两类。兼性胞内菌既可在宿主细胞内生长繁殖，也可在细胞外的适宜环境生存和繁殖。如结核分枝杆菌、麻风分枝杆菌、伤寒沙门菌、布鲁菌、嗜肺军团菌和产单核细胞李斯特菌等。专性胞内菌则只能在活细胞内生长繁殖，如立克次体、柯克斯体、衣原体等。胞内菌感染的病变主要由病理性免疫损伤引起，往往有肉芽肿形成并多伴有迟发型超敏反应。

（二）抗胞内菌感染的免疫

抗胞内菌感染的免疫以特异性细胞免疫为主要防御机制。在致病过程中，胞内菌也有存在于血液和细胞外的阶段，因而抗体也有辅助抗菌作用。

1. 吞噬细胞　胞内菌主要被单核吞噬细胞吞噬。但在特异性细胞免疫产生之前，未活化的单核吞噬细胞不能完全杀死吞入的细菌。当其被细胞因子如IFN-γ刺激活化后方能杀伤胞内菌。中性粒细胞在感染早期有一定作用。NK细胞可直接杀伤感染的靶细胞，并可释放IFN-γ参与激活细胞免疫应答。

2. 细胞免疫　因特异性抗体不能进入细胞内发挥作用，抗胞内菌感染的免疫以T细胞介导的细胞免疫为主。CD4$^+$Th1细胞是胞内菌感染的重要免疫因素。Th1释放多种细胞因子（IL-2、IFN-γ、TNF-α等），引起迟发型超敏反应，增强巨噬细胞的杀伤能力，从而有利于对胞内菌的清除。胞内菌感染后刺激产生的致敏CTL在某些胞内菌如结核分枝杆菌的感染中也有重要作用，通过释放穿孔素和颗粒酶杀伤和破坏胞内菌寄生的细胞，使致病菌释出，再经过抗体或补体的调理后被吞噬细胞吞噬消灭。同时，颗粒酶对胞内寄生菌也有一定的直接杀伤作用。

3. 体液免疫　抗体可阻断细菌侵入细胞和扩散，也可在补体的协助下清除从细胞内释放出的细菌。

第三节　抗病毒感染免疫

机体抗病毒感染免疫包括固有免疫与适应性免疫，两者共同作用防止病毒入侵及损伤组织。由于病毒严格细胞内寄生，病毒诱导机体产生的适应性免疫应答以细胞免疫为主，体液免疫主要对细胞外的病毒发挥抗病毒作用。

一、固有免疫的抗病毒作用

机体抗病毒感染的固有免疫包括皮肤黏膜的屏障作用、吞噬细胞与NK细胞的吞噬或杀伤作用及IFN的抗病毒作用等。

（一）细胞作用

参与抗病毒的固有免疫应答的细胞主要包括单核吞噬细胞系统、NK细胞、树突状细胞

（dendritic cell，DC）等，其本身具有抗病毒作用，还能产生多种细胞因子发挥抗病毒效应并活化其他免疫细胞。

1. 吞噬细胞　吞噬细胞通过定向迁移、识别、吞噬和杀伤等环节发挥抗病毒作用。中性粒细胞在抗病毒感染中能吞噬病毒，但不能将其杀灭，而巨噬细胞可吞噬和杀灭病毒感染细胞和游离病毒，抗体和补体与病毒结合后能促进巨噬细胞的吞噬作用。巨噬细胞还能提呈抗原给T细胞，分泌IL-1和IFN，激发特异性免疫应答，发挥抗病毒作用。

2. NK细胞　在病毒感染后，NK细胞可通过多种途径活化，特别是IFN的活化。病毒感染细胞后，细胞MHC Ⅰ类分子的表达下调，成为NK细胞识别的靶细胞。NK细胞接触靶细胞后，可自胞质中释放穿孔素、颗粒酶等物质而溶解病毒感染细胞。此外，活化的NK细胞可产生多种细胞因子如IFN-γ等，诱导巨噬细胞活化并产生NO、氧自由基等效应分子；释放TNF-α，改变靶细胞溶酶体的稳定性，使多种水解酶外漏；还可活化靶细胞的核酸内切酶，降解细胞DNA而引起细胞凋亡。NK细胞对靶细胞的识别是非特异性的，即对病毒感染的细胞均有杀伤作用，无病毒特异性，不受MHC限制。

3. 树突状细胞　在固有免疫应答中发挥抗病毒作用的主要是浆细胞样树突状细胞（plasmacytoid dendritic cell，pDC），pDC在病毒感染的刺激下可分泌大量的Ⅰ型IFN，发挥抗病毒作用。

（二）IFN的抗病毒作用

1. IFN的抗病毒机制　IFN的抗病毒活性是通过作用于宿主细胞发挥的，而不是直接作用于病毒。IFN与敏感细胞表面的IFN受体结合，触发信号传递一系列的生物化学过程，激活细胞合成抗病毒蛋白（antiviral protein，AVP）。AVP主要有2′-5′寡聚腺苷酸合成酶（2′-5′-oligoadenylate synthetase，2′-5′A合成酶）和蛋白激酶（protein kinase R，PKR）等，作用机制如下（图7-3-1）：

（1）2′-5′A合成酶途径：病毒中间产物双链RNA（dsRNA）激活2′-5′A合成酶，使三磷酸腺苷（ATP）多聚化，形成长度不定的2′-5′寡聚腺苷酸（2′-5′A），2′-5′A再激活RNA酶L（RNaseL），活化的RNaseL可切断病毒信使RNA（mRNA）。

（2）PKR途径：PKR在病毒中间产物dsRNA存在下自身磷酸化而被激活，活化的PKR作用于翻译起始因子的α亚基（eIF-2α），使之磷酸化，失去启动蛋白质翻译过程的功能，从而抑制蛋白质的合成。

2. IFN的抗病毒特点　IFN抗病毒作用具有广谱性、种属特异性、间接性及高活性等特点。① 广谱性：IFN对大多数病毒有抑制作用，但不同病毒对IFN的敏感性有较大的差异，如IFN对已整合的病毒无抑制作用；② 种属特异性：IFN一般只对产生IFN的同种系细胞起作用，对异种系细胞无活性，但在某些少数种属关系较远的动物间也存在交叉活性，如人、牛、猪之间；③ 间接性：IFN抑制病毒增殖而不是直接灭活病毒；④ 高活性：IFN作用发挥早，持续时间短，在病毒感染机体数小时后即发挥作用，持续1~3周，在抑制病毒增殖与体内扩散方面起重要作用。

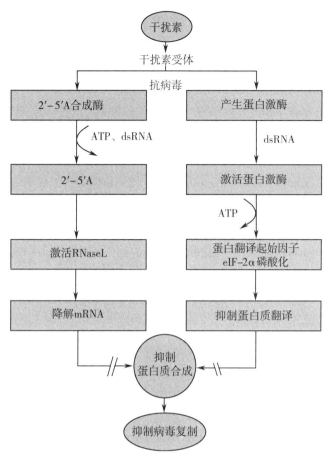

▲ 图7-3-1　干扰素抑制病毒蛋白翻译的两种途径

2'-5'A. 2'-5'寡聚腺苷酸；ATP. 三磷酸腺苷；dsRNA. 双链RNA；

RNaseL. RNA酶L；mRNA. 信使RNA；eIF-2α. 翻译起始因子2α亚基。

IFN除本身的抗病毒活性外，还通过活化巨噬细胞、NK细胞等细胞或诱导细胞产生IL-2、IL-12等免疫分子发挥抗病毒作用。

（三）防御素的抗病毒作用

对有包膜病毒，带正电荷的防御素多肽与带负电的病毒包膜结合，直接破坏病毒脂质包膜或包膜上的蛋白从而使病毒丧失结合活性；对无包膜病毒，防御素直接结合病毒外壳使其不能发生构象改变并阻碍病毒蛋白的暴露，从而阻止病毒核酸从病毒衣壳中释放，导致病毒颗粒在早期胞体中积聚而无法进入增殖周期。

二、体液免疫的抗病毒作用

机体受病毒感染后可产生特异性抗体，包括中和抗体、补体结合抗体、血凝抑制抗体等，在病毒感染免疫中起特异性保护作用。

1. 中和抗体（neutralizing antibody）　病毒与中和抗体结合，使病毒丧失感染力，称为中和反应。结合了中和抗体的病毒不能再吸附和穿入易感宿主的细胞，如抗流感病毒血凝素（HA）的抗体为中和抗体，具有免疫保护作用。血流中特异性IgM与IgG能抑制病毒的局部扩散和清除病毒血症，并抑制原发病灶中病毒播散至其他易感组织和器官（靶器官）；SIgA是呼吸道和肠道局部抗病毒的重要抗体。中和作用是机体灭活游离病毒的主要方式，病毒表面抗原与相应的抗体结合，易被吞噬清除。补体能明显加强中和抗体的作用，当病毒抗原和相应的抗体结合后激活补体，导致包膜病毒裂解。在感染细胞表面表达的病毒抗原与相应抗体结合后，通过抗体依赖细胞介导的细胞毒作用（antibody-dependent cellular cytotoxicity，ADCC）或激活补体，使靶细胞溶解，杀灭细胞内病毒。

2. 补体结合抗体（complement fixing antibody） 由病毒内部抗原或病毒表面非中和抗原诱导产生的抗体，不能中和病毒的感染性，但可与补体结合发挥调理作用，增强巨噬细胞的吞噬功能。此外，检查该抗体可协助诊断某些病毒性疾病。

3. 血凝抑制抗体（hemagglutinin-inhibiting antibody） 有些病毒颗粒的表面含有血凝素，可导致红细胞出现血凝现象，感染后机体可产生抑制血凝的抗体，被称为血凝抑制抗体。IgM、IgG均有血凝抑制抗体的活性，而IgA则无此活性。乙型脑炎病毒、流感病毒等血凝抑制抗体具有中和病毒的特性，对宿主细胞有保护作用。

三、细胞免疫的抗病毒作用

虽然NK细胞和活化的巨噬细胞有杀伤靶细胞的作用，但杀伤或破坏病毒感染的靶细胞主要靠特异性CTL和CD4$^+$ Th1细胞。

1. CD8$^+$ CTL CTL可通过其抗原受体识别病毒感染的靶细胞，通过细胞裂解与凋亡两种机制直接杀伤靶细胞。CD8$^+$ CTL受MHC Ⅰ类分子限制，是发挥细胞毒的主要细胞。病毒感染的靶细胞激活CTL，可释放穿孔素和颗粒酶等，其中穿孔素使靶细胞出现许多小孔而致细胞裂解；颗粒酶进入细胞激活靶细胞内的凋亡相关酶，引起细胞凋亡。CTL通过杀伤靶细胞达到清除或释放在细胞内复制的病毒体，从而在抗体和补体的配合下清除病毒。此外，CTL还可分泌多种细胞因子，如IFN-γ、TNF等发挥抗病毒作用。

2. CD4$^+$ Th1细胞 活化Th1细胞可释放多种细胞因子，如IFN-γ、IL-2、IL-12、TNF-α等，激活NK细胞、巨噬细胞和CTL发挥抗病毒作用。

第四节　抗真菌感染免疫

人体对真菌有较强的固有免疫力，真菌感染后可诱发机体产生特异性细胞免疫和体液免疫应答，以细胞免疫应答为主。

一、固有免疫的抗真菌作用

1. 皮肤黏膜屏障作用和正常菌群拮抗作用 健康的皮肤黏膜对皮肤癣菌具有一定的屏障作

用。皮肤黏膜的屏障作用一旦破坏，真菌即可入侵。儿童易患头癣，而成人手足癣较多见，主要是因为儿童皮肤的皮脂腺发育不完善，皮脂腺分泌的不饱和脂肪酸有杀真菌作用，而儿童头皮脂肪酸的分泌量比成人少，故易发生头癣。成人因手、足汗较多而且掌跖部缺乏皮脂腺，有利于真菌的生长，因而手足癣较多见。

人体正常菌群在防止内源性真菌感染中有重要作用，菌群失调、免疫力下降，均易继发真菌感染。如白念珠菌可正常寄居于人体口腔、肠道、阴道等部位，由于正常菌群的拮抗作用，其不能大量繁殖，若长期使用广谱抗生素而破坏菌群之间的拮抗关系则白念珠菌大量生长，引起继发性白念珠菌病。

2. 吞噬作用　中性粒细胞与巨噬细胞可以吞噬进入机体的真菌，在抗真菌感染中发挥重要作用，它们被真菌激活后释放 H_2O_2、次氯酸和防御素，能杀灭白念珠菌、烟曲霉等真菌。近年来发现促吞噬肽（tuftsin）可结合到中性粒细胞外膜上以提高其吞噬和杀菌活性，并有促趋化作用。被吞噬的真菌孢子并不能完全被杀灭，有的可在细胞内增殖，有的随吞噬细胞到达深部组织器官中增殖，引起病变。

3. 其他　体液中的 IFN-γ、TNF 等细胞因子在抗真菌方面也有一定作用；血浆中的转铁蛋白，具有抑制真菌的作用。

二、适应性免疫的抗真菌作用

1. 体液免疫的抗真菌作用　深部真菌感染可刺激机体产生相应抗体，对部分真菌的感染有一定的保护作用。抗体通过抑制真菌黏附、调理吞噬发挥抗真菌作用。检测抗体对深部真菌感染的诊断有参考价值，但对浅部真菌感染意义不大，因为后者诱导产生抗体的水平低，且易出现交叉反应。

2. 细胞免疫的抗真菌作用　以 Th1 反应为主的细胞免疫应答在抗深部真菌感染中具有重要作用。真菌抗原刺激机体后，特异性淋巴细胞增殖，释放 IFN-γ 和 IL-2 等细胞因子激活巨噬细胞、NK 细胞和 CTL，参与对真菌的杀伤。真菌感染同时可引起迟发型超敏反应。

学习小结

机体抗菌免疫包括固有免疫和适应性免疫。固有免疫主要通过屏障结构、吞噬细胞、抗病原生物物质来实现。体液免疫通过效应分子抗体抑制病原体黏附、调理吞噬作用、中和细菌毒素、激活补体溶菌等，在抗胞外菌免疫中发挥主要作用；细胞免疫通过 CTL 和 Th1 细胞发挥抗感染作用，在抗胞内菌免疫中起主要作用。NK 细胞、巨噬细胞、IFN 等固有免疫因素发挥早期抗病毒作用。病毒诱导机体产生的适应性免疫应答以细胞免疫为主，体液免疫主要对细胞外的病毒发挥抗病毒作用。人体对真菌有较强的固有免疫力，真菌感染后的保护性免疫以细胞免疫为主。

（强华）

复习参考题

（一）A型选择题

1. 下面成分属于适应性免疫的是
    A. 抗体
    B. 中性粒细胞
    C. 巨噬细胞
    D. 嗜酸性粒细胞
    E. 肥大细胞

2. 体液免疫抗细菌感染机制不包括
    A. 抑制病原体黏附
    B. 调理吞噬作用
    C. 激活补体溶菌
    D. 直接杀灭病原菌
    E. 中和细菌毒素

3. 干扰素的抗病毒机制是
    A. 直接杀伤病毒
    B. 直接破坏被病毒感染的细胞
    C. 抑制病毒DNA的合成

D. 作用于受染细胞后，使细胞产生抗病毒蛋白
    E. 阻止病毒的吸附

4. 中和抗体对病毒的中和作用主要是
    A. 抑制病毒生物合成
    B. 诱导IFN产生
    C. 阻止病毒吸附靶细胞
    D. 中和病毒毒素
    E. 杀伤细胞内的病毒

5. 以下属于胞内菌的是
    A. 破伤风梭菌
    B. 百日咳鲍特菌
    C. 结核分枝杆菌
    D. 白喉棒状杆菌
    E. 霍乱弧菌

答案 1. A；2. D；3. D；4. C；5. C

（二）简答题

1. 机体针对胞内菌和胞外菌感染的免疫有何不同？

2. IFN的抗病毒作用有何特点？

3. 机体抗病毒感染的免疫机制有哪些？以什么为主？

第八章 消毒灭菌与实验室生物安全

采用消毒和灭菌措施杀灭介质中的病原生物是控制感染性疾病传播与流行的重要措施。针对病原生物的实验工作需要严格执行病原微生物实验室生物安全规定，防范工作人员的暴露和感染。灾后防疫是灾后救援的重要组成部分。

第一节 消毒与灭菌

知识目标

1. 掌握消毒、灭菌、隔离、防腐、无菌的概念。
2. 熟悉物理和化学消毒灭菌法的种类及其应用。
3. 了解影响消毒与灭菌的因素。

病原生物含有核酸、蛋白质、脂类、多糖等多种重要有机物，可以通过使用物理、化学的方法使其变性破坏，从而杀死病原体，据此开展消毒、灭菌等工作。常用的术语如下：

消毒（disinfection）：采用物理或化学的方法清除或杀灭传播介质上的病原微生物，使其达到无害化的过程。经过消毒后的物品或环境中，芽胞不一定被杀死。用以消毒的化学制剂称为消毒剂（disinfectant）。

灭菌（sterilization）：采用物理或化学的方法杀灭物体上包括芽胞在内的一切微生物的过程。灭菌的结果为无菌（asepsis），指不含活菌的意思。防止微生物进出操作领域的技术称为无菌操作（aseptic manipulation）。如外科手术、微生物接种等过程。

隔离（isolation）：把可能的传染源安置于特定的区域（隔离病房或其他不能够传染给别人的环境中），防止病原体向外界扩散，以便于管理、消毒和治疗。

防腐（antisepsis）：抑制体外细菌生长繁殖的方法。防腐时物品上的微生物不一定被杀死，但不能繁殖。

抑菌（bacteriostasis）：抑制细菌和真菌生长繁殖的方法。常用的抑菌剂（bacteriostatic agent）

139

为各种抗菌物质，可抑制体内微生物的繁殖，也可用于体外抑菌试验（药敏试验）检测微生物对抗菌药物的敏感性，用于指导临床治疗。

消毒与灭菌的方法可分为物理方法和化学方法两大类。

一、物理消毒灭菌法

物理消毒灭菌的方法主要包括热力消毒灭菌法、辐射杀菌法和滤过除菌法等。

（一）热力消毒灭菌法

利用热能可导致病原体蛋白质或核酸变性，进而杀死病原体。根据加热过程中是否有水分子参与，分为干热法和湿热法两大类。

1. 干热法　加热时环境中没有水分子参与。常用干热法的种类、灭菌条件及应用范围见表8-1-1。

▼ 表8-1-1　常用的干热法条件及应用范围

灭菌方法	设备条件	灭菌条件	应用范围
焚烧灭菌	焚烧炉	直接用火焚烧	废弃物品或人和动物尸体等处理
火焰灭菌	火焰发生装置	用火焰灼烧	金属器械（镊、剪等）、玻璃试管口、培养瓶瓶口等的灭菌
干烤法	干热灭菌器	灭菌参数：150℃/150min；160℃/120min；170℃/60min；180℃/30min	耐热不耐湿、蒸汽或气体不能穿透的玻璃、金属等医疗卫生用品和油类、粉剂等制品的灭菌
红外线杀菌法	红外线消毒仪	膛内温度可达900℃	用于生物安全柜内接种环或接种针灭菌

2. 湿热法　加热时环境中有水分子参与。常用的湿热消毒灭菌法有：

（1）巴氏消毒法（pasteurization）：本消毒法由法国科学家巴斯德（Louis Pasteur）创建，故名。将液态物质加热至61.1~62.8℃维持30分钟，或者71.7℃维持15秒，可杀死其中的病原菌，但不破坏其他成分，用于乳制品和酒类的消毒。

（2）煮沸法：在1个大气压下，水的沸点为100℃，将待消毒物品置于沸水中保持5~10分钟可杀灭细菌繁殖体，若保持1~2小时可杀灭芽胞。水的沸点受海拔因素的影响大，需要按照海拔每升高300m，延长消毒时间2分钟的标准来计算消毒时间。常用于饮水、餐具等的消毒。

（3）流动蒸汽法：将消毒物品放入流动蒸汽发生器（Arnold消毒器）或蒸锅，当水沸腾后产生100℃的水蒸气，维持15~30分钟可杀灭细菌繁殖体。适用于医疗器械、器具和物品清洗后的初步消毒以及餐饮具和部分卫生用品等耐热、耐湿物品的消毒。

（4）间歇灭菌法：为了杀死芽胞，可重复3次流动蒸汽消毒，每次间歇期间将物体置于37℃孵箱过夜，以使芽胞发育成繁殖体，此为间歇灭菌法。适用于不耐高热的含糖或牛奶的培养基灭菌。

（5）高压蒸汽灭菌法（autoclaving）：将待灭菌的物品置于密闭的高压灭菌锅内，蒸汽的温度随压力的升高而升高，达到相应的参数后，可杀灭包括芽胞在内的所有微生物。常用下排气式和预排气式两种方法。下排气式压力蒸汽灭菌器灭菌参数为压力：102.9kPa，温度：121℃，器械灭菌时间：20分钟，敷料灭菌时间：30分钟。预排气式压力蒸汽灭菌器灭菌参数为压力：205.8kPa，温度：132~134℃，灭菌时间：4分钟。

高压蒸汽灭菌法是热力消毒灭菌法中使用最广泛的一种方法，适用于耐湿、耐高温和高压诊疗器械、器具和物品的灭菌，也可以用于污物和排泄物的灭菌。下排气压力蒸汽灭菌法还可用于液体灭菌。

（二）辐射杀菌法

辐射杀菌法常用的方法包括紫外线照射法、电离辐射法和微波加热法。

1. 紫外线照射法　微生物的核酸可吸收一定波长的紫外线（ultraviolet ray，UV），紫外线作用后可导致核酸链上相邻的嘧啶共价结合形成二聚体，干扰核酸的正常复制和转录，导致病原生物变异或死亡。波长在200~300nm范围的紫外线均可杀灭微生物，以265~266nm最强，对细菌和病毒等均有杀灭作用。

紫外线穿透力较弱，可被普通玻璃、纸张阻挡，一般用于手术室、病房、实验室的空气消毒，紫外线可损伤暴露的皮肤和角膜，应注意防护。

2. 电离辐射法　使用放射性核素γ源或β射线加速器发射的高能量电子束进行灭菌，目前^{60}Co照射装置的应用最为普遍。电离辐射具有较高的穿透力，可通过干扰微生物DNA合成、产生游离基、损伤细胞膜、扰乱病原体酶系统等途径杀死所有微生物。可在常温下对不耐热的物品进行灭菌，如不耐热的高分子聚合物（一次性注射器、输液器等）、橡胶、精密医疗仪器、节育用具、药品、食品等。

3. 微波加热法　微波可穿透玻璃、塑料薄膜与陶瓷等物质，在介质中通过时产热，使微生物死亡。微波不能穿透金属，用于非金属的器械、药杯、食品及餐具等的消毒。

（三）滤过除菌法

滤过除菌法（filtration）是利用物理阻留和静电吸附等原理除去液体或气体中的细菌和真菌。

液体除菌常用滤菌器（包括薄膜滤菌器、玻璃滤菌器、石棉滤菌器、陶瓷滤菌器等）滤孔孔径为0.22~0.45μm。主要用于不耐热的抗毒素、药液、试剂等的除菌。体积更微小的病毒、支原体、衣原体和细菌L型可通过滤膜而不能够被除去。

空气的除菌采用初、中、高三级高效空气过滤器［high efficiency particulate air（HEPA）filter］，可用于生物安全柜、洁净病房、手术室等的空气除菌。

（四）其他方法

超声波可裂解微生物，用于提取病原体组分。干燥和低温可以抑制细菌的代谢，可用于保存食物、培养基、中药材等。可用冷冻真空干燥法长期保存菌种；在液氮、干冰、-80℃可以保存病毒毒株。

二、化学消毒灭菌法

1. **常用化学消毒剂的种类**　按照消毒剂杀灭微生物的能力可分为高效消毒剂（high effect disinfectant）、中效消毒剂（moderate effect disinfectant）和低效消毒剂（low effect disinfectant）三类（表8-1-2）。按照化学特性的不同可分为酚类、醇类、氧化剂类、卤素类、季铵盐类、重金属盐类、烷化剂类、醛类、酸碱类和染料类等。

▼ 表8-1-2　消毒剂按照杀灭病原生物能力的差异分类

类别	消毒效力	常用化学消毒剂
高效消毒剂	可杀灭包括分枝杆菌在内的一切细菌繁殖体、病毒、真菌等，对细菌芽胞也有一定杀灭作用。作用适宜时间后可达灭菌效力	戊二醛、甲醛、过氧化氢、过氧乙酸、二氧化氯、环氧乙烷、漂白粉、臭氧等
中效消毒剂	可杀灭包括分枝杆菌在内的一切细菌繁殖体、病毒、真菌等，但往往不能够杀灭细菌芽胞	碘酊、碘伏、乙醇等
低效消毒剂	可杀灭大多数细菌繁殖体和亲脂病毒。但不能杀灭细菌芽胞、结核分枝杆菌及某些抵抗力强的真菌和病毒	季铵盐类、氯己定、高锰酸钾等

2. **化学消毒剂的作用原理**　消毒剂通过以下机制杀死病原生物：① 使蛋白质变性或凝固，例如酚类、醇类、重金属盐类、酸碱类、醛类；② 干扰微生物的酶系统，例如某些氧化剂、重金属盐类；③ 损伤细菌细胞膜或病毒包膜，例如酚类、表面活性剂、脂溶剂等。

3. **常用化学消毒剂的用途**　见表8-1-3。

▼ 表8-1-3　常用化学消毒剂用途

种类	消毒剂名称及使用浓度	主要用途
醛类	2.0%~2.5%戊二醛	不耐热诊疗器械与物品如内镜的消毒与灭菌
	10%甲醛	高效空气过滤器（HEPA filter）消毒、室内空气熏蒸
氧化剂类	0.1%~0.2%过氧乙酸	环境、耐腐蚀物品、室内空气等的消毒
	3%过氧化氢	外科伤口、皮肤黏膜冲洗消毒
	0.1%高锰酸钾	皮肤、尿道黏膜消毒
烷化剂类	800~1 200mg/L环氧乙烷	不耐热、不耐湿诊疗器具和物品灭菌。如电子仪器、塑料制品、陶瓷及金属制品等
臭氧	空气消毒20mg/m³ 物体表面消毒60mg/m³	病房、口腔科等场所的空气消毒和物体表面消毒
卤素类	游离氯限值≤2mg/L；出厂水余量≥0.3mg/L；末梢水余量≥0.3mg/L	生活饮用水消毒
	10%~20%漂白粉	地面、厕所及排泄物消毒
	二氯异氰尿酸钠（溶液有效氯含量0.01%~0.1%）	水、游泳池消毒

种类	消毒剂名称及使用浓度	主要用途
卤素类	碘酊（18~22g/L 有效碘）	皮肤消毒
	碘伏（2~10g/L 有效碘）	术前手消毒；注射、穿刺、手术部位皮肤消毒
醇类	70%~75% 乙醇	皮肤、物体表面及诊疗器械（体温计、血压计等）消毒
酚类	甲酚、苯酚（≤5.0%）	物体表面和织物等消毒
季铵盐类	0.05%~0.1%溴型季铵盐	皮肤黏膜消毒；手术前洗手；器械消毒
胍类	氯己定（2%~4%）	皮肤、黏膜及物体表面消毒

三、影响消毒灭菌的因素

1. **消毒方法的特性** 紫外线仅适用于空气和物体表面消毒；滤过除菌法仅能够除去介质中粒径较大的微生物；高效消毒剂可杀灭芽胞而低效消毒剂对芽胞、结核分枝杆菌和真菌孢子等无效。

2. **消毒的强度和作用时间** 热力消毒灭菌法中，温度越高杀菌效果越好，需要的作用时间缩短。消毒剂一般浓度越高，杀菌效果越好，乙醇例外，70%~75%乙醇的消毒效果比更高浓度好。消毒灭菌作用的时间越长，杀灭微生物的能力越强。

3. **微生物的种类和数量** 不同种类和生理状态下的微生物对消毒方法的敏感性不同。真菌对紫外线抵抗力较强；结核分枝杆菌耐干燥、耐酸碱；细菌芽胞抵抗力强；稳定期的细菌容易形成持留菌（persister）而不易被消毒剂和抗生素杀死；有包膜病毒对脂溶性消毒剂敏感。环境中的病原体数量越多，需要的消毒灭菌时间越长。

4. **环境温度及酸碱度** 环境温度升高，消毒效力增强。环境的酸碱度可直接影响微生物生存，同时影响消毒剂活性基团的活性，消毒时需要注意环境的最适 pH。

5. **有机物及其他物质** 环境中存在的有机物受理化因素作用后可发生凝固变性，阻碍杀菌因素与病原体的作用，尤其对表面活性剂、乙醇、次氯酸盐等的影响更明显。另外，消毒介质中可能存在的拮抗物质对消毒剂也有较大影响。因此，对于重复使用的诊疗器械、器具和物品，回收后进行分类、清洗后再进行彻底消毒灭菌。

学习小结

物理消毒与灭菌法包括热力消毒灭菌法（干热和湿热法）、辐射杀菌法、滤过除菌法等。干热法包括干烤、焚烧和烧灼等；湿热法包括巴氏消毒法、煮沸法、流动蒸汽法、间歇灭菌法、高压蒸汽灭菌法等，其中高压蒸汽灭菌法最常用。辐射杀菌法包括紫外线照射法、电离辐射法和微波加热法等。紫外线通过破坏病原生物核酸链的正常结构发挥作用，适用于空气及物体表面消毒。电离辐射可用于高分子聚合物、橡胶、精密医疗仪器、节育用具、药品、食品等的灭菌。滤过除菌法用于不耐热血清、药液、空气等的除菌。

常用化学消毒剂包括高效、中效和低效三类。消毒剂通过使病原生物大分子变性、干扰和破坏微生物酶系统而破坏正常代谢、损伤细菌细胞膜或病毒包膜等机制杀菌。不同消毒剂的应用范围有差异。

（韩俭）

复习参考题

（一）A 型选择题

1. 被细菌污染的抗血清，最适宜的处理方法是
   A. 煮沸法
   B. 紫外线照射
   C. 流动蒸汽法
   D. 滤过除菌法
   E. 间歇灭菌法

2. 可杀灭所有病原微生物但不一定杀死芽胞的是
   A. 消毒
   B. 灭菌
   C. 隔离
   D. 防腐
   E. 抑菌

3. 下列消毒剂中不能杀死结核分枝杆菌的是
   A. 70% 乙醇
   B. 0.1% 过氧乙酸

   C. 碘伏
   D. 2.0% 戊二醛
   E. 0.1% 溴型季铵盐

4. 医疗卫生工作中最常用、最有效的灭菌方法是
   A. 紫外线照射法
   B. 滤过除菌法
   C. 干烤法
   D. 间歇灭菌法
   E. 高压蒸汽灭菌法

5. 已经使用过的胃镜，常选用的消毒方法是
   A. 0.1% 高锰酸钾浸泡
   B. 2% 戊二醛浸泡
   C. 紫外线照射
   D. 碘伏擦拭
   E. 75% 乙醇浸泡

   答案：1. D；2. A；3. E；4. E；5. B

（二）简答题

1. 试比较消毒、灭菌、抑菌概念的差异。
2. 物理消毒灭菌的方法有哪些？各有何用途？
3. 如何对室内空气、饮水、医疗器械、患者的排泄物、环境等进行消毒或灭菌处理？

第二节　病原微生物实验室生物安全

知识目标

1. 掌握实验室生物安全、气溶胶概念；生物安全柜的防护原理。
2. 熟悉病原微生物危害程度分类；病原微生物实验室生物安全防护水平；病原微生物实验室个人防护装备及安全工作行为。
3. 了解病原微生物实验室管理体系。

生物安全（biosafety）是全球化时代国家有效应对生物及生物技术的影响和威胁，维护和保障安全的状态和能力。生物安全涉及多个领域，包括：防控重大新发突发传染病、动植物疫情；生物技术研究、开发与应用；病原微生物实验室生物安全管理；人类遗传资源与生物资源安全管理；防范外来物种入侵与保护生物多样性；应对微生物耐药；防范生物恐怖袭击与防御生物武器威胁等。本文介绍病原微生物实验室生物安全的内容。病原微生物实验室生物安全指实验室的生物安全条件和状态不低于容许水平，可避免实验室人员、来访人员、社区及环境受到不可接受的损害，符合相关法规、标准等对实验室生物安全的要求。涉及实验中样本采集、运送、分离培养、鉴定、储存等过程。

一、相关术语

1. **生物因子（biological agent）** 包括微生物和生物活性物质。

2. **气溶胶（aerosol）** 悬浮于气体介质中的粒径为 0.001~100μm 的固态或液态微小粒子形成的相对稳定的分散体系。病原微生物实验室中，许多操作都可以产生带有微生物的气溶胶，吸入后可引起实验室相关感染。

3. **高效空气过滤器（HEPA filter）** 通常以 0.3μm 微粒为测试物，在规定的条件下滤除效率高于 99.97% 的空气过滤器。广泛应用于生物安全实验室、手术室、洁净病房和实验室的空气过滤除菌。

4. **生物安全柜（biological safety cabinet，BSC）** 为负压过滤排风柜。可防止操作者和环境暴露于实验过程中产生的生物气溶胶。其防护原理如下：送入安全柜工作区的空气经过 HEPA 滤器过滤，在安全柜内形成百级洁净度的环境，从而保护了操作对象；从安全柜排出的空气经过 HEPA 滤器过滤释放，以保护环境；安全柜内形成的负压和气幕可以防止气溶胶外泄，从而保护了操作者。根据正面气流速度、送风和排风方式将生物安全柜分为 I 级、II 级和 III 级三种类型。

5. **缓冲间（buffer room）** 在清洁区、半污染区和污染区相邻区之间设置的缓冲密闭室，具有通风系统，其两个门具有互锁功能，且不能同时处于开启状态。

二、病原微生物危害程度分类及实验室生物安全防护水平

根据病原微生物的传染性、感染后对个体或者群体的危害程度，中华人民共和国国务院令第424号《病原微生物实验室生物安全管理条例》中将病原微生物分为四类（表8-2-1）。第一类、第二类病原微生物统称为高致病性病原微生物（highly pathogenic microorganism）。

为防范在实验过程中危险生物因子对操作者及环境可能的危害，需要建立符合条件的病原微生物生物安全实验室。《实验室生物安全通用要求》（GB 19489—2008）中对实验室的生物安全防护水平（bio-safety level，BSL）根据对所操作生物因子采取的防护措施分为四级，以BSL-1、BSL-2、BSL-3和BSL-4表示从事体外操作生物因子的实验室相应生物安全防护水平；以动物生物安全水平（animal bio-safety level，ABSL）-1、ABSL-2、ABSL-3和ABSL-4表示从事动物活体操作的实验室相应的生物安全防护水平。其中BSL-1/ABSL-1防护水平最低，BSL-4/ABSL-4防护水平最高。在开展病原微生物相关的实验活动中，实验室的生物安全防护级别与其拟从事的实验活动必须相适应（表8-2-1）。

▼ 表8-2-1 病原微生物危害程度分类及对应实验室生物安全防护水平（BSL）

病原微生物危害程度分类①	类别②	从事相关工作③所需实验室生物安全防护水平
一类：指能够引起人类或者动物非常严重疾病的微生物，以及我国尚未发现或者已经宣布消灭的微生物	29种病毒	BSL-4/ABSL-4；少数可在BSL-3/ABSL-3
二类：指能够引起人类或者动物严重疾病，比较容易直接或者间接在人与人、动物与人、动物与动物间传播的微生物	45种病毒、6种朊粒、19种原核细胞型微生物和7种真菌	BSL-3/ABSL-3；个别可在BSL-2/ABSL-2
三类：能够引起人类或者动物疾病，但一般情况下对人、动物或者环境不构成严重危害，传播风险有限，实验室感染后很少引起严重疾病，并且具备有效治疗和预防措施的微生物	81种病毒、1种朊粒、172种原核细胞型微生物和144种真菌	BSL-2/ABSL-2；个别病毒在BSL-3/ABSL-3
四类：在通常情况下不会引起人类或者动物疾病的微生物	5种病毒	BSL-1/ABSL-1

注：① 参照《病原微生物实验室生物安全管理条例》（中华人民共和国国务院令第424号）。
② 参照国家卫生健康委员会制定的《人间传染的病原微生物目录》（2023年8月18日）。
③ 病毒培养、大量活菌操作、动物感染实验。

三、个人防护装备

个人防护装备用于预防在进入实验室后可能出现的危险因素对操作者的危害，如预防气溶胶、接种意外等。主要包括以下内容。① 实验室防护服：实验室应确保具备足够的有适当防护水平的防护服。每隔一定时间应更换防护服以确保清洁；当防护服被危险材料污染时应立即更换；离开实验室区域之前应脱去防护服。防护服包括普通防护服、专用防护服、正压防护服等，根据不同防护级别选择使用；BSL-1和BSL-2级实验室中使用普通防护服；BSL-3和BSL-4级实验室中使用专用防护服，必要时使用正压防护服。② 面部防护用具：在处理有飞溅危险的材

料时应有许可使用的安全防护眼镜、防护面罩或其他眼部和面部保护装置可供使用。③ 手套：实验室工作时应该有符合要求的手套。应对实验室工作人员进行使用前佩戴及使用后摘除等培训，保证所戴手套无漏损，戴好手套后可完全遮住手及腕部。在撕破、损坏或怀疑内部受污染时应更换手套，在工作完成或终止后应消毒、摘掉并安全处置手套。④ 鞋：使用防水、防滑、耐扎的防护鞋。在从事可能出现漏出的工作时可套一次性防水鞋套。⑤ 呼吸防护：病原微生物实验室除必须使用生物安全柜和其他物理防护设备预防气溶胶外，BSL-1和BSL-2级实验室中，需佩戴防护口罩，必要时使用N95口罩；BSL-3级实验室中需要使用N95口罩、正压生物防护头罩；BSL-4级实验室中需要使用正压防护服。

四、实验室安全管理体系及风险评估

1. 病原微生物实验室生物安全管理体系 设立生物安全委员会；制定实验室管理手册、程序性文件、操作规程、安全手册、记录、标识系统等安全管理体系文件。明确实验室生物安全负责人及责任制，强化日常管理；做好各种材料领取、灭菌、事故等的记录和报告；做好实验室人员培训、考核；制定、完善和执行标准操作规程；制定紧急撤离行动计划并进行演练。对从事特定病原微生物的人做好免疫预防接种工作和定期体检；定期开展实验室生物安全监督检查，及早发现问题并予以彻底解决。

2. 风险评估 病原微生物实验室生物安全工作管理的基础是风险评估，风险评估报告是实验室采取风险控制措施，建立安全管理体系，制定安全操作规程的依据，降低风险至可接受的范围。风险评估由熟悉病原微生物特性、实验室设备和设施、动物模型且具有经验的专业人员进行。风险评估中，对所有拟从事活动的生物、化学、物理、辐射、电气、水灾、火灾、自然灾害等的风险进行评估，当实验室涉及到致病性生物因子时，进行微生物的危险评估。当发生事故、事件或相关政策、法规、标准等发生改变时，应重新进行分析评估。

五、安全工作行为

1. 严格的培训 工作人员需熟练掌握实验室的各项标准操作规程，熟知实验室的各种潜在危险。

2. 良好的内务规程和规范的个人行为 在实验室工作区不饮食、不抽烟、不处理角膜接触镜、不使用化妆品、不存放食品等；有良好的洗手习惯或使用乙醇进行手部清洁。

3. 严格执行操作规程 正确使用个人防护装备及设施；严格执行操作规程，使用合适的器械和材料。安全操作尖利器具及装置，禁止用手对任何利器进行剪、弯、折断、重新戴套或从注射器上移去针头等行为。实验室内尽可能减少使用刀、剪等利器，尽量采用替代品；正确使用生物安全柜，防范气溶胶产生、扩散及吸入；妥善处理感染性、损伤性及化学性废弃物。

学习小结

　　病原微生物实验室生物安全是生物安全的重要组成部分。生物安全柜可防范操作者和环境暴露于实验过程中产生的生物气溶胶。病原微生物依据危害程度分为四类，其中一类、二类为高致病性病原微生物；病原微生物实验室的生物安全防护水平分为BSL-1/ABSL-1、BSL-2/ABSL-2、BSL-3/ABSL-3和BSL-4/ABSL-4四级。实验室的生物安全防护级别与其拟从事的实验活动必须相适应。病原微生物实验室必须配备合适的个人防护装备，制定完备的实验室管理体系，操作者具备安全工作行为。

（韩俭）

复习参考题

（一）A型选择题

1. 根据病原微生物的传染性、感染后对个体或者群体的危害程度，病原微生物分为
   A. 2类
   B. 3类
   C. 4类
   D. 5类
   E. 6类

2. 以下级别的实验室，防护水平最高的是
   A. BSL-1
   B. BSL-2
   C. BSL-3
   D. BSL-4
   E. BSL-5

3. 结核分枝杆菌为危害程度分类二类的病原微生物，大量活菌培养需要的生物安全防护水平是
   A. BSL-1
   B. BSL-2
   C. BSL-3
   D. BSL-4
   E. BSL-5

4. 病原微生物实验室生物安全管理工作的基础是
   A. 生物安全分类
   B. 生物安全防护级别
   C. 安全工作行为
   D. 消毒和灭菌
   E. 风险评估

5. 病原微生物实验室的个人防护物品不包括
   A. 防护服
   B. 角膜接触镜
   C. N95口罩
   D. 手套
   E. 防护面罩

答案：1. C；2. D；3. C；4. E；5. B

（二）简答题

1. 试述实验室生物安全、气溶胶、生物安全柜的概念。

2. 病原微生物依据危害程度可分几类？

3. 病原微生物实验室生物安全防护水平分哪些级别？

第三节　灾后病原生物感染的防控

知识目标

1. 掌握灾后主要流行的病原体及感染性疾病、灾后感染的防控原则。
2. 熟悉灾后病原体感染易流行的原因。
3. 了解常见的灾害类别。

灾害（disaster）是人类社会发展历程中经常可遇到的挑战，包括自然灾害和人为灾害。前者主要包括地震、海啸、洪灾、泥石流、风灾等；后者主要包括交通事故、火灾、矿难、踩踏事件、危险化学品事故、战争、恐怖袭击、核与辐射事故等。自然灾害往往发生突然、速度快、破坏力强、防御难度大，次生灾害多且复杂；具有地域性和周期性，有的自然灾害具有季节性。人为灾害可以是突发的，也可以是缓慢的，有的甚至是人为预谋的灾难。有的自然灾害发生中有人为因素参与，如人类活动导致的资源破坏、水土流失导致或加剧洪水、泥石流的发生。灾害发生后易引起感染性疾病的流行，灾后防疫是灾后救援和重建工作的重要组成部分。本节主要介绍自然灾害发生后的病原生物感染的防控。

一、灾后感染性疾病易流行的原因

（一）灾害对人群的直接影响

1. 对组织器官的直接损伤　灾害可造成人体皮肤、软组织、内脏器官损伤，骨折，溺水缺氧等。重要器官的严重损害可危及生命，外伤易引发化脓性感染、破伤风等。

2. 对机体心理和免疫力影响　面对灾害对生命的威胁、失去亲人和财产的痛苦、幸存者的呼叫声、通信和交通阻塞、等待救援的焦虑、对未来的担忧，加上可能的长时间的寒冷、拥挤、睡眠和饮食缺乏等，可导致机体出现应激障碍，通过影响神经-内分泌调节而造成免疫功能障碍。同时，灾害造成的组织器官的损伤也会影响到机体的免疫功能。

（二）灾害破坏人群正常的生活环境

1. 饮食问题　很多灾害可损坏饮水系统，水源和食品易受污染；灾民被迫饮用地表未消毒水；灾害可造成食物短缺，储存食品的条件恶劣易造成食物霉变和腐败；燃料短缺、食物加工设施破坏，有可能迫使灾民饮用生水，进食生冷食物，易造成肠道传染病的暴发流行。

2. 生活环境变化　许多灾害发生后人群被迫较长时间在简易帐篷中居住甚至露宿，人口密集，导致一些人与人之间经密切接触传播的传染病（如急性出血性结膜炎）的流行，增加腹泻、呼吸道传染病、疟疾等的暴发风险；体表寄生的寄生虫如人虱等可滋生和蔓延，甚至有可能造成流行性斑疹伤寒流行；洪水发生时往往因水源被污染而造成血吸虫病、钩端螺旋体病等的流行。

3. 可能的人口迁移问题　灾害可造成人口迁移，导致传染病的扩散；影响人群正常的预防接种。

4.影响医疗环境　灾害破坏疾病预防监测体系；破坏医疗设施，加之患者数目显著增多，局部可发生缺医少药现象，防疫任务艰巨。

（三）灾害对动物宿主及传播媒介的影响

1.对动物宿主影响　灾害影响到许多野生动物和家畜的生存环境，在逃生和迁移过程中，增加了与人群接触机会，同时其排泄物可以污染水源。灾后可发生鼠类大量繁殖；动物尸体污染环境和水源；腐败的尸体造成蝇类滋生。洪水可造成钉螺及许多病原体的播散。上述因素使得自然疫源性传染病威胁增加。

2.对节肢动物媒介影响　灾害造成蚊、白蛉、蝇、人虱等节肢动物滋生。人群居住条件简陋，防蚊设施落后，有利于蚊、白蛉等的吸血和繁殖。灾区的垃圾和粪便如不能及时处理，易造成蝇类滋生，加剧消化道传染病的流行。密集的人口也为人虱的流行创造条件。在野草较多，腐殖质丰富的地方露宿时，容易遭到恙螨、革螨的侵袭。吸血节肢动物可引发皮肤的直接损伤、干扰人群休息和造成虫媒传染病的流行。

二、灾后主要流行的病原体及感染性疾病

（一）主要流行病原体

灾害发生后，多种原核细胞型病原微生物、病毒、寄生虫、真菌等可造成灾区人群感染。

1.原核细胞型微生物　金黄色葡萄球菌、破伤风梭菌、志贺菌、沙门菌、致胃肠炎大肠埃希菌、产气荚膜梭菌、霍乱弧菌、副溶血性弧菌、脑膜炎奈瑟菌、流感嗜血杆菌、鼠疫耶尔森菌、沙眼衣原体、钩端螺旋体、普氏立克次体等。

2.病毒　甲型肝炎病毒、戊型肝炎病毒、轮状病毒、麻疹病毒、流感病毒、流行性乙型脑炎病毒、柯萨奇病毒、新型肠道病毒D70型和A71型、杯状病毒、汉坦病毒、登革病毒、风疹病毒等。

3.寄生虫　日本血吸虫、疟原虫、杜氏利什曼原虫、丝虫、溶组织内阿米巴等。

4.真菌　毛癣菌属、小孢子菌属、表皮癣菌属等。另外，曲霉属、毛霉属、青霉属、镰刀菌属和根霉属等可导致食物霉变，引发食源性中毒。

（二）灾后发病率可增高的感染性疾病

1.经伤口感染病　包括化脓性感染，引发皮肤疖痈、蜂窝织炎、毛囊炎等，严重者可致败血症或脓毒血症；破伤风、气性坏疽等。

2.经消化道感染病　包括痢疾、急性胃肠炎、肠热症（伤寒和副伤寒的总称）、霍乱、手足口病、病毒性肝炎等。

3.呼吸道感染病　包括流行性脑脊髓膜炎（流脑）、肺炎、流行性感冒、麻疹、风疹等。

4.虫媒传染病　包括疟疾、流行性乙型脑炎、登革热、丝虫病、流行性斑疹伤寒、黑热病、鼠疫、莱姆病、森林脑炎等。蝇类可机械性传播经消化道传播的许多病原体。

5.皮肤接触感染病　包括血吸虫病、钩端螺旋体病、皮肤癣、疥疮等。

6.动物源性疾病　包括鼠疫、炭疽病、肾综合征出血热等。

7. 其他　包括急性出血性结膜炎、沙眼等。

三、灾后病原体感染的防控

在灾难发生的不同阶段（灾害前期、灾害冲击期、灾害后期和灾后重建期），对感染性疾病的防控工作重点不同。

（一）灾害前期

灾害往往发生突然，需要在日常做好灾后防疫准备工作。不同地域应根据当地具体状况（是否地壳运动活跃、大江大河下游的低洼区、泥石流多发、风灾多发等）制订灾难发生时防疫的紧急预案；储备必需的药品、消毒剂、器材等；对相关人员做好培训并进行演练，提升应对灾后防疫和突发公共卫生事件的能力。

（二）灾害冲击期

是灾难突然来临的冲击阶段，难以开展有效的感染病防治工作，应做好以下工作：

1. **积极搜寻和紧急处理伤者**　积极搜寻和挽救伤者生命是灾害发生初期最关键的救援内容。加强对伤者伤口的保护，减少污染。有条件时对污染伤口及时开展清创，去除污染物和坏死组织，预防病原体感染，必要时预防性使用抗生素。对有厌氧伤口形成者注射破伤风抗毒素紧急预防破伤风发生。

2. **饮水处理**　灾区可采用煮沸法或投放消毒剂进行饮水消毒。同时紧急运送和提供洁净饮水。盛水的容器要定期清洁。煮饭、漱口、洗手等日常用水需使用干净的水源。

3. **积极进行环境消毒**　对发现尸体的地方、有人和动物粪便的地方以及灾民安置点外环境地面、厕所等地需要喷洒含有效氯的消毒剂进行消毒。

4. **妥善处理遇难者遗体和动物尸体**　搜寻到的遇难者遗体由遗体处理机构妥善存放，待以后经过身份鉴定辨认后移交其亲人妥善按规定处理。动物尸体需要焚烧或深埋。

（三）灾害后期

1. **恢复和重建医疗卫生体系**

（1）公共卫生监测和初级预防保健系统恢复和重建：迅速恢复和重建公共卫生监测和初级预防保健系统，对主要疫情进行监测、预防和预警。确保灾后初级保健工作，对6个月到5岁儿童进行麻疹免疫接种；必要时接种破伤风类毒素、甲型肝炎疫苗等。加强流动人口管理，对离开灾区的人口进行检诊，及时发现和治疗患者，防止疾病传播和流行。

（2）医院恢复和重建：积极恢复和重建当地已经被破坏的医院设施，迅速开展医疗救治和初级保健服务。能及时有效地诊断、治疗和控制各类灾后常见传染病。

2. **建立安全的饮水和食品供应体系**　尽快建立或恢复安全的饮水供应体系，密切监测水源水质，保证饮水安全。确保受灾民众安全足够的食物和营养供应，还要准备专门的婴幼儿、儿童、老人以及糖尿病患者等的食物。

3. **建立和改善居民居住条件**　建立足够临时性住所（如帐篷、铝质房屋或防水油布棚等），解决大量流动性人口居住问题。住所要注意通风。利用蚊帐、植物熏杀或化学驱蚊剂等方法，保护人群免受或少受吸血昆虫叮咬，预防虫媒病的发生。

4. 积极处理动物传染源　兽医部门对灾区的家畜进行检查，积极处理成为传染源的动物。消灭啮齿动物。

5. 加强疫病防控宣传，做好环境消毒　防疫部门展开灾后应急防疫宣传，提升灾民防病意识。改善灾民生活环境，及时清除垃圾，定期喷洒杀虫剂以降低蚊、蝇、白蛉等密度。加强公共厕所管理，提供尽可能充足的移动消毒厕所或公共消毒厕所；指定厕所区域远离水源15m以上，同时撒足够的生石灰和漂白粉处理粪便。妥善处理感染者的排泄物。

（四）灾后重建期

1. 传染病监测　继续加强监测灾后常见传染病包括血吸虫病、钩端螺旋体病、流行性乙型脑炎、麻疹、流行性出血热、疟疾、登革热等的流行状况。同时做好返乡人员跨地域流动可能造成传染病流行的检查和监测。

2. 补充免疫接种　开展因灾害缺失计划免疫人群的疫苗补充接种工作。

3. 环境监测　监测由灾害带来的环境变化对许多病原体宿主、传播媒介的影响。

学习小结

灾害可直接造成机体组织器官损伤，影响心理等，导致机体免疫力下降，成为易感者；同时，灾害可破坏人群正常的生活环境、影响动物宿主、造成节肢动物媒介滋生等，导致病原体及感染性疾病易流行。主要包括经伤口、消化道、呼吸道、虫媒传播、接触引发的感染性疾病、动物源性疾病等。灾害前期需制订防控紧急预案，储备物资，培训人员。灾害冲击期要积极搜寻和紧急处理伤者，对饮水和环境进行消毒，妥善处理遇难者遗体和动物尸体。灾害后期要恢复和重建医疗卫生体系；建立安全的饮水和食品供应体系；建立和改善居民居住条件；积极处理动物传染源；加强疫病防控宣传，做好环境消毒。灾后重建期要继续加强传染病和环境监测；开展补充免疫接种工作。

（韩俭）

复习参考题

（一）A型选择题

1. 灾难冲击期，医疗卫生方面最重要的工作是
   A. 预防虫媒叮咬

   B. 搜寻和挽救被困者生命

   C. 紧急喷洒消毒剂预防传染病发生

D. 紧急为灾区人群接种疫苗

E. 恢复和重建医院

2. 自然灾害发生后，处理灾区动物尸体常选用的方法是

    A. 喷洒含氯消毒剂

    B. 喷洒乙醇

    C. 压力蒸汽灭菌

    D. 紫外线照射

    E. 焚烧或深埋

3. 在灾害发生后，皮肤接触疫水可感染的病原体是

    A. 日本血吸虫

    B. 放线菌

    C. 破伤风梭菌

    D. 丝虫

    E. 志贺菌

4. 灾后人群居住条件简陋且人口密集，易引发急性出血性结膜炎（红眼病）的流行，该病的病原是

    A. 细菌

    B. 真菌

    C. 衣原体

    D. 螺旋体

    E. 病毒

5. 在灾难冲击期对灾区人群感染病的防治工作，不包括

    A. 搜寻和挽救被困者生命

    B. 提供安全饮水

    C. 伤者预防性应用抗生素

    D. 对肿瘤患者进行化疗

    E. 对环境进行消毒

        答案：1. B；2. E；3. A；4. E；5. D

（二）简答题

1. 分析灾后感染性疾病易流行的原因。

2. 常见引发灾后感染的病原体包括哪些？

3. 如何进行灾后病原体感染的防控？

第九章　病原生物感染的检查与防治原则

第一节　病原生物感染的检查

临床上根据病史及临床表现推测患者存在病原生物感染时，应采集合适的临床标本进行及时、准确的病原学检查，并结合检查结果采取有针对性的诊疗和防治措施。

一、细菌感染的检查

（一）病原学诊断

1. **标本采集**　临床标本的采集和送检在细菌学检查中非常重要，方法正确与否直接影响病原菌检出的效率和准确性，需注意以下原则：

（1）遵循无菌操作采集标本：送检病原学检测的临床标本应注意无菌操作，避免环境及感染部位周边定植细菌污染待检标本。

（2）采集时间：在疾病早期和使用抗菌药物之前采集，已经使用了抗菌药物者需在标本分离培养时加入药物拮抗剂。根据疾病的不同病期采集标本，例如肠热症时根据不同的病程采集血、粪便、尿和骨髓。血清标本需要采集急性期和恢复期双份血清。

（3）采集合适的标本：采集感染部位或者病变明显部位的标本，例如针对菌痢患者采集有脓血的粪便标本；流行性脑脊髓膜炎患者取脑脊液、血液或出血瘀斑。

（4）标本采集量：临床采集的标本量需满足检查需求。由于多数血流感染成人患者血液中病原菌浓度低于1CFU/ml，故为确保病原检出率，成人每瓶采血量需要8~10ml；婴幼儿及儿童采血量不应超过患者总血量的1%。若采血量不足，优先注入需氧瓶。

（5）正确保存和送检：所有临床标本必须新鲜，要尽快送检。送检过程中大多数细菌学标本可以冷藏，但疑似奈瑟菌感染标本需要保温。志贺菌抵抗力相对较弱，粪便标本需要置于甘油缓冲液中保存。此外，标本采集及运送过程中必须注意生物安全，防止传播和自身感染。

2. 病原菌检验程序

（1）涂片镜检：对于一些具有典型形态、排列特征和特殊染色性的病原菌，直接涂片镜检具有重要的诊断意义，是初步诊断部分细菌性感染最快速、最简便的检验方法。例如对疑似结核病患者的痰涂片进行抗酸染色镜检，如发现抗酸染色阳性，形态细长的杆菌，对于结核病的诊断意义很大；在患者脓性脑脊液或淤血点中的白细胞内检出革兰氏阴性的双球菌即可初步诊断为脑膜炎奈瑟菌感染；在泌尿生殖道的脓性分泌物标本中发现革兰氏阴性的双球菌，结合临床症状即可初步诊断为淋病奈瑟菌感染。

（2）分离培养：从血液、脑脊液等无菌部位采集的标本，可直接接种至营养丰富的液体或固体培养基。从正常菌群存在部位采取的标本，应接种至选择或鉴别培养基。接种后置于37℃孵育，一般经16~20小时大多可形成菌落。少数如布鲁菌、结核分枝杆菌生长缓慢，分别需经3~4周和4~8周才长成可见菌落。获得纯培养物后进一步鉴定。

（3）生化鉴定：细菌的生化反应特点可作为鉴别细菌的依据。例如肠道杆菌种类很多，形态、染色性基本相同，菌落亦类似。但它们对糖类和蛋白质的分解产物不完全一样，因而，可利用不同生化试验区别不同细菌，进行菌种鉴定。目前国内外大型医院大多采用半自动或全自动的细菌鉴定系统及其配套商品化试剂盒，一般24小时内即可完成细菌微量培养、自动监测、记录并打印出结果的全过程。

（4）血清学鉴定：利用已知抗体检测临床标本中分离、纯培养的细菌，以确定细菌的种、型。对有许多血清型的细菌进行种属鉴定时常采用此类方法，例如肠杆菌科的一些种属，包括埃希菌属、志贺菌属、沙门菌属等，常用方法为玻片凝集试验。

（5）药敏试验：随着抗菌药物的广泛使用，临床上耐药菌株的分离比率越来越高，药敏试验对指导临床抗菌药物选择，及时控制感染有重要意义。药敏试验方法包括稀释法、纸片扩散法、梯度扩散法（E试验）等。

稀释法可测定细菌对抗菌药物的最低抑菌浓度（minimum inhibitory concentration，MIC）和最低杀菌浓度（minimum bactericidal concentration，MBC）。MIC是指能够抑制培养基内细菌生长的最低药物浓度；MBC是指能够杀灭培养基内99.9%细菌的最低药物浓度。MIC和MBC值越低，表示细菌对该药越敏感。相关研究机构根据抗菌药物抑制临床分离细菌生长所需要MIC，结合抗菌药物常用剂量时人体内所能达到的血药浓度，制订细菌对各种抗菌药物敏感性的判断标准。

纸片扩散法依据抗菌药物纸片周围是否出现抑菌圈及其大小判断细菌对某种药物的敏感或耐药程度，不能测定MIC。

采用敏感（S）、中介（I）、耐药（R）三级划分制分别表示受试菌对抗菌药的敏感性。S表示采用抗菌药物常规剂量时体内达到的血药浓度超过该药对受试菌MIC的5倍，表明该药物常规剂量可有效治疗受试菌所致感染。I表示采用常规剂量时达到的血药浓度相当于或略高于受试菌的MIC，表明该菌所致感染治疗需用高剂量药物，或该菌感染位于体内抗菌药物浓缩部位方能获得临床疗效。R表示药物对受试菌的MIC高于药物治疗剂量在血液或体液内能达到的药物浓度，或受试菌具有能产生破坏抗菌药物的修饰酶等，提示采用该药治疗受试菌感染通常不能获得临床疗效。

E试验为一种结合稀释法和扩散法原理对抗菌药物药敏试验直接定量的技术。

随着对常用抗菌药物均耐药的临床分离菌增多，部分细菌采用单一药物治疗难以奏效，常需采用两种或两种以上药物联合治疗，联合药敏试验结果可为药物联用提供参考依据。联合药敏试验应先进行单药的药敏试验，然后以接近两者的MIC的几个浓度进行两药的交叉联合测试药敏。具体方法有肉汤稀释棋盘法、琼脂稀释棋盘法、单药纸片搭桥法、复合药物纸片法等。

（6）动物实验：用于特殊致病菌的分离、鉴定，测定菌株产毒性等，主要应用于科研，临床常规实验室少有开展。常用实验动物有小鼠、豚鼠和兔等。接种后应仔细观察动物的食量、精神状态和局部变化，有时尚要测定体重、体温和血液等指标。若死亡应立即解剖，检查病变，或进一步做分离培养，证实由何病菌所致。含杂菌多的标本，也可通过接种易感动物获得纯培养细菌，达到分离致病菌的目的。例如，将疑为肺炎链球菌肺炎患者痰接种至小鼠腹腔。动物实验可测试细菌的产毒性，可用兔或豚鼠皮肤实验检测白喉棒状杆菌是否产生白喉毒素；兔结扎肠段测定大肠埃希菌不耐热肠毒素等。

（7）病原菌成分检测

1）蛋白质检测：可采用免疫学方法检测样本中的病原菌的抗原成分。如嗜肺军团菌的培养需特殊培养基，多数实验室未常规开展该菌的分离培养，采用抗原检测方法则可简便、快速地检测其特异性抗原，获得病原学诊断，因此抗原检测是部分细菌性感染的快速诊断方法。可用凝集试验、免疫荧光技术、酶联免疫吸附试验（ELISA）、对流免疫电泳（CIEP）、蛋白质印迹法（WB）、发光免疫试验等。

通过质谱技术分析细菌的蛋白质图谱可进行鉴定，目前鉴定细菌常用基于基质辅助激光解吸电离飞行时间质谱（MALDI-TOF-MS）技术，作为鉴定细菌的新兴方法，能在细菌属、种、亚种和菌株水平上进行区分和鉴定。该方法相比较传统生化鉴定法，具有准确、灵敏度高、高通量、鉴定快速的优点，具有广泛的应用意义。

2）核酸检测：通过采用分子生物学的方法，检测标本中的病原菌的核酸进行诊断。常用方法包括核酸杂交技术、聚合酶链反应（PCR）、核酸测序技术等。分子生物学检测不需分离培养即可鉴定出病原菌，尤其适用于难以或不能培养的病原菌（如梅毒螺旋体），以及培养时间较长或培养条件苛刻的病原菌（如立克次体、衣原体、结核分枝杆菌、幽门螺杆菌、空肠弯曲菌、军团菌和无芽胞厌氧菌等）。核酸测序技术为病原微生物学检测、分类、致病性与耐药性分析、流行病学调查和医院感染防控等提供了必要的检测方法。

3）代谢物检测：气相、液相色谱法可检测细菌产生的挥发性或不挥发性有机酸和醇类等分解代谢产物，可准确、快速地确定细菌的种类。^{13}C或^{14}C尿素呼气试验可检测幽门螺杆菌感染。

（二）血清学诊断

病原菌侵入机体会释放各种抗原物质，刺激机体产生特异性抗体。抗体存在于血液或其他体液中，常随病程进展表现出效价的升高。根据这一特点，可以采用病原菌或其特异性抗原检测患者体内是否产生了相应的特异性抗体及其效价变化，作为某些病原菌感染的辅助诊断。需要明确的是此类抗体产生后，会在机体中持续多年，在机体血清中检测出抗体，特别是IgG类抗体，很难判断是近期感染还是既往感染，或是疫苗接种造成的。因此，抗体效价须显著高于当地正常人的水平或随病程有显著升高，恢复期效价是急性期的4倍以上才有诊断价值。检测IgM类抗体对诊断新近感染更有意义。血清学诊断一般适用于病程较长和免疫原性较强的病原菌引起感染的诊断。常用的血清学诊断试验包括：玻片或试管凝集试验（如诊断肠热症的肥达试验等）、中和试验（如抗"O"试验）、补体结合试验（如诊断布鲁菌感染的试验）、冷凝集试验（如协助诊断肺炎支原体肺炎等的试验）、免疫荧光试验、ELISA及酶联免疫斑点试验等。

（三）其他技术在病原菌感染诊断中的应用

影像学技术在病原菌感染诊断中的应用广泛，包括超声、X线、MRI等。根据影像学资料，结合病原学检测的结果，可以快速准确地作出病原菌感染的诊断。如根据肺部X线片或CT影像学资料，结合痰标本抗酸染色结果，快速诊断开放性肺结核。

二、病毒感染的检查

（一）标本采集

采集及送检病毒标本一般应注意以下原则：

1. 标本采集时间　用于分离病毒或检测病毒及其核酸的标本应采集病毒感染急性期标本，此阶段标本中往往病毒数量较多，检出率较高。

2. 标本采集部位　根据病毒感染的部位采集不同的标本，如呼吸道病毒感染应采集患者的鼻咽洗漱液或痰液；肠道病毒感染需采集患者的粪便。

3. 标本运送　含病毒的组织块在运送过程中应加50%中性甘油保存，病毒在50%的甘油中能较长期地存活。对体液标本不加甘油，注意冷藏并尽快送检。不能立即检查的标本，应置于−70℃保存。

4. 标本的处理　对含菌标本，如呼吸道的分泌物、粪便等标本，可根据污染菌的种类有选择性地加青霉素、链霉素、庆大霉素或两性霉素B以杀灭或抑制杂菌。

5. 血清学诊断标本　应在发病初期和病后2~3周内各取1份血清，动态观察双份血清抗体效价。

（二）病毒感染的快速诊断

病毒的快速诊断主要是指不分离病毒、直接观察标本中的病毒颗粒，或直接检测病毒成分（抗原或核酸）和特异性IgM抗体等，在数小时内作出快速和早期诊断。

1. 病毒体或病毒组分的检测

（1）形态学检查

1）电镜直接检查法：将含有高浓度病毒粒子（10^7/ml）的样品，经磷钨酸负染后，直接用电镜检查。若标本是含有病毒的组织或细胞，可制成超薄切片，经负染后用电镜观察。从痘病毒、疱疹病毒感染的疱疹液中，以及疑似甲型肝炎、轮状病毒感染者的粪便或乙型肝炎患者的血清标本中，均可快速检出典型的病毒颗粒，有助于早期诊断。

2）免疫电镜检查：将含病毒标本制成悬液，加入特异抗体混合，可使标本中的病毒颗粒凝集成团，再用电镜观察，这种方法称为免疫电镜（immunoelectron microscopy），用免疫电镜可提高病毒的检出率，此法已用于从标本中直接检查鼻病毒、冠状病毒、肝炎病毒与轮状病毒等。

3）病毒包涵体检查：病毒在细胞内所形成的包涵体大小、数量、染色性和位置因病毒种类不同而异，包涵体的特征可作为病毒感染的辅助诊断，如狂犬病病毒感染所形成的内氏小体（Negri body），疱疹病毒在细胞核内形成的嗜酸性包涵体。

（2）病毒抗原检查：常用的方法有免疫荧光法、酶免疫分析法或放射免疫法，可以检查受染细胞、血清等标本中的病毒抗原。如在水疱液中可检测水痘–带状疱疹病毒抗原；在疑患狂犬病动物组织涂片中检测狂犬病病毒抗原；在呼吸道上皮细胞中检测呼吸道合胞病毒或流感病毒抗原；在血清标本中检测乙型肝炎病毒表面抗原（HBsAg）。这些方法快速、敏感、准确。

（3）病毒核酸检测

1）核酸杂交技术：目前EB病毒、单纯疱疹病毒、巨细胞病毒、乙型肝炎病毒、人类免疫缺陷病毒等探针已开始用于常规检查。常用的核酸杂交技术有斑点杂交法、原位杂交法、DNA印迹法和RNA印迹法等。

2）聚合酶链反应（polymerase chain reaction，PCR）：选择病毒的特异、保守片段作为靶基因，用设计的特异性引物序列在聚合酶（Taq酶）的作用下扩增病毒特异序列，对病毒感染进行诊断。对于RNA病毒可采用逆转录PCR（reverse transcription PCR，RT-PCR）。实时荧光定量逆转录PCR（reverse transcription quantitative real-time PCR，RT-qPCR）是通过荧光信号监测目的基因扩增数量的定量PCR技术，已被应用于乙型肝炎病毒、冠状病毒、登革病毒、流感病毒、水疱性口炎病毒、狂犬病病毒、EB病毒等的快速检测。

PCR技术特异度强，灵敏度高，且简便快速。可用于：① 检测不易或难培养的病毒；② 检测一些不易获得的少量标本；③ 从核酸水平对病毒进行分型；④ 研究病毒对人致病的机制或研究病毒与肿瘤的关系。

3）基因芯片（gene chip）技术：该技术的原理是将已知的病毒探针或基因探针，大规模或有序排布于小块硅片等载体上，与待测样品中的生物分子或基因序列相互作用和并行反应，在激光的激发下，产生的荧光谱信号被接收器收集，计算机自动分析处理数据并报告结果。其优点是一次性可以完成大量样品DNA序列的检测和分析，解决了传统核酸杂交技术的许多不足。芯片技术在病毒诊断和流行病学调查等方面具有广阔的应用前景。

4）基因测序技术：将所检测的病毒进行基因序列测定并与基因库的病毒标准序列进行比对，通过生物信息学分析诊断病毒感染。

2. 病毒特异抗体的检测

（1）特异抗体IgM的检测：病毒感染的特异性抗体IgM在病毒感染后第一周出现；在感染终止后2~5个月明显地降低或消失。若采取急性期单份血清检测特异抗体IgM，将有助于早期诊断。已被用于风疹病毒、巨细胞病毒、乙型脑炎病毒、汉坦病毒、甲型肝炎病毒、胃肠炎病毒等感染的早期诊断。

（2）蛋白质印迹法（WB）：又称为免疫印迹法。某些病毒感染的诊断需持谨慎态度，如艾滋病和成人白血病等，在初筛试验阳性后，尚需用WB进行确证试验。另外，放射免疫沉淀试验也可用于HIV抗体检测的确证试验。

（三）病毒的分离培养

病毒的分离和鉴定是许多病毒感染性疾病的实验室诊断金标准。分离方法主要有动物接种、鸡胚接种和细胞培养，但方法复杂、要求严格且需较长时间，故不适合临床诊断，只用于病毒的实验室研究或流行病学调查。

1. 动物接种　接种动物是最早的病毒培养方法。常用的实验动物有小鼠、大鼠、豚鼠、兔、鸡、猴等。常用的接种途径有鼻腔、脑内、皮下、腹腔、静脉等。不同的病毒应选择不同的易感动物与接种途径。流感病毒可选择小鼠鼻内接种；乙型脑炎病毒可进行小鼠脑内接种；单纯疱疹病毒可进行兔角膜接种；柯萨奇病毒可选择乳鼠肌肉或腹腔接种等。接种后每日观察动物发病情况，根据动物出现的症状，初步确定是否有病毒增殖。如神经系统病毒感染，动物可出现震颤、弓背、抽搐、不安等症状，甚至死亡。流感病毒鼠肺适应株感染小鼠后，动物可出现咳嗽、打喷嚏、耸毛、呼吸加快等症状。另外，有些病毒感染动物后并不出现明显的症状甚至不发病，需要解剖取其感染组织检查病毒抗原。但是动物对许多人类病毒不敏感或感染后症状不明显，而且动物体内常带有潜在病毒，应防止误诊。

2. 鸡胚接种　许多病毒对鸡胚敏感，通常选用9~12日龄的鸡胚，根据病毒的特性可选择不同日龄的鸡胚和不同的接种途径。常用的接种方法有：① 绒毛尿囊膜接种，用于培养痘苗病毒及人疱疹病毒等；② 尿囊腔接种，用于培养流感病毒及腮腺炎病毒等；③ 羊膜腔接种，用于流感病毒的初次分离培养；④ 卵黄囊接种，用于某些嗜神经病毒的培养。因鸡胚对流感病毒最敏感，故目前除用鸡胚接种法分离流感病毒外，其他病毒的分离基本上被细胞培养所取代。

3. 细胞培养　细胞培养法为病毒分离鉴定中最常用的方法。可根据细胞生长的方式分为单层细胞培养（monolayer cell culture）和悬浮细胞培养（suspended cell culture）。

（1）根据细胞的来源、染色体特征及传代次数等，细胞培养可分为以下几类：

1）原代细胞培养（primary cell culture）：由新鲜组织（动物、鸡胚或人胚组织）经胰酶消化后制成的单细胞，加入培养液分装于细胞培养瓶中，经37℃培养数日后，即可形成贴壁的单层细胞，称为原代细胞培养。原代细胞可用于诊断和疫苗制备，但由于制备不方便，应用较少。原代猴肾细胞是培养正黏病毒、副黏病毒、许多肠道病毒和腺病毒的常用细胞。

2）二倍体细胞培养（diploid cell culture）：在体外经50~100代传代后，仍保持其二倍体染色体特性的单细胞培养，称二倍体细胞培养。如人胚肺成纤维细胞可用于分离培养单纯疱疹病毒、水痘-带状疱疹病毒、腺病毒、微小病毒等多种病毒，也是培养巨细胞病毒的唯一细胞，目前已广泛应用于人类病毒的分离和制备疫苗。

3）传代细胞培养（continuous cell culture）：是在体外无限传代的细胞培养，细胞大多来源于癌细胞或突变的二倍体细胞。如人癌细胞建立的传代细胞系HEp-2细胞、HeLa细胞和KB细胞，可用于分离多种病毒，但不能用于制备疫苗。

（2）病毒在培养细胞中增殖的指征与鉴定

1）细胞病变（cytopathy）：部分病毒在敏感细胞内增殖时可引起特有的细胞病变，称为致细胞病变效应（CPE）。CPE在未固定、未染色时，用低倍显微镜即可观察到，据此可作为病毒的增殖指标。常见的CPE有细胞变圆、溶解、脱落甚至死亡；有些可表现为细胞融合，形成多核巨细胞；还有些可在细胞核或细胞质内形成包涵体。不同病毒的CPE特征不同，如腺病毒可引起细胞圆缩、团聚或呈葡萄串状；副黏病毒、巨细胞病毒、呼吸道合胞病毒等可引起细胞融合。根据细胞培养类型及CPE特征，可对某些病毒进行初步鉴定。

2）红细胞吸附（hemadsorption）：带有血凝素的病毒（如流感病毒）感染细胞后，细胞膜上可出现血凝素，能吸附脊椎动物（豚鼠、鸡、猴等）红细胞。将红细胞悬浮液加到感染细胞单层上，即可出现红细胞吸附现象，这一现象可作为正黏病毒和副黏病毒增殖的指标。

3）红细胞凝集（hemagglutination）：某些含有血凝素的病毒感染细胞后，可释放到培养液中，用培养液与鸡、豚鼠等的红细胞作用，可出现红细胞凝聚现象，这种现象的发生可视为有病毒增殖。

4）干扰作用（effect of interference）：某些病毒感染细胞后不产生CPE或其他变化，但能干扰另一种病毒在该细胞内增殖的现象称为干扰作用。如不产生CPE的病毒（如风疹病毒），可干扰在其后面感染的病毒（如埃可病毒）增殖，从而抑制后者引起CPE。

5）细胞代谢反应（reaction of cellular metabolism）：病毒感染细胞后，可抑制正常细胞的代谢，从而改变细胞培养液的pH。正常细胞生长代谢产酸，可使含有酚红指示剂的培养液由红色变为黄色，而有病毒生长的细胞培养液仍为红色，根据这一颜色反应，可判定病毒是否生长。

6）空斑形成试验（test of plague formation）：将适当浓度的病毒悬液加到单层细胞中，作用一定时间使病毒吸附于细胞，再覆盖一层熔化琼脂，待凝固后孵育培养。当病毒在细胞内增殖后，每一个感染性病毒颗粒产生一个局限性感染灶，以活性染料染色，活细胞着色，而被病毒感染的死细胞不着色，即显示出明显的空斑。由于每个空斑由单个病毒颗粒复制形成，因此该试验可以作为测定病毒感染力的定量方法，通常是以每毫升空斑形成单位（plaque forming units，PFU）表示。

7）半数组织培养感染量（50% tissue culture infectious dose，TCID50）或半数感染量（50%

infectious dose，ID50）的测定：病毒悬液经过连续10倍稀释后，分别感染单层细胞或鸡胚或动物，经过一定时间培养，观察细胞病变或动物发病等情况，以最高稀释度的病毒悬液仍能感染半数组织培养细胞、鸡胚和动物的量为终点，用统计学方法求出TCID50或ID50。

病毒性疾病的诊断方法很多，必须根据具体情况予以选择。有些病毒性疾病临床症状比较典型，如麻疹、腮腺炎、水痘、带状疱疹等，一般可以不做实验室检查。对于一些具有流行性但病因尚不十分明确的病毒性疾病，必须首先考虑进行病毒分离，明确诊断。对于某些病毒性疾病，在培养的条件尚不十分明确的条件下，可先用电镜或免疫电镜明确病毒性疾病的病因；对于孕妇是否受风疹病毒的感染，则不必强调做病毒分离，检测特异抗体IgM即可满足临床的需要。对于一些不能培养或不易培养的病毒，可采用核酸杂交法或PCR等方法作出快速诊断。

三、真菌感染的检查

（一）标本的采集

浅部真菌感染可取病变部位皮屑、毛发、指/趾甲屑等标本检查，皮肤癣病以取病变区与健康皮肤交界处材料更好。深部真菌感染可根据病情取痰、血液、淋巴结穿刺液或脑脊液等标本检查。

（二）微生物学检查与鉴定

1. **直接镜检** 皮屑、毛发、指/趾甲屑等标本置于玻片上，滴加10% KOH微加温处理，使被检标本软化，轻压盖玻片，使标本变薄透明，再用低倍镜或高倍镜检查，如看到菌丝和成串的孢子可初步诊断为真菌病。但一般不能确定其菌种。如为液体标本，经离心沉淀后取沉渣直接镜检，或染色后检查。如疑为新生隐球菌感染，则取脑脊液沉淀物用墨汁做负染色后镜检，若见有肥厚荚膜的酵母型细胞即可诊断。

2. **分离培养鉴定** 直接镜检不能确诊时应做真菌培养。皮肤、毛发标本先经70%乙醇或2%苯酚浸泡2~3分钟杀死杂菌，洗净，接种含抗生素的沙氏葡萄糖琼脂（SDA）培养基或马铃薯葡萄糖琼脂（potato dextrose agar，PDA）培养基。37℃中培养2天后转25℃继续培养2~4周，观察菌落特征，再做小培养于镜下观察菌丝、孢子的特征进行鉴定。阴道、口腔黏膜材料可用棉拭子直接接种于血平板或SDA培养基。若为血液需先增菌，脑脊液则取沉淀物接种于血平板上37℃培养。若疑为念珠菌取菌落接种于0.5ml血清管内，37℃孵育2~3小时后涂片革兰氏染色，见有念珠菌细胞长出芽管即可初步鉴定为白念珠菌。必要时做动物实验。

3. **显色鉴别培养** 其原理是利用真菌不同的生化反应分解底物而使其生长菌落显示不同的颜色。该方法用于分离、计数和鉴定主要致病性真菌，而且不影响药敏试验和其他实验结果。其优点是快速、准确。将培养物置于30~35℃培养24~48小时即可得到实验结果，可以鉴定到种，准确率达95%。目前临床上本方法主要用于白念珠菌、热带念珠菌的检测。

4. **血清学试验** 为辅助检查项目，检查患者血清中葡聚糖和甘露聚糖抗原或新生隐球菌荚膜多糖抗原。临床常用检测方法包括G试验和GM试验。G试验是检测血清中的1，3-β-D葡聚糖。

1，3-β-D 葡聚糖是真菌细胞壁的特有成分，当真菌进入人体血液或深部组织经吞噬细胞的吞噬消化等处理后，其可从胞壁中释放出来，从而使血液及体液中葡聚糖含量增高。GM 试验可以检测血清中的半乳甘露聚糖（galactomannan，GM），其是曲霉细胞壁的特异性组成成分。血清学试验的优点是快速，适用于早期诊断和疗效监测，但存在假阴性和假阳性，因此需结合临床及其他检查综合判断。

5. 病理学方法　组织病理学方法是真菌感染诊断的金标准，其结果与直接镜检和培养法相结合，特别对罕见难培养的真菌，诊断的意义更大。除常用的真菌病原生物染色方法外，免疫组织化学特异性抗体染色可对临床常见机会致病菌作出诊断，但其特异性仍有待提高，尤其对于曲霉。另外，组织病理学检测具有创伤性，不适合临床广泛应用，尤其是血小板减少、凝血功能异常及其他类型的危重患者。

6. 核酸检测　包括真菌 DNA 中 G+C mol% 测定、随机扩增多态性 DNA（RAPD）、PCR 限制性酶切片段长度多态性分析（PCR-RFLP）、核酸测序分析等，这些新技术的应用对提高真菌的诊断水平起到了积极的推动作用。

第二节　病原生物感染的预防

病原生物感染一直是威胁人类生命与健康的严重疾病。社会经济的发展和交通工具的日益发达，也为传染病的传播速度加快创造了条件。因此，对有潜在威胁的感染性疾病的监控和预防尤为必要，根据需要实施有针对性的预防措施。

一、一般预防

我国古代就已提出"不治已病治未病"的理念，19 世纪末到 20 世纪初，人们在与病原生物感染性疾病做抗争的实践中，逐渐认识到个人预防和社会性预防的重要性，通过健康教育、提高人群免疫力、改善环境卫生、改变不良行为方式和饮食习惯、改进生产方式和生活条件、加强个人卫生、清洁饮水、污染物无害化处理等措施，预防感染性疾病的发生，降低发病率，促进健康。

二、人工主动免疫

人工主动免疫（artificial active immunity）是将抗原［疫苗（vaccine）或类毒素］接种于人体，使之获得免疫力的措施，主要用于预防。

1. 传统疫苗　包括灭活疫苗（inactivated vaccine）、减毒活疫苗（live attenuated vaccine）、类毒素以及病原微生物表面抗原片段。灭活疫苗包括霍乱疫苗、流行性脑脊髓膜炎疫苗、钩端螺旋体疫苗、斑疹伤寒疫苗、狂犬病疫苗、甲型肝炎疫苗、肾综合征出血热疫苗、森林脑炎疫苗、灭活的脊髓灰质炎疫苗和流感灭活疫苗等。减毒活疫苗包括卡介苗、脊髓灰质炎减毒活疫苗、水痘–带状疱疹病毒减毒活疫苗、轮状病毒减毒活疫苗、乙型脑炎减毒活疫苗、麻疹–腮腺炎–风疹联合减毒活疫苗等。类毒素主要包括白喉类毒素和破伤风类毒素。某些病原体的多糖和蛋白成分如肺炎链球菌、脑膜炎奈瑟菌和流感嗜血杆菌的荚膜多糖被制成疫苗。

2. 新型疫苗　对于某些免疫原性弱且易变异的病原生物，传统疫苗难以产生有效的免疫应答及保护。某些病原生物不易培养，也难以获得传统疫苗。随着生物技术的发展，基因工程亚单位疫苗（genetic engineering vaccine）、重组载体疫苗（recombinant vector vaccine）、化学合成多肽疫苗（包括表位疫苗）、核酸疫苗（nucleic acid vaccine）包括DNA疫苗和mRNA疫苗等新型疫苗相继出现，疫苗的功能也从预防拓展到治疗。

三、人工被动免疫

人工被动免疫（artificial passive immunization）是注射含有特异性抗体的免疫血清、纯化免疫球蛋白抗体、细胞因子或致敏的免疫细胞等，使机体立即获得特异性免疫力，因而作用及时。主要用于急性传染病的治疗或紧急预防。由于这些免疫物质不是患者自己产生的，故维持时间短。

1. 抗毒素（antitoxin）　用细菌类毒素多次免疫动物并分离血清，提取其免疫球蛋白精制成抗毒素制剂。抗毒素能中和相应外毒素，阻断其毒性作用。目前我国的白喉和破伤风抗毒素均来源于马。使用这种异种抗毒素时注射前务必先做皮肤试验，如阳性需采用脱敏疗法。人破伤风免疫球蛋白（human tetanus immunoglobulin，HTIG）适用于破伤风抗毒素皮肤试验阳性的患者。

2. 抗菌免疫血清（antibacterial immune serum）　是用细菌免疫动物制成的含有特异性抗体的血清。因为细菌型别复杂、抗菌血清制备复杂、异种血清可能引起超敏反应等，目前抗菌免疫血清已被淘汰，只有某些多重耐药菌（如铜绿假单胞菌）感染时才会考虑抗菌血清治疗。

3. 丙种球蛋白　胎盘丙种球蛋白从健康产妇的胎盘和婴儿脐带血中提取而制成，主要含有丙种球蛋白。从正常成人血清中提取的丙种球蛋白称为人血清丙种球蛋白。因大多成人经历过多种常见病原生物的显性或隐性感染，故其血清（或胎盘）中含有抗多种病原生物的抗体。这种制剂源自人血清球蛋白，对受者属同种抗原，由于免疫原性较弱，一般不会发生超敏反应。丙种球蛋白主要用于麻疹、甲型肝炎等病毒感染的紧急预防，也可用于丙种球蛋白缺乏症的治疗，或用于经长期放、化疗的肿瘤患者以预防感染。球蛋白制剂不是针对某一特定病原的特异抗体，其免疫效果不如高效价特异免疫球蛋白。

4. 细胞因子　是由免疫细胞或非免疫细胞经刺激而合成、分泌的一类具有多种生物学效应的小分子蛋白，种类繁多，其中干扰素（IFN）具有良好的抗病毒作用，临床常用于治疗病毒感染。通常利用基因工程技术制备细胞因子制剂。

有关人工主动免疫与人工被动免疫的比较见表9-2-1。

区别要点	人工主动免疫	人工被动免疫
免疫物质	抗原	抗体或细胞因子等
免疫出现时间	慢（2~4周）	快（立即）
免疫维持时间	长（数月至数年）	短（2~3周）
主要用途	预防	治疗或紧急预防

四、药物预防

药物预防不能代替疫苗接种，可作为预防特定病原生物所致的或特定人群可能发生的感染，可分为西药和中医药预防。预防用药基本原则：

1. 用于尚无感染征象但暴露于病原生物感染的高危人群。比如有HIV暴露的人群需要进行预防性用药。

2. 预防用药适应证及药物选择应基于循证医学证据。

3. 应针对一种或两种最可能的细菌感染进行预防用药，不宜盲目地选用广谱抗菌药或多药联合预防多种细菌多部位感染。

4. 应限于针对某一段特定时间内可能发生的感染，而非任何时间可能发生的感染。

5. 应积极纠正导致感染风险增加的原发疾病或基础状况。可以治愈或纠正者，预防用药价值较大；原发疾病不能治愈或纠正者，药物预防效果有限，应权衡利弊决定是否预防用药。

6. 围手术期抗菌药物预防用药应根据手术切口类别、手术创伤程度、可能的污染细菌种类、手术持续时间、感染发生机会和后果严重程度、抗菌药物预防效果的循证医学证据、对细菌耐药性的影响和经济学评估等因素，综合考虑决定是否预防用抗菌药物。但应注意抗菌药物的预防性应用并不能代替严格的消毒、灭菌技术和精细的无菌操作。

7. 以下情况原则上不应预防使用抗菌药物：普通感冒、麻疹、水痘等病毒性疾病；昏迷、休克、中毒、心力衰竭、肿瘤、应用肾上腺皮质激素等患者；留置导尿管、留置深静脉导管以及建立人工气道（包括气管插管或气管切口）的患者。

8. 某些特定病原生物的易感者可采用药物进行针对性预防。例如罹患镰刀状细胞贫血的婴幼儿对肺炎链球菌易感，可采用青霉素类口服制剂长期口服预防感染。孕妇妊娠后期（孕35~37周）阴道或肠道携带B群链球菌（group B streptococcus，GBS），新生儿易发生GBS感染，也可给予孕妇青霉素G或头孢唑林静脉滴注，以预防新生儿GBS感染。与流行性脑脊髓膜炎患者有密切接触者可口服利福平或环丙沙星等抗菌药物，预防脑膜炎奈瑟菌感染。在流感流行期间易感人群中有密切接触出现流感样症状者，最好在48小时内口服奥司他韦以发挥抗流感作用。

第三节　病原生物感染的控制

病原生物感染的诊断、治疗和预防是感染病控制的三个关键环节，需要形成一体化管理，不仅要重视病因诊断和个体治疗，还要及时制订相应的控制措施，减少机会性感染和传染病的发生，从而降低新发感染和病死率。

一、流行环节控制

对于传染性疾病，需要依据流行的环节，从发现控制传染源、切断传播途径和保护易感人群三管齐下进行防控。

1. 控制传染源　如果传染源是患者或者健康携带者，要及时隔离（isolation）和治疗患者，隔离的程度应视传染病的特点及防控级别而定。对于动物性传染源，治疗、扑杀、淘汰被感染动物，妥善处理动物尸体是基本措施。如果病原生物来自环境，处理措施需根据具体情况而定。例如，嗜肺军团菌常见于潮湿环境，应特别注意淋浴喷头、空调冷凝管等的清洁消毒。

2. 切断传播途径　注意个人卫生，如洗手、消毒等是防止接触传播的基本措施。发生经空气传播的传染病期间应当避免人群聚集的机会，对公共聚集场所注意通风和消毒空气。保护水源，加强饮食业管理，可以防止经水源或食物传播的疾病发生。严格筛选献血者、加强血制品管理。禁止共用注射器；加强对毒品和吸毒人群的管理。加强宣传教育，提倡安全性生活。控制和消灭传病虫媒，防止被叮咬。加强孕妇孕期和产前保护，阻断病原体的垂直传播。

3. 保护易感人群　控制病原生物性疾病最主要的措施是群体免疫（herd immunity）。通过对易感人群进行人工免疫，提高易感者的免疫力。通过疫苗接种（vaccination），已经成功消灭天花，有效控制了脊髓灰质炎、麻疹、白喉等急性传染病的流行。

为了更好地预防传染性疾病，保护人民的健康，我国自1978年开始实行计划免疫制度。最初纳入计划免疫的是麻疹疫苗、百白破疫苗、脊髓灰质炎疫苗、卡介苗四种疫苗。2002年乙型肝炎疫苗纳入到免疫规划。2007年，扩大国家免疫规划，将甲肝疫苗、流脑疫苗等纳入国家免疫规划，14种国家免疫规划疫苗预防15种疾病。国家免疫规划的实施，有效地控制了一些传染病，使我国人口健康水平迅速提升，对个人、社会、经济的贡献显著。

二、细菌感染的治疗原则

临床上细菌的感染需要选用抗菌药物进行治疗。抗菌药物种类很多，作用机制可以相似或不同。常用抗菌药物主要包括β-内酰胺类、大环内酯类、林可霉素类、多肽类、氨基糖苷类、四环素类、氯霉素类、喹诺酮类、磺胺类、硝基呋喃类、硝基咪唑类等。

抗菌药物主要用于各种细菌感染及预防治疗，无论治疗与预防用药，应遵循一定的使用原则。

1. 临床诊断为细菌（或抗菌药物治疗有效的其他病原生物）感染者，方有指征应用抗菌药物。由真菌、结核分枝杆菌、非结核分枝杆菌、支原体、衣原体、螺旋体、立克次体及部分原虫等病原生物所致的感染亦有指征应用敏感抗菌药物。缺乏细菌及上述病原生物感染的证据，诊断不能成立者，以及病毒性感染者，均无指征应用抗菌药物。

2. 尽早查明感染病原，根据病原种类及药敏试验结果选用或调整抗菌药物。抗菌药物的选用，原则上应根据病原菌种类及病原菌对抗菌药物敏感试验的结果而定。有条件的医疗机构，对临床诊断为细菌性感染的患者应在开始抗菌治疗前，及时留取相应合格标本送病原学检测，以尽早明确病原菌和药敏结果，并据此调整抗菌药物治疗方案。

3. 抗菌药物的经验治疗　对于临床诊断为细菌性感染者，在未获知细菌培养及药敏试验结果前，或无法获取培养标本时，可根据患者的感染部位、基础疾病、发病情况、发病场所、既往抗菌药物用药史及其治疗反应等推测可能的病原生物，结合当地细菌流行趋势及耐药状况，先给予抗菌药物经验治疗。待获知病原学检测及药敏试验结果后，结合先前的治疗效果调整用药方案；对培养结果阴性的患者，应根据经验治疗效果和患者情况采取进一步诊疗措施。

4. 按照药物的抗菌作用特点及其体内过程特点选择用药。各种抗菌药物的药效学和人体药动学特点不同，因此各有不同的临床适应证。应根据各种抗菌药物的上述特点，按临床适应证正确选用抗菌药物。

5. 抗菌药物治疗方案应综合患者病情、病原菌种类及抗菌药物特点制订。根据病原菌种类、感染部位、感染严重程度和患者的生理、病理情况制订抗菌药物治疗方案，包括抗菌药物的选用品种、剂量、给药次数、给药途径、疗程及联合用药等。

一般治疗重症感染（如血流感染、感染性心内膜炎等）和抗菌药物不易达到部位的感染（如中枢神经系统感染等），抗菌药物剂量宜较大（治疗剂量范围高限）；而治疗单纯性下尿路感染时，由于多数药物尿药浓度远高于其血药浓度，则可应用较小剂量（治疗剂量范围低限）。轻症感染可接受口服给药者，应选用口服吸收完全的抗菌药物，不必采用静脉或肌内注射给药。重症感染、全身性感染患者初始治疗应予静脉给药，病情好转能口服时应及早转为口服给药。抗菌药物的局部应用宜尽量避免。为保证药物在体内能发挥最大药效，杀灭感染灶病原菌，应根据药动学/药效学（PK/PD）原则给药。青霉素类、头孢菌素类和其他β-内酰胺类、红霉素、克林霉素等时间依赖性抗菌药物，应一日多次给药。氟喹诺酮类、氨基糖苷类等浓度依赖性抗菌药物可一日给药一次。抗菌药物疗程因感染不同而异，一般宜用至体温正常、症状消退后72~96小时。特殊病原感染如结核病等需较长疗程方能彻底治愈，并防止复发。

6. 抗菌药物的联合应用　单一药物可有效治疗的感染，不需联合用药，仅在有下列指征时联合用药。

（1）病原菌尚未查明的严重感染，包括免疫缺陷者的严重感染。

（2）单一抗菌药物不能控制的混合感染，考虑为2种或2种以上病原菌感染，以及多重耐药菌或泛耐药菌感染。

（3）单一抗菌药物不能有效控制的感染性心内膜炎或血流感染等重症感染。

（4）需长程治疗，但病原菌易对某些抗菌药物产生耐药性的感染，或病原菌包含不同生长特点的菌群，需要联合应用不同抗菌机制的药物，如结核和非结核分枝杆菌感染。

（5）发挥抗菌药物的协同抗菌作用或者减少毒性大的抗菌药的使用剂量。

三、病毒感染的治疗原则

（一）化学治疗剂

病毒的复制周期分为吸附、穿入、脱壳、生物合成、装配与释放五个阶段。抗病毒药物阻断其中任何一个环节，即可抑制病毒的增殖，控制感染的发生。目前的抗病毒药物是针对病毒复制周期的不同环节而设计的（表9-3-1）。根据抗病毒药物作用机制的不同，可将其分为下面四种类型。

▼ 表9-3-1　主要的抗病毒药物一览表

作用机制	抗病毒药	抗病毒谱
抑制病毒的脱壳与穿入	金刚烷胺（amantadine）	甲型流感病毒
	金刚乙胺（rimantadine）	甲型流感病毒
抑制神经氨酸酶	奥司他韦（oseltamivir）	甲型流感病毒、乙型流感病毒
	扎那米韦（zanamivir）	甲型流感病毒、乙型流感病毒
抑制病毒DNA聚合酶	阿昔洛韦（aciclovir）	单纯疱疹病毒、水痘-带状疱疹病毒
	泛昔洛韦（famciclovir）	单纯疱疹病毒、水痘-带状疱疹病毒
	喷昔洛韦（penciclovir）	单纯疱疹病毒
	伐昔洛韦（valaciclovir）	单纯疱疹病毒、水痘-带状疱疹病毒
	更昔洛韦（ganciclovir）	巨细胞病毒、单纯疱疹病毒、水痘-带状疱疹病毒
	膦甲酸（foscarnet）	巨细胞病毒、单纯疱疹病毒
	西多福韦（cidofovir）	巨细胞病毒、腺病毒
	三氟胸苷（trifluorothymidine）	单纯疱疹病毒、水痘-带状疱疹病毒
抑制病毒穿入	马拉韦罗（maraviroc）	人类免疫缺陷病毒（HIV）
抑制病毒融合	恩夫韦肽（enfuvirtide）	HIV
抑制病毒的逆转录酶	齐多夫定（zidovudine）	HIV
	地丹诺辛（dideoxyinosine）	HIV
	双脱氧胞苷（dideoxycytidine）	HIV
	司他夫定（stavudine）	HIV
	拉米夫定（lamivudine）	HIV、乙型肝炎病毒
	奈韦拉平（nevirapine）	HIV
	地拉夫定（delavirdine）	HIV
	依非韦仑（efavirenz）	HIV
抑制病毒整合酶	雷特格韦（raltegravir）	HIV

作用机制	抗病毒药	病毒谱
抑制病毒的蛋白酶	沙奎那韦（saquinavir）	HIV
	茚地那韦（indinavir）	HIV
	利托那韦（ritonavir）	HIV
	奈非那韦（nelfinavir）	HIV
	洛匹那韦（lopinavir）	HIV
抑制病毒蛋白的合成	α干扰素	乙型肝炎病毒、丙型肝炎病毒、人乳头瘤病毒
抑制病毒RNA聚合酶	利巴韦林（ribavirin）	呼吸道合胞病毒、丙型肝炎病毒、拉沙热病毒
病毒mRNA合成反义抑制	福米韦生（fomivirsen）	巨细胞病毒

1. 抑制病毒的穿入与脱壳的药物　金刚烷胺于1960年合成，它主要是干扰病毒穿入与脱壳。它具有干扰流感病毒M2蛋白离子通道的功能，间接地抑制病毒复制。金刚乙胺抗病毒机制和活性与金刚烷胺相同，但对某些甲型流感病毒株比金刚烷胺的作用强2~4倍，且比金刚烷胺更安全。

2. 抑制病毒核酸合成的药物　碘苷（idoxuridine，IDU）可直接作用于DNA，其机制是碘苷磷酸化成单磷酸与胸苷竞争，掺入细胞和病毒DNA中，干扰病毒的DNA合成。该药全身应用毒性大，限于局部用药。阿昔洛韦（无环鸟苷）为鸟苷的开糖环衍生物。对疱疹病毒的选择性强，它被疱疹病毒特异性胸苷激酶（TK）磷酸化为单磷酸盐，在细胞内转化为二磷酸、三磷酸化合物，从而抑制疱疹病毒DNA聚合酶和DNA合成，阻断病毒的复制。因为它只在有疱疹病毒感染的细胞中进行磷酸化，在未感染疱疹病毒的细胞中没有发生磷酸化，故对正常细胞基本无害。阿昔洛韦为临床上治疗单纯疱疹病毒感染的首选药物，对角膜炎、疱疹病毒脑炎、带状疱疹有显著的疗效。

3. 抑制病毒转录酶的药物　齐多夫定是一种人类免疫缺陷病毒（HIV）逆转录酶抑制剂，它在HIV感染或未感染的人T细胞中被细胞胸苷激酶催化成单磷酸，并进一步转化成二磷酸酯和三磷酸酯，干扰HIV依赖RNA的DNA聚合酶，从而抑制HIV复制，临床上作为治疗艾滋病的第一线药物。其副作用主要是骨髓抑制，长期应用可引起贫血、白细胞及中性粒细胞减少。拉米夫定（3TC）是新的双脱氧核苷类似物，进入细胞内使细胞脱氧嘧啶激酶和细胞激酶磷酸化为5′–拉米夫定–三磷酸，竞争性地抑制依赖于病毒DNA和RNA的逆转录酶，掺入到HIV的DNA中，阻断病毒复制，故能抑制HIV的逆转录酶。拉米夫定临床上用于对齐多夫定耐药的艾滋病患者的治疗。

4. 抑制病毒蛋白质翻译的药物　沙奎那韦、茚地那韦及利托那韦为HIV病毒蛋白酶类似物，对蛋白酶有很高的选择性。在体外，这类药物抑制HIV蛋白酶与HIV蛋白切割酶而阻止病毒成熟。但该类药物可引起HIV的多重基因耐药，与齐多夫定合用有协同作用。这类药物具有致腹泻、呕吐等副作用。

（二）中草药

从黄芪、板蓝根、大青叶、大黄、甘草、艾叶等多种中草药中筛选到的具有抗病毒作用的天然药物已达200余种：如大黄在体内外均有抗疱疹病毒、柯萨奇病毒的作用；甘草甜素中的甘草酸对多种病毒的核酸合成有抑制作用；空心莲子草有抗汉坦病毒、疱疹病毒的作用；艾叶有抗腺病毒、流感病毒的作用；七叶白术散有抗轮状病毒作用；天花粉蛋白GLQ223、金丝桃素对HIV有抑制作用。

（三）免疫调节剂

1. 干扰素　IFN的抗病毒活性是通过作用于宿主细胞发挥的，而不是直接作用于病毒。IFN与敏感细胞表面的IFN受体结合，触发信号传递等一系列的生物化学过程，激活细胞合成抗病毒蛋白，抑制病毒蛋白质的合成，用于乙型肝炎病毒、丙型肝炎病毒、疱疹病毒、人乳头瘤病毒等感染的治疗。

2. 干扰素诱生剂——聚肌胞（poly I：C）　为人工合成的双链RNA，通过诱生IFN而发挥抗病毒作用。聚肌胞可特异地与病毒聚合酶结合而抑制病毒的复制。此外，其具有免疫调节作用，能刺激机体的单核巨噬细胞，增强其吞噬功能等。

3. 白细胞介素-2（IL-2）　IL-2由活化的单核细胞和$CD4^+T$细胞产生，具有抗肿瘤、免疫调节及抗病毒作用。

（四）抗病毒基因治疗

1. 反义寡核苷酸　福米韦生（fomiversin）是被批准临床应用的反义核苷酸类药物，为单链小DNA片段，是巨细胞病毒（CMV）mRNA的互补序列，能与CMV mRNA结合，阻断相应的蛋白翻译。用于CMV视网膜炎局部治疗。

2. 核酶　是一类能与特定RNA序列结合并具有酶活性的RNA分子，类似于反义RNA，核酶与靶RNA的结合也具有序列特异性，是互补结合，结合之后能在特定位点切割降解靶RNA分子。这个特异性可被用于设计切割病毒基因组RNA、mRNA，从而发挥抗病毒作用。但核酶是RNA，易被组织中RNA酶破坏，如何保持高效性和稳定性，还需要进一步研究。

3. RNA干扰（RNA interference，RNAi）　一些小的双链RNA（dsRNA）可特异性地阻断体内特定基因表达，促使其mRNA降解，诱导细胞表现出特定基因缺失的表型，称为RNAi。研究证实，RNAi可有效关闭受感染细胞中的病毒基因，从而抑制HIV、丙型肝炎病毒、乙型肝炎病毒与人乳头瘤病毒等病毒的复制。

四、真菌感染的治疗原则

对真菌病需要选用抗真菌药进行治疗。

酮康唑等可作为治疗表浅部真菌感染的首选药物。三唑类可作为治疗深部真菌感染的首选药。两性霉素B可用于治疗深部和皮下真菌感染，其他多烯类仅限于治疗浅表真菌感染。卡泊芬净有广谱抗真菌活性，对白念珠菌、热带念珠菌、光滑念珠菌、克柔念珠菌等有良好的抗菌活性。

在病原学治疗的同时，还应尽可能减少促使真菌感染发生的高危因素，如侵袭性操作、抗菌药物及免疫抑制剂的不合理使用，尤其对于中性粒细胞减少症、长期入住重症监护病房、高龄、HIV感染、器官移植等免疫功能低下患者更应该进行早期靶向预防。

学习小结

采集合适的标本是病原生物感染诊断的重要环节，标本要适量、合适保存、快速送检。通过形态学观察、抗原成分和核酸成分检查对标本进行快速诊断。大多数细菌和真菌感染需要经过分离培养、生化鉴定和血清学分型。病毒需要选用活细胞进行培养。分子生物学技术通过检测病原生物的核酸进行诊断。免疫学技术通过检测标本中病原生物释放的抗原成分或刺激机体产生的抗体进行诊断。

病原生物所致疾病的防控包括控制传染源、切断传播途径、保护易感人群。控制传染源的方法包括对感染者进行隔离和治疗等。保护易感人群的方法包括人工免疫和药物预防。人工主动免疫即接种疫苗，使人体获得免疫力，主要用于预防。传统疫苗包括灭活疫苗、减毒活疫苗及类毒素等，新型疫苗包括基因工程亚单位疫苗、重组载体疫苗、化学合成多肽疫苗、核酸疫苗等。人工主动免疫维持时间长。人工被动免疫即注射免疫血清、免疫球蛋白或细胞因子等，使机体即刻获得免疫力，主要用于急性传染病的治疗或紧急预防。临床病原生物感染需要选用相应的抗菌药物、抗病毒药物和抗真菌药进行治疗。

（纪明宇）

复习参考题

（一）A型选择题

1. 病原生物感染的病原学诊断，不包括
    A. 显微镜检查
    B. 分离培养
    C. 免疫学检测
    D. 分子生物学检测
    E. X线、CT、MRI检查
2. 人工主动免疫的获得方式是
    A. 注射疫苗
    B. 患传染病

C. 注射免疫血清
D. 注射抗生素
E. 注射抗毒素

3. 关于选用抗生素治疗，下列做法不正确的是
    A. 病原学检查为细菌感染者
    B. 要熟悉药物的特性
    C. 有上呼吸道感染症状者
    D. 螺旋体感染者

E. 依据药敏试验选择抗菌药物

4. 阿昔洛韦（无环鸟苷）的抗病毒机制是
   A. 抑制病毒的穿入
   B. 抑制病毒的脱壳
   C. 抑制病毒DNA的合成
   D. 抑制病毒蛋白质的合成
   E. 抑制逆转录作用

5. 治疗表浅部真菌感染首选药物
   A. 青霉素类
   B. 卡泊芬净
   C. 万古霉素
   D. 酮康唑
   E. 奥司他韦

   答案：1. E；2. A；3. C；4. C；5. D

（二）简答题

1. 病毒感染的快速诊断方法有哪些？

2. 细菌感染的治疗原则有哪些？

3. 人工被动免疫的措施有哪些？

第十章

微生物耐药

第一节　细菌的耐药

知识目标

1. 掌握临床常见细菌耐药性形成的主要机制。
2. 熟悉细菌耐药的防控措施。
3. 了解临床常用抗菌药物的主要作用机制。

抗菌药物与细菌耐药之间的对抗是自然界一场早已存在，且永无止境的斗争。以青霉素为例，在青霉素用于临床之前，环境中已有多种产青霉素酶菌株存在，只是未被人类发现而已。青霉素投入临床使用3年后，对其耐药的金黄色葡萄球菌即大量出现。此后新研发的各类抗菌药物耐药情形也有类似趋势，大多在临床应用后不久即出现耐药，即使是对许多β-内酰胺酶稳定的碳青霉烯类抗生素，近年来的耐药率也是逐年攀升。不仅微生物产生的抗生素用于临床后会迅速出现耐药，一些人工合成的抗菌药物也存在耐药问题。以抗革兰氏阳性菌药物利奈唑胺为例，该药在上市前的临床试验中已发现对其耐药的菌株。随着利奈唑胺在临床的广泛应用，有的医院已出现此类耐药菌感染的小暴发。

目前临床面临的耐药问题还不限于此类单一药物的耐药，随着各类抗菌药物的广泛使用，临床分离的病原菌大多是对三类以上抗菌药物耐药的多重耐药菌（multidrug resistant organism），对临床常用抗菌药物全部耐药的全耐药菌（pan drug resistant organism）也已不罕见，此类耐药菌最初见于部分铜绿假单胞菌及弗劳地柠檬酸杆菌，近年来鲍曼不动杆菌等不动杆菌属细菌全耐药比例上升迅速，肺炎克雷伯菌等肠杆菌科细菌也已出现全耐药菌株，临床医生在治疗此类耐药菌感染时已无药可用。了解细菌耐药性的产生机制，将有助于正确地使用抗菌药物和开发新型抗感染药物，从而更有效地控制细菌耐药性的产生和扩散。

一、常用抗菌药物

临床应用的抗菌药物包括抗生素和化学合成抗菌药物。抗生素是某些微生物在代谢过程中产生的一类抗菌物质，大多由放线菌和丝状真菌产生。在抗生素母核中加入不同侧链或通过母核结构改造而获得的为半合成抗生素。完全化学合成的为化学合成抗菌药物。根据对病原菌作用机制不同，可将抗菌药物分为四类：① 干扰细菌细胞壁的合成；② 影响细菌细胞膜的功能；③ 影响细菌蛋白质的合成；④ 干扰细菌叶酸、核酸的合成。抗菌药物杀菌机制不同，其耐药机制也各有特点（表10-1-1）。

▼ 表10-1-1　常用抗菌药物的主要作用机制及耐药机制

抗菌药物	主要耐药机制	常见耐药菌种属
1. 干扰细菌细胞壁的合成		
β-内酰胺类 　青霉素类 　头孢菌素类 　单酰胺菌素	（1）青霉素结合蛋白改变	葡萄球菌属、肺炎链球菌、流感嗜血杆菌、淋病奈瑟菌、脑膜炎奈瑟菌、大肠埃希菌、铜绿假单胞菌
	（2）产生各类β-内酰胺酶	各种革兰氏阳性菌和革兰氏阴性菌
	（3）外膜孔蛋白缺失；药物外排泵	革兰氏阴性杆菌
碳青霉烯类	碳青霉烯酶	肠杆菌科、不动杆菌属和铜绿假单胞菌
万古霉素及替考拉宁	肽聚糖前体变异，万古霉素不能与之结合	肠球菌属、金黄色葡萄球菌、溶血葡萄球菌
磷霉素	药物转运蛋白变异；产生FosA、FosB等药物修饰酶	葡萄球菌属、肠球菌属、肠杆菌科、假单胞菌属
2. 影响细菌细胞膜的功能		
多黏菌素类	脂多糖（LPS）表达相关基因变异，改变细胞膜的成分，使药物不能结合；外排泵；*mcr-1*耐药基因	肠杆菌科、鲍曼不动杆菌
达托霉素	*mprF*、*rpoB*基因变异导致细胞壁增厚、细胞膜外层的正电荷增加，对达托霉素的敏感性降低	金黄色葡萄球菌
3. 影响细菌蛋白质的合成		
氨基糖苷类	药物摄入减少；产生甲基化酶；产生钝化酶，减少与核糖体的结合	肠杆菌科、假单胞菌属、葡萄球菌属、肠球菌属、链球菌属
利奈唑胺	23S rRNA点突变或Cfr甲基化修饰导致50S亚单位构象改变	葡萄球菌属、肠球菌属
替加环素	可通过外排泵（AdeABC）或外膜渗透性减低而导致耐药或耐药基因突变；产生灭活酶Tet（X3）、Tet（X4）	不动杆菌属、大肠埃希菌、肺炎克雷伯菌
夫西地酸	改变与G因子的亲和力	葡萄球菌属
红霉素	靶位改变（23S rRNA甲基化）	链球菌属、葡萄球菌属、肠球菌属、肺炎链球菌
林可霉素类	靶位改变（23S rRNA甲基化）	肠球菌属、链球菌属、葡萄球菌属
四环素类	细胞膜药物外排；产生灭活酶Tet（X）；合成保护性蛋白Tet（M）、Tet（O）	肠杆菌科、假单胞菌属、链球菌属、葡萄球菌属、肠球菌属、拟杆菌属等；淋病奈瑟菌、支原体等
氯霉素	产生氯霉素乙酰转移酶	肠杆菌科、葡萄球菌属、链球菌属
莫匹罗星	改变异亮氨酸-tRNA合成酶	葡萄球菌属

抗菌药物	主要耐药机制	常见耐药菌种属
4. 干扰细菌叶酸、核酸的合成		
氟喹诺酮类	DNA解旋酶（$gyr\,A$、$gyr\,B$）或拓扑异构酶Ⅳ（$par\,C$、$par\,E$）改变	葡萄球菌属、肠杆菌科、假单胞菌属
	产生靶位保护性蛋白QnrA、QnrB，减少药物与DNA促旋酶结合；产生AAC（$6'$）-Ⅰb-Cr酶，可乙酰化修饰环丙沙星和诺氟沙星	肠杆菌科
	QepA及Oqx AB药物外排泵	革兰氏阴性杆菌
甲硝唑	改变硝基还原酶 减少甲硝唑摄入	拟杆菌属 梭状芽胞杆菌属
呋喃妥因	硝基呋喃还原酶变异；外排泵	肠杆菌科

二、细菌耐药的机制

（一）细菌耐药的遗传机制

细菌耐药性是细菌抵御抗菌药物的杀菌或抑菌作用的防御功能，是一种生物学表型。根据细菌耐药性的遗传起源，可将其分为固有耐药和获得性耐药。

1. **固有耐药**（intrinsic drug resistance）　指细菌对某种抗菌药物天然具有的耐药性，故亦称天然耐药。通常由细菌特殊的代谢模式或细胞结构引起。如氨基糖苷类抗生素进入胞内有赖于细菌的呼吸酶，而厌氧菌缺乏此类酶，故对氨基糖苷类不敏感。此外，一些细菌染色体可携带耐药基因，此类基因可能起源于细菌的管家基因（house keeping gene），其编码产物可在长期进化中演变为灭活酶，如嗜麦芽窄食单胞菌染色体基因编码的β-内酰胺酶L1可介导细菌对碳青霉烯类药物耐药。

2. **获得性耐药**（acquired drug resistance）　主要通过以下两种方式实现：

（1）基因突变：染色体发生基因突变可使细菌获得耐药性。自发突变的频率通常为1×10^{-9}~1×10^{-6}，即当一个细菌分裂成1×10^{6}~1×10^{9}个子代时，可能产生1个对某一抗菌药物耐药的细菌。如果临床长期使用该药物，其所形成的抗菌药物选择压力会清除无突变的敏感菌，而使原先极少数的突变耐药菌大量繁殖。由于突变产生的耐药性是自发、随机发生的，与抗菌药物的使用无关，通常只对1种或2种相类似的药物耐药。因此，临床需长期抗感染治疗的患者，常需要多种不同作用机制抗菌药物联合或轮换治疗，以减少细菌染色体突变而产生耐药菌的概率。如在结核病的治疗过程中，常联合2~4种不同作用机制的抗结核药物，每种药物可以杀死对其他药物耐药的突变株，以达到预防耐药的目的。

（2）基因转移：这是细菌耐药性迅速扩散的主要原因。携带耐药基因的基因转移元件主要是质粒。耐药性质粒广泛存在于革兰氏阳性和革兰氏阴性菌中，几乎所有致病菌均可携带耐药质粒。耐药基因在细菌间可通过接合、转化、转导和转座等方式转移。

细菌基因突变及耐药基因转移的详细内容见第一篇第二章第三节细菌的遗传与变异。天然状态下基因突变及耐药基因转移形成的耐药菌株在菌群中仅占极少数，其生长必然受到正常菌群的拮抗，在自然环境下难与占有压倒优势的敏感菌竞争。然而，抗菌药物的广泛应用形成了对突变耐药株有利的选择压力。例如，当给患者长期使用抗菌药物，尤其是广谱抗菌药物时，敏感菌株（包括拮抗耐药菌的部分正常菌群）被大量杀灭，而耐药细菌（主要来自医护人员或住院已久的患者，或自身耐药突变株）则乘机侵入并大量繁殖，导致感染，进而广泛传播。可见，抗菌药物的广泛使用虽然不是细菌耐药性形成的根本原因，但其所形成的选择压力是临床耐药菌广泛传播的重要原因。

（二）细菌耐药的分子机制

细菌对于药物产生抗性的过程也就是染色体或质粒上基因的表达过程。细菌获得耐药性可以通过产生修饰酶（modification enzyme）、药物作用靶位改变、抗菌药物的渗透障碍和主动外排机制，以及代谢途径或代谢状态改变实现。

1. 产生抗菌药物修饰酶　耐药菌株通过合成某种修饰酶作用于抗菌药物，使其失去抗菌活性或抗菌活性减弱。重要的修饰酶有以下几种：

（1）β-内酰胺酶（β-lactamase）：对青霉素类和头孢菌素类耐药的菌株可由细菌染色体或质粒编码产生β-内酰胺酶，可以破坏药物分子的β-内酰胺环，使其完全失去抗菌活性，也称其为灭活酶（inactivated enzyme）。β-内酰胺酶种类繁多，数量超过1 500种，不同的亚型具有不同抗生素水解活性。根据编码基因的核苷酸序列及水解活性的不同可分为A、B、C、D四组。A组、C组与D组β-内酰胺酶通过其活性中心的丝氨酸形成酰基酶以水解底物。B组金属酶活性中心则是结合锌离子的硫醇基。

1）A组β-内酰胺酶：该类酶是所有β-内酰胺酶中分布最广、研究最深入的酶。*blaZ*基因编码产生β-内酰胺酶PC1是早年金黄色葡萄球菌青霉素耐药的主要机制。TEM型β-内酰胺酶是第一种在革兰氏阴性菌中发现的质粒介导的β-内酰胺酶，可水解氨基青霉素和第一、二代头孢菌素。SHV型β-内酰胺酶是一种与TEM具有类似活性的β-内酰胺酶，最初在肺炎克雷伯菌的染色体上被发现，随后转移到质粒，并广泛传播。CTX-M型β-内酰胺酶最初是一种对头孢噻肟具有固有活性的酶。TEM、SHV和CTX-M型β-内酰胺酶在抗菌药物选择压力下，通过点突变产生了许多亚型，这些亚型扩展了原有水解底物谱，可介导对包括第三、第四代头孢菌素在内的多数头孢菌素耐药，此类可水解第三、第四代头孢菌素的β-内酰胺酶被称为超广谱β-内酰胺酶（extended-spectrum β-lactamases，ESBLs），其水解活性可被舒巴坦、他唑巴坦、克拉维酸等酶抑制剂所抑制。ESBLs的编码基因借助一系列革兰氏阴性杆菌的质粒和其他可移动遗传元件，在临床分离菌中广泛传播。产ESBLs菌株的快速传播现已严重影响青霉素类和头孢菌素类在临床治疗中的有效性，由于ESBLs对药物的水解活性可被舒巴坦、他唑巴坦、克拉维酸等酶抑制剂所抑制，且不能水解头霉素类和碳青霉烯类，故临床可采用β-内酰胺类/酰内酰胺酶抑制剂复方，或头霉素类、碳青霉烯类药物治疗产ESBLs细菌所致感染。

KPC、GES、IMI、SME等A组β-内酰胺酶可水解包括碳青霉烯类在内的所有β-内酰胺类抗生素，故亦称为A组碳青霉烯酶。其中KPC酶1996年发现于美国北卡罗来纳州分离的1株碳青霉烯类耐药肺炎克雷伯菌，主要由质粒介导，现已在全球广泛传播，在肺炎克雷伯菌以外的大肠埃希菌、铜绿假单胞菌、鲍曼不动杆菌等革兰氏阴性杆菌中亦有检出，是我国最常见的碳青霉烯酶。多数KPC酶的水解活性可被阿维巴坦、瑞来巴坦、法硼巴坦等新型β-内酰胺酶抑制剂抑制。随着头孢他啶-阿维巴坦被临床用于产KPC酶菌株感染逐渐增多，部分KPC酶编码基因已发生变异，无法被阿维巴坦抑制，导致细菌对头孢他啶-阿维巴坦耐药。

2）B组β-内酰胺酶：该组为金属β-内酰胺酶，根据结构不同，分为B1、B2、B3亚组，临床多见的NDM、VIM和IMP为B1亚组。由于此类酶的编码基因由质粒、整合子等可移动元件携带，产NDM肠杆菌科细菌和产VIM、IMP铜绿假单胞菌等不发酵糖革兰氏阴性杆菌已在临床广泛传播，肺炎克雷伯菌、大肠埃希菌、阴沟肠杆菌和不动杆菌属细菌等各类革兰氏阴性杆菌均有检出。该类酶可以水解除氨曲南以外的几乎所有β-内酰胺类抗生素，且仅在体外可被乙二胺四乙酸（EDTA）抑制，不能被包括阿维巴坦在内的临床常用β-内酰胺酶抑制剂抑制，在部分地区及特定人群中产B组β-内酰胺酶是细菌对碳青霉烯类耐药的主要机制，此类耐药菌也是目前可用治疗药物最少的病原之一，通常需根据药敏选用多黏菌素、替加环素，或头孢地尔、氨曲南与新型酶抑制剂复方制剂进行治疗。嗜麦芽窄食单胞菌所产L1型属B3亚组金属β-内酰胺酶，也可介导常用头孢菌素和碳青霉烯类耐药，但该菌对四环素类、复方磺胺甲噁唑有较高敏感率，可根据药敏选用合适药物。

3）C组β-内酰胺酶：主要为革兰氏阴性杆菌产生的质粒或染色体介导的含丝氨酸头孢菌素酶（AmpC酶），染色体介导者以肠杆菌属和柠檬酸杆菌属细菌多见。AmpC酶可水解第一至第三代头孢菌素、青霉素类、单环β-内酰胺类、头霉素类抗生素，但不能水解第四代头孢菌素和亚胺培南等碳青霉烯类。多数AmpC不能被舒巴坦、他唑巴坦、克拉维酸抑制，但可被阿维巴坦抑制。几乎所有肠杆菌目细菌和铜绿假单胞菌均可产生染色体介导的AmpC酶。除大肠埃希菌、肺炎克雷伯菌与志贺菌属外，多数为诱导型酶，自然状态下产生酶量很少，但AmpC调节基因等突变可导致AmpC酶的持续大量表达，导致相关β-内酰胺类抗生素耐药。此外，近年来也不断发现质粒介导的AmpC酶，主要包括DHA、ACT、CMY、FOX、MOX、LAT和MIR等，我国以前两者多见。高产AmpC酶合并膜孔蛋白缺失或外排泵高表达可导致细菌对碳青霉烯类耐药。

4）D组β-内酰胺酶：该组通常称为苯唑西林水解酶（OXA酶），其遗传背景具多样性，且水解底物谱各不相同，目前已发现的OXA酶近500种。OXA酶活性可被NaCl抑制，但不被舒巴坦、他唑巴坦及克拉维酸抑制，仅部分OXA酶可被阿维巴坦等新型抑制剂所抑制。OXA酶广泛分布于革兰氏阴性杆菌，包括铜绿假单胞菌和鲍曼不动杆菌等不发酵糖革兰氏阴性杆菌，其编码基因有的为天然存在于细菌染色体，但多数获得性OXA酶其编码基因存在于质粒、整合子、转座子或插入序列等移动元件，易于在细菌中快速传播。获得性OXA酶按其水解底物的不同可分为：① 2d亚组酶，可水解苯唑西林、氯唑西林及羧苄西林等，如OXA-1、OXA-2、OXA-10；② 2de亚组酶，水解苯唑西林、氯唑西林及广谱头孢菌素类，但不能水解碳青霉烯类，如OXA-11、OXA-15，多见于铜绿假单胞菌；③ 2df亚组酶，水解底物进一步扩展，可水解碳青霉烯类，常见于鲍曼不动杆菌，多由染色体介导，但已在肠杆菌目细菌中发现质粒介导的OXA-23、OXA-48、

OXA-198、OXA-181。

（2）氨基糖苷类钝化酶（aminoglycoside modified enzyme）：通常由质粒携带基因编码产生，其耐药机制是通过氨基乙酰化、羟基磷酸化和羟基核苷化的作用，使这类药物的分子结构发生改变，失去抗菌作用。氨基糖苷类钝化酶又可按照所修饰的抗生素种类及位点的不同进行分类，目前已知有30余种型别。由于氨基糖苷类抗生素结构相似，故常出现交叉耐药，是病原菌对氨基糖苷类抗生素产生耐药性的最重要原因。氨基糖苷类钝化酶包括：

1）氨基糖苷乙酰转移酶（aminoglycoside acetyltransferases，AAC）：可使氨基糖苷类游离氨基乙酰化，其中AAC（3）- Ⅰ、Ⅱ、Ⅲ、Ⅳ、Ⅵ、Ⅶ、Ⅷ、Ⅸ、Ⅹ等钝化酶多见于大肠埃希菌、铜绿假单胞菌、黏质沙雷菌、阴沟肠杆菌等，可修饰庆大霉素、妥布霉素、阿司米星、西索米星、地贝卡星等药物导致耐药；AAC（6'）- Ⅰ、Ⅱ、Ⅲ等钝化酶多见于铜绿假单胞菌、金黄色葡萄球菌、粪肠球菌，可修饰庆大霉素、阿米卡星、奈替米星、妥布霉素、地贝卡星、西索米星等药物导致耐药，该类钝化酶的突变体AAC（6'）- Ⅰb-Cr多见于肠杆菌目细菌，不但分别修饰庆大霉素、卡那霉素、妥布霉素导致氨基糖苷类耐药，还可乙酰化修饰环丙沙星，导致细菌对环丙沙星的敏感性下降；AAC（2'）- Ⅰ钝化酶自普鲁威登菌中检出，可修饰庆大霉素、奈替米星、妥布霉素、地贝卡星等药物导致耐药。

2）氨基糖苷磷酸转移酶（aminoglycoside phosphotransferase，APH）：可使氨基糖苷类游离羟基磷酸化，其中APH（3'）- Ⅰ、Ⅱ、Ⅲ、Ⅳ、Ⅴ、Ⅵ、Ⅶ等钝化酶可见于不动杆菌属、克雷伯菌属、摩根菌属、变形杆菌属、假单胞菌属等细菌，可修饰卡那霉素、阿米卡星、异帕米星、新霉素、巴龙霉素等药物导致耐药；APH（2"）- Ⅰ钝化酶可见于粪肠球菌，可修饰庆大霉素、阿米卡星、妥布霉素、地贝卡星、阿司米星等药物导致耐药；部分钝化酶具有乙酰化和磷酸化双功能，如AAC（6'）APH（2"），可见于葡萄球菌、肠球菌，可对庆大霉素等药物同时进行乙酰化和磷酸化修饰导致耐药。

3）氨基糖苷核苷转移酶（aminoglycoside nucleotidyltransferase，ANT）：可使氨基糖苷类游离羟基核苷化介导耐药，其中ANT（2"）-N多见于肠杆菌目细菌，可对庆大霉素、卡那霉素、妥布霉素、地贝卡星、西索米星进行修饰介导耐药；ANT（3"）- Ⅰ亦多见于肠杆菌目细菌，可修饰链霉素和大观霉素介导耐药；ANT（4"）-T、Ⅱ多见于铜绿假单胞菌，可修饰妥布霉素、阿米卡星、异帕米星介导耐药。

（3）氯霉素乙酰转移酶（chloramphenicol acetyltransferase，CAT）：由某些金黄色葡萄球菌、表皮葡萄球菌、D组链球菌和革兰氏阴性杆菌产生。该酶多由质粒编码，使氯霉素乙酰化而失去抗菌活性。

（4）红霉素酯化酶：红霉素酯化酶可以破坏红霉素结构中的内酯环而使之失去抗菌活性。此酶为一种固有酶（constitutional enzyme），由质粒介导，可导致对红霉素高度耐药。

（5）四环素灭活酶：某些拟杆菌属和弧菌属细菌的转座子携带灭活酶基因编码的Tet（X）可灭活四环素类药物，导致细菌耐药。近年发现该基因的突变体Tet（X3）和Tet（X4）可灭活包括四环素类药物及其衍生物替加环素、依拉环素和奥马环素，导致携带此类基因的大肠埃希菌、肺炎克雷伯菌、鲍曼不动杆菌对四环素类及替加环素等耐药。

2. 药物作用靶位的改变 细菌通过产生修饰酶对抗生素的作用靶位进行化学修饰，或通过基因突变造成靶位改变，或通过获得外源性基因产生靶位保护性蛋白，使抗菌药物不能与靶位结合或亲和力下降，失去抗菌作用。

（1）青霉素结合蛋白改变：β-内酰胺类抗生素与其作用靶位青霉素结合蛋白（PBP）结合后，可干扰肽聚糖的正常合成，导致细菌死亡。但某些革兰氏阳性菌（如肺炎链球菌）和革兰氏阴性菌（如淋病奈瑟菌、铜绿假单胞菌）能改变其PBP的结构，使之与β-内酰胺类抗生素的亲和力降低而导致耐药。耐甲氧西林金黄色葡萄球菌（MRSA）则通过获取外源性基因*mecA*，产生新的青霉素结合蛋白PBP 2a，使之与β-内酰胺类抗生素的亲和力降低，导致对所有β-内酰胺类药物均耐药。近年发现的*mecC*也可通过类似机制介导耐药。

（2）细胞壁改变：万古霉素等糖肽类抗菌药物通过与肽聚糖前体D-丙氨酸-D-丙氨酸（D-Ala-D-Ala）结合，抑制细胞壁合成而发挥抗菌作用。细菌通过自身携带或获得外源性万古霉素耐药基因簇（*vanA*、*vanB*、*vanC*、*vanD*、*vanE*、*vanG*、*vanL*、*vanM*及*vanN*），合成与糖肽类药物亲和力极低的新细胞壁前体，如D-丙氨酰-D-乳酸或D-丙氨酰-D-丝氨酸，导致药物与其无法结合而产生耐药，此类机制主要见于肠球菌，金黄色葡萄球菌及溶血葡萄球菌偶见。

（3）细胞膜改变：多黏菌素类抗生素含有带正电荷的游离氨基，可与革兰氏阴性菌细胞膜磷脂中带负电荷的磷酸根结合，进而嵌入细胞膜，改变其通透性，破坏细菌细胞膜屏障发挥抗菌作用。细菌通过细胞膜合成途径的变异，导致细胞膜电荷改变，与多黏菌素类抗菌药物亲和力下降而产生耐药。近年来发现的质粒介导多黏菌素耐药基因*mcr-1*也通过类似机制导致耐药。

（4）核糖体构象改变：细菌核糖体30S亚基S12蛋白发生变异，引起蛋白构象变化，导致链霉素失去结合靶位而不能发挥抑菌作用；肺炎链球菌携带的耐药基因能编码甲基化酶，使23S rRNA上的一些关键性的腺嘌呤残基甲基化，使大环内酯类抗生素与核糖体50S亚基结合力下降而导致耐药；近年还发现一些革兰氏阴性杆菌携带的耐药基因，如*armA*、*rmtA*、*rmtB*、*rmtC*、*rmtD*、*rmtE*及*npmA*等可编码16S rRNA甲基化酶，通过16S rRNA甲基化改变30S亚基构象，药物无法与靶位结合，导致细菌对几乎所有氨基糖苷类药物高度耐药。

（5）产生靶位保护性蛋白：肠杆菌科细菌质粒基因编码的QnrA、QnrB、QnrS及QnrC等，通过减少喹诺酮类药物与DNA促旋酶结合介导耐药。

3. 抗菌药物的渗透障碍和主动外排

（1）抗菌药物的渗透障碍：由于细菌细胞壁的阻碍或细胞膜通透性的改变，抗生素不易进入细胞内与靶位结合而产生耐药。这一机制可导致细菌对一种或多种抗菌药物耐药。例如，分枝杆菌的细胞壁存在异常紧密的结构，通透性极低，对多种抗菌药物呈现固有耐药。革兰氏阴性杆菌细胞壁肽聚糖层外面有双层脂类组成的外膜，外层为LPS，由紧密排列的碳氢分子组成，阻碍了疏水性抗菌药物进入菌体内。外膜上存在着多种孔蛋白，分子较大者为OmpF，分子较小者为OmpC，为亲水性抗菌药物的通道。抗菌药物分子越大，所带负电荷越多，疏水性越强，则不易通过细菌外膜。因此，革兰氏阴性杆菌的外膜孔蛋白通道具有选择性、低通透性，对一些抗菌药物的进入具有阻碍作用，故对许多抗菌药物不敏感；而革兰氏阳性菌无外膜屏障，故对许多疏水性抗生素（如β-内酰胺类）更为敏感。细菌在接触抗生素后，可改变外膜孔蛋白的组成或减少其数量（如OmpF和OmpC的表达减少），降低外膜通透性，产生获得性耐药。例如，亚胺培南通过特殊通道OprD2扩散，铜绿假单胞菌可因OprD2缺失而呈耐药。

（2）细菌对药物的主动外排机制：许多细菌产生多重耐药性的重要原因是具有能量依赖性的主动外排系统，该系统通常由外排转运蛋白、外膜通道蛋白和连接蛋白组成，可将不同种类的抗菌药物泵出胞外导致耐药，故亦称外排泵。根据主动外排系统的结构和氨基酸序列的同源性可分为5类：① RND超家族（resistance-nodulation-division），如AcrAB-TolC、Mex AB-Opr M及Ade ABC等；② MFS超家族（major facilitator superfamily），如TetA、Nor A及Msr A等；③ SMR家族（small multidrug resistance），如EmrE、Mmr等；④ ABC超家族（ATP-binding cassette），如MsrA、MacB及DrrB等；⑤ MATE家族（multidrug and toxic compound extrusion），如YdhE、NorE等。

目前发现在铜绿假单胞菌、肺炎克雷伯菌、大肠埃希菌、金黄色葡萄球菌、肺炎链球菌、A群链球菌以及淋病奈瑟菌中均存在主动外排系统。主动外排系统的底物广泛，四环素类、氯霉素、大环内酯类、氟喹诺酮类和β-内酰胺类等抗菌药物均可由一种或数种主动外排系统泵出细胞外。根据泵出药物底物不同可分为特种药外排泵（drug specific efflux）和多药外排泵（multidrug efflux pump），前者是某类药物的专属外排泵，例如tet基因编码的外排泵仅可排出四环素类药物；而后者则可泵出多种抗菌药物，导致细菌对多种抗菌药物耐药（表10-1-2）。

▼ 表10-1-2　常见临床分离菌的抗菌药物耐药相关的药物主动外排系统

临床常见分离菌	主动外排系统类型	外排导致耐药的抗菌药物
特种药物外排泵		
肠道革兰氏阴性菌	TetA、B、C、D等	四环素类
链球菌属、肠球菌属、葡萄球菌属	TetK、L	四环素类
链球菌属、肠球菌属	Mef A	大环内酯类
葡萄球菌属	Msr A	大环内酯类及奎奴普丁-达福普汀
多药外排泵		
大肠埃希菌、肺炎克雷伯菌、肠杆菌属	AcrAB-TolC	喹诺酮类、四环素、氯霉素、红霉素、部分β-内酰胺类
大肠埃希菌	Mdf A	喹诺酮类、氯霉素、四环素、红霉素、新霉素
大肠埃希菌	EmrE	四环素、红霉素及磺胺类
大肠埃希菌	YdhE	喹诺酮类、氯霉素
大肠埃希菌	NorE	氯霉素、喹诺酮类

临床常见分离菌	主动外排系统类型	外排导致耐药的抗菌药物
肠杆菌科细菌	QepA 及 Oqx AB	喹诺酮类、呋喃妥因
肠杆菌科细菌	TMexCD1-TOprJ1	替加环素、四环素类、喹诺酮类、头孢菌素类和氨基糖苷类
铜绿假单胞菌	Mex AB-Opr M	喹诺酮类、氯霉素、四环素、甲氧苄啶、部分β-内酰胺类
铜绿假单胞菌	Mex CD-Opr J	喹诺酮类、红霉素、四环素
铜绿假单胞菌	Mex EF-Opr N	喹诺酮类、氯霉素、甲氧苄啶、亚胺培南
铜绿假单胞菌	Mex XY-OPRM	喹诺酮类、红霉素、氨基糖苷类
嗜麦芽窄食单胞菌	Sme DEF	喹诺酮类、红霉素、四环素、氯霉素
鲍曼不动杆菌	Ade ABC	氨基糖苷类、喹诺酮类、四环素、氯霉素、红霉素、甲氧苄啶
金黄色葡萄球菌	Nor A 及 Nor B	喹诺酮类
金黄色葡萄球菌	Mde A	莫匹罗星
肺炎链球菌	Pmr A	喹诺酮类

4. 代谢途径或代谢状态改变　金黄色葡萄球菌和奈瑟菌属细菌等可通过染色体突变导致对氨基苯甲酸（PABA）合成增多，对磺胺产生耐药性。此外，代谢状态改变也可引起耐药，呈休眠状态细菌或营养缺陷细菌可出现对多种抗菌药物不敏感；如因各种因素作用呈细菌 L 型状态时，则对β-内酰胺类、糖肽类等影响细胞壁合成的药物敏感性下降。

三、细菌耐药的防控

1. 加强药政管理，规定抗菌药物必须凭处方供应，严格掌握新抗菌药物的审批，加强抗菌药物的质量监督。

2. 开展细菌耐药性监测，并及时反馈、公布相关监测资料，为医院感染防控机构制订防治措施，以及临床医生制订经验治疗方案提供客观依据。

3. 根据临床分离病原菌的药敏试验结果合理选用抗菌药物，减少抗菌药物的不合理使用，降低抗菌药物选择性压力。

4. 加强对耐药菌感染的患者隔离，防止耐药菌的交叉感染。医务人员检查患者前后须及时、正确洗手，以免传播耐药病原。

5. 利用细菌基因组学、生物信息学以及分子生物学技术，揭示细菌的耐药机制，发现新靶位，研发新型抗菌药物。

学习小结

目前临床应用的抗菌药物包括抗生素和化学合成抗菌药物。分别通过干扰细胞壁合成、破坏细胞膜功能、阻碍蛋白合成以及影响核酸代谢等发挥抗菌活性。随着抗菌药物的广泛应用，临床分离菌对各类抗菌药物的耐药性日趋严重。细菌可以通过产生修饰酶、药物作用靶位改变、抗菌药物的渗透障碍和主动外排机制来获得耐药性。抗菌药物大量使用形成的选择压力对细菌耐药性形成及传播有极大的推动作用。通过加强药政管理、开展细菌耐药性监测、根据临床分离病原菌的药敏试验结果合理选用抗菌药物、加强对耐药菌感染的患者隔离、积极研发新型抗菌药物等措施，有助于减少耐药性的形成及传播。

（徐晓刚）

复习参考题

（一）A型选择题

1. 有关多重耐药菌的正确表述是
    A. 对2类以上抗菌药物耐药的细菌
    B. 对3类以上抗菌药物耐药的细菌
    C. 对所有抗菌药物耐药的细菌
    D. 对3种以上抗菌药物耐药的细菌
    E. 对2种以上抗菌药物耐药的细菌

2. 金黄色葡萄球菌对甲氧西林耐药的主要机制是
    A. 细胞膜通透性改变
    B. 产生青霉素酶
    C. 产生超广谱β-内酰胺酶
    D. 改变核酸代谢通路
    E. 产生新的青霉素结合蛋白PBP 2a

3. A组碳青霉烯酶不包括
    A. KPC
    B. NDM
    C. GES
    D. IMI
    E. SME

4. 可修饰替加环素，导致耐药的酶是
    A. Tet（A1）
    B. Tet（B1）
    C. Tet（C1）
    D. Tet（D1）
    E. Tet（X3）

5. 细菌耐药性的防控策略不包括
    A. 加强药政管理，规定抗菌药物必须凭处方供应
    B. 开展细菌耐药性监测，为感染防治提供客观依据
    C. 根据病原菌的药敏试验结果合理选用抗菌药物，减少抗菌药物的不合理使用及滥用
    D. 经验性选用广谱抗菌药物，减少耐药菌产生
    E. 揭示细菌的耐药机制，发现新靶位，研发新型抗菌药物

    答案：1. B；2. E；3. B；4. E；5. D

（二）简答题

1. 细菌耐药性的形成机制有哪些？
2. 抗菌药物的作用机制有哪些？
3. 细菌耐药性的控制策略有哪些？

第二节　病毒的耐药

知识目标

1. 掌握临床常见病毒耐药性形成的主要机制。
2. 熟悉临床常见病毒耐药的防控措施。
3. 了解临床常用抗病毒药物的作用机制。

病毒通过受体进入细胞内，根据自身携带的遗传信息，利用宿主细胞代谢系统合成核酸与蛋白，然后再装配并释放至胞外感染其他细胞。病毒复制周期包括：吸附、穿入、脱壳、生物合成、装配与释放。抗病毒药物可以靶向病毒复制的任何一个环节，发挥抗病毒作用。根据抗病毒药物的作用机制可分为：穿入和脱壳抑制剂（金刚烷胺、金刚乙胺）、神经氨酸酶抑制剂（奥司他韦、扎那米韦等）、DNA 聚合酶抑制剂（阿昔洛韦、更昔洛韦、伐昔洛韦、泛昔洛韦、膦甲酸等）、逆转录酶抑制剂（拉米夫定、替诺福韦、阿德福韦、依法韦仑、奈韦拉平等）、蛋白酶抑制剂（沙奎那韦等）、其他广谱抗病毒药（利巴韦林、干扰素等）。这些抗病毒药物在治疗流感、艾滋病、病毒性肝炎，以及其他多种病毒性感染中发挥了重要作用，但随着抗病毒药的广泛应用，对各类药物耐药的病毒株不断出现。

一、病毒耐药的机制

病毒耐药的主要机制包括：① 抗病毒药物结合的病毒靶蛋白发生变异，导致药物无法与其结合发挥抗病毒作用；② 由病毒基因编码，且可将抗病毒药物转化为活性分子的酶发生变异，导致药物无法转化为具有抗病毒作用的活性分子。不同作用机制的药物产生的耐药机制略有不同。

1. 穿入和脱壳抑制剂的耐药机制　此类药物主要包括金刚烷胺及其衍生物金刚乙胺，可通过与甲型流感病毒的 M2 氢离子通道蛋白结合，阻止氢离子进入病毒，导致病毒内部无法酸化脱壳将 RNA 释放进入胞质，发挥抗病毒的作用。但国内外甲型流感病毒对此类药物耐药已常见。病毒通过两种途径避免其 M2 氢离子通道被阻断产生耐药：① M2 氢离子通道蛋白变异，导致其无法与药物结合而导致耐药；② 在结合靶位以外的氨基酸发生变异，导致通道孔径扩大，药物虽然与其结合，但无法阻断氢离子流入而导致耐药。

2. 神经氨酸酶抑制剂的耐药机制　神经氨酸酶（NA）是流感病毒颗粒表面的一种蛋白酶，可去除细胞表面及病毒附着处唾液酸，使病毒释放并感染其他细胞。奥司他韦、扎那米韦等病毒神经氨酸酶抑制剂（neuraminidase inhibitor，NAI）可选择性地抑制甲型和乙型流感病毒表面神经氨酸酶的活性，阻止病毒的复制和释放，发挥抗病毒作用。目前，NAI 耐药流感病毒株不常见。导致耐药的机制是神经氨酸酶变异，有研究显示 H275Y A（H1N1）变异株可呈高水平奥司他韦耐药；R294K A（H7N9）变异株对NAI的敏感性降低。幼儿（<5岁）、免疫功能低下者NAI类药物暴露期间病毒易出现耐药。

3. DNA聚合酶抑制剂的耐药机制 该类药物包括阿昔洛韦、更昔洛韦、伐昔洛韦、泛昔洛韦、膦甲酸等，主要用于巨细胞病毒（CMV）、单纯疱疹病毒（HSV）、水痘-带状疱疹病毒（VZV）等疱疹病毒科病毒感染的治疗。药物在体内经HSV、VZV编码的胸苷激酶或CMV编码的UL97激酶等催化转变为磷酸化活性分子，通过竞争性抑制病毒DNA聚合酶和终止病毒DNA复制，进而发挥抗病毒作用。病毒胸苷激酶、UL97激酶和DNA聚合酶变异可导致此类药物耐药。

临床分离的病毒株中多数阿昔洛韦、更昔洛韦等耐药与胸苷激酶、UL97激酶突变有关。激酶突变导致其活性丧失，无法将药物在体内转变为活性分子引起耐药。由于膦甲酸及西多福韦的抗病毒活性不依赖于病毒介导的激酶磷酸化，激酶突变耐药株对两药仍敏感。病毒DNA聚合酶在病毒复制中至关重要，该基因的突变发生频率较低，变异多聚集在功能结构域Ⅱ和Ⅲ区域，可导致阿昔洛韦、更昔洛韦、伐昔洛韦、泛昔洛韦、西多福韦及膦甲酸耐药，但这些突变的交叉耐药性模式各不相同。

4. 逆转录酶抑制剂的耐药机制 该类药物包括核苷类（拉米夫定、替比夫定、齐多夫定、替诺福韦、阿德福韦等）和非核苷类（奈韦拉平、依法韦仑、地拉韦定等），临床用于乙型肝炎病毒（HBV）和人类免疫缺陷病毒（HIV）感染。

拉米夫定、阿德福韦、替比夫定、替诺福韦等核苷类药物选择性靶向HBV DNA聚合酶的逆转录酶活性，高水平拉米夫定耐药常由HBV DNA聚合酶的M204I/V突变引起，突变位于聚合酶的YMDD（酪氨酸-蛋氨酸-天冬氨酸-天冬氨酸酯）基序。M204V变异常伴随着L180M和/或V173L的补偿性突变，降低突变造成的适应性代价。M204I突变可导致高水平的替比夫定交叉耐药，但M204I/V突变通常不会导致对阿德福韦和替诺福韦的交叉耐药。N236T和A181V/T突变可导致阿德福韦耐药，N236T突变还可导致HBV对替诺福韦产生交叉耐药性，与拉米夫定或替比夫定不产生交叉耐药性。目前对替诺福韦的耐药相对少见，I169T和M250V，或T184G和S202I突变可导致恩替卡韦耐药性。HIV病毒逆转录酶变异可导致核苷类和非核苷类抑制剂耐药，且两类药物间交叉耐药常见。

5. 蛋白酶抑制剂的耐药机制 该类药物包括具有抗HIV活性的沙奎那韦、利托那韦、茚地那韦等，以及具有抗丙型肝炎病毒（HCV）活性的西米普韦、帕利瑞韦等。它们分别通过与HIV的蛋白酶及HCV NS3/4蛋白酶活性位点结合，抑制蛋白酶活性，进而发挥抗病毒作用。蛋白酶编码基因发生变异可导致耐药，与逆转录酶抑制剂相比，蛋白酶耐药突变发生较慢，多个位点突变方可产生完全耐药。虽然部分耐药突变具有药物特异性，但仍有许多蛋白酶位点突变会产生交叉耐药，故该类药物不同品种间存在不同程度的交叉耐药。

6. 其他广谱抗病毒药的耐药机制 利巴韦林、干扰素等抗病毒药物虽然对一些病毒感染具有一定的抗病毒作用，但这些药物的具体作用机制尚未明确，且临床疗效有一定的不确定性，故是否存在耐药难以定义，耐药相关报道较少。

二、病毒耐药的防控

1. 开展抗病毒药物的耐药性监测及耐药机制研究 随着抗病毒药物的广泛应用，各类抗病毒药物出现耐药成为必然趋势，开展抗病毒药物的耐药性监测及耐药机制研究，有助于明确耐药形成机制及规律，为病毒及其耐药性检测方法建立，以及新型抗病毒药物研发提供客观依据。

2. 合理选用抗病毒药物并制订治疗方案 现有研究显示，耐药性形成与病毒发生变异的频率、宿主的免疫状态和药物暴露因素相关。综合病毒耐药相关的流行病学、宿主和药物暴露因素，选用强效、低耐药的抗病毒药物，制订合理治疗方案；并根据疗效、病毒载量、耐药检测结果，以及最新临床研究结果，优化给药方案。

3. 加速新型抗病毒药物研发 由于各类抗病毒药物耐药株不断出现，目前仍需要毒性较小且强效的新型抗病毒药物，通过优选靶向不同病毒复制环节的药物，降低交叉耐药性的风险，应对日益严峻的病毒耐药现状。

学习小结

病毒利用宿主细胞代谢系统实现病毒复制。病毒复制周期包括吸附、穿入、脱壳、生物合成、装配释放。抗病毒药物可以靶向病毒复制的任何一个环节，发挥抗病毒作用。根据抗病毒药物的作用机制可分为：穿入和脱壳抑制剂；神经氨酸酶抑制剂；DNA聚合酶抑制剂；逆转录酶抑制剂；蛋白酶抑制剂；以及其他广谱抗病毒药。随着抗病毒药的临床广泛应用，对各类药物耐药的病毒株不断出现。病毒耐药的主要机制包括：① 抗病毒药物结合的病毒靶蛋白发生变异，导致药物无法与其结合发挥抗病毒作用，如流感病毒神经氨酸酶变异导致的神经氨酸酶抑制剂奥司他韦耐药；② 由病毒基因编码，可将抗病毒药物转化为活性分子的蛋白酶发生变异，导致药物无法转化为具有抗病毒作用的活性分子，如HSV编码的胸苷激酶变异导致的DNA聚合酶抑制剂阿昔洛韦耐药。不同作用机制的药物产生的耐药机制略有不同。开展抗病毒药物的耐药性监测及耐药机制研究，合理选用抗病毒药物并制订治疗方案，加速新型抗病毒药物研发有助于病毒耐药防控。

（徐晓刚）

复习参考题

（一）A型选择题

1. 病毒耐药的主要机制是
   A. 外排泵表达
   B. 膜孔蛋白缺失
   C. 靶蛋白变异
   D. 产生药物修饰酶
   E. 产生靶位保护性蛋白

2. 流感病毒对奥司他韦耐药的机制是
   A. 胸苷激酶变异

B. 神经氨酸酶变异

C. 逆转录酶变异

D. DNA 聚合酶

E. UL97 激酶变异

3. 患者，男，58岁。诊断为慢性乙型肝炎，接受拉米夫定治疗，疗程6个月时查肝功能各项指标正常范围，HBV DNA 低于检测下限，疗程12个月时复查肝功能提示丙氨酸转氨

酶（ALT）87IU/L，HBV DNA 定量1 000IU/ml，可能原因是

A. DNA 聚合酶 YMDD 突变

B. 神经氨酸酶变异

C. 逆转录酶变异

D. N236T 突变

E. UL97 激酶变异

答案：1. C；2. B；3. A

（二）简答题

1. 简述病毒对抗病毒药物耐药的主要机制。

2. 病毒耐药防控措施有哪些？

第三节　真菌的耐药

知识目标

1. 掌握临床常见真菌耐药性形成的主要机制。

2. 熟悉真菌耐药的防控措施。

3. 了解临床常用抗真菌药作用机制。

随着广谱抗细菌药物大量使用，以及恶性血液病、肿瘤化疗等因素导致的免疫缺陷人群的增加，侵袭性真菌病等真菌感染的发病率逐年上升，对临床的危害也日益增大，已成为恶性肿瘤和血液系统疾病患者的主要死亡原因之一。引起人类感染的真菌以念珠菌、隐球菌等酵母样真菌和以曲霉为主的丝状真菌常见。由于目前实验室真菌诊断存在检测鉴定能力不足、方法标准化有待完善等问题，导致长期以来真菌感染的治疗多以经验性用药为主，不恰当的抗真菌药使用常见。随着抗真菌药的大量使用，真菌耐药的问题也日益凸显。真菌耐药性的遗传起源与细菌相似，也可分为固有耐药和获得性耐药。

一、抗真菌药

根据抗真菌药的作用机制可分为3大类：① 主要作用于真菌细胞膜的药物，包括唑类、多烯类及丙烯胺类（allylamines）抗真菌药；② 作用于真菌细胞壁的药物，如棘白菌素类等葡聚糖合成酶抑制剂；③ 抑制核酸合成的药物，如氟胞嘧啶。不同作用机制药物及其抗菌谱见表10-3-1和表10-3-2。不同药物的耐药机制不同（表10-3-1）。

▼ 表10-3-1　常用抗真菌药的主要作用机制及耐药机制

抗真菌药	主要耐药机制	常见耐药菌种属
主要作用于真菌细胞膜的药物		
唑类抗真菌药		
氟康唑 　　伊曲康唑 　　伏立康唑等	*ERG11* 基因，或其调控发生点突变；ABC 超家族（CDR1~CDR5）和 MFS 超家族（CaMdr1p）外排系统基因高表达	念珠菌
多烯类抗真菌药		
两性霉素 B	*ERG2*、*ERG3*、*ERG6* 和 *ERG11* 基因突变或缺失	白念珠菌、耳念珠菌
制霉菌素	产灭活酶	皮肤癣菌
丙烯胺类抗真菌药		
特比萘酚	编码角鲨烯环氧化物酶基因的点突变	印度毛癣菌
作用于真菌细胞壁的药物		
棘白菌素类		
卡泊芬净 　　米卡芬净 　　阿尼芬净	葡聚糖合成酶基因 *FKS1* 或 *FKS2* 发生突变，以及细胞膜鞘脂类生物合成酶的编码基因发生突变	念珠菌
抑制核酸合成的药物		
嘧啶类		
氟胞嘧啶	真菌胞嘧啶去氨基酶或磷酸尿苷焦磷酸化酶编码基因发生突变	念珠菌、新型隐球菌等酵母样真菌

▼ 表10-3-2　常用抗真菌药的抗菌谱

真菌名称	FLU	ITR	VOR	POS	ISA	ANI	CAS	MIC	REZ	AMP
烟曲霉	−	±	++	++	++	±	±	±	−	+
黑曲霉	−	±	++	++	++	±	±	±	−	+
土曲霉	−	±	++	++	++	±	±	±	−	−
黄曲霉	−	±	++	++	++	±	±	±	−	+
白念珠菌	++	+	+	+	+	++	++	++	++	+
耳念珠菌	−	±	±	±	±	++	++	++	+	±
都柏林念珠菌	++	+	+	+	+	++	++	++	−	++
光滑念珠菌	±	±	±	±	±	++	++	++	++	++
季也蒙念珠菌	++	±	++	++	+	++	++	++	−	++

真菌名称	FLU	ITR	VOR	POS	ISA	ANI	CAS	MIC	REZ	AMP
克柔念珠菌	–	–	+	+	+	++	++	++	+	++
葡萄牙念珠菌	++	+	+	+	+	++	++	++	+	–
近平滑念珠菌	++	+	+	+	+	+	+	+	++	++
热带念珠菌	++	+	+	+	+	++	++	++	++	++
隐球菌属	++	+	+	+	+					++
暗色霉	–	++	++	+	+	±	±	±		+
镰刀菌属	–	±	±	±	±					±
毛霉	–	–	–	+	+					++
尖端赛多孢子菌	–	–	+	±	±					
多育节荚孢霉	–	–	–							
马尔尼菲篮状菌	–	++	++							++
毛孢子菌属	±	+	+	+	+					+
芽生菌	±	++	+	+	+	–	–	–		++
球孢子菌	++	++	+	+	+	–	–	–		++
组织胞浆菌	±	++	+	+	+	–	–	–		++
孢子丝菌	±	++	+	+	+	–	–	–		++

注：FLU，氟康唑；ITR，伊曲康唑；VOR，伏立康唑；POS，泊沙康唑；ISA，艾沙康唑；ANI，阿尼芬净；CAS，卡泊芬净；MIC，米卡芬净；REZ，瑞扎芬净；AMP，两性霉素B；–，不推荐；±，不确定；+，有活性；++，推荐。

二、真菌耐药的机制

（一）真菌固有耐药的形成机制

由于不同抗真菌药的作用机制不同，以及不同真菌可被药物作用的靶位不同，导致真菌对不同种类药物，甚至同类药物的不同品种敏感性存在差异，对部分品种可呈固有耐药。

（二）真菌获得性耐药的形成机制

获得性耐药大多由真菌在药物选择压力下药物靶位发生变异所致。

1. 主要作用于真菌细胞膜的药物及其耐药机制

（1）唑类抗真菌药及其耐药机制：临床常用唑类抗真菌药有咪唑类药如咪康唑、益康唑和酮康唑，以及三唑类药如伊曲康唑、氟康唑、伏立康唑、泊沙康唑等。麦角固醇是真菌细胞膜的重要成分，对保持细胞膜的完整性具有重要作用。真菌细胞膜的合成需要 *ERG11* 基因编码的细胞色素P450依赖性14-α-去甲基酶催化，使羊毛固醇转变为麦角固醇，唑类药物与细胞色素P450依赖性14-α-去甲基酶结合，抑制其催化活性，导致羊毛固醇不能转变为麦角固醇，抑制真菌细胞膜合成发挥抗真菌作用。

真菌暴露于唑类抗真菌药后产生耐药的主要机制是药物作用靶位改变。唑类主要作用靶位编码基因*ERG11*，或其调控发生点突变，导致靶位与药物亲和力下降，或*ERG11*表达增加，减少了唑类药物对靶位酶活性的抑制，进而导致耐药。真菌还可通过改变细胞膜的脂质成分，影响其渗透性，减少药物摄入，或上调主动外排系统，降低细胞内药物浓度。由于此类药物作用及耐药机制的相似性，真菌暴露于一种唑类药物可能诱导产生对所有唑类药物耐药，存在交叉耐药现象，由于念珠菌是临床常见病原菌，且氟康唑在临床应用广泛，此现象在念珠菌中尤为严重。此外，ABC超家族和MFS超家族外排系统高表达也与念珠菌对唑类耐药相关。

（2）多烯类抗真菌药及其耐药机制：临床常用的多烯类抗真菌药有两性霉素B及制霉菌素。多烯类药物与真菌细胞膜中的麦角固醇等固醇组分结合，导致细胞膜的通透性改变，胞内钾离子、核苷酸等重要物质外漏，从而破坏细胞的正常代谢，抑制真菌生长。两性霉素B及其含脂制剂对念珠菌、隐球菌属、组织胞浆菌、球孢子菌、皮炎芽生菌、孢子丝菌属及部分曲霉和毛霉等具抗菌活性。制霉菌素口服不吸收，几乎全部自粪便内排出，常用剂量口服后血药浓度极低，对深部真菌感染无治疗作用，口服该药可治疗肠道或食管念珠菌感染；或局部用药治疗口腔、阴道及皮肤念珠菌感染。

早年曾有皮肤分离真菌产制霉菌素灭活酶，但耐药的报道较为少见。近年曲霉、隐球菌及念珠菌对两性霉素B耐药报道增多。2016年至2020年，两性霉素B耐药的烟曲霉分离株呈增多趋势（2.01%），但耐药的土曲霉和黑曲霉分离株分别占40.4%和20.9%，是两种常见的两性霉素B耐药曲霉；土曲霉可能通过热激蛋白（HSP）90及活性氧解毒酶表达等应激反应途径介导两性霉素B耐药。此外，有研究显示两性霉素B耐药隐球菌存在细胞膜麦角固醇缺乏，或固醇δ8->7异构酶（sterol delta 8->7 isomerase）缺陷，提示细胞膜固醇成分和固醇代谢变化与此类药物耐药相关；白念珠菌、耳念珠菌*ERG2*、*ERG3*、*ERG6*和*ERG11*编码基因突变或缺失导致细胞膜中麦角固醇成分异常也可引起两性霉素B耐药。

（3）丙烯胺类抗真菌药及其耐药机制：临床目前使用的该类为特比萘酚，该药能特异性干扰真菌固醇的早期生物合成，选择性抑制真菌的角鲨烯环氧化酶（squalene epoxidase），使角鲨烯大量积聚从而导致细胞膜破裂。特比萘酚对多种皮肤真菌具有较强作用，对须毛癣菌、短柄帚霉，以及唑类耐药的某些白念珠菌有良好作用。

此类药物耐药报道较少，主要见于毛癣菌属真菌。近年在印度出现的印度毛癣菌可导致慢性或复发的皮肤感染。其对特比萘芬的耐药与编码角鲨烯环氧化物酶基因的点突变有关。此菌感染在印度以外地区也有报道，提示其有全球传播的风险。

2. 作用于真菌细胞壁的药物及其耐药机制　临床常用的此类抗真菌药为卡泊芬净、米卡芬净、阿尼芬净等棘白菌素类药物。此类药物是葡聚糖合成酶抑制剂，可导致真菌细胞壁β-1,3-D-葡聚糖的合成受阻，破坏真菌细胞壁的完整性，发挥抗真菌作用。棘白菌素类药物对临床常见念珠菌，如白念珠菌（包括氟康唑敏感及耐药菌株）、近平滑念珠菌、热带念珠菌、光滑念珠菌、克柔念珠菌、葡萄牙念珠菌等有抗菌活性；体外对曲霉属亦具良好抗菌作用；但隐球菌属、镰孢霉属、毛孢子菌对其固有耐药。由于哺乳动物细胞无细胞壁，故此类药物对于人体毒性较作用于细胞膜的抗真菌药低。

葡聚糖合成酶基因 *FKS1* 或 *FKS2* 发生突变是导致真菌对棘白菌素类耐药的主要机制。此外，近来有报道真菌细胞膜鞘脂类生物合成酶的编码基因发生突变，也可导致真菌对本类药物敏感性降低。

3. 抑制核酸合成的抗真菌药及其耐药机制 临床常用药物为氟胞嘧啶和灰黄霉素。

（1）氟胞嘧啶：药物通过真菌的渗透酶系统进入细胞内，经胞嘧啶去氨基酶的作用转化为氟尿嘧啶，再经磷酸尿苷焦磷酸化酶的作用转化为氟磷酸尿苷，后者替代尿嘧啶掺入真菌的 RNA，干扰其蛋白质的合成。氟尿嘧啶亦可转变为单磷酸 5-氟尿嘧啶核苷，后者可抑制核分裂所需的胸苷酸合成酶及 DNA 的合成。氟胞嘧啶可通过上述作用干扰真菌细胞的嘧啶代谢，以及 RNA、DNA 与蛋白质的合成。氟胞嘧啶对许多酵母样真菌如念珠菌、新型隐球菌具抑制作用。

念珠菌、新型隐球菌等酵母样真菌对氟胞嘧啶产生耐药的主要机制是由于真菌胞嘧啶去氨基酶或磷酸尿苷焦磷酸化酶编码基因发生突变，导致两者的酶活性丧失，氟胞嘧啶进入细胞内后不能转变成氟尿嘧啶，无法发挥抗菌作用，进而导致耐药。

（2）灰黄霉素：通过干扰真菌核酸的合成而抑制其生长。主要对毛发癣菌、小孢子菌、表皮癣菌等浅部感染真菌有良好抗菌作用，但对念珠菌、隐球菌属、曲霉、组织胞浆菌属、孢子丝菌属、芽生菌属等呈固有耐药。

在灰黄霉素早年临床应用过程中发现，其对患者分离红色毛癣菌的最低抑菌浓度（MIC）值与治疗效果相关，灰黄霉素治疗无效患者分离的红色毛癣菌灰黄霉素 MIC 值显著高于治疗有效的对照组分离真菌，提示此类真菌对灰黄霉素存在耐药性，但后续研究较少，具体机制尚不明确。

三、真菌耐药的防控

1. 建立规范化真菌分离培养及药敏检测方法 由于目前各级医疗机构存在真菌实验室检测鉴定能力不足、方法标准化有待完善等问题，临床抗真菌药使用以经验性用药为主，导致大量抗真菌药的不恰当使用，真菌耐药现象日益增多。通过建立规范化真菌分离培养及药敏检测方法，其结果可为临床抗真菌药选用提供科学依据。

2. 积极开展真菌耐药性监测及耐药机制研究 各级医疗机构在建立规范化真菌分离培养及药敏检测方法基础上，积极开展真菌临床分离株对常用药物的耐药性监测，并对主要临床分离耐药株进行耐药机制研究，分析耐药趋势及形成机制，为耐药真菌感染的防控及新型抗真菌药研发提供客观依据。

3. 加强重要耐药真菌的消毒、隔离，阻断传播 各类耐药真菌均有潜在传播风险。美国疾病控制与预防中心发布信息显示，耳念珠菌正在美国快速传播，成为亟待解决的公共卫生问题。各级医疗机构需根据临床耐药真菌检出及监测数据，认真开展耐药真菌的消毒、隔离，阻断耐药真菌的传播。

学习小结

随着广谱抗菌药物的长期使用，以及免疫缺陷人群的增加，侵袭性真菌病的发病率逐年上升。可引起人类感染的真菌以念珠菌、隐球菌等酵母样真菌和以曲霉为主的丝状真菌最为常见。由于目前实验室真菌诊断检测鉴定能力不足，导致长期以来真菌感染治疗多以经验性用药为主，随着抗真菌药的大量使用，真菌耐药现象日益增多。真菌耐药性的遗传起源与细菌相似，也可分为固有耐药和获得性耐药。固有耐药是由于抗真菌药针对的靶位在各类真菌天然状态下固有的结构或含量存在差异，导致药物对某些真菌无法有效发挥抗菌作用。而获得性耐药通常由编码药物作用靶位的基因及其调控基因发生变异导致靶位结构或表达量异常所致。建立规范化真菌分离培养及药敏检测方法；积极开展真菌耐药性监测及耐药机制研究；加强重要耐药真菌的消毒、隔离，阻断传播等措施有助于临床合理选用抗真菌药，遏制耐药菌的增长与播散。

（徐晓刚）

复习参考题

（一）A型选择题

1. 对氟康唑固有耐药的念珠菌是
   A. 白念珠菌
   B. 热带念珠菌
   C. 克柔念珠菌
   D. 近平滑念珠菌
   E. 季也蒙念珠菌

2. 下列基因变异可导致真菌对棘白菌素类药物耐药的是
   A. *FKS1* 基因
   B. *ERG2* 基因
   C. *ERG3* 基因
   D. *ERG6* 基因
   E. *ERG11* 基因

3. *ERG11* 基因变异通常会导致真菌对下列哪种药物耐药
   A. 卡泊芬净
   B. 氟胞嘧啶
   C. 灰黄霉素
   D. 两性霉素B
   E. 特比萘芬

4. 交叉耐药现象在下列哪类抗真菌药中最常见
   A. 唑类
   B. 多烯类
   C. 棘白菌素类
   D. 丙烯胺类
   E. 抑制核酸合成的抗真菌药

5. 对新型隐球菌无抗菌活性的药物为
   A. 氟康唑
   B. 伊曲康唑
   C. 米卡芬净
   D. 伏立康唑
   E. 两性霉素B

   答案：1.C；2.A；3.D；4.A；5.C

（二）简答题

1. 真菌对抗真菌药固有耐药的形成原因是什么？

2. 真菌耐药防控措施有哪些？

第十一章　机会致病病原生物

　　在正常情况下不致病，但在寄居部位改变、机体免疫功能低下或菌群失调等特定情况下可引起机体疾病的病原生物，称为机会致病病原生物（opportunistic pathogen）或条件致病病原生物（conditioned pathogen）。机会致病病原生物大多毒力弱或无明显毒力，且常耐药。近年来，随着人口老龄化、慢性病、艾滋病等疾病患者的增加，抗生素、免疫抑制剂、放射治疗、化学治疗等的广泛应用，以及侵入性诊疗技术的开展，机会致病病原生物引起的感染日益增多，新的机会致病病原生物不断出现。主要的机会致病病原生物见表11-0-1。

▼ 表11-0-1　主要的机会致病病原生物

病原生物（属/种）	所致主要疾病	本教材中所在章
原核细胞型微生物		
大肠埃希菌	泌尿系统、肠道、呼吸系统感染，败血症等	本章
肺炎克雷伯菌	呼吸系统、肠道、泌尿系统感染，脑膜炎、菌血症等	本章
变形杆菌	泌尿系统、肠道感染，脑膜炎、菌血症等	本章
阴沟肠杆菌	泌尿系统、呼吸系统感染，脑膜炎、菌血症等	本章
铜绿假单胞菌	皮肤、呼吸系统、泌尿系统感染，心内膜炎、菌血症等	本章
鲍曼不动杆菌	皮肤、呼吸系统、泌尿系统感染，菌血症等	本章
表皮葡萄球菌	泌尿系统感染，人工瓣膜、导管、关节等相关感染	14
肠球菌	泌尿系统感染，腹腔、盆腔创伤感染，菌血症等	本章
艰难拟梭菌	抗生素相关性腹泻，泌尿系统、腹腔感染	本章
无芽胞厌氧菌	多种内源性感染	本章
真菌		
念珠菌属	皮肤、黏膜、泌尿系统、呼吸系统、中枢神经系统感染	本章
新生隐球菌	呼吸系统和中枢神经系统感染	本章
肺孢子菌	肺炎、中耳炎、肝炎、肠炎等	本章
曲霉	呼吸系统感染、败血症、毒素中毒和致癌	本章
毛霉	上颌窦、眼眶感染，中枢神经系统感染	本章
寄生虫		
刚地弓形虫	先天性和获得性弓形虫病	23
隐孢子虫	隐孢子虫病	23
粪类圆线虫	粪类圆线虫病	23

第一节　肠道杆菌

知识目标

1. 掌握肠道杆菌的共同生物学特性；大肠埃希菌的生化反应特性，引起肠道感染的大肠埃希菌的类型及致病性。
2. 熟悉克雷伯菌属、变形杆菌属、肠杆菌属细菌的生物学特性和致病性；大肠埃希菌感染后的检查方法。
3. 了解埃希菌属细菌感染的防治原则。

肠道杆菌是一群生物学性状相似的革兰氏阴性无芽胞杆菌，属于肠杆菌目常寄居于人和动物的肠道中，随人和动物的粪便排出，广泛分布于土壤、水和腐物中。肠杆菌目（Enterobacterales）细菌种类繁多，基于全基因组系统发育数据分析，包括布杰约维采菌科（Budviciaceae）、肠杆菌科（Enterobacteriaceae）、欧文菌科（Erwiniaceae）、哈夫尼亚菌科（Hafniaceae）、摩根菌科（Morganellaceae）、溶果胶菌科（Pectobacteriaceae）、耶尔森菌科（Yersiniaceae）7个科。

肠杆菌目的细菌多为肠道正常菌群，当机体免疫功能低下或细菌移居至肠道以外部位时，可引起机会性感染，如大肠埃希菌、肺炎克雷伯菌等；少数为致病菌，如伤寒沙门菌、痢疾志贺菌、致病性大肠埃希菌、鼠疫耶尔森菌等。肠杆菌目细菌可引起机体多种组织器官感染，包括伤口化脓性感染、肠道感染、呼吸道感染、泌尿生殖道感染、脑膜炎、菌血症、败血症等。肠道杆菌感染在临床上多见，占临床分离革兰氏阴性杆菌的80%左右，占临床分离细菌总数的50%左右。

一、肠道杆菌的共同生物学特性

1. 形态结构　多为中等大小（长1~3μm，直径0.3~1μm）、两端钝圆的革兰氏阴性杆菌。多数有周鞭毛，少数有荚膜或包膜，致病菌多有菌毛，不形成芽胞。

2. 培养特性　需氧或兼性厌氧，营养要求不高，在普通琼脂平板上生长良好，形成灰白色、扁平、湿润、直径2~3mm的S型菌落。在液体培养基中，呈均匀浑浊生长。

3. 生化反应　生化反应活跃，能分解多种糖类和蛋白质，生成不同的代谢产物，可以据此制作鉴别培养基用于初步鉴别不同的肠道杆菌。常用的鉴别培养基有沙门志贺菌（Salmonella-Shigella，SS）琼脂、麦康凯（MacConkey，MAC）琼脂、伊红-亚甲蓝（eosin-methylene blue，EMB）琼脂等，常见的肠道杆菌在上述鉴别培养基上的生长情况见表11-1-1。肠道杆菌能发酵葡萄糖产酸或产酸产气，可还原硝酸盐为亚硝酸盐，氧化酶试验阴性（邻单胞菌属除外），大多触酶试验阳性。乳糖发酵试验常用于初步鉴别肠道致病菌和非致病菌，肠道致病菌多数不发酵乳糖，非致病菌一般能发酵乳糖。

菌名	SS琼脂平板	MAC琼脂平板	EMB琼脂平板
大肠埃希菌	不透明、粉红色或中心粉红色的S型菌落	不透明、粉红色的S型菌落	紫黑色、有金属光泽的S型菌落
福氏志贺菌	无色、透明或半透明的S型菌落	无色、透明的S型菌落	无色或不透明琥珀色菌落
伤寒沙门菌	无色、半透明（产硫化氢菌株中央黑色）的S型菌落	无色、透明的S型菌落	无色或不透明琥珀色菌落
肺炎克雷伯菌	粉红色或中心粉红色边缘无色的S型菌落	隆起、易融合的粉红色黏液型菌落	中部蓝紫、外部粉红的黏液型菌落

注：SS，沙门志贺菌；MAC，麦康凯；EMB，伊红-亚甲蓝。

4. 抗原结构　主要有菌体（O）抗原、鞭毛（H）抗原、荚膜或包膜抗原等。

（1）O抗原：存在于细菌细胞壁脂多糖（LPS）的最外层，其特异性决定于LPS分子末端寡聚糖重复结构的糖残基种类和排列顺序。O抗原耐热，100℃数小时不被破坏。新分离的菌株富含O特异多糖，菌落呈光滑（S）型，致病性强；经反复人工传代培养后，细菌失去O特异多糖，菌落由S型变为粗糙（R）型，称为S-R变异，R型菌株毒力通常较弱。O抗原刺激机体主要产生IgM型抗体。

（2）H抗原：其特异性决定于鞭毛蛋白多肽链上氨基酸的序列和空间结构。H抗原不耐热，60℃ 30分钟即被破坏。细菌失去鞭毛后，H抗原消失的同时暴露O抗原，称为H-O变异。H抗原刺激机体主要产生IgG型抗体。

（3）荚膜或包膜抗原：包绕在O抗原的外围，为多糖成分，具有型特异性。能阻止O抗原与相应抗体的结合。不耐热，加热60℃ 30分钟可被破坏。不同菌属有不同名称，重要的有大肠埃希菌K抗原、伤寒沙门菌Vi抗原等。

5. 抵抗力　不强，加热60℃ 30分钟即被杀死。易被一般化学消毒剂杀灭。胆盐、煌绿等染料对大肠埃希菌等非致病性肠道杆菌有抑制作用，可借以制备选择培养基以分离肠道致病菌。如SS琼脂含有胆盐、煌绿，MAC琼脂含有胆盐，EMB琼脂含有伊红、亚甲蓝，故这些肠道杆菌的鉴别培养基也是肠道致病菌的选择培养基。

6. 变异　易变异，除自发突变外，更因寄居于同一密切接触的肠道微环境，易通过接合、转导、转化等方式传递遗传物质而导致变异。最常见的是耐药性变异，此外尚有毒素产生、培养特性、生化反应、抗原性等的变异。

二、埃希菌属

埃希菌属（*Escherichia*）属于肠杆菌科，有6个种，大肠埃希菌（*E. coli*）为代表菌种。大肠埃希菌俗称大肠杆菌，婴儿出生后数小时即发现其在肠道寄居并伴随终生。大肠埃希菌是人体肠道中重要的正常菌群，能为宿主提供一些具有营养作用的合成代谢产物，并可抑制志贺菌等致病菌的生长；当机体免疫功能低下或其移居至肠道外组织或器官时，可成为机会致病菌，引起肠道外感染；某些血清型的菌株致病性较强，可引起胃肠炎，称为致病性大肠埃希菌。大肠埃希菌在环境卫生、水源、食品和药品细菌学检验中，常用作被粪便污染的检测指标。在分子生物学和基因工程研究中，大肠埃希菌是重要的试验材料和研究对象。

（一）生物学特性

革兰氏阴性杆菌，大小为（0.4~0.7）μm×（1~3）μm，无芽胞，多数菌株有周身鞭毛，有菌毛。

兼性厌氧，在普通琼脂平板上37℃培养24小时后，形成圆形凸起、灰白色、湿润、直径2~3mm的S型菌落。在血琼脂平板上，有些菌株产生β型溶血。在液体培养基中，呈均匀浑浊生长。在肠道致病菌选择鉴别培养基上，可发酵乳糖产酸，因培养基指示剂不同而使菌落呈现不同颜色，易与沙门菌、志贺菌等肠道致病菌区别。能发酵葡萄糖、麦芽糖等多种糖类，产酸产气。吲哚、甲基红、VP、枸橼酸盐（IMViC）试验结果为"++--"。

抗原构造较复杂，主要有O、H、K三类抗原，是血清学分型的基础。已发现170余种O抗原，与其他肠杆菌科细菌之间可有交叉反应。已发现60余种H抗原，基本无交叉反应。已发现100余种K抗原，由多糖组成，从患者体内新分离的大肠埃希菌多有K抗原。大肠埃希菌血清型的表示方式按O：K：H排列，例如O111：K58：H2。

（二）致病性

1. **肠道外感染** 多为机会性感染，以泌尿系统感染和化脓性感染最为常见。

（1）泌尿系统感染：大肠埃希菌是尿路感染最常见的细菌，年轻女性首次尿路感染有90%以上由大肠埃希菌引起。大肠埃希菌常来源于患者肠道，污染尿道后，逆向上行至膀胱、肾脏等，引起感染。常见的泌尿系统感染有尿道炎、膀胱炎、肾盂肾炎等。某些血清型的大肠埃希菌更易引起泌尿系统的感染，统称为尿路致病性大肠埃希菌（uropathogenic *E. coli*，UPEC），常见的血清型有O1、O2、O4、O6、O7、O18、O75等，其毒力因子主要有黏附素〔如P菌毛、集聚黏附菌毛Ⅰ和Ⅱ（aggregative adherence fimbriae，AAF/Ⅰ，AAF/Ⅱ）、Dr菌毛等〕、溶血素、LPS、荚膜等。

（2）化脓性感染：常见的有腹膜炎、胆囊炎、阑尾炎、手术创口感染、新生儿脑膜炎等。在婴儿、老年人或免疫力低下者可引起大肠埃希菌败血症。

2. **肠道感染** 某些血清型大肠埃希菌具有致病性，随污染的食物或饮水经口进入机体，可引起胃肠炎。引起胃肠炎的大肠埃希菌主要有5种类型，其感染部位、致病机制等不尽相同。

（1）肠产毒性大肠埃希菌（enterotoxigenic *E. coli*，ETEC）：其致病物质主要有以下两种。①黏附素：能使细菌紧密黏附于宿主肠黏膜上皮细胞上，避免被肠蠕动和肠分泌液清除。ETEC的黏附素主要包括定植因子抗原Ⅰ、Ⅱ、Ⅲ（colonization factor antigen，CFA/Ⅰ，CFA/Ⅱ，CFA/Ⅲ），具有很强的免疫原性，能刺激机体产生特异性抗体。②肠毒素：有耐热肠毒素（heat stable enterotoxin，ST）和不耐热肠毒素（heat labile enterotoxin，LT）两种，均由质粒编码。LT分为LT-Ⅰ和LT-Ⅱ两型，LT-Ⅱ与人类疾病无关，LT-Ⅰ可引起人类胃肠炎。LT-Ⅰ化学本质为蛋白质，对热不稳定，65℃时30分钟即失活。LT-Ⅰ分子由1个A亚单位和5个B亚单位组成，其中A亚单位是毒素的活性部分。B亚单位与小肠黏膜上皮细胞膜表面的GM1神经节苷脂受体结合后，介导A亚单位穿过细胞膜进入细胞内，激活肠上皮细胞内的腺苷酸环化酶，使胞内三磷酸腺苷（ATP）转化成环磷酸腺苷（cAMP），胞质内cAMP增多后，导致小肠黏膜细胞内水和电解质过度分泌至肠腔，超过肠道的吸收能力，引起腹泻。ST分为STa和STb两型，其中STa的毒性强，STb与人类疾病无关。STa化学本质为低分子量多肽，对热稳定，100℃时20分钟仍不被破坏。STa可激活小肠上皮细胞的鸟苷酸环化酶，使细胞内环磷酸鸟苷（cGMP）增加，导致小肠黏膜细胞过度分泌，肠腔积液，引起腹泻。ETEC的有些菌株只产生一种肠毒素，有些菌株则产生两种毒素。

ETEC是5岁以下婴幼儿及旅行者腹泻的重要病原菌。污染的水源和食物在疾病传播中有重要作用。临床症状可从轻度腹泻至严重的霍乱样水泻。腹泻常为自限性，一般2~3天即愈，营养不良者可达数周，也可反复发作。

（2）肠致病性大肠埃希菌（enteropathogenic *E. coli*，EPEC）：其致病物质主要是黏附素，不产生肠毒素和其他外毒素。细菌侵入肠道后，主要黏附于小肠上皮细胞，导致刷状缘破坏，微绒毛萎缩、变平，产生A/E组织病理损伤，造成严重水样腹泻。

EPEC造成A/E组织病理损伤的过程：束形成菌毛（bundle forming pili，Bfp）首先介导细菌与细胞的疏松黏附；随后细菌的Ⅲ型分泌系统主动分泌众多蛋白质至宿主细胞，其中的转位紧密素受体（translocated intimin receptor，Tir）作为紧密黏附素（intimin）的受体，介导细菌与细胞的紧密结合；细胞内肌动蛋白重排，导致微绒毛破坏。

EPEC是婴儿腹泻的主要病原菌，有高度传染性，严重者可致死。成人感染少见。

（3）肠集聚性大肠埃希菌（enteroaggregative *E. coli*，EAEC）：EAEC可产生黏附素和毒素。AAF/Ⅰ、AAF/Ⅱ、AAF/Ⅲ和Bfp介导细菌在肠黏膜表面黏附聚集，形成砖块状排列；肠聚集耐热肠毒素（enteroaggregative heat stable toxin，EAST）可导致大量液体分泌；质粒编码毒素（plasmid encoded toxin，PET）可刺激肠道分泌增加。

EAEC可引起婴儿和旅行者持续性水样腹泻、呕吐，严重者引起脱水，偶有血便。

（4）肠侵袭性大肠埃希菌（enteroinvasive *E. coli*，EIEC）：EIEC无动力，生化反应和抗原结构近似志贺菌，容易误诊为志贺菌。其致病物质主要是侵袭力。细菌经消化道到达大肠后，黏附于肠黏膜上皮细胞，进而侵入肠黏膜上皮细胞中增殖，最后杀死感染细胞，再扩散到邻近细胞，导致组织破坏和随后的炎症发生。EIEC侵入肠上皮细胞的能力与质粒携带的一群侵袭性基因（pInv genes）有关。

EIEC的感染较少见，主要侵犯较大儿童和成人，临床表现与菌痢相似，患者出现水样便，继以少量血便、腹痛、发热等。

（5）肠出血性大肠埃希菌（enterohemorrhagic *E. coli*，EHEC）：也称为产志贺毒素大肠埃希菌（Shiga toxin-producing *E. coli*，STEC），其致病物质主要包括以下内容。① 黏附素：由Bfp和紧密黏附素介导与宿主回肠末端、盲肠和结肠上皮细胞结合。② 毒素：EHEC可产生志贺毒素（shiga toxin，Stx），Stx分为StxⅠ与StxⅡ两型。StxⅠ与痢疾志贺菌产生的志贺毒素基本上相同，Stx Ⅱ和Stx Ⅰ有60%同源，两型毒素均由噬菌体介导。Stx由1个A亚单位和5个B亚单位组成，B亚单位与宿主细胞上特异性糖脂受体（Gb3）结合后，介导A亚单位进入细胞内，裂解28S rRNA，终止蛋白质合成，肠绒毛结构的破坏导致吸收减少和液体分泌相对增加。溶血性尿毒综合征（hemolytic uremic syndrome，HUS）多见于表达Stx Ⅱ的EHEC引起的感染，因Stx Ⅱ可选择性破坏肾小球内皮细胞，引起肾小球滤过减少和急性肾衰竭。另外，内毒素和溶血素在EHEC的致病过程中亦有作用。

已分离到50多个血清型的EHEC，引起人类感染的主要是O157∶H7血清型，但不同国家的流行菌株有差异。

EHEC可引起散发性或暴发性出血性结肠炎，主要因食入污染的牛奶、肉类、蔬菜、水果等食品而感染。5岁以下儿童易感，患者表现症状轻重不一，可从轻度水样便至伴剧烈腹痛的血便。约10%小于10岁患儿可并发HUS。

五型引起肠道感染大肠埃希菌的致病特点见表11-1-2。

▼ 表11-1-2　引起肠道感染的大肠埃希菌的致病特点

类型	侵袭部位	致病机制	所致疾病	常见O血清型
ETEC	小肠	CFA/Ⅰ、CFA/Ⅱ、CFA/Ⅲ介导黏附，质粒编码的LT和/或ST肠毒素导致大量分泌液体和电解质	旅行者腹泻、婴幼儿腹泻	6、8、15、25、27、63、119、125~128、142
EPEC	小肠	黏附素和Ⅲ型分泌系统介导黏附，产生A/E组织病理损伤，导致吸收受损和腹泻	婴儿腹泻	26、55、86、111、114、125~128、142、158
EAEC	小肠	AAF和Bfp介导黏附聚集，EAST导致大量液体分泌，PET刺激肠道分泌增加	婴儿腹泻	多于50个O血清型
EIEC	大肠	质粒编码侵袭力，侵袭和破坏结肠黏膜上皮细胞	较大儿童和成人腹泻	78、115、148、153、159、167
EHEC	大肠	Bfp和紧密黏附素介导黏附，噬菌体编码Stx Ⅰ和Stx Ⅱ，中断蛋白质合成；A/E组织病理损伤，导致吸收受损	严重腹泻、出血性结肠炎、HUS	157、26、28ac、111、112ac、124、136、143、144、152、164

注：ETEC，肠产毒性大肠埃希菌；EPEC，肠致病性大肠埃希菌；EAEC，肠集聚性大肠埃希菌；EIEC，肠侵袭性大肠埃希菌；EHEC，肠出血性大肠埃希菌；CFA，定植因子抗原；LT，不耐热肠毒素；ST，耐热肠毒素；AAF，集聚黏附菌毛；Bfp，束形成菌毛；EAST，肠聚集耐热肠毒素；PET，质粒编码毒素；Stx，志贺毒素；HUS，溶血性尿毒综合征。

（三）感染后检查方法

1. 标本采集　肠道外感染者根据感染部位取中段尿、血液、脓液、脑脊液等，肠道感染者取粪便。

2. 直接染色镜检　肠道外感染者标本除血液外均需做涂片染色镜检。脓、痰、分泌物可直接涂片革兰氏染色镜检。尿液和其他液体标本先离心后取沉淀物做涂片检查。

3. 分离培养与鉴定　粪便标本接种鉴别培养基。血液标本需先经增菌，再转种血琼脂平板。

其他标本可同时接种血琼脂平板和鉴别培养基。37℃培养18~24小时后，观察菌落形态，挑取可疑菌落，进行生化反应鉴定。

泌尿系统感染者还应计数中段尿细菌总数，每毫升≥10万才有诊断价值。

引起肠道感染的大肠埃希菌需进一步用酶联免疫吸附试验（ELISA）、核酸杂交、聚合酶链反应（PCR）等方法检测血清型、不同类型致病性大肠埃希菌的毒力因子等特征进行分型鉴定。① ETEC：ELISA、PCR或核酸杂交等方法测肠毒素或相关基因。② EPEC：用特异O、H抗血清测定血清型，亦可用ELISA、细胞培养法检测。③ EAEC：用液体培养–聚集试验检测受检细菌对细胞的黏附性或用PCR、核酸杂交技术检测EAST基因。④ EIEC：用O：H血清分型。可用醋酸钠、葡萄糖铵利用试验和黏质酸盐产酸试验与志贺菌鉴别。⑤ EHEC：血清型O157：H7多数对山梨醇不发酵或缓慢发酵。Stx毒素可用ELISA测定，亦可用PCR法结合基因探针检测 *stx* 基因。

4. 质谱鉴定　利用基质辅助激光解吸电离飞行时间质谱法（MALDI-TOF MS）可对肠内和肠道外感染标本中分离到的大肠埃希菌疑似菌落进行快速鉴定。质谱鉴定时需要注意与志贺菌的区别。

5. 卫生细菌学检查　大肠菌群被用作饮水、食品等被粪便污染的指标之一。大肠菌群系指在37℃ 24小时内发酵乳糖产酸产气的肠杆菌科细菌，包括埃希菌属、枸橼酸杆菌属、克雷伯菌属及肠杆菌属等。我国《生活饮用水卫生标准》（GB 5749—2022）规定，在100ml饮用水中不得检出总大肠菌群和大肠埃希菌。

（四）防治原则

注意饮食卫生。采用菌毛疫苗预防新生家畜ETEC感染已经获得成功，人工合成的ST产物与LT B亚单位交联的疫苗可预防人类ETEC感染，EPEC及EHEC的预防性疫苗也在研究中。

很多大肠埃希菌菌株含有耐一种或几种抗生素的质粒，耐药性非常普遍，近年来已成为医院感染常见的病原菌。使用抗生素治疗大肠埃希菌感染应在药敏试验指导下进行。

三、克雷伯菌属

克雷伯菌属（*Klebsiella*）属于肠杆菌科，该属中的肺炎克雷伯菌肺炎亚种（*K. pneumonia* subsp. *pneumonia*）、鼻炎克雷伯菌鼻炎亚种（*K. ozaenae* subsp. *ozaenae*）、鼻硬结克雷伯菌鼻硬结亚种（*K. rhinoscleromatis* subsp. *rhinoscleromatis*）、产酸克雷伯菌（*K. oxytoca*）、肉芽肿克雷伯菌（*K. granulomatis*）等与人类疾病密切相关。本属细菌易产生耐药性，已成为医院感染重要的病原菌。

克雷伯菌属细菌为大小（0.5~0.8）μm×（1~2）μm的革兰氏阴性球杆菌，单独、成双或呈短链状排列，有较厚的多糖荚膜，多数有菌毛，无鞭毛和芽胞。兼性厌氧，营养要求不高，在普通琼脂平板上形成较大的灰白色黏液（M）型菌落，以接种环挑取菌落易拉成丝，有助于本菌鉴别，在肠道选择培养基上因发酵乳糖而形成有色菌落。

肺炎克雷伯菌肺炎亚种常存在于人体肠道、呼吸道以及水和谷物中。一般不致病，当机体免疫力降低或长期大量应用抗生素导致菌群失调时，可引起感染。糖尿病和恶性肿瘤患者、全身麻醉者、年老体弱者和婴幼儿等为易感者。是目前除大肠埃希菌外的医源性感染中最重要的机会致病菌。可引起社区获得性和医院获得性肺炎、支气管炎，还可引发肺外感染，包括泌尿系统感染、创伤感染、肠炎、婴幼儿脑膜炎、腹膜炎和败血症等。高毒力肺炎克雷伯菌（hyper-virulent K. pneumonia，hvKP）是社区获得性肝脓肿的重要病原。

肺炎克雷伯菌鼻炎亚种主要侵犯鼻咽部，引起慢性萎缩性鼻炎和鼻黏膜的化脓性感染。肺炎克雷伯菌鼻硬结亚种主要侵犯鼻咽部，导致慢性肉芽肿性病变和硬结形成。产酸克雷伯菌可引起抗菌药物相关性肠炎。肉芽肿克雷伯菌可引起生殖器和腹股沟部位的肉芽肿。

四、变形杆菌属

变形杆菌属（*Proteus*）属于肠杆菌目摩根菌科，广泛分布于水、土壤和腐败的有机物中，也存在于人和动物的肠道中，与医学关系密切的主要有普通变形杆菌（*P. vulgaris*）和奇异变形杆菌（*P. mirabilis*）。

变形杆菌属细菌为大小（0.4~0.6）μm×（1~3）μm 的革兰氏阴性杆菌，形态有明显的多形性。有菌毛和周身鞭毛，无荚膜和芽胞。在固体培养基上呈扩散生长，形成以细菌接种部位为中心、厚薄交替、同心圆形的层层波状菌苔，称迁徙生长现象（swarming growth phenomenon）。不发酵乳糖，产生 H_2S，大部分能迅速分解尿素。普通变形杆菌 X19、XK、X2 的 O 抗原与某些立克次体的抗原有交叉，可替代立克次体抗原与患者血清发生凝集反应，称为外斐（Weil-Felix）反应，可辅助诊断某些立克次体病。

变形杆菌属细菌为机会致病菌，是医院感染的常见病原菌之一。普通变形杆菌和奇异变形杆菌引起的泌尿系统感染仅次于大肠埃希菌，变形杆菌感染可能与泌尿系统结石的形成有关，还可引起慢性中耳炎、创伤感染、肺炎、败血症、婴幼儿腹泻、食物中毒等。

本属细菌耐药菌株多，治疗时应根据药敏试验结果选择抗菌药物。

五、肠杆菌属

肠杆菌属（*Enterobacter*）细菌是肠杆菌科最常见的环境菌群，广泛分布于水、泥土和植物中，包括 14 个菌种，代表菌种为阴沟肠杆菌（*E. cloacae*）。

阴沟肠杆菌为大小（0.6~1.0）μm×（1.2~3.0）μm 的革兰氏阴性杆菌，有菌毛和周身鞭毛，无荚膜和芽胞。营养要求不高，在普通琼脂平板上形成大而湿润的黏液型菌落。发酵乳糖，不产生 H_2S。

阴沟肠杆菌为医院感染常见的病原菌，与皮肤、软组织、泌尿系统、呼吸系统、消化系统、中枢神经系统和伤口等感染有关，偶可引起败血症，感染多发生于手术或炎症之后的腹部及会阴部。

阴沟肠杆菌的外膜蛋白 X（OmpX）能减少孔蛋白的产生，细菌可携带超广谱 β-内酰胺酶（ESBLs）基因、头孢菌素酶（AmpC 酶）基因及碳青霉烯酶基因等多种耐药基因，耐药情况严重，临床治疗应在药敏试验指导下用药，避免滥用抗生素。

学习小结

　　肠杆菌科细菌为中等大小的革兰氏阴性杆菌；大多有菌毛和鞭毛，无芽胞；生化反应活跃，乳糖发酵试验可初步鉴别致病性和非致病性肠杆菌；抗原结构复杂，主要有菌体抗原和鞭毛抗原，部分菌株有荚膜或荚膜抗原等。

　　大多数大肠埃希菌为肠道正常菌群，分解乳糖产酸产气，IMViC试验结果为++--。大肠埃希菌可引起肠道外感染，是泌尿系统感染最常见的细菌；ETEC、EPEC、EAEC、EIEC、EHEC等类型的大肠埃希菌能引起肠道感染。

　　肺炎克雷伯菌的耐药现象普遍，可引发医院感染和社区感染，引起呼吸系统、泌尿系统和创伤感染，甚至可引起败血症、脑膜炎、腹膜炎等。

　　变形杆菌在固体培养基上可形成迁徙生长现象。外斐反应可辅助诊断立克次体感染。变形杆菌是医院感染的常见病原菌之一，可引起泌尿系统感染、慢性中耳炎、创伤感染等。

　　阴沟肠杆菌耐药情况严重，为医院感染常见的病原菌，与皮肤、软组织、泌尿系统、呼吸系统、消化系统、中枢神经系统、伤口等感染及败血症有关。

（李波清）

复习参考题

（一）A型选择题

1. 常用于初步鉴别肠道致病菌和非致病菌的试验是
   A. IMViC试验
   B. 甘露醇分解试验
   C. 乳糖发酵试验
   D. 胆汁溶菌试验
   E. 葡萄糖发酵试验

2. 通过产生不耐热和耐热肠毒素引发腹泻的病原菌是
   A. ETEC
   B. EIEC
   C. EHEC
   D. EPEC
   E. EAEC

3. 在固体琼脂平板上呈现迁徙生长现象的细菌是
   A. 变形杆菌
   B. 霍乱弧菌
   C. 副溶血性弧菌
   D. 绿脓假单胞菌
   E. 肺炎链球菌

4. 在环境卫生、水源、食品和药品细菌学检验中，常用作被粪便污染的检测指标的细菌是
   A. 肺炎链球菌
   B. 大肠埃希菌
   C. 金黄色葡萄球菌
   D. 铜绿假单胞菌
   E. 志贺菌

5. 在普通琼脂平板上形成灰白色黏液型菌落，以接种环挑取菌落易拉成丝的细菌是
   A. 变形杆菌
   B. 大肠埃希菌

C. 金黄色葡萄球菌　　　　　　　　　　E. 克雷伯菌属细菌
　D. 伤寒沙门菌

（二）简答题

1. 肠道杆菌有哪些共同生物学特性？

2. 大肠埃希菌引起的肠道外感染主要有哪些？

3. 引起人类肠道感染的大肠埃希菌包括哪些？致病机制如何？

4. 如何从粪便标本中分离鉴定引起肠道感染的大肠埃希菌？

第二节　肠球菌属

知识目标

1. 掌握肠球菌属细菌的致病性及耐药特点类型。
2. 熟悉肠球菌属细菌的生物学特性。
3. 了解临床常见肠球菌的防治原则。

肠球菌属（*Enterococcus*）属链球菌科，是人类肠道和女性生殖道的正常菌群，也是医院感染重要的病原。原核生物标准命名列表（list of prokaryotic names with standing in nomenclature，LPSN）中现有83个种和3个亚种，对人致病的主要是粪肠球菌（*E. faecalis*）和屎肠球菌（*E. faecium*），早年临床分离菌中以粪肠球菌多见，但近年屎肠球菌已超过粪肠球菌。鹑鸡肠球菌、鸟肠球菌及耐久肠球菌等临床亦可见。

一、生物学特性

肠球菌革兰氏染色阳性，菌体呈球形或卵圆形，无芽胞和鞭毛，成双或呈短链状排列。需氧或兼性厌氧，营养要求较高。在血平板上经37℃培养24小时后，形成灰白色、不透明、圆形、直径0.5~1mm的S型菌落，不同菌株可呈不同的溶血现象。可在含65g/L NaCl的培养基中生长。触酶试验阴性，与D群链球菌之间具有共同抗原。

肠球菌属细菌对许多抗菌药物表现为固有耐药或获得性耐药，屎肠球菌对常用抗菌的耐药率高于粪肠球菌。中国细菌耐药监测网CHINET数据显示，屎肠球菌对氨苄西林、呋喃妥因的耐药率已分别达90.8%和46.4%，而粪肠球菌的耐药率仅为2.4%和1.6%。万古霉素耐药肠球菌（vancomycin-resistant enterococcus，VRE）多为屎肠球菌，万古霉素耐药基因型包括*vanA*、*vanB*、*vanC*和*vanM*等9型，欧美地区以*vanA*和*vanB*型多见，我国以*vanA*和*vanM*型多见，*vanC*型则多见于鹑鸡肠球菌。

二、致病性

1. 致病性

（1）黏附素：肠球菌可通过细菌表面的黏附素吸附至肠道、泌尿道上皮细胞及心内膜。

（2）聚合物：聚合物（aggregation substance）是肠球菌产生的一种表面蛋白，可聚集供体菌与受体菌，有助于质粒转移。

（3）细胞溶素：大约60%粪肠球菌可分泌细胞溶素，作用于细菌和细胞膜，使得细菌和细胞溶解，可加重感染。

（4）致炎因子：肠球菌的脂磷壁酸、信息素等可激活补体系统、诱导白细胞释放肿瘤坏死因子（TNF）和干扰素（IFN）等细胞因子。粪肠球菌产生的多形核白细胞趋化因子可介导炎症反应。

（5）肠球菌可诱发血小板聚集及细胞因子依赖纤维蛋白的产生，与肠球菌心内膜炎的发病机制有关。

2. 所致疾病

肠球菌为医院感染的重要病原菌。医院感染监测资料显示，肠球菌为医院感染的第2位病原菌，仅次于大肠埃希菌。其易引起老年人、免疫功能低下或菌群失调患者的感染。

（1）泌尿系统感染：为粪肠球菌所致感染中最常见的。其发生多与留置导尿管、器械操作和尿路结构异常有关。大多表现为膀胱炎、肾盂肾炎，少数表现为肾周围脓肿等。

（2）心内膜炎：肠球菌是引起心内膜炎的第3位病原菌。5%~20%的心内膜炎由肠球菌引起。

（3）血流感染：多发生于有严重基础疾病、长期住院接受抗菌药物治疗、免疫功能低下的患者。医院获得血流感染中，由肠球菌所致者占8%，居第3位，低于凝固酶阴性葡萄球菌和金黄色葡萄球菌。肠球菌血流感染多由中心静脉导管、泌尿生殖道、烧伤创面、腹腔和盆腔化脓性感染等多种途径侵袭引起。

此外，肠球菌还可引起牙髓炎及腹腔、盆腔、伤口、皮肤、骨关节等感染，但很少引起蜂窝织炎和呼吸道感染。

三、感染后检查方法

常规方法采集尿液、血液、伤口分泌物等标本。涂片染色镜检；标本接种于血琼脂平板或选择培养基叠氮胆汁七叶苷琼脂，37℃孵育24小时后挑选可疑菌落进行生化反应或MALDI-TOF MS鉴定，并进行药敏试验。近年出现的*vanM*型VRE对万古霉素的耐药表型常呈异质性，常规纸片扩散法或微量稀释法容易将此型耐药菌误判为万古霉素敏感菌株。采用改良的纸片扩散法进行筛查，方可有效检出此类异质性VRE菌株。

四、防治原则

加强医院感染控制，严格消毒隔离和无菌操作；由于粪肠球菌和屎肠球菌对抗菌药物敏感性差异较大，需要依据药敏试验结果合理使用抗菌药物，临床治疗效果不佳者需及时复查病原培养及药敏试验，根据药敏试验结果调整治疗药物。泌尿系统感染病原菌可选用氨苄西林、呋喃妥因或万古霉素治疗。肠球菌引起的感染性心内膜炎，常用青霉素类与氨基糖苷类药物联合治疗。对于VRE感染，需要依据药敏试验结果选用敏感药物，且需根据所在医院条件对感染患者进行有效隔离。

学习小结

肠球菌属为革兰氏阳性球菌，成双或呈短链状排列。是人类肠道以及女性生殖道的正常菌群。对人致病的主要是粪肠球菌和屎肠球菌，屎肠球菌对常用抗菌药物耐药率明显高于粪肠球菌。其可产生表面黏附素、溶细胞素、致炎因子等多种致病物质，易造成老年人、免疫功能低下者或菌群失调患者的泌尿系统感染、心内膜炎、血流感染、腹腔感染等。随着抗菌药物的广泛应用，耐药状况日趋严重，对万古霉素耐药肠球菌感染患者需进行有效隔离。

（徐晓刚）

复习参考题

（一）A型选择题

1. 对氨苄西林耐药率高的肠球菌是
   A. 粪肠球菌
   B. 屎肠球菌
   C. 鹑鸡肠球菌
   D. 鸟肠球菌
   E. 耐久肠球菌

2. 我国VRE的常见基因型是
   A. *vanA* 和 *vanB*
   B. *vanA* 和 *vanC*
   C. *vanA* 和 *vanM*
   D. *vanB* 和 *vanM*
   E. *vanA* 和 *vanD*

答案：1. B；2. C

（二）简答题

1. 肠球菌的致病物质有哪些？

2. 肠球菌可引起哪些临床感染性疾病？

第三节 不动杆菌属

知识目标

1. 掌握不动杆菌属细菌的致病及耐药特点。
2. 熟悉不动杆菌属细菌的生物学特性。
3. 了解不动杆菌属细菌的防治原则。

不动杆菌属（*Acinetobacter*）是一群专性需氧的革兰氏阴性杆菌，属于不发酵糖革兰氏阴性杆菌。广泛分布于土壤、水和医院环境中，易在潮湿的表面生存，也存在于健康人的皮肤、口腔、呼吸系统、泌尿系统等部位。不动杆菌属现有108个菌种，引起人类疾病的有：鲍曼不动杆菌（*A. baumannii*）、醋酸钙不动杆菌、洛菲不动杆菌、溶血不动杆菌、琼氏不动杆菌及约氏不动杆菌等，其中以鲍曼不动杆菌最为多见。鲍曼不动杆菌与醋酸钙不动杆菌、皮特不动杆菌、医院不动杆菌等菌种很难通过生化表型鉴别，故统称为醋酸钙-鲍曼不动杆菌复合体。

近年CHINET耐药监测数据显示，不动杆菌属中鲍曼不动杆菌占比已超过90%。鲍曼不动杆菌具有快速获得和传播耐药性的能力，多重耐药（multidrug resistance，MDR）、广泛耐药（extensively drug resistance，XDR）、全耐药（pan drug resistance，PDR）鲍曼不动杆菌已呈世界性流行。

一、生物学性状

1. 形态与染色 革兰氏染色阴性，球状或球杆状，大小为（0.9~1.6）μm×（1.5~2.5）μm，成对排列，亦可呈链状排列。有荚膜和菌毛，无芽胞和鞭毛。

2. 培养特性 专性需氧菌，生长不需特殊营养，血平板上37℃培养18~24小时可形成灰白色、圆形、光滑、湿润、边缘整齐的菌落，也可呈黏液状菌落。

二、致病性和免疫性

1. 致病性 目前对不动杆菌属细菌的致病物质了解甚少，研究数据大多来自鲍曼不动杆菌。铁离子是鲍曼不动杆菌生长所必需，细菌合成的铁载体和不动杆菌素可形成复合物，促进其在体内铁离子缺乏环境中获取铁离子，进而促进生长；其荚膜可抑制吞噬细胞的吞噬，推测与一些免疫功能缺陷的易感者发生感染有关；外膜蛋白A（OmpA）可能在鲍曼不动杆菌的侵袭活动中占据重要地位。有资料显示鲍曼不动杆菌可在较低温度及酸性环境中生长，这可能有助于该菌侵入受损组织。

2. 所致疾病 不动杆菌为机会致病菌，感染多发生于免疫缺陷或免疫功能低下的患者，烧伤、手术创伤、气管切开、使用人工呼吸机、留置导管及使用广谱抗菌药物者也易感染。本属细菌黏附能力强，易在各类医用材料上黏附并长期存活，成为贮菌源。感染源可以是患者自身，也可以是其他感染者或带菌者。主要通过接触传播或空气传播。不动杆菌感染可见于人体任何部位，如医院获得性肺炎、血流感染、腹腔感染、中枢神经系统感染、泌尿系统感染、皮肤软组织感染等，其中以鲍曼不动杆菌导致的医院获得性肺炎（hospital acquired pneumonia，HAP），尤其是呼吸机相关肺炎（ventilator associated pneumonia，VAP）最为常见。

3. 免疫性 动物实验研究结果显示，机体天然免疫对抵抗鲍曼不动杆菌感染有重要作用。目前缺乏人体试验资料。

三、感染后检查方法

1. 微生物学检查

（1）标本：依据感染部位选择，采集痰、血液、脑脊液等标本。临床采集标本时尽可能避免污染。

（2）染色镜检：标本直接涂片，革兰氏染色后镜检。需要注意的是，鲍曼不动杆菌革兰氏染色不易脱色，易误判成革兰氏阳性球菌。

（3）分离培养和鉴定：标本接种麦康凯等选择培养基或血平板，观察培养特性，并结合染色结果、生化反应等进行鉴定。

（4）核酸检测：由于不动杆菌属细菌的生化表型十分接近，采用传统的鉴定方法很难区分，常需DNA测序或杂交等核酸检测方法进行鉴别。

（5）质谱检测：核酸检测方法操作步骤复杂、耗时长，且费用高。近年在临床广泛应用的MALDI-TOF MS可将常见不动杆菌准确鉴定到种，具有操作简便、快速等优点。

2. 其他相关检查 鲍曼不动杆菌感染患者常伴有复杂的基础疾病，临床表现缺乏特征性，肺炎、化脓性关节炎、骨髓炎、深部脓肿等需结合影像学检测结果进行诊断。

四、防治原则

在医院内，污染的医疗器械和医务人员的手是重要的传播媒介，应严格遵守无菌操作和感染控制规范，阻断鲍曼不动杆菌的传播途径。目前尚无可供临床应用的疫苗。

临床分离的鲍曼不动杆菌对多数抗菌药物耐药率达50%或以上，应尽可能根据药敏试验结果选用敏感药物。对多重耐药、广泛耐药以及全耐药鲍曼不动杆菌感染常需根据药敏试验结果联合用药。

学习小结

不动杆菌属细菌为革兰氏阴性球杆菌，鲍曼不动杆菌革兰氏染色不易脱色，尤其是血培养阳性标本直接涂片染色，易误判成革兰氏阳性球菌。鲍曼不动杆菌为医院感染的主要病原菌之一，其感染可见于人体任何部位，最常见的是肺部感染，尤其是呼吸机相关肺炎。严格遵守无菌操作和感染控制规范，阻断鲍曼不动杆菌的传播途径是防控重要措施。鲍曼不动杆菌对多数抗菌药物耐药率高达50%或以上，故应尽可能根据药敏试验结果选用敏感药物。

（徐晓刚）

复习参考题

（一）A型选择题

1. 临床最常见的不动杆菌是
   - A. 琼氏不动杆菌
   - B. 鲍曼不动杆菌
   - C. 洛菲不动杆菌
   - D. 溶血不动杆菌
   - E. 约氏不动杆菌

2. 关于不动杆菌属细菌，描述不正确的是

   - A. 以鲍曼不动杆菌引起的感染最多见
   - B. 为革兰氏阴性机会致病菌
   - C. 可引发呼吸机相关肺炎
   - D. 是医院感染常见的细菌
   - E. 绝大多数对抗菌药物敏感

   答案：1. B；2. E

（二）简答题

1. 鲍曼不动杆菌的致病特点有哪些?

2. 鲍曼不动杆菌的耐药特点及防治原则有哪些?

第四节　艰难拟梭菌

知识目标

1. 掌握艰难拟梭菌的致病性。
2. 熟悉艰难拟梭菌的生物学性状。
3. 了解艰难拟梭菌感染的诊断和防治原则。

🔔 **问题与思考**

患者，男，70岁，主因"高热伴畏寒、寒战10天"入院。患者于入院前10天无明显诱因出现发热，体温最高39.5℃，伴乏力、食欲缺乏明显，遂于当地医院住院治疗，血培养提示：大肠埃希菌、厌氧菌阳性。考虑：菌血症。给予抗感染治疗，疗效欠佳，遂转院进一步诊治。入院查体：体温37.1℃，脉搏

140次/min，呼吸15次/min，血压149/77mmHg，神志清楚，精神差，心肺听诊无特殊，右上腹及胆囊区压痛明显，肝区有叩击痛。感染指标示：白细胞计数 7.86×10^9/L，C反应蛋白164.2mg/L，降钙素原15.56ng/ml。上腹部CT示：门静脉主干内有血栓，肠系膜增厚伴渗出改变，肠系膜区域有小气泡影，腹腔积液。盆腔CT示：乙状结肠肠壁增厚、多发憩室，乙状结肠旁游离气体影，拟穿孔可能，盆腔积液。血培养报告为艰难拟梭菌。

思考：

1. 本病例最可能的诊断是什么？

2. 针对该病原菌治疗首选的抗菌药物是什么？

（张立婷提供）

艰难拟梭菌（*C. difficile*）属于拟梭菌属（*Clostridioides*），是专性厌氧的革兰氏阳性粗大杆菌，对氧极为敏感，很难分离培养，故名艰难拟梭菌。该菌发现于1935年，但直到1977年发现其与临床长期使用某些抗生素（氨苄西林、头孢菌素和红霉素等）引起的假膜性结肠炎有关后，才被人们所重视。艰难拟梭菌为人和动物肠道中正常菌群之一，不规范使用抗生素导致菌群失调时，耐药的艰难拟梭菌可引起抗生素相关性腹泻和假膜性结肠炎等疾病。

一、生物学性状

艰难拟梭菌为革兰氏阳性粗大杆菌，但培养2天后转为革兰氏阴性。大小为（0.5~1.9）μm×（3.0~16.9）μm。部分菌株有周鞭毛，有荚膜。卵圆形芽胞位于菌体次极端，直径大于菌体，芽胞在外环境中可存活数周至数月。

专性厌氧，最适生长温度为30~37℃。对培养基的要求较高，常用的是以蛋黄-果糖琼脂为基础培养基，加入环丝氨酸和头孢西丁作为选择剂的培养基。在环丝氨酸-头孢西丁-果糖-卵黄琼脂（cycloserine cefoxitin fructose egg yolk agar，CCFA）平板上，厌氧培养48小时，形成较大的不透明黄色粗糙型菌落，在紫外线照射下可见黄绿色荧光；在厌氧血平板上，形成直径3~5mm、白色或淡黄色、表面粗糙、边缘不整齐的菌落。

艰难拟梭菌能发酵葡萄糖、果糖产酸，不发酵乳糖、麦芽糖与蔗糖，不分解蛋白质，硝酸盐还原阴性。

二、致病性

艰难拟梭菌的致病物质主要包括黏附素（黏液层蛋白）、细胞表面蛋白和外毒素等。艰难拟梭菌毒素A（TcdA）和艰难拟梭菌毒素B（TcdB）是导致腹泻和肠炎的主要毒素。TcdA为肠毒素，也有一定的细胞毒性作用，能趋化中性粒细胞浸润回肠肠壁，释放淋巴因子，导致液体大量分泌和出血性坏死；与肠黏膜细胞上毒素受体结合，可改变细胞肌动蛋白骨架，损伤微绒毛，激活腺苷酸环化酶和鸟苷酸环化酶，使肠黏膜细胞过度分泌水和电解质，引起腹泻，致使肠壁出现炎症、渗出、出血性坏死。TcdB为细胞毒素，能使细胞的肌动蛋白解聚，破坏细胞骨架，致局部肠壁细胞坏死，直接损伤肠壁细胞。

艰难拟梭菌对氨苄西林、头孢菌素、红霉素、克林霉素等多种抗生素耐药，长期使用这些抗生素导致肠道内菌群失调时，可引起内源性感染；在医院内易感人群较多，也可通过手、器材和染菌物品等传播，引起外源性感染。艰难拟梭菌引起的抗生素相关性腹泻（antibiotic-associated diarrhea）一般在抗生素治疗5~10天后出现症状，表现为腹胀、厌食、精神不振、大量的棕色或水样腹泻，持续1周左右。假膜性结肠炎（pseudomembranous colitis，PMC）常发生在抗生素治疗后1~10天，偶尔发生于抗生素治疗终止后2~6周，临床表现为严重腹泻、腹痛、结肠黏膜部位形成渗出性假膜，伴有全身中毒症状，常并发有中毒性巨结肠的形成，严重时可致死。艰难拟梭菌还可引起肾盂肾炎、腹腔及阴道感染、脑膜炎、菌血症和气性坏疽等。近年来，该菌已成为医院感染重要的病原菌之一。

三、感染后检查方法

1. **细菌分离培养和鉴定** 采集粪便标本，立即接种CCFA平板或苯乙醇琼脂平板，厌氧培养48小时，根据细菌形态、菌落特征及生化反应鉴定。

2. **细胞毒素检测** 采用细胞毒试验，将粪便滤液或培养物滤液和单层细胞〔如非洲绿猴肾细胞（Vero细胞）、W1-38细胞等〕共同孵育24~48小时，观察细胞病变情况，细胞毒素可使培养细胞出现肿胀、变圆、脱落等毒性反应。

3. **检测肠毒素** 选用酶免疫分析、乳胶凝集试验等免疫学方法检测TcdA和TcdB。

4. **分子生物学检测** PCR技术等检测艰难拟梭菌毒素基因。

四、防治原则

预防的关键在于合理规范使用抗生素，避免与患者直接接触，正确处理患者的粪便以及其他污染物。治疗时应立即停用耐药的抗生素，改用本菌敏感的万古霉素或甲硝唑等，并口服调整正常菌群的制剂。

学习小结

艰难拟梭菌是专性厌氧的革兰氏阳性粗大杆菌，卵圆形芽胞位于菌体次极端，直径大于菌体。常用CCFA平板培养。艰难拟梭菌对多种抗生素耐药，为医院感染重要的病原菌之一。致病物质主要为TcdA和TcdB两种外毒素。不规范使用抗生素导致菌群失调时，可引起抗生素相关性腹泻和假膜性结肠炎等疾病。艰难拟梭菌感染预防的关键在于合理规范使用抗生素。治疗时应立即停用与耐药有关的抗生素，改用本菌敏感的万古霉素或甲硝唑等，并口服调整正常菌群的制剂。

（张雄鹰）

（一）A型选择题

1. 关于艰难拟梭菌的叙述，错误的是

  A. 专性厌氧

  B. 可形成异染颗粒

  C. 可形成芽胞

  D. 致病物质主要是毒素A和毒素B

  E. 肠道内菌群失调时，可引起内源性感染

2. 引起抗生素相关性腹泻的细菌是

  A. 痢疾志贺菌

  B. 消化链球菌

  C. 艰难拟梭菌

  D. 脆弱类杆菌

  E. 产气荚膜梭菌

答案：1. B；2. C

（二）简答题

1. 艰难拟梭菌致病有何特点?

2. 艰难拟梭菌腹泻发病的危险因素是什么? 如何预防艰难拟梭菌腹泻?

第五节　无芽胞厌氧菌

知识目标

1. 掌握无芽胞厌氧菌的致病条件、感染特点及所致疾病。

2. 熟悉无芽胞厌氧菌感染后检查方法及防治原则。

3. 了解无芽胞厌氧菌的种类。

无芽胞厌氧菌是一大群不形成芽胞、专性厌氧生长的细菌，包括革兰氏阳性和革兰氏阴性的球菌和杆菌。与人类疾病有关的无芽胞厌氧菌大多是人类和动物正常菌群的成员，在人体正常菌群中厌氧菌占有绝对优势，数量是需氧菌和兼性厌氧菌的10~1 000倍。可作为机会致病菌引起内源性感染。在临床厌氧菌感染中，无芽胞厌氧菌的感染率约占90%，以混合感染多见。

一、生物学性状

无芽胞厌氧菌的种类很多，有30多个菌属，200多个菌种，与人类疾病相关的主要有10个菌属（表11-5-1）。

1. **革兰氏阴性厌氧杆菌**　是肠道的正常菌群，其中主要致病的是类杆菌属的脆弱类杆菌（*B. fragilis*），该菌占临床厌氧菌分离株的25%，类杆菌分离株的50%。

（1）类杆菌属：菌体两端钝圆而浓染，中间部分不着色或染色较淡，似空泡状。在临床标本中，菌体呈明显多形性，有荚膜。有典型的革兰氏阴性菌细胞壁，但其脂多糖无内毒素活性。本属细菌营养要求高，在牛脑心浸液血平板培养基上厌氧培养24~48小时，形成直径1~3mm、圆形、微凸、灰白色、表面光滑、边缘整齐的菌落，多数菌株不溶血，20%胆汁可促进其生长。

▼ 表11-5-1　与人类疾病相关的主要无芽胞厌氧菌

革兰氏染色	杆菌	球菌
阴性	类杆菌属（*Bacteroides*）	韦荣球菌属（*Veillonella*）
	普雷沃菌属（*Prevotella*）	
	卟啉单胞菌属（*Porphyromonas*）	
	梭杆菌属（*Fusobacterium*）	
阳性	丙酸杆菌属（*Propionibacterium*）	消化链球菌属（*Peptostreptococcus*）
	双歧杆菌属（*Bifidobacterium*）	
	真杆菌属（*Eubacterium*）	
	乳杆菌属（*Lactobacillus*）	

（2）普雷沃菌属：革兰氏阴性、无动力的多形性杆菌，有荚膜与菌毛。在血平板培养基上多数菌株呈β溶血，对20%胆汁敏感，在含20%胆汁的培养基中不生长。为口腔、肠道、阴道等部位的正常菌群，多数情况下是与其他细菌一起引起混合感染，可从多种临床标本中检出。

（3）卟啉单胞菌属：革兰氏阴性杆菌或球杆菌，染色不均。在血平板培养基上形成直径1~3mm、圆形、凸起、表面光滑、边缘整齐的菌落，大多产生黑色素。主要引起牙髓炎、牙周炎等口腔感染，也可引起上呼吸道感染、阑尾炎、阴道炎等。

（4）梭杆菌属：因菌体呈梭形而得名。为口腔、上呼吸道、肠道、泌尿生殖道的正常菌群，常与其他厌氧菌和兼性厌氧菌一起引起混合感染。研究发现，具核梭杆菌（*F. nucleatum*）感染与结直肠癌的发生、发展密切相关。

2. 革兰氏阴性厌氧球菌　临床上以韦荣球菌属最多见。韦荣球菌属直径0.3~0.5μm，成对、成簇或短链状排列，主要寄居于人和动物的口腔、消化道和呼吸道，可作为机会致病菌引起内源性感染，多见于混合感染。

3. 革兰氏阳性厌氧杆菌　在临床厌氧菌分离株中约占22%，其中多数是丙酸杆菌属细菌。

（1）丙酸杆菌属：短小杆菌，常呈链状或成簇排列，无鞭毛。能在普通培养基上生长，可发酵糖类产生丙酸。与人类疾病有关的有3个菌种，痤疮丙酸杆菌（*P. acnes*）最为常见。

（2）双歧杆菌属：菌体呈多形态性，有的菌体一端或两端分叉。无动力，耐酸，严格厌氧。双歧杆菌在婴儿、成人肠道菌群中占比高，在婴儿肠道尤为突出，构成体内的生物屏障并发挥拮抗作用和调节作用，合成多种维生素、延缓衰老并增强机体免疫力。只有齿双歧杆菌（*B. dentium*）与龋齿和牙周炎有关。

（3）真杆菌属：菌体细长，单一形态或多形态，动力不定。严格厌氧，生长缓慢，常需培养7天。部分菌种与感染有关，但都出现在混合感染中，最常见的为迟钝真杆菌（*E. lentum*）。

4. 革兰氏阳性厌氧球菌　与临床厌氧菌感染有关的主要是消化链球菌属。消化链球菌属细菌生长缓慢，培养需5~7天，主要寄居于阴道，在临床厌氧菌分离株中占20%~35%，为第2位，仅次于脆弱类杆菌，但主要是混合感染。厌氧菌菌血症仅1%由革兰氏阳性球菌引起，主要为本菌属，常由女性生殖道感染引起。

二、致病性

1. 致病条件　无芽胞厌氧菌是寄生于皮肤以及与外界相通腔道黏膜上的正常菌群，在寄居部位改变、宿主免疫力下降或菌群失调等情况下，若局部因血供障碍、组织坏死、有异物及需氧菌混合感染等形成厌氧微环境，可引起内源性感染。

2. 致病机制　无芽胞厌氧菌的致病机制：① 通过菌毛、荚膜等表面结构黏附和侵入上皮细胞和各种组织；② 产生毒素、胞外酶和可溶性代谢物，如脆弱类杆菌、产黑色素普雷沃菌等能产生胶原酶、IgA蛋白酶、DNA酶、透明质酸酶等，有助于细菌在体内扩散，脆弱类杆菌的某些菌株可产生肠毒素；③ 改变其对氧的耐受性，如类杆菌属很多菌种能产生超氧化物歧化酶（SOD），使其对氧的耐受性增强，有利于其在局部组织的生长和致病。

3. 感染特征　无芽胞厌氧菌感染的特点：① 多为内源性感染，感染部位可遍及全身，多呈慢性过程；② 无特定病型，大多为化脓性感染，形成局部脓肿或组织坏死，也可侵入血流形成败血症；③ 分泌物或脓液黏稠，乳白色、粉红色、血色或棕黑色，有恶臭，有时有气体；④ 使用氨基糖苷类抗生素（链霉素、卡那霉素、庆大霉素）治疗无效；⑤ 分泌物直接涂片可见细菌，但在有氧环境中培养无细菌生长，脓液、血液等标本要用厌氧培养才能分离获得无芽胞厌氧菌。

4. 所致疾病

（1）腹部感染：因手术、肠穿孔、创伤及其他胃肠道异常使肠内容物漏入腹腔引起的腹膜炎、腹腔脓肿等，90%以上与无芽胞厌氧菌有关，多为混合感染，主要细菌为脆弱类杆菌。阑尾炎主要由脆弱类杆菌引起。

（2）女性生殖道和盆腔感染：手术或其他并发症引起的盆腔脓肿、输卵管卵巢脓肿、子宫内膜炎、脓毒性流产等女性生殖道严重感染中，无芽胞厌氧菌是主要病原体，常见有消化链球菌属、普雷沃菌属和卟啉单胞菌属。因阻塞引起的泌尿系统感染中，无芽胞厌氧菌亦是主要病原体。

（3）口腔感染：主要包括牙槽脓肿、下颌骨髓炎、急性坏死性溃疡性齿龈炎和牙周炎等，大多起源于牙齿感染，主要由革兰氏阴性无芽胞厌氧杆菌引起。

（4）呼吸系统感染：无芽胞厌氧菌可感染呼吸系统的任何部位，引起扁桃体周围蜂窝织炎、吸入性肺炎、坏死性肺炎、肺脓肿和脓胸等。呼吸系统感染中常见的厌氧菌为普雷沃菌属、坏死梭杆菌、具核梭杆菌、消化链球菌和脆弱类杆菌等。

（5）中枢神经系统感染：最常见的为脑脓肿，常继发于中耳炎、乳突炎和鼻窦炎等邻近感染，也可经直接扩散或转移而引起，感染的细菌种类与原发病灶有关，最常见的为革兰氏阴性厌氧杆菌。

（6）败血症：厌氧菌败血症主要由脆弱类杆菌引起，其次为消化链球菌。原发灶主要为胃肠道和女性生殖道。病死率15%~35%。

（7）其他：无芽胞厌氧菌还可引起皮肤、软组织感染和心内膜炎等。

三、感染后检查方法

1. 标本 从感染部位中心处采集标本，并注意避免正常菌群的污染。因厌氧菌对氧敏感，采取的标本应立即放入厌氧标本瓶中，迅速送检。

2. 直接涂片染色镜检 脓液或穿刺液可直接涂片染色镜检，观察细菌的形态特征、染色性及菌量多少，供初步判断结果时参考。

3. 分离培养 标本应立即接种到营养丰富、新鲜、含有还原剂的培养基或特殊培养基、选择培养基中，最常用的培养基是以牛心脑浸液为基础的血平板。最好在厌氧环境中进行接种。接种后，置于37℃厌氧培养2~3天，如无菌生长，继续培养至1周。若有菌落形成，挑取生长菌落接种两只血平板，分别置于有氧和无氧环境中培养，在两种环境中都能生长的是兼性厌氧菌，只能在厌氧环境中生长的才是专性厌氧菌。获得纯培养细菌，并确定为专性厌氧菌后，再经生化反应等进行鉴定。

此外，利用气液相色谱检测细菌代谢终末产物可迅速作出鉴定。核酸杂交、PCR等分子生物学方法也可用于无芽胞厌氧菌诊断。

四、防治原则

彻底清洗创面，去除坏死组织和异物，维持局部良好的血液循环，预防局部出现厌氧微环境。

治疗时要正确选用抗生素，大多数无芽胞厌氧菌对亚胺培南、氯霉素、克林霉素、哌拉西林、头孢菌素、甲硝唑等敏感，可用于治疗。但无芽胞厌氧菌中也有许多耐药株，在治疗前，应对临床分离株进行药敏试验，根据试验结果正确选用抗生素。

学习小结

无芽胞厌氧菌是一大群不形成芽胞、专性厌氧生长的细菌，包括革兰氏阳性和革兰氏阴性球菌和杆菌。与人类疾病有关的无芽胞厌氧菌是寄生于皮肤和黏膜的正常菌群，在寄居部位改变、宿主免疫力下降或菌群失调等情况下，若局部形成厌氧微环境，可引起内源性感染。其感染多呈慢性过程，无特定病型，感染部位可遍及全身，大多为化脓性感染，分泌物黏稠、有恶臭，使用氨基糖苷类抗生素治疗无效，治疗时应根据药敏试验结果正确选用抗生素。

（张雄鹰）

（一）A型选择题

1. 在人体正常菌群中占绝对优势的是

   A. 大肠埃希菌

   B. 肠球菌

   C. 无芽胞厌氧菌

   D. 白念珠菌

   E. 变形杆菌

2. 无芽胞厌氧菌致病的条件不包括

   A. 细菌侵入非正常寄居部位

   B. 菌群失调

   C. 机体免疫力降低

   D. 局部形成厌氧微环境

   E. 继发于严重的传染病

3. 关于无芽胞厌氧菌感染特点的描述，不正确的是

   A. 以内源性感染为主

   B. 无特定病型

   C. 分泌物直接涂片可见细菌，但在有氧环境中培养无细菌生长

   D. 分泌物或脓液黏稠，乳白色、粉红色、血色或棕黑色，有恶臭，有时有气体

   E. 临床常用氨基糖苷类抗生素治疗

   答案：1. C；2. E；3. E

（二）简答题

1. 无芽胞厌氧菌引起感染的条件是什么？感染特征有哪些？

2. 引起人类感染的无芽胞厌氧菌主要有哪些？主要引起哪些临床疾病？

第六节 假单胞菌属

知识目标

1. 掌握铜绿假单胞菌的致病性。
2. 熟悉铜绿假单胞菌的生物学性状。
3. 了解铜绿假单胞菌感染的诊断和防治。

　　假单胞菌属（*Pseudomonas*）为一群专性需氧的革兰氏阴性杆菌，属非发酵菌，广泛分布于土壤、空气、水等自然环境中。有鞭毛、荚膜和菌毛，无芽胞。营养要求不高，普通培养基上生长良好，最适生长温度为35℃。该属细菌种类繁多，目前发现的已超过200个菌种，临床常见的有铜绿假单胞菌（*P. aeruginosa*）、荧光假单胞菌（*P. fluorescens*）和类鼻疽假单胞菌（*P. pseudomallei*）等，铜绿假单胞菌是其代表菌种。

　　铜绿假单胞菌俗称绿脓杆菌，因其生长过程中产生绿色水溶性色素，感染后脓液呈绿色而得名。广泛分布于自然界以及正常人的皮肤、上呼吸道和肠道等与外界相通的腔道中。为临床常见的机会致病菌，是医院感染的主要病原菌之一。

一、生物学性状

1. 形态与染色 革兰氏阴性、直或微弯的杆菌，大小为（0.5~1）μm×（1.5~5.0）μm，单个、成对或短链状排列。单端有1~3根鞭毛，运动活泼。临床分离株常有菌毛和荚膜，无芽胞。

2. 培养特性 专性需氧。最适生长温度35℃，在4℃不能生长而在42℃可生长为本菌的一个特点，最适产毒温度为26℃。营养要求不高，在普通琼脂平板培养基上形成扁平、湿润的菌落，并产生带荧光的水溶性青脓素和绿脓素，使培养基呈亮绿色；在血琼脂平板上培养后，菌落有金属光泽，菌落周围形成透明溶血环；在液体培养基中呈浑浊状生长，可在液体表面形成菌膜。

3. 抗原构造 铜绿假单胞菌有O抗原和H抗原。O抗原包括内毒素脂多糖和原内毒素蛋白（original endotoxin protein，OEP）2种成分，OEP是一种具有强免疫原性的高分子抗原，为保护性抗原。

4. 抵抗力 铜绿假单胞菌的抵抗力较其他革兰氏阴性杆菌强，对紫外线不敏感；加热到56℃时需1小时方可杀死细菌；耐多种抗菌药物及化学消毒剂。

二、致病性与免疫性

1. 致病性 铜绿假单胞菌的致病物质主要是内毒素，此外尚有菌毛、荚膜、外毒素和胞外酶等多种致病因子（表11-6-1）。

▼ 表11-6-1　铜绿假单胞菌的主要致病物质

致病物质	生物学活性
菌毛	对宿主细胞有黏附作用
荚膜多糖	抗吞噬
内毒素	致感染者发热、休克、弥散性血管内凝血等
毒素A	抑制宿主细胞蛋白合成，引起组织坏死
杀白细胞素	损伤中性粒细胞和淋巴细胞
胞外酶S	抑制宿主细胞蛋白合成
弹性蛋白酶	降解血管弹性蛋白，抑制中性粒细胞功能，与细菌扩散有关
碱性蛋白酶	损伤组织，灭活补体及IgG，抑制中性粒细胞功能
磷脂酶C	损伤组织

2. 所致疾病 铜绿假单胞菌感染多见于皮肤、黏膜受损患者，也见于有免疫缺陷及接受免疫抑制治疗的患者，在烧伤、肿瘤以及开展各种介入性诊疗措施的病房发病率高，可引起全身各系统感染。

（1）血流感染：多见于大面积烧伤、气管切开、深静脉导管留置、心瓣膜置换术等严重创伤或有侵袭性操作的患者，以及因恶性肿瘤等疾病接受化疗或免疫抑制治疗的患者。患者皮肤黏膜可出现坏疽性深脓疱，晚期可出现肢端迁徙性脓肿。重症者常伴有休克、呼吸窘迫综合征以及弥散性血管内凝血（DIC）等，病死率高。

（2）肺部感染：可表现为原发性肺炎、继发于血流感染的肺炎以及慢性肺部感染。原发性肺炎多见于支气管扩张、肺部钝器创伤、气管切开、应用人工呼吸机的患者。继发于血流感染的肺炎可有严重的肺组织损伤，病死率极高。慢性肺部感染多见于肺囊性纤维化患者，常有慢性咳嗽、咳痰，进行性肺功能减退。

（3）尿路感染：多发生于泌尿系统手术、内镜检查、导尿管留置患者，这类感染一旦发生，常因病原菌在感染部位形成生物被膜，清除极为困难，疾病迁延不愈。

（4）中枢神经系统感染：多继发于颅脑外伤、头颈部肿瘤术后，或由耳、乳突、鼻窦感染扩散蔓延引起。可表现为脑膜炎或脑脓肿，病死率高达60%以上。

（5）皮肤软组织感染：多发生于烧伤创面、外伤创口及压疮溃疡面上，表现为局部化脓性炎症，未得到有效治疗者可继发血流感染。

（6）其他感染：铜绿假单胞菌还可引起心内膜炎、脓胸、骨关节感染、中耳炎、乳突炎、角膜炎以及胃肠炎等。

3. 免疫性　抗OEP的抗体不仅对同一血清型的细菌感染具有特异性保护作用，对不同血清型细菌感染也有一定保护作用。此外，中性粒细胞的吞噬杀菌作用在铜绿假单胞菌抗感染免疫中也发挥重要作用。

三、感染后检查方法

1. 微生物学检查

（1）标本：可采集脓液、炎症分泌物、血液、痰、脑脊液等标本，或在可疑器械物品上取材。

（2）染色镜检：标本直接涂片革兰氏染色后镜检，可见革兰氏阴性杆菌。

（3）分离培养和鉴定：有正常菌群存在的临床标本接种选择性培养基；无正常菌群存在的临床标本可直接或增菌后接种普通琼脂培养基或血琼脂培养基进行分离培养。观察培养特性，并经过生化反应鉴定。

2. 其他相关检查　影像学检查对于铜绿假单胞菌引起的肺部感染的诊断具有辅助参考价值；细菌血清学分型、噬菌体分型以及DNA指纹分型可供医院感染流行病学调查。

四、防治原则

诊疗过程中严格执行无菌操作；对患者应予隔离，患者用过的器械和敷料应予严格灭菌。已研制出多种铜绿假单胞菌疫苗，其中OEP疫苗具有不受菌型限制、保护范围广、毒性低等优点。

铜绿假单胞菌对多种抗菌药物天然耐药，随着抗菌药物的广泛应用，临床分离菌株多呈多重耐药，甚至泛耐药。临床抗感染治疗应在药敏试验指导下选用抗菌药物。除单纯性尿路感染可单药治疗外，通常需要2种药物联合治疗。有留置导管或植入物的继发感染，应将导管、植入物更换或移除。

复习参考题

（一）A型选择题

1. 关于铜绿假单胞菌生物学性状的叙述错误的是
   A. 菌体有单端鞭毛
   B. 产生脂溶性的青脓素和绿脓素
   C. 有O抗原和H抗原
   D. 耐多种抗菌药物及化学消毒剂
   E. 专性需氧

2. 关于铜绿假单胞菌致病性的叙述，错误的是
   A. 是引起食物中毒的常见病原菌
   B. 可引起肺部感染
   C. 可引起尿路感染
   D. 可引起中枢神经系统感染
   E. 可引起烧伤创面感染

答案：1. B；2. A

（二）简答题

1. 铜绿假单胞菌的致病物质有哪些？引起的感染类型有哪些？

2. 铜绿假单胞菌感染的预防措施有哪些？

第七节　念珠菌属

知识目标

1. 掌握白念珠菌的致病性。
2. 熟悉白念珠菌的生物学性状和感染后检查方法。
3. 了解白念珠菌感染的防治原则；对人类致病的常见念珠菌的种类。

念珠菌属（*Candida*）有270余种，对人致病的仅少数几种，主要是白念珠菌（*C. albicans*）、热带念珠菌（*C. tropicalis*）、光滑念珠菌（*C. glabrata*）、克柔念珠菌（*C. krusei*）、季也蒙念珠菌（*C. guilliermondii*）、近平滑念珠菌（*C. parapsilosis*）、葡萄牙念珠菌（*C. lusitaniae*）等，其中以白念珠菌最常见，致病力也最强。

白念珠菌常寄生于人的皮肤及口腔、上呼吸道、肠道与阴道黏膜上，当菌群失调或机体免疫力降低时可引起疾病。

一、生物学性状

菌体呈圆形或卵圆形，直径为3~6μm。革兰氏染色阳性，着色不均匀。以芽生方式繁殖。在组织内易形成芽生孢子和假菌丝，芽生孢子多集中在假菌丝的连接部位。芽生孢子在特定条件下转化为假菌丝后其致病能力增强。各种临床标本及活检标本中除芽生孢子外，还有假菌丝，表明念珠菌处于活动状态，有诊断意义。

本菌在沙氏葡萄糖琼脂（SDA）、普通琼脂和血琼脂平板上均能生长，需氧。在SDA培养基上37℃培养2~3天，形成灰白色或奶油色、柔软、湿润、表面光滑、带有浓厚酵母气味的典型类酵母型菌落；培养稍久后，菌落增大、颜色变深、质地变硬或有皱褶。在含1%吐温–80的玉米粉培养基上可形成丰富的假菌丝，在假菌丝中间或顶端长出较大、壁薄的圆形或梨形细胞，可以发展为厚膜孢子（图11–7–1），为本菌的特征之一。

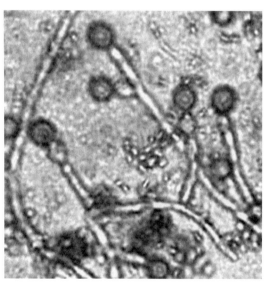

▲ 图11–7–1　白念珠菌假菌丝和厚膜孢子（×400）

二、致病性与免疫性

1. 致病性　白念珠菌的致病物质主要是黏附素和胞外蛋白酶，芽管生成、抗吞噬作用及抗原变异也可能增强其侵袭力。黏附作用是白念珠菌定植和入侵机体的重要环节。细胞壁甘露糖蛋白是该菌主要的黏附素，其通过与宿主细胞的糖蛋白受体结合来介导黏附作用。其芽管或菌丝可直接插入上皮细胞膜。随着芽管的生成，白念珠菌黏附上皮细胞的能力显著增强，并能抵抗中性粒细胞的吞噬杀死作用。该菌产生的胞外蛋白酶有破坏组织的作用。白念珠菌代谢产物可抑制免疫活性细胞的作用，也参与致病作用。

2. 所致疾病 白念珠菌为机会致病菌，当机体出现免疫力下降或菌群失调时易引起感染，可侵犯人体多个部位，引起各种念珠菌病。近年来由于抗生素、激素和免疫抑制剂的大量使用，白念珠菌感染日益增多。白念珠菌引起的疾病主要有以下几种类型：

（1）皮肤、黏膜感染：皮肤感染好发于潮湿、皱褶处，如腋窝、腹股沟、肛门周围、会阴及指/趾间、乳房下，形成有分泌物的糜烂病灶，也可引起甲沟炎及甲床炎。常见的黏膜感染有新生儿鹅口疮、口角糜烂、外阴及阴道炎等，其中以鹅口疮最多。

（2）内脏感染：主要有肺炎、支气管炎、食管炎、肠炎、膀胱炎、肾盂肾炎、关节炎、心内膜炎等，偶尔可侵入血液引起败血症。

（3）中枢神经系统感染：主要有脑膜炎、脑膜脑炎、脑脓肿等，多由原发病灶转移而来，预后不良。

（4）过敏性疾病：本菌及其代谢产物可引起超敏反应，表现为湿疹样皮疹、过敏性鼻炎、哮喘、胃肠炎等。

3. 免疫性 抗感染以细胞免疫为主。

三、感染后检查方法

1. 标本 根据感染部位，采集分泌物、脓、痰、粪便、尿液、血液、脑脊液等标本。

2. 直接镜检 脓、痰、分泌物等标本直接涂片，革兰氏染色镜检。皮肤病变材料用10%KOH处理后再镜检。镜下可见圆形或卵圆形的菌体、芽生孢子及假菌丝。

3. 分离培养 将标本接种于SDA培养基中，经25℃培养1~4天，形成乳白色（偶见淡黄色）的类酵母型菌落。镜检可见假菌丝及成群的芽生孢子。

4. 鉴定试验 念珠菌种类较多，可根据形态结构、培养特性及生化反应等进行鉴别。常用的鉴定试验有：

（1）芽管形成试验：将菌接种在0.5~1ml正常人血清或羊血清中，37℃培养2~4小时，镜检见有芽管形成者为白念珠菌。

（2）厚膜孢子形成试验：将菌接种在含1%吐温-80的玉米粉培养基中，25℃培养24~48小时，白念珠菌可在菌丝顶端、侧缘或中间形成厚膜孢子。

（3）科玛嘉显色培养：将菌接种于科玛嘉显色培养基，37℃培养48小时，形成翠绿色、光滑、湿润的菌落者为白念珠菌。

（4）动物实验：将1%菌悬液注入小鼠或兔体内，白念珠菌可致动物发病或死亡，解剖发现肾、肝等有脓肿，涂片及培养均可见本菌及其假菌丝。

四、防治原则

积极治疗原发病，尽可能保护解剖生理屏障，恢复机体的免疫功能。口咽部念珠菌病可用制霉菌素、克霉唑含漱。皮肤念珠菌病的治疗需保持局部皮肤干燥，涂敷酮康唑、益康唑等霜剂。念珠菌血症可选用棘白菌素类、氟康唑等治疗。内脏和中枢神经系统的念珠菌病可使用两性霉素 B 和 5-氟胞嘧啶。

学习小结

白念珠菌为单细胞真菌，菌体呈圆形或卵圆形，革兰氏染色阳性，以出芽方式繁殖，可形成假菌丝。在 SDA 培养基形成类酵母型菌落，在玉米粉培养基上可形成厚膜孢子。白念珠菌属机会致病性真菌，菌群失调或机体免疫力下降时，可引起内源性感染，主要有皮肤黏膜感染、内脏感染、中枢神经系统感染以及过敏性疾病。鉴定白念珠菌主要依据芽管形成试验、厚膜孢子形成试验、科玛嘉显色培养和动物实验。皮肤和黏膜念珠菌病的治疗以局部用药为主，内脏和中枢神经系统的念珠菌病治疗可使用两性霉素 B 和 5-氟胞嘧啶。

（张雄鹰）

复习参考题

（一）A 型选择题

1. 患者，男，26 岁，肾移植后长期使用免疫抑制剂类药物，一周前，患者口腔黏膜见点状白膜，你认为引起患者口腔黏膜感染最可能的病原体是
   - A. 变异链球菌
   - B. 白念珠菌
   - C. 荚膜组织胞浆菌
   - D. 申克孢子丝菌
   - E. 无芽胞厌氧菌

2. 白念珠菌感染引起的疾病不包括
   - A. 皮肤感染
   - B. 黏膜感染
   - C. 中枢神经系统感染
   - D. 肺部感染
   - E. 真菌毒素中毒

3. 白念珠菌的生物学性状不包括
   - A. 菌体呈圆形或卵圆形
   - B. 只在 SDA 培养基上生长
   - C. 以芽生方式繁殖
   - D. 在 SDA 培养基中形成典型类酵母型菌落
   - E. 可形成假菌丝

   答案：1. B；2. E；3. B

（二）简答题

1. 试述白念珠菌的形态学特征和培养特性。
2. 白念珠菌可引起哪些疾病？
3. 对疑似念珠菌阴道炎患者，如何进行微生物学检查？

第八节 隐球菌属

知识目标

1. 掌握新生隐球菌的致病性。
2. 熟悉新生隐球菌的生物学性状和感染后检查方法。
3. 了解新生隐球菌感染的防治原则。

隐球菌属（*Cryptococcus*）为酵母型真菌，菌体呈圆形或卵圆形，无假菌丝或假菌丝发育不全，大部分菌株有荚膜。以芽生方式繁殖。有17个种和8个变种，对人致病的主要是新生隐球菌。

新生隐球菌（*C. neoformans*）又名溶组织酵母菌，广泛分布于自然界，可在土壤和鸽粪中大量存在，在正常人体内有时也能查见此菌。当机体抵抗力降低时，易侵入机体引起亚急性或慢性感染。

一、生物学性状

新生隐球菌形态为圆形或卵圆形，直径4~12μm。菌体外周有肥厚荚膜，荚膜比菌体可大1~3倍，折光性强。一般染色法不易使其着色而难以发现，用墨汁负染后镜检，可见在黑色的背景中有圆形或卵圆形的透亮菌体，外包有一层透明的荚膜，菌体内有一个或多个反光颗粒（图11-8-1）。多以单向芽生方式繁殖，偶有多芽繁殖，芽颈细，母子细胞间无明显胞质沟通，无假菌丝。

在SDA培养基和血琼脂培养基上，25℃和37℃均可生长，培养2~5天形成酵母型菌落，初为乳白色细小菌落，增大后表面黏稠、光滑，菌落颜色转变为橘黄色，最后变为棕褐色，日久可液化，似有流动。此菌能分解尿素，可与白念珠菌区别。

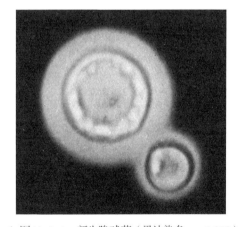

▲ 图11-8-1 新生隐球菌（墨汁染色，×1 000）

新生隐球菌的荚膜由多糖构成，按其抗原性新生隐球菌分为A、B、C、D和AD 5个血清型。我国临床分离菌株以A型最多，约占70%。

二、致病性

新生隐球菌的致病物质主要是荚膜多糖，小鼠实验证明，荚膜多糖可抑制吞噬，诱导动物免疫无反应性，从而削弱机体的免疫力，小鼠于1~3周内死亡；若新生隐球菌经紫外线照射后失去荚膜，对小鼠的致病力也消失。

新生隐球菌可引起人和动物的隐球菌病，好发于细胞免疫功能低下者，如艾滋病、恶性肿瘤、糖尿病、器官移植及大剂量使用糖皮质激素者。一般为外源性感染，也可引起内源性感染。病原体主要来源于鸽粪，经呼吸道吸入机体后，首先感染的是肺部（附图1）。肺部感染患者多无症状或仅有流感样症状，且预后良好。但病原菌可从肺部播散至全身其他部位，包括皮肤、黏膜、骨、淋巴结、内脏等，引起慢性炎症和脓肿。最易侵犯的是中枢神经系统，引起慢性脑膜炎或脑膜脑炎，临床表现类似结核性脑膜炎，预后不良。近年来，抗生素、激素和免疫抑制剂的广泛使用，也是新生隐球菌病例增多的原因。

三、感染后检查方法

1. **标本** 根据感染部位，采集痰、脓液、脑脊液等标本。

2. **直接镜检** 脑脊液标本离心后的沉渣涂片，痰和脓汁标本则直接涂片，加墨汁负染后镜检，若见出芽的圆形或卵圆形菌体外周有宽厚的荚膜，即可作出诊断。

3. **分离培养** 将标本接种在SDA培养基，室温或37℃培养2~5天，根据菌落特征并结合形态学检查作出诊断。

4. **血清学诊断** 可用ELISA、乳胶凝集试验等方法测定患者脑脊液或血清中的隐球菌荚膜多糖抗原，特异度与灵敏度均较高，对隐球菌中枢神经系统感染的诊断具有重要临床价值。

5. **动物实验** 将标本或培养物悬液注入小鼠腹腔、脑内或静脉，5~30天动物可死亡，解剖后做组织病理切片，各器官均可发现菌体，以脑和肺最多。

四、防治原则

鸟粪是动物和人类隐球菌病的主要传染源，用碱处理鸽粪可减少隐球菌病的发生。治疗隐球菌病可选用氟康唑、伊曲康唑、两性霉素B等，治疗中枢神经系统感染必要时鞘内注射两性霉素B。

学习小结

隐球菌属为酵母型真菌，菌体圆形或卵圆形，外周有厚荚膜，其中对人致病的主要是新生隐球菌。新生隐球菌在鸽粪中大量存在，多引起外源性感染，也可引起内源性感染。经呼吸道吸入后首先感染肺部，病原菌可从肺部播散至全身其他部位，引起慢性炎症和脓肿，尤其易侵犯中枢神经系统，导致亚急性或慢性脑膜炎或脑膜脑炎。患者标本墨汁染色后镜检如见到有宽厚荚膜的单细胞真菌芽生孢子即可诊断；也可通过分离培养、动物实验或血清学试验等进行诊断。用碱处理鸽粪等可减少隐球菌病的发生。

（张雄鹰）

（一）A型选择题

1. 新生隐球菌的生物学性状不包括
    A. 为单细胞真菌
    B. 有厚荚膜
    C. 以芽生方式繁殖
    D. 在SDA培养基上形成酵母型菌落
    E. 可产生假菌丝
2. 脑膜炎患者的脑脊液标本经墨汁染色后，镜检发现直径4~12μm的圆形菌体，外周有厚荚膜，最可能感染的病原体是
    A. 新生隐球菌
    B. 脑膜炎奈瑟菌
    C. 白念珠菌
    D. 嗜肺军团菌
    E. 石膏样小孢子菌

参考答案：1. E；2. A

（二）简答题

1. 试述新生隐球菌的生物学性状。
2. 新生隐球菌可引起哪些疾病?

第九节 其他机会致病性真菌

知识目标

1. 掌握曲霉、毛霉、肺孢子菌的致病性。
2. 熟悉曲霉、毛霉、肺孢子菌的生物学性状。
3. 了解曲霉、毛霉、肺孢子菌的种类、感染后检查方法及防治原则。

一、曲霉

曲霉（*Aspergillus*）广泛分布于自然界，种类达900种以上，是发酵工业和食品加工业的重要菌种，少数为机会致病性真菌。对人致病的主要有烟曲霉（*A. fumigatus*）、黄曲霉（*A. flavus*）、黑曲霉（*A. niger*）、构巢曲霉（*A. nidulans*）和土曲霉（*A. terreus*）等，其中以烟曲霉最为常见。

（一）生物学性状

曲霉由分枝状多细胞性有隔菌丝与特征性的分生孢子头组成。菌丝接触培养基的部分可分化出厚壁、膨大的足细胞，并向上生长出直立的分生孢子梗；分生孢子梗顶端膨大形成半球形或椭圆形顶囊；顶囊表面长出一层或二层辐射排列的小梗，小梗顶端形成一串分生孢子。分生孢子有黄、蓝、黑等不同颜色，呈球形或柱状，与顶囊、小梗共同形成菊花样的分生孢子头。分生孢子头的形态特征可用于鉴别不同种曲霉。

曲霉在SDA培养基上发育良好，在室温或37~45℃均能生长，形成绒毛状或絮状菌落，因产生的分生孢子颜色不同而使菌落颜色各异，菌落颜色是曲霉分类的重要特征之一。

（二）致病性

曲霉的致病物质还不清楚。在免疫功能低下者，曲霉可侵犯机体许多组织器官而致病，其所致疾病统称为曲霉病。曲霉主要通过呼吸道侵入机体，以肺曲霉病最为多见。肺曲霉病有真菌球型肺曲霉病（附图2）、肺炎型曲霉病和超敏反应性支气管肺曲霉病3种类型。曲霉也可经血流播散到各器官，引起全身性曲霉病。

有些曲霉能产生毒素，动物和人食后可引起急、慢性中毒，损伤肝、肾、神经等组织器官。黄曲霉毒素与恶性肿瘤，尤其是肝癌的发生密切相关。

（三）感染后检查方法

取痰、支气管肺泡灌洗液等标本直接镜检，发现曲霉菌丝和分生孢子，可初步判断为曲霉感染。标本接种SDA培养基25℃培养3~5天，观察菌落形态、颜色等特征，并进行小琼脂块培养，染色后观察菌丝和分生孢子头形态特点进行鉴定。此外，通过血清学试验检出患者血中曲霉细胞壁半乳甘露聚糖抗原（GM试验）可用于曲霉病诊断。抗曲霉抗体是诊断慢性肺曲霉病的关键性参考标志物。可选用核酸杂交或PCR检测曲霉基因进行诊断。

（四）防治原则

注意空气的消毒隔离，接触曲霉污染的环境应戴防护口罩。合理使用抗菌药物、激素类药物。治疗曲霉病主要是使用抗真菌药及外科局部病灶切除，并使用免疫调节剂辅助治疗。常用的抗真菌药有伏立康唑、艾沙康唑硫酸酯、两性霉素B等。

二、毛霉

毛霉（*Mucor*）属于接合菌亚门，广泛存在于自然环境中，常引起食物霉变。为机会致病菌，通常在机体抵抗力极度低下时致病，引起毛霉病。

毛霉菌丝一般粗大、无隔，且分枝呈直角，孢子囊梗上生长着球形的孢子囊，囊内有大量孢子囊孢子。本菌在SDA培养基上25℃培养时生长迅速，形成丝状型菌落，开始为白色，逐渐转为灰黑色或黑色。

毛霉可经呼吸道、消化道、破损皮肤、手术、介入治疗等多种途径侵入人体。毛霉感染大多首先发生在鼻或耳部，经口腔唾液流入上颌窦和眼眶，形成坏死性炎症和肉芽肿。后经血流入脑部，引起脑膜炎。亦可扩散至全身。由于发病急，病情进展快，故病死率较高。

取痰、活体或尸解标本，滴加10% KOH处理后镜检，可见粗大而不规则、分枝状无隔菌丝。标本接种SDA培养基培养后，镜检可观察到无隔菌丝和孢子囊孢子。

本菌感染无特效治疗方法，可早期应用两性霉素B、外科切除病灶及积极治疗相关疾病。

三、肺孢子菌

肺孢子菌（*Pneumocystis*）广泛分布于自然界，也可存在于人和多种哺乳动物肺内，常见的有伊氏肺孢子菌（*P. jiroveci*）和卡氏肺孢子菌（*P. carinii*），属于机会致病性真菌。

肺孢子菌为单细胞真菌，兼具原虫及酵母菌的特点。有滋养体和孢子囊两种形态结构。发育过程经历小滋养体（圆形，含1个核）、大滋养体（不规则形，含1个核）、囊前期（近似圆形或卵圆形，囊壁较薄）、孢子囊（圆形，含2~8个孢子）等几个阶段（图11-9-1）。

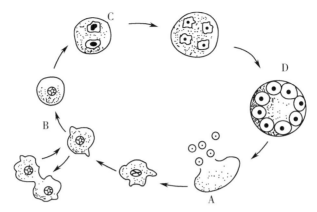

▲ 图11-9-1　肺孢子菌发育周期
A. 小滋养体；B. 大滋养体；C. 囊前期；D. 孢子囊。

　　肺孢子菌经呼吸道吸入肺内，多为隐性感染。当宿主抵抗力低下时，潜伏在肺内以及新侵入的肺孢子菌得以大量繁殖，引起肺孢子菌肺炎（pneumocystis pneumonia，PCP）（附图3）。近年来PCP已成为艾滋病患者常见的并发症，美国有90%的艾滋病患者合并本病。PCP发病初期为间质性肺炎，病情迅速发展，重症患者因窒息在2~6周内死亡，未经治疗的患者病死率几乎为100%。肺孢子菌也可引起中耳炎、肝炎、结肠炎等。

　　采集痰液或支气管灌洗液，经革兰氏或亚甲蓝等染色镜检，若发现滋养体或孢子囊可确诊。也可用ELISA、免疫荧光技术、补体结合试验等检查血清中的特异性抗体，进行辅助诊断。

　　目前尚无有效的预防方法。及早治疗可有效地降低死亡率，治疗时可选用复方新诺明、羟乙基磺酸烷脒及棘白菌素类抗菌药物。

学习小结

　　曲霉由分枝状多细胞性有隔菌丝与分生孢子头组成，在SDA培养基上形成丝状型菌落，因产生的分生孢子颜色不同而使菌落颜色各异。曲霉可侵犯机体许多组织器官引起曲霉病，以肺曲霉病最为多见，包括真菌球型肺曲霉病、肺炎型曲霉病和超敏反应性支气管肺曲霉病3种类型。有些曲霉能产生毒素可引起中毒，黄曲霉毒素与肝癌的发生密切相关。

　　毛霉在SDA培养基上形成丝状型菌落。镜下可见无隔菌丝。机体抵抗力极度低下时引起毛霉病，发病急，病情进展快，病死率较高。

肺孢子菌为单细胞真菌，兼具原虫及酵母菌的特点，发育过程经历小滋养体、大滋养体、囊前期、孢子囊几个阶段。机体免疫力下降时可致病，肺孢子菌肺炎为艾滋病患者最常见的并发症。

（张雄鹰）

复习参考题

（一）A型选择题

1. 与黄曲霉毒素关系最密切的肿瘤是
   - A. 脑胶质瘤
   - B. 肝癌
   - C. 肺癌
   - D. 肾癌
   - E. 胃癌

2. 下列微生物兼具原虫及酵母菌特点的是
   - A. 新生隐球菌
   - B. 肺孢子菌
   - C. 着色真菌
   - D. 白念珠菌
   - E. 石膏样小孢子菌

3. 关于毛霉的叙述，错误的是
   - A. 菌丝一般无隔
   - B. 可形成孢子囊孢子
   - C. 毛霉病发病急，病情进展快
   - D. 毛霉感染大多首先发生在肺部
   - E. 在SDA培养基上形成丝状型菌落

答案：1. B；2. B；3. D

（二）简答题

1. 简述曲霉、毛霉和肺孢子菌的生物学性状。

2. 曲霉、毛霉和肺孢子菌各自引起哪些疾病？

第十二章　经呼吸道感染的病原生物

机体的呼吸道为开放门户，许多病原生物可通过呼吸道侵入机体造成呼吸系统或其他部位的感染。另外，机会致病菌在特定条件下亦可引起呼吸道感染。常见以呼吸道为主要侵入途径的病原生物见表12-0-1。

▼ 表12-0-1　常见经呼吸道感染病原生物的种类及所致主要疾病

病原生物（属/种）	所致主要疾病	本教材中所在章
原核细胞型微生物		
结核分枝杆菌	肺结核	本章
金黄色葡萄球菌	咽炎、气管炎、支气管炎、肺炎	14
乙型溶血性链球菌	咽炎、气管炎、支气管炎、肺炎、猩红热	本章
肺炎链球菌	肺炎、气管炎	本章
脑膜炎奈瑟菌	流行性脑脊髓膜炎	本章
白喉棒状杆菌	白喉	本章
炭疽芽胞杆菌	肺炭疽	18
流感嗜血杆菌	气管炎、支气管炎、肺炎、脑膜炎	本章
百日咳鲍特菌	百日咳	本章
嗜肺军团菌	肺炎	本章
鼠疫耶尔森菌	肺鼠疫	18
肺炎支原体	原发性非典型性肺炎	本章
肺炎衣原体	肺炎、支气管炎、咽炎、鼻窦炎	本章
病毒		
流感病毒	流感	本章
副流感病毒	细支气管炎、肺炎、普通感冒	本章
麻疹病毒	麻疹	本章
腮腺炎病毒	流行性腮腺炎	本章

病原生物（属/种）	所致主要疾病	本教材中所在章
风疹病毒	风疹、先天畸形	17
SARS-CoV	严重急性呼吸综合征	本章
MERS-CoV	中东呼吸综合征	本章
SARS-CoV-2	COVID-19	本章
腺病毒	支气管炎、肺炎	本章

注：SARS-CoV，严重急性呼吸综合征冠状病毒；MERS-CoV，中东呼吸综合征冠状病毒；SARS-CoV-2，新型冠状病毒；COVID-19，新型冠状病毒感染。

第一节　分枝杆菌属

知识目标

1. 掌握结核分枝杆菌的主要生物学特性、致病性、感染后检查方法和防治原则。
2. 熟悉结核菌素试验的原理、结果解读及应用。
3. 了解麻风分枝杆菌的致病性及防治原则；非结核分枝杆菌的致病性。

🔔 **问题与思考**

患者，男，51岁，农民。主诉：反复发热3个月余，伴气促、咳嗽、咳痰。体温37~38.5℃，以午后为明显，伴夜间盗汗。于2020年12月来院就诊，胸部CT提示双下肺病变及纵隔内和右肺门多个大小不等肿大淋巴结，疑似肺结核。遂采集3份痰标本进行细菌学检查，结果显示：直接涂片抗酸染色镜检结果阴性、罗氏固体培养结果阴性、GeneXpert检测结果阴性；MGIT 960液体培养第14天7小时报告阳性，取培养物涂片抗酸染色镜检阳性；提取培养物DNA进行结核分枝杆菌荧光定量PCR检测，结果阳性。临床诊断为继发性肺结核并予抗结核治疗。患者于2021年3月复诊，采集2份痰标本进行细菌学检查，结果显示：普通涂片抗酸染色镜检结果阳性、罗氏固体培养结果阴性、GeneXpert检测检出结核分枝杆菌（MTB）、MGIT 960液体培养4天20小时报告阳性；取培养物涂片抗酸染色镜检阳性、非典型分枝杆菌形态，提取培养物DNA进行基因芯片检测、检出非结核分枝杆菌（NTM）。临床按照MTB与NTM混合感染继续给予治疗。

思考：
1. 临床上如何开展肺结核诊断？
2. 如何区分结核分枝杆菌和非结核分枝杆菌感染？

（北京市疾病预防控制中心田丽丽提供）

分枝杆菌属（*Mycobacterium*）是一类细长略带弯曲的杆菌，因有分枝状生长的趋势而得名。本属细菌因细胞壁含大量脂质，故使用一般染色方法不易着色，染色时需加温或延长染色时间。着色后能抵抗3%盐酸乙醇的脱色作用，故又称抗酸杆菌（acid-fast bacillus）。本菌属种类繁多，包括致病菌和非致病菌。根据流行病学和所致疾病的不同，可将致病菌分为结核分枝杆菌复合群（*Mycobacterium tuberculosis* complex，MTC）、非结核分枝杆菌（nontuberculous mycobacteria，NTM）和麻风分枝杆菌（*M. leprae*）三类，其中最主要致病菌为结核分枝杆菌复合群，包括结核分枝杆菌、牛分枝杆菌、非洲分枝杆菌和田鼠分枝杆菌。本节重点介绍结核分枝杆菌。

一、结核分枝杆菌

　　结核分枝杆菌（*M. tuberculosis*）是结核病的病原体，由德国细菌学家郭霍于1882年发现。结核病是一种古老的传染病，目前仍然是人类健康的巨大威胁，也是艾滋病患者的"头号杀手"。据世界卫生组织（WHO）发布的《2022年全球结核病报告》显示，2021年全世界新发结核病患者1 060万例、耐药结核病患者45万例及结核病死亡患者160万例。我国仍是全球结核病高负担国家之一，位居全球第3。由此可见，结核病防治形势依然十分严峻，是我国乃至全球的一个重大公共卫生问题。

（一）生物学性状

　　1. 形态染色　细长略带弯曲的杆菌，大小（0.2~0.6）μm×（3~5）μm，呈单个、分枝状或束状排列（图12-1-1）。无鞭毛和芽胞，有微荚膜。由于其细胞壁中含有大量的脂质，普通染色法不易着色，常用齐-内染色法（Ziehl Neelsen staining）染色，染色后结核分枝杆菌呈红色，而混合的其他细菌及杂质呈蓝色。

　　2. 培养特性　营养要求较高，分离培养常用含蛋黄、甘油、马铃薯、无机盐和孔雀绿等成分的罗氏培养基。专性需氧，通入3%~5%的CO_2可促进其生长。最适温度为35~37℃，最适pH为6.5~6.8。该菌生长缓慢，繁殖一代约需18小时，在固体培养基上培养2~3周才可出现肉眼可见的菌落，典型菌落表面干燥呈颗粒、结节或菜花状，乳白色或米黄色。在液体培养基中静置培养呈菌膜生长，若在液体培养

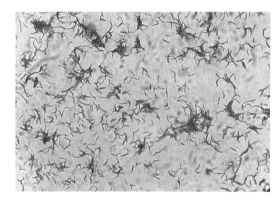

▲ 图12-1-1　结核分枝杆菌纯培养物形态
（抗酸染色，×1 000）

基中加入水溶性脂肪酸，可降低结核分枝杆菌表面的疏水性，则呈均匀分散状态生长，有利于进行药敏试验等。

　　3. 抵抗力　结核分枝杆菌因细胞壁中含大量脂质，故对理化因素有较强的抵抗力。① 耐干燥：在干燥的痰中可存活6~8个月，附着在空气的尘埃中传染性可保持8~10天。② 耐酸碱：在3% HCl、6% H_2SO_4或4% NaOH溶液中能耐受30分钟。因此，常用酸碱处理痰液等临床标本，杀

灭杂菌和消化标本中的黏稠物质，以提高检出率。③ 耐染料：如对1：13 000孔雀绿或1：75 000结晶紫有抵抗力，故在其培养基中可加入这些染料以抑制杂菌生长。④ 对乙醇、湿热及紫外线抵抗力较弱。如在液体中加热62~63℃ 15分钟、75%乙醇作用数分钟或直接日光照射2~7小时均可被杀死。⑤ 结核分枝杆菌对链霉素、异烟肼、利福平等药物敏感，但长期不规律应用易出现耐药性。

4. 变异性　结核分枝杆菌的形态、毒力、耐药性等均可发生变异。在抗生素、溶菌酶等作用下，结核分枝杆菌可失去细胞壁变为L型，抗酸染色性减弱或消失，菌落由粗糙型变为光滑性。因此，在临床标本检测中，抗酸染色阴性并不能完全排除结核分枝杆菌感染。广泛用于人类预防结核病的减毒活疫苗卡介苗（bacillus Calmette-Guérin，BCG）是毒力变异的典型例子，它是将有毒的牛分枝杆菌（MTC成员）在含甘油、胆汁、马铃薯的培养基中，连续传代230次，历时13年获得。结核分枝杆菌对异烟肼、链霉素、利福平等抗结核药物也易产生耐药性，可表现为单耐药结核病（mono-resistant tuberculosis，MR-TB）（对1种一线抗结核药物耐药）、多耐药结核病（polydrug-resistant tuberculosis，PDR-TB）（对1种以上的一线抗结核药物耐药，不包括同时对异烟肼和利福平耐药）、耐多药结核病（multidrug-resistant tuberculosis，MDR-TB）（至少同时对异烟肼和利福平耐药）及广泛耐药（extensive drug-resistant tuberculosis，XDR-TB）（耐多药且对任意1种氟喹诺酮类药物和/或1种二线抗结核药物卷曲霉素、卡那霉素和阿米卡星中至少一种耐药）。

（二）致病性

结核分枝杆菌不含内毒素，也不产生外毒素和侵袭性酶类，其致病性可能与细菌在组织细胞内繁殖引起的炎症反应、菌体成分及代谢产物的毒性、机体对菌体成分产生的免疫病理反应有关。

1. 致病性　结核分枝杆菌的主要致病物质是菌体中的脂质、蛋白质和多糖。

（1）脂质：结核分枝杆菌的主要毒力因子，多以糖脂的形式存在。① 索状因子（cord factor）：存在于有毒结核分枝杆菌细胞壁中，为分枝菌酸与海藻糖结合的一种糖脂（海藻糖6,6'-二分枝菌酸），能使结核分枝杆菌在液体培养基中黏合成索条状。诱导抗炎因子的产生，促进肉芽肿的形成。② 磷脂（phosphatide）：刺激单核细胞增生，并使炎症灶中的巨噬细胞转变为上皮样细胞，从而形成结核结节。③ 硫酸脑苷脂（cerebroside sulfatide）：可抑制吞噬细胞中吞噬体与溶酶体的融合，使结核分枝杆菌能在吞噬细胞中长期存活。④ 甘露糖脂：包括脂阿拉伯甘露糖（LAM）、脂阿拉伯甘露聚糖（ManLAM）和磷脂酰肌醇甘露糖苷（PIMs），可结合巨噬细胞甘露糖受体，帮助细菌进入巨噬细胞并在其中存活。

（2）蛋白质：结核分枝杆菌基因编码的蛋白包括分泌蛋白、脂蛋白和糖蛋白等多种蛋白质，与细菌的潜伏、再激活及免疫逃逸等致病过程均有关系。① 结核菌素（tuberculin）：是将结核分枝杆菌接种在液体培养基中，培养后去除培养液中的菌体，分离培养液中的分泌蛋白混合物制备的。结核菌素与脂质结合可诱导强烈的迟发型超敏反应。② 分枝杆菌生长素（mycobactin）：即结核分枝杆菌分泌的铁载体，可与宿主细胞竞争结合铁离子，有助于结核分枝杆菌的生长和致病。③ RD区编码蛋白：差异区（region of difference，RD）是结核分枝杆菌基因组中的特定序列区域，它在某些菌株中丢失，但在其他菌株中存在。其中RD-1在结核分枝杆菌致病中发挥重要作用，RD1区编码的早期分泌抗原6（early secretory antigenic 6，ESAT-6）和培养滤过蛋白（10kD culture filtrate protein，CFP-10）形成复合物，与细菌从吞噬体易位到胞质、抑制呼吸链介导线粒体损伤及诱导超敏反应有关。

（3）多糖：结核分枝杆菌微荚膜的主要成分，包括葡聚糖、阿拉伯半乳聚糖和甘露糖等，可与细胞壁脂质结合形成糖脂。多糖成分与细菌黏附、入侵宿主细胞及抵抗吞噬细胞的吞噬作用有关。

2. 所致疾病　人对结核分枝杆菌普遍易感，多数导致结核潜伏感染（latent tuberculosis infection，LTBI），只有很少一部分发展为结核病。结核分枝杆菌可经呼吸道、消化道、破损的皮肤黏膜等多种途径进入机体，引起多种组织器官的结核病，其中以肺结核最为多见。

（1）肺部感染：依据机体感染时的状态、感染后免疫应答的特点等，可将肺结核分为两种类型，分别是原发感染和原发后感染。

1）原发感染：原发感染又称初次感染，是结核分枝杆菌初次感染机体所形成的病灶，多发生于儿童和青少年。结核分枝杆菌经呼吸道侵入肺泡，被吞噬细胞吞噬，在巨噬细胞内大量生长繁殖，巨噬细胞死亡崩解，细菌在细胞外大量繁殖，再次被吞噬；反复引起渗出性病灶，即原发灶。原发灶内的结核分枝杆菌可经淋巴管扩散至肺门淋巴结，引起淋巴管炎和肺门淋巴结炎。原发灶、淋巴管炎和肺门淋巴结炎统称为原发复合征，胸部X线片上呈哑铃状阴影。原发灶大多经纤维化或钙化自愈；部分病灶中的结核分枝杆菌进入潜伏状态成为持留菌；极少数的情况下，结核分枝杆菌可经淋巴、血流扩散到整个肺部或全身，导致粟粒型结核（miliary tuberculosis）（附图4、附图5）、结核性脑膜炎等，引起肺外结核。

2）原发后感染：又称继发性感染，是原发感染后再次发生的感染，多发生在人体免疫力下降、合并HIV感染、罹患糖尿病、使用免疫抑制剂、营养缺陷等情况下或老年人中。大部分为内源性感染，可由原发病灶中潜伏的结核分枝杆菌被激活，转化为增殖菌而再次引起感染，也可由外界的结核分枝杆菌再次侵入而发病。由于初次感染时已经建立免疫应答，对再次感染的结核分枝杆菌具有较强的抵抗能力，因此病灶局限，不累及邻近淋巴结，主要病变为慢性肉芽肿性炎症。但是，原发后感染往往伴随有迟发型超敏反应发生，病灶易发生干酪样坏死、液化、破坏支气管、血管和组织，形成空洞（附图6~附图8）。

（2）肺外感染：免疫力低下的患者，结核分枝杆菌可经血液、淋巴液扩散侵入肺外组织器官，引起相应的脏器感染。常见于脑、肾、骨、关节、生殖系统、皮肤等结核（附图9），严重时可形成全身粟粒型结核、播散型结核、结核性脑膜炎等。痰菌被吞咽后可引起肠结核、结核性腹膜炎。

（三）免疫性与超敏反应

人群对结核分枝杆菌的感染率很高，但发病率不高，表明人体对结核分枝杆菌有相当强的免疫力。机体对结核分枝杆菌产生免疫保护作用的同时，往往伴有迟发型超敏反应的产生，二者均为T细胞介导的结果。带菌免疫与免疫逃逸交织，保护性免疫与迟发型超敏反应介导的免疫病理交织，是结核分枝杆菌感染免疫的显著特点。

1. **免疫性** 结核分枝杆菌属兼性胞内寄生菌，其抗感染免疫主要依靠细胞免疫。$CD4^+$ T 淋巴细胞被结核分枝杆菌激活后，当再次接触结核分枝杆菌时，可产生和释放多种细胞因子，激活和增强巨噬细胞的吞噬、消化、分泌和处理细菌的能力，在抗结核病感染的过程中发挥重要作用。$CD8^+$ T 淋巴细胞在阻止潜伏结核分枝杆菌再激活过程中发挥作用。机体对结核分枝杆菌虽能产生抗体，但其保护作用尚不明确。

2. **超敏反应** 机体获得对结核分枝杆菌免疫力的同时，菌体的一些成分如蛋白质与脂质等也可共同刺激 T 淋巴细胞形成致敏状态。体内被致敏的 T 淋巴细胞再次遇到结核分枝杆菌时，即释放出大量的细胞因子，引起强烈的迟发型超敏反应，形成以单核细胞浸润为主的炎症反应，易发生干酪样坏死，甚至液化形成空洞。原发后感染时，由于超敏反应的发生，局部损害较重，形成干酪样坏死。

3. **结核菌素试验** 人体感染结核分枝杆菌后，产生免疫力的同时也会发生迟发型超敏反应。结核菌素试验就是根据结核分枝杆菌的这一免疫学特点进行设计的。其基本原理是将结核菌素注射于受试者皮内，通过测定机体对结核分枝杆菌是否有迟发型超敏反应，从而判定机体对该菌是否有免疫力。

目前，结核菌素试验所用抗原多为结核菌素纯蛋白衍化物（purified protein derivative，PPD），PPD 是用三氯醋酸沉淀后的结核菌素蛋白。PPD 有两种，即结核分枝杆菌制成的 PPDC 和卡介苗制成的 BCG PPD。结核菌素试验的方法：取 5 个单位 PPD 注射于前臂皮内，48~72 小时后检查注射部位的反应。若局部皮肤红肿硬结 <5mm 为阴性；≥5mm 为阳性；≥15mm 或局部皮肤出现双圈、水疱、坏死等为强阳性。

结核菌素试验阳性表明受试者已感染过结核分枝杆菌，或者接种过卡介苗，对结核分枝杆菌有免疫力；强阳性者可能有活动性感染，尤其是婴幼儿，需进一步检查确诊。阴性表明未感染过结核分枝杆菌，对该菌无特异性免疫力，但要注意的是在原发感染初期、严重结核病患者、细胞免疫功能低下者、免疫抑制剂使用者等也常出现阴性。临床上结核菌素试验常用于婴幼儿结核病的诊断、结核分枝杆菌感染的流行病学调查、卡介苗接种前人群的筛选和接种后的免疫效果判断，还可用于肿瘤患者细胞免疫功能的评价。

（四）感染后检查方法

1. **标本采集** 根据临床特点采集相应的标本，如痰、胸腔积液、腹水、脑脊液、关节腔液等。如果标本中结核分枝杆菌量少，可离心集菌，以提高检测阳性率。

2. **涂片染色镜检** 标本直接涂片或集菌后涂片进行抗酸染色，镜检如发现抗酸染色阳性菌，根据菌量并结合临床症状可作出初步诊断。

3. **分离培养** 将集菌后的标本接种于罗氏固体培养基，37℃培养，每周观察一次，3~4 周后观察菌落特征，并根据染色结果以及生化反应进行鉴定。

4. **药敏试验** 临床结核分枝杆菌耐药性变异株流行广泛，对临床标本进行药物敏感性检测非常必要。目前，临床上常用全自动快速分枝杆菌培养系统进行液体增菌培养及药物敏感性检测，该系统可提高检测灵敏度并缩短检出时间。

5. 分子生物学检测　巢式聚合酶链反应（PCR）、实时荧光定量PCR（quantitative real-time PCR，qPCR）等已广泛用于临床上结核分枝杆菌的检测，基因检测不仅快速而且灵敏度显著高于痰涂片和分离培养，结合耐药相关基因位点，还可进行耐药性测定。WHO推荐使用Xpert MTB/RIF试验进行结核病快速诊断，该试验应用半巢式实时荧光定量PCR技术检测 *rpoB* 基因，可在2小时内检测结核分枝杆菌和利福平耐药。

6. 免疫学检测　γ干扰素释放试验（interferon-γ release assay，IGRA）是以结核分枝杆菌与卡介苗的差异蛋白ESAT-6和CFP-10多肽刺激致敏的T淋巴细胞分泌γ干扰素（IFN-γ），通过酶联免疫斑点试验（enzyme linked immunospot assay，ELISPOT assay）进行检测，该方法1~2天即可获得结果且具有灵敏度高和特异度高的优点，已在临床广泛应用，用于结核潜伏感染的诊断、结核病流行病学调查以及辅助诊断。该技术操作要求高，价格昂贵。

7. 影像学检查　胸部X线和CT常用于肺结核的影像学检查，其影像学特征取决于病变类型和性质，详细内容见本教材附录影像学资料（附图4~附图9）。

（五）防治原则

1. 预防　卡介苗（BCG）是目前全球唯一临床用预防结核病的疫苗。我国规定新生儿在出生后即接种BCG，在预防儿童结核性脑膜炎和播散型结核等重症结核方面有着明确的作用，但对成人肺结核的保护作用并不确定，这与其无法刺激机体产生有效的免疫记忆有一定的关系。因此，研发新的对成人具有保护作用的新型疫苗非常重要。

2. 治疗　结核病患者及时接受规范化治疗是控制结核病流行的关键。结核病的治疗原则是早期、联合、足量、规律、全程。应根据患者的病情制订合理的化疗方案和化疗时间。抗结核一线化疗药物有异烟肼、利福霉素类、链霉素、吡嗪酰胺和乙胺丁醇，二线药物包括氟喹诺酮类、利奈唑胺、氯法齐明、对氨基水杨酸钠和环丝氨酸等。还有新药贝达喹啉、德拉马尼供临床使用。但近年来结核分枝杆菌耐药性增强，临床治疗面临严峻挑战。

二、麻风分枝杆菌

麻风分枝杆菌（*M. leprae*）是麻风病的病原菌。麻风病是一种慢性传染病，常累及皮肤、黏膜和周围神经，晚期可侵犯深部组织器官，部分患者伴有严重的畸形和残疾。目前，尽管全球新发病例在逐渐减少，但麻风病仍发生在120多个国家，每年报告的新发病例超过20万例，主要发生在巴西、印度和印度尼西亚等国家。早期发现病例，阻断传播，有助于消除麻风。

（一）生物学性状

麻风分枝杆菌大小为（0.3~0.4）μm×（2~7）μm，细长略弯曲，抗酸染色阳性，与结核分枝杆菌相似。在患者破溃皮肤渗出液的细胞中常呈束状排列，是典型的胞内寄生菌。被大量麻风分枝杆菌感染的细胞，其胞质呈泡沫状，称为麻风细胞或泡沫细胞，这是与结核分枝杆菌感染的一个重要区别。

麻风分枝杆菌目前尚不能在培养基中人工生长，将组织中获得的麻风分枝杆菌接种到小鼠足垫或犰狳体内，可以生长和传代，这是研究麻风病的主要动物模型。

麻风分枝杆菌抵抗力强，在干燥环境中可存活7天，低温环境中可存活数周至数月；在阳光下照射3小时或60℃加热1小时可将其杀灭。

（二）致病性及免疫性

人是麻风分枝杆菌的唯一自然宿主。麻风病的传染源主要是患者，未经治疗的瘤型麻风患者鼻黏膜分泌液、皮疹渗出液、痰、汗、泪、乳汁、精液与阴道分泌液都可排出麻风分枝杆菌。主要通过呼吸道、破损的皮肤黏膜、密切接触等方式传播，以家庭内传播多见。人对麻风分枝杆菌有较强的抵抗力，流行地区的人群多为隐性感染，仅部分人发病。

潜伏期平均为2~5年，长者可达数十年，以年幼期最为敏感。根据机体的免疫状态、病理变化和临床表现可将大部分患者分为瘤型麻风和结核样型麻风。介于此两型之间的少数患者可再分为界线类与未定类两类。两型与两类之间可相互转化。

（1）瘤型麻风（lepromatous leprosy）：此型是麻风病的严重临床类型，传染性强。病菌主要侵犯皮肤、黏膜、神经、眼及内脏，在感染的皮肤或黏膜下常可见由自身抗体与受损的组织细胞抗原结合的免疫复合物沉积形成的红斑或结节，即麻风结节（leproma）。面部的结节可融合呈"狮面容"，是麻风的典型临床特征。病变组织镜检时可见大量麻风细胞和肉芽肿。该型患者细胞免疫有缺陷而体液免疫正常。

（2）结核样型麻风（tuberculoid leprosy）：此型是麻风病的轻型临床类型，主要侵犯皮肤与外周神经，很少侵犯内脏，感染的皮肤组织往往丧失感觉。常为自限性疾病，病损可自行消退。患者体内麻风分枝杆菌数量极少，故传染性小。患者细胞免疫功能正常。

（3）界线类麻风：兼有瘤型和结核样型麻风的特点，但程度可以不同，能向两型演变。

（4）未定类麻风：未定类属麻风病的前期病变，大多数病例转化为结核样型。

麻风分枝杆菌是典型的胞内寄生菌，抗麻风分枝杆菌免疫以细胞免疫为主，其特点与抗结核分枝杆菌免疫相似。

（三）感染后检查方法

取患者鼻黏膜及皮肤损伤处的刮取物涂片，抗酸染色后镜检。如果在细胞内查到呈束状排列、抗酸染色阳性杆菌，且胞质呈泡沫状，则有诊断意义。此方法主要针对瘤型和界线类患者，而结核样型患者标本中则很难找到抗酸阳性杆菌。

（四）防治原则

目前尚无特异预防的疫苗。主要依靠早发现和早治疗进行预防。因麻风分枝杆菌与结核分枝杆菌有共同抗原，用BCG接种来预防麻风病有一定效果。为避免耐药性产生，WHO建议氨苯砜、利福平和氯法齐明三药联合应用治疗，疗效更好。

三、非结核分枝杆菌

非结核分枝杆菌（nontuberculous mycobacteria，NTM）又称非典型分枝杆菌（atypical mycobacteria），是指除结核分枝杆菌复合群和麻风分枝杆菌以外的分枝杆菌。NTM广泛分布于水及土壤等自然界环境中，故又称环境分枝杆菌。此类菌种类繁多，为机会致病菌，感染一般发生于机体免疫力低下时，通过呼吸道吸入或破损皮肤接触等途径而感染，是目前医院感染常见病原菌。

根据产生色素和生长速度等特点，可将NTM分为4种。① 光产色菌（photochromogenic bacteria）：在暗菌落呈奶油色，生长缓慢，菌落光滑。其中，堪萨斯分枝杆菌（*M. kansasii*）可引起人类肺结核样病变；海分枝杆菌（*M. marinum*）可通过受损的皮肤黏膜引起人的手指、脚趾及鼻黏膜等感染，呈结节及溃疡病变。② 暗产色菌（scotochromogenic bacteria）：在暗处培养时菌落呈现橘黄色，生长缓慢，菌落光滑。其中的瘰疬分枝杆菌（*M. scrofulaceum*）可引起儿童的颈部淋巴结炎。③ 不产色菌（nonchromogenic bacteria）：通常不产生色素，生长缓慢。其中，对人有致病性的是鸟分枝杆菌复合群（*M. avium* complex，MAC），可引起免疫低下人群感染，是艾滋病患者常见的机会致病菌，偶见于健康人群感染。④ 快速生长菌（rapid growers）：生长迅速，25~42℃均可生长，分离培养5~7天即可见到粗糙型菌落。其中，龟分枝杆菌（*M. chelonae*）和偶发分枝杆菌（*M. fortuitum*）可引起皮肤创伤后脓肿；溃疡分枝杆菌（*M. ulcerans*）可引起皮肤无痛性坏死溃疡；耻垢分枝杆菌（*M. smegmatis*）不致病，常存在于会阴部，查尿液或粪便标本中的结核分枝杆菌时应加以鉴别。

由于许多NTM菌株对常用的异烟肼、链霉素等耐药，但对利福平有一定敏感性，临床主张应用利福平、乙胺丁醇和异烟肼联合治疗。NTM经治疗后也常出现L型，耐药性增高，有的甚至经多年治疗仍不愈。克拉霉素和阿奇霉素是治疗鸟分枝杆菌复合群感染的首选药物。

相关链接 | **结核病新型疫苗**

BCG接种对于预防儿童结核，尤其是儿童重症结核有较好效果，但对成人结核保护效果有限。因此，开发更为有效的结核病新型疫苗至关重要。目前，全球已有至少16个结核病新型疫苗进入临床试验阶段，包括重组BCG、减毒活疫苗、病毒载体疫苗、重组蛋白亚单位疫苗和DNA疫苗等新型疫苗类型。此外，结核病病毒样颗粒疫苗，基于反向遗传学、结构生物学和生物信息学的疫苗新策略等也取得了一定的进展。

学习小结

分枝杆菌属细菌形态细长略弯曲，有分枝状生长趋势，抗酸染色阳性。主要致病菌包括结核分枝杆菌复合群、麻风分枝杆菌和NTM。结核分枝杆菌生长缓慢，在固体培养基上培养数周才可见R型菌落。结核分枝杆菌耐酸碱和干燥，但对乙醇、紫外线和湿热敏感。易发生耐药性变异。结核分枝杆菌细胞壁的脂质是其主要致病因子，与菌体多糖和蛋白结合诱发迟发型超敏反应是造成机体病理损伤的主要机制。结核分枝杆菌主要通过呼吸道感染引起肺结核，也可经多途径感染机体其他组织。结核菌素试验可以判断机体对结核菌是否有免疫力。直接涂片染色镜检查抗酸阳性菌并进行分离培养仍是结核病诊断的重要方面，基因检测和免疫学检测可提高临床检测灵敏度并缩短检测时间。BCG是目前预防结核分枝杆菌感染的唯一临床用疫苗。抗结核治疗应遵循早期、联合、足量、规律、全程的原则。

麻风分枝杆菌是胞内寄生菌，感染的细胞呈泡沫状，引起麻风病。主要通过呼吸道、破损的皮肤黏膜和密切接触等方式传播。患者分为瘤型麻风和结核样型麻风。

非结核分枝杆多存在于环境中，为机会致病菌。可引起结核样病变，但对常用的抗结核菌药物耐药。

（牛红霞）

复习参考题

（一）A型选择题

1. 关于结核分枝杆菌生物学特性的描述，错误的是
   A. 生长缓慢
   B. 菌体细长略带弯曲
   C. 对理化因素抵抗力弱
   D. 常用齐-内染色法
   E. 普通染色法不容易着色

2. 结核分枝杆菌的致病特点不包括
   A. 主要经呼吸道感染
   B. 感染者多数呈潜伏性感染状态
   C. 感染的发生发展和结局与机体的免疫状态有关
   D. 原发复合征多见于原发后感染
   E. 原发感染多自愈

3. 关于卡介苗的描述，正确的是
   A. 结核分枝杆菌灭活而成
   B. 牛分枝杆菌经甲醛处理而制成

   C. 用于人工被动免疫预防结核病
   D. 是无毒死疫苗
   E. 牛分枝杆菌毒力变异而成

4. 关于麻风分枝杆菌的描述不正确的是
   A. 抗酸阳性菌
   B. 主要通过垂直传播
   C. 不能人工培养
   D. 胞内寄生菌
   E. 接种卡介苗有一定预防作用

5. 关于NTM的描述不正确的是
   A. 抗酸染色阳性
   B. 广泛存在于环境中
   C. 多数是机会致病菌
   D. 对异烟肼敏感
   E. 艾滋病患者易感

   答案：1. C；2. D；3. E；4. B；5. D

（二）简答题

1. 试比较结核分枝杆菌所致原发感染与原发后感染的异同。
2. 结核菌素试验的原理是什么？结果

如何分析？临床上有何用途？
3. 结核分枝杆菌感染后的检查方法有哪些？

第二节 链球菌属

知识目标

1. 掌握链球菌属细菌的分类及致病性。
2. 熟悉 A 群链球菌和肺炎链球菌的主要生物学特性。
3. 了解链球菌属细菌感染后的检查方法及防治原则。

链球菌属（*Streptococcus*）的细菌是一类以链状排列为特征的球菌，是化脓性球菌中的常见细菌。广泛分布于自然界、人及动物粪便和健康人鼻咽部，大多数不致病，只有少数菌种可引起感染，其中最重要致病菌为 A 群链球菌（group A streptococcus）和肺炎链球菌（*S. pneumoniae*）。

链球菌种类较多，常用分类方法有：

1. 根据溶血现象分类 按其在血平板上繁殖后的溶血情况分为三类：

（1）甲型溶血性链球菌（α–hemolytic streptococcus）：菌落周围有 1~2mm 宽的草绿色溶血环，称甲型溶血或 α 溶血，又称其为草绿色链球菌。此类菌多为机会致病菌。

（2）乙型溶血性链球菌（β–hemolytic streptococcus）：菌落周围形成一个 2~4mm 宽、完全透明的溶血环，称乙型溶血或 β 溶血，又称其为溶血性链球菌。致病力强，常引起人类和动物的多种疾病。

（3）丙型溶血性链球菌（γ–hemolytic streptococcus）：菌落周围无溶血环，故亦称不溶血性链球菌，一般不致病。

2. 根据抗原结构分类 根据链球菌细胞壁中的多糖抗原（C 多糖抗原）不同，将链球菌分成 A~H、K~V 共 20 个群，对人致病的链球菌约 90% 属 A 群。同一群链球菌又可按其表面蛋白质 M 抗原的不同分成若干个型，A 群链球菌可分为 150 个血清型。链球菌的菌群与溶血无平行关系，但对人类致病的 A 群链球菌多数呈现乙型溶血。

一、A 群链球菌

与人类疾病密切相关的主要是化脓性链球菌（*S. pyogenes*），是链球菌中对人类致病性最强的细菌。

（一）生物学性状

1. 形态与染色 革兰氏染色阳性，菌体呈球形或近似球形，直径 0.6~1.0μm。呈链状排列，在液体培养基中形成多达 20~30 个细菌连接而成的长链（图 12–2–1）。培养 2~4 小时后，

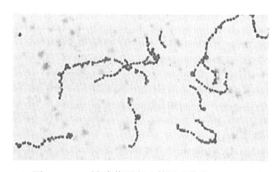

▲ 图 12–2–1　链球菌形态（革兰氏染色，×1 000）

可形成由透明质酸构成的荚膜；但随培养时间的进一步延长，因其自身产生的透明质酸酶的作用，荚膜逐渐消失。无芽胞和鞭毛。

2. **培养特性** 多数为兼性厌氧菌。营养要求较高，在含有血液、血清、葡萄糖等的培养基中生长良好。最适温度为37℃，最适pH为7.4~7.6。在血琼脂平板上可形成灰白色、表面光滑、边缘整齐的菌落，多数菌株菌落周围形成透明溶血环，呈β溶血现象。在液体培养基中由于易形成长链，细菌呈絮状沉淀。

3. **生化反应** 能分解葡萄糖，产酸不产气。触酶试验阴性，可用于与葡萄球菌区分。不分解菊糖、不被胆汁溶解，可用于与肺炎链球菌区分。

4. **抗原结构** 链球菌的抗原结构较复杂（图12-2-2），主要有三种：

（1）多糖抗原：又称C抗原，细胞壁的多糖组分，具有群特异性，是链球菌分群的依据。

（2）蛋白质抗原：又称表面抗原，位于C抗原外层，具有型特异性。A群链球菌有M、T、R和S不同性质的蛋白质抗原，与致病性有关的是M抗原。

（3）核蛋白抗原：又称P抗原，无特异性，各种链球菌均相同，并与葡萄球菌有交叉。

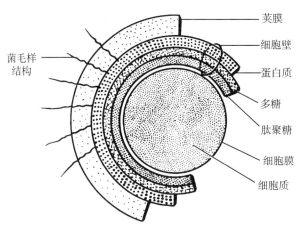

菌毛样结构

荚膜
细胞壁
蛋白质
多糖
肽聚糖
细胞膜
细胞质

▲ 图12-2-2 链球菌抗原结构模式图

5. **抵抗力** 抵抗力弱，在60℃可被杀死，对常用消毒剂敏感，在干燥尘埃中可存活数周至数月，对青霉素、头孢类、红霉素等均敏感，极少产生耐药性。

（二）致病性与免疫性

1. **致病性** A群链球菌具较强的侵袭力，可产生多种致病物质，包括黏附素、M蛋白、侵袭性酶、链球菌溶血素和致热外毒素。

（1）黏附素：细菌细胞壁中的脂磷壁酸和F蛋白（纤维粘连蛋白的受体）是A群链球菌重要的黏附素，它们与细胞膜有高度亲和力，成为该菌定植在机体皮肤和呼吸道黏膜等表面的主要侵袭因素。

（2）M蛋白：是A群链球菌的重要致病因子，有抗吞噬和抵抗吞噬细胞内杀菌作用的能力。M蛋白与心肌、肾小球基底膜有共同抗原，M蛋白刺激机体产生的特异性抗体可通过交叉反应损害感染者的相应组织，引起某些超敏反应性疾病。

（3）侵袭性酶：A群链球菌产生多种侵袭性酶，均是扩散因子。① 透明质酸酶（hyaluronidase）：能分解细胞间质的透明质酸，使病菌易在组织中扩散；② 链激酶（streptokinase，SK）：亦称链球菌溶纤维蛋白酶，能使血液中纤维蛋白酶原变成纤维蛋白酶，故可溶解血块或阻止血浆凝固，有利于病菌在组织中扩散；③ 链球菌DNA酶（streptodornase，SD）：亦称链道酶，能降解脓液中高度黏稠的DNA，使脓液稀薄，促进病菌扩散。

（4）链球菌溶血素（streptolysin）：是具有溶解红细胞、破坏白细胞和血小板作用的外毒素。根据对O_2的稳定性分为链球菌溶血素O（streptolysin O，SLO）和链球菌溶血素S（streptolysin S，SLS）两种。SLO为含巯基（-SH）的蛋白质，对O_2敏感，遇O_2时-SH被氧化为-S-S-而失去溶血活性。SLO能溶解红细胞，对白细胞、巨噬细胞、血小板、神经细胞等有毒性作用，对心肌也有急性毒性作用。SLO抗原性强，多数感染者于感染后2~3周至病愈后1年内可检出抗链球菌溶血素O（anti-streptolysin O，ASO）抗体，因此测定ASO效价可作为判断链球菌感染或风湿热活动的辅助手段。

SLS对O_2稳定，是小分子糖肽，无免疫原性，对红细胞、白细胞和多种组织细胞有破坏作用。链球菌在血琼脂平板上繁殖后菌落周围的β溶血环是由SLS所致。

（5）致热外毒素（pyrogenic exotoxin）：又称红疹毒素或猩红热毒素，是人类猩红热的主要致病物质。由携带温和噬菌体的A群链球菌产生，属于外毒素。化学本质是蛋白质，但对热稳定，有A、B、C 3个血清型。该毒素有内毒素样的致热作用，对细胞或组织有损害作用，使患者产生红疹。其刺激机体产生的抗毒素能中和该毒素的活性。致热外毒素具有超抗原作用，引起动物发热和死亡。

2. 所致疾病　A群链球菌引起的疾病约占人类链球菌感染的90%，其感染源为患者和带菌者，通过空气飞沫、皮肤伤口和污染食品等方式传播，所致疾病分为三类：

（1）化脓性感染：A群链球菌可引起多种化脓性感染。经呼吸道侵入可引起急性扁桃体炎、咽峡炎、中耳炎、乳突炎、气管炎、肺炎等；经皮肤伤口侵入可引起疖、痈、蜂窝织炎、丹毒等；沿淋巴管扩散可引起淋巴管炎、淋巴结炎等；经产道感染可引起产褥感染。严重时可致败血症。

（2）毒素性疾病：即猩红热，由A群链球菌产生的致热外毒素所致。为急性呼吸道传染病，主要经飞沫传播。临床特征为发热、咽峡炎、全身弥漫性皮疹和疹退后明显脱屑。

（3）超敏反应性疾病：风湿热和急性肾小球肾炎。通过Ⅱ型或Ⅲ型超敏反应所致。

3. 免疫性　感染后血清中出现多种抗体，主要是抗M蛋白抗体，对同型链球菌可获得一定免疫力。但因其型别多，各型间无交叉免疫性，故常可反复感染。机体患猩红热后，可对同型致热外毒素建立牢固的抗毒素免疫。

（三）感染后检查方法

1. 细菌学检测

（1）标本采集：根据临床症状不同，可采集脓汁、咽拭子、痰液、血液等标本。

（2）直接染色镜检：取脓汁或痰标本涂片，革兰氏染色后镜检，发现革兰氏阳性呈典型链状排列的球菌，可作出初步诊断。

（3）分离培养与鉴定：脓汁、咽拭子或痰标本直接划线接种于血琼脂平板上，37℃培养24小时后观察菌落特征。疑有败血症的血标本，应先增菌后再做分离鉴定。如有β溶血的菌落，应与葡萄球菌相鉴别，再通过杆菌肽敏感试验和L-吡咯酮-β萘胺-反应（PYR）试验进一步鉴定。

2. 抗链球菌溶血素O试验 简称抗"O"试验，常用于风湿热的辅助诊断。风湿热患者血清中的抗O抗体与正常人相比显著增高，一般在250单位左右，活动性风湿患者抗体效价一般超过400单位。

（四）防治原则

A群链球菌主要通过飞沫传播，应对患者和带菌者及时治疗，以减少传染源。还应注意空气、器械、敷料等的消毒。对急性咽喉炎和扁桃体炎患者，尤其是儿童，需治疗彻底，防止风湿热及急性肾小球肾炎的发生。治疗A群链球菌感染，青霉素为首选药物。

二、肺炎链球菌

（一）生物学性状

1. 形态与染色 革兰氏染色阳性球菌，菌体呈矛头状，多成双排列，宽端相对，尖端朝外（图12-2-3）。在痰或脓汁标本中，可见单个、成双或短链状排列，在液体培养基中形成短链。在机体内或含有血清的培养基上能形成荚膜。无鞭毛和芽胞。

2. 培养特性 兼性厌氧菌。营养要求较高，在含有血液或血清的培养基中才能生长。在血琼脂平板上菌落细小，菌落周围形成草绿色α溶血环。培养48小时后，因产生的自溶酶破坏细胞壁而使细菌溶解，致菌落中央下陷呈脐状。如果在血清肉汤中培养，初期呈浑浊生长，随培养时间延长，自溶酶使细菌溶解，培养液渐变澄清。

3. 生化反应 肺炎链球菌分解葡萄糖、麦芽糖、乳糖、菊糖等多种糖类，产酸不产气。常用胆汁溶菌试验和奥普托欣试验（Optochin test）与甲型溶血性链球菌进行鉴别。

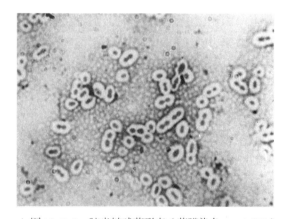

▲ 图12-2-3 肺炎链球菌形态（荚膜染色，×1 500）

4. 抗原结构 肺炎链球菌抗原主要有3种：

（1）荚膜多糖抗原：存在于肺炎链球菌荚膜中，具有型特异性，据此肺炎链球菌可分为100多个血清型。

（2）C多糖：存在于细胞壁中，具有种特异性。此抗原可与血清中的C反应蛋白（CRP）结合形成沉淀。CRP不是抗体，而是血清中的一种β球蛋白，正常人血清中含量甚微，急性感染时含量剧增。临床上常用C多糖来测定血清中的CRP，作为急性炎症和对活动性风湿热等的辅助诊断。

（3）M蛋白：具有型特异性，但与细菌毒力无关，产生的抗体没有保护作用。

5. 抵抗力　对理化因素抵抗力较弱，对常用消毒剂敏感。有荚膜的肺炎链球菌菌株可在干痰中存活1~2个月。近年来出现了耐青霉素肺炎链球菌（penicillin resistant *S. pneumoniae*，PRSP）。

（二）致病性与免疫性

1. 致病性

（1）荚膜：是肺炎链球菌的主要致病因子，具有抗吞噬作用，细菌失去荚膜后其毒力减低或消失。

（2）肺炎链球菌溶血素O（pneumolysin O）：能溶解红细胞，活化补体，引起发热、炎症及组织损伤等。

（3）脂磷壁酸：可助细菌黏附到肺上皮细胞或血管内皮细胞的表面。

（4）神经氨酸酶：能分解细胞膜和糖脂的N–乙酰神经氨酸，与肺炎链球菌在鼻咽部和支气管黏膜上的定植、繁殖和扩散有关。

2. 所致疾病　肺炎链球菌常存在于正常人的口腔及鼻咽部，一般不致病，只有在感染、营养不良和抵抗力下降等因素致呼吸道异常或受损伤时才引起感染，主要引起大叶性肺炎（附图10、附图11），其次为支气管炎。成人肺炎多由1、2、3型肺炎链球菌所致，其中3型毒力强，病死率高。儿童大叶性肺炎多由14型引起。患肺炎后可继发胸膜炎、脓胸，也可引起中耳炎、乳突炎、鼻旁窦炎、脑膜炎和败血症等。

3. 免疫性　感染肺炎链球菌后，机体产生的荚膜多糖型特异抗体有保护作用，可建立较牢固的型特异性免疫。

（三）感染后检查方法

1. 细菌学检测

（1）标本采集：根据病变部位，可采集脓汁、痰液、血液或脑脊液等标本。

（2）直接染色镜检：如发现典型的革兰氏阳性、有荚膜的双球菌存在，可作初步诊断。

（3）分离培养与鉴定：脓汁和痰液直接接种血平板，血液或脑脊液应先于血清肉汤中增菌后再接种于血平板分离培养。如有α溶血小菌落出现，进一步通过胆汁溶菌或奥普托欣试验与甲型溶血性链球菌相鉴别。① 胆汁溶菌试验：利用胆汁可激活肺炎链球菌的自溶酶加速菌体自溶的原理，在菌液内加入胆汁或100g/L去氧胆酸钠，37℃培养10分钟后，细菌溶解、菌液变清为阳性。② 奥普托欣试验：将待试细菌涂布于血琼脂平板表面，再取直径6mm无菌滤纸圆片在1∶2 000的奥普托欣溶液中浸湿，置于平板涂菌处；37℃培养48小时后，观察抑菌圈的大小。肺炎链球菌的抑菌圈直径常在20mm以上，甲型溶血性链球菌多数小于12mm。

2. 免疫学检测　可用荚膜肿胀试验（quellung reaction），肺炎链球菌与相应抗荚膜抗体混合后，在显微镜下可见荚膜明显肿胀变厚。用多价抗血清与新鲜痰标本混合，可用于标本中肺炎链球菌的快速检测。如用单价特异性抗体则可对肺炎链球菌进行分型。

（四）防治原则

肺炎链球菌主要通过飞沫传播，对患者应及时治疗。接种多价肺炎链球菌荚膜多糖菌苗，对预防老人、儿童及免疫功能低下者的肺炎链球菌感染效果良好。肺炎链球菌感染可首选青霉素治疗。由于近年来出现了青霉素耐药菌株，建议根据药敏试验结果，选择敏感抗生素进行治疗，必要时选用万古霉素。

三、其他链球菌

（一）B群链球菌

B群链球菌因其能引起牛乳房炎，又称无乳链球菌（*S. agalactiae*）。现发现该菌也能感染人，尤其是新生儿，可引起败血症、肺炎、脑膜炎等，死亡率高，愈后可有神经系统后遗症。

B群链球菌常寄居于呼吸道、泌尿生殖道和直肠，带菌率达30%左右。新生儿感染与母体带菌密切相关，分娩时胎儿可经带菌产道而感染，也可因医护人员呼吸道所带病菌传播而引起。

新生儿B群链球菌感染分为早发型和迟发型两种类型。① 早发型：出生后一周内发病，以"垂直感染"为主，表现为败血症并伴呼吸窘迫，约1/3患儿有脑膜炎。病情凶险，1~2天死亡，死亡率高达50%~70%。② 迟发型：产后1周~3个月发病，常因医院感染所致。表现为化脓性脑膜炎，多伴有败血症，通常无呼吸道症状。病死率约15%，但存活者常发生痴呆、脑积水等后遗症。

（二）D群链球菌

D群链球菌主要有牛链球菌（*S. bovis*）和马肠链球菌（*S. equinus*）。D群链球菌常寄生于皮肤、上呼吸道、消化道和泌尿生殖道。感染者多为老年人、中青年女性、肿瘤患者等，可引起皮肤、胆道、肠道等感染，亦可引起败血症。

（三）甲型溶血性链球菌

甲型溶血性链球菌又称为草绿色链球菌。常寄居于上呼吸道、口腔、消化道、女性生殖道，是感染性心内膜炎最常见的致病菌。当拔牙或摘除扁桃体时，寄居在口腔、咽喉部的该细菌可侵入血流引起菌血症。一般情况下，少量菌很快被肝、脾、淋巴结和骨髓中的吞噬细胞清除。但若心瓣膜有病损或更换人工瓣膜者，细菌就可黏附繁殖，引起亚急性细菌性心内膜炎，亦可引起脑、肝和腹腔内感染。另外，口腔中的变异链球菌与龋齿的发生关系密切。

相关链接 | **肺炎链球菌多价疫苗应用后感染谱的变化**

接种多价肺炎链球菌荚膜多糖菌苗，是目前预防肺炎链球菌感染的有效手段。肺炎链球菌结合疫苗（PCV）在全球范围内广泛接种有效减少了肺炎链球菌引起的疾病，有23价PCV（PCV23）和13价PCV（PCV13）。然而，即便是23价PCV也无法完全覆盖所有肺炎链球菌的血清型。据报道，PVC的接种在临床导致其他非PCV血清型流行的替代和增加。例如，2000年美国引入PCV7后导致血清型19A增加。近年来，全球多个国家报道引入PCV13后，血清型24F增加，伴随着抗生素耐药性的增加。掌握PCV引入后的血清型变化，对临床肺炎链球菌的预防和诊治，以及调整未来的疫苗设计有重要意义。

<h1 style="text-align:center">学习小结</h1>

　　链球菌依据溶血分为甲型溶血性链球菌、乙型溶血性链球菌和丙型溶血性链球菌，其中致病性最强的是乙型溶血性链球菌。依据细胞壁中多糖抗原的不同，链球菌分为20个群，其中对人致病的链球菌90%属A群。

　　A群链球菌为革兰氏阳性、链状排列的球菌。可产生黏附素、M蛋白、侵袭性酶（透明质酸酶、链激酶和链球菌DNA酶）、链球菌溶血素O和S、致热外毒素等，引起化脓性感染、毒素性疾病（猩红热）以及超敏反应性疾病（肾小球肾炎和风湿热等）。抗"O"试验可用于活动性风湿热的辅助诊断。

　　肺炎链球菌为革兰氏阳性、矛头状成对排列的双球菌。荚膜是其主要致病物质，可引起大叶性肺炎、支气管炎等。荚膜多糖疫苗可用于预防。

　　甲型溶血性链球菌可引起亚急性心内膜炎。B群链球菌引起的新生儿败血症和脑膜炎愈发被关注。

（牛红霞）

复习参考题

（一）A型选择题

1. 下列病原菌感染机体后会引起超敏反应性疾病的是
    A. 肺炎链球菌
    B. A群链球菌
    C. 大肠埃希菌
    D. B群链球菌
    E. 甲型溶血性链球菌

2. 肺炎链球菌最主要的致病物质是
    A. 荚膜
    B. 菌毛
    C. 链球菌溶血素O
    D. 透明质酸酶
    E. 外毒素

3. 对人类致病的链球菌主要是
    A. E群
    B. D群
    C. C群
    D. B群
    E. A群

4. A群链球菌的致病物质不包括
    A. 致热外毒素
    B. 链球菌溶血素
    C. 溶纤维蛋白酶
    D. 细胞壁中M蛋白
    E. 细胞壁中的多糖

　　　　　答案：1. B；2. A；3. E；4. E

（二）简答题

1. 简述链球菌的分类。
2. 简述A群链球菌、肺炎链球菌的形态特征及致病性。
3. 简述抗链球菌溶血素O试验的原理及应用。

第三节 脑膜炎奈瑟菌

脑膜炎奈瑟菌（*N. meningitidis*）属于奈瑟菌属（*Neisseria*），主要经呼吸道传播，引起流行性脑脊髓膜炎（流脑）。

一、生物学性状

1. 形态与染色 革兰氏染色阴性，外形呈肾形或蚕豆形，成双排列，凹面相对（图12-3-1）。无鞭毛和芽胞，有荚膜和菌毛。

2. 培养特性 营养要求较高，在含有血清或血液的培养基上方能生长。常用巧克力色培养基进行分离培养。专性需氧菌，但初次培养时在5%~10% CO_2 的环境中生长更好。最适温度为37℃，最适pH为7.0~7.4。培养24~48小时后形成细小、无色、圆形、透明、表面光滑的露滴状菌落。在血琼脂平板上不出现溶血。可产生自溶酶。

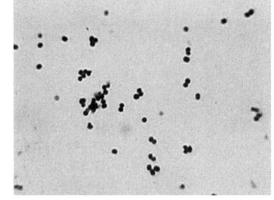

▲ 图12-3-1 脑膜炎奈瑟菌形态
（革兰氏染色，×1 000）

3. 生化反应 大多数脑膜炎奈瑟菌可分解葡萄糖和麦芽糖，产酸不产气。

4. 抗原结构 脑膜炎奈瑟菌主要抗原包括：

（1）荚膜多糖群特异性抗原：根据荚膜多糖群特异性抗原的不同，脑膜炎奈瑟菌分为A、B、C、D、H、I、K、L、X、Y、Z、29E和W135共13个血清群，对人类致病的多属于A、B、C群，C群的致病力最强。我国95%以上病例由A群引起，有的地区近年来亦发现B群和C群的感染。

（2）外膜蛋白型特异性抗原：根据外膜蛋白型特异性抗原不同，将脑膜炎奈瑟菌各血清群又分为若干血清型。

5. 抵抗力 抵抗力弱，对寒冷、日光、热力、干燥、紫外线及一般消毒剂均很敏感。在室温中3小时或55℃5分钟即可杀死细菌。

二、致病性与免疫性

1. 致病性

（1）荚膜：新分离菌株有荚膜，具有抗吞噬作用，增强细菌的侵袭力。

（2）菌毛：协助细菌黏附至鼻咽部上皮细胞，有助于细菌的定植和侵入。

（3）IgA1蛋白酶：IgA1蛋白酶可分解鼻咽部黏膜表面的分泌型IgA（SIgA），帮助细菌黏附于黏膜。

（4）脂寡糖（LOS）：LOS是脑膜炎奈瑟菌的主要致病物质，其作用与脂多糖（LPS）相似。病原菌自鼻咽部侵入机体增殖后，因自溶或死亡释放LOS，作用于小血管或毛细血管，引起血管坏死、出血，导致皮肤出现瘀斑和微循环障碍。严重败血症的患者可出现肾上腺出血、弥散性血管内凝血及中毒性休克。

2. 所致疾病

人类是脑膜炎奈瑟菌的唯一易感宿主。通常情况下约有5%~10%的健康人鼻咽部带有脑膜炎奈瑟菌，流行期高达70%，因此患者和带菌者都是重要的传染源。成年人抵抗力强，6个月至2岁儿童因免疫力弱，成为易感人群，发病率高。本菌主要经飞沫传播，通过菌毛黏附于鼻咽部黏膜并在局部繁殖。细菌在鼻咽腔大量繁殖后侵入血流，引起菌血症和败血症。细菌经血流或淋巴到达脑脊膜引起化脓性脑脊髓膜炎。流行性脑脊髓膜炎患者症状与病菌的毒力、数量及机体的免疫力有关，根据临床特征分为普通型（占90%左右）、暴发型和慢性型三种类型。普通型者患者先有上呼吸道炎症，继而出现突发高热寒战、恶心和出血性皮疹，皮肤出现瘀点、瘀斑，病原菌感染脑脊膜后，患者出现剧烈头痛、喷射性呕吐、颈项强直等脑膜刺激征。爆发型儿童多见，病情凶险，进展迅速，可见休克型、脑膜脑炎型和混合型，如不及时治疗可危及生命，病死率高。慢性型不多见，成年患者较多，病程可迁延数月，有间歇性症状。

3. 免疫性

感染2周后，血清中群特异性IgM、IgG、IgA水平会明显升高，发挥其体液免疫作用。鼻咽部黏膜产生的SIgA可阻止病原菌黏附。母体内的IgG可通过胎盘被动免疫胎儿，故6个月以内的婴儿很少患流行性脑脊髓膜炎。

三、感染后检查方法

1. 细菌学检测

（1）标本采集：典型病例可采集脑脊液、外周血液或瘀斑中血液标本。带菌者可采集鼻咽腔分泌物送检。由于脑膜炎奈瑟菌对低温和干燥都很敏感，故标本采集后要保温、保湿，快速送检，最好是床边接种。

（2）涂片镜检：标本直接涂片镜检或离心取沉淀物涂片，经革兰氏染色后镜检。如在中性粒细胞内、外有肾形革兰氏阴性双球菌，有重要诊断价值。

（3）分离培养与鉴定：脑脊液、外周血液或瘀斑血液增菌后，接种于巧克力色琼脂平板上分离培养，观察菌落特征。挑选可疑菌落通过形态染色、生化反应和玻片凝集试验鉴定。

2. 免疫学检测

利用脑膜炎奈瑟菌可以自溶的特性，应用免疫学方法，检测患者脑脊液或血液中的可溶性脑膜炎奈瑟菌抗原，常用的方法包括对流免疫电泳（CIEP）、葡萄球菌A蛋白（SPA）协同凝集试验、乳胶凝集试验等。

四、防治原则

发现和隔离治疗传染源，流行期间注意空气的通风、消毒。对儿童注射A和C群二价或A、C、Y、W135群四价混合流行性脑脊髓膜炎荚膜多糖菌苗进行特异预防。流行期间可口服利福平预防。治疗流行性脑脊髓膜炎首选青霉素，也可用三代头孢菌素。使用的抗菌药物要求可透过血脑屏障。

学习小结

脑膜炎奈瑟菌为革兰氏染色阴性、肾形双球菌，在巧克力色培养基上生长良好。荚膜、菌毛和内毒素为其主要致病物质。患者和带菌者为传染源，主要经呼吸道飞沫传播，可引起流行性脑脊髓膜炎。该菌抵抗力弱，临床标本需要保温、保湿、快速送检。临床标本直接涂片染色，若发现典型菌体及排列方式具有诊断价值。儿童接种多价混合荚膜多糖菌苗进行特异性预防。

（牛红霞）

复习参考题

（一）A型选择题

1. 关于脑膜炎奈瑟菌生物学特性的描述，错误的是
   A. 革兰氏阴性球菌
   B. 成对排列
   C. 5% CO_2 环境生长更佳
   D. 常用巧克力色培养基培养
   E. 抵抗力强，耐热耐冷

2. 关于脑膜炎奈瑟菌的致病性，描述错误的是
   A. 经飞沫传播
   B. 6个月至2岁儿童为易感人群

C. 易感宿主广泛
D. 是流行性脑脊髓膜炎的病原体
E. 流行期间人群带菌率较高

3. 脑膜炎奈瑟菌中致病性最强的血清群是
   A. W135群
   B. A群
   C. B群
   D. C群
   E. Y群

答案：1. E；2. C；3. D

（二）简答题
试述脑膜炎奈瑟菌的形态特征及致病性。

第四节 其他呼吸道感染的病原性细菌

知识目标

1. 掌握嗜肺军团菌、流感嗜血杆菌、百日咳鲍特菌的主要生物学性状及致病性，白喉棒状杆菌的致病性和防治原则。
2. 熟悉嗜肺军团菌、流感嗜血杆菌、百日咳鲍特菌和白喉棒状杆菌的感染后检查方法。
3. 了解嗜肺军团菌、流感嗜血杆菌和百日咳鲍特菌的防治原则。

一、军团菌属

军团菌属（*Legionella*）细菌是一类革兰氏阴性的杆菌，分布广泛，尤其是易存在于温湿度适宜地带的天然水源及人工冷、热水管道中。本菌属已经有50多个种，对人致病的主要为嗜肺军团菌（*L. pneumophila*），引起人类军团菌病，本节重点介绍。

军团病的名称源于1976年在美国费城举办的一场退伍军人大会，会议期间，一些参加会议的退伍军人出现了类似于流感的症状，并且大部分人出现了肺炎的症状，表现为发热、呼吸困难、胸痛，甚至咯血，当时称为军团病。在死亡患者肺组织中分离出新型革兰氏阴性杆菌，被命名为军团菌。1984年，该菌被正式定为军团菌属。

（一）生物学性状

1. 形态与染色 嗜肺军团菌为革兰氏阴性杆菌，但不易着色。多用Dieterle镀银染色（染成黑褐色）、吉姆萨染色（染成红色）或荧光染色（荧光抗体包被的发亮菌体）。菌体形态易变，在组织中呈短杆状，人工培养基上常呈丝状或多形性。有鞭毛、菌毛及微荚膜，但不形成芽胞。

2. 培养特性及生化反应 专性需氧菌，在2.5%~5% CO_2环境生长较好；最适生长温度为35℃，最适pH为6.4~7.2。营养要求较高，在普通血平板上不生长，分离培养常用活性炭–酵母浸出液琼脂（buffered charcoal yeast extract agar，BCYE）培养基，培养3~5天可形成1~2mm、灰白色、湿润的圆形光滑型菌落。大部分菌株氧化酶试验阳性，触酶试验弱阳性，多数菌株β–内酰胺酶阳性。

3. 抗原组成 有菌体（O）抗原和鞭毛（H）抗原，根据O抗原不同可分为16个血清型。我国主要流行的是1型和6型。

4. 抵抗力 抵抗力较强，在自然界的适宜环境中可较长期存活。在35~70℃的热水中能够存活，在蒸馏水中可存活100天以上。对常用化学消毒剂、干燥、紫外线敏感。对酸或氯有一定的抵抗，如在pH 2.0盐酸中可存活30分钟。

（二）致病性与免疫性

1. 致病性 致病物质包括微荚膜、菌毛、毒素和多种侵袭性酶类。嗜肺军团菌被吞噬细胞吞噬后，可通过磷酸酶、核酸酶和细胞毒素抑制溶酶体与吞噬泡融合，从而在吞噬细胞内存活并繁殖，间接引起宿主细胞死亡，并导致肺组织损伤。此外，微荚膜的抗吞噬作用、菌毛的黏附作用和内毒素毒性作用也参与致病。

2. 所致疾病　嗜肺军团菌引起军团菌病。该病多流行于夏秋季节，可暴发流行也可散发。尚无嗜肺军团菌在人与人之间传播的报告，该菌主要通过污染中央空调、冷却塔水或呼吸机，经气溶胶被直接吸入下呼吸道，引起以肺部感染为主的全身性感染。军团病临床上表现为三种类型。① 肺炎型（重症型）：亦称军团菌肺炎，以肺炎症状为主，伴多器官损害，患者出现急性发热、寒战、肺炎、胸痛。如不及时治疗，最终出现呼吸衰竭，死亡率可达15%以上。② 流感样型（轻症型）：又称庞蒂亚克热（Pontiac fever），表现为全身倦怠、肌肉酸痛、头痛、咳嗽等症状，持续3~5天症状缓解，预后良好。③ 肺外感染型：为继发性感染，主要波及脑、肾、肝和脾等器官。

3. 免疫性　嗜肺军团菌为兼性胞内寄生菌，细胞免疫在机体抗感染过程中发挥重要作用。经细胞因子活化单核细胞，可有效抑制胞内细菌的生长繁殖；抗体及补体则通过促进中性粒细胞对胞外细菌吞噬和杀伤，发挥清除细菌作用。

（三）感染后检查方法

取痰液、支气管灌洗液和肺活检组织或环境标本，进行涂片染色镜检。从临床或环境标本中分离培养军团菌时，需先对标本进行酸处理，并使用加入抗生素的选择性BCYE平板培养。根据生长快慢、菌落及染色、生化反应作出判断。此外，也可以通过酶联免疫吸附试验（ELISA）检测患者血清中的特异性IgM和IgG或聚合酶链反应（PCR）技术检测标本中嗜肺军团菌核酸进行快速诊断。

（四）防治原则

目前尚无嗜肺军团菌特异性疫苗。应加强水源管理及人工输水管道和设施的消毒处理，防止军团菌造成空气和水源的污染，这是预防军团病扩散的重要措施。治疗可首选红霉素或克拉霉素，必要时可选用利福平等。

二、嗜血杆菌属

嗜血杆菌属（*Haemophilus*）是一类革兰氏阴性小杆菌，常呈多形态性，无动力、无芽胞。在人工培养时需加入新鲜血液或血液成分（X和V因子）才能生长，故称嗜血杆菌。该菌属细菌种类较多，多为口咽部或阴道正常菌群，其中流感嗜血杆菌（*H. influenzae*）、埃及嗜血杆菌（*H. aegyptius*）、副流感嗜血杆菌（*H. parainfluenzae*）、杜克雷嗜血杆菌（*H. ducreyi*）、嗜沫嗜血杆菌（*H. aphrophilus*）、副嗜沫嗜血杆菌（*H. paraphrophilus*）、溶血性嗜血杆菌（*H. haemolyticus*）、副溶血性嗜血杆菌（*H. parahaemolyticus*）和惰性嗜血杆菌（*H. segnis*）等菌种与医学有关。临床上以流感嗜血杆菌最为常见，该菌是流感时继发感染的常见细菌。本节主要介绍该菌。

（一）生物学性状

1. 形态与染色　革兰氏阴性短小杆菌，大小为（0.3~0.4）μm ×（1.0~1.5）μm，两端钝圆。菌体形态与菌龄和培养基密切相关，在急性感染标本中，多呈小球杆状；在恢复期病灶或陈旧培养物中可呈球杆状、长杆状、丝状等多形态。多数菌株有菌毛，有毒株的幼龄菌具有荚膜，但在陈旧培养物中荚膜常消失。无鞭毛和芽胞。

2. 培养特性　需氧或兼性厌氧，最适生长温度为35~37℃。人工培养时需要Ⅴ因子（存在于血液中，是辅酶Ⅰ或Ⅱ）和Ⅹ因子（存在于血红蛋白中，是血红素及其衍生物，耐高温）辅助。新鲜血液可提供Ⅹ和Ⅴ因子，但需加热破坏红细胞膜上的Ⅴ因子抑制物，因此培养该菌常用巧克力色琼脂平板。在该培养基上35℃培养18~24小时可形成无色透明、似露滴状的菌落，48小时后形成灰白色较大菌落。若将流感嗜血杆菌与金黄色葡萄球菌在同一血琼脂平板上培养，由于后者能合成Ⅴ因子，可促进流感嗜血杆菌的生长，故靠近金黄色葡萄球菌菌落的流感嗜血杆菌菌落较大，反之较小，此现象称为"卫星现象"（satellitism），周围的流感嗜血杆菌菌落称为卫星菌落（satellite colony），这有助于流感嗜血杆菌的鉴别。

3. 抗原构造与分型　流感嗜血杆菌主要有荚膜多糖抗原和菌体抗原。荚膜多糖抗原具有型特异性，据此分为a、b、c、d、e和f六个血清型，其中b型致病力最强，也是引起儿童感染最常见的菌型。菌体抗原包括脂多糖抗原和外膜蛋白抗原。

4. 抵抗力　该菌抵抗力较弱。对热、干燥、常用消毒剂敏感。对磺胺、红霉素、氯霉素等药物敏感。

（二）致病性与免疫性

1. 致病性　主要致病物质为荚膜、菌毛、内毒素和IgA蛋白酶。荚膜是其主要致病物质，具有抗吞噬作用；菌毛具有黏附作用；IgA蛋白酶能水解SIgA，使黏膜局部免疫力下降。

2. 所致疾病　包括原发感染和继发感染。原发感染（外源性）多为有荚膜b型菌株（Hib）引起的化脓性感染，传染源是患者和带菌者，主要由呼吸道经气溶胶、飞沫或经手传播，可表现为化脓性脑膜炎、肺炎、鼻咽炎、咽喉会厌炎、化脓性关节炎、心包炎等，小儿多见；继发性感染（内源性）多为呼吸道寄居的无荚膜菌株引起的内源性感染，常继发于流感、麻疹、百日咳、结核病等，临床表现为慢性支气管炎、肺炎、鼻窦炎、中耳炎等，成人多见。无荚膜菌株为上呼吸道正常菌群成员。

3. 免疫性　机体对流感嗜血杆菌的免疫以体液免疫为主。3个月以内的婴儿由于从母体获得血清抗体而很少发生感染。荚膜多糖特异性抗体具有调理吞噬作用和活化补体产生溶菌作用。菌体外膜蛋白抗体可增强补体介导的调理作用。

（三）感染后检查方法

流感嗜血杆菌的微生物学检查可采集相应标本，如痰液、脑脊液、鼻咽分泌物、血液及脓液等进行直接涂片镜检、分离培养、生化反应鉴定和免疫学鉴定等。

（四）防治原则

Hib的荚膜多糖疫苗具有良好的免疫预防效果，保护效率可达90%左右。治疗可选用广谱抗生素或磺胺类药物，如氨苄西林等。根据药敏试验结果及时调整抗生素。

三、鲍特菌属

鲍特菌属（*Bordetella*）有8个菌种，其中百日咳鲍特菌（*B. pertussis*）、副百日咳鲍特菌

（*B. parapertussis*）和支气管败血鲍特菌（*B. bronchiseptica*）是引起哺乳动物呼吸道感染的病原菌。百日咳鲍特菌俗称百日咳杆菌，是人类百日咳的病原体；副百日咳鲍特菌可引起急性呼吸道感染，也可引起人类百日咳感染，但症状较轻；支气管败血鲍特菌主要感染动物，偶可感染人类。本节主要介绍百日咳鲍特菌。

（一）生物学性状

1. 形态与染色　革兰氏阴性卵圆形短小杆菌，大小为（0.2~0.5）μm ×（0.5~1.5）μm。用苯酚甲苯胺蓝染色，两端浓染；呈单个或成对排列；在陈旧培养物可呈多形性。无芽胞，无鞭毛，有毒菌株有荚膜和菌毛。

2. 培养特性与生化反应　专性需氧，营养要求高，生长缓慢，初次分离培养需用含马铃薯、甘油、血液的鲍-金培养基（Bordet-Gengou medium），培养2~3天后形成细小、光滑、表面隆起、有珠光色泽的菌落，周围有不明显的狭窄溶血环。生化反应弱，不发酵糖类。

3. 抵抗力　该菌抵抗力较弱，日光照射1小时可被杀死，对一般消毒剂和多种抗生素敏感。

（二）致病性和免疫性

1. 致病性　致病物质主要是荚膜、菌毛、内毒素和外毒素。百日咳毒素（pertussis toxin, PT）是百日咳鲍特菌的主要毒力因子，为典型的A-B结构外毒素，A亚单位是毒性亚单位，具有二磷酸腺苷（ADP）转移酶活性；B亚单位为寡聚体，可与细胞表面的糖蛋白或糖脂结合，介导毒素内吞到细胞内发挥毒性作用。此外，丝状血凝素、腺苷酸环化酶毒素、气管细胞毒素和细胞坏死毒素等也参与百日咳鲍特菌的致病。

2. 所致疾病　百日咳主要通过飞沫经呼吸道传播，传染源为早期患者和带菌者，儿童易感。在整个病程中，百日咳鲍特菌不进入血流，细菌仅存于呼吸道上皮细胞表面，主要造成局部组织损伤。细菌引起局部炎症、坏死、上皮细胞纤毛运动受抑制或破坏，黏稠分泌物增多而不能及时排出，还可刺激支气管感觉神经末梢，反射性地引起剧烈的连续性咳嗽。潜伏期为7~14天。临床病程可分三期：① 卡他期，类似普通感冒，可持续1~2周，此期传染性最强；② 痉咳期，出现阵发性痉挛性咳嗽，常伴有鸡鸣样吸气吼声，呼吸道中大量黏稠分泌物不易排出，可持续1~6周；③ 恢复期，阵咳逐渐减轻，完全恢复需数周至数月不等。因病程较长，故名百日咳。

3. 免疫性　百日咳病后获得持久免疫力，很少再次感染。免疫力主要靠黏膜局部免疫，局部SIgA可抑制细菌黏附呼吸道上皮细胞。

（三）感染后检查方法

百日咳鲍特菌的微生物学检查主要依靠分离培养、生化反应、免疫学方法等进行鉴定。

（四）防治原则

隔离和治疗传染源；注意房间通风和空气消毒。接种疫苗是预防百日咳的有效措施。我国采用接种百日咳菌苗、白喉类毒素和破伤风类毒素的混合制剂（简称百白破三联疫苗）进行人工主动免疫，效果良好。治疗首选红霉素，也可用罗红霉素、氨苄西林等。

四、棒状杆菌属

棒状杆菌属（*Corynebacterium*）是一群革兰氏染色阳性、一端或两端膨大呈棒状的杆菌。本属细菌种类多，与人类致病有关的主要有白喉棒状杆菌（*C. diphtheriae*）、假白喉棒状杆菌、微小棒状杆菌、阴道棒状杆菌、溃疡棒状杆菌、结膜棒状杆菌、痤疮棒状杆菌等，其中大多数为机会致病菌，对人致病性强的主要是白喉棒状杆菌，本节主要介绍该菌。

（一）生物学性状

1. **形态与染色**　菌体为细长、略弯曲、一端或两端膨大呈棒状。排列不规则，常呈L、V和Y字形或呈栅栏状。无荚膜，无鞭毛，不产生芽胞。革兰氏染色呈阳性。亚甲蓝短时间染色（15秒左右），菌体着色不均匀，出现着色深浅相间的节段或染色较深的颗粒。用Neisser或Albert等染色法后，颗粒与菌体着色不同，称为异染颗粒，有鉴定意义（图12-4-1）。一个菌体含1~6个颗粒不等，常见为2个颗粒，位于菌体两端，故又称为极体。颗粒主要成分是RNA和多偏磷酸盐，可能是该菌储存的养料，具有鉴别意义。细菌衰老时异染颗粒可消失。

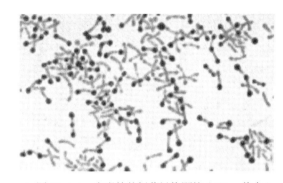

▲ 图12-4-1　白喉棒状杆菌异染颗粒（Albert染色）

2. **培养特性与生化反应**　需氧或兼性厌氧。最适生长温度为34~37℃，最适pH为7.2~7.8。在含有凝固血清的吕氏培养基（Leoffler medium）上生长迅速，12~18小时即能形成细小、灰白色、湿润、圆形突起的菌落，镜检菌体形态典型，异染颗粒明显。分离培养时常用含0.03%~0.04%亚碲酸钾（$K_2TeO_2 \cdot 3H_2O$）的血琼脂平板作为选择和鉴别培养基，因亚碲酸钾能抑制标本中的其他细菌生长，而白喉棒状杆菌不仅不被其抑制，还能吸收亚碲酸钾使其还原为金属碲，使菌落呈黑色。

3. **变异性**　白喉棒状杆菌形态、菌落和毒力均可发生变异。以毒力变异最为重要，比如不产毒的白喉棒状杆菌可以通过溶原性转换变异为产毒株，并能随细胞分裂而遗传给子代细菌。

4. **抵抗力**　白喉棒状杆菌对干燥、寒冷和日光的抵抗力较其他无芽胞菌强，在衣服、床单、儿童玩具和食物等物品上能存活数日至数周，在干燥的假膜中能存活三个月以上。对湿热的抵抗力较弱，100℃ 1分钟或58℃ 10分钟即被杀死。对常用消毒剂敏感，1%苯酚1分钟、3%来苏尔10分钟可被杀死。对青霉素、红霉素敏感，但对磺胺不敏感。

（二）致病性

1. **致病性**　白喉棒状杆菌侵入机体，仅在鼻腔、咽喉等局部生长，但其产生的白喉毒素入血可致许多组织器官损伤，因此白喉毒素是其主要的致病物质。此外，还有索状因子和K抗原。

（1）白喉毒素（diphtheria toxin）：由β-棒状杆菌噬菌体携带的白喉外毒素基因（*tox*）编码产生。白喉毒素分子是一条含有535个氨基酸残基、分子量为62kD的多肽链，用胰酶等处理可裂解二硫键获得A、B两个片段。A片段耐高热，耐蛋白酶，具有白喉毒素的毒性功能区。B片段理化性质不稳定，尤其对酸敏感，能与细胞受体结合，促使A片段进入易感细胞。A片段进入靶细胞后，促使辅酶I上的腺苷二磷酸核糖（ADPR）与延伸因子2（EF2）结合，使EF2失活，导致细胞蛋白质合成故障，引起细胞功能障碍。

（2）索状因子（cord factor）：是细菌表面的一种毒性糖脂，即海藻糖-6-6′双分枝菌酸。与结核分枝杆菌的索状因子结构和作用相似，能破坏哺乳动物细胞中的线粒体，影响细胞呼吸与磷酸化。

（3）K抗原：是细菌细胞壁外面的一种不耐热糖蛋白，具有抗吞噬作用。白喉棒状杆菌的K抗原有利于细菌在黏膜表面的定植。

2. 所致疾病　人类是白喉棒状杆菌的唯一自然宿主。因此患者和带菌者是主要的传染源。人对白喉棒状杆菌普遍易感，但儿童最易感。白喉棒状杆菌存在于患者和带菌者的鼻咽腔内，主要经飞沫传播，也可经污染物品直接接触传播，最常侵犯的部位是咽、喉、气管和鼻腔黏膜，引起白喉（diphtheria）。白喉的典型体征是咽部假膜（pseudomembrane），即细菌在黏膜局部生长繁殖，导致组织发生坏死，粒细胞浸润及纤维渗出，凝固形成灰白色膜状物。假膜与黏膜下组织紧密粘连，强行剥离可引起出血。若假膜发生在气管、支气管黏膜，纤毛摆动容易致假膜脱落引起呼吸道阻塞，是白喉早期致死的主要原因。尽管白喉棒状杆菌一般不侵入血流，但外毒素可被吸收入血，迅速与易感组织细胞（心肌细胞、外周神经或肾上腺组织细胞）结合，引起相应组织器官的功能障碍，患者出现心肌炎和软腭麻痹、声音嘶哑、膈肌麻痹、肾上腺功能障碍、血压下降等症状。部分患者出现心肌受损，是白喉晚期致死的主要原因。

（三）免疫性

白喉的免疫主要依靠抗毒素的中和作用。患白喉后、隐性感染及预防接种均可产生白喉抗毒素而获得免疫力，通常产生的免疫力强且持久。

（四）感染后检查方法

1. 细菌学检查　用无菌棉拭子从患者病变部位假膜边缘取材；可直接涂片后，用亚甲蓝、Albert等染色法染色镜检，如找到白喉棒状杆菌的典型形态、排列和异染颗粒，结合临床症状即可作初步诊断。必要时用吕氏血清斜面培养基和亚碲酸钾血平板进行分离培养，标本接种于吕氏血清斜面培养基培养6~12小时，将培养物涂片镜检，检出率比直接涂片高，有助于快速诊断。延长培养至12~18小时，即能长出细小、灰白色、湿润、圆形凸起的菌落，可进一步做生化反应和毒力测定等。

2. 毒力测定　毒力测定是鉴别产毒白喉棒状杆菌与其他棒状杆菌的重要试验。

（1）体内法：取豚鼠2只，其中一只试验前12小时经腹腔注射白喉抗毒素250~500IU。两只豚鼠均皮下注射待检菌液2ml，接种2~4天后，若未注射抗毒素的豚鼠死亡，而对照豚鼠存活，说明待检菌为产毒白喉棒状杆菌。

（2）体外法：Elek平板毒力试验是常用方法，即将浸有白喉抗毒素（1 000IU/ml）的无菌滤纸条贴在含有马（牛或兔）血清的琼脂平板上，然后沿滤纸条垂直方向划线接种待测细菌，同时也接种已知产毒株和不产毒株作为对照。37℃培养48小时后，若待检菌株产生白喉外毒素，则在滤纸条和划线生长的菌苔交界外出现白色沉淀线。无毒菌株则不产生沉淀线。

此外，还可采用CIEP或SPA协同凝集试验检测细菌培养物上清液中的毒素。

（五）防治原则

白喉的特异性预防有人工主动免疫和人工被动免疫。目前我国使用百白破三联疫苗进行人工主动免疫，效果良好，有效控制了白喉的发病率和死亡率。对密切接触白喉患者的易感儿童可肌内注射白喉抗毒素（1 000~2 000IU/ml）进行紧急预防，但为避免异种血清引起的超敏反应，注射前应做皮试，皮试阳性者采取脱敏注射法。白喉的治疗要尽早、足量应用白喉抗毒素，同时选用青霉素、红霉素、阿奇霉素、头孢菌素等抗生素进行抗菌治疗。

学习小结

嗜肺军团菌为革兰氏阴性需氧的胞内寄生菌，是军团菌病的病原体，主要通过带菌气溶胶进行传播，多流行于夏秋季节。常见的感染来源为污染的空调和供水系统。军团菌病主要有三种临床类型。嗜肺军团菌为兼性胞内寄生菌，细胞免疫在机体抗感染过程中发挥重要作用。目前尚无特异性疫苗应用。

流感嗜血杆菌是革兰氏阴性小杆菌，需氧或兼性厌氧，生长需要X和V因子辅助。该菌的致病物质主要为荚膜、菌毛、内毒素和IgA蛋白酶。b型致病力最强。所致疾病包括原发感染和继发感染两类，前者为急性化脓性感染，如脑膜炎、鼻咽炎等，小儿多见；后者常在流感、麻疹等感染后发生，多见于成人。b型流感嗜血杆菌（Hib）的荚膜多糖疫苗具有良好的免疫预防效果。

百日咳鲍特菌为革兰氏阴性的短小杆菌，是人类百日咳的病原体。传染源是早期患者和带菌者，通过飞沫传播。临床病程分卡他期、痉咳期和恢复期三期。百日咳鲍特菌一般不侵入血流。病后可获得持久免疫力，主要依靠黏膜局部免疫。

白喉棒状杆菌是革兰氏阳性棒状杆菌。菌体内有异染颗粒是其主要的形态特征，具有鉴别意义。致病物质主要是白喉毒素，可抑制细胞蛋白质合成而致病。所致疾病白喉是一种急性呼吸道传染病，特征为咽喉部等处形成灰白色假膜。白喉棒状杆菌不侵入血流，其外毒素入血可产生全身中毒症状。假膜脱落引起呼吸道阻塞是白喉早期致死的主要原因，而心肌受损是白喉晚期致死的主要原因。白喉的免疫主要依靠抗毒素的中和作用。特异性预防以注射百白破三联疫苗，紧急预防和治疗需选用白喉抗毒素。

（牛红霞）

（一）A型选择题

1. 白喉棒状杆菌的特点是
    A. 革兰氏染色阴性
    B. 在普通培养基上生长迅速
    C. 有异染颗粒
    D. 产生内毒素致病
    E. 尚无疫苗预防

2. 下列不是白喉棒状杆菌感染特点的是
    A. 喉棒状杆菌染色体上的前噬菌体是编码白喉毒素的基因
    B. 白喉的传染源包括白喉患者和带菌者
    C. 白喉棒状杆菌黏附鼻咽部黏膜生长繁殖
    D. 白喉棒状杆菌在局部繁殖后入血
    E. 白喉的早期致死原因是假膜脱落引起的窒息

3. 百日咳鲍特菌的分离培养应采用
    A. 鲍-金培养基
    B. 巧克力色培养基
    C. 伊红-美蓝培养基
    D. 罗氏培养基
    E. 亚碲酸钾培养基

4. 流感嗜血杆菌不能引起
    A. 流感
    B. 支气管炎
    C. 化脓性脑膜炎
    D. 咽喉会厌炎
    E. 化脓性关节炎

5. 以下关于军团菌的叙述中，不正确的是
    A. 需氧菌，细胞内寄生
    B. 吸入带菌的气溶胶是主要传播途径
    C. 流行于夏秋季
    D. 常见的感染来源为污染的中央空调和冷却塔水系统
    E. 人与人之间可直接传播

答案：1. C；2. D；3. A；4. A；5. E

（二）简答题

1. 试述嗜肺军团菌和流感嗜血杆菌的致病性。
2. 简述百日咳病的临床过程。
3. 简述白喉棒状杆菌的生物学性状、致病性和防治原则。

第五节　呼吸道感染的支原体和衣原体

知识目标

1. 掌握肺炎支原体、肺炎衣原体和鹦鹉热衣原体的致病性。
2. 熟悉肺炎支原体、肺炎衣原体和鹦鹉热衣原体的生物学性状。
3. 了解肺炎支原体、肺炎衣原体和鹦鹉热衣原体感染后检查方法及防治原则。

一、肺炎支原体

肺炎支原体（*Mycoplasma pneumoniae*）是引起下呼吸道感染的重要致病性支原体，所引起的人类支原体肺炎占非细菌性肺炎的50%左右，其病理变化以间质性肺炎为主，又称之为原发性非

典型性肺炎（primary atypical pneumonia）。

（一）生物学性状

大小为0.2~0.3μm，呈高度多形性，如球形、球杆状、棒状、分枝状和丝状等。基因组大小为835kb，G+C mol%为38.6%。初次分离应接种于含足量血清和新鲜酵母浸出液的培养基中，一般10天左右长出菌落，菌落呈"油煎蛋"样，致密圆形，深入琼脂，无明显边缘。肺炎支原体能发酵葡萄糖，不能利用精氨酸与尿素，能产生过氧化氢，对豚鼠红细胞呈现β溶血，对亚甲蓝、醋酸铊、青霉素不敏感。

（二）致病性与免疫性

主要经飞沫传播，一年四季均可发病，但大多数发生于夏末秋初，以5~15岁的青少年发病率最高。

肺炎支原体依靠其主要顶端结构P1蛋白（170kD）和P30蛋白（32kD）黏附于呼吸道上皮细胞，通过产生代谢产物过氧化氢，使宿主细胞的触酶失去活力，纤毛运动减弱、停止乃至脱落消失，RNA及蛋白质合成减少，功能受损以至死亡脱落。肺炎支原体脂蛋白能刺激炎症细胞在感染部位释放大量的炎症因子（如TNF-α、IL-1、IL-6）引起组织损伤。

肺炎支原体感染引起原发性非典型性肺炎，临床症状较轻，以咳嗽、发热、头痛、咽喉痛和肌肉痛为主，5~10天后消失，但肺部X线改变持续4~6周才能消失。有时并发支气管肺炎，个别患者可见呼吸道外的并发症，如皮疹、心血管和神经系统症状，这可能与免疫复合物的形成和自身抗体出现有关。

肺炎支原体感染后可产生IgM、IgG和SIgA特异性抗体及致敏淋巴细胞，但抗体的保护作用不完全。呼吸道局部黏膜产生的SIgA对防止再感染有较强的保护作用。肺炎支原体感染后可出现IgE介导的I型超敏反应，促使哮喘病急性发作。

（三）感染后检查方法

1. 分离培养　取可疑患者的痰或咽拭子接种于含血清和酵母浸液的琼脂培养基或SP-4培养基，在5% CO_2 与90% N_2 的环境中，37℃培养1~2周，挑选可疑菌落经形态、糖发酵、溶血性、血细胞吸附试验进行初步鉴定，进一步鉴定需用特异性抗血清做生长抑制试验（GIT）和代谢抑制试验（MIT）。肺炎支原体的分离培养阳性率不高，且需时较长，故不适宜用于临床快速诊断。

2. 血清学检查　临床上常用冷凝集试验（即用患者血清与人O型血红细胞或自身红细胞混合，4℃过夜时可发生凝集，而在37℃时其凝集又分散开），但仅50%左右患者出现阳性。此反应为非特异性，感染呼吸道合胞病毒、腮腺炎病毒、流感病毒等时也可出现冷凝集现象。

3. 快速诊断　目前临床诊断倾向抗原和核酸检测。方法有：① 应用P1蛋白和P30蛋白的单克隆抗体通过ELISA从患者痰、鼻洗液或支气管灌洗液中检测肺炎支原体相应抗原。② 用PCR技术从患者痰液标本中检测肺炎支原体的16S rRNA基因或P1蛋白基因。此法快速，特异度和灵敏度高，适宜大量临床标本检查。

4. 其他　影像学对于原发性非典型性肺炎的诊断有参考价值。

（四）防治原则

肺炎支原体减毒活疫苗和DNA疫苗在动物实验中有一定的免疫效果。目前肺炎支原体感染多采用大环内酯类药物如罗红霉素、克拉霉素、阿奇霉素或喹诺酮类药物如氧氟沙星、司帕沙星等治疗。

二、肺炎衣原体

肺炎衣原体（*Chlamydia pneumoniae*）是衣原体属的一个新种，是呼吸道感染疾病的重要病原体。

（一）生物学特性

原体直径为0.38μm，呈梨形，并有清晰的周质间隙，胞质中存在数个电子致密的圆形小体。网状体的特征与沙眼衣原体和鹦鹉热衣原体类似。吉姆萨染色呈紫红色，该法对细胞内包涵体的定位比碘染法敏感。

肺炎衣原体较难培养，最早用于其体外培养的是McCoy和HeLa细胞，但都很难用于连续传代。目前常用HEp-2和HL细胞系，对肺炎衣原体的敏感性要高于前两者。

依据16S rRNA、23S rRNA、OmpA基因序列不同，将肺炎衣原体分为人生物型、考拉生物型和马生物型三个生物型。OmpA VD4区基因序列分析结果提示肺炎衣原体可能存在不同的基因型。

肺炎衣原体与其他衣原体的DNA同源性小于10%，而不同来源的肺炎衣原体株具有94%以上的DNA同源性，其限制性内切酶图谱相同。

肺炎衣原体抗原主要有脂多糖（LPS）和蛋白质抗原两种。LPS为衣原体属特异性抗原，不仅含有衣原体属特异性抗原决定簇，也含有与其他微生物LPS发生交叉反应的抗原表位。蛋白质抗原主要是外膜蛋白（MOMP），是衣原体外膜复合物（OmC）上的主要成分，暴露于表面并具有较强的免疫原性，在肺炎衣原体的诊断和疫苗制备等研究工作中有潜在的应用价值。

（二）致病性与免疫性

肺炎衣原体人生物型寄生于人类，经飞沫或呼吸道分泌物传播。扩散较为缓慢，具有散发和流行交替出现的特点。约有50%的成人受到过肺炎衣原体感染，大部分为亚临床型。

肺炎衣原体是呼吸道疾病的重要病原体，易引起肺炎、支气管炎、咽炎和鼻窦炎等。起病缓慢，临床症状与肺炎支原体相似，表现为咽痛、咳嗽、咳痰、发热等，一般症状较轻。4.5%~25%肺炎衣原体感染的患者出现严重的哮喘症状。流行病学调查证实，肺炎衣原体与冠心病、动脉粥样硬化等慢性病的发生密切相关。

机体感染肺炎衣原体后以细胞免疫为主，体液免疫为辅，但免疫力不持久，可重复感染。

（三）感染后检查方法

1. 病原学检查 常收集痰液、鼻咽拭子及支气管肺泡灌洗液等标本。直接涂片后先观察包涵体，再以荧光或酶标记的种特异性单克隆抗体直接检测标本中肺炎衣原体抗原。此方法特异度高，与其他衣原体无交叉反应，但易受多种因素干扰，灵敏度不高。必要时可采用组织培养或动物接种进行病原体分离，再通过吉姆萨或麦氏染色观察包涵体。

2. 血清学方法　微量免疫荧光试验（MIF）是目前检测肺炎衣原体感染最常用且较敏感的血清学方法，被称为"金标准"。该实验可分别测定血清中的IgM和IgG抗体，有助于区别近期感染和既往感染，也有利于区别原发感染和继发感染。凡双份血清抗体滴度增高4倍或以上，或单份血清IgM抗体滴度≥1∶16，或IgG抗体滴度≥1∶512，可确定为急性感染，IgG≥1∶16表示为既往感染。

3. PCR检测特异性核酸　根据肺炎衣原体的16S rRNA基因或MOMP基因保守序列计特异性引物，检测特异性核酸片段，可用于临床标本的快速诊断。

（四）防治原则

肺炎衣原体尚无疫苗可用。该菌对四环素和红霉素敏感，对磺胺类药物耐药。

三、鹦鹉热衣原体

鹦鹉热衣原体主要在鸟类及家禽中传播，广泛分布于世界各地，是引起鹦鹉热的病原体。鹦鹉热是一种自然疫源性疾病，一般呈散发型，偶有小范围的暴发或流行。

（一）生物学性状

鹦鹉热衣原体原体直径为0.2~0.5μm，呈球形或卵圆形。网状体直径为0.6~1.5μm，呈球形或不规则形态。原体在细胞中增殖形成结构疏松、不含糖原、碘染色呈阴性的包涵体。

鹦鹉热衣原体在6~8日龄鸡胚卵黄囊中生长良好。在HeLa细胞、McCoy细胞、猴肾细胞（BSC-1）及HL细胞中均可生长。易感动物为小鼠。

（二）致病性与免疫性

人类主要经呼吸道吸入病鸟粪便、分泌物等感染，也可经破损皮肤、黏膜或眼结膜感染。潜伏期为5~21天。临床表现多为非典型性肺炎，以发热、头痛、干咳、间质性肺炎为主要症状，偶尔可发生系统性并发症，如心肌炎、脑炎、心内膜炎等。

机体抗鹦鹉热衣原体感染以细胞免疫为主。MOMP能刺激机体产生特异性中和抗体抑制衣原体增殖。此外，MOMP还可激活$CD4^+T$与$CD8^+T$淋巴细胞，对清除细胞内衣原体和抵抗再次感染具有重要作用。

（三）感染后检查方法

1. 病原学检查　取患者血液、痰液或咽拭子直接涂片染色观察包涵体。必要时可先采用组织培养或动物接种进行病原体分离，再通过吉姆萨或麦氏染色观察包涵体。

2. 血清学诊断　间接免疫荧光抗体试验（indirect immunofluorescent antibody test，IFAT）或ELISA检测特异IgM抗体，抗体滴度≥1∶16可进行早期诊断。

3. PCR检测特异性核酸　根据16S rRNA或MOMP基因设计特异引物，采用PCR进行快速检测与诊断。

（四）防治原则

严格控制传染源，加强对饲养的鸟类和禽类的管理，同时从事禽类加工和运输的人员应注意个人防护。多西环素、大环内酯类、喹诺酮类抗生素可用于鹦鹉热衣原体感染的治疗。

学习小结

肺炎支原体呈高度多形性，菌落呈"油煎蛋"样。该菌主要经飞沫传播，一年四季都可发病，但大多数发生于夏末秋初，以5~15岁的青少年发病率最高。患者以间质性肺炎为主要病理改变，所致疾病为原发性非典型性肺炎。目前肺炎支原体感染的治疗多采用大环内酯类药物。

肺炎衣原体是呼吸道疾病的重要病原体，通过飞沫或呼吸道分泌物传播，引起肺炎、支气管炎、咽炎和鼻窦炎等，与冠心病、动脉粥样硬化等慢性病的发生密切相关。

鹦鹉热衣原体主要在鸟类及家禽中传播，人类主要经呼吸道吸入病鸟粪便、分泌物等感染引起鹦鹉热，该病具有自然疫源性。药物治疗可选用多西环素、大环内酯类、喹诺酮类等。

（李忠玉）

复习参考题

（一）A型选择题

1. 患者，男，12岁，发热10天，体温38~39℃，刺激性咳嗽明显。查体：双肺散在干啰音。胸部X线片：左肺下叶可见片状模糊阴影。该患儿最可能的诊断是
   A. 腺病毒性肺炎
   B. 肺炎链球菌肺炎
   C. 肺炎支原体肺炎
   D. 呼吸道合胞病毒性肺炎
   E. 金黄色葡萄球菌肺炎

2. 下列病原可引发自然疫源性疾病的是
   A. 脑膜炎奈瑟菌

   B. 幽门螺杆菌
   C. 肺炎衣原体
   D. 鹦鹉热衣原体
   E. 肺炎支原体

3. 下列病原与冠心病、动脉粥样硬化等慢性病的发生密切相关的是
   A. 草绿色链球菌
   B. 金黄色葡萄球菌
   C. 变形杆菌
   D. 衣氏放线菌
   E. 肺炎衣原体

   答案：1. C；2. D；3. E

（二）简答题

1. 简述肺炎支原体的致病机制和所致疾病。

2. 简述肺炎衣原体所致疾病及免疫性。
3. 简述鹦鹉热衣原体的致病性。

第六节　正黏病毒

知识目标

1. 掌握流感病毒的形态与结构、分型与变异、致病性及防治原则。
2. 熟悉流感病毒的免疫性和感染后的诊断措施。
3. 了解流感病毒的基因片段和复制周期。

> **问题与思考**
>
> 　　患者，男，52岁，主因"间断发热伴乏力7天，加重3天"入院。患者于入院前7天受凉后出现发热，伴咳嗽、咳痰、咳黄绿色黏痰，遂于就近医院就诊，给予抗感染治疗，不适症状未见明显缓解。患者于入院前3天出现高热，体温最高达40℃，伴畏寒、寒战，伴全身关节、肌肉酸痛，乏力明显，患者自发病以来，食欲、睡眠差，大、小便正常。入院查体：神志清楚，精神差，体温39.6℃，脉搏98次/min，呼吸20次/min，血压130/75mmHg，双肺呼吸音粗，可闻及少量湿啰音，心率98次/min，律齐，各瓣膜未闻及杂音。入院后患者出现活动后胸闷、气短，伴血氧饱和度下降，查胸部CT示：双肺感染性病变。该患者呼吸道标本立即送往疾控中心行核酸检测，结果甲型流感病毒核酸为阳性。
>
> 　　思考：
>
> 　　1. 该患者的诊断是什么？请列出诊断依据。
>
> 　　2. 流感为什么容易流行？
>
> （张立婷提供）

　　正黏病毒（orthomyxoviridae）是指对人或某些动物红细胞表面的黏蛋白有亲和性的病毒，具有包膜和分节段的RNA。正黏病毒与副黏病毒的差别在于前者核酸分节段，后者核酸不分节段。正黏病毒只有流行性感冒病毒（influenza virus）一个种。

　　流行性感冒病毒简称流感病毒，是引发流感的病原生物，分为甲（A）、乙（B）、丙（C）三型。流感的传染性强、传播快、潜伏期短、发病率高，曾多次引起世界性大流行，在1918—1919年暴发的大流行中，造成2 500万~4 000万人死亡。

一、生物学性状

（一）形态与结构

　　病毒呈球形或丝状，直径80~120nm，新分离病毒株常呈丝状，长短不一。病毒由内向外分别是核心、衣壳和包膜，包膜表面有刺突（图12-6-1）。

　　1. 核衣壳　位于病毒体内部，呈螺旋对称，包含有病毒核酸、核蛋白（nucleoprotein，NP）及RNA聚合酶（PB1、PB2、PA）。病毒核酸为分节段的 -ssRNA，甲、乙型分8个片段，每一片段编码蛋白及功能见表12-6-1。丙型分7个片段。每个核酸片段的长度在890~2 341bp之间。与每条RNA节段结合的是核蛋白，为病毒的主要结构蛋白，是一种可溶性抗原，具有型特异性，抗原结构稳定。每条RNA片段的末端连接着由PB1、PB2和PA三个亚基组成的RNA聚合酶。核酸分节段使得流感病毒在复制过程中容易发生基因重组导致新病毒株的出现，这是流感病毒易变异而导致流感流行的主要原因。

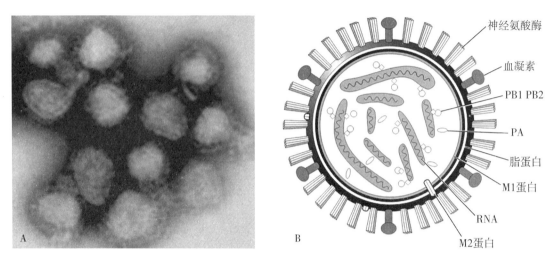

▲ 图12-6-1　流感病毒的形态与结构
A.病毒形态（负染色，透射电镜，×100 000）；B.病毒结构模式图。

▼ 表12-6-1　流感病毒基因片段及其产物

基因片段	编码蛋白	蛋白质功能
1	PB2	RNA聚合酶组分
2	PB1	RNA聚合酶组分
3	PA	RNA聚合酶组分
4	HA	血凝素，包膜糖蛋白，介导病毒吸附和膜融合
5	NP	核蛋白，病毒衣壳成分，参与病毒转录和复制
6	NA	神经氨酸酶，促进病毒释放和扩散
7	M1	基质蛋白，促进病毒装配
	M2	膜蛋白，离子通道，促进病毒脱壳
8	NS1	非结构蛋白，抑制翻译，抵抗干扰素对流感病毒的作用
	NS2	非结构蛋白，帮助病毒核糖核蛋白出核

2. 包膜　位于病毒体的最外层，为双层结构：内层为基质蛋白（matrix protein，MP，M蛋白）层，外层为脂蛋白（lipoprotein，LP）层。M蛋白包括M1和M2蛋白，抗原结构较稳定，具有型

特异性，其抗体无中和病毒感染能力。其中，M1蛋白是病毒主要的结构成分，与病毒包装、出芽有关，M2蛋白是离子通道型嵌膜蛋白，参与病毒复制。LP主要来源于宿主细胞膜。流感病毒包膜上镶嵌有突出于表面的糖蛋白刺突，分别是血凝素（HA）和神经氨酸酶（NA）。两种刺突数量之比约为5：1，是流感病毒重要的表面抗原，抗原结构极易变异，也是划分流感病毒亚型的依据。

（1）HA：三聚体糖蛋白，约占病毒蛋白的25%。HA是病毒与红细胞、宿主细胞唾液酸（受体）结合的结构，因而与病毒吸附和感染有关。HA抗原结构易发生改变，抗原结构是划分甲型流感病毒亚型的主要依据之一。HA的主要功能：① 吸附宿主细胞。流感病毒借助HA与细胞表面受体结合而吸附到宿主细胞表面，构成病毒感染的第一步。② 凝集红细胞。由于HA能与红细胞表面的受体结合，可引起鸡、豚鼠等动物或人的红细胞发生凝集，称为血凝现象。③ 具有免疫原性。HA可刺激机体产生抗体，HA抗体可中和病毒的感染性，为保护性抗体，还可抑制血凝现象，故亦称其为血凝抑制抗体。用血凝试验与血凝抑制试验可鉴定流感病毒以及区分病毒型及亚型。

（2）NA：由4个亚单位组成的四聚体，约占病毒蛋白的5%，四聚体末端呈扁球形，另一端镶嵌于包膜的脂质中，故NA呈蘑菇状。NA的免疫原性不稳定，易发生变异，与HA共同构成甲型流感病毒亚型的分型依据。NA的主要功能：① 参与病毒释放。NA可水解断裂受感染细胞表面糖蛋白末端的N-乙酰神经氨酸与相邻糖基的连接键，能促进成熟病毒释放。② 促进病毒扩散。NA通过破坏细胞表面的病毒特异性受体，使病毒从感染细胞膜上解离，故有利于集聚病毒的扩散。③ 具有免疫原性。其产生的抗体虽不能中和病毒的感染性，但可以抑制病毒的释放和扩散。

（二）病毒的复制周期

流感病毒感染宿主时，病毒HA与宿主呼吸道黏膜上皮细胞膜表面的唾液酸受体结合，引起细胞膜内陷，并以胞饮方式吞入病毒颗粒，随后在病毒M蛋白离子通道作用下，降低细胞内pH，引起HA蛋白变构以及病毒包膜与细胞膜融合而释放病毒核衣壳进入细胞质。病毒核衣壳通过核膜孔从细胞质转移到细胞核内，启动病毒RNA的转录复制，生成的mRNA转移到胞质，指导合成病毒的结构蛋白和非结构蛋白，并装配流感病毒，最后以出芽方式释放出子代病毒颗粒。

（三）分型与变异

根据NP和M蛋白的不同，流感病毒分为甲、乙、丙三型。甲型流感病毒根据其表面HA和NA抗原结构的不同，又可分为若干亚型。目前已鉴定出16个HA亚型（H1~H16）和9个NA亚型（N1~N9）。人类流感病毒亚型主要是由H1、H2、H3和N1、N2几种抗原组成，但近几年发现H5N1、H7N2、H7N7、H9N2、H7N9等型别禽流感病毒亦可感染人类。甲型流感病毒的HA与NA免疫原性极易发生变异，乙型次之，而丙型流感病毒的抗原结构非常稳定。

流感病毒抗原变异有两种形式。① 抗原漂移（antigenic drift）：属于量变，即亚型内变异，变异幅度小或连续变异，通常由病毒基因点突变和人群免疫力选择性降低引起，可引起小规模的流感流行；② 抗原转换（antigenic shift）：属于质变，是指在自然流行条件下，甲型流感病毒表面的一种或两种抗原结构发生大幅度的变异，或者由于两种或两种以上甲型流感病毒感染同一细胞时发生基因重组，而形成与前次流行株的抗原结构不同的新亚型（如H1N1转变为H2N2等）的变异形式。由于人群完全丧失免疫力，每次新亚型的出现都可能导致流感流行甚至大流行。随后，该亚型进入抗原漂移阶段，直至再出现新的亚型。

病毒的变异幅度与其流行的规模密切相关，一般抗原漂移只引起中、小流行，而抗原转换则可以引起大流行，甚至世界性流行。自1918年甲型流感病毒世界性大流行以来，至今已发生过数次重大流行（表12-6-2）。

▼ 表12-6-2　甲型流感病毒抗原转换引起的世界性流行

流行年份	抗原结构	亚型名称	代表株
1918	H1N1	Hsw1N1	猪流感病毒相关
1947	H1N1	亚甲型	A/FM/1/47
1957	H2N2	亚洲甲型	A/Singapore/1/57
1968	H3N2	香港甲型	A/HongKong/1/68
1977	H3N2，H1N1	香港甲型与亚甲型	A/USSR/90/77
2009	H5N1，H1N1	SIV亚型	猪流感病毒
2013	H1N1	H7N9亚型	禽流感病毒

注：根据1980年WHO公布的流感病毒命名法，新分离病毒株命名应包括型别/宿主（人则省略）/分离地点/病毒株/序号/分离年代（HA与NA亚型号），如A/Hong Kong/1/68（N3H2）。

近年来，流感病毒与宿主细胞结合受体的研究表明，猪对人流感病毒、禽流感病毒及其他动物流感病毒均敏感。各种流感病毒在猪体内可混合感染从而发生基因重配，导致流感病毒的抗原转换。

（四）培养特性

可在鸡胚和培养细胞中增殖。初次分离接种鸡胚羊膜腔阳性率高，传代适应后可接种于鸡胚尿囊腔。细胞培养一般用原代猴肾细胞（PMK）或狗肾传代细胞（MDCK）。流感病毒在鸡胚和组织细胞中增殖均不引起明显的病变，用血凝试验或红细胞吸附试验等免疫学方法方可证实病毒的存在。此外，在小鼠中连续传代可提高病毒毒力，引起小鼠肺部广泛性变异或死亡。雪貂对流感病毒易感。

（五）抵抗力

流感病毒抵抗力弱，不耐热，56℃ 30分钟即可灭活，室温下传染性很快消失，0~4℃能存活数周，-70℃可长期保存。对干燥、紫外线、乙醇、甲醛、乳酸、脂溶剂等敏感。

二、致病性和免疫性

（一）致病性

流感的传染源主要为患者和隐性感染者，被感染的动物也可能作为传染源。人群普遍易感。

病毒主要经飞沫和气溶胶在人与人之间传播，也可经握手、共用毛巾等密切接触而感染。在我国，冬季为流行期。传染性强，可致病毒性肺炎。

病毒经呼吸道侵入机体后，主要引起上、中呼吸道病变，以气管黏膜为主。病毒在呼吸道上皮细胞增殖，引起黏液分泌细胞、纤毛细胞和其他上皮细胞产生空泡变形、纤毛丧失，导致细胞变性、坏死、脱落，局部黏膜充血、水肿等。病毒仅在局部增殖，一般不入血。病毒感染局限于呼吸道的原因是水解血凝素的蛋白酶主要分布于呼吸道。病毒亦可向下侵犯至肺泡，导致流感病毒性肺炎（附图12）。病毒感染能刺激机体产生干扰素和刺激免疫细胞释放细胞因子，因此会诱发全身症状。

病毒感染潜伏期1~4天，长短取决于侵入病毒量和机体免疫状态。人群普遍易感，出现发热（38~40℃）、头痛、肌肉酸痛等全身症状，并常伴有鼻塞、流涕、咽痛和咳嗽等局部症状。症状可持续1~5天，平均3天。在症状出现的前两天病毒随分泌物大量排出，以后则迅速减少。感染者一般全身症状较局部症状明显。单纯性流感病程一般为3~4天，但年老体弱者和婴幼儿、免疫力低下、心肺功能不全者可继发细菌感染，使病程延长，甚至引起肺炎，可导致死亡。肺炎链球菌、金黄色葡萄球菌和流感嗜血杆菌是常见的继发感染细菌。

流感病毒的宿主范围很广，包括人、猪、马、禽类、水貂、海豹、鲸等。目前，许多学者认为禽类是流感病毒的基因储存库，与导致流感大流行的新型病毒株的出现有密切关系。流感病毒在家禽中则可造成严重病情，如H5和H7病毒株感染使患鸡的死亡率高达100%。引起禽流感的型别常见于H5N1、H5N2、H7N1、H7N3等。1997年中国香港地区发生禽流感，型别为H5N1，波及大批鸡群，同时发生20例患者，其中6例患者死亡。因此把H5N1型禽流感病毒归属于高致病性禽流感病毒。

（二）免疫性

流感病毒侵入机体后可引起针对HA、NA、NP、M1和PB2等的特异性体液和细胞免疫。在抗感染中起主要作用的是抗-HA，为中和抗体，包括IgG、IgM、SIgA。其中，在预防感染和阻止疾病发展中起重要作用的是局部中和抗体SIgA和血清中和抗体。血清抗-HA中和抗体可在机体内持续存在数月至数年，亚型间无交叉免疫保护。抗-NA为非中和抗体，但也有保护性，因其有助于减少病毒的传播从而降低疾病的严重程度。其他抗病毒蛋白的抗体则没有保护性。细胞免疫应答主要依赖细胞毒性T细胞裂解感染细胞。T记忆细胞有助于抵御不同亚型的感染，因特异性的T细胞可产生广泛的亚型间交叉免疫，参与病毒的清除和疾病的恢复。

三、感染后检查方法

在流感暴发流行时，根据典型症状即可作出临床诊断。实验室检查主要用于鉴别诊断和分型，尤其是监测新变异株的出现、预测流行趋势和提出疫苗建议。检查方法主要有：

（一）病毒分离与鉴定

采集急性期患者的咽漱液或咽拭子，用抗生素处理后，接种原代猴肾细胞或狗肾传代细胞或鸡胚可分离病毒。用细胞培养分离病毒时，须使用无血清培养基，同时加入胰酶水解活化HA，有助于病毒的扩散。接种7天后用血凝试验鉴定病毒，血凝试验阳性者可经血凝抑制试验鉴别病毒的型别和亚型；血凝试验阴性者必须盲传3代，防止病毒初始分离时生长缓慢而造成假阴性结果。

（二）血清学诊断

测定急性期和恢复期血清抗体，若恢复期抗体效价较急性期增高4倍及以上，即有诊断价值。血清学试验包括亚型和株特异的血凝抑制试验和中和试验，型特异的补体结合试验和抗原特异确定的ELISA法。其中血凝抑制试验在流感病毒血清学诊断中最为常用。用于近期感染的诊断是补体结合试验，可检测血清中出现早、消失快的NP和M1抗体。

（三）快速诊断

采用免疫荧光法或酶免疫分析法直接从患者分泌物及脱落细胞中检测病毒抗原；采用核酸杂交、RT-PCR或序列分析可检测病毒核酸并对其进行分型测定。

四、防治原则

1. 一般预防　流感病毒传染性强，传播迅速，流行期间应尽量避免人群聚集，必要时应戴口罩。公共场所可用乳酸熏蒸进行空气消毒，通常使用2~4ml乳酸加10倍水加热蒸发对100m³空气进行消毒，能达到灭活空气中的流感病毒的效果。

2. 主动免疫预防　预防流感最有效的方法是接种与当前流行株型别相同的流感病毒灭活疫苗，这种疫苗可刺激机体产生保护作用，包括细胞免疫、抗体和局部黏膜SIgA。

3. 治疗　治疗流感以对症治疗和预防继发性细菌感染为主。盐酸金刚烷胺可预防甲型流感，其作用机制是抑制病毒穿入与脱壳，在发病24~48小时使用，可减轻全身中毒症状。但盐酸金刚烷胺对乙型和丙型流感无治疗作用。神经氨酸酶抑制剂奥司他韦（oseltamivir）可用于流感的治疗。干扰素、中草药对流感病毒感染有一定疗效。

学习小结

流感病毒呈球形或丝状，直径80~120nm，结构上包括包膜和核衣壳两部分。病毒核酸为分节段的-ssRNA，甲、乙型分8个片段，丙型分7个片段。病毒包膜位于病毒体的最外层，包膜上镶嵌有突出于表面的糖蛋白刺突血凝素（HA）和神经氨酸酶（NA），前者与病毒吸附和穿入宿主细胞有关；后者有利于成熟病毒的释放。根据NP和M1的不同，流感病毒分为甲、乙、丙三型。甲型流感病毒根据其表面HA和NA抗原性的不同，可分为若干亚型。流感病毒抗原变异有两种形式：抗原漂移和抗原转换。流感病毒主要经飞沫和气溶胶传播。病毒经呼吸道侵入机体后，在呼吸道上皮细胞增殖，引起细胞变性、坏死、脱落、局部黏膜充血、水肿等。病毒仅在局部增殖，一般不入血。预防流感最有效的方法是接种与当前流行株型别相同的流感病毒灭活疫苗。神经氨酸酶抑制剂奥司他韦可用于流感的治疗。

（杨健）

（一）A型选择题

1. 某医院发热门诊某日出现数十例流感样症状患者，经胶体金法初筛甲型流感阳性。如需进行流感病毒核酸亚型检测可采集的临床标本不包括
   - A. 鼻咽拭子和鼻咽抽取物
   - B. 咽漱液和鼻洗液
   - C. 气管吸取物
   - D. 肺泡灌洗液
   - E. 血清标本

2. 流感病毒最易变异的结构是
   - A. 甲型流感病毒的HA
   - B. 乙型流感病毒的HA
   - C. 核蛋白
   - D. M蛋白
   - E. RNA聚合酶

3. 预防流感病毒再感染的主要免疫因素是
   - A. 干扰素
   - B. 抗神经氨酸酶抗体
   - C. 抗核蛋白抗体
   - D. 细胞免疫
   - E. 抗血凝素抗体

4. 甲型流感病毒分亚型的依据是
   - A. 核蛋白
   - B. 血凝素
   - C. 神经氨酸酶
   - D. 血凝素和神经氨酸酶
   - E. 多聚RNA酶

5. 患者，男，34岁，发热、咳嗽、咳痰、头痛、乏力、胸闷、气促、呼吸困难，胸部CT提示双肺下叶多发斑片状、结节状高密度阴影，支原体检查阴性，血常规检查显示白细胞总数减少。患者从事活禽宰杀贩卖工作。该患者最可能的诊断是
   - A. 肺结核
   - B. 普通感冒
   - C. 人感染高致病性禽流感
   - D. 大叶性肺炎
   - E. 肺棘球蚴病

   答案：1. E；2. A；3. E；4. D；5. C

（二）简答题

1. 简述流感病毒的结构特点及抗原构造。
2. 如何预防流感流行？
3. 甲型流感病毒为何容易引起流行？

第七节　副黏病毒

知识目标

1. 掌握麻疹病毒、副流感病毒和腮腺炎病毒的致病性。
2. 熟悉麻疹病毒的免疫性和防治原则。
3. 了解麻疹病毒、副流感病毒和腮腺炎病毒的生物学性状及感染后检查方法。

副黏病毒科（*Paramyxoviridae*）主要包括副流感病毒、麻疹病毒、腮腺炎病毒、呼吸道合胞病毒等。与正黏病毒相比较，两者均通过呼吸道感染，但副黏病毒体积较大，核酸为一条完整

的 –ssRNA，不分节段，不易发生变异，抗原结构较稳定。

一、副流感病毒

副流感病毒（parainfluenza virus）呈球形，直径为150~200nm，核酸为不分节段的单负链RNA，编码六种必需蛋白：核衣壳蛋白（NP）、磷蛋白（phosphoprotein，P蛋白）、基质蛋白（M蛋白）、RNA聚合酶（large polymerase，L蛋白）、融合糖蛋白（F蛋白）和血凝素–神经氨酸酶（HN）糖蛋白。后两者为包膜糖蛋白，HN具有HA和NA作用，F蛋白具有使细胞融合及溶解红细胞的作用。

根据抗原构造不同，副流感病毒常分为4个型，其中1型和3型在分类上属于副黏病毒科呼吸道病毒属（*Respirovirus*），2型和4型属于副黏病毒科德国麻疹病毒属（*Rubulavirus*）。1型、2型和3型副流感病毒为人类感染的主要型别，临床表现为发热、鼻塞、咽喉炎、毛细支气管炎等。病毒通过人与人直接接触或飞沫传播，引起各年龄组上呼吸道感染，主要引起婴幼儿及儿童呼吸道疾病，如小儿哮喘、细支气管炎和肺炎等。据统计，6岁儿童副流感病毒抗体阳性率已达95%。1、2型每隔两年在冬春季流行，3型常导致地方性流行。成人潜伏期为2~6天，婴幼儿感染的潜伏期尚不清楚，但排毒期为7~10天。病毒感染鼻咽部及呼吸道的上皮细胞并迅速增殖，一般不引起病毒血症。婴儿可自母体获得副流感病毒抗体，但没有保护作用。自然感染产生的SIgA对再感染有保护作用，但不持久，故常发生再感染，表现为轻度上呼吸道感染。

实验室诊断可用原代细胞或动物肾细胞分离培养鉴定病毒，也可取鼻咽分泌物用免疫荧光法或ELISA法检查鼻咽部脱落细胞中的病毒抗原。

副流感病毒灭活疫苗、减毒活疫苗、亚单位疫苗等正在研制中。

二、麻疹病毒

麻疹病毒（measles virus）属于副黏病毒科麻疹病毒属（*Morbillivirus*），是引起麻疹的病原生物。麻疹是儿童时期常见的急性呼吸道传染病，6个月至5岁为易感年龄。临床上以发热、上呼吸道卡他症状、结膜炎、口腔麻疹黏膜斑及全身斑丘疹为特征，如无并发症，预后良好。麻疹仍是发展中国家儿童重要的传染病。我国自20世纪60年代初普遍应用减毒活疫苗以来，麻疹的发病率显著下降。WHO已将麻疹列为计划消灭的传染病之一。

（一）生物学特性

1. 形态与结构　麻疹病毒呈球形或丝状，核衣壳螺旋对称，有包膜，直径约为120~250nm，病毒核心为不分节段的 –ssRNA，基因组全长约16kb，包括N、P、M、F、H、L共6个基因，分别编码核蛋白（NP）、磷蛋白（P蛋白）、M蛋白（membrane protein）、融合蛋白（F蛋白）、血凝素（HA）和依赖RNA的RNA聚合酶（L蛋白）6个结构和功能蛋白。

病毒衣壳包绕核酸，呈螺旋对称，外有包膜。包膜上有两种糖蛋白刺突：HA和溶血素（hemolysin，HL）。HA能凝集猴红细胞，还能与宿主细胞受体吸附。HL具有溶解红细胞及引起细胞融合形成多核巨细胞的活性。HA和HL为中和抗原，可诱导中和抗体的产生。

2. 培养特性　麻疹病毒可在多种原代或传代细胞中增殖，导致细胞融合以及多核巨细胞病变。在胞质及胞核内均可见嗜酸性包涵体，这种现象也可出现于患者的鼻黏膜等组织细胞中。

3. 抗原结构　麻疹病毒只有一个血清型，抗原结构较稳定，但病毒抗原存在小幅度的变异。

4. 抵抗力　较弱，加热56℃ 30分钟和一般消毒剂（如乙醇、氯仿等）均易将病毒灭活，病毒对日光及紫外线也敏感，但耐低温。

（二）致病性与免疫性

人是麻疹病毒的唯一自然宿主。急性期患者是传染源，从潜伏期到出疹期都有传染性，其中出疹前后4~5天传染性最强，易感者接触患者后几乎全部发病。病毒主要通过飞沫传播，也可经呼吸道分泌物污染用具、玩具或密切接触传播。发病的潜伏期为9~12天。麻疹病毒经呼吸道进入机体后，感染具有麻疹病毒受体CD46分子的靶细胞（如呼吸道上皮细胞），并在其中增殖，再侵入淋巴结增殖后，入血形成第一次病毒血症。病毒随血流到达全身淋巴组织大量增殖后，再次入血，形成第二次病毒血症。此时患者眼结膜、皮肤、呼吸系统、消化系统、泌尿系统、小血管等均有病毒增殖。同时，患者出现发热、上呼吸道卡他症状。而且，病毒增殖可引起口腔两颊内侧黏膜出现中心灰白、周围红色的科氏斑（Koplik spot），对临床早期诊断有一定意义。随后3天左右出现特征性红色斑丘疹，皮疹形成的主要原因是局部产生超敏反应，先出现于颈部，随后躯干，最后四肢。一般皮疹出完24小时后，体温开始下降，1周左右呼吸道症状渐渐消退，皮疹变暗，有色素沉着。有些年幼体弱的患儿，易并发细菌性感染，如继发性支气管炎、中耳炎，尤其易患细菌性肺炎，这是麻疹患儿死亡的主要原因。免疫缺陷儿童感染麻疹病毒，常无皮疹，但可发生严重致死性麻疹巨细胞肺炎。

麻疹病毒感染后，除出现典型皮疹外，尚有大约0.1%的患者发生迟发型超敏反应性疾病，引起脑脊髓炎，该并发症常出现在麻疹病愈后一周左右，典型的病理学改变为脱髓鞘、淋巴细胞浸润，导致永久性后遗症，死亡率达15%。此外，大约有百万分之一患者在其恢复后数年会出现亚急性硬化性全脑炎（subacute sclerosing panencephalitis，SSPE）。SSPE为麻疹晚期中枢神经系统并发症，为慢发病毒感染，患者大脑功能逐渐衰退，表现为反应迟钝、进行性智力降低、痴呆等精神异常、肌阵挛、不自主运动等运动障碍，一般1~2年内死亡，在患者脑神经细胞及胶质细胞中可检测到麻疹病毒核酸和抗原，电镜下可看到核衣壳及包涵体。SSPE的病毒分离株在生物学性状上与麻疹病毒有许多不同，如前者不能产生完整的病毒颗粒，不能合成M蛋白，无法正常装配、出芽与释放等，但在神经毒力方面明显较后者强。

麻疹病后机体可获得牢固的免疫力，包括体液免疫和细胞免疫。抗体可持续终身，感染后产生的HA抗体和HL抗体均具有中和病毒作用。HL抗体还能阻止病毒在细胞间扩散，感染初期以IgM为主，后期以IgG为主。细胞免疫有很强的保护作用，在麻疹恢复中起主导作用。如免疫球蛋白缺陷的人患麻疹能够痊愈，并且抵抗再感染，而细胞免疫缺陷的人感染麻疹则极其严重，可出现持续感染，导致死亡。麻疹多见于6个月至5岁的儿童，而6个月内的婴儿因从母体内获得IgG抗体，故不易感染。

（三）感染后检查方法

麻疹临床症状典型，一般无须做微生物学检查即可确诊。对轻症和不典型病例需做微生物学检查，病毒分离鉴定方法复杂、费时，需2~3周，因此常用血清学诊断和快速诊断方法。

1. 病毒分离　将患者发病早期、血液或咽拭子标本经抗生素处理后，接种于人胚肾、猴肾或人羊膜细胞中培养。病毒增殖缓慢，7~10天后可出现典型致细胞病变效应（CPE），常可观察到多核巨细胞、胞内和核内有嗜酸性包涵体，采用免疫荧光技术对接种培养物中的病毒抗原进行鉴定。

2. 血清学诊断　常进行血凝抑制试验（HIT），检测特异性抗体，也可采用补体结合试验（CFT）或中和试验。取患者急性期和恢复期双份血清，当抗体滴度增高4倍或以上即有诊断价值。另外，也可用ELISA法或间接荧光抗体法检测IgM抗体。

3. 快速诊断　荧光标记抗体检查患者卡他期咽嗽液中的黏膜细胞有无麻疹病毒抗原。PCR技术可检测SSPE脑组织中麻疹病毒基因。

（四）防治原则

隔离患者。依据我国《国家免疫规划疫苗儿童免疫程序及说明》（2021年版），给8月龄和18月龄儿童分别接种麻腮风（MMR）疫苗，可获得针对麻疹病毒、腮腺炎病毒、风疹病毒的免疫力。

对有接触麻疹患者史的体弱易感儿可采用人工被动免疫，即在接触后的5天内肌内注射丙种球蛋白或麻疹患者恢复期血清，有预防发病或减轻症状的作用。

三、腮腺炎病毒

腮腺炎病毒（mumps virus）是引起流行性腮腺炎的病原生物，属于副黏病毒科德国麻疹病毒属（*Rubulavirus*）。病毒呈球形，直径约150nm，核酸为非分节段-ssRNA，共编码7种蛋白质，即核蛋白（NP）、磷蛋白（P蛋白）、基质蛋白（M蛋白）、融合蛋白（F蛋白）、膜相关蛋白（SH）、血凝素/神经氨酸酶（HN）和L蛋白（L蛋白）。衣壳呈螺旋对称。包膜上有HA和NA等凸起，成分为糖蛋白。

病毒可在鸡胚羊膜腔内或猴肾等细胞培养中增殖，能使细胞融合，形成多核巨细胞。迄今为止，腮腺炎病毒只发现一个血清型。腮腺炎病毒对热、脂溶剂和紫外线敏感，但耐低温，2℃条件下可存活3个月，-60℃可存活一年以上。

腮腺炎是一种儿童常见病，呈世界性分布，好发于冬春季，学龄儿童为易感人群。腮腺炎病毒仅感染人，传染源是患者和病毒携带者，主要经飞沫传播。流行性腮腺炎潜伏期一般为7~25天，发病前后一周内的患者具有高度传染性。病毒侵入人体后，先在呼吸道内增殖随后入血流，发生病毒血症，随血流扩散至唾液腺及其他器官，还可引起部分患者的胰腺、睾丸、卵巢、肾脏和中枢神经系统等感染，严重者可并发脑炎。

患者表现为软弱无力、食欲减退、一侧或双侧腮腺肿大，并伴有疼痛及低热。病程一般持续1~2周。病后可获得牢固的免疫力，被动免疫可从母体获得，因此6个月以内婴儿不易患腮腺炎。

典型病例易作出诊断，不典型病例需做病毒分离或血清学诊断，也可采用RT–PCR或核酸序列测定方法检测病毒基因片段。

隔离患者，阻止传播。疫苗接种是唯一有效的预防措施。给8月龄和18月龄儿童分别接种麻腮风疫苗。目前尚无有效药物治疗，中草药有一定的疗效。

学习小结

副黏病毒通过呼吸道感染，主要包括麻疹病毒、腮腺炎病毒、副流感病毒、呼吸道合胞病毒等。

副流感病毒可引起各年龄组上呼吸道感染，主要是引起婴幼儿及儿童严重呼吸道疾病，如小儿哮喘、细支气管炎和肺炎等。病毒感染鼻咽部及呼吸道的上皮细胞并迅速增殖，一般不引起病毒血症。

麻疹病毒是引起麻疹的病原生物。麻疹是儿童时期常见的急性呼吸道传染病，临床上以发热、上呼吸道卡他症状、结膜炎、口腔科氏斑及全身斑丘疹为特征。麻疹仍是发展中国家儿童重要的传染病。麻疹病毒经呼吸道进入机体后，首先感染具有麻疹病毒受体CD46分子的呼吸道上皮细胞。病毒感染后，除出现典型皮疹外，可导致脑脊髓炎和致死性的亚急性硬化性全脑炎。麻疹病后机体可获得牢固的免疫力，包括体液免疫和细胞免疫。

腮腺炎病毒是流行性腮腺炎的病原生物。患者表现为一侧或双侧腮腺肿大，并伴有疼痛及低热。另外，可引起部分患者的胰腺、睾丸、卵巢、肾脏和中枢神经系统等感染，严重者可并发脑炎。病后机体可获得牢固的免疫力。接种麻腮风疫苗可预防麻疹、腮腺炎和风疹。

（杨健）

复习
参考题

（一）A型选择题

1. 患儿，男，1岁，发热、咳嗽、流涕、打喷嚏、两眼畏光4天，皮肤出现红色斑丘疹1天，体温39℃，急性病容，口腔两颊黏膜贴近第二臼齿处有融合斑。引起本病最可能的病原生物是
   A. 麻疹病毒
   B. 水痘–带状疱疹病毒
   C. 风疹病毒
   D. 柯萨奇病毒
   E. 巨细胞病毒

2. 亚急性硬化性全脑炎（SSPE）是一种由
   A. 脊髓灰质炎病毒引起的亚急性感染
   B. 麻疹病毒引起的慢发病毒感染

C. 疱疹病毒引起的潜伏性感染

D. 乙型脑炎病毒引起的急性感染

E. 狂犬病病毒引起的慢性感染

3. 流行性腮腺炎的常见并发症是

    A. 脑膜炎

    B. 肺炎

    C. 肝炎

    D. 肾炎

    E. 睾丸炎或卵巢炎

4. 患儿，1岁半，发热4天，近两天来呼吸急促有哮吼音，轻度缺氧，胸部X线片示毛细支气管炎及间质性肺炎，考虑呼吸道病毒感染，最可能的病毒是

    A. 流感病毒

    B. 麻疹病毒

C. 副流感病毒

D. 腮腺炎病毒

E. 风疹病毒

5. 患儿，男，5岁，持续性低热，耳痛，腮腺部肿胀，张嘴疼痛，咽部淋巴结肿痛，左睾丸肿痛伴全身乏力。曾因故错过麻腮风疫苗接种，其他计划疫苗正常接种。该患儿最可能感染的病原生物是

A. 普通冠状病毒

B. 麻疹病毒

C. 副流感病毒

D. 腮腺炎病毒

E. 风疹病毒

    答案：1. A；2. B；3. E；4. C；5. D

（二）简答题

1. 简述麻疹病毒传染源、传播途径、引起疾病及特异性预防原则。

2. 简述麻疹病毒感染的致病机制。

3. 简述腮腺炎病毒的致病性。

4. 简述副黏病毒的共同特征以及与正黏病毒的区别。

第八节　冠状病毒

知识目标

1. 熟悉冠状病毒致病性、感染后诊断措施和防治原则。

2. 了解冠状病毒主要生物学特点。

    冠状病毒（Coronavirus）在分类上属于冠状病毒科（*Coronaviridae*）冠状病毒亚科（*Corona-virinae*）。由于病毒包膜上有向四周伸出的突起，形如花冠而得名（图12-8-1）。包括两个与人相关的属：α冠状病毒属（*Alphacoronavirus*）和β冠状病毒属（*Betacoronavirus*）。目前，在感染人的冠状病毒中，HCoV 229E 和 HCoV NL63 属于α冠状病毒属，HCoV OC43、HCoV HKU1、SARS冠状病毒（SARS-CoV）、MERS冠状病毒（MERS-CoV）和新型冠状病毒（SARS-CoV-2）属于β冠状病毒属。

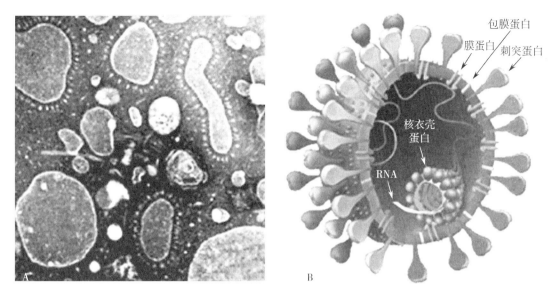

▲ 图12-8-1　冠状病毒形态与结构
A. 负染，透射电镜，×80 000；B. 病毒颗粒组成与结构模式图。

一、生物学特性

病毒呈球形，直径120~160nm，核衣壳为螺旋对称型，包膜表面有多形性花冠状突起。核酸为非分节段的 +ssRNA，基因组全长 20 000~32 000bp。病毒基因组5′端有帽状结构，3′端有poly A尾，中间包含多个主要开放阅读框（ORF），分别编码RNA聚合酶（L蛋白）、刺突蛋白（S蛋白）、包膜蛋白（E蛋白）、膜蛋白（M蛋白）和核衣壳蛋白（NP）等（图12-8-1）。S蛋白是病毒感染过程中吸附与穿入细胞的关键蛋白，也是主要的抗原蛋白。

冠状病毒可在人胚肾、肠、肺的原代细胞中生长，感染初期细胞病变不明显，连续传代后细胞病变明显增强。病毒对热、酸、氯仿及乙醚等脂溶剂敏感，pH 3.0时很快被灭活。病毒可在干燥的塑料表面存活时间达48小时，在粪便中至少可存活2天，在尿液中至少存活24小时。

二、致病性与免疫性

冠状病毒主要经呼吸道传播，粪-口途径亦可传播。一般仅侵犯上呼吸道，引起轻度炎症，若已有呼吸道感染，则可使病情急剧加重，甚至引起肺炎。

（一）普通冠状病毒

冠状病毒主要感染成人和较大儿童，引起普通感冒和咽喉炎。某些毒株还可引起成人腹泻。病后虽可产生血清抗体，但免疫力不强，再感染仍可发生。

（二）SARS冠状病毒（SARS coronavirus，SARS-CoV）

SARS-CoV是引起严重急性呼吸综合征（severe acute respiratory syndrome，SARS）的冠状病毒。病毒的受体是血管紧张素转化酶2（angiotensin-converting enzyme 2，ACE2）。SARS潜伏期一般为1~12天，起病急骤，患者表现为发热、干咳或咳痰、头痛、肌肉痛、胸闷伴憋气、胸痛、呼吸困难等，有的还伴有腹泻。发病后快则1天，慢则7~10天发展为肺炎。病死率约14%，但有基础疾病者（如冠心病、糖尿病、哮喘等慢性呼吸系统疾病等）死亡率高。

机体感染SARS-CoV后，可产生特异性抗体，一般于感染10天后血清中出现IgM，15天后出现IgG。用恢复期患者的血清治疗患者，有一定疗效，提示血清抗体具有保护作用。

（三）中东呼吸综合征冠状病毒（MERS-CoV）

2012年从沙特阿拉伯的一名急性肺炎并伴肾衰竭的患者体内分离出一种新的冠状病毒。2013年5月23日，国际病毒分类委员会将其命名为中东呼吸综合征冠状病毒（Middle East respiratory syndrome coronavirus，MERS-CoV）。

MERS-CoV靶细胞表面的受体是二肽基肽酶-4（dipeptidyl peptidase 4，DPP4，亦称为CD26），主要分布于人深部呼吸道组织，也可表达于消化道和肾脏等组织器官。因此，MERS-CoV可导致全身多系统的感染及相应的临床症状，引发中东呼吸综合征（Middle East respiratory syndrome，MERS）。潜伏期为2~14天。临床主要表现为发热、畏寒、干咳、气短、头痛、肌痛和关节痛。其他症状包括咽痛、鼻塞、恶心、呕吐、头晕、咳痰、腹泻和腹痛等。重症患者往往开始表现为发热伴上呼吸道症状，但是在一周内快速发展为重症肺炎，伴有呼吸衰竭、休克、急性肾衰竭、凝血功能障碍和血小板减少。大约30%的病例无临床症状或仅表现为轻微的呼吸道症状，无发热、腹泻和肺炎。MERS传染性不及SARS，但病死率比SARS高。WHO公布数据显示，2012—2022年10月17日，确诊报告2600例，死亡935例，死亡率约36%。

（四）新型冠状病毒（SARS-CoV-2）

SARS-CoV-2是引发新型冠状病毒感染（coronavirus disease 2019，COVID-19）的病原体。2020年2月11日，国际病毒分类委员会（ICTV）将该病毒正式命名为SARS-CoV-2（SARS冠状病毒2），同日，WHO将该病毒所致疾病命名为COVID-19（2019冠状病毒病）。我国将该病毒称为新型冠状病毒，所致疾病称为新型冠状病毒感染。自2019年12月COVID-19疫情暴发以来，全球累计有数亿人感染SARS-CoV-2，数百万人死于COVID-19，对全球公共卫生构成了前所未有的挑战。

COVID-19传染源是患者和无症状感染者，在潜伏期即有传染性，发病后5天内传染性较强。以飞沫和密切接触传播为主，在密闭环境中可经气溶胶传播。病毒借助其表面的S蛋白与宿主细胞表面的ACE2结合后侵入细胞造成感染。COVID-19主要损伤的靶器官是肺脏，除呼吸系统外，COVID-19还可导致心血管系统、肾脏以及肝脏损伤。潜伏期1~14天，多为3~7天。COVID-19临床症状以发热、干咳、乏力和全身酸痛为主，部分患者表现为鼻塞、流涕、咽痛、嗅觉及味觉减退或丧失、结膜炎、肌痛和腹泻等。轻型患者可表现为低热、轻微乏力、嗅觉及味觉障碍等，无肺炎表现。多数COVID-19患者属于轻型和普通型，少数重症患者多在发病一周后出现呼吸困难和/或低氧血症，严重者可快速进展为急性呼吸窘迫综合征、中毒性休克、难以纠正的代谢性酸中毒和出、凝血功能障碍及多器官功能衰竭等。极少数患者还可有中枢神经系统受累及肢端缺血性坏死等表现。

在感染SARS-CoV-2后5天左右，血清中会逐渐产生IgM抗体，但该抗体衰减较快，只能维持2~3周时间。IgG抗体一般出现在IgM抗体之后，可在血液中维持较长时间，当机体再次感染相同病毒时，对人体起到一定的免疫保护作用。

三、感染后检查方法

SARS、MERS以及COVID-19相关样品处理、病毒培养和动物实验必须严格遵守实验室生物安全规定。可采集患者的鼻咽拭子、痰及支气管灌洗液等标本进行诊断。

1. 核酸检测　采用RT-PCR检测标本中的冠状病毒核酸，可用于快速诊断。

2. 抗原检查　可用荧光抗体技术、胶体金标记技术等检测标本中的病毒抗原。

3. 血清学检查　采用双份血清，ELISA法检测抗体进行血清学诊断。

4. 病毒分离　可用非洲绿猴肾细胞（Vero细胞）进行病毒的分离。

四、防治原则

隔离患者、严格消毒和提高人群机体免疫力是预防冠状病毒感染的非特异性措施。目前，疫苗接种对减轻病情以及缩短病程有一定效果。无特效药物用于疾病治疗。目前，治疗以采取综合性支持疗法和对症治疗为主。可选用中医辨证施治。

学习小结

冠状病毒由于其包膜上有向四周伸出的突起，形如花冠而得名，核酸是+ssRNA。冠状病毒主要经呼吸道传播，粪-口途径亦可传播。普通冠状病毒主要感染成人或较大儿童，引起普通感冒和咽喉炎，某些毒株还可引起成人腹泻。SARS-CoV可引起SARS，MERS-CoV可引起MERS，SARS-CoV-2引起COVID-19。SARS、MERS以及COVID-19感染相关样品处理、病毒培养和动物实验必须严格执行实验室生物安全规定。隔离患者、严格消毒和提高人群机体免疫力是预防冠状病毒感染的主要措施。

（杨健）

复习参考题

（一）A型选择题

1. 医院护士，急起发热、头痛、乏力，关节、肌肉酸痛，干咳、少痰。肺部病变进展快，早期胸部X线片呈斑片状或网状，数天后呈大片状阴影。继发出现呼吸窘迫综合征，血常规示白细胞减少。该护士最可能感染的病原生物是

　A. 支原体

　B. 衣原体

　C. 流感嗜血杆菌

　D. 肺炎链球菌

　E. SARS-CoV

2. 中年男子，COVID-19流行期间突感咽部不适，随后突然高热、全身

酸痛、味觉消失，自己服用解热镇
痛药后症状缓解，持续干咳，少
痰，无呼吸窘迫症状发生。该患者
最可能感染的病原生物是
　A. 支原体

B. SARS-CoV-2
C. 流感嗜血杆菌
D. 腺病毒
E. 乙型溶血性链球菌

（二）简答题

1. 简述各型冠状病毒的致病特点。

2. SARS-CoV-2为何引起了世界性大
流行？

第九节　其他呼吸道病毒

知识目标

1. 熟悉腺病毒的致病性。
2. 了解腺病毒的形态结构，鼻病毒的致病性。

一、腺病毒

腺病毒（adenovirus）属于腺病毒科（*Adenoviridae*），在自然界中分布广泛，该病毒于20世纪50年代初首次从人类腺样体和扁桃体培养物中分离出来，因此得名腺病毒。通过对完整基因组序列生物信息学分析，把腺病毒分为7个组（A~G），包括51种血清型和70多种基因型。所描述的血清型中约有三分之一与人类疾病密切相关。不同的血清型表现出不同的组织倾向，与感染的临床表现相关。

腺病毒呈球形，无包膜，直径70~90nm，基因组为双链、线性DNA，大小约为36kb。核衣壳呈二十面体立体对称，由252个壳粒组成，其中12个顶角的壳粒称五邻体，五邻体上各有一条长度为10~30nm的纤突，其末端膨大呈小球状。其余240个壳粒，为六邻体（图12-9-1）。六邻体、五邻体和纤突构成腺病毒的主要抗原，在病毒检测和疾病诊断中具有重要意义。腺病毒耐温、耐酸、耐脂溶剂的能力较强，紫外线照射30分钟或56℃30分钟可被灭活。

腺病毒主要通过呼吸道传播，引起上呼吸道感染及肺炎。腺病毒肺炎约占病毒性肺炎的20%~30%，在北方多见于冬、春两季，南方多见于秋季。由于缺乏腺病毒特异性抗体，80%的腺病毒肺炎发生于6个月至2岁的婴幼儿。潜伏期3~8天，多以急骤发热、咳嗽、呼吸困难及发绀等呼吸道症状为主，有时出现嗜睡、惊厥、腹泻、结膜炎，甚至心力衰竭等。学龄前期与学龄期儿童的腺病毒肺炎的症状较轻，以持续高热为主。

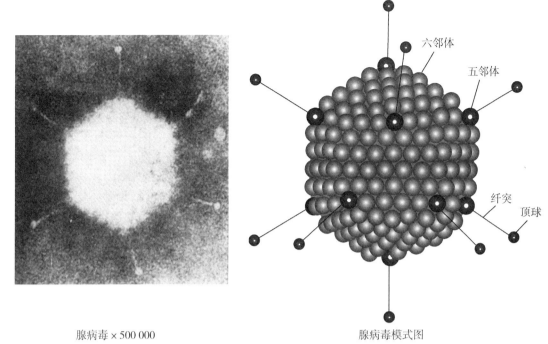

腺病毒 × 500 000   腺病毒模式图

▲ 图12-9-1　腺病毒电镜形态（左，× 500 000）和模式图（右）

此外，某些腺病毒型可通过胃肠道和眼结膜等途径传播，引起眼结膜炎（3、7和14型）、流行性角膜炎（8、19和31型）和小儿胃肠炎（40和41）。

可用间接免疫荧光抗体试验（IFAT）、ELISA检测特异性IgM用于快速诊断，但不能进行病毒分型。采集咽拭子可进行病毒分离及双份血清抗体检查进行回顾诊断。可采用电子显微镜或免疫电镜检查粪便标本中的腺病毒颗粒。

对于腺病毒感染的治疗，缺乏特效的药物，西多福韦（cidofovir）可用于严重腺病毒感染治疗，但并非所有患者都需要治疗，更多的是对症处理。目前尚无理想疫苗。

二、鼻病毒

鼻病毒（rhinovirus）分类上属于肠道病毒属小RNA病毒科（*Picornaviridae*），至少有100多个血清型，是引发普通感冒最重要的病原生物，约50%的上呼吸道感染是由该病毒引起的。

鼻病毒是 +ssRNA病毒，长度约7.2kb。病毒基因组只有一个ORF，其翻译的蛋白质被病毒编码的蛋白酶切割产生11种蛋白，其中VP1、VP2、VP3和VP4组成病毒衣壳，而其余的非结构蛋白参与病毒基因组的复制和组装。VP1、VP2和VP3蛋白决定了病毒抗原结构的多样性，而VP4起着将RNA锚定在病毒衣壳上的作用。

鼻病毒通常寄居于上呼吸道，在成人主要引起普通感冒和上呼吸道感染，在婴幼儿和慢性呼吸道疾病患者，除上呼吸道感染外，还可引起支气管炎和支气管肺炎。冬春季发病率高。病毒主要通过直接接触和飞沫传播，经鼻、口、眼黏膜进入体内，并在鼻咽腔内增殖，潜伏期一般为

1~2天。临床症状有流涕、鼻塞、喷嚏、头痛、咽部疼痛和咳嗽等，体温不增高或略有增高。该病毒引起的疾病为自限性，一般1周左右可自愈。

鼻病毒感染后，机体可产生针对感染病毒的血清中和抗体和黏膜表面分泌型抗体（SIgA）。但仅对同型病毒有免疫力，且维持时间短，故病后可重复感染。

学习小结

腺病毒呈球形，无包膜，核衣壳呈二十面体立体对称，基因组为双链DNA，大约有50多个血清型，有三分之一与人类疾病密切相关。腺病毒主要通过呼吸道传播，引起上呼吸道感染及肺炎。有些腺病毒型可通过胃肠道和眼结膜等途径感染，引起眼结膜炎、流行性角膜炎和小儿胃肠炎。

鼻病毒是普通感冒最重要的病原生物，至少有100多个血清型。鼻病毒感染后，机体仅产生型特异性免疫，且维持时间短，故感染后可重复感染。

（杨健）

复习参考题

（一）A型选择题

1. 核酸类型为DNA的病毒是
   A. 流感病毒
   B. 副流感病毒
   C. 呼吸道合胞病毒
   D. 腺病毒
   E. 麻疹病毒

2. 引发普通感冒最常见的病原生物是
   A. 腺病毒
   B. 流感病毒
   C. 副流感病毒
   D. 麻疹病毒
   E. 鼻病毒

答案：1. D；2. E

（二）简答题
简述腺病毒的传播途径和所致疾病。

第十三章 经消化道感染的病原生物

许多病原生物可随污染的食物、水等经消化道侵入机体，造成消化道或消化道外的感染。常见的经消化道感染的病原生物见表13-0-1。

▼ 表13-0-1 常见的经消化道感染的病原生物

病原生物（属/种）	所致主要疾病	本教材中所在章
原核细胞型微生物		
沙门菌属	肠热症、食物中毒、败血症	本章
志贺菌属	细菌性痢疾	本章
致病性大肠埃希菌	腹泻	11
幽门螺杆菌	消化性溃疡、胃炎、胃癌	本章
空肠弯曲菌	胃肠炎	本章
霍乱弧菌	霍乱	本章
副溶血性弧菌	胃肠炎	本章
肉毒梭菌	肉毒中毒、婴儿肉毒中毒	本章
产气荚膜梭菌	胃肠炎、坏死性肠炎	14
布鲁菌属	布鲁菌病	18
炭疽芽胞杆菌	肠炭疽	18
蜡样芽胞杆菌	胃肠炎、机会性感染	本章
小肠结肠炎耶尔森菌	小肠结肠炎	本章
病毒		
脊髓灰质炎病毒	脊髓灰质炎	本章
柯萨奇病毒	脑膜炎、心肌炎、疱疹性咽峡炎等	本章
埃可病毒	脑膜炎、心肌炎、麻痹症等	本章
肠道病毒A71型	手足口病	本章
轮状病毒	婴儿和成人急性胃肠炎	本章
肠道腺病毒	婴儿病毒性腹泻	本章
杯状病毒	急性胃肠炎	本章

病原生物（属/种）	所致主要疾病	本教材中所在章
星状病毒	婴儿腹泻、医院感染	本章
甲型肝炎病毒	甲型肝炎	本章
戊型肝炎病毒	戊型肝炎	本章
朊粒	传染性海绵状脑病	18
原虫		
溶组织内阿米巴	阿米巴痢疾	24
刚地弓形虫	先天性和获得性弓形虫病	23
隐孢子虫	隐孢子虫病	23
结肠小袋纤毛虫	结肠小袋纤毛虫痢疾	24
吸虫		
华支睾吸虫	华支睾吸虫病	24
布氏姜片吸虫	姜片虫病	24
肝片形吸虫	肝片形吸虫病	24
并殖吸虫	并殖吸虫病	26
绦虫		
曼氏迭宫绦虫	曼氏裂头蚴病	26
阔节裂头绦虫	阔节裂头绦虫病	24
猪带绦虫	猪带绦虫病、猪囊尾蚴病	24
牛带绦虫	牛带绦虫病	24
微小膜壳绦虫	微小膜壳绦虫病	24
缩小膜壳绦虫	缩小膜壳绦虫病	24
细粒棘球绦虫	棘球蚴病（单房）	26
多房棘球绦虫	泡球蚴病（多房）	26
犬复孔绦虫	复孔绦虫病	未写入
线虫		
似蚓蛔线虫	蛔虫病	24
毛首鞭形线虫	鞭虫病	24
蠕形住肠线虫	蛲虫病	24
广州管圆线虫	广州管圆线虫病	26

知识目标

1. 掌握志贺菌属细菌的类别及致病性。
2. 熟悉志贺菌属细菌的生物学特性和感染后检查方法。
3. 了解志贺菌属细菌感染的防治原则。

问题与思考

患者，男，2岁，体重11kg，主因"发热、脓血便3天"入院。入院前3天在外就餐后出现发热症状，最高体温为39.5℃，无寒战、抽搐，伴腹泻，大便为稀糊状，量少，伴脓血，每日10余次，曾在当地医院门诊因"腹泻"，输注头孢类抗生素（具体不详）治疗3天，上述症状未见缓解，大便仍为稀糊状伴脓血，每日10余次，并伴反复发热、恶心、呕吐、里急后重，体温波动在38.5~39.5℃，为进一步诊治来院。既往体健，否认特殊病史。入院查体：体温38.9℃，脉搏112次/min，呼吸29次/min，发育正常，营养中等，神志清楚，精神差，心肺未见明显异常，腹平软，未见肠型及蠕动波，肝脾肋下未触及，左下腹有压痛，无反跳痛及肌紧张，肠鸣音活跃，约8次/min，克尼格征、布鲁津斯基征、巴宾斯基征均未引出。实验室检查示血常规：白细胞计数14.25×10⁹/L，中性粒细胞百分比92%，血红蛋白109g/L。便常规：脓细胞满视野，可见巨噬细胞，潜血试验（＋）。

思考：

1. 本病例最可能的诊断是什么？请叙述判断思路。

2. 如何进一步确诊？

3. 此病例需注意与哪些疾病鉴别？

（张立婷提供）

志贺菌属（*Shigella*）细菌是人类细菌性痢疾最为常见的病原菌，俗称痢疾杆菌。

一、生物学性状

大小为（0.5~0.7）μm×（2~3）μm的革兰氏阴性杆菌，无芽胞、荚膜和鞭毛，多数有菌毛。兼性厌氧，能在普通培养基上生长，形成中等大小、半透明的S型菌落。在肠道杆菌选择性培养基上形成特征性菌落。分解葡萄糖，产酸不产气。除宋内志贺菌能迟缓（37℃，3~4天）发酵乳糖外，其余均不发酵乳糖。不分解尿素，不产生H_2S。有K和O抗原而无H抗原。O抗原分为群特异性和型特异性抗原。根据志贺菌O抗原不同，可将其分为4群40多个血清型（包括亚型）（表13-1-1）。

A群：痢疾志贺菌（*S. dysenteriae*），有10个血清型，其中8型可分为3个亚型，不发酵甘露醇。

名称	群	血清型	亚型
痢疾志贺菌	A	1~10	8a，8b，8c
福氏志贺菌	B	1~6，X、Y变型	1a，1b，2a，2b，3a，3b，4a，4b
鲍氏志贺菌	C	1~18	
宋内志贺菌	D	1	

B群：福氏志贺菌（*S. flexneri*），有13个血清型（含亚型及变种），各型间有交叉反应。X、Y变型没有特异性抗原，仅有不同的群抗原。

C群：鲍氏志贺菌（*S. boydii*），有18个血清型，各型间无交叉反应。

D群：宋内志贺菌（*S. sonnei*），只有1个血清型。

志贺菌对理化因素的抵抗力较其他肠道杆菌弱。加热60℃10分钟即被杀死。对酸敏感，在粪便中，由于其他肠道菌产酸或噬菌体的作用常使本菌在数小时内死亡，故粪便标本应迅速送检。但在污染物品及瓜果、蔬菜上，志贺菌可存活10~20天。在适宜的温度下，可在水及食品中繁殖，引起暴发流行。对化学消毒剂敏感，耐药菌很多。

二、致病性与免疫性

（一）致病性

1. 侵袭力　位于100~200kb质粒上的基因编码的蛋白质介导志贺菌的黏附。志贺菌首先黏附于回肠末端和结肠黏膜Peyer淋巴结的M细胞，随后通过Ⅲ型分泌系统向上皮细胞和巨噬细胞分泌IpaA、IpaB、IpaC和IpaD，诱导细胞膜凹陷，促进细菌被内吞。侵入细胞内的志贺菌溶解吞噬小泡，进入细胞质内生长繁殖。通过宿主细胞内肌动纤维的重排，推动细菌进入毗邻细胞。这样，细菌逃避了免疫清除作用，并通过诱导细胞程序性死亡从吞噬中得到了存活。同时引起了IL-1β的释放，吸引更多白细胞聚集至感染部位，破坏肠壁的完整性，使得细菌到达更深层的上皮细胞，加速了病原菌扩散。

2. 内毒素　各型志贺菌都可产生强烈的内毒素。内毒素作用于肠黏膜，使其通透性增高，进一步促进内毒素吸收；作用于机体后引起发热、神志障碍，甚至中毒性休克等；能破坏肠黏膜，形成炎症、溃疡，出现典型的黏液脓血便；同时可作用于肠壁自主神经系统，致使肠功能紊乱、肠蠕动失调和痉挛，尤其直肠括约肌的痉挛最为明显，使患者出现腹痛、里急后重等症状。

3. 外毒素　志贺菌A群可产生志贺毒素（shiga toxin，Stx），由位于染色体上的*stxA*和*stxB*基因编码，化学本质为蛋白质，不耐热，75~80℃1小时被破坏。毒素分子由1个A亚单位和5个B亚单位两部分组成。B亚单位与宿主细胞的糖脂Gb3结合，导入细胞内的A亚单位可裂解60S核糖体亚单位的28S rRNA，阻止与氨酰tRNA的结合，致使蛋白质合成中断。毒素具有多种毒性，细胞毒性可致上皮细胞损伤，部分患者可致肾小球内皮细胞损伤，导致溶血性尿毒综合征

（hemolytic uremic syndrome，HUS）的发生；肠毒性类似大肠埃希菌、霍乱弧菌的肠毒素活性，使患者在早期出现水样腹泻；神经毒性可致兔或小鼠四肢麻痹。

（二）所致疾病

志贺菌引起细菌性痢疾，该病是常见的肠道传染病，夏秋两季发病率高。传染源是患者和带菌者，通过食用污染了志贺菌的食物、饮水等经口感染，苍蝇是重要的传播媒介。人类对志贺菌易感，10~200个细菌可使10%~50%志愿者致病。志贺菌进入肠道后，经1~3天潜伏期即可发病。一般说来，痢疾志贺菌感染者病情较重；宋内志贺菌引起的症状较轻；福氏志贺菌引起的症状介于二者之间，但排菌时间长，易转为慢性。我国流行菌株以福氏志贺菌为主，其次为宋内志贺菌。细菌性痢疾根据病程等分为急性和慢性细菌性痢疾两类。

1. 急性细菌性痢疾　急性菌痢分为普通型、轻型、重型和中毒性4型。典型的普通型菌痢常有发热、腹痛、腹泻、里急后重等症状，腹泻多先为水样便，1~2天后转为黏液脓血便。若及时治疗，预后良好。重型多见于老年人、体弱者，可出现水电解质失衡和酸中毒，少数病例伴发HUS甚至造成死亡。轻型症状轻，可无发热或仅低热，表现为急性腹泻，一般稀便有黏液而无脓血。急性中毒性菌痢多见于小儿，各型志贺菌都可引起。发病急，无明显的消化道症状，主要表现为全身中毒症状。此因细菌内毒素致使微血管痉挛、缺血和缺氧，导致DIC、多器官功能衰竭、脑水肿。临床表现为高热、休克、中毒性脑病，迅速发展为循环和呼吸衰竭，死亡率高。

2. 慢性细菌性痢疾　急性细菌性痢疾治疗不彻底，或机体免疫功能低下、营养不良、有肠道寄生虫感染或伴有其他慢性病时，易转为慢性。病程多在两个月以上，迁延不愈或时愈时发。

部分患者可成为带菌者，细菌可在结肠形成无症状的定植，成为重要传染源。

（三）免疫性

志贺菌感染后不入血，血清中的IgM、IgG不能发挥免疫保护作用。机体对志贺菌的免疫主要依靠肠黏膜表面的分泌型IgA（SIgA）。病后免疫力不牢固，不能防止再感染。但同一流行期中再感染者较少。

三、感染后检查方法

1. 微生物学检查法

（1）标本采集：尽可能在用药前取粪便的脓血或黏液部分做床边接种。如不能及时送检，应将标本保存于30%甘油缓冲盐水或Cary-Blair运送培养基内送检。中毒性菌痢可取肛门拭子检查。

（2）分离培养与鉴定：将标本接种肠道杆菌选择性培养基，37℃培养18~24小时，挑取无色半透明的可疑菌落，接种三糖铁琼脂培养基，志贺菌发酵葡萄糖，不发酵乳糖和蔗糖；不产生H_2S；动力阴性。进一步做生化反应和血清学凝集试验，确定菌群和菌型。如遇非典型菌株，须做系统生化反应以确定菌属。

（3）质谱鉴定：利用基质辅助激光解吸电离飞行时间质谱法（MALDI-TOF MS）对标本中

分离到的志贺菌疑似菌落进行快速鉴定。

（4）分子生物学检测：可用聚合酶链反应（PCR）、基因探针检测粪便标本中志贺菌大质粒等。

（5）毒力测定：用 Senery 试验（豚鼠眼结膜试验）测定志贺菌的侵袭力。可用 HeLa 细胞或非洲绿猴肾细胞（Vero 细胞）测定志贺毒素（Stx），也可用 PCR 技术直接检测其产毒基因 *stxA* 和 *stxB*。

2. 其他　可用免疫凝集法、免疫荧光菌球法、协同凝集试验、乳胶凝集试验等进行快速诊断。

四、防治原则

隔离和治疗患者，排泄物彻底进行消毒处理，及时检出带菌者并进行彻底治疗。加强食品卫生监管。特异性预防主要采用口服减毒活菌苗，近年来主要使用的有链霉素依赖株（streptomycin dependent strain，Sd），可激发局部免疫，产生 SIgA。目前已能够生产多价志贺菌 Sd 活疫苗。多重杂交株活疫苗也在研究之中。

志贺菌易出现多重耐药菌株，临床治疗应根据药敏试验结果用药，常用环丙沙星、头孢曲松、匹美西林和阿奇霉素等进行治疗。

学习小结

志贺菌属细菌无鞭毛，分为痢疾志贺菌、福氏志贺菌、鲍氏志贺菌和宋内志贺菌四群，我国流行的主要为福氏志贺菌，其次为宋内志贺菌。志贺菌可产生侵袭力、内毒素和外毒素，经过粪–口途径传播，感染后引起细菌性痢疾。急性中毒性菌痢多见于小儿，病死率高。粪便标本需要及时送检。耐药菌株较多。

（李波清）

复习参考题

（一）A 型选择题

1. 某患者因近 5 日腹痛腹泻前来就诊，自述有里急后重感，便内有脓血。如需进行微生物学检查进一步确诊，应取的标本是

A. 血液

B. 胃液

C. 粪便的脓血或黏液部分

D. 中段尿液

E. 血清

　2. 能迟缓发酵乳糖的志贺菌是

　　A. 痢疾志贺菌

　　B. 福氏志贺菌

　　C. 鲍氏志贺菌

　　D. 宋内志贺菌

　　E. 以上均是

　3. 使细菌性痢疾患者出现腹痛、里急
　　后重等症状的致病物质是

　　A. 侵袭力

　　B. 内毒素

　　C. 志贺毒素

　　D. 荚膜

　　E. 鞭毛

答案：1. C；2. D；3. B

（二）简答题

　1. 按照抗原性的不同，志贺菌分为哪
　　几个群？我国人群感染最常见的是

哪个群？

　2. 简述志贺菌的致病性。

第二节　沙门菌属

知识目标

1. 掌握沙门菌属细菌主要的致病物质和所致疾病。

2. 熟悉沙门菌属细菌重要的生化反应和抗原构造，感染后的免疫性及检查法。

3. 了解沙门菌属细菌感染的防治原则。

> ✎ 问题与思考
>
> 　　患者，女，25岁，主因"发热10天，腹胀、腹泻、皮疹4天"入院。入院前10天无明显诱因出现发热，伴寒战，开始为38℃左右，持续发热，5天后出现高热，体温波动在39~40℃，感乏力、全身不适、食欲缺乏，患者自认为"感冒"，服用相关药物（具体不详），症状未见明显改善。4天前出现腹胀、腹痛、腹泻，呈水样便，每日4~5次，无里急后重，无脓血便，胸部及双侧肩背部出现淡红色皮疹，压之褪色，无瘙痒，为进一步诊治来院。既往体健，否认特殊病史。入院查体：体温40℃，脉搏86次/min，呼吸26次/min，血压125/75mmHg，发育正常，营养中等，神志清楚，精神淡漠，胸部及双侧肩背部可见10余个大小不等的淡红色斑丘疹，双肺未见明显异常，心率86次/min，律齐，第一心音偏低。腹膨隆，未见胃肠型及蠕动波，右下腹有压痛，无反跳痛及肌紧张，肝右肋下2cm，质软，脾左肋下1cm，质韧，无触压痛。肠鸣音约6次/min，克尼格征、布鲁津斯基征、巴宾斯基征均未引出。辅助检查示血常规：白细胞计数3.5×10⁹/L，中性粒细胞百分比75%，淋巴细胞百分比20%，单核细胞百分比5%，嗜酸性粒细胞百分比0。便常规：白细胞（＋），少量脓细胞。肥达反应：TH 1：160，TO 1：80，PA 1：40，PB 1：40。B超示：肝大，胆囊壁增厚，脾大。

沙门菌属（*Salmonella*）细菌是一大群寄生于人类和动物肠道内, 生化反应和抗原构造相似的革兰氏阴性杆菌。有 2 500 多个血清型, 广泛分布于自然界, 包括所有脊椎动物的肠道和很多种类的节肢动物中。根据 DNA 同源性, 沙门菌属分为肠沙门菌（*S. enterica*）和邦戈沙门菌（*S. bongori*）两个种。感染人类的沙门菌主要存在于肠沙门菌肠道亚种中。

沙门菌属细菌所致的疾病称为沙门菌病。根据其对宿主的致病性, 可分为三类: ① 对人致病; ② 对人和动物均致病; ③ 对动物致病。与人类关系密切的沙门菌包括伤寒沙门菌（*S.* Typhi）、甲型副伤寒沙门菌（*S.* Paratyphi A）、乙型副伤寒沙门菌（*S.* Paratyphi B）、丙型副伤寒沙门菌（*S.* Paratyphi C）、鼠伤寒沙门菌（*S.* Typhimurium）、猪霍乱沙门菌（*S.* Choleraesuis）、肠炎沙门菌（*S.* Enteritidis）等十余个血清型。

一、生物学性状

大小为（0.6~1.0）μm ×（2~3）μm 的革兰氏阴性杆菌。有菌毛, 有周鞭毛, 多数无荚膜, 均无芽胞。兼性厌氧菌, 在普通琼脂平板上形成中等大小、半透明的 S 型菌落。在肠道杆菌选择性培养基上形成有特征性的菌落。

发酵葡萄糖、麦芽糖和甘露醇, 除伤寒沙门菌产酸不产气外, 其他沙门菌均产酸产气。不发酵乳糖和蔗糖。大多产生 H_2S。不产生吲哚, 不分解尿素, VP 试验阴性。

沙门菌属细菌主要有 O 和 H 两种抗原。少数菌具有一种表面抗原, 功能与大肠埃希菌的 K 抗原相似, 一般认为与毒力有关, 故称 Vi 抗原。

（1）O 抗原: 为脂多糖（LPS）, 性质稳定, 能耐 100℃ 达数小时, 不被乙醇或 0.1% 苯酚破坏。其特异性决定于 LPS 分子末端重复结构的糖残基的种类和排列顺序。O 抗原是细菌分群的依据, 引起人类疾病的沙门菌大多数属于 A~E 群。O 抗原刺激机体仅产生 IgM 型抗体。

（2）H 抗原: 为蛋白质, 对热不稳定, 经 60℃ 15 分钟或乙醇处理被破坏。H 抗原的特异性决定于多肽链上氨基酸的序列和空间结构。沙门菌的 H 抗原有两种, 称为第 I 相和第 II 相。第 I 相特异性高, 又称特异相, 用 a、b、c 等表示, 第 II 相特异性低, 为数种沙门菌所共有, 也称非特异相, 用 1、2、3 等表示。具有第 I 相和第 II 相 H 抗原的细菌称为双相菌, 仅有一相者称单相菌。每一群的沙门菌可根据 H 抗原不同进一步分型。H 抗原刺激机体主要产生 IgG 型抗体。

（3）Vi 抗原: 不稳定, 经 60℃ 加热、苯酚处理或人工传代培养易破坏或丢失。新从患者标本中分离出的伤寒沙门菌、丙型副伤寒沙门菌等有此抗原。Vi 抗原存在于细菌表面, 可阻止 O 抗原与其相应抗体的凝集反应。Vi 抗原的免疫原性弱。当体内存在细菌时可产生一定量抗体, 当细菌被清除后, 抗体也随之消失。故测定 Vi 抗体有助于对伤寒及副伤寒带菌者的检出。

沙门菌属细菌对理化因素的抵抗力不强，60℃1小时或65℃15~20分钟可被杀死。在水中能存活2~3周，粪便中可存活1~2个月，可在冰冻土壤中过冬。对一般消毒剂敏感。胆盐、煌绿等对沙门菌属细菌的抑制作用较对其他肠道菌弱，故可用其制备肠道菌选择性培养基，利于分离粪便中的沙门菌。

二、致病性与免疫性

（一）致病性

包括侵袭力和内毒素，部分菌株能产生肠毒素，伤寒沙门菌还可产生伤寒毒素。

1. 侵袭力 沙门菌进入小肠后，通过菌毛黏附至回肠末端Peyer淋巴结黏膜面的M细胞，接着通过沙门菌毒力岛Ⅰ（Salmonella pathogenicity Ⅰ，SPI-Ⅰ）编码的Ⅲ型分泌系统（type Ⅲ secretion system，T3SS）分泌的侵袭蛋白等多种毒力因子，引发上皮细胞内肌动蛋白重排、细胞膜凹陷而将细菌内吞。SPI-Ⅱ编码的T3SS也分泌多种毒力因子，在其作用下，沙门菌可在小肠黏膜上皮细胞内的吞噬体中繁殖，并进一步穿过黏膜细胞。沙门菌被吞噬细胞吞噬后，这些毒力因子可使沙门菌在吞噬溶酶体中繁殖，并促进携带有沙门菌的吞噬细胞播散。

沙门菌具有耐酸应答基因，可使其在胃和吞噬体的酸性环境下存活。氧化酶、超氧化物歧化酶等也可使细菌不被胞内杀菌因素杀伤。

伤寒沙门菌和希氏沙门菌在宿主体内可形成Vi抗原，该抗原具有微荚膜功能，能抵抗吞噬作用以及阻挡抗体、补体的破坏菌体作用。

2. 内毒素 沙门菌死亡崩解后可释放内毒素，引起发热、白细胞减少。大剂量时可导致中毒性休克。这与内毒素激活补体后产生C3a、C5a等过敏毒素样物质以及促使免疫细胞释放TNF-α、IL-1及IFN-γ等细胞因子有关。激活补体系统后释放趋化因子，吸引中性粒细胞，导致肠道局部炎症反应。

3. 肠毒素 有些沙门菌，如鼠伤寒沙门菌可产生肠毒素，性质类似肠产毒性大肠埃希菌（ETEC）产生的肠毒素，可引发食物中毒。

4. 伤寒毒素（typhoid toxin） 呈A2B5结构，在伤寒沙门菌感染的细胞内合成后转运至细胞外，作用于免疫细胞以及大脑的内皮细胞，影响机体的免疫功能甚至导致免疫细胞死亡。

（二）所致疾病

沙门菌可感染和致病的宿主非常广泛。只对人类致病的仅有伤寒和副伤寒沙门菌。有不少沙门菌为人兽共患病的病原菌。沙门菌感染引发的疾病主要包括肠热症、食物中毒及败血症，部分机体可形成带菌者。

1. 肠热症 是伤寒和副伤寒的总称，主要由伤寒沙门菌、甲型副伤寒沙门菌、乙型副伤寒沙门菌及丙型副伤寒沙门菌感染引起。传染源为患者及带菌者，主要经粪-口途径传播。

细菌到达小肠后，穿过肠黏膜上皮细胞侵入肠壁淋巴组织，被巨噬细胞吞噬，但不能被杀灭，反而可以在巨噬细胞内增殖。经淋巴管至肠系膜淋巴结及其他淋巴组织并在其中大量繁殖，此时患者无临床症状，为潜伏期。临床上将肠热症病程分为三个阶段。

（1）初期（第1周）：细菌经胸导管进入血流，引起第一次菌血症。细菌随血流至骨髓、肝、脾、肾、胆囊、皮肤等组织器官，被巨噬细胞吞噬后在其中大量生长繁殖。患者有发热、全身不适、乏力等症状。

（2）极期（第2~3周）：被脏器中吞噬细胞吞噬的细菌大量生长繁殖后再次释放入血流，引起第二次菌血症。患者中毒症状明显，出现持续高热（>39℃）、精神萎靡、表情淡漠、相对缓脉、肝脾大及全身中毒症状，部分病例皮肤出现玫瑰疹。存于胆囊中的细菌随胆汁排至肠道，一部分随粪便排出体外。部分菌可再次侵入肠壁淋巴组织，使已经致敏的肠壁发生超敏反应，引起局部坏死和溃疡，严重者发生肠出血和肠穿孔。肾脏中的细菌可随尿排出。

（3）恢复期（第3周后）：如无并发症，病情好转，体温逐渐恢复正常，患者逐渐康复。病愈后部分患者可自粪便或尿液继续排菌3周至3个月，称为恢复期带菌者。约有3%的伤寒患者成为慢性带菌者。部分患者在症状消失后1年仍可在粪便中检出相应沙门菌，称为无症状带菌者。有1%~5%肠热症患者可转变为无症状带菌者。储存菌的部位主要是胆囊，有时也可在尿道。老年患者和女性患者更易成为带菌者。

副伤寒病与伤寒病症状相似，但一般症状较轻，病程较短，1~3周即愈。

2. 急性胃肠炎（食物中毒） 是最常见的沙门菌感染。多由肠炎沙门菌、鼠伤寒沙门菌、猪霍乱沙门菌等引起。系因食入未煮熟的病畜或病禽的肉、蛋类而发病，多为集体食物中毒。潜伏期一般为6~24小时，主要症状为发热、恶心、呕吐、腹痛、水样泻、偶有黏液或脓性腹泻。细菌通常不侵入血流，2~4天内可恢复。严重者伴迅速脱水，可导致休克、肾衰竭而死亡，此情况大多发生在婴儿、老人和免疫功能低下者。

3. 败血症 常由猪霍乱沙门菌、丙型副伤寒沙门菌、鼠伤寒沙门菌、肠炎沙门菌等引起。多见于儿童或免疫功能低下的成人。病菌进入肠道后，迅速侵入血流，导致组织器官感染，如脑膜炎、骨髓炎、胆囊炎、肾盂肾炎、心内膜炎等。患者出现高热、寒战、厌食、贫血等。在发热期，血培养阳性率高。

（三）免疫性

由于肠热症沙门菌主要在细胞内寄生繁殖，因此特异性细胞免疫发挥主要的抗感染作用。肠黏膜局部的SIgA具有特异性防止肠热症沙门菌黏附于肠黏膜表面的能力。抗O和抗Vi抗体能抵抗病原菌的感染。血液循环中IgM、IgG抗体对胞内寄生菌无免疫作用，但有辅助杀灭释放出的病原菌作用。肠热症病后可获得一定程度的免疫性。胃肠炎的恢复与肠道局部产生的SIgA有关。

三、感染后检查方法

（一）微生物学检查法

1. 标本采集 根据疾病的类型、病情和病程分别采集标本。肠热症患者的标本采集原则上于第1周取血液，第2~3周取粪便或尿液，全病程均可采集骨髓。血清学诊断应在病程的不同时期分别采集2~3份标本。急性胃肠炎取患者吐泻物和剩余食物。败血症取血液。

2. 分离培养与鉴定 血液、骨髓应先增菌；粪便和经离心的尿沉渣可直接接种于肠道菌选择性培养基。37℃培养18~24小时后，挑选可疑菌落接种双糖铁或三糖铁培养基。疑为沙门菌时，进行生化反应和玻片凝集试验鉴定。Vi噬菌体分型用于流行病学调查和追踪传染源。

3. 质谱鉴定 利用MALDI-TOF MS对标本中分离到的沙门菌菌落进行快速、准确的鉴定。

4. 分子生物学检测 PCR技术、基因探针亦可用于沙门菌感染的诊断。

（二）血清学诊断

1. 肥达试验（Widal test） 是肠热症诊断中常用的血清学试验，是用已知伤寒沙门菌O、H抗原的诊断菌液和甲型副伤寒沙门菌、乙型副伤寒沙门菌、丙型副伤寒沙门菌H抗原的诊断菌液与不同稀释度的待检血清做定量凝集试验，根据血清中相应抗体效价及其增长情况辅助临床诊断肠热症。结果解释如下：

（1）正常抗体水平：正常人因隐性感染或预防接种，血清中可含有一定量抗体。一般说来，伤寒沙门菌O凝集价（TO）≤1：80、H凝集价（TH）≤1：160；甲型副伤寒沙门菌H凝集价（PA）和乙型副伤寒沙门菌H凝集效价（PB）≤1：80。各地区略有差异。当O凝集价>1：80、H凝集价>1：160或副伤寒沙门菌H凝集价>1：80时有诊断价值。

（2）动态观察：在疾病早期及中后期分别采集两次血清，若第二份血清比第一份的抗体效价增高4倍以上有诊断意义。

（3）凝集效价分析：患肠热症后，O与H抗体在体内的消长情况不同。IgM型O抗体出现较早，持续时间仅半年左右。IgG型H抗体出现较晚，维持时间可长达数年，消失后易受非特异性抗原刺激而短暂地重新出现。因此，① 若H、O凝集效价均超过正常值，则感染伤寒或副伤寒的可能性大。② H与O凝集效价均低，则患肠热症的可能性甚小。但少数发病早期、用大量抗生素治疗或免疫功能低下的患者，始终呈阴性。③ 如O凝集效价高而H效价不高，可能是感染早期或其他沙门菌感染引起的交叉反应。④ 若H凝集效价高而O效价不高，可能系预防接种或非特异性回忆反应。

2. 伤寒带菌者的检查 最可靠的方法是分离培养出病原菌，但检出率不高。一般先检测可疑血清中有无Vi抗体，当效价>1：10时，再多次取粪便或尿液做分离培养，才能确定。

四、防治原则

隔离和治疗患者，排泄物彻底进行消毒处理，及时检出带菌者并进行彻底治疗。注意饮食卫生。商业沙门菌噬菌体产品已用于家禽产品中的沙门菌控制。倡导家禽饲养中勿滥用抗生素，以防止沙门菌耐药菌引起的流行。

应用于人体的沙门菌疫苗主要是针对伤寒沙门菌的疫苗，包括口服Ty21a伤寒沙门菌减毒活疫苗和Vi荚膜多糖疫苗。Ty21a适用于6岁及以上人群。Vi荚膜多糖疫苗是从伤寒沙门菌中纯化出的半乳糖醛酸线状聚合物。伤寒沙门菌Vi-rEPA结合疫苗对2~5岁儿童的保护作用达90%。沙门菌引发的急性胃肠炎以对症治疗为主，严重者需要补充水、电解质和抗菌药物治疗。临床分离的伤寒沙门菌的耐药现象普遍，需要根据药敏试验选择抗菌药物治疗。首选药物推荐使用第三代喹诺酮类药物，儿童和孕妇患者应首选第三代头孢菌素。

学习小结

　　沙门菌属细菌的种类繁多，对人类致病的主要有伤寒沙门菌、甲型副伤寒沙门菌、乙型副伤寒沙门菌、丙型副伤寒沙门菌、鼠伤寒沙门菌、猪霍乱沙门菌、肠炎沙门菌等。可通过侵袭力、内毒素、肠毒素和伤寒毒素等致病。患者和带菌者为主要传染源，经粪-口途径传播，感染后引起肠热症、食物中毒、败血症等疾病。肠热症免疫以细胞免疫为主。肠热症检验时须根据病程采集不同标本。肥达试验可用于肠热症的辅助诊断。

（李波清）

复习参考题

（一）A型选择题

1. 患者因发热入院，疑为肠热症。肥达试验结果为 TO 1∶80，TH 1∶80，PA（－），PB（－）；两周后的结果为 TO 1∶320，TH 1∶320，PA 1∶40，PB 1∶40。此患者可能是

　　A. 肠热症
　　B. 患肠热症的可能性小
　　C. 肠热症恢复期
　　D. 肠炎沙门菌感染
　　E. 非特异回忆反应

2. 沙门菌的内毒素的毒性作用是

　　A. 体温升高，外周血白细胞升高
　　B. 体温不变，外周血白细胞升高
　　C. 体温不变，外周血白细胞降低
　　D. 体温升高，外周血白细胞数下降
　　E. 体温升高，外周血白细胞不变

3. 筛查伤寒带菌者常用的方法是

　　A. 检测可疑者 O 抗体效价
　　B. 检测可疑者 H 抗体效价
　　C. 检测可疑者 K 抗体效价
　　D. 检测可疑者 Vi 抗体效价
　　E. 检测可疑者 O 抗体及 Vi 抗体效价

答案：1. A；2. D；3. D

（二）简答题

1. 可引起人类疾病的沙门菌有哪些？致病性如何？如何根据病程采集标本对肠热症进行诊断？

2. 试述肥达试验的原理及应用。

第三节　螺杆菌属及弯曲菌属

知识目标

1. 掌握幽门螺杆菌的生物学特性、致病性、感染后检查法与防治原则。
2. 熟悉弯曲菌属的生物学特性和致病性。
3. 了解弯曲菌属的感染后检查法与防治原则。

螺杆菌属（*Helicobacter*）和弯曲菌属（*Campylobacter*）的细菌均为革兰氏阴性、菌体弯曲的细菌。

一、螺杆菌属

螺杆菌属细菌中的幽门螺杆菌（*H. pylori*）、同性恋螺杆菌（*H. cinaedi*）、芬纳尔螺杆菌（*H. fennelliae*）等感染可引起人类疾病，其中幽门螺杆菌与人类疾病关系最为密切。本部分主要介绍幽门螺杆菌的相关内容。

幽门螺杆菌是引起慢性胃炎和消化性溃疡的重要致病因子，而且与胃癌和胃黏膜相关淋巴组织（mucosa associated lymphoid tissue，MALT）淋巴瘤的发生密切相关，已经被WHO确认为Ⅰ类致癌因子。幽门螺杆菌的发现给上消化道疾病的诊治带来了革命性的影响。2005年的诺贝尔生理学或医学奖授予了两位幽门螺杆菌的发现者——澳大利亚的学者马歇尔（Marshall）和沃伦（Warren）。

（一）生物学特性

1. 形态与染色　菌体细长弯曲，呈弧形、螺旋形、S形或海鸥展翅状（图13-3-1），大小为（2.5~4.0）μm×（0.5~1.0）μm，革兰氏染色阴性，一端有2~6根带鞘鞭毛，运动活泼。电镜下呈单极多鞭毛，末端钝圆，菌体呈螺旋形弯曲。

2. 培养特性　微需氧菌，在10% CO_2、5% O_2、85% N_2的气体环境、相对湿度98%的条件下生长良好。营养要求高，可在加入绵羊血或小牛血清的哥伦比亚培养基或布氏琼脂培养基上生长。该菌生长缓慢，培养2~3天形成针尖状、无色透明的小菌落。

3. 生化反应　可产生大量尿素酶，其尿素酶活性比普通变形杆菌高百倍，因此，快速尿素酶试验呈强阳性；触酶和氧化酶试验均阳性；不分解糖类。

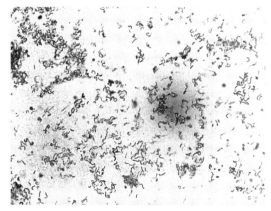

▲ 图13-3-1　幽门螺杆菌的形态特征
（革兰氏染色，×1 000）

4. 抵抗力 较弱，室温下在自来水中可存活 6 小时左右。与其他细菌相比有一定的抗酸性，尿素酶对幽门螺杆菌可起到抗酸保护作用。对克拉霉素、阿莫西林、甲硝唑、左氧氟沙星等药物敏感，但易产生耐药性。传统的冷冻干燥方法不适宜幽门螺杆菌的保存，–80℃或液氮中冻存是常用的菌种保存方法。

（二）致病性与免疫性

1. 致病性 幽门螺杆菌可产生以下多种致病因子：

（1）黏附定植相关因子：鞭毛、尿素酶、血型抗原结合黏附素（blood group antigen binding adhesion，BabA）、唾液酸黏附素（sialic acid binding adhesion，SabA）等。鞭毛的运动有助于细菌迅速穿越黏稠的黏液层，逃避胃酸的杀菌作用。尿素酶可分解尿素产生氨，在细菌周围形成"氨云"，保护细菌抵抗胃酸。BabA、SabA 与胃黏膜上皮细胞表面的受体结合，介导细菌的定植。

（2）损伤胃黏膜的毒素：细胞空泡毒素 A（vacuolating cytotoxin A，VacA）、脂多糖（LPS）等。VacA 可引起胃黏膜细胞空泡化，同时可抑制 T 淋巴细胞增殖、干扰抗原提呈、引起细胞凋亡等。

（3）cag 毒力岛（cytotoxin associated gene pathogenicity island，cagPAI）：cag 毒力岛为 40kb 的 DNA 片段，含有 31 个基因，编码 IV 型分泌系统。细胞毒素相关基因 A（cytotoxin associated gene A，cagA）蛋白是由 cag 毒力岛 C 端的 cagA 基因编码，是幽门螺杆菌重要的致病物质；该毒性蛋白可经 IV 型分泌系统注入胃黏膜细胞内，干扰和破坏细胞的正常骨架结构。CagA 阳性幽门螺杆菌的致病性显著高于 CagA 阴性的菌株。cag 毒力岛的产物还可诱导 IL-8 的产生，吸引中性粒细胞，引发胃黏膜的炎症损伤。

（4）引发炎症反应的因子：热激蛋白（heat shock protein，HSP）、中性粒细胞激活蛋白（neutrophil activating protein，NAP）、LPS 以及 TNF-α 诱导蛋白（TNF-α inducing protein，Tipα）等。

（5）其他致病物质：脂酶、触酶、超氧化物歧化酶（SOD）、细菌铁蛋白等。

2. 所致疾病 幽门螺杆菌感染的人群为主要传染源，细菌主要定居在胃黏膜表面，尤其是胃窦部。可以从感染者的口腔中分离到该细菌。我国人群感染率为 40%~60%，但地区差异很大，有些地区高达 80% 以上。传播途径以经口感染为主，密切接触、医源性传播也可造成感染。居民的经济状况、文化程度、居住条件等均可影响幽门螺杆菌的感染。

幽门螺杆菌感染者大多不出现症状。少数感染者出现急性胃炎症状，也可引发慢性浅表性胃炎、弥漫性胃窦胃炎，数年后可进展为多灶性、萎缩性胃炎。部分患者可发展为消化性溃疡，尤其是十二指肠球部溃疡，根除幽门螺杆菌后可以明显降低溃疡的复发率。在胃炎和消化性溃疡患者中，幽门螺杆菌的检出率可高达 80%~100%。

幽门螺杆菌的感染与胃癌和胃 MALT 淋巴瘤的发生关系密切。幽门螺杆菌引发肿瘤的机制复杂，可能与下列因素相关：CagA 具有直接致癌作用；感染造成胃黏膜上皮细胞凋亡/增殖比例失调；代谢产物亚硝胺、亚硝基化合物聚集，NO 合成导致染色体 DNA 亚硝基化脱氨作用，使黏膜细胞发生转化；增加氧自由基；感染激活癌基因等。

3. 免疫性 幽门螺杆菌感染后可产生体液免疫和细胞免疫。体液免疫表现为局部产生SIgA和血液中出现特异性IgM和IgG，抗体的保护作用有限，可作为幽门螺杆菌感染和流行病学调查的标志。同时，可刺激机体产生以Th1型为主的细胞免疫应答。

（三）感染后检查方法

1. 细菌学检测

（1）直接涂片镜检：胃黏膜标本直接涂片或者是石蜡包埋固定标本经银染色、HE染色、吉姆萨染色后观察。幽门螺杆菌呈弯曲状，存在于胃黏膜表面、黏液和腺腔中。

（2）细菌培养：将胃黏膜活检标本接种于含万古霉素、两性霉素B和三甲氧苄啶的选择性培养基，在微需氧和高湿度环境中，37℃培养3天左右可形成菌落，通过革兰氏染色以及尿素酶、氧化酶和触酶试验进行鉴定。

（3）依赖尿素酶的检查

1）快速尿素酶试验：将胃镜活检组织放入以酚红为指示剂的含尿素的试验孔中，幽门螺杆菌产生的尿素酶分解尿素产生氨，反应液由黄变红则为阳性，可用于胃镜检查时幽门螺杆菌感染的快速诊断。

2）^{13}C或^{14}C尿素呼气试验（urea breath test，UBT）：为非侵入性检查。幽门螺杆菌在人体内可产生大量尿素酶，用^{13}C或^{14}C标记的尿素由受试者服下后即分解产生CO_2，收集呼吸样本，用液体闪烁计数器或用气体核素质谱仪检测^{13}C或^{14}C标记的CO_2，灵敏度极高，可定量、快速、简便，且不需做内镜取标本，技术要求低，患者无痛苦，在临床上广泛采用。

2. 免疫学检测

（1）血清抗体检查：用酶联免疫吸附试验（ELISA）或蛋白质印迹法（WB）测血清中针对尿素酶和CagA的IgG水平，可用于流行病学调查，诊断现症感染需要结合其他检测结果。

（2）粪便抗原检查：可以通过ELISA法检测粪便中幽门螺杆菌抗原来判断感染与否。

3. 分子生物学检测 用PCR检测幽门螺杆菌*ureA*、*cagA*、*vacA*协助诊断细菌感染；检测耐药基因可用于细菌耐药性的分析。

（四）防治原则

抗幽门螺杆菌治疗多采用三联或四联疗法，常用的方案包括质子泵抑制剂和/或铋剂加2种抗菌药物，常用抗菌药物包括阿莫西林、克拉霉素、甲硝唑/替硝唑等。由于抗菌药物的广泛应用，目前该菌的耐药性呈上升趋势。

二、弯曲菌属

弯曲菌属（Campylobacter）是一类形态弯曲呈S形或逗点状的革兰氏阴性菌。广泛分布于动物界，尤其是禽类、家畜带菌率高。对人致病的有空肠弯曲菌（C. jejuni）、胎儿弯曲菌（C. fetus）、结肠弯曲菌（C. coli）和乌普萨拉弯曲菌（C. upsaliensis）等，主要引起胃肠炎。以空肠弯曲菌的感染多见，本部分主要介绍该细菌。

（一）生物学特性

菌体细长弯曲，呈S形、逗点状、海鸥状或螺旋形，大小为（0.2~0.5）μm×（1.5~2.0）μm，革兰氏染色阴性。一端或两端有单鞭毛，运动活泼。在陈旧培养物中，形态变为球形，并失去动力。有菌毛，无荚膜，不形成芽胞。

微需氧条件适宜其生长。最适温度是42℃，25℃不能生长。营养要求高，需要有血液或血清的营养培养基培养。

生化反应不活泼，氧化酶和触酶试验阳性，不发酵糖类，不分解尿素。

抵抗力较弱，易被干燥、直射日光及消毒剂所杀灭，培养物放于冰箱中很快死亡，56℃ 5分钟被杀死，干燥环境中仅存活3小时。

（二）致病性与免疫性

空肠弯曲菌产生的致病物质有菌毛黏附素、内毒素、外毒素，但这些致病物质在疾病发生中的作用尚未确定。pH低于3.6的胃酸可杀死该菌，因此，空腹时胃酸对其有一定杀灭作用，而饱餐或碱性食物有利于细菌突破胃酸屏障。感染与摄入的细菌数量相关，经口食入至少 10^4 个细菌才有可能致病。

空肠弯曲菌是牛、羊、狗等多种家畜及禽类的正常寄居菌，可通过生殖道或肠道的排泄物污染食品和饮水而造成传播，误食了带有该菌的食物、饮水、牛奶，或与动物直接接触可被感染。人群普遍易感，5岁以下发病率最高，秋季多见，是人类腹泻的常见病原菌。

空肠弯曲菌肠炎潜伏期一般为3~5天，发病时临床表现为痉挛性腹痛、腹泻、血便或果酱样便、量多，头痛，发热。该病通常呈自限性，病程5~8天，如果免疫力低下则细菌随血流扩散，造成菌血症，甚至败血症。

空肠弯曲菌O19型和乌普萨拉弯曲菌感染与吉兰–巴雷综合征（Guillain–Barré syndrome, GBS）或反应性关节炎（reactive arthritis）等自身免疫性疾病发生相关。发生原因可能与细菌表面抗原和人体组织发生交叉免疫反应有关。

空肠弯曲菌感染后2~4周可产生特异性IgM和IgG抗体。肠分泌液中的SIgA对鞭毛和菌毛等侵袭因子具有拮抗作用。

（三）感染后检查方法

粪便标本涂片染色查找到革兰氏阴性弧形或海鸥状弯曲菌，有助于诊断，但因菌体细小不易观察。可将粪便和食物标本接种含多黏菌素B和万古霉素等的选择性培养基，于42℃和37℃微需氧环境下分离培养。挑选可疑菌落，用氧化酶试验和触酶试验等生化反应进行鉴定。也可用免疫学方法检测粪便中的抗原和血清中的特异性抗体。PCR可快速检测粪便及血液等标本中的空肠弯曲菌特定DNA，可用于感染快速诊断。

（四）防治原则

加强食品和水源管理，防止被动物排泄物污染。空肠弯曲菌腹泻多为自限性，严重患者可用红霉素、氨基糖苷类、喹诺酮类等抗菌药物进行治疗。疫苗尚在研制中。

学习小结

  幽门螺杆菌为弯曲状、革兰氏染色阴性的微需氧菌，有端鞭毛，可产生大量尿素酶，触酶和氧化酶试验阳性。幽门螺杆菌的主要致病物质包括黏附定植相关因子、毒素（VacA、LPS）、cag毒力岛、引发炎症反应的因子等。幽门螺杆菌感染者为主要传染源，经口感染为主要传播途径。幽门螺杆菌感染是慢性胃炎、消化性溃疡的主要致病因子，也与胃癌和胃MALT淋巴瘤的发生关系密切。可通过形态学、分离培养、快速尿素酶试验和尿素呼气试验等进行幽门螺杆菌感染的诊断。可用质子泵抑制剂和/或铋剂联合两种抗菌药物根除幽门螺杆菌感染。

  弯曲菌属是一类菌体弯曲的革兰氏阴性菌。对人致病的主要为空肠弯曲菌，该菌是牛、羊、狗等家畜及禽类的正常寄居菌，通过污染食品和饮水感染人类，主要引起肠炎，同时与吉兰-巴雷综合征和反应性关节炎等自身免疫性疾病的发生相关。

（李波清）

复习参考题

（一）A型选择题

1. 患者因近半年来反复上腹中部、剑突下隐痛就诊。患者体型偏瘦，无黑便，胃镜检查发现胃体黏膜充血，幽门周围有3处浅表性炎性灶，怀疑存在幽门螺杆菌感染，钳取炎性区域胃黏膜组织1块。可用于幽门螺杆菌感染快速诊断的检查方法是

 A. 直接涂片镜检

 B. 汹涌发酵试验

 C. ELISA测SIgA

 D. 快速尿素酶试验

 E. SS平板培养

2. 与慢性胃炎、胃溃疡、十二指肠溃疡密切相关的病原菌是

 A. 变形杆菌

 B. 幽门螺杆菌

 C. 空肠弯曲菌

 D. 沙门菌

 E. 志贺菌

3. 与吉兰-巴雷综合征发生相关的病原菌是

 A. 变形杆菌

 B. 幽门螺杆菌

 C. 空肠弯曲菌

 D. 结核分枝杆菌

 E. 葡萄球菌

答案：1. D；2. B；3. C

（二）简答题

1. 引起慢性胃炎和消化性溃疡的病原菌是什么？该菌的培养特性、生化反应有何特点？

2. 为什么说幽门螺杆菌感染与胃癌的发生密切相关？

3. 简述空肠弯曲菌对人的致病性。

第四节 弧菌属

知识目标

1. 掌握霍乱弧菌和副溶血性弧菌的生物学特性和致病性。
2. 熟悉霍乱弧菌的感染后检查法和防治原则。
3. 了解霍乱弧菌的分型;副溶血性弧菌的感染后检查法和防治原则。

弧菌属(*Vibrio*)细菌是一大群菌体短小,弯曲成弧形,一端有单鞭毛的革兰氏阴性菌,广泛分布于自然界,以淡水和海水中最多,种类多,至少有12个种与人类感染有关,其中引起人类疾病的主要是霍乱弧菌(*V. cholerae*)、副溶血性弧菌(*V. parahaemolyticus*)和创伤弧菌(*V. vulnificus*)(表13-4-1)。

▼ 表13-4-1 与人类感染有关的主要弧菌

弧菌		感染源	人类疾病
霍乱弧菌	O1和O139血清群	污染的水源、食物	霍乱,常引起大流行
	非O1和非O139血清群		霍乱样腹泻,肠道外感染
副溶血性弧菌		贝壳类海鲜、海水	胃肠炎,肠道外感染
创伤弧菌		贝壳类海鲜、海水	伤口感染,导致菌血症

一、霍乱弧菌

霍乱弧菌是烈性传染病霍乱的病原菌,历史上曾多次发生重大疫情流行。

(一)生物学性状

1. 形态与染色 菌体呈弧形或逗点状,大小为(0.5~0.8)μm ×(1.5~3)μm,革兰氏染色阴性(图13-4-1)。在菌体一端可见一根单鞭毛,运动活跃,在"米泔水"样的粪便中呈穿梭样或流星状。有菌毛,无芽胞,有些菌株(如O139)有荚膜。从患者体内新分离出的细菌形态典型,人工培养后常呈杆状,不易与肠道杆菌区别。

2. 培养特性与生化反应 兼性厌氧菌,适宜生长温度范围为18~37℃。营养要求不高,

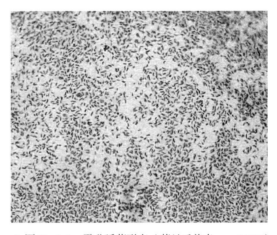

▲ 图13-4-1 霍乱弧菌形态(革兰氏染色,×1 000)

耐碱不耐酸，在pH 8.8~9.0的碱性蛋白胨水或碱性琼脂平板上生长良好，故初次分离霍乱弧菌常用碱性蛋白胨水增菌。生化反应活跃，触酶试验、氧化酶试验均为阳性，能发酵常见的单糖、双糖和醇糖，产酸不产气。

3. 血清群与生物型 霍乱弧菌有耐热的菌体（O）抗原和不耐热的鞭毛（H）抗原。H抗原为霍乱弧菌的共同抗原，不用于分类。依据O抗原的血清反应，将霍乱弧菌分为200多个血清群。其中，O1、O139血清群产生霍乱毒素，是引起霍乱的主要病原菌，而其他血清群不产生霍乱毒素，不引起霍乱。

O1群霍乱弧菌的O抗原由3种抗原因子（A、B、C）组成，据此O1群霍乱弧菌又分为3个血清型：小川型（Ogawa）（AB）、稻叶型（Inaba）（AC）和彦岛型（Hikojima）（ABC）。其中小川型和稻叶型常见，也是造成流行的主要型别。

根据生物表型差异，O1群霍乱弧菌还可分为2个生物型：古典生物型和埃尔托（El Tor）生物型。古典生物型不溶解羊红细胞，不凝集鸡红细胞，对多黏菌素敏感，可被第Ⅳ群噬菌体裂解，而El Tor生物型则完全相反。

4. 抵抗力 霍乱弧菌不耐酸，在正常胃酸中仅能存活4分钟。55℃湿热15分钟，100℃煮沸1~2分钟，0.5mg/L氯作用15分钟均能杀死霍乱弧菌。患者排泄物或呕吐物经25%次氯酸钙处理1小时可达到消毒目的。

（二）致病性与免疫性

1817年以来，霍乱弧菌共造成7次世界大流行，其中前6次均由古典生物型引起，第7次大流行由El Tor生物型引起。1992年在印度和孟加拉国发现O139血清群霍乱弧菌引发的霍乱流行，波及亚洲、欧洲和美国。

1. 致病性 霍乱弧菌的致病物质包括霍乱毒素（cholera toxin，CTX）、毒素共调节菌毛（toxin coregulated pilus，TCP）、趋化蛋白（chemotaxis protein，CEP）、辅助霍乱肠毒素（accessory cholera enterotoxin，ACE）、紧密连接毒素（zonula occludens toxin，ZOT）和神经氨酸酶等。

霍乱弧菌的单鞭毛定向运动有助于细菌穿过肠黏膜表面黏液层而接近肠壁上皮细胞，进而通过TCP和CEP黏附到肠黏膜细胞。

霍乱毒素由1个A亚单位（27.2kD）和5个相同的B亚单位（11.7kD）构成。B亚单位可与小肠黏膜上皮细胞的GM1神经节苷脂受体结合，介导A亚单位进入细胞，A亚单位在发挥毒性作用前需经蛋白酶作用裂解为A1和A2两条多肽。A1作为腺苷二磷酸核糖基转移酶可使NAD（辅酶Ⅰ）上的腺苷二磷酸核糖转移到G蛋白，所形成的复合物（GS）可使细胞内环磷酸腺苷（cAMP）水平升高，细胞主动分泌Na^+、K^+、HCO_3^-和水，导致肠液大量分泌，出现严重的腹泻与呕吐。霍乱肠毒素是已知最强烈的致泻毒素，是肠毒素的典型代表。

ACE可上调肠道的液体分泌，ZOT毒素能减弱肠黏膜细胞间的紧密连接，导致肠黏膜通透性增加。不表达霍乱毒素的O1霍乱弧菌仍可引起剧烈腹泻，原因就是ACE和ZOT的毒性作用。

TCP由霍乱弧菌毒力岛VPI-1（vibrio pathogenicity island 1）编码，是噬菌体CTXΦ的受体，介导CTXΦ入侵。CTXΦ整合至霍乱弧菌染色体上成为前噬菌体。CTXΦ携带多种毒素编码基因，包括编码霍乱毒素的 *ctxA* 和 *ctxB* 基因及 *cep* 基因、*ace* 基因、*zot* 基因等。

O139 群除具有上述 O1 群的致病物质外，还存在多糖荚膜和特殊 LPS 毒性决定簇，其功能是抵抗血清中杀菌物质和能黏附到小肠黏膜上。

2. 所致疾病　霍乱是烈性肠道传染病，是我国甲类法定传染病。在自然情况下，人类是霍乱弧菌的唯一易感者。传染源是患者、无症状感染者。传播途径主要是通过污染的水源或食物经口摄入，人与人之间的直接传播不常见。

由于霍乱弧菌不耐酸，在正常胃酸条件下，需要摄入大量细菌（10^{10} 个）才能引起感染，但当胃酸减少时，感染剂量可减少到 $10^3 \sim 10^5$ 个细菌。细菌到达小肠后，黏附于肠黏膜表面，繁殖过程不侵入肠上皮细胞和肠腺，但释放霍乱毒素，引起肠黏膜细胞水电解质外排而致腹泻。

O1 群霍乱弧菌感染可从无症状或轻型腹泻到严重的致死性腹泻，古典生物型所致疾病较 El Tor 生物型严重。典型病例一般在吞食细菌后 2~3 天突然出现剧烈腹泻和呕吐，在疾病最严重时，每小时失水量可高达 1L，排出"米泔水样"腹泻物。患者由于大量水分和电解质丧失而导致失水、代谢性酸中毒、低碱血症、低容量性休克、心律不齐和肾衰竭，如不治疗处理，死亡率高达 60%，但若及时给患者补充液体及电解质，死亡率可小于 1%。O139 群霍乱弧菌感染比 O1 群严重，表现为严重脱水和高死亡率。

病愈后一些患者可短期带菌，一般不超过 2 周，个别 El Tor 生物型感染病后可带菌长达数月或数年之久，细菌主要存在于胆囊中，成为持续的传染源。

O1 和 O139 群以外的霍乱弧菌因为不产生肠毒素，仅能引起轻微的水性腹泻，但可造成肠道外感染如败血症。

3. 免疫性　霍乱患者病后，血液和肠腔中可出现保护性的抗肠毒素抗体和抗菌抗体，抗肠毒素抗体主要针对霍乱毒素 B 亚单位，抗菌抗体主要针对 O 抗原，由此获得牢固免疫力，再感染少见。

感染 O139 群的患者大多为成年人，表明以前感染 O1 群获得的免疫对 O139 群感染无交叉保护作用。动物实验证明，O139 群的保护性免疫主要针对 LPS 和荚膜多糖，O1 群缺少荚膜多糖表面抗原，其 LPS 抗原也不同于 O139 群，故抗 O1 群免疫力不能交叉保护 O139 群的感染。

（三）感染后检查方法

霍乱是烈性传染病，对首例患者应快速、准确地作出病原学诊断，并及时作出疫情报告。标本处理可在 BSL-2 级实验室进行。

1. 标本　患者"米泔水样"便、呕吐物。流行病学调查应采集疫区水样。标本应及时增菌培养，如需临时保存，应放入碱性蛋白胨水保存液或 Cary-Blair 保存液。肠道病原菌常用的甘油盐水缓冲保存液不适用于霍乱弧菌。

2. 直接涂片镜检　革兰氏染色阴性弧菌。用悬滴法在"米泔水样"便中观察到细菌呈穿梭样运动有助于诊断。

3. 分离培养　将标本首先接种至碱性蛋白胨水增菌，37℃孵育 6~8 小时后直接镜检。分离培养常用含有硫代硫酸盐（thiosulfate）、枸橼酸盐（citrate）、胆盐（bile salt）及蔗糖（sucrose）的

TCBS选择培养基。霍乱弧菌因分解蔗糖，在TCBS培养基上呈黄色菌落。挑选可疑菌落进行生化反应及与O1群多价和单价血清进行玻片凝集反应。目前还需与O139群抗血清做凝集反应。

4. 抗原检测　可用含霍乱弧菌多价诊断血清的制动试验、抗O1和O139群单克隆抗体凝集试验进行快速诊断。

5. 分子生物学检测　用PCR扩增检测霍乱毒素*ctxA*基因、O1和O139特异*rfb*基因进行诊断。

（四）防治原则

加强水源、粪便和垃圾的管理。注意个人卫生，不生食贝壳类海产品等是预防霍乱弧菌感染和流行的重要措施。

霍乱疫苗主要为口服菌苗，包括减毒活疫苗CVD 103HgR，对旅游者的保护作用肯定。重组霍乱毒素B亚单位-全菌疫苗和不含B亚单位的灭活霍乱弧菌全菌疫苗（O1群El Tor和古典生物型、O139群）已被WHO批准，可用于流行地区人群的霍乱预防。及时补充水和电解质，预防大量失水导致的低血容量性休克和酸中毒是治疗霍乱的关键；抗生素的使用可减少外毒素的产生，加速细菌的清除。阿奇霉素目前耐药少见，是首选的抗菌药物，其次是多西环素、环丙沙星。O139群的耐药性强于O1群。

二、副溶血性弧菌

副溶血性弧菌（*V. parahaemolyticus*）与霍乱弧菌形态相似，与霍乱弧菌最显著的差别是嗜盐性（halophilic），适宜在含35g/L NaCl的培养基中生长，无盐则不能生长。不耐热，不耐酸。有O抗原和K抗原，可根据其抗原性不同分群和型，O抗原已发现13个群，K抗原有69型，血清型按照O：K顺序命名，如O9：K3。

副溶血性弧菌的致病物质是黏附素和耐热直接溶血素（thermostable direct hemolysin，TDH）。耐热直接溶血素是一种肠毒素，通过升高肠道内皮细胞的钙离子浓度，导致氯离子大量分泌，从而引起腹泻。TDH可溶解红细胞产生β溶血现象，因此多数临床分离的副溶血性弧菌在含7%高盐、人O型血或兔血及以D-甘露醇作为碳源的我妻琼脂（Wagatsuma agar）平板上可产生β溶血，称为神奈川现象（Kanagawa phenomenon，KP）。临床分离的KP-菌株可产生TDH相关溶血素（TDH-related hemolysin，TRH），与TDH具有类似的生物学活性，也具有溶血毒性，在腹泻中亦具有一定作用。

副溶血性弧菌存在于近海的海水、海底沉积物和鱼类、贝壳等海产品中，通过食用烹饪不足的海鲜或盐腌食品而引起急性胃肠炎（食物中毒）。常见的海鲜有海蜇、海鱼、海虾及各种贝类。因食物容器或砧板生熟不分造成的污染也可引起食物中毒。感染分布于世界各地，是我国沿海和海岛地区细菌性胃肠炎的最常见病因。

副溶血性弧菌感染常年散发，潜伏期5~72小时，平均17小时，呈自限性腹泻或中度霍乱样病症，症状是水样或血水样腹泻，有腹痛、恶心、呕吐和低热。恢复较快，病后免疫力不强，可重复感染。伤口接触副溶血性弧菌污染的海水亦可引发蜂窝织炎，严重感染者可致败血症。

病原学诊断通常采集患者粪便、肛拭或剩余食物，标本接种于含35g/L NaCl的碱性蛋白胨水中增菌后，转种TCBS等鉴别培养基，如出现可疑菌落，进一步做嗜盐性试验与生化反应，最后用诊断血清进行鉴定。可用分子生物学方法检测 *tdh* 和 *trh* 基因进行快速诊断。

加强海产品市场和食品加工过程的卫生监督管理。副溶血性弧菌引发的急性胃肠炎以对症治疗为主，严重病例需补充水电解质和抗菌药物（可选用强力霉素、米诺环素、第三代头孢菌素等）治疗。

学习小结

弧菌属细菌为弧形、一端有单鞭毛的革兰氏阴性菌，耐碱不耐酸，宜用碱性培养基培养。霍乱弧菌是霍乱的病原菌，O1、O139血清群是引起霍乱的主要病原菌，O1群又分为古典生物型和El Tor生物型。霍乱毒素是主要致病物质，其受体是小肠黏膜细胞GM1神经节苷脂，可升高细胞cAMP，促使细胞分泌水和电解质，导致严重腹泻与呕吐。微生物学检查包括"米泔水样"便滴片观察活菌运动和革兰氏染色观察细菌形态，分离培养常用TCBS选择培养基。快速大量补充液体和电解质以及抗生素治疗是治疗霍乱的关键。

副溶血性弧菌为嗜盐菌，存在于近海鱼类、贝壳等海产品中，临床分离菌株大多数KP⁺。主要经食用烹饪不当的海产品或盐腌制品而感染，引起自限性水样或血水样腹泻，亦可经伤口感染导致蜂窝织炎。

（李波清）

复习参考题

（一）A型选择题

1. 患者因剧烈腹泻，腹泻物呈"米泔水"样，伴呕吐1天就诊。无腹痛及里急后重感。查体：疲倦面容，眼窝内陷，皮肤、唇舌干燥，血压83/62mmHg。为初步诊断，首先应做的检查是
   A. 便常规
   B. 尿常规
   C. 取粪便标本立即进行直接悬滴检查
   D. 取耳血立即进行直接悬滴检查
   E. 接种SS平板

2. 某内地旅游团于秋季去海边烤食海鲜后12~24小时有7人出现腹泻伴腹痛，呕吐。5名患者出现水样便，2名患者出现血水便。粪便培养后镜检均见革兰氏阴性杆菌。引起该疾病最有可能的病原菌是
   A. 宋内志贺菌
   B. 伤寒沙门菌
   C. 空肠弯曲菌
   D. 副溶血性弧菌
   E. 霍乱弧菌

3. 霍乱弧菌最主要的致病物质是

A. 霍乱毒素

B. 内毒素

C. 鞭毛

D. 菌毛

E. 荚膜

4. 临床分离的副溶血性弧菌，使结果
为阳性的试验是

A. 肥达试验

B. 硫化氢试验

C. 外斐反应

D. 神奈川现象试验

E. 乳糖发酵试验

答案：1. C；2. D；3. A；4. D

（二）简答题

1. 简述霍乱弧菌的生物学特性和致
病性。

2. 简述副溶血性弧菌的致病性。

第五节　肉毒梭菌

知识目标

1. 掌握肉毒梭菌的致病性。

2. 熟悉肉毒梭菌的生物学特性。

3. 了解肉毒梭菌的防治原则。

肉毒梭菌（*Clostridium botulinum*）主要存在于土壤中，在厌氧环境中能产生强烈的肉毒毒素
（botulinum toxin）。若误食此毒素污染的食物，可发生肉毒中毒（botulism），引起特殊的神经中
毒症状，病死率很高。

一、生物学性状

革兰氏阳性粗大杆菌，大小为（0.6~1.4）μm×
（3.0~20.2）μm，有周鞭毛，无荚膜，专性厌
氧。芽胞呈椭圆形，宽于菌体，位于近极端，
使细菌呈网球拍状（图13-5-1）。在血平板上
厌氧培养可见β型溶血，在庖肉培养基中消化
肉渣而变黑并有恶臭。

根据产生毒素抗原性差异，肉毒梭菌分为
7个型（A~G），对人致病的分别为A、B、E和
F型，我国报告大多为A型。大多数菌株只能

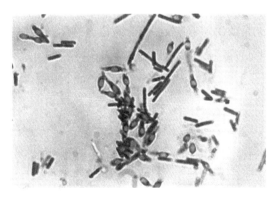

▲ 图13-5-1　肉毒梭菌形态（×1 000）

产生一种型别毒素。某些梭菌也可产肉毒毒素E和F。

二、致病性

肉毒梭菌的致病物质是肉毒毒素，分子量为150kD，由轻链和重链组成。轻链具有内肽酶（endopeptidase）活性，是其毒性亚单位，重链没有毒性，完整肉毒毒素因为有重链保护而对胃酸和蛋白酶有较强抵抗力，食入后不易被胃肠消化液破坏。肉毒毒素经胃肠道吸收入血后，重链羧基末端与运动神经元表面特定的唾液酸和糖蛋白受体结合，通过内吞作用进入神经元。不像破伤风毒素从外周神经末梢沿神经轴突上行，携带肉毒毒素的内体小泡（endosome）留在神经肌肉接头处，在内体的酸化作用下去除重链，释放轻链，通过其内肽酶作用阻断兴奋性神经递质乙酰胆碱（acetylcholine）的释放，使周围胆碱能突触不能获得兴奋信号，导致肌肉的弛缓性麻痹（flaccid paralysis）。

肉毒毒素是已知最剧烈的神经外毒素，毒性比氰化钾强1万倍，小鼠经腹腔注射半数致死量（LD_{50}）为0.006 25ng。纯结晶的肉毒毒素1mg能杀死2亿只小鼠，对人的致死量约为0.1μg。

肉毒毒素不耐热，煮沸1分钟或75~85℃加热5~10分钟即可失去毒性。

肉毒中毒有四种主要形式：

（1）食源性肉毒中毒（foodborne botulism）：食品在制作过程中被肉毒梭菌芽胞污染，制成后未彻底灭菌，芽胞在厌氧环境中发芽繁殖，产生毒素，食用前又未经加热烹调，食入已产生的毒素，发生食源性肉毒中毒。临床表现主要为神经末梢麻痹。潜伏期可短至数小时，先有乏力、头痛等症状，接着出现复视、斜视、眼睑下垂等眼肌麻痹症状；然后开始出现吞咽、咀嚼困难、口齿不清等咽部肌肉麻痹症状，进而膈肌麻痹、呼吸困难直至呼吸停止导致死亡。肉毒毒素引起的食物中毒在国外以罐头、香肠、腊肠等肉制品为主。在我国主要由发酵豆制品（臭豆腐、豆瓣酱等）和发酵面制品（甜面酱等）引起。

（2）婴儿肉毒中毒（infant botulism）：婴儿因食入被肉毒梭菌污染的食品（如蜂蜜、婴儿奶粉等）后，芽胞在肠道发芽、繁殖，产生的毒素被吸收而致病。症状与食源性肉毒中毒类似，早期的症状是便秘、吸乳和啼哭无力，也可进展为弛缓性麻痹。

（3）创伤肉毒中毒（wound botulism）：若伤口被肉毒梭菌污染后，在局部的厌氧环境中繁殖并释放出肉毒毒素，可导致机体肉毒中毒。这种情况少见。另外，因为美容或治疗应用肉毒毒素超过剂量，可导致医源性肉毒中毒。

（4）吸入肉毒中毒（inhalation botulism）：吸入肉毒毒素的气溶胶后可导致迅速发病，死亡率极高。

三、感染后检查方法

重点是检测肉毒毒素。食源性肉毒中毒、婴儿肉毒中毒患者可取粪便、剩余食物分离病菌，同时检测粪便、食物或患者血清中肉毒毒素活性。

样本经80℃加热10分钟杀死标本中的细菌繁殖体，再进行厌氧培养分离本菌。毒素检查可将培养物滤液或食物悬液上清分成两份，其中一份与抗毒素混合。然后分别注射小鼠腹腔，如果经抗毒素处理组小鼠得到了保护，表明有相应毒素存在。

四、防治原则

重点加强食品卫生管理和监督。食品应低温保存，防止芽胞转变成繁殖体。食用罐装或真空封装食品时，要80℃加热20分钟可破坏毒素。对肉毒中毒患者应尽早迅速注射抗A、B、E型毒素的三价抗毒素，同时加强护理和对症治疗，特别是注意维护呼吸功能。

学习小结

肉毒梭菌专性厌氧，可形成芽胞。肉毒梭菌在厌氧环境中产生强烈的肉毒毒素。肉毒毒素作用于神经肌肉接头，阻碍乙酰胆碱的释放，引起运动神经末梢功能失调，导致肌肉弛缓性麻痹。可引发食源性肉毒中毒、婴儿肉毒中毒、创伤肉毒中毒和吸入肉毒中毒，表现为弛缓性麻痹症状，病死率很高。食用罐装或真空封装食品时要加热食品可破坏毒素。

（李波清）

复习参考题

（一）A型选择题

1. 以下关于肉毒毒素的毒性作用，叙述正确的是
   A. 阻碍乙酰胆碱的释放
   B. 释放抑制性神经递质
   C. 使自主神经兴奋性麻痹
   D. 使自主神经兴奋性增加
   E. 使外周神经兴奋性增加

2. 婴儿肉毒中毒的主要感染途径是
   A. 伤口被肉毒梭菌污染
   B. 吸入肉毒毒素的气溶胶
   C. 食用被肉毒梭菌污染的食品
   D. 节肢动物叮咬
   E. 接触肉毒中毒患者的用品

答案：1. A；2. C

（二）简答题

1. 肉毒梭菌的致病物质有何特点？简述其致病机制。

2. 肉毒中毒有哪些方式？如何预防？

第六节 其他经消化道感染致病菌

知识目标

熟悉蜡样芽胞杆菌、小肠结肠炎耶尔森菌的传播方式与所致疾病。

一、蜡样芽胞杆菌

蜡样芽胞杆菌（*Bacillus cereus*）是革兰氏阳性大杆菌，生长6小时后即形成不大于菌体的、位于菌体中央或次末端的椭圆形芽胞（图13-6-1）。在普通琼脂平板上生长良好，菌落较大，呈灰白色，表面粗糙似融蜡状，因而得名。

本菌广泛分布于土壤、水、尘埃、淀粉制品、乳制品等食品中，引起胃肠炎和机会性感染。引起胃肠炎必须摄入大量细菌（每克食物中含10^6个细菌以上）才能致病。可产生耐热和不耐热肠毒素。两种肠毒素介导的胃肠炎临床表现不同。① 呕吐型：由耐热的肠毒素引起，于进餐后1~6小时发病，主要是恶心、呕吐，仅少数有腹泻。类似于葡萄球菌的食物中毒，病程平均不超过10小时。② 腹泻型：由不耐热肠毒素引起，进食后发生胃肠炎症状，主要为腹痛、腹泻和里急后重，偶有呕吐和发

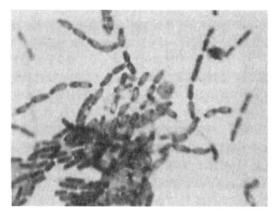

▲ 图13-6-1 蜡样芽胞杆菌形态（×1 000）

热。该菌也是外伤后眼部感染的常见病原菌，引起全眼球炎。在免疫功能低下患者中还可引起心内膜炎、菌血症和脑膜炎等。

病原学诊断可采集食物或收集粪便及呕吐物进行检验。除进行分离培养外，须作活菌计数，因暴露于空气中的食物会在一定程度上受本菌污染，故不能因分离到蜡样芽胞杆菌就认为是其导致胃肠炎。根据形态、染色性、菌落特征及生化反应、血清型和噬菌体分型作鉴定。本菌对红霉素、氯霉素和庆大霉素敏感，对青霉素、磺胺类耐药。

二、小肠结肠炎耶尔森菌

小肠结肠炎耶尔森菌（*Yersinia enterocolitica*）是引起人类严重的小肠结肠炎的病原菌。该菌通常寄居在猪、鼠、家畜等动物体内，通过污染牛奶、猪肉等食物和水，经粪-口途径或接触发病动物而感染。近年来某些血清型引起的肠道感染呈上升趋势，因而受到重视。

革兰氏阴性球杆菌，偶见两端浓染。无芽胞、无荚膜，25℃培养时有周鞭毛，但37℃培养则

无动力。兼性厌氧，在普通琼脂培养基上生长良好，耐低温，在4℃能生长，但最适培养温度为20~28℃，最适pH为7.6。某些菌株在血琼脂平板上可出现溶血环，在肠道菌选择培养基上形成不发酵乳糖的无色半透明、扁平的小菌落。根据菌体O抗原可分为50多种血清型，但仅几种血清型与致病有关，且致病型别各地区有差异。我国主要为O3、O5、O8和O9等。

主要通过侵袭力和肠毒素致病。O3、O8、O9等菌株产生耐热性肠毒素，与大肠埃希菌产生的耐热肠毒素（ST）相似。V和W抗原具有抗吞噬作用。

小肠结肠炎耶尔森菌是人兽共患病病原菌。动物感染多无症状，人类通过食用污染的食物和水而感染，潜伏期3~7天，临床表现以小肠炎和结肠炎为多见，也可入血引起败血症，症状表现为发热、腹痛和腹泻（水样便或血样便），易与志贺菌所致痢疾混淆。某些菌株的O抗原与人体有共同抗原，可引发自身免疫性疾病，如结节性红斑、关节炎等。

病原学诊断可采集粪便、血液和可疑食物，根据该菌嗜冷特性，将标本置于pH 7.4~7.8的磷酸盐缓冲盐水中，于4℃增菌培养2~3周，再用耶尔森菌专用选择培养基25℃培养24~48小时，挑取可疑菌落鉴定，主要鉴定依据为25℃培养时动力阳性，嗜冷性及血清学鉴定（玻片凝集试验）等。

小肠结肠炎耶尔森菌肠道感染常呈自限性，不需做特别治疗。肠道外感染常头孢类与氨基糖苷类抗生素联合应用。

学习小结

蜡样芽胞杆菌广泛分布于淀粉制品和乳制品等食品中，引起胃肠炎和免疫功能低下者的机会性感染。小肠结肠炎耶尔森菌常寄居在猪、鼠、家畜等动物体内，通过食用污染的牛奶、猪肉等或接触发病动物而感染，引起小肠炎和结肠炎，是人兽共患病病原菌。

（李波清）

复习参考题

（一）A型选择题

1. 以下关于蜡样芽胞杆菌的叙述，错误的是
   A. 可引起胃肠炎
   B. 可产生耐热和不耐热肠毒素
   C. 从剩余食物中分离到蜡样芽胞杆菌可证明是其所致胃肠炎
   D. 是外伤后眼部感染的常见病原菌
   E. 本菌分布广泛

2. 常用于小肠结肠炎耶尔森菌增菌培养的是
   A. 碱性蛋白胨水增菌
   B. 吕氏培养基增菌

C. TCBS 培养基增菌

D. 适宜pH的磷酸盐缓冲盐水中 42℃增菌培养2~3周

E. 适宜pH的磷酸盐缓冲盐水中 4℃增菌培养2~3周

（二）简答题

1. 简述蜡样芽胞杆菌和小肠结肠炎耶尔森菌的传播途径和所致疾病。

2. 如何预防蜡样芽胞杆菌和小肠结肠炎耶尔森菌感染？

第七节　肠道病毒

知识目标

1. 掌握脊髓灰质炎病毒的分型、致病性与预防原则。柯萨奇病毒、埃可病毒以及肠道病毒A71型的致病性。

2. 熟悉肠道病毒的共同生物学特性。

3. 了解肠道病毒的分型。

肠道病毒属（*Enterovirus*）属于小RNA病毒科，是一组形态结构相似的RNA病毒，原发感染通常发生于消化道，但会引起重要的肠道外疾病。对人类致病的肠道病毒主要有：① 脊髓灰质炎病毒（1、2、3型）；② 柯萨奇病毒A组（1~22、24型）和B组（1~6型）；③ 埃可病毒（1~9、11~27、29~33共31个血清型）；④ 肠道病毒D68、D70和A71型。

国际病毒分类委员会（ICTV）将感染人类的肠道病毒统称为人肠道病毒（human enterovirus，HEV），包括A~D四个种，每种包含不同的血清型，共计百余个血清型。肠道病毒在生物学性状和致病性等方面有许多共同特性。

1. 生物学性状　肠道病毒形态均为球形，无包膜，直径24~30nm（图13-7-1）。对理化因素抵抗力较强，耐酸、耐乙醚。

病毒基因组为长约7.4kb的 +ssRNA，具有感染性。基因组RNA进入细胞后直接起mRNA作用，翻译出一个约2 200个氨基酸的大分子前体蛋白，经病毒自身蛋白酶切割后形成病毒结构蛋白（VP1~VP4）和多种功能蛋白（如蛋白酶2A和3C、RNA聚合酶3D等）。其2A和3C蛋白酶可降解宿主

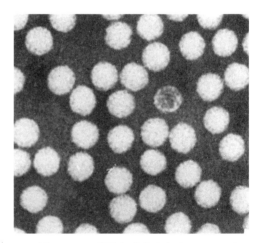

▲ 图13-7-1　脊髓灰质炎病毒（×594 000）

细胞的 eIF4G 和 eIF4E，从而阻止宿主细胞的蛋白翻译，但肠道病毒的蛋白合成调控机制不受影响，这种选择性阻断作用有利于病毒掠夺宿主细胞的蛋白合成资源。

2. 致病性　经粪–口途径传播，多为隐性感染，常引起肠道外疾病，如脊髓灰质炎、心肌炎、无菌性脑膜炎、手足口病、结膜炎等，肠道外感染是肠道病毒的主要危害。

一、脊髓灰质炎病毒

脊髓灰质炎病毒（poliovirus）是脊髓灰质炎（poliomyelitis）的病原体。病毒侵犯脊髓前角运动神经元，导致弛缓性肢体麻痹，多见于儿童，俗称小儿麻痹症。

脊髓灰质炎病毒有3个血清型，各型间无交叉免疫。对理化因素有较强抵抗力，在污水和粪便中可存活数月，在酸性环境中较稳定，不易被胃酸和胆汁灭活，耐乙醚、耐乙醇，但对紫外线、干燥、热敏感，56℃30分钟可被灭活，对高锰酸钾、过氧化氢、漂白粉等消毒剂也敏感。

传染源是患者或无症状病毒携带者，主要经粪–口途径传播。儿童为主要易感者。脊髓灰质炎病毒识别的受体是细胞黏附分子（ICAM）——CD155，主要在人体脊髓前角细胞、背根神经节、运动神经元、骨骼肌细胞和淋巴细胞表达。病毒的直接作用可引发宿主细胞的杀细胞效应。病毒以上呼吸道和肠道为侵入门户，先在咽喉部扁桃体和肠道下段上皮细胞、肠系膜淋巴结内增殖。90%以上患者感染后，病毒仅限于肠道，不进入血流，表现为隐性感染。约5%患者出现轻微症状，如发热、咽喉痛、腹部不适等。有1%~2%感染者病毒入血，出现第一次病毒血症，在淋巴组织增殖后再度入血形成第二次病毒血症，病毒侵入中枢神经系统，感染脊髓前角运动神经元、脑干、脑膜等，造成脊髓灰质炎、无菌性脑膜炎。只有0.1%~0.2%的感染者发展为永久性弛缓性麻痹，以四肢尤其是下肢麻痹多见，极少数患者发展为延髓麻痹，导致死亡。

由于脊髓灰质炎疫苗的广泛接种，由野毒株引发的脊髓灰质炎仅见于少数几个国家和地区。尽管疫苗相关麻痹型脊髓灰质炎（vaccine-associated paralytic poliomyelitis，VAPP）发生率低，但是在全世界范围内每年都有发生，日益受到关注。

感染后机体对同型病毒可产生牢固的免疫力。主要以体液免疫为主，包括血清IgG、IgM抗体和局部SIgA抗体，血清抗体维持时间较长，甚至终身。

脊髓灰质炎病毒感染可通过分离培养、核酸检测、血清学方法诊断。① 分离培养与鉴定：在发病初期取患者粪便标本，经抗生素处理后接种于人胚肾细胞或原代猴肾细胞，37℃培养7~10天，观察细胞病变作出诊断，再用中和试验鉴定型别；② 快速诊断：可用逆转录聚合酶链反应（RT-PCR）直接检测粪便或血液中的病毒基因组RNA；③ 血清学诊断：在发病早期和恢复期各取1份血清，进行中和试验。若恢复期血清抗体效价增高4倍或以上有诊断意义，常用于流行病学调查。

预防脊髓灰质炎最有效的方法是接种脊髓灰质炎疫苗。脊髓灰质炎疫苗有两种：脊髓灰质炎灭活疫苗（inactivated polio vaccine，IPV，即Salk疫苗）和脊髓灰质炎减毒活疫苗（live attenuated oral polio vaccine，OPV，即Sabin疫苗），均为三价混合疫苗。

脊髓灰质炎疫苗从20世纪50年代开始接种，随后成为各国计划免疫的项目，成功控制了脊髓灰质炎的流行。1960年顾方舟团队成功研制出我国的脊灰液体减毒活疫苗；1963年研制出脊灰糖丸疫苗。WHO在1988年提出全球消灭脊髓灰质炎倡议行动（Global Polio Eradication Initiative），我国通过广泛接种脊髓灰质炎疫苗，取得了举世瞩目的成就。2001年10月，WHO宣布，我国为亚太地区第二批消灭脊髓灰质炎的国家之一。至今世界上绝大多数国家已经没有脊髓灰质炎病例报告，仅在非洲、南亚个别国家仍有少量病例报告，因此仍需加强疫苗接种，尽早实现消灭脊髓灰质炎的目标。

根据我国《国家免疫规划疫苗儿童免疫程序及说明》（2021年版），我国脊髓灰质炎疫苗的免疫方案是在婴儿出生2个月和3个月时分别肌内注射IPV各一次，在第4个月时口服OPV，4岁时再口服OPV。

二、柯萨奇病毒、埃可病毒

柯萨奇病毒（coxsackie virus）分属于人肠道病毒A、B和C种（HEV-A、HEV-B、HEV-C），包括A、B两组，其中A组有1~22和24共23个血清型，B组有1~6血清型。埃可病毒是人肠道致细胞病变孤儿病毒（enteric cytopathogenic human orphan virus，ECHO virus）的简称，最初因其致病性不清而得名，现归类为人肠道病毒B种（HEV-B），包括1~9、11~27和29~33型。

这些病毒的生物学性状与脊髓灰质炎病毒相似，主要经粪-口途径传播，也可经呼吸道、眼部黏膜感染，其致病性的显著特点是一种病毒可引起多种疾病，不同病毒可引起相同疾病。

1. 无菌性脑膜炎和脑炎　几乎所有的肠道病毒都与无菌性脑膜炎、脑炎及轻瘫有关。多见于一岁以下的婴儿。肠道病毒性脑膜炎几乎每年夏秋季均有发生。埃可病毒3、11、18、19型和肠道病毒A71型曾引起过暴发性流行。

2. 疱疹性咽峡炎　主要由柯萨奇病毒A组引起，典型的症状是在软腭、悬雍垂周围出现水疱性溃疡。

3. 手足口病（hand-foot-mouth disease，HFMD）　发生于婴幼儿，主要由柯萨奇病毒A组16型和肠道病毒A71型引起，特征为手、足、臀、口、舌上出现水疱性损伤。

4. 流行性胸痛　常由柯萨奇病毒B组引起，症状为突发性发热和单侧胸痛。

5. 心肌炎和扩张型心肌病　主要由柯萨奇病毒B组引起，散发流行于成人和儿童，但对新生儿威胁更大。新生儿感染后可出现发热和突发性的心力衰竭，死亡率高。

此外，肠道病毒感染还可能与急性出血性结膜炎和糖尿病有关。

由于上述病毒感染所致的临床病症的多样性和复杂性，因此难以根据临床表现作出诊断，病因的确诊必须依赖于微生物学检查。可采集的典型标本包括患者的粪便、咽拭子、脑脊液和心包液等，通过细胞培养或乳鼠接种进行病毒分离，或应用RT-PCR技术检测病毒特异性核酸。目前尚无有效的治疗药物和预防措施。

三、肠道病毒A71型

肠道病毒A71型（enterovirus A71，EV-A71）于1969年首次在美国加利福尼亚州患中枢神经系统疾病的婴儿粪便中分离，之后多次引起暴发流行，尤其在亚洲发病率极高。EV-A71现归类为人肠道病毒A种71型（human enterovirus A 71，HEV-A71）。

传染源是患者和无症状病毒携带者，传播主要通过粪-口途径，也可通过呼吸道传播。儿童对EV-A71普遍易感，均可感染发病，但以婴幼儿为主。

EV-A71感染主要引起手足口病，以手、足、口腔等部位发生丘疱疹为主要特征。流行病学调查显示，柯萨奇病毒A16通常引起轻症手足口病，而EV-A71通常导致重症手足口病，常累及中枢神经系统，导致无菌性脑膜炎、脑炎、脊髓灰质炎样麻痹等，死亡率高。

目前没有针对EV-A71的特异抗病毒药物。我国已研发出EV-A71疫苗用于特异性预防接种，但不属于国家免疫规划疫苗。预防控制策略应着重于控制传染源和切断传播途径，加强卫生宣教，提高个人卫生和防护意识，同时加强疫情监测，及时处理重大疫情。

学习小结

主要引起人类疾病的肠道病毒有脊髓灰质炎病毒、柯萨奇病毒、埃可病毒和肠道病毒A71型。

脊髓灰质炎病毒侵犯脊髓前角运动神经元，导致弛缓性肢体麻痹，引起脊髓灰质炎。绝大多数感染表现为隐性感染，仅少数发展为脊髓灰质炎。预防脊髓灰质炎的方法是接种疫苗，包括IPV和OPV。

柯萨奇病毒、埃可病毒可引起无菌性脑膜炎、脑炎、疱疹性咽峡炎、心肌炎和扩张型心肌病、流行性胸痛等疾病。肠道病毒A71型是引发手足口病的主要病原，可用疫苗进行特异性预防。

（王燕）

复习参考题

（一）A型选择题

1. 预防脊髓灰质炎最有效的措施是
   A. 隔离患者
   B. 加强锻炼，提高免疫力
   C. 接种脊髓灰质炎疫苗
   D. 加强饮食卫生管理
   E. 消毒排泄物
2. 不属于人肠道病毒的是
   A. 脊髓灰质炎病毒
   B. 柯萨奇病毒
   C. 埃可病毒
   D. 肠道病毒A71型
   E. 轮状病毒
3. 脊髓灰质炎病毒主要侵犯
   A. 骶神经节
   B. 三叉神经节
   C. 脑神经节
   D. 脊髓前角运动神经元
   E. 海马回锥体细胞

答案：1. C；2. E；3. D

（二）简答题

1. 肠道病毒在生物学性状和致病性上有何共性？
2. 脊髓灰质炎病毒的致病性和免疫性有何特点？如何进行特异性预防？
3. 柯萨奇病毒A16与肠道病毒A71型所致手足口病有何区别？

第八节　急性胃肠炎病毒

知识目标

1. 掌握轮状病毒、诺如病毒的致病性。
2. 熟悉轮状病毒、诺如病毒的病原学诊断方法和防治原则。
3. 了解肠道腺病毒和星状病毒的致病性。

问题与思考

患者，男，5岁，主因"腹痛、呕吐1天"就诊。患者入院前1天幼儿园放学回家后出现频繁呕吐、腹泻、腹痛，伴头痛，无明显发热、寒战，无全身酸痛。随后，幼儿园其他数名家长亦反映孩子出现类似症状。查体：体温37℃，脉搏90次/min，呼吸22次/min，血压101/60mmHg；神志清楚，精神差，咽部充血，两侧扁桃体Ⅰ度肿大，咽后壁淋巴滤泡增生，咽后壁未见疱疹及溃疡，两肺呼吸音略粗，未闻及明显干湿啰音。心率90次/min，律齐，心脏各瓣膜未闻及病理性杂音。腹部软，无压痛和反跳痛，无包块。四肢肌张力正常，神经系统检查阴性，手足无皮疹。辅助检查示血常规：白细胞计数$18.9×10^9$/L，中性粒细胞百分比89%，淋巴细胞百分比9%，血红蛋白151g/L，血小板计数$213×10^9$/L。C反应蛋白24.50mg/L。肥达反应：阴性。外斐反应：阴性。呼吸道病毒测定：阴性。粪便诺如病毒PCR检测：阳性。

思考：

1. 本病例最可能的诊断是什么？简述该疾病的主要临床表现。
2. 如何预防该疾病？

（张立婷提供）

引起急性胃肠炎的病毒主要有轮状病毒、杯状病毒、肠道腺病毒、星状病毒等。这些病毒均通过粪–口途径引起病毒性胃肠炎，主要表现为5岁以下的小儿腹泻或与年龄无关的暴发流行。

一、轮状病毒

轮状病毒（rotavirus）归属于平滑呼肠病毒科（*Sedoreoviridae*）轮状病毒属。病毒呈球形，直径70~100nm，基因组为双链RNA，由11个长度不一的基因片段组成。具有双层衣壳，内衣壳子粒呈放射状排列，如车轮状，故命名轮状病毒（图13-8-1）。根据病毒内衣壳VP6抗原性的不同，可将轮状病毒分为10个种（A~J）。其中A~C种轮状病毒能引起人类和动物腹泻，D~J种只引起动物腹泻。

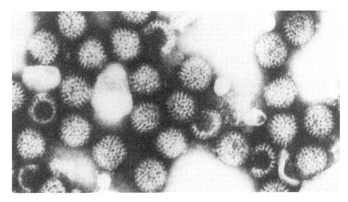

▲ 图13-8-1 轮状病毒形态

轮状病毒对理化因素有较强的抵抗力，在粪便中可存活数天至数周，耐乙醚、耐酸、耐碱和耐反复冻融。

传染源是患者和无症状病毒携带者，主要传播途径是粪–口传播，还可通过呼吸道传播，多发生于深秋初冬季节。A种轮状病毒最为常见，是6个月至2岁婴幼儿重症腹泻的最主要病原体，占病毒性胃肠炎的50%以上，是发展中国家婴幼儿死亡的重要原因之一。B种轮状病毒引起成人腹泻，为自限性感染。C种轮状病毒对人的致病性类似A种，但发病率很低。

病毒侵入人体后在小肠黏膜绒毛细胞内增殖，可造成细胞溶解死亡，破坏细胞的转运机制，使肠道吸收功能障碍。病毒的NSP4蛋白具有肠毒素样功能，通过激活细胞信号通路诱发肠液过度分泌，引起水样腹泻。潜伏期为24~48小时，患者起病急骤，出现发热、水样腹泻、呕吐、腹痛和脱水，一般为自限性，病程3~5天，可完全恢复。少数严重者可出现脱水、酸中毒而导致死亡。

人体感染轮状病毒后，体内产生型特异性抗体IgG、IgM和SIgA。但由于抗体只对同型病毒具有中和作用，且6个月到2岁的婴幼儿产生SIgA能力比较弱，所以病后可重复感染。

临床诊断主要检测病毒的抗原和核酸。采用直接或间接ELISA法检测粪便上清液中的轮状病毒抗原，有较高的灵敏度和特异度。RT-PCR检测轮状病毒基因组RNA，特异度和灵敏度均高。此外，可用电镜（尤其是免疫电镜）直接检查粪便中的轮状病毒颗粒。从患者粪便中直接提取RNA，进行聚丙烯酰胺凝胶（PAGE）电泳，轮状病毒11个基因片段呈现独特图谱，可用于病因诊断和流行病学调查。

预防主要通过控制传染源，切断传播途径。可口服轮状病毒减毒活疫苗进行特异性预防。对患者的治疗原则是积极对症治疗，及时补液，纠正电解质紊乱。

二、杯状病毒

杯状病毒（calicivirus）为一类表面呈杯状、无包膜的+ssRNA病毒，直径27~38nm，衣壳呈二十面体立体对称，现归类于杯状病毒科（*Caliciviridae*）。杯状病毒科分四个属：诺如病毒属

（*Norovirus*）、札幌病毒属（*Sapovirus*）、囊泡病毒属（*Vesivirus*）和兔病毒属（*Lagovirus*）。只有诺如病毒和札幌病毒能感染人类，引起成人和儿童的急性胃肠炎。

诺如病毒是引起急性病毒性胃肠炎暴发流行最主要的病原体之一，高发季节为秋冬季，可累及任何年龄组。患者、隐性感染者及无症状病毒携带者均为传染源，经粪-口途径传播，也可通过呕吐物的气溶胶传播。病毒传染性强，人群普遍易感，常造成群体流行。病毒在小肠黏膜的上皮细胞内增殖，可引起小肠黏膜轻微损伤，并随粪便排出体外。症状主要是低热、恶心、呕吐、腹痛、腹泻等，疾病呈自限性，通常持续24~48小时。

札幌病毒主要引起5岁以下小儿腹泻，但发病率很低。

血清抗体和肠道黏膜SIgA抗体对杯状病毒均无保护性作用，但对疾病的辅助诊断有一定意义。目前尚无特异性疫苗和有效的抗病毒疗法。

三、肠道腺病毒

腺病毒40、41、42型主要感染肠道，也称为肠道腺病毒（enteric adenovirus），是婴幼儿病毒性腹泻的常见病原体之一，因腹泻而入院治疗的患者中约15%是由肠道腺病毒引起的。

肠道腺病毒根据DNA同源性和血凝特征，归属于人腺病毒F组，其形态、结构、基因组成、复制特点及致病性与其他腺病毒基本一致，但不易在用于分离腺病毒的细胞中增殖。主要通过粪-口传播，也可经呼吸道传播，四季均可发病，以夏秋季多见，可引起暴发流行。主要侵犯5岁以下的儿童，症状以腹泻为主，很少有发热或呼吸道症状。通过病毒抗原、核酸及血清学检查法可以辅助诊断该病毒感染。目前尚无特异性疫苗，主要采取补液等对症治疗。

四、星状病毒

星状病毒（astrovirus）是一种小而呈球形、无包膜的RNA病毒，直径28~30nm，二十面体病毒颗粒，基因组为长6.4~7.7kb的+ssRNA。电镜下呈特征性的星状结构，具有光滑和略微内凹的外壳和五六个星状结构突起，故得名星状病毒。

人星状病毒于1975年从腹泻婴儿粪便中分离得到，现有8个血清型。该病毒感染呈世界性分布，以冬季多见，发病率约占病毒性腹泻的2.8%。通过粪-口传播，潜伏期为3~4天，主要引起儿童和老年人腹泻，临床表现为持续性的呕吐、腹泻、发热和腹痛。其致病机制主要是病毒侵犯十二指肠黏膜细胞，并在其中大量增殖，造成细胞死亡，释放病毒于肠腔中。感染后可产生保护性抗体，免疫力较牢固。目前尚无有效疫苗。

学习小结

引起急性胃肠炎的病毒主要有轮状病毒、杯状病毒、肠道腺病毒和星状病毒等。轮状病毒是婴幼儿腹泻的最主要病原体，NSP4蛋白具有肠毒素样功能，引起水样腹泻。疾病通常表现为自限性，临床治疗主要为对症治疗，及时补充水和电解质。对人类致病的杯状病毒主要是诺如病毒，其是引起急性病毒性胃肠炎暴发流行的主要病原体之一。肠道腺病毒也常引起婴儿腹泻。星状病毒主要引起儿童和老年人腹泻。

（王燕）

复习参考题

（一）A型选择题

1. 轮状病毒引起的疾病是
    A. 流行性角膜结膜炎
    B. 心肌炎、心包炎
    C. 婴幼儿腹泻
    D. 手足口病
    E. 鼻咽癌

2. 轮状病毒属于
    A. 无包膜单正链RNA病毒
    B. 双链RNA病毒
    C. 单负链RNA病毒
    D. 双链DNA病毒
    E. 单链DNA病毒

答案：1. C；2. B

（二）简答题

轮状病毒和诺如病毒均引起急性胃肠炎，二者致病性有何区别？

第九节　经消化道传播的肝炎病毒

知识目标

1. 掌握HAV、HEV的致病性、病原学检查方法。
2. 熟悉HAV、HEV感染的防治原则。
3. 了解HAV、HEV的致病机制。

> **问题与思考**
>
> 患者，男，60岁。主因上腹不适11天，巩膜和皮肤黄染就诊。患者5天前出现食欲减退、恶心，伴乏力、厌油等表现。自述为畜牧养殖行业人员，就职于当地生猪屠宰场。辅助检查示肝功能：丙氨酸转氨酶4 600IU/L，总胆红素34mg/dl，直接胆红素26mg/dl。HBsAg阴性，HBeAg阴性，抗-HBe阴性，抗-HBc阴性，抗-HBs阳性；HIV抗体阴性；丙型肝炎核心抗原测定阴性；抗HAV IgM阴性；自身免疫性抗体阴性；铜蓝蛋白测定结果阴性；抗HEV IgM和IgG均为阳性，HEV RNA检测阳性。

在目前已发现的引起人类病毒性肝炎的五种肝炎病毒中,经消化道传播的是甲型肝炎病毒和戊型肝炎病毒,而乙型肝炎病毒、丙型肝炎病毒和丁型肝炎病毒则以血液传播为主。

一、甲型肝炎病毒

甲型肝炎病毒(hepatitis A virus,HAV)是引起甲型肝炎的病原体,于1973年在急性期肝炎患者的粪便中通过免疫电镜技术被发现。HAV以往被归类为小RNA病毒科肠道病毒属,即肠道病毒72型,后来发现该病毒只有形态与肠道病毒相似,核酸序列却有明显差异,因此1993年将HAV单列为小RNA病毒科嗜肝病毒属(*Hepatovirus*)。

(一)生物学性状

HAV颗粒呈球形,直径约为27~32nm,粪便中的HAV颗粒无包膜(图13-9-1),但近年研究表明血液或细胞培养上清液中的HAV颗粒具有包膜,称为"准包膜HAV"(quasi-enveloped HAV,eHAV)。HAV的衣壳为四种衣壳蛋白(VP1~4)组成的二十面体立体对称结构,VP1~3位于衣壳的外侧,而VP4位于衣壳内部。HAV基因组为+ssRNA,长约7.5kb,只有

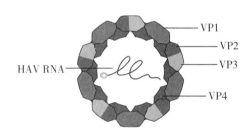

▲ 图13-9-1 甲型肝炎病毒(HAV)
结构模式图

一个ORF,编码一个大分子前体蛋白,前体蛋白经水解后断裂为结构蛋白和功能蛋白。HAV的主要抗原表位位于VP1~3,可诱导中和抗体产生。HAV抗原稳定,只有一个血清型。

HAV的易感动物是黑猩猩和狨猴,经口或静脉注射可使动物感染发生甲型肝炎。实验动物潜伏期和患病早期,可从粪便检出病毒,在恢复期血清中能检测到相应抗体,因此是研究HAV致病机制及评价疫苗的良好模型。

HAV可在多种原代或传代细胞系中增殖,但增殖非常缓慢,不引起细胞病变。自临床标本中分离病毒常需数周至数月,且很难获得大量病毒。

HAV有较强的抵抗力,尤其耐酸、耐热、耐有机溶剂,但对氯、甲醛及紫外线敏感。HAV在水中、泥沙及水生贝类体内可存活数日,在粪便、污水中能存活数月或更久,故可通过污染水源引起暴发流行。HAV耐热性比一般肠道病毒更强,加热60℃时仍可存活4小时,加热100℃5分钟方可灭活。

(二)致病性与免疫性

甲型肝炎的传染源为患者和隐性感染者,主要通过粪-口途径传播,潜伏期为2~6周。潜伏期及离性期甲型肝炎患者的粪便具有传染性。由于病毒血症持续短暂,HAV经输血或注射传播的

可能性极小。HAV主要通过粪便污染水源、食物、海产品（如毛蚶等）、食具等传播，造成散发或大流行。1988年春季，上海曾发生因生食HAV污染的毛蚶而导致甲型肝炎流行，感染者多达30余万人。

HAV主要侵犯儿童和青少年，隐性感染多见。经口侵入机体后，早期在口咽部或唾液腺中增殖，然后到达肠黏膜及局部淋巴结继续增殖，继而入血引起病毒血症，最终侵犯靶器官肝脏，造成急性肝炎。临床表现为发热、疲倦和食欲缺乏，继而出现肝大、压痛、肝功能损伤，黄疸较多见。甲型肝炎一般为自限性疾病，不转变为慢性肝炎和慢性携带者，预后良好。

在甲型肝炎的显性感染或隐性感染中，机体都可产生中和抗体。发病2~3周后，随着肠道中抗-HAV SIgA及血清中IgM、IgG的产生，粪便中不再排出病毒。血清IgG可维持多年，对病毒有牢固免疫力。

（三）感染后检查方法

临床主要采用免疫学方法诊断HAV感染。应用ELISA、放射免疫测定（radioimmunoassay，RIA）检测患者血清抗-HAV IgM抗体，是甲型肝炎早期诊断最常用的方法。抗-HAV IgM抗体出现早、消失快，是新近感染的指标。几乎所有甲型肝炎患者在出现症状时（病后2~12周）抗-HAV IgM均为阳性，病后2个月抗-HAV IgM明显下降。抗-HAV IgG在急性期末或恢复期早期出现，用双份血清做抗-HAV IgG检测，若抗体效价有4倍或以上增高表明近期有HAV感染，可用于流行病学调查或人群免疫力分析。还可检测病毒抗原和基因组RNA，但此类方法不常用。

在潜伏期或急性期早期，可取患者肛拭子或粪便经处理后接种于敏感细胞进行病毒的分离和培养，也可采用免疫电镜直接检测标本中的病毒颗粒，但临床通常不用病毒形态学检查作为诊断方法。

（四）防治原则

加强卫生宣教工作和饮食卫生管理，严格管理粪池，保护水源，是预防甲型肝炎的重要环节。对患者的排泄物、食具、物品和床单衣物等要彻底消毒。

疫苗接种是预防甲型肝炎最有效的措施。甲肝灭活疫苗是WHO推荐使用的疫苗之一。减毒甲肝活疫苗在我国有H2株和LA1株，免疫效果良好。丙种球蛋白、胎盘球蛋白注射对甲型肝炎有应急预防效果。

二、戊型肝炎病毒

戊型肝炎病毒（hepatitis E virus，HEV）是引起戊型肝炎的病原体。HEV过去曾被称为经消化道传播的非甲非乙型肝炎病毒，1983年学者们利用免疫电镜检测到该病毒，1989年获得该病毒基因组cDNA，才命名为戊型肝炎病毒。HEV现归类于戊型肝炎病毒科（*Hepeviridae*）。目前主要感染人的HEV属于正戊型肝炎病毒亚科中的帕斯拉戊型肝炎病毒属。1955年，印度曾因水源污染HEV而发生暴发流行，造成约2.9万人感染。1986年9月至1988年4月，我国新疆南部发生流行，约12万人发病，死亡700余人，是全球迄今有记录以来最大的戊型肝炎流行。

（一）生物学性状

HEV呈球形，直径为32~34nm，表面有锯齿状刻缺和突起，形似杯状。粪便中的HEV颗粒无包膜，而血清和细胞培养上清液中的病毒颗粒有包膜。基因组为 +ssRNA，长约 7.2kb，一般有 3 个 ORF，ORF_1 最大，约 5kb，编码 RNA 聚合酶等功能蛋白；ORF_2 长约 2kb，编码病毒的衣壳蛋白和分泌型蛋白；ORF_3 只有 300 多个核苷酸，与 ORF_1 和 ORF_2 部分区域重叠，与病毒颗粒释放有关。

HEV 是人兽共患病病毒，具有多种基因型。绝大部分人类感染主要由 HEV1~4 引起。HEV1 和 HEV2 只感染人，主要在发展中国家经水源传播造成大流行，代表株分别为缅甸株和墨西哥株，二者核苷酸和氨基酸序列的同源性分别为 77% 和 89%。20 世纪 80 年代造成我国新疆地区暴发流行的毒株与缅甸株同属于 HEV1，两者氨基酸序列同源性为 98%。HEV3 和 HEV4 为人兽共患型，最主要的动物宿主是猪，人类感染主要经由食用被感染动物的内脏或肉类引起。近年来，我国 HEV 的流行模式已从 HEV1 引起的暴发流行转变为以 HEV4 感染引起的散发案例为主。

HEV 可感染非人灵长类动物、猪和兔等。对高盐、氯化铯、氯仿等敏感，在 4℃ 或 -20℃ 中易降解，但在液氮中能长期保存。

（二）致病性与免疫性

HEV 呈全球性流行，广泛见于亚洲、非洲与南美洲。传染源主要是潜伏期末期和急性期早期的戊型肝炎患者，猪、牛、羊、啮齿动物等也可携带 HEV，成为散发性戊型肝炎的传染源。经粪-口途径传播，潜伏期为 10~60 天，平均为 40 天。病毒经胃肠道进入血液，在肝内复制，经肝细胞释放到血液和胆汁中，然后经粪便排出体外。粪便中的病毒通过污染水源、食物和周围环境而发生传播。

HEV 通过免疫病理作用引起肝细胞的炎症或坏死。临床上表现为急性戊型肝炎（包括急性黄疸型和无黄疸型）、重症肝炎，病理学上可出现胆汁淤积。多数患者于发病后 6 周即好转并痊愈，一般不会发展为慢性肝炎。孕妇感染后病情常较重，易发生流产或死胎，病死率达 10%~20%。HEV 也可引发慢性感染，主要见于免疫抑制或者免疫缺陷者，如器官移植受者、艾滋病患者和接受化疗的肿瘤患者等，并可引起肝纤维化甚至快速进展为肝硬化。目前，HEV 慢性感染的定义为持续的病毒血症或粪便排毒超过 3 个月。近年来也发现 HEV 感染可以引起神经系统症状和肾脏疾病等肝外表现。

戊型肝炎病后有一定免疫力，可获得保护性中和抗体，但抗体在体内持续的时间尚不明确。

（三）感染后检查方法

为与甲型肝炎鉴别，临床必须进行病原学检查。

1. 病毒核酸检测　采用实时荧光定量逆转录 PCR（RT-qPCR）法检测患者粪便或血清中的病毒基因组 RNA。

2. 血清学诊断　用 ELISA 或 RIA 检测患者血清中的抗-HEV IgM 或 IgG，抗-HEV IgM 阳性提示 HEV 近期感染，需与抗-HEV IgG 同时检测并排除假阳性。急性肝炎患者抗-HEV IgM 和抗-HEV IgG 双阳性，或由阴性转为阳性，或由低滴度到高滴度，可诊断为戊型肝炎。

（四）防治原则

戊型肝炎的预防为主要以切断传播途径为主的综合性预防措施，主要是确保安全用水，防止水源被粪便污染，加强食品卫生管理和教育，注意个人卫生和提高环境卫生水平。

我国科学家已成功研制了全球首支戊型肝炎疫苗，该疫苗为重组蛋白疫苗，经大规模临床试验证实可有效预防戊型肝炎，目前已在我国上市。

学习小结

经消化道传播的肝炎病毒有HAV和HEV。HAV引起的甲型肝炎常见于儿童和青少年，多为隐性感染，成人感染常为显性感染，一般为自限性疾病，预后良好。HEV多感染成人，感染后绝大多数表现为急性感染过程，但在免疫抑制或者免疫缺陷人群中可引起慢性感染。甲型肝炎和戊型肝炎均可通过接种相应疫苗进行预防。

（陈香梅）

复习参考题

（一）A型选择题

1. 孕妇感染后病情较重，易导致流产或死胎的肝炎病毒是
   A. HAV
   B. HBV
   C. HCV
   D. HDV
   E. HEV

2. 主要经消化道传播的肝炎病毒是
   A. HAV 和 HBV
   B. HBV 和 HCV
   C. HBV 和 HDV
   D. HAV 和 HEV
   E. HCV 和 HEV

答案：1. E；2. D

（二）简答题

1. 引起肝炎的病毒有哪些？传播途径有何不同？
2. HEV感染的临床表现有哪些？如何进行病原学诊断？
3. 如何预防HAV和HEV的传播？

第十四章 经创伤或输血传播的病原生物

机体的皮肤或黏膜损伤后，失去了天然的防御屏障，许多病原生物可通过伤口侵入机体。血液中存在的病原生物可以通过输血或输注血制品、污染器械的操作等造成传播。常见的可经创伤或输血传播的病原生物见表14-0-1。

▼ 表14-0-1　可经创伤或输血传播的常见病原生物及所致主要疾病

病原体（属/种）	所致主要疾病	本教材中所在章
原核细胞型微生物		
金黄色葡萄球菌	化脓性感染	本章
乙型溶血性链球菌	化脓性感染	12
铜绿假单胞菌	化脓性感染	11
破伤风梭菌	破伤风	本章
产气荚膜梭菌	气性坏疽	本章
放线菌属	化脓性感染	本章
梅毒螺旋体	梅毒	16
病毒		
乙型肝炎病毒	乙型肝炎	本章
丙型肝炎病毒	丙型肝炎	本章
丁型肝炎病毒	丁型肝炎	本章
人类免疫缺陷病毒	艾滋病	16
人类嗜T细胞病毒1型	白血病	16
巨细胞病毒	巨细胞包涵体病	17
EB病毒	传染性单核细胞增多症、伯基特淋巴瘤、鼻咽癌	本章
人细小病毒B19	传染性红斑、自发性流产、死胎	17
西尼罗病毒	脑炎	未写入
寄生虫		
杜氏利什曼原虫	黑热病	25
疟原虫	疟疾	25
锥虫	锥虫病	25
巴贝虫	巴贝虫病	未写入

第一节 葡萄球菌属

知识目标

1. 掌握葡萄球菌的致病性、金黄色葡萄球菌的鉴别要点。
2. 熟悉葡萄球菌的生物学性状和感染后检查方法。
3. 了解葡萄球菌感染的防治原则。

🔔 问题与思考

患者，男，8岁，主因"发热、头痛、皮疹3天，神志不清2小时"入院。入院前3天着凉后出现发热、寒战、头痛、咳嗽、咳痰，面部及双下肢出现皮疹，当时测体温39.5℃，自行口服退烧药物并卧床休息，其间出现呕吐3次，并伴有腹泻，呈水样便，体温波动在39.0~39.5℃，2小时前家属发现呼之不应，随即送入院就诊。既往体健。入院查体：体温40.3℃，脉搏140次/min，呼吸30次/min，血压90/60mmHg，神志不清，浅昏迷，急性病面容，呼吸急促，口唇及四肢末梢发绀，皮肤湿冷，面部及双下肢伸侧皮肤可见散在脓疱疹，双侧瞳孔等大等圆，对光反射存在，颈软无抵抗，双下肺可闻及湿啰音。心率140次/min，律齐，腹平软，肝脾肋下未触及，肝区叩击痛（+），双侧髋关节压痛明显，克尼格征、布鲁津斯基征、巴宾斯基征均未引出。实验室检查示血常规：白细胞计数24.3×10^9/L，中性粒细胞百分比89.0%。肝功能：天冬氨酸转氨酶480IU/L，丙氨酸转氨酶562IU/L，碱性磷酸酶422IU/L，γ-谷氨酰转移酶397IU/L，总胆红素40.7μmol/L，直接胆红素11.3μmol/L。各型肝炎病毒标志物均阴性，肾功能、离子及脑脊液检查正常。胸部X线检查示：两肺纹理增粗、双下肺大小不等的斑片状影，边界不清，呈蜂窝状改变。超声示：脾大，少量腹水。

思考：

1. 本病例最可能的诊断是什么？请列出诊断依据。
2. 为了明确诊断，需尽快完善的实验室检查是什么？

（张立婷提供）

葡萄球菌属（*Staphylococcus*）是一群革兰氏阳性球菌，常堆聚成葡萄串状。多数为不致病的腐生菌，广泛分布于自然界的空气、水、土壤、物品和人和动物的皮肤及与外界相通的腔道中。在一般人群的皮肤和鼻咽部，致病性葡萄球菌带菌率可达20%~50%，医务人员的带菌率超过70%。少数可导致疾病，引起皮肤、黏膜及内脏器官的化脓性感染，其中金黄色葡萄球菌（*S. aureus*）产生的毒素还可引发食物中毒、烫伤样皮肤综合征、毒性休克综合征等。近年来，耐药性金黄色葡萄球菌不断产生，已成为医院感染的重要病原菌，尤其是耐甲氧西林金黄色葡萄球菌（methicillin-resistant *S. aureus*，MRSA）。

一、生物学性状

1. 形态染色 球形或近似球形，直径为1.0~2.0μm，排列成葡萄串状，亦可见散在、成双或短链状排列（图14-1-1）。无鞭毛和芽胞，部分菌株可形成荚膜。革兰氏染色阳性。当其衰老、死亡、被白细胞吞噬后以及部分耐药菌株可被染成革兰氏阴性。

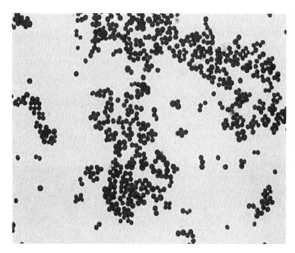

▲ 图14-1-1　葡萄球菌形态（革兰氏染色，×1 000）

2. 培养特性及生化反应 在普通培养基上37℃生长良好。在琼脂平板上可形成圆形凸起，不透明的S型菌落。不同菌株可产生不同的脂溶性色素，常见为金黄色、白色和柠檬色。在血琼脂平板上形成的菌落较大，有的菌株菌落周围形成明显的完全透明溶血环（β溶血），也有不发生溶血者。致病性强的菌株大多具有溶血性。耐盐性强，在含有10%NaCl的培养基中能够生长，因此可用高盐培养基分离标本进行鉴别和诊断。致病性菌株能分解甘露醇，产酸不产气。触酶试验阳性，可与链球菌相鉴别。

3. 抗原结构 葡萄球菌产生有重要医学意义的抗原成分包括以下几种：

（1）葡萄球菌A蛋白（staphylococcal protein A，SPA）：是存在于葡萄球菌细胞壁上的一种表面单链多肽，SPA能与人及多种哺乳动物血清中IgG的Fc段发生非特异性结合，此种结合导致与吞噬细胞的Fc受体争夺Fc段，降低抗体介导的调理吞噬作用，起到保护细菌作用。90%以上的金黄色葡萄球菌尤其是Cowan Ⅰ株具有SPA。此外，SPA还具有促细胞分裂、引发超敏反应、损伤血小板等多种活性。利用SPA可以与Fc段非特异结合的原理建立了协同凝集试验，可用于免疫学快速诊断。在免疫标记技术中可用SPA代替第二抗体进行检测。

（2）荚膜和多糖抗原：介导葡萄球菌对细胞表面或生物合成材料（如生物性瓣膜、导管等）的黏附作用。

4. 分类与分型 依据生化反应和产生色素等不同，葡萄球菌属可分为30多个种，常见的包括金黄色葡萄球菌、表皮葡萄球菌（*S. epidermidis*）和腐生葡萄球菌（*S. saprophyticus*）等，主要区别见表14-1-1。其中金黄色葡萄球菌多为致病菌，表皮葡萄球菌多为机会致病菌，腐生葡萄球菌一般不致病。

▼ 表14-1-1 常见葡萄球菌的特性

葡萄球菌	色素颜色	凝固酶	甘露醇	α 溶血素	SPA	耐热核酸酶	致病性
金黄色葡萄球菌	金黄色	产生	可发酵	产生	产生	产生	强
表皮葡萄球菌	白色	不产生	不发酵	不产生	不产生	不产生	多为机会致病菌
腐生葡萄球菌	柠檬色或白色	不产生	不发酵	不产生	不产生	不产生	一般无致病性

注：SPA，葡萄球菌A蛋白。

5. 抵抗力　葡萄球菌对外界因素的抵抗力强于许多其他无芽胞菌。在干燥脓汁、痰液中可存活2~3个月；加热60℃ 1小时或80℃ 30分钟才被杀死。耐盐性强；但对碱性染料敏感，1/20万~1/10万的龙胆紫溶液可抑制其生长。耐药菌多，仅有10%以下的菌株对青霉素敏感，特别是MRSA对所有β-内酰胺类抗生素产生了耐药性。

二、致病性

（一）金黄色葡萄球菌

1. 致病性　金黄色葡萄球菌产生的致病物质主要包括侵袭性酶类、毒素等；其他致病因素有黏附素、荚膜、SPA、肽聚糖等。

（1）凝固酶（coagulase）：是能使含有枸橼酸钠或肝素等抗凝剂的人或兔的血浆发生凝固的酶类物质。凝固酶包括分泌至菌体外的游离凝固酶（free coagulase）和结合于菌体表面不释放的结合凝固酶（bound coagulase）两种。游离凝固酶为蛋白质，可被人或兔血浆中的协同因子（cofactor）激活，使液态的纤维蛋白原转化成固态的纤维蛋白，导致血浆凝固。结合凝固酶又称凝聚因子（clumping factor），存在于细菌表面，起纤维蛋白原特异受体的作用，能够与纤维蛋白原结合，使之菌体交联而发生凝聚。凝固酶耐热，粗制品100℃ 30分钟或高压蒸汽灭菌后仍可保持部分活性。

凝固酶和葡萄球菌的致病性密切相关，是鉴别葡萄球菌致病性强弱的重要标志。凝固酶阳性菌株产生的凝固酶使血液或血浆中的纤维蛋白沉积于菌体表面，具有如下作用：① 阻碍吞噬细胞的吞噬杀菌作用；② 保护病菌不受血清中杀菌物质以及药物的灭活作用；③ 使葡萄球菌引起的感染易于局限化和形成血栓。葡萄球菌根据是否产生凝固酶分为凝固酶阳性和凝固酶阴性葡萄球菌（coagulase negative staphylococcus，CNS）两类。曾经认为CNS无致病性，但是，近年来发现，CNS为机会致病菌，当机体免疫力低下或进入非正常寄居部位时，可引起多种感染。凝固酶具有免疫原性，可刺激机体产生抗体，有一定的保护作用。

（2）葡萄球菌溶素（staphylolysin）：多数致病性葡萄球菌能产生多种葡萄球菌溶素。属外毒素，依据抗原性不同可分为α、β、γ、δ等，可被相应抗体中和。α溶素致病力最强，不耐热，65℃ 30分钟即可被破坏。α溶素为孔形成毒素，对哺乳动物的红细胞、白细胞、血小板、肝细胞、成纤维细胞等均有毒性和破坏作用，可导致组织坏死。如将α溶素注入动物皮内，能引起皮肤坏死，如静脉注射，则导致动物迅速死亡。

（3）杀白细胞素（leukocidin）：大多数致病性葡萄球菌能产生Panton-Valentine（PV）杀白细胞素，该毒素只攻击白细胞和巨噬细胞，主要作用于细胞膜。有F和S两个组分，在细胞膜上，S组分的受体主要是神经节苷脂GM1，F组分为卵磷脂，两个组分均与受体结合后，可使细胞膜通透性改变，造成细胞死亡。PV杀白细胞素在抵抗宿主的吞噬细胞，增强病原菌侵袭力方面具有重要意义。

（4）肠毒素：从临床分离的金黄色葡萄球菌菌株约50%可产生肠毒素，依据血清学鉴定，可分为A~K 11个型。肠毒素是一种可溶性的耐热蛋白质，经100℃煮沸30分钟不被破坏，也不受胰蛋白酶的影响。产毒的金黄色葡萄球菌菌株若污染了牛奶、肉类等食品，之后在适宜温度下，因细菌繁殖而产生大量肠毒素。当误食被肠毒素污染的食物后，肠毒素在肠道与神经细胞受体作用，会刺激呕吐中枢引起呕吐，产生以呕吐为主的急性胃肠炎症状。肠毒素为超抗原（superantigen），只需微量即可激活多个克隆的T细胞，释放过量细胞因子引发炎症反应。

（5）表皮剥脱毒素（exfoliative toxin，exfoliatin）：主要由噬菌体Ⅱ型金黄色葡萄球菌产生，是一种分子量为24~33kD的蛋白质，有A、B两个血清型。作用于表皮，引起葡萄球菌烫伤样皮肤综合征（staphylococcal scalded skin syndrome，SSSS）。主要发生于新生儿、婴幼儿和免疫功能低下的成人。

（6）毒性休克综合征毒素-1（toxic shock syndrome toxin 1，TSST-1）：系噬菌体Ⅰ群金黄色葡萄球菌产生的一类外毒素，该毒性蛋白由细菌染色体tsst基因编码，含有194个氨基酸。TSST-1可引起发热、休克及脱屑性皮疹，并增加对内毒素的敏感性。往往与葡萄球菌溶素、肠毒素及革兰氏阴性菌产生的内毒素共同作用引发毒性休克综合征（toxic shock syndrome，TSS）。

（7）其他致病物质：金黄色葡萄球菌还可产生耐热核酸酶、纤维蛋白溶酶、透明质酸酶、脂酶等。同时产生的SPA可以抗吞噬；脂磷壁酸（LTA）具有黏附作用；荚膜具有抗吞噬及黏附作用。

2. 所致疾病 金黄色葡萄球菌可引起侵袭性和毒素性两大类疾病。

（1）侵袭性疾病：主要引起化脓性炎症。葡萄球菌可通过多种途径侵入机体，导致皮肤或器官的多种感染，甚至全身性化脓性感染。

1）皮肤软组织感染：主要有疖、痈、毛囊炎、脓疱疮、甲沟炎、睑腺炎、蜂窝组织炎、伤口化脓等。

2）内脏器官感染：肺炎（附图13）、脓胸、中耳炎、脑膜炎、心包炎、心内膜炎等。

3）全身感染：败血症、脓毒血症等。

（2）毒素性疾病：由金黄色葡萄球菌产生的外毒素引起。

1）急性胃肠炎（食物中毒）：进食含葡萄球菌肠毒素的食物后1~6小时即可出现症状，如恶心、呕吐、腹痛、腹泻，呕吐最为突出。大多数患者于数小时至1~2天内恢复。

2）烫伤样皮肤综合征：由表皮剥脱毒素引起。多见于新生儿、婴幼儿和免疫功能低下的成人。患者皮肤开始有弥漫性红斑，1~2天起皱，继而形成水疱，最后出现表皮脱落。

3）毒性休克综合征：由TSST-1引起，主要表现为高热、低血压、红斑皮疹伴脱屑和休克等，半数以上患者有呕吐、腹泻、肌痛、结膜充血，肝肾功能损害等，偶尔有心脏受累的表现。

（二）凝固酶阴性葡萄球菌（CNS）

CNS为医源性感染的常见菌，以表皮葡萄球菌最为常见。CNS是皮肤、黏膜的正常菌群，当机体免疫力下降或寄居至非正常部位时，可引起多种感染。常见的CNS引起的感染主要有以下几种：

1. 泌尿系统感染 CNS为年轻妇女急性膀胱炎的主要致病菌，仅次于大肠埃希菌。使用导尿管、器械检查或原有尿道疾病的老年男性患者也易发生这类膀胱炎。

2. 脓毒症 CNS引起的脓毒症仅次于大肠埃希菌和金黄色葡萄球菌。CNS是血培养中常见的病原菌，特别是新生儿脓毒症。

3. 术后感染 CNS是引起外科感染常见的病原菌。多见于置换心脏瓣膜手术、骨关节手术等术后感染。

4. 植入性医用器械引起的感染 CNS产生由多糖组成的黏附因子，可牢固黏附于导管等植入性医用器械（如导管、动脉插管、人工关节和心脏起搏器等），表面，可形成生物被膜，保护细菌免于抗生素和免疫细胞的作用，并不断释放至血液，使患者持续出现菌血症，有些患者伴有免疫复合物介导的肾小球肾炎。

三、免疫性

人类对葡萄球菌有一定的天然免疫力。只有当皮肤黏膜受创伤后，或由于各种原因造成机体免疫力降低时，才引起葡萄球菌感染。患病后所获得的特异性免疫力不强，难以防止再次感染。

四、感染后检查方法

（一）微生物学检查法

1. 标本采集 依据不同疾病采集相应标本，常见标本有脓汁、痰液、血液、脑脊液、尿液、可疑食物、呕吐物及粪便等。

2. 直接涂片镜检 取脓汁、痰液标本涂片，革兰氏染色后镜检，细菌形态、排列方式和染色性有助于初步诊断。

3. 分离培养与鉴定 将标本接种于血琼脂平板，血液、脑脊液标本需要增菌后再接种。37℃培养18~24小时，观察菌落特征并挑选可疑菌落进行涂片镜检。同时，用凝固酶试验、甘露醇发酵试验、耐热核酸酶试验等进行鉴定。凝固酶试验阳性、产生金黄色色素、有溶血性、发酵甘露醇等特性有助于区分金黄色葡萄球菌和CNS。药敏试验可判断对抗生素的敏感状况。

4. 食物中毒标本的检测 标本做细菌分离鉴定的同时，接种于肉汤培养基，37℃培养后取滤液，用酶联免疫吸附试验（ELISA）法检测肠毒素。也可用特异的核酸杂交和聚合酶链反应（PCR）技术检测葡萄球菌是否为产肠毒素的菌株。

（二）其他辅助检查法

肺炎、脓胸，以及肺、肝、肾、脑、腹腔等的脓肿可借助胸部X线、腹部超声、CT等进行检查。

五、防治原则

注意个人卫生，加强消毒隔离，防止医源性感染。皮肤创伤应及时做消毒处理。注意对从事饮食工作者感染的检查。

患者治疗应根据药敏试验结果选用适宜的抗菌药物，避免滥用抗生素。临床分离的对青霉素耐药葡萄球菌菌株非常多，特别是MRSA，目前，主要选用万古霉素治疗MRSA感染。

相关链接 | **耐甲氧西林金黄色葡萄球菌的耐药机制**

耐甲氧西林金黄色葡萄球菌（MRSA）最早发现于1961年，该菌表现为对所有β-内酰胺类（包括碳青霉烯类）均耐药，往往也对氨基糖苷类、大环内酯类、四环素类、克林霉素类以及喹诺酮类抗菌药物耐药，是"超级细菌（superbug）"之一。20世纪70年代，我国MRSA院内感染分离率还不到5%；而现在，MRSA在医院感染的分离率已高达60%以上，成为医院感染和社区感染的重要病原菌。

MRSA的甲氧西林耐药性通过葡萄球菌染色体*mec*基因盒（SCC*mec*）移动遗传元件（20~65kb）的水平转移获得。MRSA染色体上携带的*mecA*编码与β-内酰胺类抗生素低亲和力的PBP2a，导致对此类抗生素耐药。与此同时，针对青霉素、甲氧苄啶、红霉素、克林霉素和四环素的耐药基因*blaZ*、*dfrA*、*dfrK*、*ermC*、*tetK*和*tetL*已在MRSA的插入序列、转座子和质粒上鉴定。目前，治疗MRSA可选用的药物主要包括万古霉素、去甲万古霉素、利奈唑胺和替考拉宁。

学习小结

葡萄球菌属为革兰氏阳性、葡萄串状排列的球菌。在平板上的菌落因脂溶性色素而表现不同颜色，血平板上有不同程度的溶血，其中金黄色葡萄球菌可产生明显β溶血。金黄色葡萄球菌可分解甘露醇，致病性强，主要致病物质包括凝固酶、葡萄球菌溶素、杀白细胞素、肠毒素、表皮剥脱毒素及毒性休克综合征毒素-1等，引起侵袭性疾病（皮肤、软组织、内脏器官乃至全身化脓性感染）和毒素性疾病（急性胃肠炎、烫伤样皮肤综合征、毒性休克综合征等）。CNS可引起泌尿系统感染、败血症、术后感染、侵入性医疗器械引起的感染等。MRSA对β-内酰胺类等多种抗菌药物耐药。

（张宸豪）

复习参考题

（一）A型选择题

1. 下列细菌中可产生SPA的是
   A. 化脓性链球菌
   B. 金黄色葡萄球菌
   C. 流感嗜血杆菌
   D. 粪肠球菌
   E. 结核分枝杆菌

2. 下列与金黄色葡萄球菌引发的脓肿往往呈局限性有关的致病物质是
   A. 透明质酸酶
   B. 肠毒素
   C. 表皮剥脱毒素
   D. 凝固酶
   E. 毒性休克综合征毒素-1

3. MRSA产生针对β-内酰胺类抗生素的耐药性相关的基因是
   A. *pBPs*
   B. *mecA*
   C. 凝固酶基因
   D. 肠毒素基因
   E. *ermC*

4. 关于凝固酶阴性葡萄球菌的描述，错误的是
   A. 革兰氏染色阴性
   B. 不产生凝固酶
   C. 可引发泌尿系统感染
   D. 可形成生物被膜
   E. 黏附于植入性医用器械表面致病

5. 下列关于金黄色葡萄球菌肠毒素的描述，不恰当的是
   A. 属于外毒素
   B. 为超抗原
   C. 不耐热，加热80℃、30分钟可被破坏
   D. 可引发急性胃肠炎
   E. 所致疾病中患者往往呕吐明显

   答案：1. B；2. D；3. B；4. A；5. C

（二）简答题

1. 简述金黄色葡萄球菌主要的生物学特性。
2. 为什么金黄色葡萄球菌感染常引起局限性病灶？
3. 葡萄球菌可引起哪些毒素性疾病？

第二节　经创伤感染的梭菌

知识目标

1. 掌握厌氧芽胞梭菌的形态特征、致病性、防治原则。
2. 熟悉厌氧芽胞梭菌的感染特点。
3. 了解厌氧芽胞梭菌感染后的检查。

梭菌属（*Clostridium*）是一群专性厌氧、能形成芽胞、革兰氏染色阳性的粗大杆菌。其芽胞通常大于菌体，使细菌膨胀呈梭形，故此得名，其芽胞形态及其在菌体中的位置有鉴别意义。厌氧芽胞梭菌广泛分布于土壤、人和动物肠道。多数为土壤中的腐生菌，少数为致病菌，主要病原

菌包括破伤风梭菌、产气荚膜梭菌及肉毒梭菌，分别引起破伤风、气性坏疽和肉毒中毒等疾病，其中破伤风梭菌和产气荚膜梭菌主要经创伤感染。

一、破伤风梭菌

破伤风梭菌（*C. tetani*）是引发破伤风的病原菌。当厌氧创口被污染，或分娩接生使用不洁器械剪脐带时，破伤风梭菌或芽胞可侵入伤口并生长繁殖，释放外毒素，引起破伤风（tetanus），是发展中国家新生儿死亡的主要原因之一。历经多年努力，我国已于2012年起消除了孕产妇和新生儿破伤风。

（一）生物学性状

革兰氏染色阳性，周鞭毛，无荚膜。菌体细长呈杆状，大小为（4~8）μm×（0.5~1.7）μm，芽胞圆形，位于菌体顶端，且比菌体粗，状如鼓槌（图14-2-1）。严格厌氧。37℃培养48小时以后，在固体培养基上形成不规则菌落。能产生溶血素，在血平板上可见β溶血。不发酵糖类，不分解蛋白质。繁殖体的抵抗力与一般细菌相似，但芽胞抵抗力很强，在土壤中可存活数十年。

（二）致病性与免疫性

破伤风梭菌感染的重要条件是创伤以及在创口形成厌氧微环境。窄而深的锐器伤，混有泥土、异物，坏死组织较多、局部组织缺血或同时伴有需氧菌混合感染，均易形成厌氧微环境，有利于破伤风梭菌繁殖。该菌不侵袭伤口组织，仅靠其分泌的外毒素致病。

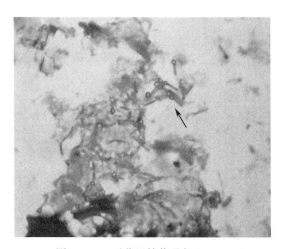

▲ 图14-2-1　破伤风梭菌形态（×1 000）

破伤风梭菌能产生两种外毒素：破伤风痉挛毒素（tetanospasmin）、破伤风溶血素（tetanolysin）。破伤风痉挛毒素由质粒编码产生，毒性极强，腹腔注射小鼠的LD$_{50}$为0.015ng，对人的致死量是1μg。该毒素具有免疫原性，经0.3%甲醛处理后脱毒成为类毒素，可用于制备疫苗。

破伤风痉挛毒素属神经毒素，是其主要致病物质，由两条肽链借二硫键连接而成。从菌体内释出后，即在细菌蛋白酶作用下被切割成α轻链和β重链。β重链能与神经肌肉结点处运动神经元外胞质膜上的神经节苷脂（ganglioside）结合；促使毒素进入细胞及由细胞膜形成的小泡中。小泡从外周神经末梢沿神经轴突逆行向上，到达运动神经元细胞体，通过跨突触运动（trans-synaptic movement），小泡从运动神经元进入传入神经末梢，进而到达中枢神经系统。轻链为一种锌内肽酶（zinc endopeptidase），可裂解储存有抑制性神经递质（γ-氨基丁酸、甘氨酸）的突触小泡上膜蛋白，使小泡膜蛋白发生改变，从而阻止抑制性神经递质的释放。

机体在正常生理情况下，当一侧屈肌的运动神经元受到刺激而兴奋时，同时还有冲动传递给抑制性神经元，使其释放出γ-氨基丁酸、甘氨酸抑制性神经递质，以抑制同侧伸肌的运动神经元，因此，当屈肌收缩时伸肌自然松弛，肢体屈伸动作才能协调。破伤风痉挛毒素阻止了抑制性神经递质的释放，从而干扰神经元的协调作用，使运动神经元持续兴奋而导致骨骼肌出现强烈痉挛。肌肉活动的兴奋与抑制失调，引起屈肌、伸肌同时发生强烈收缩，出现破伤风特有症状，如咀嚼肌痉挛所造成的苦笑面容、牙关紧闭以及由持续性背部肌肉痉挛引起的角弓反张，最后因呼吸肌强直致呼吸窘迫而死亡。

新生儿分娩时使用不洁器械剪断脐带或脐部消毒不严格，破伤风梭菌芽胞可侵入脐部，在局部厌氧环境下发芽增殖，引发新生儿破伤风。一般出生后4~7天发病，俗称为"七日风""脐风"。早期出现哭闹、张口和吃奶困难等症状；进展期症状同全身型破伤风，死亡率高。

机体对破伤风的免疫主要是抗毒素抗体的中和作用。抗毒素能结合游离的破伤风毒素，阻断毒素与易感细胞受体的结合，但对已结合到受体的毒素则无中和作用。由于破伤风痉挛毒素的毒性很强，极少量毒素即可致人死亡，自然感染难以获得保护性免疫，因此人工接种破伤风类毒素是获得保护免疫的主要途径。

（三）微生物学检查法

根据典型的症状和病史即可作出诊断。由于病菌分离培养阳性率很低，故一般不采集标本培养。

（四）防治原则

1. 人工主动免疫　接种破伤风类毒素，作为特异性预防。自2025年1月1日起，我国实施2月龄、4月龄、6月龄、18月龄、6周岁各接种1剂次百白破疫苗的免疫程序。高危人群必要时可加强注射破伤风类毒素。

2. 受伤后处理　机体受伤后对伤口进行清创扩创，防止形成厌氧微环境。同时紧急注射精制破伤风抗毒素（tetanus antitoxin，TAT）1 500IU，或人破伤风免疫球蛋白（HTIG）250IU，通过被动免疫来紧急预防。注射TAT的同时，还可注射类毒素进行主动免疫。

3. 破伤风治疗　已发病者应早期、足量使用TAT，剂量为2万~5万IU；或HTIG 3 000~10 000IU，一旦毒素与细胞受体结合，抗毒素就不能中和其毒性作用。

TAT是经免疫马所获得的马血清纯化制剂，无论是在紧急预防还是治疗时，注射前必须先做皮肤试验，如有超敏反应，应采用脱敏疗法，以防止超敏反应发生。或选用HTIG。

同时，选用青霉素和甲硝唑进行抗菌治疗，杀灭伤口中的破伤风梭菌繁殖体。注意控制痉挛，保持呼吸道通畅。

二、产气荚膜梭菌

产气荚膜梭菌（*C. perfringens*）在自然界分布广泛，多以芽胞形式广泛分布于土壤、人及动物肠道中，是气性坏疽的主要病原菌。

（一）生物学性状

为两端平切的革兰氏阳性杆菌，散在排列。大小为（0.6~2.4）μm×（3~19）μm。卵圆形芽胞位于菌体中央或近极端，直径略小于菌体。在机体组织内可形成荚膜，无鞭毛（图14-2-2）。

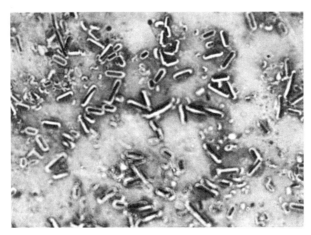

▲ 图14-2-2　产气荚膜梭菌形态

厌氧培养中生长繁殖极快，适宜条件下每8分钟可分裂1次。在牛乳培养基中生长，分解乳糖产酸，可凝固酪蛋白，发酵糖类产生酸和大量气体，将凝固的酪蛋白冲成蜂窝状，把培养基表层的凡士林向上推开，称为汹涌发酵（stormy fermentation）现象。多数菌株在血平板上有双层溶血环，内环为θ毒素引起的完全溶血，外环为α毒素引起的不完全溶血。

根据产气荚膜梭菌的6种主要毒素（α、β、ε、ι、肠毒素和NetB）的产生情况，可将产气荚膜梭菌分为A~G七个血清型。对人致病的主要为A型，C型和F型分别是坏死性肠炎和急性胃肠炎（食物中毒）等的病原。A型可从外环境以及人和动物的肠道中分离到。B~E和G型在土壤中不能存活，主要寄生于动物肠道内，引起动物的肠道疾病。

（二）致病性

产气荚膜梭菌能产生10余种外毒素（表14-2-1），其中，α毒素致病性最强，各菌型均能产生，以A型的产量最大。能造成红细胞、白细胞、血小板和内皮细胞溶解，血管通透性增加，组织坏死，肝脏、心功能受损，在气性坏疽的形成中起主要作用。只有部分型别的菌株能产生β、ε、ι毒素，可引起损伤、坏死和血管通透性增加。此外，很多A型菌株和少数C、D型菌株还能产生肠毒素，可引起食物中毒性腹泻。

▼ 表14-2-1　产气荚膜梭菌产生的毒素及其分型

毒素	生物学作用	菌株分型
α	卵磷脂酶，增加血管通透性，溶血和坏死作用	各型均能产生，以A型产量最大
β	肠黏膜损伤、坏死	B和C型菌株质粒编码
ε	坏死，增加血管通透性	B和D型菌株质粒编码
ι	细胞死亡，增加血管通透性	E型菌株质粒编码
肠毒素	增加肠黏膜细胞通透性	主要由F型菌株产生
NetB	膜穿孔毒素	G型菌株质粒编码

产气荚膜梭菌所致疾病有：

1. 气性坏疽　60%~80%的临床病例由A型引起。多见于战伤、严重挤压伤、车祸等。致病条件与破伤风梭菌相同。感染该菌后，经过8~48小时潜伏期，由细菌产生的卵磷脂酶、胶原酶、透明质酸酶、DNA酶等分解破坏组织，使病菌迅速在组织间隙扩散，并发酵肌肉和组织中的糖类，产生大量气体，造成气肿，触摸有捻发感。同时血管通透性增加，水分渗出，局部水肿，进而挤压软组织和血管，影响血液供应，造成组织坏死，导致气性坏疽。严重病例可发生病菌毒素和组织坏死的毒性产物被吸收入血，引起毒血症、休克，死亡率高。

2. 急性胃肠炎（食物中毒）　主要由F型产气荚膜梭菌污染食物（主要为肉类食品）而引起。临床表现为腹痛、腹胀、水样腹泻；1~2天后自愈。

3. 坏死性肠炎　由C型菌株污染食品而引起，由β毒素致病。

（三）感染后检查方法

1. 直接涂片镜检　从深部创口取材涂片染色，镜检可见有荚膜的革兰氏阳性大杆菌，白细胞数量少且形态不典型，并往往伴有其他杂菌。

2. 分离培养　取坏死组织制成悬液，接种血平板、牛乳培养基或庖肉培养基，厌氧培养，取培养物涂片镜检。

3. 动物实验　取细菌培养液0.5~1ml静脉注射小鼠，10分钟后处死小鼠，置于37℃，经5~8小时，如动物躯体膨胀，取肝或腹腔渗出液涂片镜检并分离培养。

（四）防治原则

及时清创、扩创处理伤口，消除局部厌氧环境。切除感染和坏死组织，必要时截肢以防止病变扩散。大剂量青霉素等抗生素可杀灭病原菌。有条件可使用气性坏疽多价抗毒素和高压氧舱治疗气性坏疽。

学习小结

破伤风梭菌具有芽胞，菌体呈鼓槌状。破伤风梭菌通过污染的创口进入机体，在厌氧条件下芽胞出芽、细菌生长繁殖并释放破伤风痉挛毒素，该毒素能阻止抑制性神经递质释放，使运动神经元持续兴奋而导致骨骼肌出现强烈痉挛，引起破伤风特有临床表现。新生儿可因脐部感染引发新生儿破伤风。通过接种破伤风类毒素进行主动免疫、清创扩创处理伤口、注射破伤风抗毒素等措施进行预防和治疗破伤风。

产气荚膜梭菌是革兰氏阳性大杆菌，有荚膜，在牛乳培养基中进行厌氧培养时可出现"汹涌发酵"现象。产气荚膜梭菌可产生多种外毒素，在厌氧伤口感染后可引发气性坏疽，也可引发急性胃肠炎和坏死性肠炎。

（张宸豪）

（一）A 型选择题

1. 典型破伤风梭菌的形态特征是
    A. 抗酸染色阳性
    B. 革兰氏阳性，芽胞位于菌体中央
    C. 革兰氏阳性，顶端芽胞，周身鞭毛，无荚膜
    D. 革兰氏阴性，周身鞭毛
    E. 芽胞椭圆形，位于菌体次极端

2. 注射 TAT 目的是
    A. 对易感人群进行预防接种
    B. 对可疑破伤风患者紧急预防或治疗
    C. 杀伤繁殖的破伤风梭菌
    D. 阻止细菌产生毒素
    E. 中和与神经细胞结合的毒素

3. 关于破伤风痉挛毒素的特性，不正确的是

    A. 属神经毒素
    B. 阻止抑制性神经递质的释放
    C. 轻链为锌内肽酶
    D. α 轻链能与神经肌肉结点处运动神经元外胞质膜上的神经节苷脂结合
    E. 毒素需要裂解后才能发挥致病作用

4. 能在牛乳培养基中培养时产生"汹涌发酵"现象的细菌是
    A. 肉毒梭菌
    B. 产气荚膜梭菌
    C. 破伤风梭菌
    D. 产黑色素普雷沃菌
    E. 脆弱类杆菌

    答案：1. C；2. B；3. D；4. B

（二）简答题

1. 试述破伤风梭菌的致病机制和防治原则。

2. 试述产气荚膜梭菌的致病物质及其所致疾病。

第三节 放线菌属与诺卡菌属

知识目标

1. 掌握放线菌属的硫磺样颗粒特征及其临床意义。
2. 熟悉放线菌属和诺卡菌属的致病性。
3. 了解放线菌属和诺卡菌属感染后检查方法和防治原则。

一、放线菌属

放线菌属（*Actinomyces*）广泛分布于自然界，正常寄居在人和动物口腔、上呼吸道、胃肠道和泌尿生殖道。常见的有衣氏放线菌、牛型放线菌、内氏放线菌、黏液放线菌和龋齿放线菌等，其中对人致病力较强的是衣氏放线菌。

（一）生物学性状

本属细菌为革兰氏阳性、无荚膜、无芽胞、无鞭毛的非抗酸性丝状菌。菌丝直径

0.5~0.8μm，末端膨大，菌丝断裂形成链球或链杆状，形态与类白喉杆菌相似。放线菌属为厌氧或微需氧，人工培养较为困难，培养温度为35~37℃，以裂殖方式繁殖，常形成分枝状无隔菌丝。在葡萄糖肉汤培养基中培养3~6天后可在底部见到灰白色球形小颗粒沉淀物；在血琼脂平板上培养4~6天后，长出灰白或淡黄色的微小圆形菌落，初次分离时表面粗糙，多次传代后变为光滑，不溶血。放线菌属生化反应缓慢，能分解葡萄糖，产酸不产气，触酶试验阴性。

在患者病灶组织和瘘管流出的脓液中，可找到肉眼可见的黄色小颗粒，称为硫磺样颗粒（sulfur granule），是放线菌属在组织中形成的菌落。将硫磺样颗粒制成压片或组织切片，在显微镜下可见其呈菊花状，核心部分由分枝的菌丝交织组成，周围为放射状排列的菌丝，菌丝末端膨大呈棒状，经苏木精-伊红染色，中央部呈紫色，末端膨大部为红色。

（二）致病性与免疫性

放线菌属正常寄居在人和动物口腔、上呼吸道、胃肠道和泌尿生殖道，在口腔卫生不良与创伤、使用广谱抗生素和免疫抑制剂等条件下，可导致内源性感染，引起放线菌病（actinomycosis）。放线菌病是一种软组织的化脓性炎症，多呈慢性肉芽肿性病变，常伴有多发性瘘管的形成，流出的脓液中可找到特征性的硫磺样颗粒。放线菌病因感染途径和涉及的组织器官不同，可分为面颈部、胸部、腹部、盆腔和中枢神经系统的放线菌病。最常见的为面颈部，约占患者的60%。

放线菌属与龋齿和牙周炎的发生有关。内氏放线菌和黏液放线菌能产生6-去氧太洛糖，可将口腔中的放线菌和其他细菌黏附在牙釉质表面形成菌斑和生物被膜，细菌分解食物中的糖类产酸，进而酸化、腐蚀牙釉质形成龋齿，其他细菌可进一步侵入引起牙龈炎和牙周炎。

放线菌病患者血清中可检测到多种抗体，但无免疫保护作用。机体对放线菌的免疫保护作用主要依赖细胞免疫。

（三）感染后检查方法

从患者脓汁、痰液和组织切片中寻找硫磺样颗粒。必要时进行厌氧培养，因放线菌属生长缓慢，故需培养1~2周，观察菌落并做涂片，经革兰氏染色后镜检对菌落进行鉴定，也可进一步做抗酸染色以区别放线菌属和诺卡菌属。

（四）防治原则

目前仍无有效的疫苗应用。注意口腔卫生，及时治疗牙周病是预防放线菌病的主要方法。治疗时应长时间使用抗生素，首选青霉素，亦可用磺胺类以及红霉素和林可霉素等；对已形成的脓肿和瘘管，应及时进行外科清创处理。

二、诺卡菌属

诺卡菌属（*Nocardia*）广泛分布于土壤中，对人致病的主要有星形诺卡菌和巴西诺卡菌，我国以星形诺卡菌感染多见。

（一）生物学性状

诺卡菌属为革兰氏染色阳性杆菌，形态与放线菌属相似，但菌丝末端不膨大。部分诺卡菌因含诺卡菌酸具有弱抗酸性，仅用1%盐酸乙醇延长脱色时间即可使其变为抗酸阴性，借此可与结核分枝杆菌区别。诺卡菌属专性需氧，营养要求不高，易于人工培养，在22℃或37℃条件下，于普通培养基或沙氏培养基上均生长良好，但繁殖速度缓慢，一般需1周以上长出菌落，菌落可为橙色或红色等，表面干燥或呈蜡样。在液体培养基中表面形成菌膜，培养基澄清。

（二）致病性和免疫性

诺卡菌属广泛分布于土壤，多数为腐生性的非致病菌，不属于人体的正常菌群。致病性诺卡菌感染属外源性感染，所致疾病为诺卡菌病（nocardiosis）。星形诺卡菌主要由呼吸道或创口侵入机体，引起慢性化脓性肉芽肿。侵入肺后可引起肺炎、肺脓肿，此菌易通过血行播散，引起脑膜炎和脑脓肿。侵入皮下可引起慢性化脓性肉芽肿和形成瘘管，在病变组织或脓汁中可见黄、红、黑等色素颗粒，为诺卡菌属的菌落。

巴西诺卡菌好侵犯的部位是足和腿部的皮下组织，引起慢性化脓性肉芽肿，表现为肿胀、脓肿和多发性瘘管的形成，又被称为足分枝菌病或足菌肿（mycetoma）。此病也可由星形诺卡菌等其他多种放线菌引起。

（三）感染后检查方法

取脓液、痰等标本查找黄、红或黑色等颗粒状的菌落，涂片或压片后染色镜检，可用革兰氏染色法与抗酸染色法。亦可进行分离培养，观察产生不同色素的菌落，并涂片后染色镜检。诺卡菌侵入肺组织，可出现L型变异，在微生物学检查时应注意。

（四）防治原则

目前尚无特异性的预防方法。治疗可选用磺胺和环丝氨酸等药物；对已形成的脓肿和瘘管，应及时进行外科清创处理。

学习小结

放线菌为革兰氏阳性的非抗酸性丝状菌，多以断裂方式繁殖。放线菌属于正常菌群，在机体免疫力降低、口腔卫生不良、拔牙或外伤时容易引起内源性感染。常呈慢性无痛性过程伴有多发性瘘管形成，排出硫磺样颗粒为其特征，有诊断价值。

诺卡菌为革兰氏阳性菌，部分具有弱抗酸性。对人致病的主要有星形诺卡菌和巴西诺卡菌，属外源性感染，引起诺卡菌病、足分枝菌病。

（李忠玉）

（一）A型选择题

1. 患者，男，56岁，因牙痛引起左颊部红肿，流脓已1个月余。查体发现左颊部软组织变硬，局部皮肤发黑，有一瘘管形成并不断排脓。查脓液发现有黄色小颗粒，压片镜检颗粒呈菊花状，由放射状排列菌丝组成，菌丝末端膨大呈棒状。该患者最可能感染的病原体是
   A. 衣氏放线菌
   B. 星形诺卡菌
   C. 着色真菌
   D. 申克孢子丝菌
   E. 白念珠菌

2. 放线菌引起的化脓性感染脓液特征是
   A. 黏稠，呈金黄色
   B. 稀薄，呈血水样
   C. 稀薄，呈蓝绿色
   D. 可见到硫磺样颗粒
   E. 稀薄，呈暗黑色

3. 关于诺卡菌属描述不正确的是
   A. 革兰氏染色阳性
   B. 主要引起内源性感染
   C. 抗酸染色弱阳性
   D. 为需氧菌
   E. 可致慢性化脓性肉芽肿性病变

答案：1.A；2.D；3.B

（二）简答题

1. 对人致病的放线菌属和诺卡菌属主要菌种有哪些？主要引起什么疾病？

2. 硫磺样颗粒的本质及特征是什么？

第四节　经血液传播的肝炎病毒

知识目标

1. 掌握肝炎病毒的种类，HBV的形态特征、抗原组成、乙型肝炎血清和病毒学标志物的检测意义。
2. 熟悉经血液传播肝炎的传染源、传播方式及人群易感性。
3. 了解经血液传播肝炎病毒的致病机制，所致病毒性肝炎的防治原则。

> **问题与思考**
>
> 患者，男，33岁，自由择业者。主诉上腹不适11天，眼黄5天就诊。患者11天前出现上腹不适、反酸，伴乏力、食欲缺乏，伴恶心、厌油，无呕吐及腹泻，无腹痛，否认发热及盗汗，无咳嗽、咳痰，无后背胀痛。起病后服用吗丁啉等胃药后上述症状略减轻。入院前5天出现眼黄、尿黄，伴轻度乏力、食欲缺乏，呈进行性加重。病程中患者精神、食欲、体力较差，小便色黄，大便可。家族中母亲患有慢性乙型肝炎。辅助检查示肝功能：丙氨酸转氨酶1 065IU/L，天冬氨酸转氨酶235IU/L，总胆红素64.1μmol/L，直接胆红素42.6μmol/L。HBsAg（0.66IU/ml）阳性，HBeAg阴性，抗-HBe阴性，抗-HBc阳性，抗-HBs阴性。HIV抗体阴性，梅毒螺旋体抗体阴性。抗丙型肝炎病毒抗体阴性。

自身免疫性抗体阴性。HBV DNA定量检查结果：2.63×10⁸IU/ml。腹部超声显示：脂肪肝、胆囊息肉样病变。腹部CT平扫未见明显异常。

思考：

1. 针对该患者目前考虑的诊断及诊断依据是什么？

2. 该疾病目前的用药方案有哪些？

（张立婷提供）

🔔 问题与思考

患者，女，55岁，职员。主诉反复腹胀、食欲缺乏2个月就诊。2个月前无明显诱因出现腹胀、食欲缺乏，偶有反酸、胃灼热，无恶心、呕吐，无口苦、口干，无呕血、黑便，无低热、盗汗，无腹痛、腹泻，无发热、寒战。14年前曾进行子宫肌瘤手术，术中输血400ml。无其他特殊病史。查体：慢性肝病面容，有肝掌、未见蜘蛛痣，心肺查体未见异常，腹软、无压痛，无反跳痛，肝肋下未触及，脾肋下2cm，质中，移动性浊音阴性，双下肢无水肿。辅助检查示肝功能：丙氨酸转氨酶260IU/L，天冬氨酸转氨酶220IU/L，总蛋白64.1g/L，总胆红素19.6μmol/L，直接胆红素11.1μmol/L。抗-HBs阳性、HBsAg阴性、HBeAg阴性、抗-HBe阴性、抗-HBc阴性；抗甲肝抗体阴性；抗戊肝抗体阴性；抗丁肝抗体阴性；抗丙肝抗体阳性；HCV RNA 5.86×10³IU/ml。血常规：未见明显异常。腹部超声：肝脏形态尚可，最大门静脉内径1.4cm，脾厚4.9cm，长16cm，肋下3cm。胃镜提示：充血性胃窦炎，食管静脉轻度曲张。

思考：

1. 针对该患者目前考虑的诊断及诊断依据是什么？

2. 哪些途径容易引起该疾病的传播？该疾病如何治疗？

（张立婷提供）

肝炎病毒（hepatitis virus）是指主要侵害肝脏并引起病毒性肝炎的一组病毒，有明显的嗜肝特性。目前公认的肝炎病毒有5种，即甲型肝炎病毒（HAV）、乙型肝炎病毒（HBV）、丙型肝炎病毒（HCV）、丁型肝炎病毒（HDV）和戊型肝炎病毒（HEV）（表14-4-1）。其中经输血或血液、体液传播的肝炎病毒有HBV、HCV和HDV，其传播途径包括输血、手术、针刺、器官移植、血液透析、性接触及垂直传播等，本节将介绍这三种病毒。

▼ 表14-4-1 各型肝炎病毒特征的比较

特征	甲型肝炎病毒	乙型肝炎病毒	丙型肝炎病毒	丁型肝炎病毒	戊型肝炎病毒
分类	小RNA病毒科 嗜肝病毒属	嗜肝DNA病毒科 正嗜肝DNA病毒属	黄病毒科 丙肝病毒属	三角病毒科 δ病毒属	戊型肝炎病毒科 帕斯拉戊型肝炎病毒属
包膜	无①	有	有	有	无
基因组	+ssRNA	dsDNA	+ssRNA	-ssRNA	+ssRNA
传播途径	粪-口	血液/垂直/性	血液/垂直/性	血液/垂直/性	粪-口
慢性化	否	是	是	是	否/是
致癌性	否	是	是	是	否

注：+ssRNA.单正链RNA；-ssRNA.单负链RNA；dsDNA.双链DNA。

① 血清以及培养细胞上清液中的病毒颗粒有包膜。

一、乙型肝炎病毒

乙型肝炎病毒（hepatitis B virus，HBV）是引起乙型肝炎的病原生物，为嗜肝DNA病毒科（*Hepadnaviridae*）正嗜肝DNA病毒属（*Orthohepadnavirus*）病毒。1963年，Baruch Blumberg博士首次发现澳大利亚土著人血清中存在一种新抗原，并将其称为澳大利亚抗原（Australia antigen）。后经证实，澳大利亚抗原即为乙型肝炎表面抗原（hepatitis B surface antigen，HBsAg），是分布于HBV病毒颗粒表面的糖蛋白。1970年，Dane和同事在肝炎患者血清中发现了具有传染性的完整HBV病毒体，命名为丹氏颗粒（Dane particle，Dane颗粒）。

（一）生物学性状

1. 形态结构　在HBV感染者的血清中存在三种不同形态的HBV病毒颗粒（图14-4-1），分别称为大球形颗粒、小球形颗粒和管形颗粒。

（1）大球形颗粒（large spherical particle）：即Dane颗粒，是具有感染性的完整HBV病毒体，呈球形，直径42nm，有包膜。HBV包膜由来源于宿主细胞的脂质双层膜组成，其上镶嵌有HBsAg。用去垢剂去除病毒的外包膜后，可暴露出直径约27nm的病毒核衣壳。核衣壳的外壳是由HBV衣壳蛋白（core protein）组成的二十面体立体对称结构，核衣壳内含病毒的核酸及DNA聚合酶等（图14-4-2）。HBV衣壳蛋白具有抗原性，也称乙型肝炎核心抗原（hepatitis B core antigen，HBcAg）。

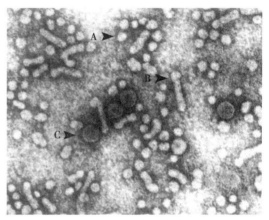

▲ 图14-4-1　乙型肝炎病毒三种颗粒的形态电镜图
A.小球形颗粒；B.管形颗粒；C.大球形颗粒。

（2）小球形颗粒（small spherical particle）：直径22nm，是由HBsAg形成的一种中空型颗粒，不含病毒核酸和DNA聚合酶，不具有传染性，是HBV感染者血清中含量最多的一种亚病毒颗粒。

（3）管形颗粒（tubular particle）：直径22nm，长100~500nm不等，也是由HBsAg组成，不含病毒核酸和DNA聚合酶，不具有传染性，在HBV感染者血清中的数量少于小球形颗粒，但远多于Dane颗粒。

2. 基因组特征　HBV基因组为不完全双链的松弛环状DNA（relaxed circular DNA，rcDNA），rcDNA的两条链长度不等，长链为负链，约含3 200个核苷酸，带有HBV基因组的全部遗传信息，其5′末端与病毒DNA聚合酶共价结合；短链为正链，为半闭合环状，长度为负链的70%~90%，序列与负链互补。两条DNA链的5′末端有约250个核苷酸互补，构成黏性末端，以形成和维持病毒DNA分子的环状结构。黏性末端的两侧分别含有由11个核苷酸（5′-TTCACCTCTGC）组成的直接重复序列（direct repeat，DR），称为DR1和DR2。DR区是病毒DNA成环的关键序列（图14-4-3）。

HBV基因组含有4个开放阅读框（ORF），分别称为S区、C区、P区和X区（图14-4-3）。

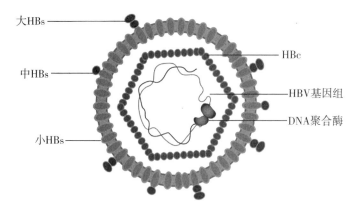

▲ 图 14-4-2　乙型肝炎病毒（HBV）结构模式图

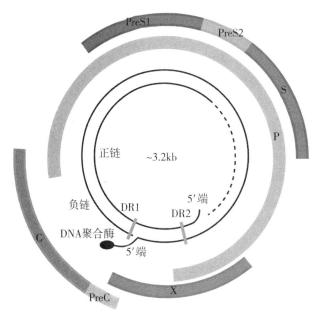

▲ 图 14-4-3　乙型肝炎病毒基因结构模式图

S 区：S 区包括串联的前 S1（*PreS1*）、前 S2（*PreS2*）和 *S* 三个基因。*S* 基因编码 HBV 的小表面蛋白（S-HBs），由 226 个氨基酸组成，狭义的 HBsAg 即指 S-HBs；*PreS2*+*S* 基因编码 HBV 的中表面蛋白（M-HBs），由 279~281 个氨基酸组成；*PreS1*+*PreS2*+*S* 基因编码 HBV 的大表面蛋白（L-HBs），由 400 个氨基酸组成（图 14-4-2、图 14-4-3）。Dane 颗粒和管形颗粒表面同时含有 L-HBs、M-HBs、S-HBs 三种表面蛋白，而小球形颗粒则主要由 S-HBs 组成。S-HBs 的第 124~147 位氨基酸组成了抗原性很强的序列，称为"a"抗原决定簇，血液中的 L、M、S-HBs 共同组成广义的 HBsAg，可刺激机体产生保护性抗体（抗 -HBs）。

C 区：C 区包括串联的前 C（*PreC*）基因和 *C* 基因。*PreC* 和 *C* 基因共同编码 PreC 蛋白，PreC 蛋白经剪切后形成 HBeAg。HBeAg 为非结构蛋白，可分泌到血液中。*C* 基因编码形成衣壳蛋白，即 HBcAg。HBcAg 是病毒衣壳的主要成分，存在于受感染的肝细胞内，而血清中病毒的 HBcAg

由于被包膜包裹，很难被检出。

P区：P区最长，编码DNA聚合酶，也称P蛋白。HBV的DNA聚合酶既有以RNA为模板合成DNA的逆转录功能，又有催化合成DNA的DNA聚合酶功能，是目前抗HBV药物的重要靶标。

X区：X区最短，编码HBx蛋白。HBx可反式激活病毒基因和宿主细胞内某些癌基因的表达，与病毒的高效复制及原发性肝细胞癌的发生有关。

3. HBV的复制过程　2012年，我国学者李文辉首次发现肝细胞膜表面的钠离子－牛磺胆酸共转运多肽（NTCP）是介导HBV进入肝细胞的功能性受体。HBV感染肝细胞时，位于病毒包膜L-HBs上的PreS1通过与NTCP受体结合，继而通过内吞进入肝细胞，经微管系统运输至细胞核。核衣壳在核孔处脱壳释放出病毒基因组rcDNA。rcDNA进入细胞核后，在细胞DNA聚合酶的作用下，以负链DNA为模板修补正链缺口并形成完整的双链超螺旋DNA，称为共价闭合环状DNA（covalently closed circular DNA，cccDNA）。cccDNA是病毒核酸复制的模板，可转录出5种长度不同的病毒mRNA，并在细胞质内翻译出相应的病毒蛋白。其中，长约3.5kb的mRNA可翻译产生病毒衣壳蛋白和DNA聚合酶，并结合DNA聚合酶启动核衣壳的组装，因此也称为前基因组RNA（pregenomic RNA，pgRNA）。在核衣壳内，DNA聚合酶可将pgRNA逆转录形成负链DNA，再形成与其互补的正链DNA。核衣壳在肝细胞的多囊泡小体内获得外包膜，经出胞作用释放出成熟的病毒颗粒，即Dane颗粒。病毒复制产生的HBsAg也可以直接通过多囊泡小体或内质网－高尔基体分泌出肝细胞，分别形成不含病毒核酸的管形颗粒和小球形颗粒。HBV的复制过程见图14-4-4。cccDNA半衰期较长，很难从体内彻底清除，这也是慢性乙型肝炎难以治愈的主要原因。

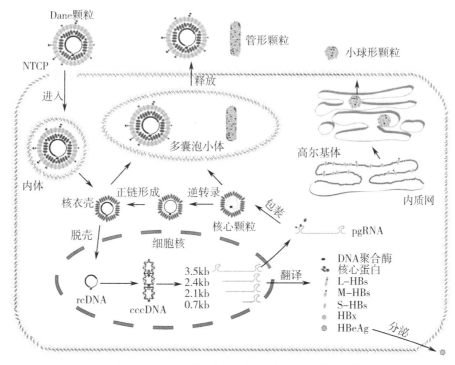

▲ 图14-4-4　乙型肝炎病毒（HBV）复制过程示意图

4. HBV基因型及变异 HBV至少有9种（A型至I型）基因型。我国以B基因型和C基因型为主。HBV基因型与疾病进展和抗病毒治疗应答有关。由于DNA聚合酶缺少校对功能，HBV DNA可自发或在抗病毒药物的干扰和选择作用下发生突变。HBV变异可发生于不同基因区。其中，位于S区的编码HBsAg "a" 抗原决定簇的密码子常发生点突变，从而使HBsAg免疫原性发生改变，抗-HBs不能与之结合或亲和力下降，使HBV逃逸体液免疫的监视作用，引起持续性感染或隐匿性感染。而PreC区第1896位核苷酸发生点突变，可导致PreC的第28位密码子由TGG（色氨酸）突变为终止密码子TAG，使*PreC*基因不能与*C*基因共同转译出完整的HBeAg，突变株表现为HBeAg阴性，且可以在抗-HBe存在的情况下大量增殖，被认为与乙型肝炎疾病进展及肝癌发生有关。

5. 抗原组成

（1）表面抗原（HBsAg）：HBsAg存在于三种病毒颗粒的表面，化学成分为糖基化的病毒蛋白gp27。HBsAg的 "a" 抗原决定簇可刺激机体产生中和抗体，即抗-HBs，能抵抗HBV的再感染。HBsAg有不同的亚型，各亚型HBsAg均具有共同的抗原决定簇a，还有两组互相排斥的抗原决定簇d/y和w/r。按不同的组合方式，构成adr、adw、ayr、ayw四种亚型。HBsAg亚型的分布具有明显的地区差异，欧美各国以adw为主，我国汉族以adr多见，少数民族则多为ayw。HBsAg是制备乙型肝炎疫苗的主要成分，各亚型疫苗间有交叉保护作用。

（2）核心抗原（HBcAg）：HBcAg构成HBV的衣壳，因有外包膜覆盖的缘故，血液循环中HBcAg不易被检测到。HBcAg也可以表达于肝细胞，HBcAg免疫原性强，能刺激机体产生抗-HBc，但此抗体无中和保护作用。HBcAg可作为宿主细胞毒性T细胞（CTL）作用的靶抗原，触发细胞免疫机制，清除受感染的肝细胞。

（3）e抗原（HBeAg）：HBeAg为可溶性抗原，血清HBeAg阳性可作为HBV复制及血液具有强传染性的一个指标。HBeAg具有免疫原性，可刺激机体产生抗-HBe。抗-HBe能与HBeAg结合，通过激活补体等方式破坏受染肝细胞，故对HBV感染具有有限的保护作用。

6. 细胞培养及动物模型 目前尚无高效的HBV体外细胞培养系统，常用的细胞感染模型是稳定表达人NTCP的HepG2细胞和人原代肝细胞，主要用于筛选抗-HBV药物和制备疫苗等。HBV感染具有明显的种属性，仅可感染人类和黑猩猩，目前尚缺乏HBV慢性感染的小动物模型。

7. 抵抗力 HBV对外界环境抵抗力较强，耐受低温、干燥、放射线照射，对一般消毒剂均有抵抗力，也不被70%乙醇灭活。高压蒸汽灭菌法（121.3℃ 20分钟）、100℃加热10分钟或干热160℃ 1小时等方法可将其灭活。0.5%过氧乙酸、5%次氯酸钠、3%漂白粉和环氧乙烷可破坏病毒外衣壳结构，但仍保留HBsAg的免疫原性。

（二）致病性

乙型肝炎为一种世界性疾病，WHO估计全世界HBV慢性感染的人数超过2.96亿。HBV感染后临床表现呈多样性，可表现为急性肝炎、无症状病毒携带者、慢性肝炎或重症肝炎，部分可演变为肝硬化或肝癌，其危害性远大于其他肝炎病毒。我国现有HBV慢性感染者约8 600万，其中慢性乙型肝炎患者约3 000万，所以乙型肝炎是我国重点防治的传染病之一。

1. 传染源 HBV主要的传染源为乙型肝炎患者及无症状的HBV携带者。患者在潜伏期（30~160天）、急性期及慢性期，其血清都具有传染性。无症状的HBV携带者因不易被察觉，为隐性的传染源，危害性更大。

2. 传播途径

（1）经血液和血制品传播：HBV大量存在于乙型肝炎患者及病毒携带者的血液中，可通过输血或血制品、注射、器官移植、外科或牙科手术、血液透析、采血、内镜等诊疗过程传播。此外，亦可通过针刺（文身）、静脉吸毒、共用剃刀、皮肤黏膜的微小损伤等方式传播。

（2）垂直传播：HBV可以通过感染的母亲发生垂直传播。垂直传播主要发生在围生期，胎儿多在HBV阳性母亲分娩时接触到母亲的血液和体液而被感染，HBV宫内感染的发生率很低。目前尚无证据表明哺乳可以传播HBV。

（3）性接触传播：从HBV感染者的精液和阴道分泌物中可检出HBV，配偶为HBsAg阳性者更易感染HBV，这些均支持HBV可以经性途径传播。国外有些国家已将乙型肝炎列入性传播疾病（STD）的范围。

HBV不经呼吸道和消化道传播，流行病学和实验研究亦未发现HBV能经吸血昆虫（蚊、臭虫等）传播。

3. 致病机制 HBV的致病机制尚不完全清楚。目前认为HBV在肝细胞内的复制并不直接引起肝细胞损伤，而机体的免疫病理反应可能是导致肝细胞损伤的主要原因。HBV侵入机体后在肝细胞内复制，表达出HBsAg、HBcAg和HBeAg等抗原成分，这些存在于血液及受染肝细胞膜表面的病毒抗原，可诱导机体产生针对病毒的特异性细胞免疫应答和体液免疫应答，其结果具有双重性，既清除病毒，又损伤肝细胞。肝细胞的损伤程度与病毒感染的数量及机体免疫应答的强弱程度密切相关。当受染肝细胞较少、机体免疫应答处于正常范围时，特异性CTL可杀伤受染肝细胞并清除病毒；当受染的肝细胞数量多、机体免疫应答超过正常范围时，可引起大量肝细胞迅速坏死，临床表现为重型肝炎；当机体免疫功能低下时，不能清除受染肝细胞及病毒，则病毒不断从肝细胞释放，再感染新的肝细胞，临床表现为慢性肝炎。

HBV导致肝细胞损伤的机制主要有以下四个方面：

（1）细胞免疫介导的免疫病理损伤：HBV感染机体后，肝细胞膜可表达HBV抗原，这些抗原除诱导机体产生抗体外，还使机体产生CTL，活化的CTL可通过细胞毒效应直接杀伤感染的肝细胞。同时，由于受染肝细胞表面可高度表达凋亡受体（Fas蛋白），CTL可以特异性识别Fas蛋白并与之结合，从而介导受染肝细胞凋亡。此外，乙型肝炎患者血清中Th等免疫活性细胞可释放炎性细胞因子如IL-6、TNF-α、IFN-γ等，进一步加重肝细胞受损。

（2）体液免疫介导的免疫病理损伤：HBV感染可介导机体产生抗-HBs和抗-HBe抗体，这些抗体可与血液循环中HBsAg和HBeAg结合，形成大量的免疫复合物。如果这些免疫复合物在肝内大面积沉积，引起血管栓塞，发生急性肝坏死，临床表现为重型肝炎。此外，免疫复合物还可沉积于肝外组织如肾小球基底膜、关节滑膜等处，引起肾小球肾炎、多发性关节炎等肝外病变。

（3）自身免疫应答引起的病理损伤：HBV感染肝细胞后，肝细胞表面除了出现病毒特异性抗原外，自身抗原也可发生改变，从而诱导机体产生针对肝细胞的自身免疫应答、抗体依赖细胞介导的细胞毒作用（ADCC）及补体激活效应，进而破坏受染肝细胞。

（4）免疫耐受与免疫应答能力低下：新生儿免疫系统尚未发育成熟，HBV及其抗原成分与免疫细胞接触后，可导致针对HBV的特异性淋巴细胞克隆被清除或克隆不应答，形成免疫耐受；在长期的慢性HBV感染过程中，HBeAg和HBsAg的持续表达及分泌可抑制宿主免疫细胞的活性，导致HBV特异性CD8$^+$ T细胞功能受抑，从而导致机体免疫应答能力低下。免疫耐受是导致HBV持续性感染的重要原因。

4. HBV感染的自然进程　影响HBV感染慢性化的主要因素是感染HBV时的年龄。新生儿及1岁以下婴幼儿感染HBV后发生慢性化的风险约为90%，而成人感染HBV多可自发清除，慢性化风险小于5%。

依据病毒学、生物化学及组织学等特征，一般将慢性HBV感染的自然史划分为4个期，即HBeAg阳性慢性HBV感染（也称免疫耐受期、慢性HBV携带状态）、HBeAg阳性慢性乙型肝炎（也称免疫清除期）、HBeAg阴性慢性HBV感染（也称免疫控制期、非活动性HBsAg携带状态）和HBeAg阴性慢性乙型肝炎（也称再活动期）。其中，HBeAg阳性、HBeAg阴性慢性HBV感染多表现为肝脏无明显炎症坏死，血清丙氨酸转氨酶低于正常值上限；而HBeAg阳性、HBeAg阴性慢性乙型肝炎多表现为肝脏有明显炎症坏死，血清丙氨酸转氨酶持续或反复升高。

慢性HBV感染是肝硬化、肝细胞癌（hepatocellular carcinoma，HCC）发生的主要病因。据统计，未经抗病毒治疗的慢性乙型肝炎患者的肝硬化年发生率为2%~10%，非肝硬化HBV感染者的HCC年发生率为0.2%~1.0%，而肝硬化患者HCC年发生率为3%~6%。

5. HBV感染与原发性肝癌　HBV是原发性肝癌发生的重要病因，HBV携带者发生肝癌的危险性远高于正常人群。一般认为，HBV感染引起的持续炎症和HBV DNA在人类基因组中的整合是HBV引起肝细胞癌变的关键机制。HBV DNA整合致癌的机制：① 整合的HBV片段所表达的病毒蛋白具有致癌作用，特别是整合过程中产生的HBx羧基端截短突变体的促肿瘤作用；② 病毒DNA整合直接导致宿主基因组结构的破坏，引起宿主基因组不稳定；③ 病毒DNA直接整合到某些宿主基因的结构内，导致宿主抑癌基因的结构和功能异常，或产生新的病毒–宿主融合基因；④ 插入的病毒DNA片段通过自身所携带的表达调控元件上调整合位点邻近区域宿主癌基因的表达水平。

（三）免疫性

1. 体液免疫的保护作用　抗–HBs对机体具有保护作用，可抑制HBV与肝细胞之间的吸附作用，中和血液中的病毒颗粒。急性感染恢复后体内会产生抗–HBs，患者获得对HBV的特异性免疫力，而HBV慢性感染者体内抗–HBs多为阴性。

2. 细胞免疫的保护作用　机体对进入肝细胞内的病毒颗粒主要通过细胞免疫机制进行清除。机体产生的特异性CTL可直接杀伤病毒感染的肝细胞，而特异性Th1则通过释放细胞因子对受染肝细胞发挥间接杀伤作用。

（四）感染后检查方法

1. **标本的采集**　HBV感染的实验室诊断方法主要是检测血清标志物，即HBV抗原、抗体，故采集的标本即是分离感染者的血清。

2. **HBV抗原、抗体检测**　临床上主要检查血清中的HBsAg、抗–HBs、HBeAg、抗–HBe、抗–HBc（俗称"两对半"），用于乙型肝炎的实验室诊断以及判断预后、筛选献血者、判断疫苗接种效果及流行病学调查等。HBcAg因存在于肝细胞内，外周血中一般不易查到。检测血清HBV抗原和抗体最常用的方法包括ELISA和基于磁珠的化学发光法。

血清HBV抗原、抗体的变化与临床关系较为复杂，必须对几项指标同时分析方能作出临床判断。HBV抗原、抗体检测结果的临床分析见表14-4-2和图14-4-5。

▼ 表14-4-2　HBV抗原、抗体检测结果的临床分析

| HBsAg | HBeAg | 抗–HBc | | 抗–HBe | 抗–HBs | 结果分析 |
		IgM	IgG			
–	–	–	–	–	+	接种过乙型肝炎疫苗，有免疫力
+	+	+	–	–	–	乙型肝炎急性期，或慢性乙型肝炎急性发作
+	+	–	+	–	–	HBeAg阳性慢性HBV感染或慢性乙型肝炎
+	–	–	+	+	–	HBeAg阴性慢性HBV感染或慢性乙型肝炎
–	–	–	+	+/–	+	既往感染过HBV或乙型肝炎恢复期

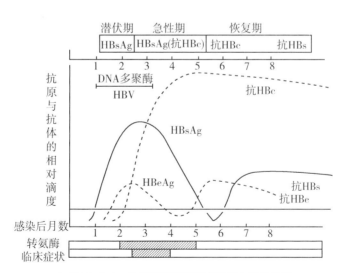

▲ 图14-4-5　乙型肝炎的临床表现与血清学反应

（1）HBsAg：是HBV感染的特异性标志，也是机体感染HBV后最早出现的血清学指标。HBsAg在感染HBV两周后即可阳性。HBsAg阳性见于HBV携带者、急性乙型肝炎、慢性乙型肝炎、与HBV有关的肝硬化及原发性肝癌患者。无症状HBV携带者可长期HBsAg阳性。急性肝炎

恢复后，一般在1~5个月内HBsAg消失，若持续6个月以上则定义为HBV慢性感染。但应该注意因S基因的突变或低水平表达，HBsAg阴性也不能完全排除HBV感染。HBsAg是筛选献血者的检测指标之一，HBsAg阳性者不能作为献血者。

（2）抗-HBs：是一种保护性抗体，阳性表示对HBV有免疫力，见于乙型肝炎恢复期、既往HBV感染者或接种HBV疫苗后。患者体内检测抗-HBs阳性，表示预后良好或已恢复。少部分病例或疫苗接种者始终不产生抗-HBs。HBsAg和抗-HBs同时阳性可出现在HBV感染恢复期，此时HBsAg未消失，抗-HBs已产生；或S基因发生变异，原型抗-HBs不能将其清除；或抗-HBs阳性者感染了免疫逃逸株等。

（3）抗-HBc：抗-HBc包括抗-HBc IgM和抗-HBc IgG。抗-HBc IgM产生早，在发病第1周即可出现，多数在6个月内消失。抗-HBc IgM阳性表示病毒在体内复制，可出现于急性乙型肝炎和慢性乙型肝炎急性发作期。抗-HBc IgG出现较晚，但在体内维持时间长，高滴度的抗-HBc IgG表示感染呈慢性过程或既往曾感染过HBV。

（4）HBeAg：HBeAg在HBV感染的早期出现，时间上略晚于HBsAg。HBeAg阳性表示病毒复制及血液具有强传染性。转为阴性者，常提示病毒在体内复制减弱。

（5）抗-HBe：抗-HBe阳性表示病毒在体内复制减弱，机体已获得一定的免疫力。但长期抗-HBe阳性者不代表病毒复制停止或无传染性，因为有部分患者由于病毒的PreC基因变异，也会导致不能形成HBeAg，这部分患者体内的病毒复制能力相对更强且预后更差。故对抗-HBe阳性的患者也应检测其血中的病毒DNA，以便正确判断预后。

3. 其他检测

（1）血清HBV DNA检测：HBV DNA是病毒复制和传染性的直接标志。可采用荧光定量PCR技术或核酸杂交法。HBV DNA的荧光定量PCR检测在临床已被广泛应用，主要用于抗病毒药物的疗效判定。核酸杂交法主要用于HBV病原学研究。

（2）肝组织活检：通过免疫组织化学方法可检测肝组织中HBsAg、HBcAg的存在及分布，并判定肝脏的炎症活动度。但由于获取活检组织手段的限制，该法主要用于抗病毒治疗适应证的选择及疗效判定。

（五）防治原则

1. 一般预防　严格筛选献血者，以降低输血后乙型肝炎的发生率。患者的血液、分泌物以及手术器械、注射器、针头等要进行严格的消毒。服务行业所用的理发、刮脸、修脚、穿刺和文身等器具也应严格消毒。对HBsAg阳性的孕妇，应尽量避免羊膜腔穿刺，减少新生儿暴露于母血的机会。

2. 主动免疫　接种乙型肝炎疫苗是最有效的预防HBV感染方法。乙型肝炎疫苗的接种对象主要是新生儿，其次为婴幼儿、15岁以下未免疫人群及成年高危人群。我国于1992年将乙型肝炎疫苗纳入计划免疫管理，新生儿在出生时、1个月、6个月接种乙型肝炎疫苗，抗-HBs阳性率达90%以上。由于实行计划免疫，2014年流行病学调查显示我国1~29岁人群的HBsAg阳性率为2.94%，5岁以下儿童为0.32%。据推算，我国2016年一般人群HBsAg阳性率下降为6.1%，说明我国在乙型肝炎防控方面取得了显著的成效。

3. 被动免疫　含高效价抗–HBs的人血清乙型肝炎免疫球蛋白（hepatitis B immunoglobulin，HBIG）可用于乙肝的紧急预防。如果意外暴露，在接触HBV一周内注射HBIG 0.08mg/kg，一个月后重复注射一次，可获得免疫保护。HBsAg阳性母亲分娩的新生儿应在出生24小时内注射HBIG并全程接种HBV疫苗，可有效预防新生儿感染，阻断垂直传播。

4. 慢性乙型肝炎抗病毒治疗　临床上常用的抗病毒药物主要有核苷（酸）类似物和干扰素，核苷（酸）类似物包括拉米夫定、阿德福韦酯、恩替卡韦、替比夫定、替诺福韦酯和丙酚替诺福韦等。新型抗病毒药物如核衣壳变构剂、反义寡核苷酸类药物等已经进入临床研究。

二、丙型肝炎病毒

丙型肝炎病毒（hepatitis C virus，HCV）是引起丙型肝炎的病原生物。1991年，国际病毒委员会将HCV归属于黄病毒科（*Flaviviridae*）丙型肝炎病毒属（*Hepacivirus*）。2020年，哈维·詹姆斯·阿尔特（Harvey J. Alter），迈克尔·霍顿（Michael Houghton）和查尔斯·赖斯（Charles M. Rice）三位科学家因在HCV发现和研究中作出的卓越贡献，获得诺贝尔生理学或医学奖。

丙型肝炎的临床和流行病学特点与乙型肝炎类似，但是症状较轻，起病更隐匿，比乙型肝炎更易发展为慢性肝炎。HCV主要经血液或血制品传播，占输血后肝炎的80%~90%。据WHO统计，2019年全球有慢性HCV感染者5 800万，29万人死于HCV感染引起的肝硬化或HCC。2020年我国估计的HCV感染者约有948万，在全球范围内属低流行地区。

（一）生物学性状

1. 形态与结构　HCV呈球形，直径50nm，有包膜。HCV的基因组为+ssRNA，长度约为9.5kb，其5′端非编码区（5′UTR）是HCV基因组中最保守的序列，也是设计诊断用PCR引物的首选部位。HCV编码区只有一个ORF，含多个基因区，依次为核心蛋白区（C区）、包膜蛋白区（E1、E2区）、非结构蛋白区（NS2、NS3、NS4、NS5区等）（图14-4-6）。C区编码的核心蛋白构成病毒的核衣壳，免疫原性强，构成了HCV的核抗原（cAg），含有多个CTL识别位点，可诱导机体产生细胞免疫应答。E1和E2区编码病毒包膜蛋白，但这两个区极易发生变异，称为高变区（hypervariable region，HVR），常引起包膜蛋白E1和E2的免疫原性改变，使体内的抗包膜蛋白抗体失去作用，从而使病毒可以逃逸免疫监视，在体内持续存在，这可能是HCV所致丙型肝炎易发展为慢性肝炎的原因之一。NS3具有解旋酶和丝氨酸蛋白酶活性，参与HCV RNA分子解旋，以协助RNA复制；NS5具有RNA依赖的RNA聚合酶活性，在病毒核酸复制过程中起重要作用；3′端非编码区的功能尚不清楚，可能与病毒复制有一定关系。

2. HCV的变异与分型　HCV基因易变异，目前可至少分8个基因型及近100个亚型，我国以1b和2a较为常见。HCV的*NS3/4A*、*NS5A*和*NS5B*基因可能出现替代突变，影响直接抗病毒药物治疗的敏感性，并可能与治疗失败有关，称为耐药相关替代突变。

3. 易感动物及培养　HCV只能感染人和黑猩猩。体外细胞培养仅有2a型HCV的JFH1毒株获得成功，其他基因型至今尚未获得满意结果。

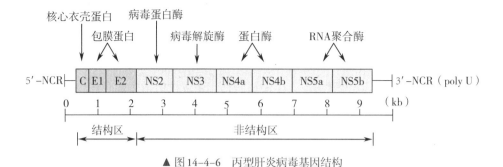

核心衣壳蛋白　病毒蛋白酶
　　包膜蛋白　病毒解旋酶　蛋白酶　RNA聚合酶

▲图14-4-6　丙型肝炎病毒基因结构

4. 抵抗力　HCV对氯仿、甲醛、乙醚等有机溶剂敏感，100℃5分钟或高压蒸汽灭菌法等可灭活HCV。

（二）致病性

HCV的传染源主要是患者和无症状病毒携带者，主要通过血液、垂直和性接触传播。HCV的经血传播方式包括输血及血制品、使用被HCV污染的注射器和针头、牙科器械、内镜等，以及共用剃须刀、修足和文身等。静脉吸毒者共用注射器和不安全注射是目前新发感染最主要的传播方式。垂直传播罕见。与HCV感染者性接触和有多个性伴侣者，感染HCV的危险性较高。丙型肝炎的高危人群包括受血者、注射药瘾者、同性恋者、血液透析患者及经常接触血液的医护人员等。

丙型肝炎的临床症状与乙型肝炎相似，但多见无黄疸者，可不出现明显临床症状，多数患者发病时已呈慢性，重型肝炎少见。经输血导致的丙型肝炎患者的肝硬化发生率为18%~30%，HCV相关肝癌的发生率在感染30年后为1%~3%，主要见于进展期肝纤维化或肝硬化患者。肝硬化和肝癌是慢性丙型肝炎患者的主要死因。

目前认为，HCV的致病机制与病毒的直接致病作用和免疫病理损伤有关。丙型肝炎患者血清中HCV RNA的含量与血清丙氨酸转氨酶的水平呈正相关，提示病毒在肝脏的复制可导致肝细胞损伤。异常的细胞免疫应答也可破坏肝细胞，如通过特异性CTL释放穿孔素直接杀伤肝细胞，或HCV诱导肝细胞表达Fas抗原并诱导肝细胞凋亡等。肝穿刺病理学检查可见肝内淋巴细胞浸润及肝细胞坏死。部分丙型肝炎患者可出现肾小球肾炎，提示HCV的抗原可形成免疫复合物沉积于肾小球基底膜，引起病理损伤。

（三）免疫性

暴露于HCV后1~3周，在外周血中即可检测到HCV RNA，但抗-HCV阳性率仅为50%~70%，3个月后可上升至90%。抗-HCV阳性率随年龄增长而呈逐渐上升趋势，男女间无明显差异。丙型肝炎患者康复后，虽可获得一定免疫力，但由于病毒易变异，不断出现免疫逃逸株，因此抗体的免疫保护作用不强。

（四）感染后检查方法

1. 抗-HCV检测　抗-HCV不是保护性抗体，其阳性提示HCV现症感染或既往感染。血清抗-HCV检测可用于HCV感染者的诊断和流行病学调查，常用的检测方法有化学发光免疫分析法和ELISA。对于抗–HCV阳性者，应进一步检测HCV RNA，以确定是否为现症感染。

2. HCV RNA定量检测　采用RT–qPCR技术可定量检测静脉血或指血中HCV RNA的含量。HCV RNA阳性是病毒感染和复制的直接标志，适用于HCV现症感染的确认、抗病毒治疗前基线病毒载量分析，以及治疗结束后的应答评估。

3. HCV cAg检测　采用酶免疫分析法（EIA）或化学发光法检测血液中的HCV cAg。该抗原在感染1~2周即可检出，几乎与HCV RNA同步，显著早于抗–HCV，可大幅缩短诊断窗口期，适用于HCV感染的早期诊断和筛查。

（五）防治原则

加强对血液及血制品的检测和管理是预防丙型肝炎的主要措施。我国已将检测抗–HCV作为筛选献血者的规定项目。HCV免疫原性不强，且容易变异，研制有效的疫苗有一定的难度。

长效干扰素联合利巴韦林治疗方案曾作为临床标准丙型肝炎治疗方案。近年来，直接作用于HCV的小分子化合物被批准用于临床，这类药物被命名为直接抗病毒药物（DAA），主要靶向NS5A、NS5B、NS3/4A蛋白，被视为治疗丙型肝炎的突破性药物。短期口服DAA治疗可以使几乎所有接受治疗的慢性丙型肝炎患者实现病毒学治愈。HCV RNA阳性、无治疗禁忌证的慢性丙型肝炎患者均应考虑抗病毒治疗。

三、丁型肝炎病毒

丁型肝炎病毒（hepatitis D virus，HDV）是引起丁型肝炎的病原生物。1977年，意大利学者Rizzetto用免疫荧光法检测乙型肝炎患者的肝组织切片时，发现肝细胞内除了HBsAg及HBcAg外，还存在一种新抗原，将其称之为δ因子。通过黑猩猩实验发现，自肝细胞提取的这种因子可引起实验动物感染。后经证实这是一种缺陷病毒，必须在HBV或其他嗜肝DNA病毒辅助下才能复制。1984年Rizzetto等建议将其正式命名为丁型肝炎病毒，现归类于卫星核酸核酶病毒域三角病毒科（*Kolmioviridae*）德尔塔病毒属（*Deltavirus*），该科名源自芬兰语kolmio（三角），因希腊字母delta的大写是"Δ"，故称"三角"。

HDV是一种嗜肝性的缺陷病毒，必须在HBV的辅助下才能建立感染，因此HDV只感染HBsAg阳性者。HDV感染呈世界性分布，但至今全球感染人数仍不清楚。2021年的报道显示，估计全球HDV感染人数为1 500万~2 000万，然而也有研究估计值为6 000万，在西非和中非、中东、亚洲、南美及地中海地区呈较高的流行率。我国以西南地区较多见，2023年来自10个省、自治区、直辖市的数据显示，总的抗–HD阳性率为0.7%。

（一）生物学性状

HDV呈球形，直径约36nm，有包膜。包膜蛋白是由HBV编码的HBsAg，可介导HDV进入肝细胞，与HDV致病性有关。病毒内部为核衣壳，由HDV核酸及与之结合的HDV抗原（HDAg）构成（图14–4–7）。HDV核酸为环状–ssRNA，长度为1.7kb，是已知动物病毒中最小的基因组。HDAg有24kD和27kD两种多肽形式，分别称之为p24和p27。p27称大δ抗原（L–HDAg），对HDV复制具有反式激活作用，且对HDV衣壳装配的启动必不可少；p24亦称小

δ抗原（S-HDAg），对HDV复制具有反式抑制作用。HDAg主要存在于肝细胞，在血液中出现早，但仅维持两周左右，故在血清中不易被检测到。

根据HDV基因序列的差异可将HDV分为8个基因型，其中1型分布最为广泛，主要分布于北美、欧洲、非洲、东亚、西亚、南太平洋等地区。HDV只有一个血清型。

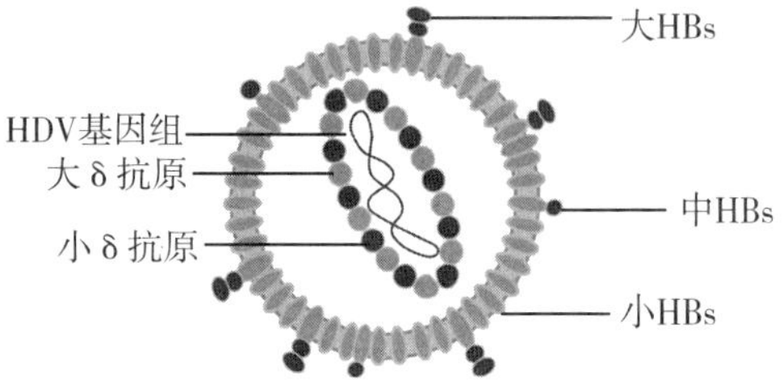

▲ 图14-4-7 丁型肝炎病毒（HDV）结构示意图

（二）致病性与免疫性

丁型肝炎的传染源主要是患者，传播途径与HBV相似。HDV是一种缺陷病毒，不能独立复制，必须在HBV辅助下才可复制，HBV可为HDV提供包膜蛋白。因此，HDV感染方式有两种：一种是联合感染（coinfection），即从未感染过HBV的正常人同时感染HBV和HDV；另一种是重叠感染（superinfection），即已受HBV感染的乙型肝炎患者或无症状携带者再发生HDV感染。在联合感染时，超过90%患者发生急性丁型肝炎，可自发康复。HDV重叠感染多发展为慢性HDV感染，也可导致急性重型肝炎。HDV/HBV合并感染者发生症状更重的急性肝炎、慢性肝炎、肝硬化和肝癌的风险高于HBV单独感染者。

HDAg可刺激机体产生特异性抗-HD IgM和IgG抗体，但二者均非保护性抗体，不能清除病毒。

（三）感染后检查方法

1. HDV抗原检测 HDAg是HDV颗粒内部成分。血清HDAg检测需要用去垢剂处理去除HDV表面的包膜，然后用ELISA法或免疫荧光法检测。HDAg在病程早期出现，持续时间平均为21天，随着抗-HD抗体的产生，HDAg多以免疫复合物的形式存在，此时检测HDAg为阴性。

2. HDV抗体检测 可采用ELISA检测抗-HD IgM和IgG。抗-HD IgM出现时间早，在急性感染期患者血液中抗-HD IgM含量较高，但通常会快速下降，因此抗-HD IgM常被作为急性感染的指标。抗-HD IgG出现晚于IgM数周，在血液中可以保持很高滴度，而且持续时间很长，因此抗-HD IgG常被作为HDV感染已经度过急性期的指标。但在临床中常同时检测抗-HD IgM和IgG用于丁型肝炎的初步筛查。

3. HDV RNA检测 血清或肝组织中HDV RNA是诊断HDV感染最直接的依据，可采用RT-qPCR和分子杂交方法检测。

（四）防治原则

目前尚无特异性预防丁型肝炎的方法。由于HDV传播途径与HBV相同，且需在HBV的辅助下才能复制，故其防治原则与乙型肝炎基本相同。

学习小结

目前公认的人类肝炎病毒主要有5种，即HAV、HBV、HCV、HDV和HEV。这些肝炎病毒分别属于不同的病毒科，其生物学特性、传播途径、所致疾病以及预后均有着明显的差异。HBV和HCV传播途径主要包括经血途径、性接触和垂直传播，其中HCV是引发输血后肝炎的主要病原。HBV、HCV感染除引起急性肝炎外，还引起慢性肝炎，并与肝硬化和肝癌有关，且慢性病毒携带者多见。HDV是一种缺陷病毒，只能在辅助病毒HBV存在下才能复制，其传播途径与HBV相同。检测血清"两对半"以及HBV DNA是诊断及判断乙型肝炎病程进展和抗病毒疗效的重要指标。

（陈香梅）

复习参考题

（一）A型选择题

1. 下列属于DNA病毒的是
   A. 流感病毒
   B. HBV
   C. HCV
   D. HDV
   E. HEV

2. 人体感染HBV后，很难在其血清中查出的抗原是
   A. HBsAg
   B. HBcAg
   C. HBeAg
   D. PreS1
   E. PreS2

3. 具有感染性的完整HBV病毒颗粒为
   A. 类病毒
   B. 卫星病毒
   C. Dane颗粒
   D. 管形颗粒
   E. 小球形颗粒

4. HDV是一种缺陷病毒，它的辅助病毒是
   A. HAV
   B. HBV
   C. HCV
   D. HIV
   E. HEV

5. 与肝癌发生密切相关的病毒是
   A. HAV
   B. HIV
   C. HEV
   D. HPV
   E. HCV

答案：1. B；2. B；3. C；4. B；5. E

（二）简答题

1. 简述肝炎病毒的主要传播方式。
2. 怎样分析解释乙肝"两对半"的检查结果？
3. 根据乙型肝炎的传播途径，说明哪些人应该注射乙型肝炎疫苗。

第五节 EB病毒

知识目标

1. 掌握EB病毒的致病性。
2. 熟悉EB病毒的防治原则。
3. 了解EB病毒的生物学性状和微生物学检查方法。

EB病毒（Epstein-Barr virus，EBV）是1964年由Epstein和Barr首先在体外培养的淋巴瘤细胞系中发现一种人疱疹病毒，后被命名为EB病毒，归属于疱疹病毒科γ疱疹病毒亚科，正式命名为人疱疹病毒4型（Human herpes virus 4，HHV-4）。在EBV原发感染中，约有半数患者表现为传染性单核细胞增多症。伯基特淋巴瘤和鼻咽癌易发生于感染过EBV的患者，因此EBV是一种重要的人类肿瘤病毒。

一、生物学性状

EBV电镜下形态呈球形，直径约180nm。核衣壳呈二十面体立体对称，有包膜。基因组为线性双链DNA，约为172kbp。

EBV具有嗜B淋巴细胞的特性。因EBV缺乏良好的体外培养系统，不能用常规的疱疹病毒培养方法培养，一般用人脐血淋巴细胞或用含EBV基因组的类淋巴母细胞培养，并可使其转化，长期传代。在人体内，EBV可感染口咽部、腮腺和宫颈上皮细胞。EBV感染B细胞过程的分子机制不同于上皮细胞，后者的过程更为复杂。

EBV感染可表现为潜伏性感染和增殖性感染。EBV进入B淋巴细胞后，可直接进入潜伏状态，其特征为：病毒持续存在、有限的病毒蛋白表达、具有被激活进入复制周期的潜能。在潜伏状态时，EBV基因组以游离环状附加体（episome）的形式或以线性分子插入宿主细胞染色体DNA的整合方式存在于感染的细胞核内。病毒初次侵入宿主和潜伏病毒被激活，均可呈现增殖性感染。增殖性感染时子代病毒以出芽的方式释放。少数EBV感染的B细胞和上皮细胞在不断分裂增殖的过程中，因受某些因素的影响，还可能发生染色体异常变化，转化为恶性肿瘤细胞。应用免疫荧光染色技术研究转化细胞表达的病毒抗原显示，EBV抗原包括两组，其一是病毒潜伏性感染表达的抗原，包括：① EBV核抗原（EB nuclear antigen，EBNA）。所有EBV感染和转化的B细胞核内可检出该抗原，EBNA抗体出现在感染的晚期。② 潜伏膜蛋白（latent membrane protein，LMP）。在B细胞表面，LMP-1具有诱导B细胞转化的作用；LMP-2可阻止潜伏病毒激活。其二是病毒增殖性感染相关的抗原，包括EBV早期抗原（early antigen，EA）、EBV衣壳抗原（virual capsid antigen，VCA）和EBV膜抗原（membrane antigen，MA）。EA是病毒增殖早期诱导的非结构蛋白，它标志着病毒增殖活跃和感染细胞进入溶解周期；VCA是病毒增殖后期合成的结构蛋白，与病毒DNA组成核衣壳；MA是EBV的中和抗原，存在于病毒感染的转化细胞表面，能诱导产生中和抗体。

二、致病性与免疫性

EBV的传染源是隐性感染者和患者。主要通过唾液传播，偶见经输血传播。EBV在人群中感染普遍。根据血清学调查，我国3~5岁儿童EBV的VCA-IgG抗体阳性率高达90%以上。幼儿受染后多数无明显症状或引起轻症咽炎和上呼吸道感染，但长期潜伏，甚至终身携带。青少年和成人初次感染，可表现为典型的传染性单核细胞增多症。EBV在口咽部上皮细胞内增殖，然后感染局部黏膜B淋巴细胞，这些细胞进入血液循环而造成全身性感染。并可长期潜伏在人体淋巴组织中，当机体免疫功能低下时，潜伏的病毒活化形成复发感染。原发感染后，血清中出现中和抗体，虽能阻止外源性再感染，但不能清除潜伏在细胞中的EBV。由EBV感染引起或与EBV感染有关的疾病主要有以下几种：

1. **传染性单核细胞增多症**　是一种急性全身淋巴细胞增生性疾病。多见于青春期初次感染EBV后发病。典型症状为发热、咽炎和颈淋巴结肿大。随着疾病的发展，病毒可播散至其他淋巴结；可导致肝脾大，肝功能紊乱；实验室检查见有外周血单核细胞增多，并出现异型（非典型）淋巴细胞。病程可持续数周，一般预后良好。偶尔累及中枢神经系统（如引起无菌性脑膜炎、脑炎等）。急性患者口腔黏膜的上皮细胞内出现大量病毒，由唾液排出病毒可达6个月。严重免疫缺陷的儿童、艾滋病患者、器官移植接受者病死率较高。

2. **伯基特（Burkitt）淋巴瘤**　多见于6岁左右儿童，在非洲中部、新几内亚岛和南美洲某些热带雨林地区呈地方性流行。好发部位为颜面和腭部。所有患者血清均含EBV抗体，其中80%以上患者的抗体滴度高于正常儿童。在伯基特淋巴瘤组织中可检出EBV DNA和EBNA，表明EBV感染与伯基特淋巴瘤发生关系密切。

3. **鼻咽癌**　主要发生在东南亚、北非和北美洲北部地区。我国广东、广西、福建、湖南、江西、浙江和台湾等省、自治区、直辖市是高发区，多发生于40岁以上中老年人。EBV感染与鼻咽癌关系密切，表现在：① 所有病例的癌组织中有EBV基因组存在并表达相应的病毒抗原（EBNA和LMP）；② 患者血清中有高效价EBV抗原（主要是EA）的IgG和IgA抗体，经治疗后病情好转者，这些抗体效价也下降。此外，环境致癌物也可能会引起癌前病变，进而刺激EBV活化。

4. **淋巴组织增生性疾病**　免疫缺损患者中易发生EBV诱发的此类疾病。如1%~10%的器官移植患者会发生淋巴组织增生性疾病，如恶性单克隆B淋巴细胞瘤。约50%的霍奇金淋巴瘤（Hodgkin lymphoma）患者EBV DNA检测阳性。

原发感染EBV后，机体产生特异性体液免疫和细胞免疫。EBV的VCA抗体和MA抗体首先出现，EA抗体随后出现，随着感染的细胞溶解和疾病的恢复，出现EBNA抗体。中和抗体可防止外源性再感染，但不能完全清除潜伏在细胞内的EBV。细胞免疫在限制原发感染和慢性感染中发挥重要作用。在体内处于潜伏状态的EBV与宿主保持相对平衡状态，在口咽部持续性、低滴度地发生增殖性感染，可维持终身。

三、感染后检查方法

1. **病毒的分离培养** 采用唾液、咽漱液、外周血细胞和肿瘤组织等作为标本，接种于人新鲜的B细胞或脐带血淋巴细胞，培养4周后，根据转化淋巴细胞的效率确定病毒的量。可通过荧光抗体染色技术检测EBV抗原，以做病毒鉴定。

2. **病毒抗原** 检测病毒特异性蛋白质抗原（如EBNA等）多采用免疫荧光法。多数EBV感染的组织细胞中存在着EBV抗原，因此，标本直接检测抗原是诊断EBV感染的重要实验室手段。

3. **核酸检测** 原位核酸杂交和PCR是临床常用的微生物基因诊断方法，分别可测定病变组织内的病毒核酸和病毒基因转录产物，PCR法比核酸杂交灵敏度更高。

4. **血清学诊断** 包括特异与非特异性抗体检测两类。

（1）EBV特异性抗体检测：VCA-IgG抗体或EBNA-IgG抗体阳性均表示既往感染；EA-IgA和VCA-IgA效价为（1∶5）~（1∶10）或效价持续升高，可用于辅助诊断鼻咽癌。

（2）异嗜性抗体（heterophile antibody）检测：主要用于辅助诊断传染性单核细胞增多症。患者在发病早期，血清中出现一种能非特异地与绵羊红细胞发生凝集的IgM类异嗜性抗体，该抗体滴度于发病3~4周内可达高峰，恢复期逐渐降低至消失，抗体效价≥1∶224有诊断意义，阳性率为60%~80%。

四、防治原则

95%的传染性单核细胞增多症患者均能恢复，少数患者可发生脾破裂，为此应限制急性期时做剧烈运动。

国外研制的EBV疫苗，可用于预防传染性单核细胞增多症，并考虑用于伯基特淋巴瘤和鼻咽癌的免疫预防。目前对EBV没有疗效肯定的药物。近来报道使用阿昔洛韦（ACV）和更昔洛韦（DHPG）可抑制EBV复制，有一定疗效。

学习小结

EBV属于疱疹病毒科，是一种重要的人类肿瘤病毒。EBV形态结构与其他疱疹病毒相似，但抗原性不同，不能用常规方法培养。EBV在体内主要感染人及灵长类动物的B淋巴细胞和某些上皮细胞。EBV感染有增殖性感染与潜伏性感染两种类型。与EBV感染有关的疾病主要包括传染性单核细胞增多症、伯基特淋巴瘤、鼻咽癌及淋巴组织增生性疾病。感染EBV后，机体产生特异性体液免疫和细胞免疫可防止外源性再感染，但不能完全清除潜伏在细胞内的EBV。EBV感染的实验室诊断方法主要包括抗原、核酸及抗体检测。

（王喜英）

复习参考题

（一）A型选择题

1. 与EBV感染关系密切的肿瘤是
   - A. 鼻咽癌
   - B. 肺癌
   - C. 胰腺癌
   - D. 骨肉瘤
   - E. 肝癌
2. 目前认为与传染性单核细胞增多症发病有关的病毒是
   - A. 鼻病毒
   - B. EB病毒
   - C. 单纯疱疹病毒
   - D. 麻疹病毒
   - E. 巨细胞病毒
3. EBV主要侵犯的细胞是
   - A. $CD4^+$淋巴细胞
   - B. 红细胞
   - C. T细胞
   - D. 单核细胞
   - E. B细胞

答案：1. A；2. B；3. E

（二）简答题

1. 由EBV感染引起或与EBV感染有关的疾病有哪些？
2. EBV抗原有哪些？各有什么意义？

第十五章 虫媒病原生物

　　虫媒病原生物是指通过吸血的节肢动物叮咬易感的脊椎动物而传播的病原生物。此类病原生物往往能够在节肢动物体内增殖，并可经卵传代。此类节肢动物既是病原生物的传播媒介，又是储存宿主。大多数虫媒病原生物引发的疾病为自然疫源性疾病，也是人畜或人兽共患病的病原生物。虫媒病原生物以及传播媒介的分布和消长呈现明显的地方性和季节性。主要的虫媒病原生物见表15-0-1。

▼ 表15-0-1　主要的虫媒病原生物、传播媒介及所致主要疾病

病原生物（属/种）	主要传播媒介	所致主要疾病	本教材中所在章
原核细胞型微生物			
鼠疫耶尔森菌	鼠蚤	鼠疫	18
土拉热弗朗西丝菌	蜱、革螨	土拉热	18
伯氏疏螺旋体	硬蜱	莱姆病	本章
回归热螺旋体	人虱、软蜱	虱传回归热（流行性回归热）、蜱传回归热（地方性回归热）	本章
普氏立克次体	人虱	流行性斑疹伤寒	本章
斑疹伤寒立克次体	鼠蚤	地方性斑疹伤寒	本章
恙虫病东方体	恙螨	恙虫病	本章
嗜吞噬细胞无形体	蜱	人嗜粒细胞无形体病	本章
病毒			本章
流行性乙型脑炎病毒	蚊	流行性乙型脑炎	本章
登革病毒	蚊	登革出血热	本章
大别班达病毒	蜱	发热伴血小板减少综合征	本章
森林脑炎病毒	硬蜱	森林脑炎	本章
克里米亚-刚果出血热病毒	软蜱	克里米亚-刚果出血热	本章
汉坦病毒	革螨	肾综合征出血热	18
寨卡病毒	蚊	寨卡热、胎儿畸形	本章

续表

病原生物（属/种）	主要传播媒介	所致主要疾病	本教材中所在章
原虫			
杜氏利什曼原虫	白蛉	黑热病	25
疟原虫	蚊	疟疾	25
锥虫	舌蝇	锥虫病	25
巴贝虫	蜱	巴贝虫病	未写入
蠕虫			
马来丝虫、班氏丝虫	蚊	丝虫病	25

第一节 致病性疏螺旋体

知识目标

1. 掌握伯氏疏螺旋体的形态特征及致病性。
2. 熟悉回归热螺旋体的致病性。
3. 了解伯氏疏螺旋体和回归热螺旋体的感染后检查法和防治原则。

一、伯氏疏螺旋体

伯氏疏螺旋体（*Borrelia burgdorferi*）属于螺旋体目螺旋体科疏螺旋体属（*Borrelia*），是引发莱姆病（Lyme disease）的病原生物。莱姆病最初于1977年在美国康涅狄格州的莱姆镇发现而得名，5年后由Burgdorfer自硬蜱体内分离出伯氏疏螺旋体，并证实为莱姆病病原生物。莱姆病病原生物存在着异质性，其分类也未统一，目前仍以伯氏疏螺旋体为其统称。莱姆病在世界各地均有发生，我国于1988年从患者血液中分离出该病原生物，迄今已有20余个省、自治区、直辖市发现有该病病例发生，北方林区为莱姆病的主要疫源地。

（一）生物学性状

1. 形态与结构　伯氏疏螺旋体菌体大小为（0.2~0.25）μm×（10~40）μm，螺旋稀疏而两端稍尖（图15-1-1），运动活泼，有扭曲、翻转及抖动等多种形式。细胞由表层、外膜、鞭毛和原生质柱4部分构成，鞭毛位于外膜与原生质柱之间。外膜表面蛋白（outer surface protein，Osp）有OspA、OspB、OspC等抗原，具有高度免疫原性。革兰氏染色阴性，但不易着色。镀银染色、吉姆萨与瑞特（Wright）染色效果较好，吉姆萨染色呈淡紫色。

基因组由一个约910kb的线性染色体和约20个大小不等的线状或者环状的质粒所组成，其中有些质粒在体外培养时易丢失，但却是感染宿主动物所必需的。根据不同菌株DNA同源性及16S RNA基因序列分析结果，可将伯氏疏螺旋体菌株分为10个以上的基因型，目前已知至少有3个基因型对人类有致病性，即主要分布于欧美的伯氏疏螺旋体，分布于欧洲和日本的伽氏疏螺旋体（*B. garinii*）和埃氏疏螺旋体（*B. afzelii*）。我国分离的伯氏疏螺旋体菌株与欧洲分离株较为接近。

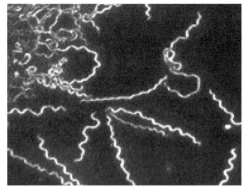

▲ 图15-1-1　伯氏疏螺旋体形态（荧光染色，×3 000）

2. 培养特性　营养要求高，常用含有长链饱和或不饱和脂肪酸、葡萄糖、氨基酸和牛血清白蛋白等丰富营养基质的BSK（Babour-Stoenner-Kelly）培养基培养，微需氧，5%~10% CO_2可促进其生长，适宜温度为35℃，最适pH为7.5，12~18小时分裂一次，一般培养2~3周可长出边缘整齐的细小菌落。

（二）致病性与免疫性

莱姆病是一种自然疫源性传染病，主要传播媒介是硬蜱，包括美国丹敏硬蜱和太平洋硬蜱、欧洲篦子硬蜱和亚洲的全沟硬蜱。野生鼠类、兔、蜥蜴、鹿、狼、鸟类和家畜马、牛、狗等脊椎动物是主要的储存宿主。莱姆病有明显的季节性，初发于4月末，6月达到高峰，8月后一般仅见散在病例。

伯氏疏螺旋体在蜱的肠腔内生长繁殖。当蜱叮咬人时，随唾液或粪便而感染宿主，在感染局部繁殖数日后通过血液或淋巴扩散至多个器官。早期在叮咬部位的皮肤可出现一个或数个慢性游走性红斑（erythema chronicum migrans，ECM）。开始为红色斑疹或丘疹，随后逐渐扩大形成一片大的中央退行性变的圆形红环样皮损，也可在皮损内形成几圈新的环状红圈，似枪靶形。皮损逐渐扩大，直径可达5~50cm（图15-1-2）。一般2~3周，皮损自行消退，偶留瘢痕和色素沉着。可伴有发热、头痛、关节痛、乏力等症状。未经治疗的莱姆病患者大多可发展至晚期持续性感染，表现为神经、心脏、关节和皮肤等部位的慢性炎症及脏器损害。损伤的组织系统可呈暂时性、再发和慢性化特点。

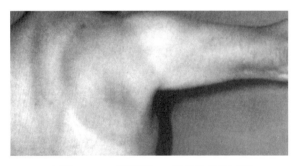

▲ 图15-1-2　莱姆病——慢性游走性红斑

伯氏疏螺旋体未发现有明显的毒力因子，但能选择性吸附在胶原纤维相关的核心蛋白多糖（decorin）上，直接穿过内皮细胞层，并在特定的组织中定植，还可通过与宿主的纤溶酶结合而促进其扩散。在体外，它们能与整合素、锚定蛋白、黏多糖结合。伯氏疏螺旋体感染可导致人体产生特异性抗体，该抗体具有调理素和激活补体的作用，促进吞噬细胞的吞噬，是清除该病原生物的主要机制。同时，激活多种细胞，包括巨噬细胞、内皮细胞、中性粒细胞、树突状细胞、肥大细胞、B细胞和神经胶质细胞等，产生IL-1、IL-6和TNF-α等细胞因子，与补体活化后释放的C3a、C5a等炎症介质，引起剧烈的炎症反应，造成关节、血管和皮肤等部位的损伤。此外，伯氏疏螺旋体的41kD抗原与人神经轴突存在部分共同抗原，可引起自身免疫性疾病。

（三）感染后检查方法

伯氏疏螺旋体在莱姆病的整个病程中数量均较少，因此患者标本直接染色法检出率低，也难以分离培养，故临床上莱姆病的诊断主要依靠血清学检查和分子生物学方法。

血清学检查常用间接免疫荧光抗体试验（IFAT）和酶联免疫吸附试验（ELISA），后者方法简便，特异度和灵敏度也较高，故更为常用。特异性IgM常在ECM出现后2~4周形成，6~8周达高峰，4~6个月后恢复正常。IgG抗体出现较迟，峰值在发病后4~6个月，并持续至病程的晚期。若脑脊液中检出有特异性抗体，表示已累及中枢神经系统。伯氏疏螺旋体与苍白密螺旋体等有共同抗原，易出现假阳性，故ELISA阳性时，需用蛋白质印迹法（WB）进一步分析其特异性。引起莱姆病的螺旋体有多种，不同菌株携带的特异性靶抗原存在差异和变异，因此，ELISA和WB所得结果，仍需结合临床资料判定。

也可用聚合酶链反应（PCR）技术检测伯氏疏螺旋体特异DNA来诊断莱姆病。

（四）防治原则

预防为主，疫区人员要加强个人保护，避免蜱叮咬。人用疫苗仍在研制中。治疗需根据不同临床表现选用不同抗生素及给药方式。早期莱姆病用多西环素、阿莫西林、红霉素口服即可。晚期莱姆病存在多种深部组织损害，一般用青霉素联合头孢曲松等静脉滴注。

二、回归热螺旋体

回归热是一种由多种疏螺旋体引起的，以节肢动物为传播媒介和储存宿主的急性传染病。其临床特点为急起、急退的高热，全身肌肉酸痛，一次或多次周期性复发，肝脾大，重症可出现黄疸和出血倾向。根据其传播媒介昆虫的不同分为两类，一类为虱传回归热（流行性回归热），其病原生物为回归热螺旋体（*B. recurrentis*），主要以人体虱为媒介在人群中传播；另一类为蜱传回归热（地方性回归热），其病原生物多达15种，如杜通疏螺旋体（*B. duttonii*）、赫姆斯疏螺旋体（*B. hermssi*）等，主要传播媒介是软蜱（乳突钝缘蜱等），储存宿主为啮齿动物。我国流行的主要是虱传回归热。

回归热螺旋体两端尖锐，大小为（0.3~0.5）μm×（10~20）μm，有多个不规则粗螺旋。运动活泼，以横断分裂进行繁殖。革兰氏染色阴性，瑞特染色呈紫红色，吉姆萨染色呈棕红色。对热、干燥及多种化学消毒剂均较敏感，但耐寒，在0℃可存活100天。最适生长温度为28~35℃，用含血清、腹水的培养基微氧条件下培养，分裂繁殖一代需要约18小时，体外传数代后，致病性丧失。

人被虱、蜱叮咬后，该病原体经皮肤伤口进入人体，在血流中大量繁殖。患者随之出现高热、头痛、肌肉和关节疼痛以及肝脾大等症状，持续3~7天后，产生特异IgM类抗体，与补体协同作用裂解螺旋体，血液中该菌消失，发热骤退；隐匿在组织内的螺旋体外膜蛋白易变异形成新的突变株，故可逃逸初次感染时所产生的特异抗体的作用。1周左右，突变株繁殖至一定数量，引起第二次高热。如此反复发作达3~10次，直至该菌的突变类型不再超越宿主产生的多种特异性抗体的范围为止，故名回归热。

目前实验室诊断主要采集发热期血液，直接涂片后进行吉姆萨染色或瑞氏染色，在光学显微镜下，可见比红细胞长数倍的有疏松螺旋的螺旋体，退热期血液中常无螺旋体。

目前尚无有效疫苗，进入疫区的人员应避免虱和蜱叮咬，青霉素、大环内酯类、多西环素等抗生素治疗有效。

学习小结

伯氏疏螺旋体是莱姆病的主要病原生物，莱姆病是一种以硬蜱为主要传播媒介的自然疫源性传染病。野生鼠类和驯养的哺乳动物是主要的储存宿主，人被携带病原的蜱叮咬后，出现一个或数个慢性游走性红斑（ECM）为特征。

回归热是多种疏螺旋体引起的一种以节肢动物为传播媒介和储存宿主的急性传染病。根据其传播媒介昆虫的不同分为虱传回归热（流行性回归热）和蜱传回归热（地方性回归热），前者的病原生物为回归热螺旋体，唯一传染源是患者，主要通过人体虱在人群中传播；后者的病原生物包括杜通疏螺旋体、赫姆斯疏螺旋体等，主要传播媒介是软蜱，其储存宿主是啮齿动物等。

（杨靖）

**复习
参考题**

（一）A型选择题

1. 流行性回归热的传播媒介是
   A. 虱
   B. 蜱
   C. 蚊
   D. 白蛉
   E. 蝇

2. 地方性回归热的传播媒介是
   A. 虱
   B. 蜱
   C. 蚊
   D. 白蛉
   E. 蝇

3. 引起莱姆病的病原生物是   D. 伯氏疏螺旋体

    A. 钩端螺旋体   E. 嗜吞噬细胞无形体

    B. 普氏立克次体 答案：1. A；2. B；3. D

    C. 莫氏立克次体

（二）简答题

致病的疏螺旋体有哪些？试述它们的致病性。

第二节　立克次体

知识目标

1. 掌握普氏立克次体、斑疹伤寒（莫氏）立克次体及恙虫病东方体的致病性与免疫性。
2. 熟悉各种立克次体的生物学性状。
3. 了解立克次体的感染后检查法及防治原则。

一、普氏立克次体

普氏立克次体（*R. prowazekii*）是流行性斑疹伤寒（epidemic typhus）又称虱传斑疹伤寒（louse borne typhus）的病原生物。为纪念首先发现该病原生物并在研究中不幸感染而献出生命的捷克科学家Stanislaus von Prowazek而命名。

（一）生物学性状

1. **形态与染色**　普氏立克次体呈多形性，以短杆状为主，大小为（0.3~0.8）μm×（0.6~2.0）μm，在胞质内呈单个或短链状分散存在。革兰氏染色阴性，Gimenez染色呈鲜红色，吉姆萨染色呈紫色或蓝色，麦氏染色呈红色。基因组为环状DNA，大小约1.11Mb，G+C mol%约为29.1%。

2. **培养特性**　一般采用鸡胚成纤维细胞、L929细胞和非洲绿猴肾细胞（Vero细胞）进行分离培养、鉴定和传代。动物接种常采用雄性豚鼠和小鼠，鸡胚卵黄囊接种法常用于该菌的传代培养。

3. **抗原构造**　细胞壁有二类抗原，一类为群特异性的可溶性抗原，是细胞壁的脂多糖（LPS）成分，耐热；另一类为种特异性抗原，为细胞壁外膜蛋白，不耐热。另外，普氏立克次体与普通变形杆菌OX19和OX2株有共同多糖抗原成分，可引起交叉反应，可用外斐反应辅助诊断相应立克次病。

4. **抵抗力**　该菌对热和多种消毒剂敏感，5g/L苯酚和来苏尔5分钟可灭活。耐低温和干燥，在干虱粪中能保持活性两个月左右。对四环素类和氯霉素类抗生素敏感，但磺胺类药物可刺激其繁殖。

（二）致病性与免疫性

1. 流行环节　流行性斑疹伤寒在世界各地均可发生流行。患者是唯一的传染源，主要传播媒介是人虱（体虱）。人虱叮咬患者并吸血，血中普氏立克次体进入人虱体内，在肠管上皮细胞内生长繁殖，破坏肠管上皮细胞，并随粪便排出体外。人虱感染普氏立克次体7~10天后死亡，且不经卵传代，故人虱只是传播媒介而非储存宿主。当感染的人虱叮咬人时，普氏立克次体随粪便排泄于人的皮肤上，由于瘙痒而抓伤，普氏立克次体便可经损伤的皮肤侵入人体内致病。由于普氏立克次体的感染性在干燥的虱粪中能保持2~3个月，故也可经含普氏立克次体的气溶胶通过呼吸道或眼结膜感染。

2. 致病性　普氏立克次体的致病物质是LPS和磷脂酶A。当普氏立克次体侵入皮肤后，与局部淋巴组织或小血管内皮细胞表面特异性受体结合而被吞入胞内，依靠磷脂酶A溶解吞噬体膜的甘油磷脂进入细胞质内大量繁殖，导致细胞中毒破裂，释放出立克次体，引起第一次立克次体血症。立克次体经血流扩散至全身组织器官的小血管内皮细胞，在其中大量增殖释放入血，导致第二次立克次体血症。立克次体崩解释放内毒素（LPS）等毒性物质，形成内毒素血症，并损害血管内皮细胞，造成血管通透性增加，血浆渗出，有效循环血量下降。其主要病理改变为血管内皮细胞增生，血管壁坏死，血栓形成，造成皮肤、心、肺和脑等多脏器的血管周围组织的广泛性病变。此外，微荚膜样黏液层有利于黏附于宿主细胞，且具有抗吞噬作用。

普氏立克次体所致疾病为流行性斑疹伤寒。潜伏期为10~14天，发病急，患者出现高热、剧烈头痛和周身疼痛，4~7天出现皮疹。婴幼儿发病率低，感染多见于成年人，50岁以上的人发病率高，60岁以上的患者死亡率高。

部分流行性斑疹伤寒患者病愈后，普氏立克次体可持续存在于淋巴结和血管内皮细胞内，数年后在一定条件下重新繁殖引起复发性感染，称为复发性斑疹伤寒（又称为布里尔-津瑟病，Brill Zinsser disease），该病临床表现较原发感染轻，但也可导致流行性斑疹伤寒流行。

3. 免疫性　普氏立克次体严格细胞内寄生，抗感染免疫以细胞免疫为主，体液免疫为辅。细胞毒性T细胞（CTL）杀伤感染立克次体的血管内皮细胞，Th1细胞释放细胞因子γ干扰素（IFN-γ）增强巨噬细胞的吞噬和杀伤功能；B细胞产生的群和种特异抗体具有促进吞噬细胞的吞噬功能、阻断立克次体的再次感染、中和其毒性物质的作用。同时，免疫作用也增加了对机体的病理性损害。由于有两次立克次体血症，病后患者可获得较牢固的免疫力。普氏立克次体与斑疹伤寒立克次体的感染有交叉免疫力。

（三）感染后检查方法

普氏立克次体的微生物学检查主要是对病原生物的分离和鉴定，这对临床确诊和流行病学调查均有重要意义。

1. 标本采集　一般在发病急性期、尚未使用抗生素之前采血标本，以提高阳性分离率；血清学试验则采集急性期和恢复期双份血清。若开展流行病学调查，则需采集野生小动物、家畜脏器或节肢昆虫的组织悬液。

2. 分离培养　由于标本中立克次体含量较低，直接镜检意义不大。一般将标本接种在雄性豚鼠的腹腔内，接种后若体温高于40℃或阴囊有红肿，表示已发生感染；若体温高于40℃而阴囊无红肿，则取动物脑组织用豚鼠继续传代。鸡胚卵黄囊或细胞传代则是立克次体增殖至一定数量后方可采用，鉴定则用免疫荧光试验等。

3. 血清学检测　是目前临床上诊断立克次体感染的主要方法。用特异性外膜蛋白抗原或者LPS抗原通过微量免疫荧光试验（MIF）检测特异性抗体。外斐反应灵敏度低，假阳性高，是非特异性交叉凝集反应，可用于普氏立克次体感染的辅助诊断。外斐反应的滴度≥1∶160或恢复期抗体滴度比早期增高≥4倍者可诊断为斑疹伤寒。但要注意结合临床症状，以排除外斐反应假阳性。由于LPS抗原是多种立克次体共有的抗原，因此必须用WB确定立克次体的种类。

4. 分子生物学检测　可应用PCR法检测外膜蛋白基因、脂蛋白基因或者16S rRNA基因进行诊断。

（四）防治原则

1. 预防原则　预防流行性斑疹伤寒主要应改善生活条件，讲究个人卫生，消灭体虱，加强个人防护。高危人群的特异性预防可采用由γ射线辐射的全细胞灭活鼠肺疫苗和鸡胚疫苗等，具有一定的免疫作用，免疫力可持续1年。

2. 治疗原则　治疗首选多西环素，成人患者也可选用喹诺酮类药物进行治疗。同时应增强机体免疫力，特别是细胞免疫功能。

二、斑疹伤寒立克次体

斑疹伤寒立克次体（*R. typhi*）或称莫氏立克次体（*R. mooseri*），是地方性斑疹伤寒（endemic typhus）或称鼠型斑疹伤寒（murine typhus）的病原生物。该病原由Mooser等于1931年分别从有该疾病流行的墨西哥的鼠脑和美国的鼠虱中分离出来。

（一）生物学性状

斑疹伤寒立克次体的形态与染色性、菌体结构、抗原构造、培养特性和抵抗力均与普氏立克次体相似，但斑疹伤寒立克次体可分布于感染细胞内外且链状排列少见。

（二）致病性和免疫性

1. 流行环节　地方性斑疹伤寒可在世界各地散发，但主要发生在非洲和南美洲。啮齿动物（主要为鼠）是斑疹伤寒立克次体的主要传染源和储存宿主，鼠蚤和鼠虱是主要传播媒介，斑疹伤寒立克次体通过鼠蚤和鼠虱在鼠间传播。当鼠蚤叮咬人血时，可将斑疹伤寒立克次体传染给人，再通过人虱在人群中传播。斑疹伤寒立克次体在鼠蚤肠管上皮细胞内增殖，破坏细胞，并随粪便排出，但鼠蚤一般不因感染而死亡，故鼠蚤亦是储存宿主。人也可通过口、鼻和眼结膜等途径接触鼠蚤粪便而感染。

2. 所致疾病　斑疹伤寒立克次体的致病物质和致病机制与普氏立克次体相似。地方性斑疹伤寒潜伏期8~12天，发病缓慢，病程较短，临床症状与流行性斑疹伤寒相似，但较轻，很少累及中枢神经系统和心肌，病死率低于1%。

3. 免疫性　斑疹伤寒立克次体抗感染免疫以细胞免疫为主，体液免疫为辅，在发病后1~2周可检测到抗体。病后可获得较牢固的免疫力，与普氏立克次体的感染有交叉免疫力。

（三）感染后检查方法

常用IFAT进行地方性斑疹伤寒的诊断，双份血清效价4倍增高或单份血清效价达到1：128即有诊断意义。亦可将患者标本接种于雄性豚鼠腹腔，若有斑疹伤寒立克次体感染，豚鼠可出现发热，同时伴有明显的阴囊红肿和鞘膜反应。其他检查方法同普氏立克次体。

（四）防治原则

预防措施主要是改善居住条件，讲究个人卫生，灭虱、灭蚤和灭鼠。流行区人群接种疫苗。治疗同流行性斑疹伤寒。

三、恙虫病东方体

恙虫病东方体（*Orientia tsutsugamushi*）是引发恙虫病（tsutsugamushi disease）或称丛林斑疹伤寒（scrub typhus）的病原生物。

（一）生物学性状

1. 形态与染色　呈多形性，以短杆状或球杆状多见，大小为（0.2~0.6）μm×（0.5~1.5）μm。吉姆萨染色呈紫色或蓝色，麦氏染色呈蓝色。在感染细胞内密集分布于胞质内近核旁。恙虫病东方体Boryong和Ikeda株全基因组测序结果表明其大小分别为2.13Mb和2.01Mb，G+C mol%均为30.5%，分别编码1 182和1 967个蛋白。

恙虫病东方体细胞壁的结构不同于立克次体属，无肽聚糖、LPS和微荚膜样黏液层。与普通变形杆菌OXK株有共同的多糖抗原。

2. 培养特性　该菌对豚鼠不致病，小鼠易感。可在鸡胚卵黄囊和原代或传代细胞中生长。常用的原代细胞有地鼠肾细胞、睾丸细胞，传代细胞有Vero细胞、L929细胞等。

3. 抵抗力　在外环境中的抵抗力较立克次体属弱，37℃ 2~3小时后其活力大为下降。对一般消毒剂敏感。

（二）致病性与免疫性

1. 流行环节　恙虫病为自然疫源性疾病，主要流行于东南亚、西南太平洋岛屿、日本和我国的东南与西南地区。主要在啮齿动物中传播。鼠类感染后常无症状，但因长期携带病原生物而成为长期储存宿主和主要传染源。恙虫病东方体寄生于恙螨（包括德里纤恙螨、小盾纤恙螨、微红纤恙螨、高湖纤恙螨、海岛纤恙螨和吉首纤恙螨等）体内，可经卵传代。在恙螨生活史中，幼虫要饱食一次动物或人的液化了的组织和淋巴液才能发育成若蛹，因此恙虫病东方体可通过恙螨幼虫叮咬在鼠间传播或使人感染，故恙螨是恙虫病东方体的寄生宿主、储存宿主和传播媒介。携带恙螨的兔与鸟类亦能成为传染源。

2. 致病性　恙虫病为一种急性传染病，人被恙螨叮咬后，经7~10天或更长的潜伏期后突然发病。恙虫病东方体的致病物质尚未完全明了。目前认为恙虫病东方体死后释放的毒素样物质是其主要致病因子。恙虫病东方体主要在小血管内皮细胞内繁殖，以出芽方式释放，一般不破坏细胞，其释放的毒素样物质可引起全身中毒症状及组织器官的血管炎。临床表现为高热、剧烈头痛、淋巴结肿大及肝脾大，并于叮咬处出现红斑样皮疹，然后形成水疱，水疱破裂后中央发生溃疡，周围红润，上覆黑色痂皮（称为焦痂），是恙虫病的特征之一。

3. 免疫性 以细胞免疫为主，病后获得较为持久的免疫力。

（三）感染后检查方法

取急性期患者血液标本，接种于小鼠腹腔进行病原生物的分离，或刮取濒死小鼠腹膜进行涂片染色和形态学鉴定。应用IFAT检测患者血清中的特异性IgM抗体，效价1∶80有诊断意义，阳性率高于外斐反应，是目前常用的实验室诊断方法之一。

（四）防治原则

在流行区要加强个人防护，防止恙螨幼虫叮咬，灭鼠。目前尚无有效的疫苗预防。治疗同流行性斑疹伤寒。

四、嗜吞噬细胞无形体

嗜吞噬细胞无形体（*Anaplasma phagocytophilum*，AP）是引发人嗜粒细胞无形体病（human granulocytic anaplasmosis，HGA）的病原生物，属于立克次体目无形体科无形体属。无形体相关的最早记述为1932年苏格兰地区绵羊蜱咬热，美国和欧洲20世纪90年代报道了该疾病。我国于2006年确诊首例无形体病。无形体病是人兽共患病，感染呈逐年上升趋势，已成为欧美第三大常见的媒介传播感染疾病。主要由硬蜱属的蜱类（美国肩突硬蜱和太平洋硬蜱、欧洲篦子硬蜱和亚洲的全沟硬蜱等）传播，可引起人及家畜如牛、马、羊及犬等急性感染。大部分病例发生在5月至10月，具有明显的季节性。

AP直径通常为0.2~2.0μm。菌体由两层膜包裹，无荚膜。专性中性粒细胞内寄生。AP为好氧、嗜温性菌，复制在真核宿主细胞的胞质膜结合空泡内完成，最适生长温度为37℃。革兰氏染色阴性，吉姆萨法染色可见紫色桑葚状的包涵体。

AP菌株基因组约为1.47Mb，含有1 369个开放阅读框（ORF），缺乏生物合成LPS和肽聚糖的编码基因，未发现质粒和完整前噬菌体，也没有转座元件，但有许多重复序列。Omp1/P44/Msp2蛋白超家族是AP的主要表面蛋白抗原，也是AP的重要毒力因子之一。P44/Msp2蛋白的变异有利于AP逃避宿主免疫系统，造成AP在宿主细胞中长期感染，致使产生多种病理损伤。P44/Msp2蛋白可用于人嗜粒细胞无形体病的血清诊断。AnkA蛋白是AP的另一重要毒力因子。该蛋白由Ⅳ型分泌系统分泌，特异地与宿主核DNA及靶基因的调控区结合，抑制宿主细胞的免疫应答。

大部分人感染后表现为轻微的临床症状甚至无症状。HGA患者潜伏期一般为7~14天（平均9天），患者主要表现为不明原因的非特异性、持续高热，可高达40℃以上，10天左右，伴随头痛、肌痛、心神不宁、白细胞减少、血小板减少及转氨酶升高等。少数重症患者还有关节痛、全身炎症反应综合征、多器官功能障碍综合征以及呼吸窘迫综合征等症状，1%的患者表现脑膜炎，6%的患者有皮疹。

HGA的临床诊断需结合流行病学、临床症状及实验室检查的结果来综合考虑，发病前2周内有被蜱叮咬史，在有蜱活动的丘陵、山区（林区）工作或生活史，直接接触过危重患者的血液等体液的可疑患者满足下列诊断结果之一，即可确诊：IFAT检测恢复期与急性期患者血清，特异性抗体滴度升高4倍；IFAT检测患者单份血清，特异性抗体滴度升高且外周血中性粒细胞中观察到桑葚状包涵体或血液PCR呈阳性；免疫组化或活组织检查证实存在无形体抗原；或从血中分离培养得到AP。

HGA的预防措施主要是避免蜱叮咬，控制媒介传播与宿主动物（即蜱、鼠等）和妥善管理人嗜粒细胞无形体病患者的血液、分泌物等。四环素类药物对此病有很好的治疗效果，治疗首选多西环素，不宜选用四环素类抗生素者，可选用利福平进行治疗。

学习小结

普氏立克次体呈多形性，革兰氏阴性菌。严格细胞内寄生，患者是储存宿主和传染源，人体虱是传播媒介，可引发流行性斑疹伤寒。抗感染以细胞免疫为主，病后可获得较牢固免疫力。地方性斑疹伤寒的病原生物是斑疹伤寒（莫氏）立克次体，主要传播媒介是鼠蚤，储存宿主是鼠。恙虫病东方体呈多形性，鼠类感染后因长期携带病原生物而成为主要传染源。恙螨是其寄生宿主、储存宿主和传播媒介。该菌主要在小血管内皮细胞内繁殖，可引发恙虫病，病后获得较为持久的免疫力。嗜吞噬细胞无形体引发人嗜粒细胞无形体病，主要由硬蜱传播，专性中性粒细胞内寄生。

（杨靖）

复习
参考题

（一）A型选择题

1. 普氏立克次体主要的传播途径是
   A. 呼吸道
   B. 消化道
   C. 虱粪经伤口传播
   D. 恙螨叮咬
   E. 性接触

2. 下列关于立克次体的描述，不正确的是
   A. 革兰氏染色阳性
   B. 节肢动物为传播媒介
   C. 专性细胞内寄生

D. 主要靶细胞是血管内皮细胞
E. 引起发热出疹性疾病

3. 由立克次体引起的疾病是
   A. 梅毒
   B. 沙眼
   C. 莱姆病
   D. 性病淋巴肉芽肿
   E. 恙虫病

4. 与立克次体有共同抗原成分的细菌是
   A. 痢疾志贺菌

B. 大肠埃希菌

C. 铜绿假单胞菌

D. 变形杆菌

E. 产气肠杆菌

5. 立克次体与狭义细菌的主要区别是

A. 有细胞壁和核糖体

B. 含有 DNA 和 RNA 两种核酸

C. 以二分裂方式繁殖

D. 严格的细胞内寄生

E. 对抗生素敏感

6. 嗜吞噬细胞无形体的传播媒介是

A. 蚊

B. 蜱

C. 蚤

D. 虱

E. 螨

答案：1. C；2. A；3. E；4. D；5. D；6. B

（二）简答题

简述普氏立克次体、斑疹伤寒（莫氏）立克次体和恙虫病东方体的致病性、免疫性与防治原则。

第三节 流行性乙型脑炎病毒

知识目标

1. 掌握流行性乙型脑炎病毒的致病性。

2. 熟悉流行性乙型脑炎病毒的防治原则。

3. 了解流行性乙型脑炎病毒的生物学性状和感染后检查方法。

流行性乙型脑炎病毒（epidemic encephalitis B virus），简称乙型脑炎病毒，是引起流行性乙型脑炎（简称乙型脑炎）的病原生物，为黄病毒科黄病毒属成员。1935 年日本学者首先在日本从脑炎死亡患者脑组织中分离获得，故亦名日本脑炎病毒（Japanese encephalitis virus，JEV）。乙型脑炎病毒通过蚊虫叮咬传播，所致疾病乙型脑炎主要在亚洲的热带、亚热带国家和地区流行，我国曾是乙型脑炎流行严重的国家之一。随着对儿童疫苗接种的普及，我国乙型脑炎发病率显著下降。

一、生物学性状

1. **形态与结构**　球形，直径 30~40nm，有包膜，核衣壳呈二十面体立体对称，核酸为 +ssRNA，全长 11kbp，编码区仅含一个 ORF，由编码依赖 RNA 的 RNA 聚合酶、蛋白酶等非结构蛋白的基因和编码衣壳蛋白 C、膜蛋白 M 及包膜蛋白 E 的结构蛋白基因组成（图 15-3-1）。衣壳 C 蛋白在病毒复制、转录调节及装配过程中起重要作用，膜 M 蛋白位于包膜的内面，参与病毒的成熟过程，包膜表面有糖蛋白 E 组成的刺突，E 蛋白可凝集雏鸡、鸽、鹅和绵羊等多种动物红细胞，又称血凝素，也可介导病毒与细胞表面受体的结合，与病毒的吸附、穿入及致病等作用密切相关。

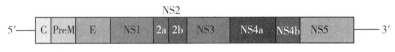
▲ 图15-3-1　乙型脑炎病毒基因组结构示意图

乙型脑炎病毒抗原性稳定，很少变异，仅一个血清型，在同一地区不同年代分离的毒株之间未发现明显的抗原变异，故疫苗的预防效果良好。包膜上E蛋白为中和抗原和血凝抗原，可诱发机体产生中和抗体和血凝抑制抗体，在抗感染免疫中起重要作用。

2. 敏感动物与细胞　乙型脑炎病毒嗜神经特性明显，乳鼠是常用的易感动物，脑内接种乙型脑炎病毒后3~5天发病，出现典型的神经系统症状，产生肢体痉挛、麻痹而死亡。脑组织内含大量感染性病毒，是分离病毒、大量制备抗原的可靠方法。病毒对金黄色地鼠肾细胞系（BHK）、C6/36蚊传代细胞系及鸡胚成纤维细胞敏感，病毒在细胞内增殖引起细胞固缩、颗粒增多、细胞脱落等致细胞病变效应（CPE）。由于细胞培养病毒简便，已取代动物培养用于制备疫苗及诊断用抗原，并用于研究病毒的致病机制、筛选抗病毒药物等。

3. 抵抗力　对热抵抗力弱，56℃ 30分钟、100℃ 2分钟均可被灭活，37℃ 48小时也可导致该病毒失活。乙醚、1∶1 000去氧胆酸钠、酸及常用化学消毒剂均可灭活病毒，在pH 3~5的条件下不稳定。

二、致病性与免疫性

（一）流行环节

1. 传播媒介　乙型脑炎是人兽共患的自然疫源性疾病。蚊是主要传播媒介，在我国有20多种蚊虫可传播乙型脑炎病毒，其中三带喙库蚊是最重要的带毒蚊种。除蚊虫外，蠛蠓、尖蠓等也可能是乙型脑炎的传播媒介。

2. 传染源与储存宿主　乙型脑炎病毒的主要传染源是携带病毒的蚊和受病毒感染的家畜、家禽。病毒感染蚊后，在适宜气温下，经1~2周病毒在其唾液腺和肠内增殖，此时如叮咬猪、牛、羊、马等家畜或禽类，尤其是猪，均可引起感染。动物感染后只有短暂的病毒血症，并不出现明显症状，但可成为更多蚊感染病毒的传染源。带病毒蚊再叮咬易感的动物而形成蚊→动物（猪）→蚊的不断循环。期间若叮咬易感的人则可引起人体感染。自然界可感染乙型脑炎病毒并作为其传染源的动物有60多种，国内外研究均表明，幼猪是乙型脑炎病毒传播环节中最重要的中间宿主或扩散宿主，新生的幼猪缺乏免疫力，经过流行季节后，具有高感染率和高滴度的病毒血症。由于蚊体可携带乙型脑炎病毒越冬以及经卵传代，故蚊不仅是传播媒介，还可能是病毒的长期储存宿主。

3. 流行区域及特征　西太平洋地区是乙型脑炎的主要流行区。我国除青海、新疆及西藏外均有乙型脑炎流行。乙型脑炎的流行与蚊虫的活动有关，除在热带地区全年有散发外，其他地区均有明显的季节性，一般见于夏、秋季，其中90%的病例集中在7~9月，而在冬季少有病例。

（二）所致疾病

该病毒主要侵犯中枢神经系统，临床表现轻重不一，大多数处于隐性感染状态，只有少数人发病。有5%~20%乙型脑炎患者可留有不同程度的神经系统后遗症。

病毒经蚊叮咬人侵入机体后，先在皮下毛细血管壁内皮细胞和局部淋巴结等处增殖，随后进入血流，形成初次病毒血症，多数人表现为发热、畏寒、头痛等流感样综合征，持续几天后好转。部分患者病毒随血流播散到肝、脾等处的单核巨噬细胞中继续大量增殖，再次入血，导致第二次病毒血症，临床上可表现为发热、头痛、寒战及全身不适等症状，绝大多数感染者病情不再继续发展，成为顿挫感染。在少数患者（0.1%）病毒可突破血脑屏障侵入脑组织内增殖，造成脑实质及脑膜病变，引发病毒性脑炎（附图14），出现高热、剧烈头痛、频繁呕吐、惊厥或昏迷等症状。重症患者可死于呼吸循环衰竭，部分患者病后遗留失语、痴呆、强直性痉挛、精神失常等后遗症。

免疫病理反应可能在乙型脑炎病毒的致病机制中起重要作用。研究表明，在感染早期，病毒诱导单核巨噬细胞分泌某些细胞因子，促使血脑屏障通透性增加，使病毒易于侵犯中枢神经系统，促使脑组织巨噬细胞、神经胶质细胞和T淋巴细胞释放多种炎症细胞因子，引起炎症反应和细胞损伤；病毒感染还可诱导细胞凋亡。

（三）免疫性

抗感染免疫主要依赖中和抗体，但完整的血脑屏障和细胞免疫也很重要。人感染后5~7天即出现IgM，随后产生IgG血凝抑制抗体和中和抗体，可阻止病毒血症的发生及病毒扩散。感染后2周IgM达高峰，而IgG维持时间长，可达数年。细胞免疫对控制感染极为重要，但其亦能损伤组织，加重炎症反应和组织病理损伤。乙型脑炎病后免疫力稳定持久，隐性感染同样可获得牢固免疫力。

三、感染后检查方法

1. 分离与鉴定　发病初期取患者血液、脑脊液或尸检脑组织研磨悬液，接种敏感细胞（如C6/36白纹伊蚊细胞、BHK-21细胞等），观察细胞病变，进一步用红细胞吸附试验、乙型脑炎病毒单克隆抗体免疫荧光试验鉴定病毒。也可用1~3日龄乳鼠脑内接种，待发病濒死时，取脑悬液，用单克隆抗体做中和试验鉴定病毒，但该法较为困难且阳性率低，不宜用于临床诊断。

2. 抗原、抗体检测　可用IFAT和ELISA检测发病初期患者血液及脑脊液中的乙型脑炎病毒抗原，具有早期诊断意义，但阳性率低。一般常用ELISA、IFAT检测特异性IgM进行早期诊断。利用血凝抑制试验、胶乳凝集试验等方法检测相应抗体，双份血清抗体滴度4倍或以上升高有辅助诊断意义。

3. 病毒核酸检测　建立在逆转录聚合酶链反应（RT-PCR）技术基础上的病毒核酸片段检测，已广泛用于乙型脑炎的早期快速诊断。

四、防治原则

防蚊灭蚊是预防乙型脑炎的重要措施。在易感人群，尤其是6个月至10岁的儿童，接种乙型脑炎疫苗是预防乙型脑炎流行的重要环节，疫苗包括减毒活疫苗和灭活疫苗。根据我国《国家免疫规划疫苗儿童免疫程序及说明》（2021年版），儿童在出生8月龄和2岁时皮下注射接种乙型脑炎减毒活疫苗各2针，或者是在出生8月龄、2岁和6岁时肌内注射接种乙型脑炎灭活疫苗4针，其中在8月龄时注射第1、2针间隔7~10天，免疫效果良好。因幼猪是乙型脑炎病毒的主要中间宿主和传染源，给流行区的幼猪接种疫苗，也是控制乙型脑炎病毒在猪群及人群中传播与流行的一个重要手段。

目前乙型脑炎尚无特效治疗方法，一般治疗仍采用对症处理及支持疗法。

学习小结

流行性乙型脑炎病毒是引起流行性乙型脑炎（乙型脑炎）的病原生物。乙型脑炎是人兽共患的自然疫源性疾病。蚊是主要传播媒介，在我国三带喙库蚊是最重要的带毒蚊种。此病的流行高峰与各地蚊密度的高峰期相一致。人不是该病毒的主要传染源。多种动物包括家畜和禽类，特别是幼猪是该病毒最主要的传染源。防蚊灭蚊是预防乙型脑炎的重要措施。易感人群接种乙型脑炎疫苗是预防乙型脑炎流行的重要手段。

（杨靖）

复习参考题

（一）A型选择题

1. 关于乙型脑炎病毒，描述正确的是
   A. 是DNA病毒
   B. 只有一个血清型
   C. 没有效果显著有效的疫苗
   D. 显性感染多见
   E. 传播媒介是蚤

2. 乙型脑炎病毒的主要传播途径是
   A. 粪–口途径
   B. 血液传播
   C. 虫媒传播
   D. 呼吸道传播

   E. 动物咬伤传播

3. 有关乙型脑炎病毒，下列描述错误的是
   A. 对酸、乙醚、三氯甲烷等脂溶剂敏感
   B. 对多种化学消毒剂敏感
   C. 虫媒传播
   D. 猪、牛等家畜是重要的传染源和储存宿主
   E. 耐热

4. 乙型脑炎病毒的传播媒介是

A. 蚊   D. 虱

B. 蜱   E. 螨

C. 蚤   答案：1. B；2. C；3. E；4. A

（二）简答题

简述乙型脑炎病毒的致病性、免疫性和防治原则。

第四节　登革病毒

知识目标

1. 掌握登革病毒的致病性。

2. 熟悉登革病毒的防治原则。

3. 了解登革病毒的生物学性状和感染后检查方法。

登革病毒（dengue virus）是引起登革热（dengue fever，DF）和登革出血热/登革休克综合征的病原生物，伊蚊是其主要传播媒介，人类和灵长类动物是登革病毒的自然宿主。登革热主要分布在热带、亚热带地区，特别是东南亚、西太平洋、中南美洲流行最为严重，近年来已在这些地区造成严重威胁。目前，我国的主要流行地区包括海南、台湾、广东、广西、福建、云南、浙江等，一般多为局部或散发流行。但近年来由于全球气候变暖和人口流动日益频繁等原因，登革病毒的感染流行区域有不断扩大的趋势。

一、生物学性状

登革病毒属黄病毒科黄病毒属，形态结构与乙型脑炎病毒相似，大小为45~55nm，具有双层包膜。病毒基因组为+ssRNA，长约11kb，其5′端1/4编码3个结构蛋白（C蛋白、M蛋白、E蛋白），3′端3/4编码7种非结构蛋白（NS1、NS2a、NS2b、NS3、NS4a、NS4b和NS5）。M蛋白位于包膜内侧，能增强病毒的感染性。E蛋白是主要的包膜蛋白，与病毒的吸附、穿入和细胞融合有关。M蛋白与E蛋白均可诱导产生中和抗体。根据抗原结构不同，分DENV1~DENV4四个血清型，各型病毒间以及与乙型脑炎病毒、西尼罗病毒间均存在交叉抗原。

可用白纹伊蚊的传代细胞（C6/36株）或猴肾、地鼠肾等哺乳类动物细胞进行培养增殖，并产生明显的致细胞病变效应（CPE）。乳鼠对登革病毒敏感，常用脑内接种分离培养病毒。登革病毒易在蚊体中增殖，故也可采用蚊胸腔内接种培养。

登革病毒不耐热，50℃ 30分钟或100℃ 2分钟均可被灭活，但耐受低温及干燥。对酸、乙醚、氯仿等脂溶剂以及多种化学消毒剂敏感。

二、致病性与免疫性

在自然界，人和灵长类动物是登革病毒主要的储存宿主，主要通过埃及伊蚊和白纹伊蚊传播。传染源主要为患者和隐性感染者以及被感染的灵长类动物。人对登革病毒普遍易感，但青壮年的临床表现较明显，患者以20~40岁者居多。病毒感染人体后，潜伏期3~8天，可在毛细血管内皮细胞和单核巨噬细胞中增殖，然后进入血液循环，引起第一次病毒血症，然后经血流播散，并随血流进入淋巴结、肝、脾中继续增殖，病毒复制到一定程度后，大量病毒入血产生第二次病毒血症，出现发热、肌肉和关节酸痛、淋巴结肿胀及皮肤出血、休克等多种临床症状。临床上根据病情轻重和症状差异分为普通型登革热（DF）和登革出血热（DHF）两类。前者病情较轻，多为自限性，临床上表现为发热、头痛、全身骨骼、肌肉和关节酸痛，淋巴结肿大及皮疹等典型登革热的症状和体征。少数患者疼痛剧烈，因此，登革热也曾被称为"断骨热"。后者病情较重，通常发生于既往感染，再次感染的儿童或成人，发病初期可有典型登革热的临床表现，随后病情迅速发展，出现严重出血，表现为皮肤大面积紫癜或瘀斑、消化道大出血等症状，严重者可进一步发展为出血性休克，称为登革出血热（dengue hemorrhagic fever，DHF）/登革休克综合征（dengue shock syndrome，DSS），死亡率较高。

DHF/DSS的发病机制目前还未完全清楚。较多学者认为免疫病理反应起重要作用，初次感染登革病毒后诱生的非中和抗体对再次感染的病毒，可发生所谓抗体依赖性增强作用（antibody dependent enhancement，ADE）或免疫促进作用（immune enhancement）。即机体非中和抗体与病毒结合后，抗体Fc段与细胞表面的Fc受体结合，促进细胞对病毒的摄取，引起依赖抗体的感染增强作用。感染病毒的单核巨噬细胞受病毒特异性T细胞攻击或IL-2、IFN-γ等细胞因子作用时，可被激活而释放TNF、蛋白酶、凝血激酶和一些血管通透性因子，引起补体C3激活、血小板减少和血管通透性增高，从而引起出血和休克等严重症状。此外，大量登革病毒抗原与抗体在血液循环中所形成的免疫复合物可激活补体系统而引起血管通透性增高，与休克发生有关。E蛋白被认为可能与ADE的发生有关。

登革病毒感染后，机体免疫以体液免疫为主，8~10天即出现中和抗体，低效价的病毒特异性抗体可以维持10年以上，但对其他血清型没有交叉保护性。

三、感染后检查方法

发病后前3天可采集患者血清接种白纹伊蚊C6/36株细胞进行病毒分离培养，阳性率比接种小鼠高，采用IFAT和中和试验对病毒进行鉴定和分型。用抗体捕获ELISA法检测IgM抗体有助于登革热的早期诊断；还可用ELISA法检测患者血清中NS1抗原对登革热进行早期快速诊断；也可采集患者急性期和恢复期双份血清检测血凝抑制抗体和补体结合抗体，恢复期血清抗体效价比急性期增高4倍及以上有诊断意义。RT-PCR检测登革病毒核酸可用于快速诊断及病毒的分型。

四、防治原则

防蚊灭蚊是预防登革热的主要手段。预防登革热疫苗的研究已经取得重要进展，2024年，有两款疫苗已经进入WHO资格预审疫苗清单中。目前没有特效抗病毒治疗药物，临床治疗以对症治疗为主。

学习小结

登革病毒是引起登革热、登革出血热/登革休克综合征的病原生物，伊蚊是主要传播媒介，人类和灵长类动物为自然宿主。初次感染登革病毒后诱生的非中和抗体对再次感染的病毒可引发抗体依赖性增强作用。防蚊灭蚊是预防登革热的主要手段。

（杨靖）

复习
参考题

（一）A型选择题

1. 关于登革病毒，描述正确的是
    A. 主要经呼吸道传播
    B. 为缺陷病毒
    C. 可感染人、禽类、猪、马
    D. 主要宿主和传染源均为啮齿动物
    E. 人和灵长类动物是主要储存宿主

2. 登革病毒的传播媒介是
    A. 伊蚊
    B. 硬蜱
    C. 鼠蚤
    D. 人虱
    E. 恙螨

答案：1. E；2. A

（二）简答题

简述登革病毒的传播途径及其致病机制。

第五节　其他虫媒病原生物

知识目标

1. 掌握森林脑炎病毒、克里米亚-刚果出血热病毒、寨卡病毒和大别班达病毒的致病性。
2. 熟悉森林脑炎病毒、克里米亚-刚果出血热病毒、寨卡病毒和大别班达病毒的防治原则。
3. 了解森林脑炎病毒、克里米亚-刚果出血热病毒、寨卡病毒和大别班达病毒的生物学性状和感染后检查方法。

一、森林脑炎病毒

森林脑炎病毒（forest encephalitis virus）是引发森林脑炎的病原生物，该病为自然疫源性疾病，主要通过蜱叮咬传播，以春夏两季发病为主。森林脑炎最先于1934年在俄罗斯的远东森林地区发现，故又名俄罗斯春夏季脑炎。该病主要流行于俄罗斯、东欧、北欧以及我国东北和西北林区。

森林脑炎病毒为黄病毒科、黄病毒属成员之一，呈球形，直径30~40nm，衣壳呈二十面体立体对称，有包膜，含凝集素蛋白，能凝集鹅和雏鸡的红细胞。核酸为+ssRNA。培养特性及抵抗力与乙型脑炎病毒相似，但嗜神经性较强，接种成年小鼠腹腔、地鼠或豚鼠脑内，易发生脑炎致死。

森林中的蝙蝠、野鼠、松鼠、野兔等野生动物以及牛、马、羊、狗等家畜均可作为传染源。蜱是森林脑炎病毒的传播媒介，包括全沟硬蜱、森林革蜱、嗜群血蜱、卵形硬蜱和日本血蜱等。当蜱叮咬感染的野生动物，吸血后病毒侵入蜱体内增殖，在其生活周期的各阶段，包括幼虫、若虫、成虫及卵都能携带病毒，并可经卵传代甚至在蜱体内越冬，故蜱既是传播媒介又是储存宿主。牛、马、狗、羊等家畜在自然疫源地受蜱叮咬而传染，并可把蜱带到居民点，成为人的传染源。

本病毒的致病性与乙型脑炎病毒相同，非疫区易感人群被带有病毒的蜱叮咬后，易感染发病，另外也可因喝生羊奶（羊感染时奶中有病毒或被蜱类污染）而被传染，表明病毒亦可通过胃肠道传播，此外，某些与受染动物密切接触的人员如实验室工作人员还可通过吸入气溶胶而感染。人感染后大多为隐性感染，本病主要侵犯中枢神经系统，少数感染者经8~14天潜伏期后突然发病，临床上以高热、头痛、呕吐、颈项强直、昏睡、肢体弛缓性瘫痪等脑炎症状为特征，有时出现瘫痪后遗症，重症患者还可出现呼吸、循环衰竭，病死率高达30%。森林脑炎病毒的毒力差异较大，但抗原性较稳定，一般病愈后皆产生持久、牢固的免疫力。居住在森林疫区的人，因受少量病毒的隐性感染，血中有中和抗体，对病毒有免疫力。分离病毒及血清学检验方法与乙型脑炎相同。

预防此病主要是做好林区防护，防止蜱叮咬。疫苗接种是控制森林脑炎的重要措施。在感染早期注射大量丙种球蛋白或免疫血清可能防止发病或减轻症状。

二、克里米亚–刚果出血热病毒

克里米亚–刚果出血热病毒（Crimean–Congo hemorrhagic fever virus，CCHFV）归属内罗病毒科（*Nairoviridae*）的正内罗病毒属（*Orthonairovirus*），主要引起以发热、出血、高病死率为主要特征的克里米亚–刚果出血热。在1965年我国新疆部分地区发生了一种急性发热伴严重出血为特征的出血热疫情，命名为新疆出血热，后来从我国新疆塔里木地区出血热患者的血液、尸体脏器以及在疫区捕获的硬蜱中分离出病毒，经形态学和血清学证实该病毒与克里米亚–刚果出血热病毒相同。

病毒颗粒呈球形，直径为90~120nm，形态结构、培养特性和抵抗力与汉坦病毒相似，但抗原结构、传播方式和致病性却不相同。其抗原性与汉坦病毒无交叉反应。小鼠乳鼠对此病毒高度易感，可用于病毒分离和传代。克里米亚-刚果出血热病毒对脂溶剂、紫外线敏感。56℃ 30分钟、75%的乙醇均可使之灭活。

克里米亚-刚果出血热是一种自然疫源性疾病，主要分布于有硬蜱活动的荒漠和牧场。牛、羊、马、骆驼等家畜及野兔、刺猬和狐狸等野生动物是储存宿主。在我国主要见于新疆，云南也有自然疫源地，传播媒介主要为亚东璃眼蜱。克里米亚-刚果出血热的发生有明显的地区性和季节性，每年4~5月为流行高峰，与蜱在自然界的消长情况及牧区活动的繁忙季节相符合。人被带毒蜱叮咬而感染，也可通过破损的皮肤接触带有病毒的动物血液或脏器以及患者的血液造成感染。人群对该病毒普遍易感，但患者多为青壮年。人被带病毒的蜱叮咬后，潜伏期5~7天，起病急骤，有发热、头痛、困倦乏力、呕吐等症状。轻者多为皮肤黏膜的点状出血，患者早期面部、胸部皮肤潮红，继而在口腔黏膜及其他部位皮肤有出血点；严重患者有鼻出血、呕血、血尿、蛋白尿甚至休克等。但患者一般无明显肾功能损害，致死因素包括脑出血、重度贫血、弥散性血管内凝血和休克。本病的发病机制尚不清楚，可能与病毒的直接损害作用和通过抗体介导的免疫病理反应有关。患者病后1周血清中可出现中和抗体，2周左右达高峰，可维持多年，病后免疫力持久。

传统的病毒分离方法是进行新生小鼠脑内接种。发病1周后可检测特异性IgG和IgM抗体，单份血清IgM抗体阳性或双份血清IgG抗体效价呈4倍或以上增高者，均有诊断意义。也可采用RT-PCR检测标本中的病毒核酸。

加强个人防护，灭蜱和防蜱叮咬是预防克里米亚-刚果出血热病毒感染的主要措施。避免与传染源特别是患者的血液或动物血液或脏器等的直接接触。我国研制的精制乳鼠脑灭活疫苗已在牧区试用，其免疫预防效果有待进一步考察。

三、寨卡病毒

寨卡病毒（Zika virus，ZIKV）属黄病毒科的黄病毒属，是一种通过蚊虫进行传播，引起寨卡热的虫媒病毒。1947年寨卡病毒首次从乌干达的一只有发热症状的恒河猴体内分离成功。1954年首次有寨卡病毒感染人的报道。2015年以后，该病毒在拉丁美洲的多个国家发生暴发流行，并蔓延至非洲、北美洲、亚洲和太平洋地区，成为一种新现的虫媒病毒。我国也出现过寨卡病毒的输入性病例。

寨卡病毒呈球状，衣壳呈二十面立体对称，有包膜，直径50~60nm，基因组为+ssRNA，长度约为10.7kb。寨卡病毒可通过蚊媒传播、性传播、血液传播、垂直传播等多途径传播，其中带病毒蚊媒叮咬是最主要的传播途径，其中埃及伊蚊和白纹伊蚊是主要的传播媒介。寨卡病毒感染者中，多数不会出现明显的症状，只有约20%会表现轻微寨卡热症状，包括发热、皮疹、关节和肌肉疼痛、头痛和结膜炎，症状通常不到一周即可消失。胚胎在发育过程中感染寨卡病毒可导致中枢神经系统畸形，孕妇在孕期早期感染寨卡病毒，病毒通过胎盘后干扰胎儿神经系统发育，导致流产、新生儿小头症甚至死亡。寨卡病毒感染也与自身免疫性疾病吉兰-巴雷综合征等有关。

寨卡热诊断主要以症状和流行病史为基础。病原学诊断方法包括病毒核酸检测、IgM抗体检测、中和抗体检测和病毒分离等。由于寨卡病毒与黄病毒属其他病毒具有较强的血清学交叉反应，目前主要采用病毒核酸检测（RT-PCR）和血中病毒分离培养确诊。目前没有疫苗和特效的治疗药物。

四、大别班达病毒

大别班达病毒（Dabie bandavirus）也称为发热伴血小板减少综合征病毒（severe fever with thrombocytopenia syndrome virus，SFTSV），属于布尼亚病毒目（*Bunyavirales*）白蛉纤细病毒科（*Phenuiviridae*）班达病毒属（*Bandavirus*），2009年首次从我国的发热伴血小板减少综合征（severe fever with thrombocytopenia syndrome，SFTS）患者体内分离出来。SFTS为蜱传播的自然疫源性疾病，病毒感染人后可导致严重的发热和血小板减少综合征，致死率为5%~30%。目前确认大别班达病毒的流行地区包括中国、韩国、日本、越南和巴基斯坦等国家，但随着气候变暖和蜱虫的迁移，其他国家也面临着越来越大的威胁。因此，WHO已将大别班达病毒列入需要紧急关注的优先目标病原体。

大别班达病毒呈球形，直径为80~100nm，有包膜，核酸是一种分节段的负链RNA，其基因组包含L、M、S三个节段，L片段编码RNA依赖的RNA聚合酶；M片段编码来源于多蛋白前体的Gn和Gc包膜糖蛋白；S片段编码核蛋白及非结构蛋白。抵抗力较弱，不耐酸，易被热、乙醚、去氧胆酸钠和常用消毒剂及紫外线等灭活。

大别班达病毒主要以蜱为传播媒介，其中以长角血蜱（*Haemaphysalis longicornis*）为主，从病例发现地区的长角血蜱中分离到了该病毒，人被携带病毒的蜱叮咬而感染。羊、牛、狗和鸡等动物感染后不发病，引起的病毒血症滴度较低，且维持时间短，可能为扩散宿主。此外，本病可以发生人-人传播，直接接触患者血液、分泌物或排泄物可引起感染。人群普遍易感。本病多发生于春夏季节，报告病例主要分布于山区和丘陵地带的农村。

大别班达病毒感染引发的SFTS潜伏期5~15天。患者突发高热（38~41℃），热程持续5~11天，伴头痛、疲乏、肌痛，以及食欲缺乏、恶心、呕吐、腹泻等消化道症状，同时伴随着血小板和白细胞减少，淋巴结肿大。该病为自限性疾病，病程两周左右，大部分患者预后良好。少数患者病情危重，出现意识障碍、皮肤瘀斑、消化道出血、肺出血等，可因休克、呼吸衰竭、弥散性血管内凝血等死亡。

大别班达病毒的致病机制尚不清楚，动物实验证实，病毒感染后黏附于血小板，进而被巨噬细胞吞噬，造成血小板的减少。

SFTS的临床诊断需要综合流行病学史（如流行季节、地理位置、蜱虫叮咬史）、临床表现和实验室检测等判断。感染后病原学检查包括采用RT-PCR检测患者血液或血清中的核酸；大别班达病毒可感染多种细胞系，患者急性期的血清标本采用Vero、Vero-E6细胞等分离培养；也可以检测在患者血清里的病毒特异性抗体协助诊断。

注意个人防护，防止被蜱叮咬。接触SFTS患者的血液、体液、分泌物、排泄物时要做好防护。对于SFTS的治疗尚无特效药物，主要为对症支持治疗。

学习小结

森林脑炎病毒是引起森林脑炎的病原生物，蜱是其传播媒介，又是储存宿主，亦可通过胃肠道传播。克里米亚-刚果出血热病毒引起克里米亚-刚果出血热，多种家畜和野生动物是其储存宿主，传播媒介主要为硬蜱。寨卡病毒通过伊蚊传播，也可通过性传播、血液传播、垂直传播，感染后多数不出现明显症状，部分患者引发寨卡热，妊娠早期感染寨卡病毒可导致新生儿小头症。大别班达病毒可引发发热伴血小板减少综合征，蜱是其传播媒介，也可经接触患者血液、分泌物或排泄物引起感染。

（杨靖）

复习参考题

（一）A型选择题

1. 森林脑炎病毒的传播媒介是
   A. 蚊
   B. 蜱
   C. 蚤
   D. 虱
   E. 螨

2. 克里米亚-刚果出血热病毒的传播媒介是
   A. 蚊
   B. 虱
   C. 蚤
   D. 蜱
   E. 螨

3. 大别班达病毒的传播媒介是
   A. 蚊
   B. 蚤
   C. 蜱
   D. 虱
   E. 螨

4. 妊娠早期感染可导致新生儿小头症的病毒是
   A. 森林脑炎病毒
   B. 克里米亚-刚果出血热病毒
   C. 登革病毒
   D. 大别班达病毒
   E. 寨卡病毒

答案：1. B；2. D；3. C；4. E

（二）简答题

简述森林脑炎病毒、克里米亚-刚果出血热病毒、寨卡病毒、大别班达病毒的流行环节和致病性。

第十六章

经性接触传播的病原生物

性传播疾病（sexually transmitted disease，STD）是以性接触为主要传播途径的一组传染性疾病的统称，流行广泛，已成为我国重要的公共卫生问题和社会问题。目前，STD 至少包括 30 多种疾病。除艾滋病外，我国目前重点防治的 STD 有淋病、梅毒、生殖道沙眼衣原体感染、尖锐湿疣和生殖器疱疹，其中前 2 种属于乙类传染病，后 3 种是需要进行监测和疫情报告的传染病。主要的经性接触传播的病原生物见表 16-0-1。

▼ 表 16-0-1　主要的经性接触传播的病原生物及所致性传播疾病

病原生物（属/种）	所致性传播疾病	本教材中所在章
原核细胞型微生物		
淋病奈瑟菌	淋病	本章
苍白密螺旋体	梅毒	本章
杜克雷嗜血杆菌	软下疳	未写入
阴道加德纳菌	阴道炎	本章
肉芽肿荚膜杆菌	腹股沟肉芽肿	未写入
沙眼衣原体性病淋巴肉芽肿亚种	性病淋巴肉芽肿	本章
沙眼衣原体沙眼生物亚种	非淋菌性尿道炎	本章
解脲脲原体	非淋菌性尿道炎	本章
生殖支原体	非淋菌性尿道炎	本章
人型支原体	非淋菌性尿道炎	本章
病毒		
单纯疱疹病毒 II 型	生殖器疱疹	19
人乳头瘤病毒	尖锐湿疣	本章
人类免疫缺陷病毒	艾滋病	本章
传染性软疣病毒	生殖器传染性软疣	19
人巨细胞病毒	生殖器巨细胞病毒感染	17
乙型肝炎病毒	乙型肝炎	14

续表

病原生物（属/种）	所致性传播疾病	本教材中所在章
真菌		
白念珠菌	念珠菌阴道炎、外阴感染、龟头包皮炎	11
寄生虫		
耻阴虱	阴虱病	28
人疥螨	疥疮	29
阴道毛滴虫	滴虫性阴道炎	27

第一节　淋病奈瑟菌

知识目标

1. 掌握淋病奈瑟菌的致病性与防治原则。
2. 熟悉淋病奈瑟菌的生物学性状。
3. 了解淋病奈瑟菌感染后检查方法。

淋病奈瑟菌（*N. gonorrhoeae*）属于奈瑟菌属，是人类淋病的病原菌。目前我国法定报告的STD中，淋病发病率位居第二位，是《中华人民共和国传染病防治法》中规定的需重点防治的乙类传染病。

一、生物学性状

淋病奈瑟菌为肾形或豆形，直径0.6~0.8μm，成对排列，革兰氏染色阴性。该菌在急性淋病患者泌尿生殖道脓性分泌物中，大多数位于中性粒细胞胞质中（图16-1-1）；在慢性淋病患者的标本中，大多数位于中性粒细胞外。无芽胞和鞭毛，有荚膜和菌毛。基因组呈环状DNA结构，全长约2.15×10^6bp，共含有5 000个开放阅读框（ORF），G+C mol%为52%，与脑膜炎奈瑟菌的同源性为80%。

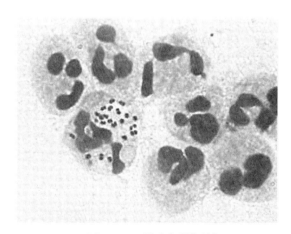

▲ 图16-1-1　淋病奈瑟菌形态

淋病奈瑟菌为专性需氧菌，在初次培养时需要5%~10%CO$_2$。常用巧克力色培养基做分离培养，临床标本分离鉴定时可选用Thayer-Martin培养基。最适温度为35~36℃，最适pH为7.5。培养48小时后形成圆形、凸起灰白色的S型菌落。根据菌落大小、色泽等将其分为T1~T5五种类型。T1~T2型菌落小，有菌毛，毒力强，临床新分离株属于此种类型，人工培养后转变为T3~T5型。淋病奈瑟菌只分解葡萄糖，产酸不产气，不分解其他糖类；氧化酶试验阳性。

淋病奈瑟菌表层抗原主要包括菌毛蛋白抗原、外膜蛋白抗原、脂寡糖（LOS）抗原等。淋病奈瑟菌有毒菌株有菌毛，不同菌株的菌毛抗原性变异较大，有利于逃逸机体的免疫力。脂寡糖抗原由脂质A和核心寡糖组成，与其他革兰氏阴性菌的脂多糖（LPS）相似，具有内毒素活性。外膜蛋白抗原包括PⅠ、PⅡ和PⅢ，其中，PⅠ是主要的外膜蛋白，是淋病奈瑟菌分型的主要依据，按PⅠ将其至少分为18个不同血清型。

淋病奈瑟菌抵抗力很弱，对寒冷、日光、热力、干燥、紫外线和一般消毒剂均很敏感，对银盐敏感。对青霉素敏感，但容易产生耐药性。

二、致病性与免疫性

1. 致病性　淋病奈瑟菌的致病物质包括菌毛、外膜蛋白、脂寡糖、IgA1蛋白酶及铁蛋白受体等（表16-1-1）。

▼ 表16-1-1　淋病奈瑟菌致病物质及病理效应

致病物质	产生的病理效应
菌毛	介导细菌黏附于泌尿生殖道上皮细胞；抗原变异性大，利于免疫逃避
脂寡糖	具有致炎作用；与人类细胞表面糖脂分子结构相似，可逃避机体免疫系统识别
外膜蛋白	PⅠ蛋白直接损伤中性粒细胞膜，破坏膜结构的完整性；抗原变异性大
	PⅡ蛋白介导细菌黏附
	PⅢ蛋白阻抑杀菌抗体活性
IgA1蛋白酶	破坏黏膜表面特异性IgA1抗体，利于细菌黏附于细胞表面
铁蛋白受体	能结合铁原子，与细菌生长有关

2. 所致疾病　人类是淋病奈瑟菌的唯一宿主，所致疾病称为淋病。传染源为患者及带菌者，成人主要经性接触途径传播，偶可因接触带有淋病奈瑟菌的衣物等间接途径传播，也可经垂直传播造成胎儿或新生儿感染。

成人感染淋病奈瑟菌后，潜伏期2~5天。男性感染后主要表现为尿道炎，有脓性分泌物溢出，同时伴有尿频、尿急、尿痛及排尿困难等尿路刺激症状，还可上行感染造成前列腺炎、输精管炎、附睾炎等。女性感染后约60%表现为隐性感染，感染者主要表现为宫颈炎及尿道炎，甚至盆腔炎。新生儿可经产道感染，引起眼结膜炎，患儿眼部有大量脓性分泌物，又称脓漏眼。

3. 免疫性　人类对淋病奈瑟菌感染缺乏天然免疫力，人群普遍易感，但多数患者可以自愈。淋病奈瑟菌的菌毛蛋白、外膜蛋白PⅠ均可诱导机体产生特异性免疫应答，但这两种蛋白均易发生变异，故获得的免疫力不持久，不能防止再次感染。

三、感染后检查方法

淋病奈瑟菌感染后主要检查方法有涂片革兰氏染色后直接镜检、细菌培养和分子生物学检测等。

1. 标本采集　用无菌拭子取尿道口分泌物或阴道和宫颈口分泌物。需培养的标本要注意保温保湿，快速送检，最好是床边接种。

2. 直接染色镜检　取标本涂片，革兰氏染色后镜检，在中性粒细胞内发现革兰氏阴性双球菌，有诊断价值。也可用免疫荧光法检测。

3. 分离培养及鉴定　标本接种于巧克力色培养基或Thayer–Martin培养基，在35~36℃、5%CO_2的条件下培养36~48小时后，挑取菌落做涂片镜检、糖发酵试验及氧化酶试验等可确诊，并可做药敏试验。

4. 分子生物学技术检测　聚合酶链反应（PCR）及核酸杂交技术可用于淋病奈瑟菌感染的快速诊断。

四、防治原则

广泛开展防治性病的宣传教育以及防止不正当的两性关系是预防淋病发生的重要环节。目前尚无特效疫苗可预防。对确诊淋病患者要进行彻底治疗，同时对其性伴侣进行检查和治疗。临床上选用头孢曲松或大观霉素等抗生素治疗，需要根据药敏试验结果及时调整治疗方案。执行对孕妇的性病检查和新生儿预防性的滴眼制度（0.5%红霉素眼膏，外用1次）可预防新生儿淋球菌性结膜炎。

学习小结

淋病奈瑟菌为革兰氏阴性、肾形成对排列双球菌，急性感染标本中主要存在于中性粒细胞胞质内。菌毛、外膜蛋白、脂寡糖和IgA1酶为其主要致病物质。人类是淋病奈瑟菌的唯一宿主，传染源为患者及带菌者，主要经性接触传播，引发淋菌性尿道炎等疾病。外用1次0.5%红霉素眼膏可预防新生儿淋球菌性结膜炎。

（李忠玉）

复习参考题

（一）A型选择题

1. 患者，男，30岁，不洁性交史，尿道口红肿，黄色脓性分泌物流出，伴尿频、尿急、尿痛，脓性分泌物经革兰氏染色后可见中性粒细胞内存在大量革兰氏阴性双球菌，该患者最可能感染的病原体是
   A. 梅毒螺旋体
   B. 解脲脲原体
   C. 沙眼衣原体
   D. 淋病奈瑟菌
   E. 生殖支原体

2. 分离淋病奈瑟菌不能采用的方法是
   A. 标本应保温保湿

   B. 标本应立即送检
   C. 在鸡胚中培养
   D. 在5%~10%CO_2中培养
   E. 标本应接种于预温的巧克力色培养基上

3. 可以在巧克力色琼脂培养基上培养的病原引发的疾病是
   A. 梅毒
   B. 淋病
   C. 生殖道沙眼衣原体感染
   D. 尖锐湿疣
   E. 生殖器疱疹

   答案：1. D；2. C；3. B

（二）简答题

1. 试述淋病奈瑟菌的形态特征、致病物质与所致疾病。

2. 简述淋病奈瑟菌感染的防治原则。

第二节　梅毒螺旋体

知识目标

1. 掌握梅毒螺旋体的致病性与防治原则。
2. 熟悉梅毒螺旋体的生物学特性、后天梅毒临床分期特点。
3. 了解梅毒螺旋体感染后检查方法。

梅毒螺旋体又称苍白密螺旋体（*Treponema pallidum*）苍白亚种，归属于螺旋体科密螺旋体属，是人类梅毒的病原体。梅毒是一种对人类危害较大的STD，全球广泛流行，近年在我国增长迅速，目前在我国法定报告的STD中，发病数已超过淋病而居于第一位，是《中华人民共和国传染病防治法》中列为乙类防治管理的病种。

一、生物学性状

梅毒螺旋体大小为（0.1~0.2）μm×（6~20）μm，螺旋数8~14个，致密而规则，两端尖直。该菌包含一条长约1 138 000bp的环状染色体，G+C mol% 为52.8%，约有1 041个ORF。常用Fontana镀银染色法，菌体被染成棕褐色（图16-2-1）。梅毒螺旋体最外层为荚膜样物质，其内有

细胞壁和细胞膜包围的柱状原生质体，细胞壁外缠绕3~4根轴丝（也称内鞭毛），使螺旋体运动活泼。新鲜标本可直接用暗视野显微镜观察活体（图16-2-2）。

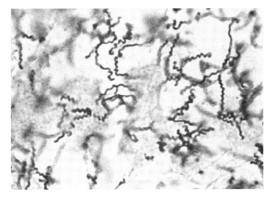 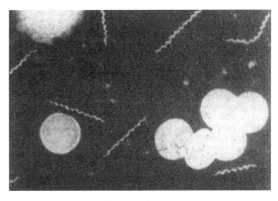

▲ 图16-2-1　梅毒螺旋体（镀银染色，×1 500）　　▲ 图16-2-2　梅毒螺旋体（暗视野，×4 000）

目前梅毒螺旋体人工培养尚未真正成功。有毒力的Nichols株在兔睾丸和眼前房内能繁殖并保持毒力，但繁殖速度慢。体外在兔上皮细胞中能有限生长数代，但活力与毒力减低，称Reiter株。Nichols株和Reiter株广泛用作梅毒血清学的诊断抗原。

梅毒螺旋体抵抗力极弱，对温度和干燥均特别敏感，50℃加热5分钟死亡，血液中4℃置3天可死亡，离体后干燥1~2小时死亡。对化学消毒剂敏感。对青霉素、四环素、红霉素等敏感。

二、致病性与免疫性

（一）致病性

目前尚未证实梅毒螺旋体可产生内、外毒素，但其具有很强侵袭力。致病机制尚不明确，可能与其荚膜样物质和透明质酸酶、黏多糖酶等侵袭性酶类有关。荚膜样物质为酸性黏多糖，具有黏附宿主细胞和抗吞噬作用，能阻碍抗体等大分子物质与菌体结合，利于梅毒螺旋体在宿主体内存活和扩散。透明质酸酶和黏多糖酶能分解组织、细胞外基质（extracellular matrix，ECM）及血管基底膜的透明质酸和黏多糖，使细胞间连接解离，引发血管塌陷、炎症、坏死和溃疡等特征性病理损害，有助于梅毒螺旋体的侵袭和扩散。此外，目前也有研究证实梅毒螺旋体细胞表层有黏附素（如Tp0751、Tp0136），能黏附和/或分解多种ECM成分。有些外膜蛋白可促进T细胞增殖，释放炎症因子，引起血管周围炎症浸润；并通过与宿主细胞纤维粘连蛋白结合而抵抗吞噬细胞的吞噬作用。Tpr家族蛋白的某些成员（如TprK）抗原易变异，与该菌能逃避免疫清除造成持续性慢性感染有关。

（二）所致疾病

梅毒螺旋体仅感染人类引起梅毒，梅毒患者是唯一的传染源。根据感染方式不同可分先天性梅毒和后天性梅毒两种。

1. 先天性梅毒　又称胎传梅毒，梅毒螺旋体经母体胎盘进入胎儿血液循环，扩散至肝、脾、肺及肾上腺等处大量繁殖，引起胎儿全身感染，可造成流产、早产或死胎；也可导致畸形，出生后被称为梅毒儿，可出现间质性角膜炎、锯齿形牙、神经性耳聋等特殊体征。

2. 后天性梅毒 又称获得性梅毒，主要经性接触传播，少数通过输血等途径感染。临床分为三期，具有反复、潜伏和再发的特点。

（1）Ⅰ期梅毒：梅毒螺旋体感染后2~10周，入侵局部出现无痛性硬下疳，多发生于外生殖器，其溃疡渗出物含有大量梅毒螺旋体，传染性极强。4~8周硬下疳可自然愈合。进入血液中的梅毒螺旋体则潜伏于体内，经2~3个月无症状的潜伏期后进入第Ⅱ期。

（2）Ⅱ期梅毒：主要表现为全身皮肤黏膜出现梅毒疹，以躯干和四肢为主。全身淋巴结肿大，有时亦累及骨、关节、眼及其他器官。在梅毒疹及淋巴结中有大量梅毒螺旋体，传染性强，部分病例可再发作。Ⅱ期梅毒不经治疗，上述体征一般在3周~3个月后自然消退，经过2~7年甚至10~30年的潜伏期后进入第Ⅲ期。Ⅰ、Ⅱ期梅毒又统称为早期梅毒，传染性强而破坏性小。

（3）Ⅲ期梅毒：又称晚期梅毒，此期不仅表现为皮肤黏膜的溃疡性坏死病灶，并侵犯内脏器官或组织，引起心血管及中枢神经系统损害，导致动脉瘤、脊髓痨或全身麻痹等。此期的病灶中梅毒螺旋体很少，传染性小，但破坏性大、病程长，疾病损害呈进展和消退交替出现，严重者可危及生命。

（三）免疫性

梅毒的免疫为传染性免疫，即机体有梅毒螺旋体感染时才有免疫力，体内梅毒螺旋体被清除，免疫力也随之消失。以细胞免疫为主，但免疫力不完全，多数患者不能完全清除体内的梅毒螺旋体。机体免疫力下降、不规范治疗，常转变为潜伏状态和出现反复发作。

梅毒螺旋体感染可刺激机体产生梅毒螺旋体抗体和心磷脂抗体，抗体可通过激活补体或调理吞噬杀死病原体。心磷脂抗体又称反应素，无保护作用，但能与生物组织中某些脂类物质发生反应，可用于梅毒血清学诊断。

三、感染后检查方法

（一）病原学检查

取Ⅰ期梅毒硬下疳渗出液、Ⅱ期皮疹渗出物或局部淋巴结抽出液等直接用暗视野显微镜镜检观察有无运动活泼的梅毒螺旋体。也可用镀银染色法、间接免疫荧光抗体试验（IFAT）检查，灵敏度与特异度更高。

（二）血清学诊断

机体感染梅毒螺旋体后，除产生特异性抗体外，还产生一种非特异性抗体，即反应素。故梅毒血清学试验有非螺旋体抗原试验和螺旋体抗原试验两大类。

1. 非螺旋体抗原试验 用正常牛心肌心脂质做抗原，检测患者血清中的反应素，用于梅毒的初筛。国内常用快速血浆反应素试验（rapid plasma regain test，RPR test）和甲苯胺红不加热血清试验（toluidine red unheated serum test，TRUST），为间接凝集试验。国际上常用性病研究实验室试验（venereal disease research laboratory test，VDRL test），为微量玻片试验，是诊断神经梅毒唯一可靠的血清学方法。反应素在第Ⅰ期梅毒阳性率约为70%，第Ⅱ期阳性率几乎达100%，第Ⅲ期阳性率较低。反应素在有效治疗后滴度可降低直至转阴，故常作为梅毒疗效和治愈的判定。但某些疾病如类风湿性关节炎、结核、麻风、红斑狼疮等患者及孕妇体内也存在反应素，可导致本试验表现为生物学假阳性反应，检测时应结合病史和临床表现进行判断和分析。

2. 密螺旋体抗原试验　以梅毒螺旋体Nichols株为抗原，检测血清或脑脊液中的特异性抗体，此类试验特异性高，可用于梅毒的确诊。目前常用的方法有：

（1）荧光密螺旋体抗体吸收试验（fluorescent treponemal antibody absorption test，FTA-ABS）：为IFAT，检测特异性IgM或IgG类抗体，灵敏度及特异度均高，但技术要求高，操作较烦琐。脑脊液特异性IgM常用于神经性梅毒确诊，血清特异性IgG不能用于梅毒的疗效和治愈判定。

（2）梅毒螺旋体明胶凝集试验（treponema pallidum particle assay，TPPA）或梅毒螺旋体血凝试验（treponema pallidum hemagglutination assay，TPHA）：均为间接凝集试验，此类方法操作简便，灵敏度及特异度均高，但不能用于梅毒的疗效和治愈判定。

（3）酶联免疫吸附试验（ELISA）：用Nichols株或基因工程重组抗原，检测特异性抗体，具有高度特异、敏感、标准化、能定量等优点，目前已在临床上得到推广。

神经性梅毒的诊断可取脑脊液检测特异性抗体；先天性梅毒的诊断，可取脐带血检测特异性IgM类抗体。此外，用PCR技术检测梅毒螺旋体特异DNA片段，具有快速、灵敏度高、特异度强等优点，主要用于Ⅰ期梅毒、先天性梅毒和神经性梅毒等的诊断。

四、防治原则

梅毒是一种性传播疾病，应加强性卫生教育和社会管理，目前尚无疫苗预防。梅毒确诊后，应及早给予彻底治疗，常采用青霉素类药物（苄星青霉素、普鲁卡因水剂青霉素G、水剂青霉素G等）治疗3个月至1年，对青霉素过敏者可选用多西环素、四环素或红霉素。定期检查患者血清中抗体的动态变化，以抗梅毒治疗后2年内血清和脑脊液中反应素抗体转阴为治愈指标，治疗结束后需定期复查。

学习小结

梅毒螺旋体是性传播疾病梅毒的病原体。目前人工培养尚未真正成功。梅毒螺旋体具有很强侵袭力，但致病机制尚未明了。人是梅毒的唯一传染源。根据感染方式不同可分先天性梅毒和后天性梅毒。后天性梅毒主要经性接触传播，临床表现具有反复、潜伏和再发的特点。机体对梅毒的免疫为传染性免疫。治疗首选青霉素类药物。

（李忠玉）

（一）A型选择题

1. 患者，男，28岁，1个月前有不洁性交史，近日外生殖器出现丘疹状硬结而来就诊，检查发现其硬结呈椭圆形，基底清晰，边缘隆起，质硬，有无痛性溃疡，RPR试验阳性，该患者可能感染的病原体是

  A. 梅毒螺旋体

  B. 淋病奈瑟菌

  C. 沙眼衣原体

  D. 人型支原体

  E. 生殖支原体

2. 梅毒反应素是指

  A. 抗苍白密螺旋体苍白亚种特异性抗体

  B. 苍白密螺旋体苍白亚种特异性抗原

  C. 类心磷脂抗原

  D. 苍白密螺旋体苍白亚种非特异性抗原

  E. 心磷脂抗体

3. 观察梅毒螺旋体时常用的染色方法是

  A. 革兰氏染色法

  B. 亚甲蓝染色法

  C. Fontana镀银染色法

  D. 墨汁染色法

  E. 抗酸染色法

答案：1. A；2. E；3. C

（二）简答题

1. 简述梅毒螺旋体传播途径与防治原则。

2. 获得性梅毒的临床三期各有何临床表征与病理特点？

第三节　沙眼衣原体

知识目标

1. 掌握沙眼衣原体的致病性。
2. 熟悉沙眼衣原体的生物学性状。
3. 了解沙眼衣原体感染后检查方法与防治原则。

根据侵袭力和引起人类疾病的部位不同，将沙眼衣原体（*Chlamydia trachomatis*）分为三个生物型，即沙眼生物型（biovar trachoma）、生殖生物型（biovar genital）和性病淋巴肉芽肿生物型（biovar lymphogranuloma venereum，LGV生物型）。

一、生物学性状

沙眼衣原体原体为圆形或椭圆形，直径约0.3μm，中央有致密核质，吉姆萨染色呈紫红色。始体直径为0.5~1.0μm，核质分散，吉姆萨染色为深蓝色或暗紫色。基因组为双链环状DNA，基因组大小约为1.045Mb，G+C mol%为41.3%，另有一个约7.5kb大小的质粒。原体能合成糖原，

掺入沙眼衣原体包涵体的基质中，故被碘溶液染成棕褐色。

根据主要外膜蛋白（MOMP）表位氨基酸序列的差异，将沙眼衣原体分为19个血清型，其中沙眼生物型包括A、B、Ba、C血清型；生殖生物型包括D、Da、E、F、G、H、I、Ia、J、Ja和K血清型；LGV生物型包括L1、L2、L2a和L3血清型。LGV生物型的4个血清型均与生殖生物型E血清型和沙眼生物型C血清型有交叉抗原存在。我国E血清型常见，其次为J、D、F血清型。

二、致病性与免疫性

（一）致病性

沙眼衣原体的致病物质主要包括黏附素、LPS、主要外膜蛋白、侵袭性酶类、巨噬细胞感染增强蛋白及分泌性效应蛋白等（表16-3-1）。

▼ 表16-3-1 沙眼衣原体致病物质及病理效应

致病物质	产生的病理效应
黏附素	增加原体对宿主细胞的黏附，有利于沙眼衣原体感染
脂多糖（LPS）	抑制宿主细胞代谢，破坏宿主细胞
主要外膜蛋白	能阻止吞噬体与溶酶体的融合，有利于该菌在吞噬体内繁殖并破坏宿主细胞
侵袭性酶类	蛋白酶样活性因子（CPAF）降解宿主细胞内唯BH3域蛋白的促凋亡因子，抑制宿主细胞凋亡，使该菌能够在感染宿主细胞中生存繁殖
巨细胞感染增强蛋白	刺激细胞分泌白细胞介素-1β（IL-1β）、肿瘤坏死因子α、IL-6和IL-8等促炎细胞因子，介导炎症反应
分泌性效应蛋白	质粒蛋白Pgp3可诱导炎症反应，是导致输卵管病变的重要毒力蛋白，也是衣原体上行至生殖道并定植到胃肠道的重要毒力因子。CT622与衣原体的生长和感染有关

（二）所致疾病

沙眼衣原体主要寄生于人类，无动物储存宿主，主要引起以下疾病：

1. 沙眼 由沙眼生物型A、B、Ba和C血清型引起，主要通过眼-眼或眼-手-眼传播。沙眼衣原体感染眼结膜上皮细胞后，在包涵体中生长繁殖，引起局部炎症。早期症状表现为流泪、有黏性或脓性分泌物、结膜充血及滤泡增生。晚期出现结膜瘢痕、眼睑内翻、倒睫等；也可引起角膜血管翳，导致角膜损害，影响视力或致盲。

2. 包涵体结膜炎 由沙眼生物型B、Ba和生殖生物型D、Da、E、F、G、H、I、Ia、J、Ja及K血清型引起。包括婴儿结膜炎及成人结膜炎两种，前者系婴儿经产道感染，引起急性化脓性结膜炎（包涵体脓漏眼），不侵犯角膜，能自愈；后者可经性接触、眼-手-眼或污染的游泳池水感染，引起滤泡性结膜炎，又称游泳池结膜炎。病变类似沙眼，但不出现角膜血管翳，亦无结膜瘢痕，一般经数周或数月痊愈，无后遗症。

3. 泌尿生殖道感染 由生殖生物型D~K血清型引起，经性接触传播。男性多表现为非淋菌性尿道炎，不经治疗可缓解，但多数会转变成慢性，周期性加重，可合并附睾炎、前列腺炎、直肠炎等。女性表现为尿道炎、宫颈炎、输卵管炎与盆腔炎等。若输卵管炎反复发作，可导致不孕或异位妊娠等严重并发症。

4. 婴幼儿肺炎　生殖生物型D~K血清型均可引起婴幼儿肺炎。

5. 性病淋巴肉芽肿（LGV）　由LGV生物型L1、L2、L2a及L3血清型引起。人是LGV生物型的自然宿主，主要通过性接触传播。侵犯男性腹股沟淋巴结，引起化脓性淋巴结炎和慢性淋巴肉芽肿，常形成瘘管；亦可侵犯女性会阴、肛门、直肠，引起会阴-肛门-直肠组织狭窄。LGV也可引起结膜炎并伴有耳前、颌下及颈部淋巴结肿大。

（三）免疫性

沙眼衣原体为细胞内寄生的病原体，抗衣原体感染以细胞免疫为主。特异性中和抗体可阻断衣原体与宿主细胞膜上的受体结合，抑制衣原体进入宿主细胞内进行增殖。由于沙眼衣原体型别多，MOMP易发生变异，病后建立的免疫力不持久，仍有再感染的可能性。

三、感染后检查方法

多数沙眼衣原体感染引起的疾病可根据临床症状和体征确诊，但由于临床症状不一定典型，因而实验室检查非常重要。对眼部患者可取眼结膜刮片或眼穹隆部及眼结膜分泌物涂片镜检；对泌尿生殖道感染者，可采用泌尿生殖道拭子或宫颈刮片，少数取精液或其他病灶部位活检标本，亦可用初段尿离心后涂片；LGV患者采集淋巴结脓肿、脓液、生殖器溃疡或直肠组织标本。衣原体标本的运送常用含抗生素的二磷酸蔗糖（2SP）运送培养基。标本在2小时之内接种阳性检出率最高。

1. 直接涂片镜检　沙眼急性期患者取结膜刮片，经吉姆萨、碘液或荧光抗体染色镜检，观察上皮细胞质内有无包涵体。对包涵体结膜炎及LGV患者，可从病损局部取材涂片，染色镜检，观察有无衣原体或包涵体。

2. 分离培养　取感染组织的渗出液或刮取物，接种于鸡胚卵黄囊或传代细胞，35℃培养48~72小时，再用IFAT或ELISA检测培养物中的衣原体。

3. 抗原与核酸检测　临床实验室诊断比较常用。主要方法有：① 应用单克隆抗体通过ELISA从临床标本中检测沙眼衣原体LPS和MOMP抗原；② PCR或连接酶链反应（LCR）等检测沙眼衣原体特异性基因（针对7.5kb质粒DNA、*ompA*基因与16S rRNA基因）。抗原与核酸检测具有快速、敏感与特异等优点。

四、防治原则

目前尚无有效的沙眼衣原体疫苗，MOMP是其主要候选疫苗抗原，但MOMP具有多样性，免疫后不易产生针对所有型别的沙眼衣原体的保护性。预防的重点是注意个人卫生，避免直接或间接的接触传播。预防泌尿生殖道衣原体感染应广泛开展性传播疾病防治知识的宣传，积极治愈患者和带菌者。对高危人群开展普查和监控，防止感染的扩散。治疗药物可选用多西环素、罗红霉素、阿奇霉素和加替沙星等。

学习小结

　　沙眼衣原体分为三个生物型：即沙眼生物型、生殖生物型和LGV生物型。根据三个生物型MOMP表位氨基酸序列的差异分为19个血清型，主要引起沙眼、包涵体结膜炎、泌尿生殖道感染、婴幼儿肺炎、LGV等疾病。抗菌免疫以细胞免疫为主，由于其型别多，易发生变异，免疫力不持久，仍可发生再感染。感染后检查方法主要包括直接涂片镜检、分离培养、血清学检测及核酸检测。目前尚无有效的沙眼衣原体疫苗。治疗药物可选用多西环素、罗红霉素、阿奇霉素、加替沙星等。

（李忠玉）

复习参考题

（一）A型选择题

1. 关于沙眼衣原体感染后检查方法不正确的是
   A. 沙眼急性期患者不能直接取结膜刮片进行染色镜检
   B. 沙眼衣原体可用McCoy细胞、HEp-2细胞分离培养
   C. ELISA可检测沙眼衣原体抗原
   D. 荧光抗体染色可检测沙眼衣原体
   E. PCR法可检测沙眼衣原体特异序列

2. 能引起沙眼的病原体是
   A. 支原体
   B. 立克次体
   C. 衣原体
   D. 螺旋体
   E. 放线菌

3. 沙眼衣原体生殖生物型经接触传播不会引起的疾病是
   A. 游泳池结膜炎
   B. 滤泡性结膜炎
   C. 婴幼儿肺炎
   D. 尿道炎
   E. 性病淋巴肉芽肿

答案：1. A；2. C；3. E

（二）简答题

1. 简述沙眼衣原体的血清学分型和所致疾病。

2. 简述沙眼衣原体的致病物质及病理效应。

第四节　泌尿系统感染支原体

知识目标

1. 掌握解脲脲原体、人型支原体和生殖支原体所致疾病。
2. 熟悉解脲脲原体、人型支原体和生殖支原体生物学性状和防治原则。
3. 了解解脲脲原体、人型支原体和生殖支原体感染后检查方法。

一、解脲脲原体

解脲脲原体（*Ureaplasma urealyticum*）是1954年由Shepard从非淋菌性尿道炎的尿道分泌物中分离获得的人类泌尿系统常见的寄生菌之一，在特定条件下可引起尿道炎。

（一）生物学性状

解脲脲原体直径为0.05~0.3μm，多为单个或成双排列。基因组大小为750kb，G+C mol%为27.5%~28.5%。生长除需要胆固醇外，还须添加酵母浸液。在固体培养基上培养48小时后长出直径为15~30μm的"油煎蛋"样菌落。能分解尿素，不分解糖类和精氨酸，磷脂酶阴性，四唑氮盐还原阴性。最适pH为5.5~6.5，在液体培养基中生长分解尿素产生NH_3，使pH上升而死亡。对1∶2 000的醋酸铊不敏感。

根据细胞膜多带抗原（MB-Ag）的不同，解脲脲原体可分为2个生物型和14个血清型。生物1型（2、4、5、7~13型）均有16kD和17kD多肽；生物2型（1、3、6、14型）仅有17kD多肽。根据16S rRNA基因和16S~23S rRNA间区序列差异，将14个血清型分为2个种，即解脲脲原体和微小脲原体。

（二）致病性与免疫性

解脲脲原体为机会致病菌，主要通过性接触传播，引起尿道炎、宫颈炎、尿路结石等，通过影响精子质量导致男性不育。其致病物质及机制主要包括以下几个方面：① 借助顶端结构黏附于宿主细胞表面，从宿主细胞膜吸取脂质与胆固醇，引起细胞膜损伤；② 产生毒性代谢产物如NH_3，对宿主细胞产生急性毒性作用；③ 具有人IgA特异蛋白酶，能降解IgA1而使黏膜屏障受损；④ 具有侵袭性酶，能溶解宿主细胞膜上的磷脂，从而损伤宿主细胞。

解脲脲原体感染机体后可检测到IgM、IgG和分泌型IgA（SIgA）抗体。在急性期，多数患者IgM升高，可用于早期诊断。IgG仅用于流行病学调查，SIgA对防止再感染有保护作用。

（三）感染后检查方法

解脲脲原体感染的血清学检查临床诊断价值不大，实验室检查最好的方法是分离培养与核酸检测。

1. 病原体检测　取泌尿生殖道标本接种于液体培养基，培养24~48小时后，因分解尿素产NH_3使pH升高，酚红指示剂由淡红色变为红色；将培养物转种于固体培养基，在5%CO_2和90%N_2的环境中培养24~48小时，低倍镜下可观察到"油煎蛋"样菌落；取可疑菌落经形态、pH和生化反应做初步鉴定，进一步鉴定需用特异抗血清做生长抑制试验（GIT）与代谢抑制试验（MIT）。

2. 核酸检测 采用PCR方法从患者泌尿生殖道标本中检测尿素酶基因、多带抗原（MB–Ag）基因和16S rRNA基因。此法快速、特异，适宜于大批量标本检测。

（四）防治原则

加强性传播疾病防治知识的宣传教育，注意性卫生，切断传播途径。感染者可用四环素类、喹诺酮类药物治疗，但有耐药株产生。

二、人型支原体

人型支原体（*Mycoplasma hominis*）的形态结构、染色性与解脲脲原体相似，基因组大小为700kb，G+C mol%为33.7%。该菌能分解精氨酸，不分解尿素和葡萄糖，最适pH为7.2~7.4，在液体培养基中由于能分解精氨酸产生NH₃使pH升至7.8以上而死亡。在固体培养基上，形成200~300μm的"油煎蛋"样较大菌落。对1∶2 000的醋酸铊与红霉素（100mg/L）不敏感，对四环素与林可霉素敏感。

人型支原体寄居于泌尿生殖道，主要通过性接触传播。在男性可引起附睾炎；在女性主要引起盆腔炎、慢性羊膜炎和产褥感染；在新生儿可引起肺炎、脑炎及脑脓肿。感染后检查方法和防治原则与解脲脲原体相同。核酸检测可从患者泌尿生殖道标本中检测16S rRNA基因。

三、生殖支原体

生殖支原体（*Mycoplasma genitalium*）呈烧瓶状，长0.6~0.7μm，底宽0.3~0.4μm，顶宽0.06~0.08μm，有一明显的颈部，宽约7nm。基因组大小为580kb，G+C mol%为32.4%。生殖支原体能发酵葡萄糖和其他碳水化合物使培养基变酸，不分解尿素和精氨酸。在普通支原体培养基中不生长，须在不含醋酸铊的SP-4培养基中生长，生长缓慢，菌落呈典型的"油煎蛋"样。生殖支原体的顶端结构有黏附素MgPa，与肺炎支原体P1黏附蛋白在血清学上有明显的交叉反应。

生殖支原体通过性接触传播，黏附于泌尿生殖道上皮细胞，主要引起尿道炎、子宫内膜炎和盆腔炎等疾病。

该支原体较难培养，生长慢，不适宜于常规实验室分离培养。实验室最好的诊断方法是核酸检测。目前已用于PCR检测的基因有16S rRNA和*MgPa*基因，此方法特异度、灵敏度高。

学习小结

泌尿系统感染支原体有解脲脲原体、人型支原体和生殖支原体。其中，解脲脲原体为机会致病菌，人型支原体和生殖支原体为致病菌，是引起非淋菌性尿道炎的常见病原体。支原体接种于固体培养基上均可形成典型的"油煎蛋"样菌落。实验室诊断通常采用核酸检测方法。

（李忠玉）

（一）A型选择题

1. 以下属于机会致病菌的是

    A. 人型支原体

    B. 沙眼衣原体

    C. 解脲脲原体

    D. 肺炎支原体

    E. 生殖支原体

2. 生殖支原体与致病有关的结构是

    A. 菌毛

    B. 胞膜

    C. 顶端结构

    D. 微丝

    E. 脂质

3. 培养解脲脲原体的最适pH是

    A. 5.0~5.5

    B. 5.5~6.5

    C. 7.0~7.5

    D. 7.5~8.0

    E. 8.0~8.5

答案：1. C；2. C；3. B

（二）简答题

简述解脲脲原体、生殖支原体和人型支原体所致疾病及防治原则。

第五节　阴道加德纳菌

知识目标

1. 熟悉阴道加德纳菌传播途径和所致疾病。
2. 了解阴道加德纳菌感染后检查方法。

阴道加德纳菌（*Gardnerella vaginalis*）是1955年由Gardner及Dukes从阴道分泌物中分离出的一种与非特异性阴道炎相关的致病菌。1980年，Greenwood和Pickett应用DNA杂交技术和电镜观察等方法，将其确定为一个新的菌属，即加德纳菌属（*Gardnerella*），阴道加德纳菌是该属的唯一菌种，是引起细菌性阴道病（bacterial vaginosis）的重要病原菌。

阴道加德纳菌为细小杆菌，常呈球杆状，有时呈丝状和多形状，大小为0.5μm×（1.5~2.5）μm，无荚膜及鞭毛。革兰氏染色不定，与菌株和培养条件有关。在普通培养基上不生长，在含人血或兔血琼脂平板上形成针尖样大小菌落，并有狭窄的β溶血环。对干燥的抵抗力不强，在数日内可死亡，对湿热敏感。

阴道加德纳菌可通过性接触传播，还可以通过间接接触传播，如共用毛巾、浴盆，使用公共厕所的坐便器等引起细菌性阴道病。其致病可能与厌氧菌共同作用有关，同时与其产生溶血素、唾液酸酶和磷脂酶C等致病物质有关。由于阴道加德纳菌黏附于阴道上皮细胞表面而使细胞边缘不清晰呈锯齿形，这种细胞称为线索细胞，为本病的特征。阴道加德纳菌还能引起新生儿败血症和软组织感染。

阴道加德纳菌感染后检查方法一般不做细菌分离培养。其诊断依据为：① 阴道分泌物增多，稀薄有恶臭味；② 分泌物pH>4.5；③ 分泌物胺试验阳性；④ 镜检有线索细胞。氨苄西林、万古霉素和甲硝唑可用于阴道加德纳菌感染的治疗。

学习小结

阴道加德纳菌为细小杆菌，呈多形性，无荚膜、无鞭毛。在普通培养基上不生长，在含人血或兔血琼脂平板上形成β溶血环。通过性接触或间接接触引起细菌性阴道病，形成线索细胞是本病的特征。加德纳菌阴道病的诊断一般不做细菌分离培养。氨苄西林、万古霉素和甲硝唑可用于阴道加德纳菌感染的治疗。

（李忠玉）

复习参考题

（一）A型选择题

1. 患者，女，25岁，外阴瘙痒伴分泌物增多3天，分泌物稀薄，实验室检查：阴道清洁度Ⅲ度，线索细胞阳性，加德纳菌（++），杂菌（+），白细胞（++），未检出霉菌和滴虫，该患者可能的诊断是
   A. 滴虫性阴道炎
   B. 细菌性阴道病
   C. 淋病
   D. 真菌性阴道炎
   E. 非淋菌性尿道炎

2. 关于阴道加德纳菌的叙述，错误的是
   A. 正常阴道分泌物中不见或少见阴道加德纳菌
   B. 线索细胞是诊断加德纳菌阴道病的重要指标
   C. 具有多形性，可呈小杆状
   D. 胺试验阳性
   E. 为革兰氏染色阳性球菌

3. 以下不是诊断阴道加德纳菌感染指标的是
   A. 阴道分泌物增多
   B. 阴道分泌物pH增高
   C. 阴道球菌减少
   D. 胺试验阳性
   E. 线索细胞

答案：1. B；2. E；3. C

（二）简答题

1. 简述阴道加德纳菌传播途径和所致疾病。

2. 简述加德纳菌阴道病的实验诊断依据。

第六节　逆转录病毒

知识目标

1. 掌握人类免疫缺陷病毒（HIV）的生物学特性和复制特点；HIV的受体和辅助受体；HIV的致病机制；HIV的传播途径；HIV感染的诊断方法和治疗原则。
2. 熟悉逆转录病毒的生物学特性；人类嗜T细胞病毒1型（HTLV-1）所致疾病。
3. 了解HTLV-1的致病机制；人内源性逆转录病毒（HERV）的生物学特性。

> **问题与思考**
>
> 　　患者，男，28岁，自由职业。因发热、咳嗽、气促1个月入院。患者1个月前无明显诱因出现发热、咳嗽、咳黄黏痰、气促、乏力。发热为间断性，每天发热3~4次，无规律性，体温最高39.4℃，咳嗽、咳黄黏痰较频繁，并常于夜间出汗。1个月前曾诊断口腔真菌感染至今未愈，近1个月体重下降10kg左右，否认肝炎、结核、糖尿病史，否认输血、外伤、手术史，否认吸毒，既往有高危性行为史。胸部CT示双肺满布不规则大片薄磨玻璃状阴影，边缘模糊，以肺野外为甚，呈白肺改变。
>
> 　　思考：
>
> 　　1. 本病例最可能的诊断是什么，请列出诊断依据。
>
> 　　2. 为明确诊断，需要做哪些病原学检查？
>
> 　　3. 该病的主要传播途径有哪些？
>
> （张立婷提供）

　　逆转录病毒科（*Retroviridae*）病毒是一组含逆转录酶（reverse transcriptase，RT）的RNA病毒，主要包括7个属（表16-6-1）。逆转录病毒几乎见于各种脊椎动物，多数只感染单一种属动物，少数可以跨种属自然感染。除慢病毒属为杀细胞性病毒外，其余均为非杀细胞性病毒，成熟病毒以出芽方式释放。病毒颗粒呈球形，直径80~110nm，有包膜，包膜表面有刺突。病毒基因组组成相似，由两条相同的+ssRNA组成，在5′端通过部分碱基互补联结，构成线性二倍体，基因组两端为长末端重复序列（long terminal repeat，LTR），中间从5′端至3′端依次排列为功能相似的群特异性抗原（group specific antigen，*gag*）、聚合酶（polymerase，*pol*）和包膜糖蛋白（envelope glycoprotein，*env*）3个主要的结构基因和多个调节基因。病毒基因组复制时，以病毒RNA为模板，在逆转录酶作用下，逆转录出DNA，并与宿主细胞的染色体整合，成为前病毒。前病毒可长期潜伏在宿主细胞内，并可激活宿主细胞基因的表达，包括癌基因，因此许多逆转录病毒是肿瘤病毒。

属	代表病毒
α逆转录病毒属	劳斯肉瘤病毒（Rous sarcoma virus，RSV）
β逆转录病毒属	鼠乳腺瘤病毒（murine mammary tumor virus，MMTV）
γ逆转录病毒属	鼠白血病病毒（murine leukemia virus，MLV）、Moloney鼠肉瘤病毒（Moloney murine sarcoma virus，mo-MSV）
δ逆转录病毒属	人类嗜T淋巴细胞病毒（human T-cell lymphotropic virus，HTLV）、牛白血病病毒（Bovine leukemia virus，BLV）
ε逆转录病毒属	大眼狮鲈皮肤肉瘤病毒（Walleye dermal sarcoma virus，WDSV）
慢病毒属	人类免疫缺陷病毒Ⅰ型（human immunodeficiency virus type 1，HIV-1）、猴免疫缺陷病毒（simian immunodeficiency virus，SIV）、马传染性贫血病毒（equine infectious anemia virus，EIAV）
泡沫病毒属	泡沫病毒（foamy virus）

一、人类免疫缺陷病毒

人类免疫缺陷病毒（human immunodeficiency virus，HIV）是获得性免疫缺陷综合征（acquired immunodeficiency syndrome，AIDS，即艾滋病）的病原体。1981年AIDS病例首次被报道，联合国艾滋病联合规划署（The Joint United Nations Programme on HIV/AIDS，UNAIDS）统计，自AIDS开始流行以来，已有8 560万人感染了HIV，已有4 040万人死于与AIDS相关的疾病。截至2022年9月底，我国现有AIDS感染者121.5万人，死亡40.8万人。AIDS仍是目前全球最严重的公共卫生问题之一。

（一）生物学性状

HIV是逆转录病毒科慢病毒属成员，包括HIV-1和HIV-2两个型别，两型核酸序列差异超过40%。世界范围的AIDS流行大多由HIV-1引起，HIV-2主要在西非呈地域性流行。

1. 结构与组成　HIV呈球形，直径100~120nm，有包膜，包膜表面有糖蛋白gp120和gp41构成的刺突，包膜内是由内膜蛋白p17组成的内膜。内含子弹头样的核衣壳结构，衣壳蛋白p24组成衣壳，壳内含有两条相同的+ssRNA和生命周期过程所需要的逆转录酶、整合酶、蛋白酶和RNA酶以及核衣壳蛋白p7（图16-6-1）。

HIV-1和HIV-2的基因组长度分别约9.2kb和10.36kb，带有编码几种病毒蛋白的开放阅读框（ORF）。逆转录后形成的前病毒DNA外侧两端是LTR，LTR有启动子、增强子和负调控区，可控制前病毒基因的表达。HIV基因组含有3个结构基因（*gag*、*pol*、*env*）和6个调节基因（*tat*、*rev*、*nef*、*vif*、*vpr*、*vpu/vpx*）（图16-6-2）。HIV-2没有调节基因*vpu*，取而代之的是*vpx*基因。HIV结构基因编码蛋白的功能见表16-6-2。

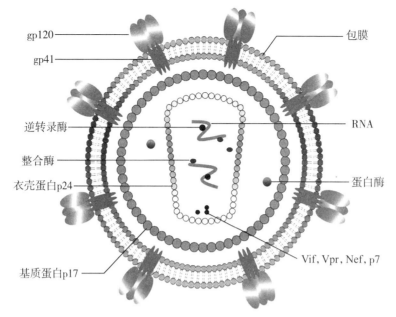

gp120 —————— 包膜

gp41 ——————

逆转录酶 ——————

整合酶 —————— RNA

衣壳蛋白p24 ——————

蛋白酶 ——————

基质蛋白p17 —————— Vif, Vpr, Nef, p7

▲ 图16-6-1　HIV的结构模式图

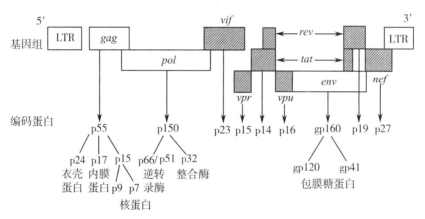

▲ 图16-6-2　HIV的基因组结构及其编码蛋白

▼ 表16-6-2　HIV的结构基因产物

基因	编码蛋白	编码蛋白的功能
gag	前体蛋白p55	裂解为内膜蛋白p17、衣壳蛋白p24、核衣壳蛋白p7和p9，组成病毒体结构
pol	蛋白酶p11、逆转录酶p66/p51、整合酶p32	蛋白酶、逆转录酶（聚合酶、核酸内切酶RNase H）、整合酶，参与病毒复制
env	包膜糖蛋白gp160	裂解为gp120、gp41，构成病毒表面糖蛋白刺突，侵入靶细胞

HIV 的逆转录酶具有聚合酶活性，但不具备校正功能（proof reading），转录时错配发生率高，导致HIV在复制过程中频繁发生基因变异，即使在同一感染者体内也存在大量序列不同的病毒变异体。env编码的gp120和gp41位于病毒表面，是HIV的中和抗原，env的变异使HIV可逃逸免疫系统识别的压力，使疫苗无法发挥作用。HIV的蛋白酶p11以二聚体形式存在，负责裂解病毒蛋白前体，是HIV复制不可缺少的关键酶。HIV的逆转录酶和蛋白酶是抗HIV药物的主要作用靶点。

2. 病毒受体　HIV感染的第一步是与宿主细胞表面的受体（receptor）CD4分子结合。HIV-1除需要CD4分子作为受体之外，还需要辅助受体（co-receptor）协助将病毒包膜与细胞膜融合。辅助受体主要包括CXCR4、CCR5等趋化因子受体。CD4分子主要表达于T细胞，在巨噬细胞、神经胶质细胞表面也有少量表达，因此HIV不仅感染T细胞，也感染巨噬细胞、神经胶质细胞。

3. 复制　病毒包膜糖蛋白gp120首先与靶细胞膜表面特异受体CD4分子结合，继而与辅助受体结合，导致gp120构象发生改变，激活gp41融合多肽，触发病毒包膜与靶细胞膜融合。当gp41插入宿主细胞后，病毒核衣壳进入细胞内脱壳，将病毒RNA释放进入细胞内，逆转录酶以病毒RNA为模板，以宿主细胞的转运RNA（tRNA）作为引物，合成负链DNA，形成RNA：DNA中介体。中介体中的RNA被RNA酶H水解，再以负链DNA为模板合成互补正链DNA，形成双链DNA，并在DNA两端形成LTR，再由胞质移行到胞核。在病毒整合酶的协助下，新合成的病毒DNA整合到宿主细胞DNA，称为前病毒。子代病毒基因组由前病毒转录而来，LTR含有启动子（promoter）和增强子（enhancer），转录由细胞RNA聚合酶Ⅱ负责，前病毒如同细胞的一组基因，其表达受到细胞基因组的调控（图16-6-3）。

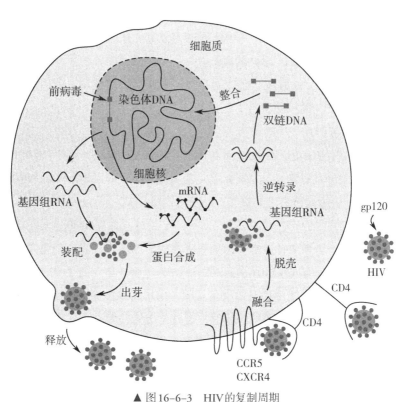

▲ 图16-6-3　HIV的复制周期

完整的转录子将作为病毒基因组装配到子代病毒体中，另一些转录子则被剪切成为信使RNA（mRNA）用于翻译前体蛋白，经病毒蛋白酶裂解后成为病毒蛋白。病毒子代基因组RNA与病毒蛋白装配成为核心颗粒，从宿主细胞膜获得包膜后以出芽方式释放，最终形成具有感染性的子代病毒体。

4. 培养特性 HIV仅感染表面有CD4分子的细胞，实验室常用人外周血T淋巴细胞经有丝分裂原（如植物血凝素PHA）刺激后培养2~4周分离病毒。

目前还缺少能如实反映人类AIDS的动物模型。黑猩猩感染HIV后连续8个月在血液和淋巴液中可持续分离到HIV，在感染3~5周后可查出一定水平的HIV特异性抗体，但无免疫缺陷表现。某些猴免疫缺陷病毒（SIV）毒株感染亚洲猕猴可以产生持续性高水平病毒复制，并诱发类似AIDS样症状，该模型被用于HIV感染等相关研究。

5. 抵抗力 HIV对理化因素抵抗力较弱，常用消毒剂0.5%次氯酸钠、5%甲醛、2%戊二醛、70%乙醇等处理10~30分钟可灭活HIV。冻干血制品需要加热68℃ 72小时才能彻底灭活HIV。高压蒸汽灭菌、煮沸20分钟均可达到灭活HIV的目的。

（二）致病性与免疫性

1. 传染源和传播途径

（1）传染源：HIV携带者和AIDS患者。从HIV感染者的血液、精液、前列腺液、阴道分泌物、脑脊液、唾液、泪液和乳汁、脊髓及中枢神经组织等标本中均可分离到HIV。

（2）传播途径：主要包括性传播、血液传播和垂直传播。

1）性传播：是HIV的主要传播方式，因此，AIDS是重要的性传播疾病之一。可经过同性或异性性行为传播。如果合并梅毒、淋病、单纯疱疹病毒2型（HSV-2）感染等疾病，局部炎症有助于HIV穿过黏膜屏障，可增加HIV感染的风险。

2）血液传播：接受含HIV的血液、血液制品、器官或组织移植物，使用被HIV污染的注射器、针头、器械等，用含HIV的精液进行人工授精，均会有发生HIV感染的风险。注射药瘾者是高危人群。

3）垂直传播：HIV可经胎盘、产道或哺乳传播。如果HIV阳性母亲实施抗HIV药物治疗、采取安全分娩方法、避免母乳喂养以及采取新生儿抗病毒治疗，可以显著降低和阻断垂直传播。

与AIDS患者的日常接触或昆虫（如蚊等）叮咬不传播HIV。

2. 临床表现 未经治疗的HIV感染持续约十年，要经过急性感染期、无症状潜伏期、艾滋病期三个阶段（图16-6-4），感染者通常在出现临床症状后两年内死亡。新生儿对HIV感染更敏感，未治疗者一般在2岁左右出现症状，并于2年内死亡。

（1）急性感染期：HIV感染机体后开始大量复制，出现病毒血症，血液、脑脊液和骨髓细胞中均可分离到病毒，血清中可查到HIV抗原p24，但HIV抗体检测不到，即窗口期。临床上可出现发热、疲劳、咽痛、皮疹、头痛、盗汗、腹泻及淋巴结肿大等非特异性症状，一般持续1~2周持续数日至数周后症状自行消退，HIV感染进入无症状潜伏期。

（2）无症状潜伏期：此期持续时间较长，可达6~8年，平均潜伏期10年。HIV前病毒在宿主细胞染色体中持续存在，同时病毒持续复制，外周血不能或很少检测到HIV抗原，血清HIV抗体持续呈阳性，CD4$^+$T细胞持续进行性减少，感染者无临床症状或仅出现无痛性淋巴结肿大。

（3）艾滋病期：当CD4$^+$/CD8$^+$细胞数倒置，CD4$^+$细胞计数<200个/μl，血浆HIV载量明显升高，感染者的免疫功能出现障碍，进入典型艾滋病期。主要的临床表现为HIV相关症状、各种机会性感染以及肿瘤。

1）HIV相关症状：主要表现为持续1个月以上的发热、盗汗、腹泻；体重减轻10%以上。部分患者表现为神经精神症状，包括记忆力减退、精神淡漠、性格改变、头痛、癫痫、痴呆等，持续性全身淋巴结肿大。神经系统的小胶质细胞、巨噬细胞也可以感染HIV，释放炎性细胞因子导致神经系统损伤。40%~90%的AIDS患者会出现神经系统疾病，如无菌性脑膜炎、艾滋病痴呆综合征（AIDS dementia complex）、空泡性脊髓病（vacuolar myelopathy）等。

2）各种机会性感染：卡氏肺孢子菌、白念珠菌、新生隐球菌、鸟分枝杆菌、沙门菌、李斯特菌、巨细胞病毒、单纯疱疹病毒、水痘-带状疱疹病毒、隐孢子虫、弓形虫等感染。

3）恶性肿瘤：恶性淋巴瘤、卡波西肉瘤（Kaposi sarcoma）、宫颈癌、肛门生殖道癌等。

未经抗HIV治疗的AIDS患者大多于2年内死亡，合并机会感染可使存活期进一步减少。

3. 致病机制　HIV感染最主要的特点是CD4$^+$T细胞的损伤。HIV通过多种机制破坏CD4$^+$T细胞：① 细胞表面的HIV抗原激活细胞毒性T细胞（CTL）的直接杀伤作用，或者由抗HIV抗体介导的细胞毒作用，破坏携带HIV的CD4$^+$T细胞；② HIV感染CD4$^+$T细胞后通常诱导细胞融合，形成多核巨细胞，导致细胞死亡；③ HIV复制以及非整合的病毒DNA在细胞内大量积聚，抑制细胞正常的生物合成；④ 镶嵌于细胞膜的gp120与CD4分子发生融合，破坏细胞膜的完整性和通透性；病毒出芽释放也导致细胞膜大量丢失；⑤ 诱导CD4$^+$T细胞凋亡；⑥ gp41与细胞膜上主要组织相容性复合体（MHC）Ⅱ类分子有同源性，诱导产生具有交叉反应的自身抗体，致使T细胞损伤。

细胞免疫功能抑制使得肿瘤病毒（如人疱疹病毒8型、EB病毒）增殖，进一步通过其癌基因激活细胞增殖与转化信号途径，导致卡波西肉瘤、B细胞淋巴瘤发生。

一小部分HIV感染的CD4$^+$T细胞可以回复为静止记忆细胞，构成了持续稳定的HIV病毒库。HIV也能感染巨噬细胞、树突状细胞、神经胶质细胞等，成为体内另一个HIV病毒库。这些HIV病毒库是造成免疫系统无法彻底清除HIV感染的重要原因之一。

4. 免疫性　HIV感染后机体产生细胞免疫和体液免疫，但病毒不能被机体彻底清除，一经感染便终身携带。

感染细胞内的病毒主要依靠机体的细胞免疫反应清除，包括特异性CTL识别 *env*、*pol*、*gag* 等基因的编码产物，对杀伤HIV感染细胞及阻止病毒扩散有重要作用，但不能清除HIV潜伏性感染的细胞。HIV感染1~3个月后机体即可检出HIV抗体，但多为非中和抗体，针对病毒包膜的中和抗体的水平较低，这些抗体具有一定的保护作用，主要是在急性感染期降低血清中的病毒抗原量，但不能清除细胞内的病毒。HIV感染过程中病毒载量和淋巴细胞数量的变化见图16-6-4。

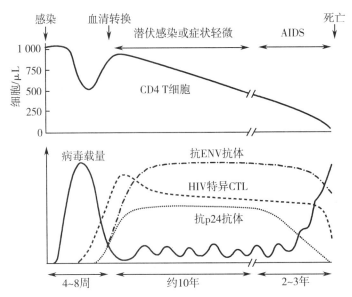

▲ 图16-6-4　HIV感染过程中HIV抗原、抗体及CD4⁺T细胞及细胞毒性T细胞（CTL）的变化

　　无论是细胞免疫还是体液免疫，均无法彻底清除HIV，原因是：① 病毒持续变异，抗原决定簇也随之变异；② HIV的基因组整合在宿主细胞的染色体上，在免疫细胞中潜伏性感染；③ HIV感染可下调MHC分子表达，阻止CTL识别和破坏感染细胞。

（三）感染后检查方法

　　临床常用血清学（抗体）、病毒核酸或蛋白检测方法来诊断HIV感染。

　　1. 检测抗体　多数HIV感染者在6~12周之内可检出HIV抗体，6个月后所有感染者抗体检测均为阳性。① 初筛试验：临床多采用ELISA法检测HIV抗体，有假阳性，阳性者必须进一步确证。② 确证实验：蛋白质印迹法（WB）是最常用的确证实验，可以检出针对HIV不同结构蛋白的抗体，如抗p24、抗gp41、抗gp120、抗gp160等。

　　2. 检测抗原　通常检测血中的HIV衣壳蛋白P24。一旦抗体产生，P24通常就不能检出。但感染后期可再次检测到P24抗原，此时已到艾滋病期。因此检测P24用于HIV抗体不确定或窗口期的辅助诊断。

　　3. 检测核酸　临床常用实时荧光定量PCR（qPCR）方法检测血液中HIV载量，用于监测HIV感染者病情发展及抗病毒治疗药物效果。

　　4. 病毒分离　一般需要4~6周，因费时且昂贵，分离成功困难，故不用于HIV感染的临床诊断。用有丝分裂原刺激的正常人外周血淋巴细胞与患者的外周血单核细胞、骨髓细胞、血浆或脑脊液等标本混合培养后，检测HIV抗原或病毒颗粒，多用于科学研究。

　　5. 耐药性检测　由于HIV基因突变频繁，易产生耐药性，初次诊断、治疗失败或病毒载量下降不理想时，推荐进行耐药性检测。目前，最常用的方法是测定逆转录酶和蛋白酶基因序列。

（四）防治原则

　　1. 预防措施　由于缺乏有效的HIV疫苗，药物也不能彻底清除病毒，因此，目前控制HIV传播的唯一有效方式是控制传播环节，减少可能的感染机会。预防和控制HIV感染的政策性措施包括：① 开展预防AIDS的广泛宣传教育，这是预防AIDS的首要措施。② 建立HIV监测网络，及时掌握疫情动态；加强检测；随访病例；落实救治救助政策。③ 提倡安全性行为，流行病学调查显示，正确使用安全套避免HIV感染的有效率达69%。④ 抵制和打击吸毒行为。⑤ 全面落实核酸检测，严格筛查献血者、器官捐献者、精液捐献者。⑥ 禁止共用注射器、牙刷、剃须刀等。⑦ 预防和阻断垂直传播。针对AIDS感染和流行防控，我国实施了"四免一关怀"等一系列政策，取得了显著成效，使得AIDS在我国呈低流行水平。

2. 药物治疗　针对HIV复制周期的抗逆转录病毒治疗（anti-retroviral therapy，ART），包括以下四个步骤：

（1）抑制逆转录酶：核苷类逆转录酶抑制剂、非核苷类逆转录酶抑制剂，能干扰病毒DNA合成，抑制病毒在体内的增殖。核苷类逆转录酶抑制剂有拉米夫定（lamivudine）、齐多夫定（azidothymidine，AZT）、2′,3′-双脱氧胞苷（ddC）、去羟肌苷（又称2′,3′-双脱氧肌苷，ddI）等。非核苷类逆转录酶抑制剂有地拉韦啶（delavirdine）和奈韦拉平（nevirapine）。

（2）抑制蛋白酶：沙奎那韦（saquinavir）、利托那韦（ritonavir）、茚地那韦（indinavir）和奈非那韦（nelfinavir）等药物能抑制HIV的蛋白酶，使大分子前体蛋白不能裂解为成熟蛋白。

（3）抑制病毒与细胞膜融合：恩夫韦肽（enfuvirtide）（即T-20）能与gp41结合，从而阻断HIV包膜与细胞膜融合。

（4）整合酶抑制剂：雷特格韦（raltegravir）作用于HIV整合酶，抑制HIV基因组整合至细胞染色体。

由于HIV频繁基因突变，其逆转录酶、蛋白酶极易变异，临床上常用联合治疗方法，即高效抗逆转录病毒治疗（highly active anti-retroviral therapy，HAART），俗称鸡尾酒疗法，即同时给予2种逆转录酶抑制剂和1种蛋白酶抑制剂的三联疗法，可将血浆病毒载量降到低于可检测水平，延长患者的存活时间。

口服抗逆转录病毒药物（ARV）可用于保护暴露于HIV感染风险的HIV阴性人群，称为暴露前预防（pre-exposure prophylaxis，PrEP），主要用于与HIV感染者或AIDS患者有性行为的人群，可以在很大程度上降低感染HIV的概率，暴露后72小时内为最佳阻断期。

二、人类嗜T细胞病毒

1979年Gallo等从T淋巴细胞白血病患者中分离到第一个人类逆转录病毒——人类嗜T细胞病毒（human T lymphotropic virus，HTLV）。1982年Gallo等从1例毛细胞白血病（hairy cell leukemia）患者的外周血中分离到第二个人类逆转录病毒。前者称为HTLV-1型，后者为HTLV-2型，二者基因组同源性为65%。

（一）生物学性状

HTLV属于δ逆转录病毒属，病毒体呈球形，直径约100nm，核衣壳呈二十面体立体对称。

有包膜，包膜表面的刺突能与靶细胞表面的CD4分子结合，与病毒的感染、侵入T细胞有关。基因组长约9.0kb，含3个结构基因（*gag*、*pol*、*env*）和2个调节基因（*tax*、*rex*），不含病毒癌基因。

HTLV的2个调节基因与HTLV的致病性有关。*tax*基因编码的Tax蛋白具有2种活性：① 活化病毒LTR，激活前病毒DNA转录，促进病毒mRNA合成；② 诱导NF-κB表达，NF-κB进一步刺激IL-2受体和IL-2表达。*rex*基因编码Rex蛋白，能够促进病毒mRNA从细胞核转运到细胞质和病毒蛋白合成。

（二）致病性和免疫性

HTLV的传染源是患者和HTLV感染者，HTLV-1仅感染CD4$^+$T淋巴细胞。

HTLV-1主要通过性接触、输血、注射等方式水平传播，也可通过胎盘、产道和哺乳等途径垂直传播。HTLV-1的流行具有明显的地区性，日本九州、非洲某些地区、加勒比海岛屿地区血清检出阳性率高，而其他地区阳性率极低。我国仅在福建省沿海和北方民族地区发现有小流行。

HTLV-1是成人T细胞白血病（adult T-cell leukemia，ATL）的病原体。ATL好发于40岁以上成人。HTLV-1感染潜伏期长，多无临床症状，约有5%感染者发生急性或慢性成人T细胞白血病。急性ATL主要表现为白细胞增多并出现异形淋巴细胞，淋巴结肿大及肝脾大，并出现红斑、皮疹等皮肤及神经系统损伤症状，预后不良。慢性ATL除白细胞增多并出现异形淋巴细胞和皮肤症状外，仅少数病例有淋巴结肿大、肝脾大症状。此外临床还分隐匿型和淋巴瘤型。HTLV-1型还引起HTLV-1型相关脊髓病（HTLV-1 associated myelopathy，HAM）及热带痉挛性下肢轻瘫（tropical spastic paraparesis，TSP），因两者相似，故总称HAM/TSP。患者以女性居多，主要症状为慢性进行性步行障碍与排尿困难，有时伴有感觉障碍。

HTLV诱发白血病的机制可能与Tax和Rex两个调节蛋白有关：① 当HTLV进入CD4$^+$T细胞后，TAX激活NF-κB，进而激活IL-2受体基因，使CD4$^+$T细胞的细胞膜出现IL-2受体。TAX激活HTLV-1前病毒转录时也激活IL-2基因，引起IL-2过量表达。IL-2与IL-2受体结合，导致CD4$^+$T细胞大量增殖。② TAX还能激活细胞原癌基因，表达转化蛋白，促进细胞转化和增殖。③ HTLV前病毒整合到细胞染色体上，可能导致细胞基因突变。

机体被HTLV-1感染后，可产生体液免疫和细胞免疫，血清中会出现HTLV-1抗体，如抗p24、p21、gp46抗体等。但当抗体出现后，病毒抗原表达减少，反而影响细胞免疫清除感染细胞。

（三）感染后检查方法

检测HTLV抗体是实验室诊断的主要方法，临床可用ELISA检测HTLV抗体初步诊断HTLV感染，HTLV-1、HTLV-2和HIV有交叉反应，常规血清学方法不能区分，阳性血清需经WB确证。

PCR用于检测外周血单个核细胞中前病毒DNA以及HTLV的型别诊断，灵敏度最高。

实验室分离HTLV的方法与HIV相似。

（四）防治原则

目前对 HTLV 感染尚无有效的疫苗，可以采用 α 干扰素和逆转录酶抑制剂等药物进行治疗。

三、人内源性逆转录病毒

人类基因组测序结果显示，人的基因组序列中大约有 98 000 个内源性逆转录病毒（endogenous retrovirus，ERV）序列，占人类基因组的 5%~8%，这些病毒序列被认为是我们祖先与病毒之间斗争，远古逆转录病毒整合至生殖细胞或胚胎干细胞，并以孟德尔方式遗传给子代，经过百万年的突变和进化形成的。在哺乳动物的基因组中均存在 ERV 序列。

ERV 基因组结构和外源性逆转录病毒相似，但由于在漫长的进化过程中积累的基因突变和缺失，大多数 ERV 基因组不完整，不能作为模板复制出有感染性的完整逆转录病毒，而有些 ERV 的基因仍保留完整的阅读框，可编码某些有功能的蛋白。

人内源性逆转录病毒（human endogenous retrovirus，HERV）最早在 1981 年被发现。目前已经发现的 HERV 至少有 31 个家族，如 HERV-H、HERV-9、HERV-W、HERV-K 等。根据传统外源性逆转录病毒的分类方法，可将这些 HERV 分成 3 个大家族。① Class Ⅰ：γ 逆转录病毒相似元件，包括 HERV-T、HERV-I、HERV-H、HERV-W、ERV-9、HERV-R 等；② Class Ⅱ：β 逆转录病毒相似元件，又称为 HERV-K 超家族；③ Class Ⅲ：泡沫病毒相似元件，包括 HERV-L、HERV-S、HERV-U 等。

正常情况下，HERV 具有重要的生物学功能。胚胎发育学研究显示，HERV 在受精卵细胞中转录水平显著上调，受精卵在母体子宫内膜着床时，HERV-W *env* 编码的蛋白（又称合胞素 1，syncytin-1）具有使滋养细胞分化、融合的功能，形成胎盘滋养层，因此 HERV 可能是胚胎发育过程所必需的；也有研究发现 syncytin-1 具有免疫抑制作用，可使胎儿不被母体免疫排斥；最新的研究表明这些逆转录病毒的 DNA 片段可能调控人体内先天免疫系统中的某些基因表达。

研究发现，HERV 可能与多种人类疾病密切相关。HERV 可通过表达自身基因和改变宿主细胞基因表达等方式，引起细胞功能异常，导致肿瘤和自身免疫病的发生。因此，HERV 被认为可能是一类新的致病因子，但 HERV 与疾病的关系研究近年来才受到关注，认识尚浅。

学习小结

逆转录病毒科病毒是一组含逆转录酶的 RNA 病毒，主要包括 7 个属。HIV 是引发 AIDS 的病原体，有 HIV-1 和 HIV-2 两个型别，包膜表面有 gp120 和 gp41 糖蛋白刺突。CD4 分子是 HIV 的受体，CXCR4、CCR5 是其辅助受体。HIV 主要感染和破坏 CD4$^+$ 细胞，导致免疫缺陷。HIV 的传播途径主要有性传播、血液传播和垂直传播，一旦感染，终身携带。临床诊断先用 ELISA 检测 HIV

抗体初筛，再经蛋白质印迹法确证。抗逆转录病毒治疗可有效抑制HIV的复制，但易产生耐药性。HTLV-1可引起成人T细胞白血病、HTLV-1型相关脊髓病及热带痉挛性下肢轻瘫，主要通过性传播、血液传播及垂直传播。人基因组序列中有5%~8%的序列是病毒序列，被称为HERV。正常情况下，HERV具有重要的生物学功能。HERV可能是一类新的致病因子，与多种人类疾病密切相关。

（徐佳）

复习参考题

（一）A型选择题

1. 下列哪项不是HIV感染的靶细胞
   A. 红细胞
   B. 单核细胞
   C. 巨噬细胞
   D. 神经小胶质细胞
   E. T细胞

2. 下列哪项不是HIV的传播途径
   A. 垂直传播
   B. 器官移植
   C. 蚊虫叮咬
   D. 性传播
   E. 输血传播

3. HIV能够特异性吸附CD4细胞是因为HIV有
   A. gp41
   B. gp120

   C. 逆转录酶
   D. 衣壳蛋白
   E. 内膜蛋白

4. 含有逆转录酶的病毒是
   A. HPV
   B. HSV
   C. CMV
   D. VZV
   E. HTLV

5. 可引发T淋巴细胞白血病的病毒是
   A. HIV-1
   B. HIV-2
   C. HTLV-1
   D. HTLV-2
   E. HERV

   答案：1. A；2. C；3. B；4. E；5. C

（二）简答题

1. 逆转录病毒有何特点？对人致病的逆转录病毒种类有哪些？

2. 试述HIV感染的传播途径、临床表现及主要致病机制。

3. 根据HIV病毒复制过程说明治疗AIDS药物的可能靶点。

第七节 人乳头瘤病毒

知识目标

1. 掌握人乳头瘤病毒的致病性与所致疾病。
2. 了解人乳头瘤病毒的形态结构与基因分型、感染后检查方法与防治原则。

人乳头瘤病毒（human papilloma virus，HPV）属于乳头瘤病毒科第一乳头瘤病毒亚科的 α、β、γ、μ 和 η 五个属，是一种嗜上皮性病毒，主要引起人类皮肤黏膜的增生性病变，导致良性疾病或恶性肿瘤。根据 HPV 基因亚型与所致疾病的关系，将其分为高危型（high risk，HR）和低危型（low risk，LR）。HPV 感染可发生在全世界各个地区。

一、生物学性状

1. 形态与结构 HPV 呈球形，直径 52~60nm，衣壳呈二十面体立体对称，无包膜。基因组为双链环状 DNA，呈超螺旋结构，大小为 7.8~8.0kb，组成病毒的核心，占病毒体总量的 10%~13%，基因组 G+C mol% 为 40%~50%。核心外面包绕蛋白质衣壳，由主要衣壳蛋白与次要衣壳蛋白组成，是病毒的结构蛋白。HPV 基因组可分为早期区（early region，E）、晚期区（late region，L）和非编码区（non coding region，NCR），分别占基因组的 50%、40% 和 10%。

E 区包括 6 个早期 ORF，分别为 E1、E2、E4、E5、E6、E7，主要编码调节蛋白。E1 和 E2 蛋白是病毒复制的基础，与转录调控相关。E2 蛋白能增强 NCR 调节和 E6、E7 的转录，E1 的失活可导致病毒 DNA 插入宿主细胞染色体引起突变。E5、E6、E7 是转化基因，与致癌性相关。

L 区含 2 个 ORF，分别为 L1 和 L2，分别编码病毒主要衣壳蛋白 L1 和次要衣壳蛋白 L2。单独的 L1 蛋白或 L1 和 L2 蛋白共同作用均具有自我组装特性，能够组装成病毒样颗粒（virus-like particle，VLP），其抗原性与天然 HPV 病毒颗粒相似，可诱发机体产生中和抗体。

NCR 也称长控制区（long control region，LCR）或上游调节区（upstream regulatory region，URR），大小约 1kb，对病毒 DNA 的复制和基因表达起调控作用。

2. 基因分型与疾病关系 根据 HPV L1 基因的同源性，目前已鉴定出 200 多型，同型 HPV L1 基因的序列同源性 ≥ 90%。根据 HPV 致癌危险性高低，可将 HPV 分为 LR 和 HR 两大类。LR-HPV 主要引起肛门皮肤及外生殖器的外生性疣类病变和低度宫颈上皮内瘤变。HR-HPV 除可引起外生殖器疣外，主要引起高度宫颈上皮内瘤变、宫颈癌及外生殖器癌等恶性病变（表 16-7-1）。

HPV类别	HPV型别	相关疾病
高危型	HPV 16、18、31、33、35、39、45、51、52、53、56、58、59、66、68、73、82型等	99.7%的宫颈癌中存在HPV感染，其中主要型别为HPV 16和HPV 18型（约占70%）。另外，高危型HPV感染与皮肤基底细胞癌、鳞状细胞癌、阴茎癌、阴唇/阴道癌、肛门肛管癌、口咽癌、喉癌和食管癌等发生相关
低危型	6、11、40、42、43、44、54、72、81型等	引起肛门、皮肤及外生殖器的外生性疣和低度宫颈上皮内瘤变

3. 病毒的复制与培养　HPV对皮肤和黏膜上皮细胞有高度亲嗜性，可以通过微小的创口感染鳞状上皮的基底层细胞或宫颈移行区细胞。HPV的复制增殖过程复杂，与上皮细胞的分化阶段相关。病毒DNA隐藏于基底层细胞，早期基因在棘层细胞开始表达，晚期基因的表达与病毒的装配在颗粒层细胞进行，而完整的病毒体仅存在于终末分化的角质层细胞中，这可能与病毒复制的过程中需要依赖特殊阶段的上皮细胞因子有关。

HPV尚不能在常规组织中培养，也缺乏动物模型，器官筏式培养（organotypic raft culture）虽可扩增HPV，但尚难以满足抗病毒药物筛选及细胞水平的分子生物学研究。

4. 抵抗力　HPV不耐热，高于50℃ 30分钟即可灭活，经甲醛处理也可失活，对脂溶剂、酸和X射线有一定抵抗力。

二、致病性与免疫性

1. 传染源　HPV具有宿主和组织特异性，人是唯一的自然宿主，人群普遍易感，传染源是患者，包括临床型、亚临床型以及潜伏性感染者。HPV感染在自然界分布广泛，但存在地区差异。世界上HPV所致疾病最多的是寻常疣和女性宫颈感染及相关疾病。

2. 传播途径　HPV主要通过直接接触传播，也可通过间接接触被HPV污染的物品，如内裤、浴盆、便器、毛巾等传播。皮肤受日光、紫外线照射等造成的微小损伤，以及其他理化因素造成的皮肤、黏膜损伤均可为HPV感染创造条件。

HPV引起的生殖道感染是性传播疾病之一，主要经性接触传播。生殖道感染的母亲在分娩过程中经产道垂直传播感染新生儿。

3. 致病机制　HPV感染具有严格的宿主、组织和细胞嗜性，一般仅感染人的皮肤和黏膜细胞，引起细胞增生是HPV的基本特征。病毒经皮肤或黏膜受损处进入感染部位的上皮细胞后，在细胞核内进行复制、转录并增殖，但不进入血液循环，不产生病毒血症。病毒的早期基因直接或间接参与细胞的增生和转化过程。E5蛋白可通过影响表皮生长因子受体（epidermal growth factor receptor，EGFR）的稳定性或激活血小板衍生的生长因子受体，刺激细胞的有丝分裂。E6和E7蛋白分别与抑癌蛋白p53和pRB结合，促使两种抑癌蛋白的降解并阻断p53和pRB对细胞周期的负调节作用，促使细胞异常增殖而诱导细胞永生化（immortalization）。宿主基因*p53*和*pRB*

突变可促进HPV诱导宫颈癌的发生。病毒DNA还可以整合到宿主细胞的染色体中，激活原癌基因表达，引起细胞永生化，也是其致癌的原因之一。HPV还可通过抑制干扰素作用等多种免疫逃逸机制逃避机体免疫系统的监视与清除，形成持续感染。

4. 所致疾病　HPV感染所致皮肤黏膜损伤与病毒型别有关（表16-7-1）。LR-HPV感染引起以下疾病。① 良性皮肤病：寻常疣、甲周疣、跖疣、丝状疣、扁平疣等。② 外生殖器疾病：尖锐湿疣（主要由HPV 6型和11型感染引起）、口腔黏膜表面的疣状损害及复发性呼吸道乳头瘤病等。HR-HPV感染除引起良性病变外，还可引起以下疾病。① 皮肤疾病：皮肤基底细胞癌、鳞状细胞癌等上皮肿瘤。② 黏膜肿瘤：宫颈癌、肛门肛管癌、口咽癌、喉癌、鼻腔内癌、食管癌等。HPV感染与多种类型的宫颈疾病有关，尤其是HR-HPV感染是引发宫颈癌的重要原因。宫颈癌中HR-HPV的检出率约达99.7%。最常见的型别为HPV 16、18、45、33和58型，所占比例依次为55.2%、14.2%、5.0%、4.2%和3.9%，其中16和18型占比约70%。

5. 免疫性　HPV感染96小时后，机体可产生特异性免疫应答。由$CD4^+$ T细胞调节、$CD8^+$ CTL发挥效应的细胞免疫应答在清除HPV感染细胞中起关键作用，并能控制HPV感染。

三、感染后检查方法

典型疣的临床诊断容易，一般不需要进行微生物学检查。WHO发布的《预防宫颈癌：WHO宫颈癌前病变筛查和治疗指南（第二版）》推荐以核酸检测作为宫颈癌筛查的首选方法。

1. 核酸检测　检测方法可分为非扩增法和扩增法，目前，我国HPV核酸检测常用技术多以核酸扩增法及其衍生技术为主，可检测HPV 16、18、31、33型等13种基因型。核酸检测既可对HPV感染进行确诊，又能对其进行分型。

2. 组织细胞学检查　可将疣状物制做切片或采集宫颈脱落细胞进行涂片、HE染色后镜检，若见挖空细胞（koilocyte）或皮肤黏膜细胞过度角化崩解或基底层细胞肥大并生成挖空细胞，可初步诊断为HPV感染，必要时可用HPV特异性抗体检测宫颈脱落细胞的HPV蛋白。

四、防治原则

HPV主要通过接触传播，避免接触感染部位是预防感染的重要方法。HPV感染引起的尖锐湿疣主要通过性接触传播，因此，加强宣传教育、杜绝不洁性行为对预防尖锐湿疣和宫颈癌的发生十分重要。

可以接种疫苗预防HPV感染。目前用基因工程表达16、18型的L1蛋白制备的二价疫苗和16、18、6、11型制备的四价疫苗以及16、18、6、11、31、33、45、52、58型制备的九价疫苗已经应用于临床。

寻常疣和尖锐湿疣可采用局部药物治疗，或用冷冻、电灼、激光、手术等方法去除，也可采用中药疗法进行局部治疗。

学习小结

　　HPV是环状双链DNA病毒，无包膜，主要引起人类的皮肤和黏膜感染。低危型主要引起皮肤和黏膜的良性增生，如皮肤的增生疣和尖锐湿疣，高危型可引起感染细胞恶性增生，导致肿瘤，如宫颈癌等，最常见的是HPV 16和18型。临床上常通过核酸检测和组织细胞学检查进行病原学诊断，主要通过切断传播途径和注射疫苗的方法进行预防。

（徐佳）

复习参考题

（一）A型选择题

1. 与宫颈癌发生密切相关的HPV型别是
   A. 16和18型
   B. 6和16型
   C. 5和6型
   D. 11和18型
   E. 6和13型

2. 导致尖锐湿疣的HPV常见型别是
   A. 1和4型
   B. 3和10型
   C. 31和33型
   D. 6和11型
   E. 16和18型

答案：1. A；2. D

（二）简答题

简述人乳头瘤病毒的致病性。

第十七章　垂直传播的病原生物

　　垂直传播（vertical transmission）是指病原生物由亲代传给子代的传播方式，主要指病原生物经生殖细胞传播、妊娠期经胎盘传播、分娩期经产道传播、围生期传播及产后经哺乳传播。垂直传播在优生优育中具有重要意义，病原生物感染胎儿后，可引起流产、早产、死胎，或引起多个系统、器官的损害造成胎儿畸形或不同程度的功能障碍。特别在妊娠前三个月时，胎盘屏障尚未完全建立，更容易造成感染。新生儿亦可通过产道或哺乳引发感染。常见的可垂直传播的病原生物见表17-0-1。

▼ 表17-0-1　常见的垂直传播的病原生物及其所致主要疾病

病原体（属/种）	所致主要疾病	本教材中所在章
原核细胞型微生物		
淋病奈瑟菌	淋球菌性结膜炎	16
梅毒螺旋体	流产、早产、死胎、梅毒儿	16
解脲脲原体	流产、先天缺陷、死胎	16
沙眼衣原体	新生儿包涵体结膜炎	16
病毒		
风疹病毒	先天性风疹综合征（先天性心脏病、白内障、耳聋等）	本章
人巨细胞病毒	死胎、巨细胞包涵体病	本章
单纯疱疹病毒	疱疹性脑炎、胎儿畸形、流产、死产	19
水痘-带状疱疹病毒	胎儿畸形、流产、死产	19
人类免疫缺陷病毒	艾滋病	16
乙型肝炎病毒	乙型肝炎	14
丙型肝炎病毒	丙型肝炎	14
人细小病毒B19	胎儿贫血、流产、死胎	本章
人乳头瘤病毒	新生儿感染	16
柯萨奇病毒	新生儿全身感染、心肌炎	13
寨卡病毒	新生儿小头症	15
寄生虫		
刚地弓形虫	先天性和获得性弓形虫病	23

第一节　风疹病毒

知识目标

1. 掌握风疹病毒的致病性。
2. 熟悉风疹病毒的早期诊断方法。
3. 了解风疹病毒的防治原则。

风疹病毒（rubella virus）是风疹病毒科风疹病毒属中的唯一成员，是引起风疹的病原体。除引起儿童和成人普通风疹外，还可引起胎儿畸形等先天性风疹综合征（congenital rubella syndrome，CRS），危害严重。

一、生物学性状

风疹病毒呈球形，直径50~70nm，核心为+ssRNA，有包膜。基因组全长约9.7kb，G+C mol% 高达69.5%，在RNA病毒中含量最高，编码两种非结构蛋白（NSP）和三种结构蛋白（衣壳蛋白C，包膜蛋白E1和E2）。包膜上有约6nm的微小刺突，具有凝集多种动物和人红细胞的功能。病毒可在多种细胞内增殖，如人羊膜细胞、兔肾细胞、非洲绿猴肾细胞（Vero细胞）等，通常用兔肾细胞RK-13分离培养病毒。风疹病毒只有一个血清型，对热、脂溶剂和紫外线敏感。

二、致病性与免疫性

人是风疹病毒唯一的自然宿主，病毒经呼吸道传播，主要易感者是儿童，引起风疹，潜伏期10~21天。病毒首先在呼吸道黏膜上皮细胞增殖，然后侵入血流，继而扩散至全身。人群对风疹病毒普遍易感，症状类似麻疹，但较轻，20%~50%的原发感染为隐性感染。患者多表现为发热、耳后及枕下淋巴结肿大，随之面部出现浅红色斑丘疹，迅速遍及全身。风疹病程短，并发症少，但成人感染症状较重，除皮疹外，还有关节疼痛、血小板减少及出疹后脑炎等表现，大多预后良好。

风疹病毒最严重的危害是孕妇感染后可导致胎儿先天性感染。孕妇在妊娠早期（3个月内）感染风疹病毒时，病毒可通过胎盘感染胎儿，影响胎儿细胞的正常生长、有丝分裂和染色体结构，引起胎儿流产、死胎或CRS，如先天性心脏病、先天性耳聋、白内障等，以及黄疸型肝炎、肺炎及脑膜炎等。若感染发生在妊娠8个月后，婴儿出生时很少发生缺陷。可见孕妇在妊娠期感染风疹病毒越早，引起胎儿畸形的可能性越大，临床症状越严重。据统计，妊娠1个月内感染风疹病毒，CRS发生率为11%~58%，2个月内为11%~36%，3个月内为7%~15%，4个月内为7%以下。

风疹病毒自然感染后可获得持久免疫力，95% 以上的正常人血清中具有保护性抗体，孕妇血清中的抗体可以保护胎儿免受风疹病毒感染。

三、感染后检查方法

对孕妇感染风疹病毒进行早期诊断十分重要，可以减少畸形儿的出生。常用的诊断方法有：① 用血清学方法检测孕妇血清中的特异性IgM，阳性可认为是近期感染；② 检测胎儿羊水或绒毛膜中病毒的特异性抗原或核酸；③ 取羊水、绒毛膜进行病毒分离，用血凝抑制试验和免疫荧光试验进行病毒鉴定，该方法一般不用于早期诊断。

四、防治原则

接种风疹病毒减毒活疫苗是有效的预防措施，已纳入国家计划免疫范畴，给8月龄和18月龄儿童接种麻腮风（MMR）疫苗（麻疹、腮腺炎和风疹联合减毒活疫苗），可获得针对麻疹病毒、腮腺炎病毒、风疹病毒的免疫力。风疹病毒抗体阴性的育龄妇女也需要及时接种疫苗。

目前，风疹病毒感染尚无有效的治疗方法。若孕妇与风疹患者接触，可注射丙种球蛋白进行紧急预防。

学习小结

风疹病毒是引发风疹的病原体，人是风疹病毒唯一的自然宿主，病毒经呼吸道传播。风疹病毒感染孕妇后可导致胎儿流产、死胎或畸形。孕妇感染风疹病毒的早期诊断可减少畸形儿的出生。风疹病毒自然感染后可获得持久免疫力，可以接种麻腮风疫苗进行预防。

（徐佳）

复习参考题

（一）A型选择题

1. 孕妇感染后易引起胎儿畸形的病毒是
   A. 流感病毒
   B. 脊髓灰质炎病毒
   C. 风疹病毒
   D. 麻疹病毒
   E. 冠状病毒

2. 患者，女，25岁，妊娠15周，昨夜发热，今早颜面及周身出现皮疹。查体：皮疹为粟粒大小红色丘疹，无科氏斑，两侧耳后部触及数个淋巴结，下列处置措施中应优先选择的是
   A. 应用抗生素
   B. 注射免疫球蛋白制剂

C. 注射干扰素
D. B超检查胎儿

E. 血清风疹抗体检查

（二）简答题

简述风疹病毒的致病特点及特异性预防原则。

第二节　巨细胞病毒

知识目标

1. 掌握巨细胞病毒的传染源、传播途径。
2. 熟悉巨细胞病毒的致病性及防治原则。
3. 了解巨细胞病毒的生物学性状和微生物学检查方法。

巨细胞病毒（cytomegalovirus，CMV）属于β疱疹病毒亚科，也称细胞包涵体病毒，因感染的细胞肿大并有巨大的核内包涵体而得名。CMV是一类增殖缓慢、具有严格种属特异性的病毒，包括人、鼠、马、牛、猪等巨细胞病毒，导致人类疾病的称人巨细胞病毒（human cytomegalovirus，HCMV），即人疱疹病毒5型（human herpes virus 5，HHV-5）。

一、生物学性状

HCMV具有典型疱疹病毒的形态结构。病毒颗粒直径180~250nm，为双链DNA病毒，基因组约240kb，是疱疹病毒科中最大的病毒体。其基因组由短独特（unique short，US）序列、长独特（unique long，UL）序列，以及两侧的反向重复（IRS，TRS，IRL和TRL）序列组成，US和UL可以通过反向重复序列倒置，形成四个异构体。病毒编码的抗原包括即刻早期抗原（immediate early antigen，IEA）、早期抗原（early antigen，EA）和晚期抗原（late antigen，LA）。IEA和EA感染后迅速出现，可用相应抗体进行快速诊断。LA主要是病毒结构蛋白，诱导中和抗体的产生。

HCMV在人体内可感染多种细胞，在体外仅能在人成纤维细胞中增殖。HCMV在细胞培养中增殖缓慢，复制周期长，产生子代病毒需72小时以上。通常需7~12天才出现特异性致细胞病变效应（CPE），初次分离则更长，通常需2~6周（平均1个月）才出现细胞病变，特点是细胞变圆、膨大、核变大，且能融合形成巨大细胞，核内出现"猫头鹰眼"状嗜酸性包涵体（图17-2-1）。病毒一般不释放出来，主要通过感染细胞与相邻细胞的直接接触传播。

HCMV抵抗力弱，4℃下仅能存活数天。56℃30分钟即可灭活病毒，易被脂溶剂、紫外线、酸等灭活，-190℃可长期保存。

二、致病性与免疫性

1. 致病性　人群中HCMV感染很普遍，原发感染多发生在2岁以下儿童，常呈隐性或潜伏性感染，少数为显性感染，成人的抗体阳性率达60%~90%。病毒主要在乳腺、唾液腺、肾脏、白细胞及其他腺体部位潜伏。机体处于免疫抑制状态以及放化疗等可激活潜伏性感染的病毒。

患者和隐性感染者是主要传染源。病毒可持续或间歇地从唾液、尿液、乳汁、泪液、精液、宫颈及阴道分泌物中排出。病毒可通过人与人之间的密切接触、性接触、输血、器官移植等方式传播，也可通过胎盘、产道、哺乳等垂直方式传播。

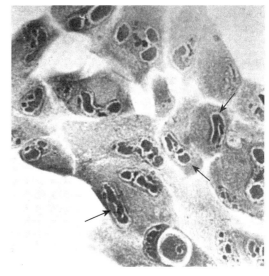

▲ 图17-2-1　人巨细胞病毒感染人胚成纤维细胞
（×400）
箭头所指为核内包涵体。

（1）先天性感染：HCMV是引起先天性感染的主要病毒之一。由HCMV引起的先天畸形远多于风疹病毒。HCMV可通过胎盘或宫颈逆行造成胎儿宫内感染，发生率为0.5%~2.5%，5%~10%可出现临床症状，称为巨细胞病毒感染，表现为黄疸、肝脾大、血小板减少性紫癜、溶血性贫血和不同程度的神经系统损害，如小脑畸形、智力低下、耳聋、脉络膜视网膜炎等，严重者可导致流产或死胎，部分患儿出生后数月或数年才出现症状。复发感染的孕妇也可造成胎儿先天性感染，但由于孕妇体内存在特异性抗体，一般很少引起胎儿先天异常。

（2）围生期感染：经产道或哺乳方式及与带病毒的护理人员密切接触，新生儿可被感染。围生期感染HCMV，多数无临床症状或症状轻微，但从尿液和咽分泌物中可不断排出病毒，可持续数年。少数表现为短期的间质性肺炎、肝脾大等。

（3）免疫功能低下者感染：免疫功能低下或长期使用免疫抑制剂治疗，潜伏的HCMV易被激活引起严重的显性感染，是器官移植、白血病、淋巴瘤和艾滋病患者死亡的重要原因。可表现为肺炎、视网膜炎、食管炎、结肠炎、肝炎和脑膜脑炎等。

（4）青少年及成人感染：主要经人与人之间的密切接触、性接触、输血等方式传播。多数呈隐性感染，少数可发病，表现为单核细胞增多症、肝炎、肺炎等，临床症状轻微，预后良好。单核细胞增多症好发于输入含有大量HCMV的血液后，故也称为输血后单核细胞增多症，以区别由EB病毒感染所致的传染性单核细胞增多症，前者血清中异嗜性抗体阴性，后者则为阳性。

此外，体外实验发现，CMV的DNA可以转化田鼠胚和人胚成纤维细胞，用其接种裸鼠可形成肿瘤。近年来，已有在宫颈癌、前列腺癌、结肠癌和卡波西肉瘤等组织中检出CMV DNA序列的报道，CMV抗体滴度也高于正常人，提示CMV与其他疱疹病毒一样，具有潜在致癌的可能性。

2. 免疫性　HCMV感染可诱导机体产生特异性细胞免疫和体液免疫，对HCMV有一定的抵抗力，但不能终止体内的潜伏性感染与复发。细胞免疫在限制HCMV传播和潜伏病毒激活中发挥重要作用。

三、感染后检查方法

1. 病毒分离　取患者尿液、唾液、支气管肺泡灌洗液、生殖道分泌物等，接种人二倍体成纤维细胞，培养2~4周，观察细胞病变。

2. 细胞学检查　尿液标本中的脱落细胞经离心、涂片、染色做细胞学检查，如显微镜下观察到巨大细胞及核内包涵体，可初步诊断为HCMV感染。

3. 病毒抗原检测　用HCMV的特异性单克隆抗体检测活检组织切片及白细胞等标本中HCMV的特异性蛋白抗原，可用于早期快速诊断。

4. 病毒的DNA检测　取HCMV感染的可疑标本，聚合酶链反应（PCR）检测标本中的HCMV DNA，其灵敏度高于其他方法，对潜伏性感染者也能检出。

5. 血清学诊断　用中和试验、酶联免疫吸附试验（ELISA）、免疫荧光试验检测患者血清中的IgM、IgG抗体可以辅助诊断HCMV感染。如新生儿血清中检测到HCMV的IgM抗体，提示胎儿有宫内感染。

四、防治原则

目前减毒活疫苗已问世，在高危人群中使用效果较好，但因HCMV减毒活疫苗有致潜伏性感染及疑有致癌的隐患，尚不宜推广应用。研制不含病毒DNA的亚单位疫苗是目前国内外研究的重点。

更昔洛韦（ganciclovir，GCV，又称丙氧鸟苷）与膦甲酸钠（foscarnet sodium）是目前临床抗HCMV的有效药物，可用于肾移植和骨髓移植患者以及艾滋病患者并发HCMV感染的预防性治疗。

学习小结

HCMV具有典型疱疹病毒的形态结构，可引起人类多种临床疾病。其感染的特点是细胞肿大，核内含有巨大的包涵体。HCMV感染非常普遍，大多呈隐性或潜伏性感染，病毒可经唾液、尿、乳汁及宫颈分泌物排出，经直接、间接接触及性接触传播，垂直传播、输血和器官移植也是重要传播途径。HCMV是引起先天性感染的主要病毒之一，可通过胎盘引发原发感染，导致流产、死胎、先天畸形等，也可引发免疫功能低下者的严重感染。

（徐佳）

（一）A型选择题

1. 判断HCMV活动感染最有价值的辅助检查是
   - A. 血常规
   - B. 血培养
   - C. 检测抗HCMV IgM
   - D. 检测抗HCMV IgG
   - E. 检测血清嗜异性抗体

2. 已经明确均可引起先天畸形的病毒有
   - A. 风疹病毒、巨细胞病毒、单纯疱疹病毒Ⅰ型
   - B. 风疹病毒、流感病毒、腮腺炎病毒
   - C. 风疹病毒、乙型脑炎病毒、麻疹病毒
   - D. 巨细胞病毒、腺病毒、乙型肝炎病毒
   - E. 巨细胞病毒、鼻病毒、腮腺炎病毒

答案：1.C；2.A

（二）简答题

1. HCMV传播途径以及所致疾病有哪些？

2. 简述HCMV感染的主要临床类型。

第三节　细小病毒

知识目标

了解细小病毒的生物学性状、致病性和感染后检查方法。

细小病毒（parvovirus）属于细小病毒科（*Parvoviridae*），是已知最小的DNA病毒，目前发现对人致病的有人细小病毒B19（human parvovirus B19）和人博卡病毒（human bocavirus，HBoV）。人细小病毒B19可引起儿童传染性红斑（erythema infectiosum），成人感染可致多发性关节炎综合征（polyarthralgia–arthritis syndrome），原有溶血性损害的患者感染后可引起再生障碍危象（aplastic crisis）。HBoV是2005年首次在儿童呼吸道分泌物中分离到的一种新的细小病毒，目前认为是婴幼儿急性下呼吸道感染的病原体之一。

一、生物学性状

细小病毒呈球形，直径18~26nm，衣壳呈二十面体立体对称，无包膜。基因组为线状单链DNA，长约5.5kb，编码两种衣壳蛋白VP1和VP2以及一种非结构蛋白NS。VP2为主要的衣壳蛋白，约占病毒体蛋白组成的90%。病毒抵抗力较强，在pH 3~9的环境中均稳定，可耐受56℃ 1小时，可被40%甲醛、β–丙内酯及氧化剂等灭活。

二、致病性与免疫性

人细小病毒B19主要经呼吸道传播，也可经消化道黏膜、血液和胎盘传播，引起的疾病主要有传染性红斑、再生障碍危象。孕妇发生人细小病毒B19感染后，病毒可通过胎盘感染胎儿，杀伤红细胞前体细胞，引起严重贫血及流产，尤其会对血清抗人细小病毒B19抗体阴性孕妇所妊娠胎儿造成严重威胁，导致胎儿充血性心力衰竭（胎儿水肿）和胎儿死亡。

机体感染人细小病毒B19后，可产生特异性IgM和IgG抗体，具有一定的保护作用。

此外，HBoV感染主要发生在冬、春季节，感染者以6个月到3岁的婴幼儿为主，感染率约为5.6%，与呼吸道合胞病毒感染相似，主要引起肺炎和支气管肺炎等。

三、感染后检查方法

细小病毒感染通过特异性IgM抗体和病毒DNA检测确诊。

四、防治原则

目前尚无针对人细小病毒B19的疫苗和特异性治疗方法，对传染性红斑及再生障碍危象等仅能采取对症治疗。

学习小结

细小病毒是已知最小的DNA病毒，对人致病的有人细小病毒B19和人博卡病毒。人细小病毒B19可引起儿童传染性红斑，成人感染可致多发性关节炎综合征，原有溶血性损害的患者感染人细小病毒B19可引起再生障碍危象；通过胎盘垂直传播后可杀伤胎儿红细胞前体细胞，引起严重贫血及流产。人博卡病毒是婴幼儿急性下呼吸道感染的病原体之一。

（徐佳）

复习参考题

（一）A型选择题

1. 人细小病毒B19的靶细胞是
   A. 巨噬细胞
   B. 单核细胞
   C. CD4$^+$T细胞
   D. CD8$^+$T细胞
   E. 骨髓中红系前体细胞

2. 下列哪类疾病不属于人细小病毒B19所引起的
   A. 类风湿性关节炎
   B. 传染性红斑

C. 宫内感染   E. 再生障碍危象

D. 流产   答案：1. E；2. A

（二）简答题

简述人细小病毒B19的主要危害。

第十八章　动物源性病原生物

　　有些病原生物既可以寄生于家畜或野生动物体内，亦可以通过一定的途径传染给人类并造成人类疾病，将此类病原生物称之为动物源性病原生物（zoonotic pathogens）。在脊椎动物与人类之间自然传播的、由共同病原体引起的、流行病学上又有关联的一类疾病称为动物源性疾病或人兽共患病（zoonosis）。此类家畜或野生动物往往是病原体的储存宿主或终宿主，人类因接触病畜或其污染物等引起感染。寄生于野生动物体内的动物源性病原生物，由于其存在于自然界的宿主体内，因此往往具有明显的自然疫源性。主要的动物源性病原生物见表18-0-1。

▼ 表18-0-1　主要的动物源性病原生物

病原生物（种/属）	所致主要疾病	本教材中所在章
原核细胞型微生物		
猪霍乱沙门菌	胃肠炎、败血症	13
鼠伤寒沙门菌	胃肠炎、败血症	13
肠炎沙门菌	胃肠炎、败血症	13
空肠弯曲菌	胃肠炎	13
鼠疫耶尔森菌	鼠疫	本章
炭疽芽胞杆菌	炭疽	本章
布鲁菌	布鲁菌病	本章
贝纳柯克斯体	Q热	本章
汉赛巴通体	猫抓病	本章
土拉热弗朗西丝菌	土拉热	本章
钩端螺旋体	钩端螺旋体病	本章
伯氏疏螺旋体	莱姆病	15
回归热螺旋体	虱传回归热（流行性回归热）、蜱传回归热（地方性回归热）	15
斑疹伤寒立克次体	地方性斑疹伤寒	15
恙虫病东方体	恙虫病	15

病原生物（种/属）	所致主要疾病	本教材中所在章
病毒		
汉坦病毒	肾综合征出血热	本章
狂犬病病毒	狂犬病	本章
朊粒	传染性海绵状脑病	本章
埃博拉病毒	埃博拉出血热	本章
登革病毒	登革热、登革出血热	15
流行性乙型脑炎病毒	流行性乙型脑炎	15
森林脑炎病毒	森林脑炎	15
克里米亚-刚果出血热病毒	克里米亚-刚果出血热	15
流感病毒	流感	12
原虫		
杜氏利什曼原虫	黑热病	25
锥虫	锥虫病	25
刚地弓形虫	先天性和获得性弓形虫病	23
吸虫		
华支睾吸虫	华支睾吸虫病	24
布氏姜片吸虫	姜片虫病	24
肝片形吸虫	肝片形吸虫病	24
并殖吸虫	并殖吸虫病	26
日本血吸虫	血吸虫病	25
绦虫		
曼氏迭宫绦虫	曼氏裂头蚴病	26
阔节裂头绦虫	阔节裂头绦虫病	24
猪带绦虫	猪带绦虫病、猪囊尾蚴病	24
牛带绦虫	牛带绦虫病	24
微小膜壳绦虫	微小膜壳绦虫病	24
缩小膜壳绦虫	缩小膜壳绦虫病	24
细粒棘球绦虫	棘球蚴病	26
多房棘球绦虫	泡球蚴病	26
犬复孔绦虫	复孔绦虫病	未写入
线虫		
旋毛形线虫	旋毛虫病	26
广州管圆线虫	广州管圆线虫病	26

第一节 布鲁菌属

知识目标

1. 掌握布鲁菌的主要生物学特性与致病性。
2. 熟悉布鲁菌的免疫性与防治原则。
3. 了解布鲁菌的微生物学检查法。

> 🔔 问题与思考
>
> 　　患者，男，46岁，主因"间断发热伴关节疼痛6个月"入院。患者6个月前无明显诱因出现发热，体温最高39℃，伴乏力、多汗、四肢肌肉酸痛、双侧膝关节及腰骶部疼痛。入院查体：体温38.9℃，神志清楚，精神差，全身皮肤黏膜无异常，浅表淋巴结未触及肿大，咽无充血，扁桃体无肿大，心肺未闻及异常，肝、脾肋下未触及；双膝关节、腰骶部有压痛，四肢肌力、肌张力正常，病理征未引出。实验室检查：血培养均阴性；结核γ干扰素释放试验阴性；类风湿因子、抗核抗体均阴性；红细胞沉降率40mm/h；布鲁菌试管凝集试验1∶400（+++）；仔细询问病史，患者有长期牛羊接触史，且曾徒手剥离家畜胎盘，家畜未曾接种过菌苗，且出现过流产、死胎情况。
>
> 　　思考：
>
> 　　1. 本病例最可能的诊断是什么？
>
> 　　2. 该病主要的传播途径有哪些？
>
> （张立婷提供）

　　布鲁菌属（*Brucella*）是一类革兰氏染色阴性的短小杆菌。最早由英国医师 David Bruce 首先分离出。布鲁菌属包括羊布鲁菌（*B. melitensis*）、牛布鲁菌（*B. abortus*）、猪布鲁菌（*B. suis*）、沙林鼠布鲁菌（*B. neotomaes*）、绵羊布鲁菌（*B. ovis*）及犬布鲁菌（*B. canis*）6个生物种。人类因与病畜接触或食用染菌肉类、乳制品等引起感染，称为布鲁菌病。我国流行的主要是羊、牛、猪三种布鲁菌，其中以羊布鲁菌病最为多见，其次为牛布鲁菌病。

一、生物学性状

　　1. **形态染色**　大小为0.5μm×（0.6~1.5）μm的革兰氏阴性短小杆菌，呈球杆状。有毒菌株可形成微荚膜，无芽胞和鞭毛。

　　2. **培养特性**　需氧菌。牛布鲁菌在初次分离时需在5%~10% CO_2 环境中才能生长，在37℃及pH 6.6~6.8时生长最好。营养要求高，实验室常用双相肝浸液培养基培养。泛酸钙和赤癣醇可刺激某些菌生长。此菌生长缓慢，培养48小时后出现微小、透明、无色的S型菌落，人工传代后可转变为R型。布鲁菌在血琼脂平板上不溶血。

　　3. **生化反应**　大多能分解尿素和产生 H_2S。不发酵葡萄糖和乳糖。氧化酶试验阳性。

4. 抗原构造与分型　布鲁菌有两种抗原物质，即A（abortus）抗原和M（melitensis）抗原。两种抗原在各菌种中含量不同，以鉴别布鲁菌菌种。牛布鲁菌含A抗原多（A：M=20：1），羊布鲁菌含M抗原多（A：M=1：20），猪布鲁菌A：M=2：1。可利用A或M血清凝集试验鉴定菌种。

5. 抵抗力　在自然界中抵抗力较强，在水中可存活4个月，在土壤、皮毛、病畜的脏器和分泌物、病畜的肉和乳制品中可生存数周至数月。对低温的抵抗力也强。但对日光、热和消毒剂抵抗力弱，如日光照射10~20分钟，湿热60℃10~20分钟。牛奶中的布鲁菌可用巴氏消毒法消毒。对常用的广谱抗生素也较敏感。

二、致病性和免疫性

（一）致病性

致病物质包括侵袭力和内毒素。布鲁菌的侵袭力主要包括荚膜的抗吞噬作用以及侵袭性酶（透明质酸酶、触酶等）帮助细菌侵入胞内寄生和扩散。布鲁菌的侵袭力很强，使细菌能够通过完整的皮肤、黏膜侵入体内，并在机体脏器内大量繁殖和快速扩散入血流。布鲁菌是细胞内寄生菌，可抵抗吞噬细胞的杀菌作用。

（二）所致疾病

牛、羊、猪是布鲁氏菌的自然宿主。布鲁菌感染家畜后引起母畜流产，病畜还可表现为睾丸炎、附睾炎、子宫炎、乳腺炎等。病原菌可随流产的胎畜和羊水、乳汁、粪、尿等排出体外，成为传染源。人类主要通过接触病畜或被污染的畜产品，经皮肤、黏膜、消化道和呼吸道等多途径感染，引发人类的布鲁菌病。本菌侵入人体后，被吞噬细胞吞噬，因具有荚膜，能抵抗吞噬细胞的吞噬杀灭，并能够在细胞内增殖。潜伏期1~3周。细菌经淋巴管扩散至局部淋巴结，待繁殖到一定数量后，突破淋巴结屏障进入血流形成菌血症。由于内毒素的作用，患者出现发热、无力、多汗、肌肉和关节疼痛等症状，常伴有寒战、头痛等。本菌随血液侵入肝、脾、骨髓等脏器细胞，血流中细菌逐步消失，体温也逐渐消退。细菌在细胞内繁殖达一定数量，再次进入血流又出现菌血症，体温再次上升，热型呈波浪式，故称波状热（undulant fever）。急性期病例可见肝、脾及淋巴结肿大。

本菌为细胞内寄生菌，难于彻底治疗，易转为慢性及反复发作，致脊柱、心血管和神经系统损伤。致病机制与超敏反应有关。

（三）免疫性

病后可产生以细胞免疫为主的免疫力。血液中的抗体可发挥免疫调理作用。在不同菌种和生物型的布鲁菌之间，免疫力有交叉。布鲁菌感染后的免疫力维持时间不长，可发生重复感染。

三、感染后检查方法

布鲁菌属传染性强，大量活菌操作需要在BSL-3级实验室中进行，样本检测可在BSL-2级实验室中进行。

1. **标本采集** 采集患者血液（急性期）、骨髓（慢性期）、尿液。动物感染采集流产动物的淋巴结、肝、脾、肺组织及病畜的子宫分泌物、羊水等标本。

2. **分离培养** 将血液或体液标本接种血培养瓶或双相培养瓶，增菌培养后接种于血平板、巧克力、布氏琼脂平板上，置于37℃、5%~10%CO_2环境中培养，每隔2天检查一次，菌落大多在4~7天形成。如有细菌生长，可挑取菌落做形态学、生化鉴定以及玻片凝集试验、布鲁菌噬菌体裂解试验确定型别。目前，利用质谱技术能准确快速地鉴定布鲁菌及其菌种。

3. **血清学检测** 是诊断布鲁菌病最常用的方法，尤其是对慢性患者。常用虎红平板凝集试验（RBT）、胶体金免疫层析试验（GICA）和酶联免疫吸附试验（ELISA）作为初筛试验。选用试管凝集试验（SAT）、补体结合试验（CFT）和库姆斯试验（Coombs test）作为确诊试验。

四、防治原则

控制和消灭家畜布鲁菌病、切断传播途径和预防接种是三项主要的预防措施。妥善处理流产胎畜以及被羊水污染的环境。免疫接种以畜群为主，人群接种对象是牧场、屠宰场工作人员及相关职业的人群，如兽医等，人用的疫苗为104M株减毒活疫苗，采用皮上划痕接种，免疫期1年。急性患者治疗常用多西环素合用利福平或链霉素，替代方案可用多西环素合用复方新诺明或妥布霉素；利福平合用喹诺酮类。通常用药疗程需3~6周，防止转为慢性；慢性患者尚需进行脱敏疗法和对症治疗。

学习小结

布鲁菌属是一类革兰氏阴性短小杆菌，有6个生物种，对人致病的主要有羊布鲁菌、牛布鲁菌和猪布鲁菌，在我国流行的主要是羊布鲁菌。主要通过侵袭力和内毒素致病。布鲁菌可经皮肤、黏膜、眼结膜、消化道和呼吸道等多途径感染进入人体内，引起人布鲁菌病，易转为慢性。病后可获得一定免疫力，细胞免疫为主。家畜管理、切断各种可能的传播途径和预防接种有助于控制布鲁菌病。

（陶格斯）

复习参考题

（一）A型选择题

1. 患者，男，36岁，间歇性发热15天，发热期伴有游走性关节炎、肌肉疼痛、头痛及多汗，发热间歇期体温可恢复正常。患者自述半个月

前曾到牧区游玩，并饮用未经消毒的羊奶。该患者最可能的诊断是

A. 食物中毒

B. 肠热症

C. 布鲁菌病

D. 化脓性脑脊髓膜炎

E. 风湿性关节炎

2. 患者，男，牧民，30岁，间歇性发热1个月余，发热间歇期体温可恢复正常。发热期伴有游走性关节炎、肌肉疼痛。患者自述牧场母畜流产现象较多，曾经徒手处理过流产的胎畜。下列可用于临床诊断的试验是

A. 布鲁菌试管凝集试验

B. 肥达试验

C. 结核菌素试验

D. 抗"O"试验

E. Dick试验

3. 患者，男，兽医，45岁，间歇性发热10天，发热间歇期体温可恢复正常，伴有周身乏力、畏寒、肌肉关节疼痛，无呕吐、腹泻、咳嗽。查体：体温38.8℃，肝脾稍大，外周血白细胞数正常。胸部X线片未

见异常。血清HBsAg（−），链球菌抗"O"抗体试验（−），肥达试验O抗原凝集效价1∶40，H抗原凝集效价1∶80，布鲁菌凝集试验抗体效价1∶400。该患者最可能的诊断是

A. 肺结核

B. 肠热症

C. 风湿热

D. 布鲁菌病

E. 乙型肝炎

4. 感染后可引起母畜流产的病原体是

A. 炭疽芽胞杆菌

B. 鼠疫耶尔森菌

C. 布鲁菌

D. 空肠弯曲菌

E. 钩端螺旋体

5. 布鲁菌的传播途径不包括

A. 眼结膜

B. 皮肤

C. 消化道

D. 呼吸道

E. 节肢动物叮咬

答案：1. C；2. A；3. D；4. C；5. E

（二）简答题

1. 简述布鲁菌病的致病性及机体的免疫特点。

2. 简述布鲁菌的防治原则。

第二节 鼠疫耶尔森菌

知识目标

1. 掌握鼠疫耶尔森菌的主要生物学特性与致病性。

2. 熟悉鼠疫耶尔森菌的免疫性与防治原则。

3. 了解鼠疫耶尔森菌感染后检查方法。

耶尔森菌属（*Yersinia*）属于肠杆菌目（Enterobacterales）耶尔森菌科（Yersiniaceae），有13个种和亚种，均为革兰氏阴性小杆菌，其中鼠疫耶尔森菌（*Y. pestis*）、小肠结肠炎耶尔森菌小肠结肠炎亚种（*Y. enterocolitica* subsp. *enterocolitica*）与假结肠耶尔森菌假结核亚种（*Y. pseudotuberculosis* subsp. *pseudotuberculosis*）可对人类致病。耶尔森菌属的细菌通常先引起啮齿动物、家畜和鸟类等动物感染，人类通过接触已感染的动物、食入污染食物或节肢动物叮咬而被感染。

鼠疫耶尔森菌是引起鼠疫（plague）的病原菌。鼠疫是一种自然疫源性的烈性传染病，病死率30%~100%，被《中华人民共和国传染病防治法》列为甲类传染病。人类历史上有记载的世界性鼠疫大流行有三次，导致大量患者死亡。中国著名公共卫生学家、微生物学家伍连德（Wu Lien-Teh，1879—1960）博士，在1910—1911年和1920—1921年，先后两次成功扑灭东北鼠疫大流行，同时提出了肺鼠疫学说，证实旱獭在鼠疫传播中的作用，获得"鼠疫斗士"的国际赞誉。

一、生物学性状

1. 形态与染色 大小为（0.5~0.8）μm×（1~3）μm的革兰氏阴性球杆菌或短杆菌（图18-2-1），两端钝圆呈卵圆形，两极浓染。有荚膜，无鞭毛和芽胞。在动物内脏新鲜的压印标本中形态典型，可见到吞噬细胞内外均有本菌。在陈旧培养物、腐败材料或含3%NaCl的培养基上则呈明显的多形性，有球形、杆形、丝状和哑铃状等，亦可见到着色极浅的细菌轮廓，称菌影（ghost）。

2. 培养特性及生化反应 兼性厌氧菌，最适生长温度为27~30℃，最适pH为6.9~7.2。在血琼脂平板上，28℃培养48小时后，形成不透明、黏稠、中央隆起、边缘呈花边样的R型菌落，不发生溶血。在液体培养基中孵育24小时形成絮状沉淀，48小时后在液体表面形成菌膜，稍加摇动后菌膜呈"钟乳石状"下沉，具有鉴别意义。该菌能发酵葡萄糖、蔗糖，产酸不产气，不发酵乳糖。尿素酶试验阴性。

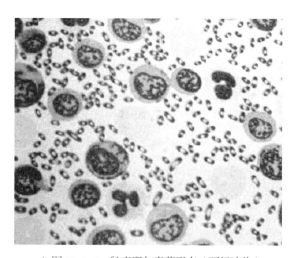

▲ 图18-2-1　鼠疫耶尔森菌形态（两极浓染）

3. 抗原构造 鼠疫耶尔森菌的抗原构造复杂，至少有18种抗原。重要的有以下几种（图18-2-2）：

（1）F1（fraction 1）抗原：由110kb pMT质粒编码，为不耐热的糖蛋白（20~50kD），是鼠疫耶尔森菌的荚膜抗原。具有抗吞噬作用，因此与细菌的毒力有关。可激活补体。F1抗原的免疫原性强，可刺激机体产生保护性抗体。

（2）V-W抗原：由70~75kb质粒编码，V抗原是可溶性蛋白，存在于细胞质中。W抗原为脂蛋白，位于菌体表面。两种抗原总是同时存在，具有抑制吞噬作用，并有在细胞内保护细菌生长繁殖的能力，因此与细菌毒力有关。

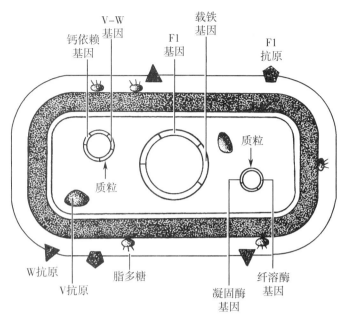

▲ 图18-2-2　鼠疫耶尔森菌毒力因子基因模式图

（3）鼠毒素（murine toxin，MT）：由pMT质粒编码产生的外毒素（为毒性蛋白质），能够引起局部坏死，损伤血管内皮细胞，造成血压下降及休克，还可使肝、肾及心肌组织变性、出血、坏死。对鼠类有剧烈的毒性。MT免疫原性强，可制成类毒素，免疫动物制备抗毒素。该毒素存在于细胞内，菌细胞裂解或自溶后释放。

（4）内毒素：细菌细胞壁中的脂多糖（LPS），耐热，能引起发热、中毒性休克和弥散性血管内凝血。

（5）外膜蛋白（outer membrane protein，OMP）：其编码基因与V-W基因在同一质粒上，在细菌突破宿主的防御机制，导致机体发病等方面具有重要作用。

4. 抵抗力　对外界理化因素抵抗力较弱。对光、热、干燥及一般消毒剂均敏感，湿热70~80℃ 10分钟或100℃ 1分钟死亡。5%苯酚、5%~10%氯胺均可杀死鼠疫耶尔森菌。在自然环境的痰液中能存活36天左右。在蚤粪和潮湿土壤中可存活近1年。

二、致病性与免疫性

（一）致病性

鼠疫耶尔森菌的致病性主要与F1抗原、V-W抗原、外膜蛋白和鼠毒素等有关。该菌的毒力很强，少量细菌即可使人致病。

（二）所致疾病

鼠疫是自然疫源性传染病，鼠疫耶尔森菌主要寄生于鼠类和其他啮齿动物体内，通过鼠蚤在野生啮齿动物间传播。一般鼠疫在人间流行之前，先在鼠类间流行，当大批病鼠死亡之后，失去宿主的鼠蚤转向人群或其他动物（如旱獭、绵羊等），引起人类鼠疫。这种鼠—蚤—人间传播是鼠疫的主要传播方式。也可因宰杀感染病菌的动物，由破损伤口侵入，或因吸入含本菌的气溶胶感染。人患鼠疫后，可通过人蚤或呼吸道（肺鼠疫）引起人群间鼠疫流行。致病性极强，是我国法定传染病中的甲类传染病。临床上常见的鼠疫有腺鼠疫、肺鼠疫和败血症型鼠疫。

1. 腺鼠疫　最常见。鼠疫耶尔森菌侵入人体，被吞噬细胞吞噬后仍能够在细胞内生长繁殖，并沿淋巴管扩散至局部淋巴结，引起严重的出血性淋巴结炎，淋巴结肿胀、化脓、坏死及全身中毒。最常侵犯腹股沟淋巴结（70%），其次为腋下和颈部淋巴结。

2. 肺鼠疫　由吸入空气中鼠疫耶尔森菌直接引起，也可由腺鼠疫或败血症型鼠疫患者体内细菌侵入自身肺部引起。患者传染性极强。有高热、寒战、咳嗽、胸痛、咯血等症状，痰中含有大量鼠疫耶尔森菌，多因呼吸困难或多器官功能衰竭而死亡。死者的皮肤常呈黑紫色，故有"黑死病"之称。

3. 败血症型鼠疫　此型最为严重。常继发于腺鼠疫或肺鼠疫之后，病原菌侵入血流，引发败血症。患者体温达39~40℃，皮肤黏膜见出血点或瘀斑，全身中毒症状和神经系统症状明显。易发生中毒性休克和弥散性血管内凝血，死亡率极高。

另外，鼠疫耶尔森菌还可引发肠鼠疫、脑膜炎型鼠疫、眼鼠疫、皮肤鼠疫等。

（三）免疫性

鼠疫病后可获得持久的免疫力，极少再次感染。机体主要产生针对F1抗原、V-W抗原的抗体，具有调理吞噬、凝集细菌及中和毒素等作用。

三、感染后检查方法

鼠疫耶尔森菌属危害程度第二类的微生物，传染性极强，大量活菌操作必须在BSL-3级实验室中进行，样本检测可在BSL-2级实验室中进行，动物感染实验必须在ABSL-3级实验室中进行。所有实验操作人员，必须经过严格的培训，熟知生物安全知识，熟练掌握各种操作，注意防止气溶胶感染或鼠蚤叮咬。应采取严格的防护措施，实验用过的培养物及器材应及时消毒处理。

1. 标本采集　根据不同临床类型分别采集淋巴结穿刺液、血液或痰液标本，尸检取病变明显处组织（如肝、肺、脾、淋巴结和心血管等）。对腐烂尸体可取骨髓、脑或脊髓等。

2. 直接涂片镜检　取标本涂片，革兰氏或亚甲蓝染色后镜检，可见革兰氏阴性，两极浓染的卵圆形杆菌。注意在陈旧标本中可呈多形性，在动物体内可形成荚膜。

3. 分离培养及鉴定　将标本划线接种于血琼脂平板或0.025%亚硫酸钠琼脂平板。28℃培养24~48小时后观察菌落特征。血液标本应先接种在肉汤培养基中增菌。在肉汤培养基中培养48小时可形成"钟乳石"现象，有鉴别意义。对分离出的可疑菌落，进行染色镜检、生化反应、噬菌体裂解试验和动物实验等进一步鉴定。

4. 血清学试验　应用反向间接血凝试验、ELISA、胶体金纸上色谱等方法检测样本中的F1抗原或人和动物血清中的抗体，适宜大规模流行病学调查。

5. 分子生物学检查　PCR技术检测鼠疫耶尔森菌核酸用于诊断和监测。

鼠疫是甲类传染病，一旦发现疑似鼠疫耶尔森菌感染，应立即向疾病控制中心等部门报告，并将菌种送至专业实验室做进一步鉴定。

四、防治原则

灭鼠、灭蚤是切断鼠疫传播途径和消灭传染源的根本途径。不私自捕猎疫源动物，不剥食可疑疫源动物。加强疫区的动物间和人间鼠疫监测。加强国境、海关检疫。在流行区接种无毒株EV活菌苗，免疫力可持续8~10个月。发现疑似或确诊患者，应立即按紧急疫情上报，对疫区进行隔离封锁，迅速扑灭疫情。

积极抢救和治疗患者，如抢救及时，大多数患者能够治愈。应早期足量用药、联合用药，治疗以链霉素为首选，常常联合喹诺酮类、多西环素、β-内酰胺类或磺胺类等抗菌药物。

学习小结

鼠疫耶尔森菌常先引起啮齿动物、家畜和鸟类等动物感染，人类通过接触动物、被节肢动物叮咬或食入污染食物等途径感染。鼠疫耶尔森菌的致病性主要与F1抗原、V-W抗原、外膜蛋白和鼠毒素等有关。致病性极强，是我国法定的甲类传染病。临床上常见类型有腺鼠疫、肺鼠疫和败血症型鼠疫。鼠疫病后可获得持久的免疫力。灭鼠、灭蚤是消灭鼠疫传染源的根本措施。

（陶格斯）

复习
参考题

（一）A型选择题

1. 患者，男，有野外劳作史，3天前开始出现发热症状，自述曾于六天前剥食旱獭。1天前开始出现呼吸困难及腹泻等症状，并伴有高热、心动过速、低血压，患者呈急性病容，烦躁，口唇发绀，皮肤呈黑紫色，双肺呼吸音粗、闻及少量啰音，腹部有弥漫性压痛，入院次日因抢救无效死亡，该患者的初步诊断应是
   A. 布鲁菌病
   B. 霍乱
   C. 鼠疫
   D. 肠热症
   E. 肾综合征出血热

2. 患者，男，因发热、咳嗽、腋下淋巴结肿大就诊，患者自述在野外工作时，被某节肢动物叮咬，之后第2~3天出现腋下淋巴结肿大，并症状迅速加剧，红、肿、热、痛并与周围组织粘连成块，剧烈触痛而来院就诊。入院后患者症状急剧加重进而出现剧烈胸痛、咳嗽、咯大量泡沫血痰和鲜红色痰等症状，该患者最可能感染的病原生物是
   A. 炭疽芽胞杆菌

B. 登革病毒

C. 森林脑炎病毒

D. 鼠疫耶尔森菌

E. 肺炎链球菌

3. 对血管内皮细胞有毒性的鼠疫耶尔森菌菌体成分是

A. F1抗原

B. 鼠毒素

C. V抗原

D. W抗原

E. V和W抗原的结合物

4. 特异性预防鼠疫的措施是

A. 灭蚤

B. 灭鼠

C. 接种鼠疫抗毒素

D. 接种鼠疫减毒活菌苗

E. 接种鼠疫类毒素

答案：1. C；2. D；3. B；4. D

（二）简答题

1. 简述鼠疫耶尔森菌的形态特征与抗原构造。

2. 简述鼠疫耶尔森菌的流行环节及所致疾病。

第三节　炭疽芽胞杆菌

知识目标

1. 掌握炭疽芽胞杆菌的主要生物学特性与致病性。

2. 熟悉炭疽芽胞杆菌的免疫性与防治原则。

3. 了解炭疽芽胞杆菌的感染后检查方法。

炭疽芽胞杆菌（*B. anthracis*）属于芽胞杆菌属（*Bacillus*），该属是一群需氧、能形成芽胞的革兰氏阳性大杆菌。大多数为存在于土壤、水和尘埃中的腐生菌，如枯草芽胞杆菌（*B. subtilis*）、多黏芽胞杆菌（*B. polymyxa*）和嗜热脂肪芽胞杆菌（*B. stearothermophilus*）等，通常不致病，当机体免疫力低下时，偶尔可致病。这些腐生菌是造成实验室及制剂生产车间的主要污染菌。致病菌有炭疽芽胞杆菌，可以引起人和动物的炭疽病，疾病有明显职业性和地区性；另外，蜡样芽胞杆菌（*B. cereus*）可引起食物中毒。

炭疽芽胞杆菌是人类历史上第一个被发现的病原菌，能引起羊、牛、马等动物及人类的炭疽病。

一、生物学性状

1. 形态与染色　大小为（5~10）μm×（1~3）μm的革兰氏阳性粗大杆菌（图18-3-1），是致病菌中最大的细菌，两端截平，新鲜标本直接涂片时，常呈单个或短链状，经人工培养后形成竹节状排列，无鞭毛。在有氧条件下形成芽胞。在活体或未经解剖的尸体内不能形成芽胞。芽胞呈椭圆形，位于菌体中央，宽度小于菌体。有毒菌株在人和动物体内及含有血清的培养基中能形成荚膜。

2.培养特性 需氧菌。在普通培养基中生长良好。最适温度37℃，最适pH 7.2~7.4。在普通琼脂平板上培养24小时，形成灰白色、2~4mm大小、不透明、无光泽、扁平的R型菌落。在低倍镜下可见边缘不整齐似卷发状。在血琼脂平板上，菌落周围无明显的溶血环，但培养较久后可出现轻度溶血。菌落具有黏性，用接种针挑取可拉成丝，称为"拉丝"现象。在普通肉汤中培养18~24小时，管底有絮状沉淀生长，无菌膜，菌液清亮。有毒株在碳酸氢钠平板上，37℃、5%

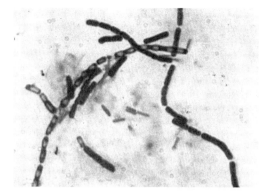

▲图18-3-1　炭疽芽胞杆菌形态（×1 000）

CO₂条件下培养形成黏液状菌落（有荚膜），无毒株则为粗糙状。

3.抗原结构 炭疽芽胞杆菌的抗原有四种：

（1）荚膜多肽抗原：由D-谷氨酸多肽组成，由质粒基因编码，具有抗吞噬作用，与毒力有关。

（2）菌体多糖抗原：由D-葡萄糖胺和D-半乳糖组成，耐热，与毒力无关。此抗原在病畜皮毛或腐败脏器中经长时间煮沸仍可与相应抗体发生环状沉淀反应，称为Ascoli试验。有利于对炭疽芽胞杆菌的追溯性诊断和流行病学调查。这种抗原特异性不强，能与其他需氧芽胞杆菌、肺炎链球菌14型及人类A血型抗原物质发生交叉反应。

（3）芽胞抗原：由芽胞外膜、皮质等组成的芽胞特异性抗原，具有免疫原性和血清学诊断价值。

（4）炭疽毒素：系由保护性抗原（PA）、水肿因子（EF）和致死因子（LF）三种蛋白质组成的外毒素复合物，注射给实验动物可出现炭疽病的典型中毒症状，由质粒pXO1（176kb）编码。致死因子和水肿因子单独存在时不会发挥生物学活性，必须与保护性抗原结合，才能引起实验动物的水肿和致死。炭疽毒素具有抗吞噬作用和免疫原性。

4.抵抗力 繁殖体抵抗力不强，易被一般消毒剂杀灭。芽胞抵抗力强，在干燥的土壤或皮毛中可存活数年至20余年。牧场一旦被污染，传染性可持续数十年。高压蒸汽灭菌121.3℃ 15分钟或干热140℃ 3小时可将芽胞杀死。炭疽芽胞对碘及氧化剂较敏感，1∶2 500碘液10分钟、0.5%过氧乙酸10分钟均可杀死该菌。对青霉素、氯霉素、红霉素等高度敏感。

二、致病性与免疫性

（一）致病性

1.荚膜 有毒株在机体内可形成荚膜，具有抗吞噬作用，有利于细菌在宿主组织内繁殖扩散。

2. 炭疽毒素 是造成感染者致病和死亡的主要原因。毒素直接损伤微血管内皮细胞，增加血管通透性，使有效循环血容量不足，微循环灌注量减少，血液呈高黏滞状态，易发生弥散性血管内凝血和感染性休克，甚至死亡。

（二）所致疾病

炭疽芽胞杆菌可引起草食动物（牛、羊、马等）的炭疽病。可经皮肤、呼吸道和消化道等多途径侵入人体引起人炭疽病，临床上常见以下类型：

1. 皮肤炭疽 最常见，多发生于屠宰、制革或毛纺工人及饲养员。病原菌由体表破损处进入体内，1天左右在入侵处形成小疖，随后形成水疱、脓疱，最后病灶中央呈黑色坏死的焦痂，故名炭疽。如不及时治疗，细菌可进一步侵入局部淋巴结或血液，引起败血症而造成死亡。

2. 肺炭疽 吸入含有病原菌芽胞的尘埃所致。多发生于从事皮毛工作的工人，病死率高。病初似感冒，进而出现严重的支气管肺炎，可在2~3天内死于中毒性休克。

3. 肠炭疽 由食入未煮熟的病畜肉类、奶或被污染食物所致。以全身中毒症状为主，并有连续性呕吐、肠麻痹、胃肠道溃疡、出血等症状，发病后2~3天内死于毒血症。

上述疾病若引起败血症时，可继发炭疽性脑膜炎，死亡率极高。

（三）免疫性

炭疽病后可获得持久性免疫力。一般认为与机体针对炭疽毒素保护性抗原产生的保护性抗体及吞噬细胞的吞噬功能增强有关。

三、感染后检查方法

炭疽芽胞杆菌属危害程度第二类的微生物，传染性强，大量活菌操作需要在BSL-3级实验室中进行，样本检测可在BSL-2级实验室中进行。

1. 标本采集 采集皮肤炭疽的水疱、脓疱内容物或血液；肺炭疽取痰、胸腔渗出液及血液等；肠炭疽取粪便、血液以及畜肉等送检。炭疽动物尸体禁止室外解剖，以防芽胞污染牧场及环境，一般在无菌条件下割取耳尖或舌尖组织送检。

2. 直接涂片镜检 将标本直接涂片或印片、干燥、固定后革兰氏染色观察形态，若发现带有荚膜的典型竹节状革兰氏阳性粗大杆菌，结合临床症状可初步诊断。

3. 分离培养及鉴定 将待检标本接种于血琼脂平板或碳酸氢钠琼脂平板，37℃ 24小时（碳酸氢钠平板需通入5% CO_2培养）后观察菌落特征。挑取可疑菌落，做青霉素串珠试验、噬菌体裂解试验、荚膜肿胀试验和动物毒力试验进行鉴定并与其他需氧芽胞杆菌进行鉴别。

4. 免疫学检查 采集患者急性期和恢复期双份血清进行抗体检测。应用ELISA检测患者保护性抗原的抗体或用胶体金免疫层析法检测抗荚膜抗体。也可用上述方法检测标本中的炭疽芽胞杆菌抗原。

5. 核酸检测 PCR检测保护性抗原基因（*pagA*）和荚膜合成相关基因。

四、防治原则

预防人类炭疽首先应防止家畜炭疽病的发生。严格控制家畜感染和牧场的污染。病畜应严格隔离、处死深埋，死畜严禁剥皮和食用，必须焚烧或深埋2m以下。对疫区家畜进行预防接种。严格生物安全管理，防止实验室感染，防范生物恐怖。对疫区牧民、屠宰人员、兽医、皮革及毛纺工人可采取皮上划痕接种炭疽减毒活疫苗，免疫力可持续1年。青霉素G是治疗炭疽病的首选药物，也可采用头孢菌素和氨基糖苷类抗生素。

学习小结

炭疽芽胞杆菌是人类历史上第一个被发现的病原菌。为革兰氏阳性两端截平的粗大杆菌。人可通过接触炭疽芽胞杆菌芽胞或摄食患炭疽病的动物及畜产品，或者吸入芽胞而感染，传播方式多样，可引起最多见的皮肤炭疽，以及肠炭疽和肺炭疽等多种类型的人炭疽病。炭疽的预防重点应放在消灭家畜炭疽病和传染源。

（陶格斯）

复习参考题

（一）A型选择题

1. 人类历史上最早被发现的病原菌是
   - A. 大肠埃希菌
   - B. 葡萄球菌
   - C. 结核分枝杆菌
   - D. 炭疽芽胞杆菌
   - E. 白喉棒状杆菌

2. 下列细菌中主要引起食草动物传染病的是
   - A. 炭疽芽胞杆菌
   - B. 麻风分枝杆菌
   - C. 痢疾志贺菌
   - D. 枯草芽胞杆菌
   - E. 幽门螺杆菌

3. 人类炭疽病中最常见的是
   - A. 炭疽性脑膜炎
   - B. 肺炭疽
   - C. 肠炭疽
   - D. 皮肤炭疽
   - E. 肝炭疽

4. 下列关于炭疽芽胞杆菌的叙述不正确的是
   - A. 主要引起食草动物的炭疽病
   - B. 引起人兽共患病
   - C. 没有疫苗可以预防
   - D. 可传给肉食动物
   - E. 可通过多种途径传给人

5. 患者，男，29岁，屠宰场工人，高热伴寒战，左臂外侧有一1cm×3cm表浅溃疡，表面有黑色焦痂。溃疡最初为丘疹，后转为水疱，伴有周围组织水肿；继之水肿区继续扩大、疱疹中心区出现出血性坏死伴有成群小水疱。病灶无脓性分泌物、局部压痛与疼痛不显著。该患

者最可能患的疾病是

A. 带状疱疹

B. 布鲁菌病

C. 恙虫病

D. 鼠疫

E. 皮肤炭疽

答案：1. D；2. A；3. D；4. C；5. E

（二）简答题

1. 简述炭疽芽胞杆菌的形态特征及微生物检查时的注意事项。

2. 简述炭疽芽胞杆菌的致病性。

第四节　其他动物源性细菌

知识目标

1. 熟悉贝纳柯克斯体、汉赛巴通体、土拉热弗朗西丝菌的致病性。

2. 了解贝纳柯克斯体、汉赛巴通体、土拉热弗朗西丝菌的生物学特性、感染后检查方法与防治原则。

一、贝纳柯克斯体

贝纳柯克斯体（*Coxiella burnetii*）又称Q热柯克斯体，是引发Q热（Q fever）的病原体。属于柯克斯体目、柯克斯体科。

贝纳柯克斯体大小一般为（0.2~0.4）μm×（0.4~1.0）μm，呈球杆状或短杆状，革兰氏染色阴性，专性细胞内寄生，在鸡胚卵黄囊中生长旺盛。Gimenez染色呈鲜红色，吉姆萨法染色呈紫色或蓝色。

贝纳柯克斯体存在抗原相间的可逆性变异现象，因适应不同宿主而表现出两相抗原性，其中主要是LPS变异。从动物或蜱体内新分离的贝纳柯克斯体为Ⅰ相，含大量LPS，毒力强；若经鸡胚卵黄囊人工多次传代后变为Ⅱ相弱毒株。用Ⅱ相贝纳柯克斯体感染动物又可变异为Ⅰ相。贝纳柯克斯体对外界理化因素抵抗力较强。耐热，需要100℃至少10分钟才能杀死。在干燥蜱粪中可保持活性一年半左右。

该菌致病物质是LPS。贝纳柯克斯体某些抗原与相应抗体形成免疫复合物，并随血液循环沉积于组织表面，导致Ⅲ型超敏反应，是引起Q热的发病机制之一。

蜱是贝纳柯克斯体的传播媒介。蜱叮咬野生啮齿动物和家畜使其感染，家畜感染后多无症状，却是主要的传染源，通过乳汁、尿液和粪便长期向外排出病原体。人类主要通过消化道或偶尔经呼吸道接触而感染，引发Q热，分为急性Q热和慢性Q热。急性Q热潜伏期14~28天，平均为20天。起病急骤，高热寒战，头痛剧烈，食欲减退，全身酸痛。症状类似流感或原发性非典型性肺炎。部分严重患者可并发心包炎和心内膜炎。慢性Q热表现为心内膜炎或慢性肉芽肿性肝炎。

可用患者血液接种豚鼠腹腔，豚鼠发热时取肝、脾进一步检查。也可用PCR检测样本中的贝纳柯克斯体DNA。血清学诊断选用免疫荧光试验和ELISA检测血清样本中的贝纳柯克斯体抗体。

预防应着重管理传染源，对病畜分娩期的排泄物、胎盘及被污染的环境进行彻底的消毒处理，控制鲜乳及乳制品的卫生指标。对易感人群及家畜进行疫苗接种。治疗可使用多西环素、利福平等抗生素。

二、汉赛巴通体

汉赛巴通体（*Bartonella henselae*）是猫抓病（cat-scratch disease，CSD）的主要病原体。属于巴通体科巴通体属（*Bartonella*）。

汉赛巴通体形态多样，主要为杆状，大小约为$1\mu m \times 0.5\mu m$。革兰氏染色阴性，吉姆萨染色呈蓝紫色，镀银染色呈棕黄色。由临床新鲜标本中分离到的汉赛巴通体有菌毛，经实验室传代后可丧失。可在非细胞培养基中生长繁殖。其生化反应不活泼，不发酵各种糖类。

传染源主要为猫和狗，尤其是幼猫。90%以上的患者有猫或狗接触史，75%的病例有被猫或狗抓伤、咬伤的历史，猫口腔、咽部的病原体经伤口或通过其污染的皮毛、爪由伤口侵入而传播，多发于学龄前儿童及青少年。

由于近年来国内外养宠物者增多，因此猫抓病病例增加。病原体从抓伤处进入体内，局部皮肤出现丘疹或脓疱，继而发展为以局部淋巴结肿大为特征的临床综合征，出现发热、厌食、肌痛、脾大等。常见的临床并发症是结膜炎伴耳前淋巴结肿大，称为帕里诺（Parinaud）眼淋巴结综合征，系猫抓病的重要特征之一。汉赛巴通体尚可引起免疫功能低下的患者发生杆菌性血管瘤-杆菌性紫癜（bacillary angiomatosis-bacillary peliosis，BAP），主要表现为皮肤损害和内脏器官小血管增生。BAP可见于HIV感染者、肿瘤或器官移植的患者，其杆菌性血管瘤可发生在任何实质性器官内脏组织，而杆菌性紫癜则多见于肝脏和脾脏。

实验室检查可取病灶组织（淋巴结、皮肤、肉芽肿等）做超薄切片，进行组织病理学检查。此外，还可用血琼脂或巧克力色琼脂培养基等，或采用原代细胞或传代细胞，对新鲜组织标本培养和鉴定。

对宠物定期检疫，扑杀感染动物。与猫、狗接触时避免被抓伤或咬伤，若被抓伤、咬后，应使用碘酊局部消毒。感染后可用环丙沙星、多西环素、红霉素、利福平等治疗。

三、土拉热弗朗西丝菌

弗朗西丝菌属（*Francisella*）是一类呈多形态性的革兰氏阴性小杆菌。包括土拉热弗朗西丝菌（*F. tularensis*）和蜃楼弗朗西丝菌（*F. philomiragia*）两个种。前者引起一些野生动物的感染，因最常见于野兔中，故又称野兔热杆菌。人类多因接触患病动物引起土拉热。

土拉热弗朗西丝菌为革兰氏阴性球杆菌，菌体大小为（0.2~0.3）μm×（0.3~0.7）μm，人工培养后，呈显著多形态性。在动物体内可形成荚膜，无芽胞，无鞭毛。专性需氧，在普通培养基上不易生长，常用卵黄培养基或胱氨酸血琼脂培养基，培养48小时形成细小、光滑、略带黏性的菌落。自然界中生存力较强，对低温具有特殊的耐受力，在0℃以下可存活9个月，在20~25℃水中可存活1~2个月，而且毒力不发生改变。不耐热，对一般化学消毒剂敏感。

野兔、鼠类等多种野生动物和家畜都可感染土拉热弗朗西丝菌。动物之间主要通过蜱、蚊、蚤和虱等吸血节肢动物的叮咬感染，人类也易感，通过与患病动物直接接触、节肢动物叮咬、食入污染食物、染菌气溶胶经呼吸道传播等多途径感染。土拉热弗朗西丝菌的致病主要靠荚膜和内毒素，侵袭力强，能通过完整的皮肤和黏膜。人感染后起病急，表现为发热、头痛、关节痛等，甚至发生衰竭和休克。因感染途径不同，临床类型多样化，有溃疡腺型、胃肠型、肺型和伤寒样型等。

本病确诊需依靠微生物学检查，血清学试验是土拉热诊断最常用的方法。由于本菌可感染人，因此，采样时应采取适当的防护措施。

预防可用减毒活疫苗进行皮上划痕接种。治疗土拉热可选用链霉素或庆大霉素，也可用四环素类、喹诺酮类抗菌药物。

学习小结

贝纳柯克斯体是Q热的病原体，革兰氏染色阴性，专性细胞内寄生，蜱是其传播媒介，蜱叮咬野生啮齿动物和家畜使其感染而成为传染源，人类主要通过消化道或偶尔经呼吸道接触而感染。汉赛巴通体是猫抓病的主要病原体，革兰氏染色阴性，可在非细胞培养基中生长繁殖。土拉热弗朗西丝菌是引起人类土拉热的病原体，人通过与患病动物直接接触、节肢动物叮咬、食入污染食物、染菌气溶胶经呼吸道传播等多途径感染。

（陶格斯）

复习参考题

（一）A型选择题

1. 下列病原体可引发猫抓病的是
   A. 破伤风梭菌
   B. 狂犬病病毒
   C. 汉塞巴通体
   D. 贝纳柯克斯体
   E. 土拉热弗朗西丝菌

2. 贝纳柯克斯体可引发下列哪种疾病
   A. 斑疹伤寒
   B. 恙虫病

C. 原发性非典型性肺炎　　　　　　　　E. 莱姆病
D. Q热

答案：1. C；2. D

（二）简答题
试述贝纳柯克斯体、汉赛巴通体和土拉热弗朗西丝菌的致病性。

第五节　钩端螺旋体

知识目标

1. 掌握钩端螺旋体的致病性与防治原则。
2. 熟悉钩端螺旋体的生物学特性。
3. 了解钩端螺旋体的抵抗力与微生物学检查方法。

钩端螺旋体属于螺旋体目（Spirochaetales）钩端螺旋体科（Leptospiraceae）钩端螺旋体属（*Leptospira*）。种类较多，包括有致病性的问号钩端螺旋体（*L. interrogans*）和无致病性的双曲钩端螺旋体（*Leptospira biflexa*）。前者具有寄生性，能引起人兽共患的钩端螺旋体病，而后者具有腐生性的特点。钩端螺旋体病俗称钩体病，是地理分布非常广泛的一种人兽共患病，全世界至少有200多种动物为问号钩端螺旋体携带者。我国除新疆、西藏、青海、甘肃和宁夏尚未确定有钩端螺旋体病流行外，其余地区均有不同程度的流行，尤以南方各省为重，钩端螺旋体病为我国重点防治的传染病之一。

一、生物学性状

（一）形态结构与染色

大 小 为（0.1~0.2）μm×（6~12）μm。其螺旋在螺旋体目中最为细密而规则，菌体一端或两端弯曲呈钩状，常为C、S形（图18-5-1）。菌体最外层为外膜，内为柱状原生质体和紧紧缠绕其上的两根内鞭毛，使菌体运动活泼。暗视野显微镜下可见钩端螺旋体像一串发亮的微细珠粒，故可用来观察标本中钩端螺旋体的形态和运动状态。革兰氏染色阴性，常用Fontana镀银染色法，菌体被染成棕褐色。

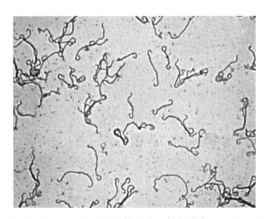

▲ 图18-5-1　钩端螺旋体形态（镀银染色，×1 000）

（二）培养特性

营养要求较高，常用10%兔血清或牛血清的Korthof培养基。需氧或微需氧，适宜温度为28~30℃，最适pH为7.2~7.6，生长缓慢，培养1~2周后，在液体培养基呈半透明云雾状生长，固体培养基上可形成透明、不规则、直径小于2mm的扁平菌落。

（三）分类

目前问号钩端螺旋体至少可分为25个血清群、273个血清型，我国至少发现了19个血清群、160多个血清型。重要的流行血清群为黄疸出血群、波摩那群、犬群、爪哇群、流感伤寒群、澳洲群、秋季群、巴达维亚群和七日热群，在我国最主要的是黄疸出血群和波摩那群。

（四）抵抗力

夏秋季在中性的水或湿土中可存活数周至数月，这对本菌的传播有重要意义。对干燥、热、日光直射的抵抗力均较弱，60℃ 1分钟即死亡。常用消毒剂有0.2%甲皂酚、1%苯酚、10%漂白粉，10~30分钟均可杀灭钩端螺旋体。对青霉素、大环内酯类等抗生素敏感。

二、致病性与免疫性

（一）致病性

1. 内毒素样物质（endotoxin-like substance，ELS） 化学组成与革兰氏阴性菌的内毒素有一定差异，也能使动物发热，引起炎症和坏死，但活性较低。目前认为是主要致病物质。

2. 溶血素 作用类似磷脂酶C，能破坏红细胞膜。注入体内可出现出血坏死、贫血、肝大、黄疸、血尿。

3. 黏附素 包括外膜中的24kD和36kD蛋白以及免疫球蛋白样蛋白，致病钩端螺旋体借此黏附于细胞。

4. 侵袭性酶 ColA胶原酶能水解Ⅰ、Ⅲ、Ⅳ型胶原；M16家族金属蛋白酶能水解细胞外基质。

（二）所致疾病

钩端螺旋体病为人兽共患病，在野生动物和家畜中广泛流行。其中鼠类和猪为主要传染源和储存宿主，带菌率高且长期排菌。动物感染钩端螺旋体后多不发病，但钩端螺旋体在动物肾小管中生长繁殖，不断随尿液排出而污染环境。

接触疫水、疫土是感染钩端螺旋体的主要途径，钩端螺旋体能穿过破损甚至正常皮肤和黏膜侵入人体而引起感染；如进食被污染的食物或饮水时，可经消化道黏膜感染；也可经胎盘感染胎儿引起流产；偶尔还可经吸血昆虫传播。钩端螺旋体病主要在夏秋季节流行，雨季造成内涝水淹或山洪暴发时可引起暴发流行。

钩端螺旋体通过皮肤黏膜侵入机体后，即在局部迅速繁殖，经1~2周潜伏期，然后入血大量繁殖，引起钩体血症，出现发热、头痛、结膜充血、恶寒、全身酸痛乏力、腓肠肌剧痛、淋巴结肿大等典型的钩端螺旋体病表现。随后钩端螺旋体随血流侵入肝、脾、肾、肺、心、淋巴结和中枢神经系统等组织器官，引起相关脏器和组织的损害和体征。钩端螺旋体的菌型不同，毒力不一，以及机体免疫力强弱不同，病程发展和症状轻重差异很大，临床上常见有流感伤寒型、黄疸出血型、肺出血型、脑膜脑炎型和肾衰竭型等。部分患者退热后还可能出现恢复期并发症，如眼血管膜炎、视网膜炎、脑动脉炎、失明和瘫痪等，其机制与超敏反应有关。

（三）免疫性

人群普遍对钩端螺旋体易感。感染后刺激机体产生的免疫以体液免疫为主。发病后1~2周血中可出现特异性抗体，通过调理、抗体依赖细胞介导的细胞毒作用（ADCC）、激活补体等作用杀伤或溶解钩端螺旋体，血中钩端螺旋体迅速被清除，但肾脏中的病菌受抗体影响较小，故尿中可较长时间（数周~数年）排菌。隐性感染或病后可获得对同型钩端螺旋体的持久免疫力。

三、感染后检查方法

（一）病原学检测

发病10天内取血液，两周后可取尿液，有脑膜炎症状者取脑脊液进行下列检查。

1. 直接镜检　取标本差速离心集菌后暗视野或镀银染色镜检，也可用免疫荧光法或免疫酶染色法检查。

2. 分离培养与鉴定　将标本接种于Korthof培养基或复方明胶培养基，28~30℃培养2~3周，若见培养基呈浑浊状态生长，可通过暗视野显微镜检查有无钩端螺旋体。如镜下可见螺旋体，可再用已知诊断血清鉴定其血清群和血清型。如镜下未见螺旋体，培养30~40天后仍未见螺旋体才能报告阴性。

3. 动物实验　适用于有杂菌污染的标本。通常将标本接种于幼龄豚鼠或金地鼠腹腔，每日测量体温，观察发病，可疑者取血液或腹腔液暗视野镜检及分离培养，并进一步进行血清学鉴定，动物死亡后需进行病理解剖。

4. 核酸检测或分子生物学方法　PCR或DNA探针可用于检测标本中钩端螺旋体DNA片段，特异度和灵敏度均高。限制性核酸内切酶指纹图谱可用于菌株的鉴定、分型、变异等研究。

（二）血清学诊断

一般在病初及发病后2~3周各采血一次，有脑膜刺激征者取脑脊液检测特异性抗体。

1. 显微凝集试验（MAT）　用钩端螺旋体标准株或当地流行菌株的活体作抗原，与不同稀释度的患者血清混合，37℃孵育2小时，暗视野显微镜观察，若待检血清中有相应抗体存在，则可见钩端螺旋体凝集成不规则团块或呈蜘蛛状。以50%钩端螺旋体被凝集的最高血清稀释度为效价。一般凝集效价在1∶300以上或晚期血清比早期血清效价高4倍以上有诊断意义。

2. 间接凝集试验　将钩端螺旋体可溶性抗原吸附于载体上，在玻片上与患者血清中相应的抗体作用，可出现肉眼可见的凝集物。此法快速简便，适于基层医疗单位作钩端螺旋体病的辅助诊断。

目前，间接免疫荧光抗体试验（IFAT）、ELISA等血清学方法亦可用于临床诊断。

四、防治原则

做好防鼠、灭鼠工作，加强对带菌家畜的管理；保护水源，避免与疫水接触。易感人群可接种包含当地流行株在内的多价钩端螺旋体死疫苗或新型钩端螺旋体外膜疫苗。

治疗钩端螺旋体病首选青霉素，过敏者可用庆大霉素或多西环素等。部分患者注射青霉素后可出现寒战高热及低血压，甚至出现抽搐、休克、呼吸和心跳暂停等，称为赫氏反应，可能与钩端螺旋体被青霉素杀灭后释放出大量毒性物质有关。

学习小结

问号钩端螺旋体是引起人及动物的钩端螺旋体病的病原体。钩端螺旋体病俗称钩体病，是地理分布非常广泛的一种人兽共患病，在野生动物和家畜中广泛流行。其中鼠类和猪为主要传染源和储存宿主，不断随尿液排出而污染环境。接触疫水、疫土是感染钩端螺旋体的主要途径，钩端螺旋体能穿过破损甚至正常皮肤和黏膜侵入人体。也可经被污染的食物或饮水以及垂直传播感染。临床上常见有流感伤寒型、黄疸出血型、肺出血型、脑膜脑炎型和肾衰竭型等。

（陶格斯）

复习参考题

（一）A型选择题

1. 螺旋体的检查最常用的方法是

　　A. 革兰氏染色法

　　B. 抗酸染色法

　　C. 镀银染色法

　　D. 吉姆萨染色法

　　E. 悬滴法

2. 患者，男，20岁，农民，因高热、寒战、全身肌肉酸痛、乏力一周收入院。检查：眼结膜充血，巩膜黄染，肝肋缘下1.5cm，腓肠肌压痛明显。血胆红素和丙氨酸转氨酶均明显升高。尿蛋白（＋）。肥达试验O凝集效价1∶40、H凝集效价1∶80。钩端螺旋体显微凝集试验凝集价1∶400。外斐反应凝集价1∶80。该患者最可能患的疾病是

　　A. 伤寒

　　B. 斑疹伤寒

　　C. 甲型黄疸型肝炎

　　D. 恙虫病

　　E. 钩端螺旋体病

答案：1. C；2. E

（二）简答题

试述钩端螺旋体的生物学特性、流行环节和致病性。

第六节 汉坦病毒

知识目标

1. 掌握汉坦病毒的主要生物学特性及致病性。
2. 熟悉汉坦病毒的免疫性和防治原则。
3. 了解汉坦病毒感染后检查方法。

🔔 **问题与思考**

患者，男，25岁，主因"发热、头痛伴腰痛3天"入院。患者于3天前在野外工作后出现发热，伴头痛、腰痛、恶心、呕吐，体温最高39.5℃，自认为"感冒"卧床休息，其间发热未缓解，头痛加重，伴结膜充血。入院查体：体温39℃，脉搏115次/min，呼吸25次/min，血压80/40mmHg，神志清楚，精神差，急性病容，呼吸急促，面色苍白，脸部、颈部、上胸部发红，全身皮肤可见散在瘀点及瘀斑，双侧瞳孔等大等圆，对光反射存在，颈软无抵抗，两肺呼吸音清晰，未闻及干湿啰音。心率115次/min，律齐。腹平软，肝脾肋下未及。克尼格征、布鲁津斯基征、巴宾斯基征均未引出。实验室检查示血常规：白细胞计数15.1×10^9/L，中性粒细胞百分比75%，血红蛋白130g/L，红细胞计数4.1×10^9/L，血小板计数90×10^9/L，尿蛋白（+++）；粪便隐血（++）；丙氨酸转氨酶90IU/L，天冬氨酸转氨酶123IU/L。

思考：

1. 本病例最可能的诊断是什么？请列出诊断依据。
2. 为进一步明确诊断，还需要做哪些检查？

（张立婷提供）

汉坦病毒（Hantavirus）是引起肾综合征出血热（hemorrhagic fever with renal syndrome，HFRS）和汉坦病毒肺综合征（hantavirus pulmonary syndrome，HPS）的病原体，属布尼亚病毒目（*Bunyavirales*）、汉坦病毒科（*Hantaviridae*）、正汉坦病毒属（*Orthohantavirus*）。引起的疾病中HFRS主要以发热、出血、急性肾功能损害和免疫功能紊乱为特征；HPS主要以肺浸润及肺间质水肿，迅速发展为呼吸窘迫和呼吸衰竭为特征。

一、生物学性状

（一）形态结构

多形性，多数呈球形，直径为75~210nm，有包膜。核酸为–ssRNA，分大（L）、中（M）、小（S）三个片段，分别编码病毒的RNA聚合酶（L）、包膜糖蛋白（Gn和Gc）和核衣壳蛋白（NP）。NP包裹病毒RNA，免疫原性强，可刺激机体建立体液免疫和细胞免疫应答；镶嵌在包膜脂质双层上的Gn和Gc有中和抗原位点和血凝素位点（图18-6-1）。

（二）培养特性

实验室常用非洲绿猴肾细胞（Vero细胞）、人肺癌传代细胞（A549）、人胚肺二倍体细胞（2BS）及地鼠肾原代细胞（GHKC）等分离培养病毒。病毒在细胞内生长缓慢，一般不引起可见的细胞病变，常用免疫荧光法测定感染细胞质内的病毒抗原。

汉坦病毒对大多数啮齿动物（黑线姬鼠、小鼠、长爪沙鼠、大鼠等）呈自限性的隐性感染，仅有小鼠乳鼠和几种免疫缺陷动物在接种感染后可出现不同的发病症状甚至死亡。

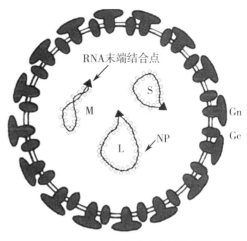

▲ 图18-6-1　汉坦病毒结构模式图

（三）抵抗力

汉坦病毒抵抗力不强。对热（60℃ 1小时）、酸（pH<3）和乙醚等脂溶剂敏感，一般消毒剂（如苯扎溴铵等）及紫外线能灭活病毒。

二、致病性与免疫性

（一）致病性

HFRS以啮齿动物为主要传染源，黑线姬鼠和褐家鼠是我国各疫区汉坦病毒的主要宿主动物和传染源。发病有明显的地区性和季节性，与鼠类的分布及活动有关。主要通过带病毒动物的唾液、尿、粪污染环境，人通过呼吸道吸入、消化道摄入或直接接触感染动物经过伤口受到传染。也可经虫媒（螨）传播和垂直传播。人群对汉坦病毒普遍易感，但多呈隐性感染，仅少数人发病。

HFRS的疫源地遍及世界五大洲。我国是世界上HFRS疫情最严重的国家，流行范围广，发病人数多，病死率较高。

HFRS潜伏期两周左右，起病急，发展快。典型病例具有发热、出血和肾脏损害三大主症。典型病例临床经过分为发热期、低血压休克期、少尿期、多尿期和恢复期5期。① 发热期：3~7天，高热、全身酸痛、头痛、眼眶痛和腰痛，颜面、颈部、胸部潮红，腋下、胸背部及软腭可见出血点。多数患者可有腹痛、便中带血、腹泻，应与细菌性痢疾相鉴别。② 低血压休克期：持续1~3天，典型表现为脸色苍白、四肢厥冷、脉数、尿少。③ 少尿期：持续2~5天。临床表现为尿少、酸中毒、呼吸深快、水电解质平衡紊乱、氮质血症、肾衰竭。可并发高血容量综合征和肺水肿。病情严重者多死于此期。④ 多尿期：一般出现于病程第9~14天，以尿量逐渐增多为标志，易发生低钾血症。⑤ 恢复期：尿量逐渐恢复正常，精神、食欲好转。非典型或轻型病例可出现越期现象。

HFRS的发病机制复杂，有些环节尚不清楚。病毒直接作用可能是发病的始动环节，免疫病理损伤起重要作用。汉坦病毒对毛细血管内皮细胞及免疫细胞有较强亲嗜性，侵入机体后引起广泛的毛细血管和小血管损伤，导致出血、水肿和微循环障碍等而造成低血压或休克。病程早期血液中IgE水平增高，提示Ⅰ型超敏反应可能通过血管活性物质的作用，使小血管扩张，渗出增加。

早期患者体内在血管壁、血小板、肾小球及肾小管上有免疫复合物沉积，血清补体水平下降，提示存在补体参与的免疫损伤；血清中也可检出抗基底膜和抗心肌抗体，这些现象表明Ⅲ型和Ⅱ型超敏反应造成的免疫病理损伤也参与了汉坦病毒的致病。

HPS以肺组织的急性出血、坏死为主，病理变化为肺水肿、胸膜渗出液增多等，临床表现为高热、肌痛、缺氧和急性进行性呼吸衰竭，病死率高。

（二）免疫性

人对汉坦病毒普遍易感。感染后抗体出现早，发热1~2天即可检测出IgM，第2~3天可检测出IgG，IgG在体内可持续30余年。故HFRS病后可获得持久免疫力，一般不发生再次感染。

三、感染后检查方法

1. 血清学检查　检测IgM具有早期诊断价值。病后特异性IgG出现较早，维持时间很长，检测双份血清（间隔至少一周），恢复期血清抗体滴度比急性期升高4倍以上可确诊。常用检测方法为IFAT和ELISA。这两种方法还可用于流行病学调查。

2. 病毒核酸检测　逆转录聚合酶链反应（RT-PCR）技术已广泛用于汉坦病毒的实验室研究和检测，其可检测标本中的病毒核酸片段，并可对汉坦病毒进行型别鉴定。

3. 病毒分离　患者急性期血液、尸检组织，或感染动物的肺、肾等组织均可用于病毒分离。常用Vero-E6、A549细胞分离培养，7~14天后，用免疫荧光试验检测细胞内病毒抗原。将标本接种易感动物，也可用于分离病毒。常用小鼠乳鼠，通过腹腔或脑内接种。

四、防治原则

主要采取灭鼠、防鼠、灭虫、消毒和个人防护等一般预防措施。目前国内使用的疫苗主要是细胞培养双价（汉滩型+汉城型）灭活疫苗；另外还有减毒活疫苗和基因重组疫苗也在研究中。对HFRS应坚持"三早一就"（早发现、早休息、早治疗、就近治疗）治疗原则。对于HFRS患者主要是采取以"液体疗法"为基础的综合治疗措施。应用利巴韦林和单克隆抗体有一定疗效。

学习小结

汉坦病毒是引起肾综合征出血热（HFRS）和汉坦病毒肺综合征（HPS）的病原体，该病毒为有包膜的-ssRNA病毒。我国是HFRS疫情最严重的国家，HFRS以发热、出血倾向及肾脏损害为主要临床特征。黑线姬鼠和褐家鼠是我国各疫区汉坦病毒的主要宿主动物和传染源。人主要通过直接接触带病毒动物排泄物或通过呼吸道吸入、消化道摄入被感染。也可经虫媒（螨）传播和垂直传播。对HFRS应坚持"三早一就"（早发现、早休息、早治疗、就近治疗）治疗原则。

（王喜英）

（一）A型选择题

1. 引起HFRS的病原体是　　　　　　　　传染源是

    A. 登革病毒　　　　　　　　　　　A. 偶蹄类家畜

    B. 大别班达病毒　　　　　　　　　B. 啮齿动物

    C. 汉坦病毒　　　　　　　　　　　C. 犬科动物

    D. 克里米亚-刚果出血热病毒　　　D. 禽类

    E. 嗜吞噬细胞无形体　　　　　　　E. 猫科动物

2. 汉坦病毒的最主要动物储存宿主和　　　　　　　　答案：1. C；2. B

（二）简答题

简述汉坦病毒的致病性与防治原则。

第七节　狂犬病病毒

知识目标

1. 掌握狂犬病病毒的致病性和防治原则。
2. 熟悉狂犬病病毒的生物学性状。
3. 了解狂犬病病毒的感染后检查方法。

狂犬病病毒（rabies virus）属于弹状病毒科（*Rhabdoviridae*）狂犬病病毒属（*Lyssavirus*），为一种嗜神经性病毒，是引起狂犬病的病原体。该病毒可在犬、猫和多种野生动物之间进行传播，引起狂犬病（rabies）。狂犬病为一种人兽共患病，是目前我国死亡率最高的传染病之一。

一、生物学性状

病毒外形呈子弹状，一端圆形，一端平坦或稍凹，大小约75nm×180nm。核衣壳呈螺旋对称，外有脂蛋白包膜，膜上有许多糖蛋白刺突（图18-7-1）。病毒基因组为-ssRNA，可编码5种蛋白：M1、M2蛋白构成病毒衣壳和包膜的基质，L蛋白为转录酶大蛋白（large protein，L），是依赖RNA的RNA聚合酶，G蛋白构成包膜刺突，分布于病毒包膜的表面，决定病毒的感染性、血凝性和毒力等。N蛋白具有保护RNA的功能，与L蛋白和磷蛋白（P）结合后形成的完整的病毒RNA聚合酶复合物一起组成病毒核衣壳的主要蛋白。该病毒对神经组织有较强的亲嗜性，在易感动物或人的中枢神经细胞（主要是大脑海马回的锥体细胞）中增殖，在胞质内可形成圆形或椭圆形的嗜酸性包涵体，称为内氏小体（Negri body）。检测内氏小体可作为诊断狂犬病辅助手段。

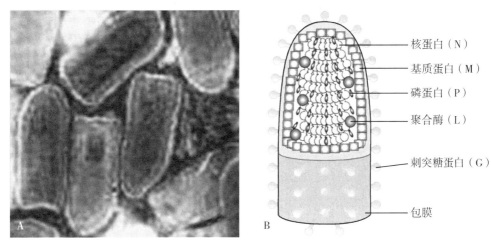

核蛋白（N）

基质蛋白（M）

磷蛋白（P）

聚合酶（L）

刺突糖蛋白（G）

包膜

▲图18-7-1　狂犬病病毒电镜观察（A）与结构模式图（B）

狂犬病病毒具有两种主要抗原：一种是病毒包膜上的糖蛋白抗原（G蛋白），可诱导机体产生中和抗体、血凝抑制抗体和细胞免疫应答，中和抗体具有保护作用；另一种为病毒内层的核蛋白抗原（N蛋白），可刺激机体产生补体结合抗体和沉淀素，但不具有保护作用。从不同动物体内分离到的病毒株生长特点、毒力的强弱以及G蛋白均存在明显差异。

狂犬病病毒的毒力可以发生变异。从自然感染的动物体内分离的病毒，称野毒株（wild strain）或街毒株（street strain）。若将野毒株在兔脑内连续传代50次后，兔发病的潜伏期从2~4周缩短为4~6天。若继续传代，潜伏期不再缩短，这种变异株称为固定毒株（fixed virus）。固定毒株对人和犬的致病力减弱，脑外接种后不侵入脑内增殖，不引起疾病，因而可用于制备疫苗。

抵抗力较弱，加热56℃ 30分钟或100℃ 2分钟即可灭活，室温下1~2周丧失感染力。对紫外线、日光及干燥敏感。易被强酸、强碱、甲醛、乙醇和碘酒等灭活，肥皂水、去污剂亦有灭活作用。耐低温和甘油。

二、致病性与免疫性

狂犬病病毒在全球分布广泛，能感染所有与之接触的哺乳动物。传染源主要是患病动物（犬、猫、狼、狐狸及蝙蝠等）。狂犬病病毒主要存在于患病动物的延脑、大脑皮层、小脑和脊髓中，但动物在发病前5天，其唾液腺和唾液中常含有大量病毒，人被患狂犬病的动物咬伤、抓伤均可引起感染，在特定条件下也可以通过呼吸道及接触被病毒污染的物品而受染。

狂犬病的潜伏期一般为1~3个月，但也有短至1周或长达数年才出现症状者。狂犬病的发生、潜伏期的长短与被咬伤部位距头部的距离、伤口内感染病毒量和机体免疫状态等有关。病毒侵入机体后，先在肌纤维细胞中增殖，进而沿神经末梢上行至中枢神经系统，在神经细胞内增殖并引起中枢神经系统病理性损伤。此后病毒又沿传出神经扩散至唾液腺和其他组织，包括皮脂腺、毛囊、泪腺、视网膜、角膜、心肌、骨骼肌、肺、肝和肾上腺等。

患者早期症状为焦虑、发热、头痛、乏力、流涎、流泪及咬伤部位感觉异常等。发作期典型的临床表现是神经兴奋性增高，狂躁不安，吞咽或饮水时喉头肌肉发生痉挛，甚至闻水声或其他轻微刺激均可引起痉挛发作，故又称恐水症（hydrophobia）。兴奋期持续3~5天后，患者转入麻痹期，最终因昏迷、呼吸和循环衰竭而死亡。病死率几乎达100%。

机体感染病毒后或接种狂犬病疫苗后能产生中和抗体和细胞免疫，在抗狂犬病病毒感染中发挥重要作用。

三、感染后检查方法

1. 镜检包涵体　人被动物咬伤后，应将动物捕获隔离，观察动物是否患有狂犬病。若观察期间发病，应立即将其处死，取脑海马回部位组织切片，寻找内氏小体。若咬人动物经7~10天不发病，一般可以认为该动物未患狂犬病或咬人时其唾液中尚无狂犬病病毒。

2. 免疫学检测　用免疫荧光、酶联免疫等方法对可疑狂犬病患者的唾液、分泌物、尿沉渣、睑及颊皮肤活检等标本中的病毒抗原以及血清中的相应抗体进行检测，可用于病毒感染的快速诊断和流行病学调查。

3. 病毒核酸检测　应用RT-PCR检测标本中狂犬病病毒RNA，此法快速、敏感和特异，值得在有条件的实验室推广应用。

四、防治原则

1. 一般预防　捕杀野犬，加强家犬管理，注射犬用疫苗，是预防狂犬病的主要措施。

2. 伤口处理　人被动物咬伤后，局部处理要及时、彻底，应立即用20%肥皂水、0.1%苯扎溴铵或清水反复冲洗伤口，再用75%乙醇及碘酒涂擦。

3. 主动免疫　目前我国使用的狂犬病疫苗是由地鼠肾原代细胞或二倍体细胞培养制备的灭活病毒疫苗，免疫程序为在动物咬伤后第0、3、7、14、28天各肌内注射1ml，免疫效果好，副作用少。一些有接触病毒危险的人员，如兽医、动物管理员、屠宰人员和野外工作者等，也应接种疫苗预防感染。

4. 被动免疫　必要时于伤口周围与底部注射高效价抗狂犬病病毒免疫血清。

学习小结

狂犬病病毒是引起狂犬病（又称恐水症）的病原体，该病是目前我国死亡率最高的传染病之一。病毒外形呈子弹状，可在感染的大脑海马回锥体细胞胞质内形成嗜酸性内氏小体（Negri body）。传染源主要是患病动物，人被患狂犬病的动物咬伤、抓伤均可引起感染。人被犬咬伤后需要紧急处理伤口，同时接种狂犬病疫苗进行预防。

（王喜英）

复习参考题

（一）A型选择题

患者，男，66岁，因"颜面肌肉抽动伴发热一天"入院。患者于4周前不慎被狗咬伤腿部，当时未到当地防保站接种狂犬病疫苗。近日伤口有麻痒感。体温39℃。唾液分泌增多，喝水困难。无咳嗽、咳痰，无恶心、呕吐，无声音嘶哑、饮水呛咳等症状。

1. 引起该病的病原体是

    A. 腺病毒

    B. 汉坦病毒

    C. 麻疹病毒

    D. 狂犬病病毒

    E. 疱疹病毒

2. 紧急预防狂犬病的最好方法是

    A. 接种狂犬病疫苗

    B. 口服抗病毒药物

    C. 注射抗生素

    D. 注射丙种球蛋白

    E. 注射干扰素

3. 通过神经扩散的嗜神经病毒是

    A. 乙型脑炎病毒

    B. 狂犬病病毒

    C. 人乳头瘤病毒

    D. 人类免疫缺陷病毒

    E. 乙型肝炎病毒

答案：1. D；2. A；3. B

（二）简答题

为什么要给宠物注射狂犬病疫苗？

第八节　埃博拉病毒

知识目标

1. 熟悉埃博拉病毒的致病性及防治原则。
2. 了解埃博拉病毒的生物学性状及检查方法。

埃博拉病毒（Ebola virus）属于丝状病毒科（*Filoviridae*）的埃博拉病毒属（*Ebolavirus*），引起人和灵长类动物的埃博拉出血热（Ebola hemorrhagic fever，EHF），因首先在扎伊尔境内的埃博拉河流域发生大流行而命名。埃博拉出血热属于一种高致死性的出血热，临床特点是高热、全身疼痛、广泛性出血、多器官功能障碍，常导致休克和死亡。主要流行于非洲，多次造成暴发流行，2014年在西非国家几内亚、利比里亚和塞拉利昂等国发生重大的疫情，共计1.4万人感染，其中5千余人死亡，疫情传播至欧美国家。2014年西非埃博拉疫情暴发后，中国先后派出1 200多名医护人员，收治800多名患者，完成1.2万余人次公共卫生培训，用实际行动展现出了大国责任和担当精神，谱写了大爱之歌。

一、生物学性状

埃博拉病毒颗粒为多形性的细长丝状，直径为80nm，长度差异很大，一般长约800nm，最长可达1 400nm。病毒核酸为–ssRNA，与病毒核蛋白和聚合酶共同组成螺旋对称的核衣壳，有包膜，包膜上有刺突。

埃博拉病毒的抵抗力不强，对紫外线、脂溶剂、β–丙内酯、酚类及次氯酸敏感；60℃ 30分钟可将该病毒灭活，但在室温（20℃）下病毒可稳定地保持其感染性。

二、致病性与免疫性

（一）致病性

埃博拉病毒主要在猴群中传播，也可在人群间传播和流行。病毒通过血液和体液传播，传播的途径包括以下几种。① 密切接触：患者的呕吐物、排泄物和结膜分泌物等均具有高度的传染性。接触患者的血液、体液和排泄物是造成感染的重要原因；与患者密切接触易造成感染。② 注射传播：使用被病毒污染的注射器和针头可造成传播。③ 空气传播：已经在动物实验中证实可因气溶胶引起传播，但其在人类埃博拉出血热传播中的作用有待证实。病毒侵入宿主后主要在肝内增殖，亦可感染血管内皮细胞和全身的组织细胞，在内增殖并释放入血。潜伏期2~21天。突然发病，开始表现为高热、头痛、肌痛等流感样非特异性症状，随后病情迅速进展，出现严重的出血现象，伴随恶心、呕吐、腹痛、腹泻和皮肤瘀斑。患者明显消瘦，虚脱和感觉迟钝。发病后7~16天常因休克、多器官功能障碍而死亡，死亡率高。

（二）免疫性

患者发病7~10天后出现特异性IgM、IgG抗体，但无中和病毒的作用，说明疾病的恢复可能与细胞免疫有关。

三、感染后检查方法

埃博拉病毒为高致病病原体，病毒的分离、培养和鉴定必须在BSL–4级实验室内进行。感染后检查方法主要包括检测病毒特异性IgM和IgG抗体以及检查病毒的抗原；还可用RT-PCR技术检测病毒核酸。

四、防治原则

严格执行消毒隔离制度，隔离感染者，严格消毒患者接触过的物品及其分泌物、排泄物和血液等，尸体立即火化。注意医护人员的防护和实验室生物安全。埃博拉疫苗已经获批上市，投入疫区预防。

埃博拉出血热治疗很困难，尚无有效的特异治疗办法，主要采取对症支持治疗。

学习小结

埃博拉病毒是引起埃博拉出血热的病原体，呈长丝状。主要在猴群中传播，也可感染人。病毒通过血液和体液经过密切接触、注射途径和空气传播。埃博拉出血热是一种以高热、全身疼痛、广泛出血、多器官功能障碍和休克为主要临床特征的高致死性的出血热。防控中要严格执行消毒隔离制度，注意防护和实验室生物安全。

（王喜英）

复习参考题

（一）A型选择题

埃博拉病毒的特点不包括

　A. 病毒形态呈球状

　B. 可经接触患者的体液传播

　C. 可感染人类和灵长类

D. 病毒主要在肝内增殖

E. 可引发出血热

答案：A

（二）简答题

埃博拉病毒是如何传播的？

第九节　朊粒

知识目标

1. 掌握朊粒的概念及朊粒病的种类和共同特征。
2. 熟悉朊粒的生物学性状、致病性与防治原则。
3. 了解朊粒的微生物学检查法。

朊粒（prion）为一类缺乏核酸的具有传染性的蛋白质因子，又称为传染性蛋白粒子（proteinaceous infectious particle）。其化学成分是正常宿主细胞基因编码的，但构象异常的朊粒蛋白（prion protein，PrP），不含核酸成分，具有增殖能力和传染性，是引发人和动物传染性海绵状脑病（transmissible spongiform encephalopathy，TSE）的病原体。

美国学者Gajdusek在20世纪50年代首次证明库鲁（Kuru）病是一种新的致病因子所致的传

染病，获得了1976年诺贝尔生理学或医学奖。1982年美国学者Prusiner首先报道了传染性蛋白粒子或蛋白质侵染颗粒并命名为"prion"，译为朊粒或朊粒蛋白，并对朊粒的特性进行了深入细致的研究，证明其引起的人和动物传染性海绵状脑病为一种致死性中枢神经系统的慢性退化性疾病，获得了1997年诺贝尔生理学或医学奖。

一、生物学性状

人类和多种哺乳动物的染色体中存在编码细胞朊粒蛋白（cellular prion protein，PrPc）的朊蛋白基因（prion protein gere，PRNP），PRNP基因在人类位于第二十号染色体短臂上。PrP^{c}是正常人及动物多种组织尤其是脑组织神经元普遍表达的糖基化膜蛋白，分子构象包括约42%的α螺旋结构和3%的β折叠结构，确切功能尚不清楚，有研究提示其是信号转导因子，与细胞跨膜信号转导或细胞黏附识别有关。PrP^{c}对蛋白酶K敏感，没有致病性和传染性。

某些因素作用下可引起PrP^{c}的异常折叠，致使其构象发生改变，形成了羊瘙痒病朊粒蛋白（scrapie prion protein，PrP^{sc}）。PrP^{sc}肽链含有30%的α螺旋结构和43%的β折叠结构（图18-9-1），对蛋白酶K具有抗性，有致病性和传染性。在感染的动物脑组织中，PrP^{c}和PrP^{sc}均存在，而正常动物脑组织仅有PrP^c。

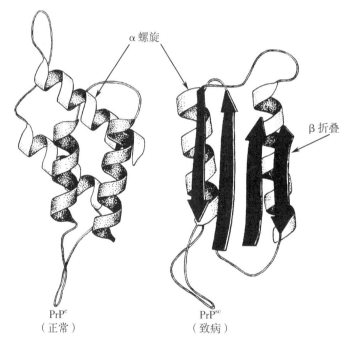

α螺旋

β折叠

PrP^c
（正常）

PrP^{sc}
（致病）

▲ 图18-9-1　细胞朊粒蛋白（PrP^c）与羊瘙痒病朊粒蛋白（PrP^{sc}）的三维结构模式图

朊粒是一类完全不同于细菌、真菌、病毒、类病毒及卫星病毒等的病原因子，关于PrP^{sc}在感染的细胞中如何增殖的机制尚不清楚，目前认为在传染性朊粒病中，外源性PrP^{sc}先与宿主细胞表面的PrP^{c}结合，触发PrP^{c}结构发生改变；在遗传性朊粒病中，自身PrP^{c}基因突变使其自发地发生结构改变；在散发性朊粒病中，PrP^{c}自发性的异常折叠形成PrP^{sc}，最终使PrP^{sc}大量生成。

PrP^{sc}对理化因素抵抗力很强。对热、酸碱、电离辐射、紫外线及常用化学消毒剂有很强的抗性，对核酸酶等也具有抵抗力。如牛海绵状脑病脑组织能耐受2mol/L NaOH 2小时，置于10%~20%甲醛溶液几个月仍有传染性，其脑组织匀浆经134~138℃加热1小时仍可传染实验动物。PrP^{sc}在土壤中可存活20年。目前灭活朊粒的方法是室温20℃，用1mol/L NaOH溶液处理1小时后，选用压力蒸汽灭菌134℃ 2小时以上。

二、致病性与免疫性

朊粒病是一种以人和动物共患的慢性进行性、退化性病变为特征的致死性中枢神经系统疾病。PrP^{sc}从细胞释放后在脑组织中沉积引起神经细胞空泡变性等病变，形成特殊的淀粉样斑块，进一步发展为海绵状脑病。目前已知的人和动物的朊粒病有十多种（表18-9-1），该类疾病有以下共同特征：① 潜伏期长，可达数年至数十年；② 引起致死性中枢神经系统慢性进行性、退化性疾病，多数临床表现为进行性痴呆、小脑共济失调、震颤等；③ 病理学特征是大脑皮质的神经细胞退化、空泡变性、死亡和形成淀粉样斑块，星状胶质细胞增生，成为海绵状脑病或白质脑病；④ 病变部位无炎症反应，患者也不产生免疫应答。

▼ 表18-9-1　人和动物常见的朊粒病

动物朊粒病	人类朊粒病
羊瘙痒病（scrapie）	库鲁病（Kuru disease）
牛海绵状脑病（bovine spongiform encephalopathy，BSE）	克-雅病（Creutzfeldt-Jakob disease，CJD）
水貂传染性脑病（transmissible mink encephalopathy，TME）	变异型克-雅病（variant CJD，v-CJD）
鹿慢性消耗病（chronic wasting disease of deer，CWD）	格斯特曼综合征（Gerstmann Sträussler-Scheinker syndrome，GSS）
猫海绵状脑病（feline spongiform encephalopathy，FSE）	致死性家族性失眠症（fatal familial insomnia，FFI）

人类朊粒病约有15%的患者有常染色体显性遗传特性，主要为编码PrP的基因突变所致。其他病例则主要为传染性病例，是外源性朊粒感染所致，如医源性感染病例、食用人或动物脑组织或肉及牛海绵状脑病病牛所致传染；另有少数散发病例传播途径未明确。

（一）主要的人类朊粒病

1. 库鲁病（Kuru disease）　人类朊粒病中研究最早的一种。该病发生于大洋洲巴布亚新几内亚东部Fore族土著居民中，是一种中枢神经系统的进行性、慢性、退化性病变，主要症状为震颤、共济失调、脑退化痴呆，渐至完全丧失运动能力，3~6个月内因衰竭而死亡。美国医学家Gajdusek于20世纪50年代首先报道了此病，探明该病的发生与当地人的食尸祭祀方式密切关联，病原因子通过鼻咽部、胃肠道及眼结膜等皮肤黏膜而传染，并提出了预防措施。改变食尸祭祀后该病得到控制，Gajdusek为此获得了1976年诺贝尔生理学或医学奖。

库鲁病潜伏期长，一般为数年，最长可达30年。一旦发病，病情呈现慢性、进行性发展，直至最终死亡，整个病程一般3~6个月，很少超过1年。患者病损部位主要在中枢神经系统，小脑部位最严重，大脑病损虽广泛分布但较轻。病理特征与动物海绵状脑病十分相似。

2. 克–雅病（Creutzfeldt–Jakob disease，CJD） 又称传染性痴呆症（transmissible dementia）或皮质纹状体脊髓变性病，最早由Creutzfeldt和Jakob两位神经病理学家分别于1920年和1921年报道，故得名为CJD。该病是人类目前最常见的海绵状脑病，呈全球性分布，好发年龄主要在40~80岁之间，发病率约为百万分之一。潜伏期可长达1~20年，病程3~12个月。主要临床表现为精神衰退、记忆力障碍、肌阵挛、小脑性共济失调、失语、无动性缄默，晚期有痴呆、中枢性瘫痪、锥体外系体征及尿便失禁，少见的体征有感觉障碍、眩晕、听力减退及眼球偏斜。90%的患者往往于一年内死于感染或中枢神经系统功能衰竭。CJD可以分为三类。① 家族性CJD：占全部患者的10%~15%。此类患者有家族史，通过遗传获得突变的*PRNP*基因，包括点突变基因及插入性突变基因，目前已经有5个突变的*PRNP*编码基因位点被检出，这些突变位点与致死性家族性失眠症及格斯特曼综合征的发病也有关。② 医源性CJD：医源性途径主要有角膜移植、硬脑膜移植、注射从人尸体垂体提取制备的生长激素及促性腺激素以及外科手术时器械消毒灭菌不彻底等。③ 散发性CJD：散发性CJD在人群中最为常见，约占全部患者的85%。这些患者中往往找不到明确的发病原因，一般认为与横向传播、*PRNP*基因的体细胞突变及PrP^{c}自发转变为PrP^{sc}有关。

CJD的病理形态学特点主要为脑组织的海绵样变，淀粉样斑块形成，神经元丢失及反应性星形胶质细胞增生。这些改变局限在中枢神经系统内。其中海绵样变为最常见最具特征性的病理改变，遍布整个脑及脊髓内的灰质结构，主要累及大脑皮层、基底节、丘脑及小脑皮层，其中大脑皮层最为明显。病程较长的患者上述结构内可见明显的神经元丢失及反应性星形胶质细胞增生。

3. 变异型克–雅病（variant CJD，v–CJD） 1996年3月英国海绵样脑病顾问委员会（SEAC）宣布了10例前所未知的CJD类型，称为变异型CJD（v–CJD）。目前大量研究资料已经证实人v–CJD与牛海绵状脑病关系密切，两者的病理学改变也相似。v–CJD与CJD在临床表现及组织学上有明显不同。发病年龄多在18~40岁之间，平均年龄27岁，病程较长，平均14个月，小脑性共济失调出现较早。早期临床症状以焦虑、孤僻、萎靡等精神异常症状为主；晚期出现痴呆、锥体束与锥体外束综合征。目前在v–CJD患者中，尚未发现PrP基因突变，也未发现医源性感染因素，也没有v–CJD患者是同类相食者，因此v–CJD属于散发性朊粒病。

（二）主要的动物朊粒病

1. 羊瘙痒病 是最早被发现的传染性海绵状脑病，常发生于绵羊和山羊。病羊常因瘙痒而在围栏上摩擦身体而得此病名，常有消瘦、步态不稳、脱毛、麻痹等临床表现，病死率极高。有中枢神经系统细胞空泡变性、死亡、缺失，星形胶质细胞高度增生，淀粉样斑块形成等典型海绵状脑病的病理特征。

2. 牛海绵状脑病（bovine spongiform encephalopathy，BSE） 俗称疯牛病（mad cow disease），1986年首先在英国发现，20世纪90年代初发展成为一个高潮，又逐渐扩展到欧洲十几个国家，目前，美国、加拿大和日本等国也有报道，中国尚未发现该病。该病潜伏期长，一般有4~5年，病程一般为14天至6个月，常见的一般症状是体重减轻和产奶量减少；随后出现姿势和运动异常，通常为后肢共济失调、颤抖等神经系统症状。因常出现感觉过敏、恐惧、暴怒和神经质，故俗称疯牛病。研究认为，牛海绵状脑病的起源与给牛喂养了被羊瘙痒病致病因子污染的动物肉骨粉饲料有关。牛海绵状脑病也可跨物种传播给人，引起v-CJD。

三、感染后检查方法

目前，实验室在根据其特有临床症状和病理学改变基础上，主要应用免疫学和分子遗传学方法检查PrP^{sc}。

1. 免疫组化技术 是目前诊断该病可靠、有效而敏感的方法。将患者脑组织或其他组织成分制成切片（可用甲醛固定），系列步骤处理使其传染性消失同时破坏PrP^c，然后采用特异性抗体（单克隆抗体或多克隆抗体）检测PrP^{sc}。

2. 蛋白质印迹法（WB） 是目前国际上诊断朊粒病最常用的有效、简单而敏感的方法。先将脑组织匀浆用蛋白酶K处理，电泳后转印到硝酸纤维素膜上，再用PrP^{sc}特异性抗体检测PrP^{sc}。

3. 基因诊断法 是诊断遗传性朊粒病的有效方法。提取疑似患者组织中的DNA后用设计的特异性引物PCR扩增*PRNP*基因，限制性酶切分析后进行等位特异性杂交或核苷酸序列分析，确定标本组织*PRNP*基因型是否突变。

四、防治原则

朊粒病迄今为止既无有效疫苗进行免疫预防，也无有效药物用于临床治疗。目前主要是针对该病的可能传播途径采取措施进行防治。

1. 医源性传播途径的预防 主要防止经献血、捐献器官、手术器械和用具消毒灭菌不彻底而引发医源性感染。对患者的血液等体液及手术器械等污染物必须灭菌彻底；彻底销毁含病原因子的动物尸体、组织块及注射器等用品。用5%次氯酸钠或1mol/L NaOH浸泡手术器械时需处理1小时，再高压灭菌134℃处理2小时以上。疑似带有PrP^{sc}的血液、提取液等用5%次氯酸钠或10%的漂白粉溶液处理至少2小时。禁止任何退行性中枢神经系统疾病患者捐献组织器官；医护人员及实验室研究人员应严格遵守实验室生物安全操作规程，加强防范。

2. v-CJD与牛海绵状脑病预防 杜绝患牛海绵状脑病的牛及患羊瘙痒病的羊及其制品流入市场。加强进口活牛及其相关制品的特殊检疫及检测追踪，防止输入性感染。对患病牛羊必须妥善销毁，如焚化或深埋。规范动物性饲料的加工，禁止用牛羊等反刍动物的骨肉粉作为饲料添加剂，阻断病原因子进入食物链。

学习小结

　　朊粒是一种正常宿主细胞基因编码的但结构异常的蛋白，不含核酸成分，其分子构象包括30%的α螺旋和43%的β折叠，具有增殖能力和传染性，是人和动物传染性海绵状脑病的病原体。PrP^sc对理化因素抵抗力强。朊粒病是一种以慢性进行性、退化性病变为特征的致死性中枢神经系统疾病。主要的人类朊粒病包括库鲁病、克－雅病及变异型克－雅病（v-CJD）等。主要的动物朊粒病包括羊瘙痒病、牛海绵状脑病等。牛海绵状脑病可能通过牛肉和牛肉制品，尤其是内脏和骨髓传染给人类，引起v-CJD。

（王喜英）

复习参考题

（一）A型选择题

1. 引发人和动物传染性海绵状脑病的病原是
   - A. 森林脑炎病毒
   - B. 汉坦病毒
   - C. 麻疹病毒
   - D. 朊粒
   - E. 乙型脑炎病毒
2. 朊粒的化学组成是
   - A. DNA和蛋白质
   - B. RNA和蛋白质
   - C. 脂多糖和蛋白质
   - D. 传染性RNA
   - E. 传染性蛋白质因子
3. 下列关于朊粒蛋白（PrP）的叙述，错误的是
   - A. 由人和动物细胞中的 *PRNP* 基因编码
   - B. 有 PrP^c 和 PrP^sc 两种异构体
   - C. PrP^c 有致病性和传染性
   - D. PrP^sc 抵抗力强
   - E. PrP^c 对蛋白酶K敏感

答案：1. D；2. E；3. C

（二）简答题

简述朊粒病的共同特征。

第十九章　皮肤或经皮肤感染病原生物

　　许多病原生物可以定居于皮肤表面或皮下，或通过伤口感染皮肤，造成皮肤的损伤。部分寄生虫的感染期蚴经皮肤侵入机体后完成生活史并可造成感染。主要的可引起皮肤或经皮肤感染的病原生物见表19-0-1。

▼ 表19-0-1　主要的可引起皮肤或经皮肤感染的病原生物及所致主要疾病

病原生物（属/种）	所致主要疾病	本教材中所在章
原核细胞型微生物		
金黄色葡萄球菌	化脓性感染	14
乙型溶血性链球菌	化脓性感染	12
铜绿假单胞菌	化脓性感染	11
炭疽芽胞杆菌	皮肤炭疽	18
病毒		
单纯疱疹病毒	单纯疱疹	本章
水痘-带状疱疹病毒	水痘-带状疱疹	本章
人乳头瘤病毒	人乳头瘤	16
传染性软疣病毒	传染性软疣	本章
真菌		
糠秕马拉色菌	花斑癣	本章
皮肤癣菌	皮肤癣	本章
申克孢子丝菌	孢子丝菌病	本章
寄生虫		
粪类圆线虫	粪类圆线虫病	23
曼氏迭宫绦虫	曼氏裂头蚴病	26
日本血吸虫	血吸虫病	25
十二指肠钩口线虫	钩虫病	24
美洲板口线虫	钩虫病	24

第一节 单纯疱疹病毒

知识目标

1. 掌握单纯疱疹病毒的传染源与传播途径。
2. 熟悉单纯疱疹病毒的致病性及防治原则。
3. 了解单纯疱疹病毒的生物学性状和微生物学检查方法。

单纯疱疹病毒（herpes simplex virus, HSV）属于疱疹病毒科（*Herpesviridae*）α疱疹病毒亚科。

疱疹病毒科是一群中等大小、有包膜的双链DNA病毒。现已发现100多种。根据其基因组、复制周期、宿主范围、受染细胞病变效应及潜伏性感染特点分为3个亚科：α疱疹病毒亚科，包括单纯疱疹病毒和水痘-带状疱疹病毒，能迅速增殖，引起细胞病变，宿主范围广，可在感觉神经节内建立潜伏性感染。β疱疹病毒亚科，包括人巨细胞病毒、人疱疹病毒6和7型等，宿主范围较窄，生长周期较长，病变细胞肿胀形成巨细胞，能在唾液腺、肾和单核吞噬细胞系统中建立潜伏性感染。γ疱疹病毒亚科，包括EB病毒、人疱疹病毒8型等，宿主范围最窄，感染的靶细胞主要是B细胞，病毒可在细胞内长期潜伏。

疱疹病毒的主要生物学特性：① 病毒呈球形，直径为150~200nm，衣壳呈二十面体立体对称。核心由线性双链DNA组成。最外层是病毒的包膜，其表面有病毒编码的刺突糖蛋白。② 疱疹病毒基因组为双链线状DNA，125~245kb。线状双链DNA中有末端重复序列和内部重复序列。③ 病毒基因组编码的多种功能蛋白如DNA聚合酶、解旋酶、胸苷激酶、转录因子、蛋白激酶等参与病毒复制及代谢调控，是抗病毒药物作用的靶点。④ 多数人疱疹病毒（除EB病毒及人疱疹病毒6型外）能在人二倍体细胞核内复制，产生明显的细胞病变，形成核内嗜酸性包涵体。病毒可通过细胞间桥直接扩散，感染细胞可与邻近未感染细胞融合形成多核巨细胞。⑤ 病毒感染宿主细胞可表现为溶细胞性的急性感染和潜伏性感染。有些疱疹病毒可经垂直传播引发先天感染。有些疱疹病毒感染和肿瘤有关。⑥ 病毒感染的控制主要依赖细胞免疫。

HSV是疱疹病毒的典型代表，有HSV-1和HSV-2两种血清型。

一、生物学性状

HSV基因组由长（L）、短（S）两个DNA片段组成，并均能以正向或反向方式互相连接，因此其基因组可形成4种异构体。HSV-1和HSV-2间既有型特异性抗原，又有共同抗原。

HSV的动物感染范围广泛，常用的实验动物有兔、豚鼠、小鼠等。HSV能在多种细胞中增殖，常用原代兔肾、人胚肺、人胚肾细胞或地鼠肾等传代细胞分离病毒，病毒感染细胞后，一般2~3天即出现致细胞病变效应（CPE），表现为细胞肿胀、变圆、破坏溶解，形成核内的嗜酸性包涵体及多核巨细胞等。

HSV耐干燥、寒冷，对热敏感，干燥环境90℃或湿热环境50℃30分钟可将其杀死，紫外线、乙醚及一般消毒剂均可使之灭活。

二、致病性与免疫性

人是HSV自然感染的唯一宿主，感染普遍。传染源是患者及病毒携带者。传播途径主要为密切接触、性接触及垂直传播，病毒经黏膜和破损皮肤进入人体。HSV原发感染后80%~90%为隐性感染，显性感染只占少数。

1. 原发感染　　HSV-1的原发感染多发生于6个月到2岁的婴幼儿，主要临床表现为黏膜与皮肤的局部疱疹，常引起齿龈口炎，在牙龈、咽颊部黏膜出现成群疱疹，疱疹破裂后形成溃疡，病灶内含大量病毒。此外，还可引起疱疹性咽炎、唇疱疹、角膜结膜炎、疱疹性脑炎、脑膜炎、疱疹性甲沟炎、皮肤疱疹性湿疹等。

HSV-2经性接触传播，主要引起腰以下及生殖器疱疹。表现为生殖器皮肤、黏膜成簇的水疱，破溃后形成糜烂或浅溃疡，疼痛明显。HSV-1和HSV-2感染也可交叉重叠。

2. 潜伏性感染及复发　　HSV原发感染后，机体很快产生特异性免疫力，将大部分病毒清除而使症状消失。但有少数病毒可通过感觉神经末梢，沿神经轴突上行至感觉神经节，并长期潜伏在神经节细胞内（HSV-1潜伏于三叉神经节和颈上神经节，HSV-2潜伏于骶神经节），与机体处于相对平衡状态，不表现任何临床症状。

当机体受到非特异刺激，如发热、月经、日晒、寒冷、情绪紧张、某些感染或使用肾上腺皮质激素等情况下，潜伏的病毒被激活重新增殖，增殖的病毒沿感觉神经纤维轴索下行至末梢支配的上皮细胞内继续增殖，引起复发性疱疹。HSV的复发不仅常见，而且往往出现在原发感染病灶。其中，复发性角膜炎可导致角膜溃疡、瘢痕，是致盲的主要原因之一。免疫力低下的患者易发生严重的疱疹病毒感染。

3. 新生儿感染和先天性感染　　孕妇如有生殖器的HSV-2感染，分娩时胎儿可经产道被感染，发生新生儿疱疹，多见于皮肤、眼和口等的局部感染，重者累及内脏，如肺炎、脑炎、肝衰竭等，造成播散性感染，死亡率高达50%以上。妊娠期妇女因原发感染或潜伏的HSV被激活，病毒可经胎盘或经宫颈逆行感染胎儿，引起胎儿畸形、智力低下、流产、早产和死胎等。

机体抗HSV感染主要依靠细胞免疫。但细胞免疫和体液免疫均不能阻止病毒向神经节细胞移行，对潜伏在神经节细胞内的病毒也无清除作用，不能有效阻止感染的复发。HSV两型间具有部分交叉免疫力，HSV-1型原发感染后可缩短HSV-2型原发感染的病程和减轻其临床症状。

三、感染后检查方法

1. 细胞学检查　　刮取疱疹病损组织基底部材料涂片，用免疫荧光或免疫酶技术检查细胞内HSV特异性抗原；或瑞特-吉姆萨染色后观察核内包涵体。

2. 核酸检测　　聚合酶链反应（PCR）法检测HSV核酸。

3. 病毒的分离与鉴定　　可采取病灶处相应标本接种易感细胞进行培养，出现特征性CPE可初步判定；再用中和试验、DNA酶切电泳分析以及免疫荧光技术等进一步进行分型鉴定。

4. 血清学诊断 常用酶联免疫吸附试验（ELISA）检测HSV特异性抗体。HSV特异性IgM阳性提示近期感染；特异性IgG的检测常用于血清流行病学调查。

四、防治原则

目前尚无有效的HSV特异性疫苗问世。避免与患者接触，性生活注意安全，切断传播途径是有效的非特异性预防措施。如产道感染者，可选择剖宫产以避免新生儿感染。阿昔洛韦（acyclovir，ACV）和更昔洛韦（ganciclovir，GCV）治疗HSV感染有一定疗效，但均不能防止复发。

学习小结

HSV具有疱疹病毒科的典型形态结构特点。有HSV-1和HSV-2两种血清型，两型各引起不同的临床疾病。传染源是患者及病毒携带者。传播途径主要为密切接触、性接触及垂直传播。HSV的感染可表现为原发感染、潜伏性感染（HSV-1潜伏于三叉神经节和颈上神经节，HSV-2潜伏于骶神经节）及先天性感染。

（王喜英）

复习参考题

（一）A型选择题

患者，男，43岁，因臀部反复出现水疱5年，再发5天就诊。患者5年前无明显诱因臀部左侧出现水疱伴轻度疼痛、灼热感。无咽痛、疲惫、发热。之后5年来相同部位反复发作，每年3~4次，每次均持续1周水疱皮损好转。既往体检，家族中无免疫性疾病。皮肤科检查：臀部左侧可见细小水疱，簇集分布，疱液清，部分水疱破溃糜烂，同时有群集性点状色素沉着，双侧腹股沟淋巴结无肿大。实验室检查：HSV-2抗体IgM阳性，刮取疱底物染色行细胞学检查见多核巨细胞和核内包涵体。

1. 根据病史、临床、体检及实验室检查，本病例最可能的诊断是
   A. 皮肤单纯疱疹
   B. 带状疱疹
   C. 生殖器疱疹
   D. 风疹
   E. 麻疹
2. 引起上述病例的病原体是
   A. HSV-1
   B. HSV-2
   C. HHV-8
   D. VZV

E. HCMV

3. 引起生殖器疱疹的病原是

A. HSV-1

B. HSV-2

C. HHV-8

D. VZV

E. HPV

答案: 1. A; 2. B; 3. B

（二）简答题

试述单纯疱疹病毒的主要生物学性状与致病特点。

第二节　水痘－带状疱疹病毒

知识目标

1. 掌握水痘–带状疱疹病毒的致病性。
2. 熟悉水痘–带状疱疹病毒的防治原则。
3. 了解水痘–带状疱疹病毒的生物学性状和感染后检查方法。

水痘–带状疱疹病毒（varicella–zoster virus，VZV），即人疱疹病毒3型（human herpes virus 3，HHV-3），属于α疱疹病毒亚科。在儿童初次感染时引起水痘（varicella），水痘康复后病毒潜伏在体内，少数人在青春期或成年后潜伏病毒复发感染引起带状疱疹（zoster），故称为水痘–带状疱疹病毒。

一、生物学性状

VZV的生物学性状与HSV相似，但只有一个血清型，组成其基因组的长（L）、短（S）两个DNA片段中，只有短片段能以正向或反向方式连接，因此其基因组只可形成2种类型的异构体。体外培养以人二倍体成纤维细胞为佳，与HSV相比，VZV增殖缓慢，需3~14天才出现局灶性CPE，表现为细胞肿胀变圆，形成核内的嗜酸性包涵体及多核巨细胞等。

二、致病性与免疫性

人是VZV的唯一自然宿主，皮肤细胞是VZV侵犯的主要靶细胞。VZV极易传播，在易感人群中的显性感染率可达90%。传染源主要是水痘或带状疱疹患者，传播途径主要是呼吸道飞沫或接触传播，也可经胎盘垂直传播。

VZV感染人引起原发感染水痘和复发性感染带状疱疹。水痘是儿童常见传染病。入侵病毒先在局部淋巴结增殖后，释放入血到达单核吞噬细胞系统内大量增殖后，病毒再次入血形成第2次病毒血症，随血流最终定位于靶细胞即皮肤细胞，全身皮肤出现向心性分布的丘疹、水疱、脓疱疹，常伴有发热。儿童水痘病情轻，预后好，偶发并发症，如脑炎或肺炎等。细胞免疫缺陷的患儿可表现为重症，甚至危及生命。新生儿及成人患水痘时病情较重，病死率较高。孕妇患水痘的表现也较严重，并可致胎儿畸形、流产或死胎。

带状疱疹发生于有水痘病史的人，成人及老年人多见。儿童水痘康复后，少量病毒可潜伏于脊髓后根神经节或脑神经的感觉神经节中，以后在机体受某些非特异因素刺激时，潜伏的病毒被激活，沿神经轴突到达所支配的皮肤细胞内增殖发生疱疹，疼痛剧烈。因疱疹沿神经分布排列呈带状，故称带状疱疹。常发生于躯干，呈单侧性，如侵犯三叉神经眼侧支，可波及角膜引起角膜溃疡甚至失明。偶尔也有发生脑炎者。

儿童患水痘后，产生持久的特异性细胞免疫和体液免疫，极少再患水痘，但不能有效清除潜伏在神经节中的病毒，故不能阻止带状疱疹的发生。

三、感染后检查方法

VZV引发的感染临床表现典型，诊断不困难。必要时可结合实验室检查协助诊断。可用疱疹基底部、皮肤刮取物、水疱液等涂片HE染色观察核内包涵体；免疫荧光法检测VZV抗原；ELISA法测定血清IgM；PCR或原位杂交检测病毒的核酸。病毒分离培养可选用人二倍体成纤维细胞。

四、防治原则

VZV减毒活疫苗已研制成功，可用于12个月龄以上健康未感染的易感者接种。VZV免疫球蛋白（VZIG）可用于免疫功能低下的患者，对预防或减轻VZV感染有一定效果。正常儿童水痘一般不需抗病毒治疗。抗病毒药物用于治疗免疫低下患儿的水痘、成人水痘－带状疱疹。对VZV有效的药物包括阿昔洛韦（ACV）和干扰素等。

学习小结

VZV多数特性与HSV相似，只有一个血清型。以受染的细胞出现核内的嗜酸性包涵体及多核巨细胞为特征。VZV是水痘和带状疱疹的病原体。传染源是水痘或带状疱疹患者，传播途径主要是呼吸道飞沫或接触传播，也可经胎盘垂直传播。初次感染时引起水痘，水痘康复后病毒潜伏在脊髓后根神经节或脑神经的感觉神经节中，复发感染引起带状疱疹。VZV减毒活疫苗已研制成功。

（王喜英）

復习
参考题

（一）A型选择题

1. 患者，男，50岁，1周前无明显诱因自觉左侧胸部皮肤瘙痒、灼热感，有时呈针刺样疼痛，随即局部皮肤出现大小不一的红斑，红斑上出现簇集性粟粒样大小的丘疹、水疱、丘疱疹，疱壁紧张，内容物清亮透明，疱周绕以红晕，疱间不相融合，丘疹分布不融合，疱间皮肤颜色正常，疱疹沿肋间分布。无畏寒、发热，无头痛、耳鸣，无角膜溃疡、失明等。本病例最可能的诊断是

A. 单纯疱疹

B. 带状疱疹

C. 麻疹

D. EB病毒感染

E. 副流感病毒感染

2. 关于水痘-带状疱疹病毒的描述，正确的是

A. 为RNA病毒

B. 既可引发水痘，又可引发带状疱疹

C. 水痘和带状疱疹同时发病

D. 没有疫苗可以预防

E. 病毒主要潜伏于骶神经节

答案：1. B；2. B

（二）简答题

试述水痘-带状疱疹病毒的主要生物学性状和致病性。

第三节　其他疱疹病毒

知识目标

1. 熟悉人疱疹病毒6型、7型和8型的致病性。
2. 了解人疱疹病毒6型、7型和8型的生物学特性。

一、人疱疹病毒6型

人疱疹病毒6型（human herpes virus 6，HHV-6）是一类对CD4$^+$T淋巴细胞具有亲嗜性的人疱疹病毒。HHV-6是幼儿急疹的病原体，在免疫低下人群中HHV-6可被激活导致再感染；此外，还发现某些肿瘤、中枢神经系统疾病等与HHV-6有关。

HHV-6呈典型的疱疹病毒形态特征，直径为160~200nm，核心为线性双链DNA，衣壳呈二十面立体对称，有包膜，含刺突状结构；在体内可感染多种细胞，包括淋巴细胞、单核巨噬细胞、内皮细胞、上皮细胞等，但主要的靶细胞为CD4$^+$T淋巴细胞，细胞表面分子CD46是HHV-6感染的协同受体。HHV-6可长期潜伏于宿主细胞和器官中，不引起临床症状。研究提示，唾液腺是HHV-6潜伏和产生病毒的常见场所。

患者和病毒携带者是主要传染源。主要经唾液或器官分泌物传播，也可通过输血和器官移植

传播。HHV-6在人群中的感染十分普遍，原发感染多见于6个月至2岁的婴幼儿，感染后大多数无明显临床症状，少数可引起幼儿急疹，预后良好。也可致无皮疹的幼儿急性发热，偶尔引起肺炎、肝炎、脑炎、惊厥等并发症。在免疫功能低下者，潜伏病毒可被激活而导致急性感染，常引起肺炎、肝炎、脑炎等，危及生命。

HHV-6感染的诊断可采用间接免疫荧光抗体试验（IFAT）检测IgM，也可用PCR检测标本中HHV-6核酸。可从临床标本中分离HHV-6，但是需要时间长。

目前尚无有效的特异性疫苗。免疫正常而且无并发症的原发性HHV-6感染，临床主要采取对症治疗。免疫功能低下或有并发症的患者可使用更昔洛韦等抗病毒药物治疗。

二、人疱疹病毒7型

人疱疹病毒7型（human herpes virus 7，HHV-7）是继HHV-6之后发现的又一新型嗜CD4$^+$T淋巴细胞的疱疹病毒。HHV-7电镜下形态结构与HHV-6相似。病毒颗粒直径为180~200nm，由核心、衣壳、内膜和包膜构成。与HHV-6相比，HHV-7的宿主范围窄，体外培养时，仅在植物血凝素（PHA）刺激的人脐血淋巴细胞和Hup细胞株（来自儿童T1淋巴细胞瘤）中增殖，不能在其他CD4$^+$细胞株中生长。HHV-7与HHV-6之间存在着某些共同抗原，同时也有各自的特异性抗体。

HHV-7在人群中普遍存在，初次感染多发生在1岁左右，健康成人的HHV-7抗体阳性率高达90%以上。HHV-7以潜伏状态长期存在于人体，主要潜伏部位是唾液腺。经唾液传播是HHV-7的主要传播途径。有学者认为HHV-7与幼儿急疹、神经损伤、器官移植并发症有关，但仍未有定论。另外，HHV-7与HIV也感染相同靶细胞，但与HHV-6不同的是，HHV-7对HIV起抑制作用，此为艾滋病治疗提供了新思路。

三、人疱疹病毒8型

人疱疹病毒8型（human herpes virus 8，HHV-8）是从艾滋病患者卡波西肉瘤组织中发现的又一新型人疱疹病毒，属于γ疱疹病毒亚科。其传播途径尚未明确，性接触可能为主要传播途径，也与唾液、器官移植及输血传播有关。正常人群中有1%~4%存在HHV-8感染。与其他疱疹病毒相似，HHV-8在体内可建立潜伏性感染，潜伏部位主要是B淋巴细胞，当机体出现免疫抑制状态时进入皮肤真皮层血管或淋巴管内皮细胞，形成病变。HIV感染后可通过相关细胞因子激活体内潜伏的HHV-8。目前认为，HHV-8与卡波西肉瘤的发生密切相关，在各类型的卡波西肉瘤中，HHV-8DNA的检出率都很高。HHV-8阳性者3年内卡波西肉瘤的发病率比阴性者高5倍，呈现明显的相关性。

（王喜英）

复习参考题

（一）A型选择题

1. 下列病毒中是幼儿急疹病原体的是
   - A. HHV-6
   - B. HSV-1
   - C. HHV-8
   - D. HSV-2
   - E. VZV

2. 与卡波西肉瘤的发生关系密切的是
   - A. HBV
   - B. HSV-1
   - C. HHV-8
   - D. HCV
   - E. VZV

答案：1. A；2. C

（二）简答题

试述HHV-6、HHV-7和HHV-8的致病性。

第四节　传染性软疣病毒

知识目标

了解传染性软疣病毒的致病性。

    传染性软疣病毒（molluscum contagiosum virus，MCV）系痘病毒科的一种DNA病毒。有包膜，成熟病毒体为圆角砖形，核心如哑铃状，病毒核酸为dsDNA，病毒在宿主细胞的胞质内增殖，成熟的病毒以出芽形式释放。

    传染性软疣为白色的皮肤疣状物，主要通过皮肤接触传播，儿童多见，人是唯一的感染宿主。也可通过性传播，引起生殖器传染性软疣。软疣可自行消退，不留瘢痕。

（王喜英）

第五节　皮肤及皮下感染真菌

知识目标

1. 掌握皮肤癣菌和皮下感染真菌的致病性。
2. 熟悉皮肤癣菌的生物学性状、感染后检查方法和防治原则。
3. 了解角层癣菌的致病性及皮下感染真菌的生物学性状。

一、浅部感染真菌

寄生或腐生于角蛋白组织（表皮角质层、毛发、甲板）的真菌统称浅部感染真菌。因其具有嗜角质蛋白的特性，故其侵犯部位局限于皮肤角质层及其附属器如毛发、甲板等组织，一般不侵犯皮下组织和内脏，不引起全身性感染。人类多因接触患者或患畜而被感染，亦可因接触染菌物体而被感染。浅部感染真菌分为皮肤癣菌和角层癣菌两大类。

（一）皮肤癣菌

皮肤癣菌（dermatophyte）是寄生于皮肤角蛋白组织的真菌，其侵犯部位局限于角化的表皮、毛发及甲板。皮肤癣菌包括40多种，根据大分生孢子的形态可分为毛癣菌属、表皮癣菌属和小孢子菌属三个属，其孢子形态见图19-5-1。

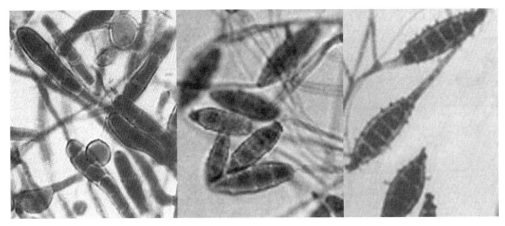

▲ 图19-5-1　表皮癣菌（左）、毛癣菌（中）和小孢子菌（右）的孢子形态（×400）

1. 生物学性状

（1）毛癣菌属（*Trichophyton*）：有20个种，对人致病的有13个种，我国常见的有红色毛癣菌、须毛癣菌、紫色毛癣菌、许兰毛癣菌和断发毛癣菌等。其中，红色毛癣菌、须毛癣菌和表皮癣菌属的絮状表皮癣菌是我国侵犯表皮和甲板的3种常见皮肤癣菌。

在沙氏葡萄糖琼脂（SDA）培养基上，不同毛癣菌的菌落颜色和形态各异，为灰白色、黄色、红色、棕色、紫色等，呈绒毛状、粉粒状、颗粒状或蜡样。镜下可见细长棒状的薄壁大分生孢子，小分生孢子呈圆形、梨形或棒状，侧生、散在或呈葡萄状群生。菌丝可为螺旋状、球拍状、鹿角状或结节状。

（2）表皮癣菌属（*Epidermophyton*）：表皮癣菌属中对人致病的只有絮状表皮癣菌（*E. floccosum*）1个种。在SDA培养基上28℃培养时，其菌落初为白色鹅毛状，以后转变为黄绿色粉末状。镜下可见卵圆形或棍棒状薄壁大分生孢子和球拍状菌丝，无小分生孢子，陈旧培养物中可见厚膜孢子。

（3）小孢子菌属（*Microsporum*）：小孢子菌属有17个种，多数具有致病性。我国常见的有犬小孢子菌、石膏样小孢子菌、铁锈色小孢子菌和奥杜盎小孢子菌等。

小孢子菌在SDA培养基上菌落为灰色、橘红色或棕黄色，由绒毛状逐渐变至粉末状。镜下可见厚壁梭形大分生孢子，卵圆形小分生孢子长在菌丝的侧支末端。菌丝为结节状、破梳状和球拍状。

2. 致病性

皮肤癣菌可在感染局部大量生长繁殖，并产生蛋白酶、脂酶、核酸酶等代谢产物，刺激机体产生病理反应，引起多种癣病（tinea），包括手足癣、体癣、股癣、甲癣和头癣等，其中以足癣最为常见。

毛癣菌可侵犯皮肤、毛发和指/趾甲，引起手足癣、股癣、体癣、叠瓦癣、头癣、黄癣、须癣、甲癣（俗称灰指甲）等。表皮癣菌是人类体癣、股癣、足癣和甲癣的主要病原菌，不侵犯毛发。小孢子菌主要侵犯毛发与皮肤，引起头癣与体癣。不同皮肤癣菌的形态和侵害部位见图19-5-2。

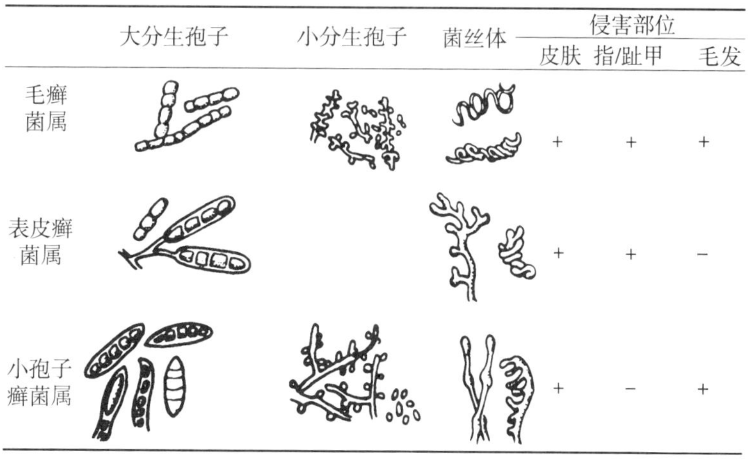

	大分生孢子	小分生孢子	菌丝体	侵害部位		
				皮肤	指/趾甲	毛发
毛癣菌属				+	+	+
表皮癣菌属				+	+	−
小孢子癣菌属				+	−	+

▲ 图19-5-2　不同皮肤癣菌的孢子、菌丝和侵害部位

3. 感染后检查方法　用75%乙醇局部消毒后，取皮屑、甲屑或病发等标本，加10%KOH微加温消化后镜检。若皮屑与甲屑中见到菌丝，病发内、外见到菌丝和孢子，可初步诊断为皮肤癣菌感染。经SDA培养基培养后，根据菌落特点及镜下菌丝和孢子的特征进行菌种鉴定。

4. 防治原则　预防主要是注意清洁卫生，保持鞋袜干燥，避免直接或间接接触患者及其污染物品。可选用咪康唑、克霉唑、酮康唑、联苯苄唑、特比萘芬等进行局部治疗。对于反复发作或广泛受累的患者可进行全身性治疗，如口服伊曲康唑、克霉唑、氟胞嘧啶等。

（二）角层癣菌

是寄生于表皮角质层或毛干表面的浅部感染真菌，可引起皮肤和毛发浅表病变。

1. **糠秕马拉色菌**（*Malassezia furfur*）　是一种嗜脂性真菌，能产生对黑色素细胞有抑制作用的二羧酸，可导致颈、胸、腹、背等部位的皮肤表面出现黄褐色的花斑癣，俗称汗斑，这类病通常有碍美观，但不影响健康。诱发因素为高温多汗，多发在夏季。患处标本在显微镜下可见到分支的菌丝和孢子。

2. **何德毛结节菌**（*Piedraia hortae*）　主要侵犯毛发，在毛干上形成坚硬的黑色砂粒状结节。微生物学检查时可见到棕色厚壁的有隔菌丝、厚膜孢子及孢子囊孢子等。

二、皮下感染真菌

引起皮下组织感染的真菌一般存在于土壤和植物中，为腐生菌，主要有着色真菌与孢子丝菌。一般经皮肤创伤部位侵入，在局部皮下组织繁殖，可缓慢向周围组织扩散，或经淋巴、血液向全身扩散。

（一）着色真菌

着色真菌是一群在分类上相近、引起临床症状相似的真菌的总称，对人致病的主要有裴氏丰萨卡菌（*Fonsecaea pedrosoi*）、卡氏枝孢霉（*Cladosporium carrionii*）、疣状瓶霉（*Phialophora verrucosa*）等。在我国以卡氏枝孢霉为最多，其次为裴氏丰萨卡菌。

1. **生物学性状**　着色真菌的分生孢子梗和分生孢子有不同形状。① 树枝型：菌丝末端有分生孢子梗，梗端分叉长出孢子。② 剑顶型：围绕菌丝末端或菌丝横隔处长有一圈分生孢子。③ 花瓶型：在菌丝分隔处长出花瓶状的分生孢子梗，在瓶口长出成丛的小分生孢子（图19-5-3）。这类真菌在SDA培养基上生长缓慢，常需培养数周。菌落棕褐色，表面有极短的菌丝。

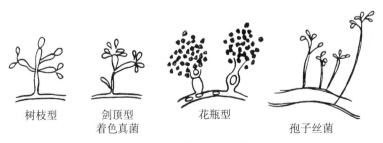

树枝型　　剑顶型　　花瓶型
　　　　着色真菌　　　　　　　孢子丝菌

▲ 图19-5-3　着色真菌与孢子丝菌的分生孢子

2. 致病性　着色真菌一般经外伤侵入人体，感染多发生在颜面、下肢等暴露部位，以下肢最为多见，病损皮肤变黑，称着色真菌病（chromomycosis）。潜伏期约1个月，长者数月乃至1年。病程可长达几十年。早期皮肤伤处发生丘疹，丘疹增大形成结节，结节融合成疣状或菜花状。随病情发展，老病灶结痂愈合，新病灶又在四周产生。日久瘢痕广泛，影响淋巴回流，形成肢体象皮肿。机体免疫功能低下时亦可侵犯中枢神经，或经血行扩散。

3. 感染后检查方法　皮屑用10%~20%KOH溶液加热处理后镜检，可见单个或成群的厚膜孢子。脑脊液沉淀直接镜检。镜检结合临床表现可初步诊断。必要时加做培养。

4. 防治原则　尽量避免外伤。较小的病变皮肤可经手术切除，大面积皮肤损伤可服用5-氟胞嘧啶、伊曲康唑等抗真菌药。

（二）申克孢子丝菌

申克孢子丝菌（*Sporotrichum schenckii*）属于腐生性真菌，广泛分布于土壤、尘埃、腐木、植物中，常因伤口接触染有该菌的腐木、柴草及土壤等而感染，引起孢子丝菌病（sporotrichosis）。

1. 生物学性状　申克孢子丝菌是一种二相性真菌。在组织内为酵母型，标本在油镜下直接镜检，可见有卵圆形小体，大小为（3~7）μm×（1~2）μm，常位于中性粒细胞或单核细胞内，偶见菌丝，有时在组织中可见到星状体。在SDA培养基上25℃培养3~5天即见生长，开始为灰白色黏稠小点，逐渐扩大变为黑褐皱褶薄膜菌落。在玻片培养中可见菌丝两侧伸出细长分生孢子梗，末端长出成群梨状小分生孢子（图19-5-3）。在含胱氨酸的血平板上37℃培养，则长出酵母型菌落。

2. 致病性　申克孢子丝菌可经微小损伤侵入皮肤，然后沿淋巴管扩散，引起亚急性或慢性肉芽肿，使淋巴管形成链状硬结，称为孢子丝菌性下疳（sporotrichotic chancre）。也可经口或呼吸道侵入，沿血行播散至其他器官。病变多见于四肢，但儿童多见于面部。任何年龄可发病。我国各地均已发现本病，东北地区报道较多。

3. 感染后检查方法　患者脓、痰、血标本可做直接镜检和培养，根据培养特性，结合镜下菌丝、孢子形态，即可确诊。可用申克孢子丝菌素对患者做皮肤试验，24~48小时在局部产生结节，有诊断价值。取患者血清做凝集试验，凝集效价在1：320以上有诊断意义。

学习小结

皮肤癣菌是寄生于皮肤角蛋白组织的真菌，包括毛癣菌属、表皮癣菌属及小孢子菌属，引起感染部位多种癣病，以足癣最为常见。毛癣菌属可引起皮肤、毛发和指/趾甲感染；表皮癣菌属是人类体癣、股癣、足癣和甲癣的主要病原菌，不侵犯毛发；小孢子菌属主要侵犯毛发与皮肤，引起头癣与体癣。

糠秕马拉色菌可引起花斑癣；何德毛结节菌主要侵犯头皮，引起黑毛结节病。

皮下感染真菌一般经外伤感染。着色真菌感染多发生在暴露部位，引起着色真菌病。申克孢子丝菌可经微小损伤侵入皮肤，然后沿淋巴管分布，引起孢子丝菌性下疳。也可经口或呼吸道侵入，沿血行播散至其他器官。

（张雄鹰）

复习参考题

（一）A型选择题

1. 关于皮肤癣菌的描述，错误的是
   A. 具有嗜角质蛋白的特性
   B. 在SDA培养基上形成丝状型菌落
   C. 可侵犯毛发
   D. 通过直接或间接接触而感染
   E. 直接镜检诊断价值不大

2. 皮肤癣菌感染引起的最常见癣是
   A. 头癣
   B. 体癣
   C. 甲癣
   D. 足癣
   E. 须癣

3. 花斑癣的病原体是
   A. 红色毛癣菌
   B. 须毛癣菌
   C. 糠秕马拉色菌
   D. 何德毛结节菌
   E. 申克孢子丝菌

4. 关于表皮癣菌属的描述，错误的是
   A. 只有絮状表皮癣菌对人致病
   B. 一般不侵犯毛发
   C. 陈旧培养基中可见厚膜孢子
   D. 无小分生孢子
   E. 大分生孢子厚壁、粗糙

5. 关于毛癣菌属的描述，错误的是
   A. 菌落形态及色泽随菌种不同而异
   B. 可引起皮肤、毛发和指/趾甲感染
   C. 菌丝可为螺旋状、球拍状、鹿角状或结节状
   D. 大分生孢子壁薄、细长
   E. 无小分生孢子

   答案：1. E；2. D；3. C；4. E；5. E

（二）简答题

1. 皮肤癣菌包括哪3个菌属？各自侵犯部位有哪些？

2. 引起皮下组织感染的真菌主要有哪些？其感染有何特点？

第二十章　寄生虫的生物学性状

第一节　寄生虫的生活史

知识目标

1. 掌握寄生虫生活史的概念。
2. 熟悉寄生虫生活史的类型。

一、生活史概念

寄生虫完成一代生长、发育和繁殖的完整过程称为生活史（life cycle）。

寄生虫的生活史包括寄生虫侵入宿主的途径，虫体在宿主体内移行、定居及离开宿主的方式，以及发育过程中所需的宿主（包括传播媒介）种类和内外环境条件等。

由于寄生虫完成生活史除需要适宜的宿主外，还受内外环境的影响。因此，不同种类的寄生虫，其生活史形式各式各样。寄生虫的生活史越复杂，其存活的机会就越小，但其高度发达的生殖器官和生殖潜能可弥补这一不足。

了解和掌握寄生虫的生活史，不仅可以认识人体是如何感染某种寄生虫的，而且可针对生活史的某个发育阶段对其采取有效的防治措施。

二、生活史类型

有些寄生虫的生活史比较简单，在完成生活史过程中仅需要一种宿主；有些则相当复杂，完成整个生活史除了需要终宿主外，还需要一种或一种以上的中间宿主。因此，根据寄生虫在完成生活史过程中是否需要中间宿主，可将其生活史分为以下类型：

1. 直接型　在完成生活史过程中不需要中间宿主。如阴道毛滴虫、蓝氏贾第鞭毛虫和溶组织内阿米巴等原虫在传播过程中不需要中间宿主。蛔虫和钩虫等蠕虫，它们的虫卵或幼虫在外界可直接发育至感染阶段，无须中间宿主即可感染人体。在流行病学上将具有直接型生活史类型的蠕虫称为土源性蠕虫。

2. 间接型　有些寄生虫完成生活史需要在中间宿主或媒介节肢动物体内发育至感染阶段后才能感染人体，如华支睾吸虫、血吸虫、猪带绦虫等蠕虫在中间宿主体内发育，杜氏利什曼原虫、症原虫等在媒介节肢动物体内发育。在流行病学上将具有间接型生活史类型的蠕虫称为生物源性蠕虫。

学习小结

　　寄生虫的生活史指的是寄生虫完成一代生长、发育和繁殖的完整过程。了解和掌握寄生虫的生活史不仅可以认识人体是如何感染某种寄生虫的，而且有助于对寄生虫病的致病、诊断、防治的认识和了解。根据寄生虫在完成生活史过程中是否需要中间宿主，可将其生活史分为直接型和间接型两种类型。直接型生活史类型的寄生虫生活史简单，易完成一代繁殖和感染宿主。

（李金福）

**复习
参考题**

（一）A 型选择题

1. 寄生虫的生活史是指
   A. 寄生虫完成一代生长、发育和繁殖的全过程
   B. 寄生虫完成一代生长和成熟的全过程
   C. 寄生虫完成一代发育和成熟的全过程
   D. 寄生虫完成一代生长和发育的全过程
   E. 寄生虫完成一代生长和繁殖的全过程

2. 根据寄生虫在完成生活史过程中是否需要中间宿主，可将其分为
   A. 中间型和直接型
   B. 中间型和间接型
   C. 直接型和间接型
   D. 直线型和非直线型
   E. 中间宿主型和非中间宿主型

3. 寄生虫的生活史不包括
   A. 虫体侵入宿主的途径
   B. 发育过程中所需的宿主（包括传播媒介）种类
   C. 虫体在宿主体内移行、定居及离开宿主的方式
   D. 发育过程中所需的内外环境条件
   E. 国家的寄生虫防控政策

   答案：1. A；2. C；3. E

（二）简答题

1. 寄生虫在完成生活史的过程中，除需要适宜的宿主外，还会受到什么因素的影响？试举例说明。

2. 了解和掌握寄生虫生活史的意义是什么？

第二节 原虫的生物学性状

原虫（protozoa）为单细胞真核动物，体积微小而能独立完成生命活动的全部生理功能。迄今已发现65 000余种原虫，其中大多数营自生或腐生生活，分布在海洋、土壤、水体或腐败物内。医学原虫40余种，宿主感染原虫的结局取决于虫种或虫株的毒力、感染数量和宿主的抵抗力，感染者的临床表现从无症状到威胁生命。重要的致病原虫有疟原虫、阿米巴原虫、杜氏利什曼原虫、弓形虫等。

一、形态

原虫结构与单个动物细胞基本相似，外形为圆形、卵圆形或不规则，大小为2~200μm不等，由胞膜、胞质和胞核组成。

1. 胞膜 包裹虫体，也称表膜或质膜，具有磷脂双分子层单位膜结构。原虫表膜是其与宿主和外环境直接接触的界面，起沟通与阻隔的作用。功能：① 参与虫体运动、摄食、排泄、侵袭等多种生理功能；② 携带有与诊断或致病有关的抗原、受体、配体、酶类、毒素等。

2. 胞质 由基质、细胞器和内含物组成。功能：① 参与原虫运动、摄食、排泄、感觉及呼吸；② 原虫代谢与营养储存的重要场所。

3. 胞核 由核膜、核质、核仁和染色质组成。胞核是维持原虫生命和繁殖的重要结构。寄生性原虫多数为泡状核，核内染色质稀薄呈颗粒状，分布于核质或核膜内缘，具有一个粒状核仁，如阿米巴、鞭毛虫。少数为实质核，核大而不规则，染色质丰富，具有一个以上的核仁，如纤毛虫。染色后胞核形态特征是医学原虫病原诊断的重要依据。

二、生活史

根据医学原虫的传播方式，将其生活史分为三种类型。

1. 人际传播型 此类原虫生活史简单，完成生活史只需要一种宿主，借接触方式或中间媒介在人群中直接传播。有的原虫生活史只有滋养体一个阶段，以二分裂增殖，通过直接或间接接触而传播，如阴道毛滴虫。有的原虫生活史有滋养体和包囊两个阶段，如溶组织内阿米巴和蓝氏贾第鞭毛虫。

2. 循环传播型 此类原虫完成生活史需一种以上的脊椎动物作为终宿主和中间宿主，分别进行有性和无性生殖形成世代交替，并在两者之间进行传播，如刚地弓形虫以猫或猫科动物为终宿主，以人、鼠或猪等为中间宿主。

3. 虫媒传播型 此类原虫完成生活史需在吸血昆虫（虫媒）体内以无性或有性繁殖方式发育到感染阶段，再通过虫媒叮咬、吸血将病原体传播给人或其他动物。如利什曼原虫（无世代交替）和疟原虫（有世代交替）的生活史即属于此种类型。

三、生理

医学原虫的生理包括运动、生殖、营养和代谢。

1. 运动 多数原虫借运动细胞器进行移位、摄食、防卫等活动。运动方式主要取决于其所具有的运动细胞器的类型，包括伪足运动（如阿米巴原虫滋养体）、鞭毛运动（如阴道毛滴虫、蓝氏贾第鞭毛虫滋养体）和纤毛运动（如结肠小袋纤毛虫）。没有细胞器的原虫则借助体表构造进行滑动和小范围扭转。原虫具有运动、摄食和生殖功能的生活史阶段统称为滋养体（trophozoite）期，是多数寄生原虫的基本生活型，通常也是致病阶段。许多原虫的滋养体在生存环境不利的情况下分泌某些物质形成囊壁，从而形成不运动和不摄食、呈静止状态的包囊（cyst），用以抵抗不良环境，成为原虫的感染阶段。部分原虫不形成包囊，滋养体阶段也是感染阶段，如阴道毛滴虫。

2. 生殖 寄生原虫以无性或有性或两者兼有的生殖方式增殖，同时以一定的方式排离和转换宿主以维持种群世代的延续。

（1）无性生殖：分为二分裂、多分裂和出芽生殖等方式。

1）二分裂：为寄生原虫最常见的增殖方式，分裂时胞核先分裂，随后胞质纵向分裂（如鞭毛虫）或横向分裂（如纤毛虫）为两个子体。

2）多分裂：胞核多次分裂后胞质包绕每个核周围，一次分裂为多个子代。多分裂形式多样，如疟原虫的裂体增殖和某些阿米巴、鞭毛虫的囊后增殖等。

3）出芽生殖：为大小不等的分裂，可分为"内出芽"（如弓形虫滋养体的内二殖或内二芽殖增殖）和"外出芽"（如疟原虫在蚊体内的孢子母细胞外出芽增殖）两种方式。

（2）有性生殖：可分为接合生殖和配子生殖（gametogony）。接合生殖是较低级的有性生殖方式，两个形态相同的原虫接合在一起，交换核质后各自分开，仅见于纤毛虫。配子生殖是原虫发育过程中分化产生雌雄配子（gamete），而后结合为合子（zygote）的过程。配子生殖常为寄生原虫有性世代的主要阶段，本身并无个体增加，却是无性孢子增殖的先导，如疟原虫在蚊体内的发育期。

3. 营养 寄生原虫生活在富有营养的宿主体内，一般可通过表膜以渗透和扩散机制吸收小分子养料。多数原虫还需以细胞器摄食大分子物质，主要有伪足摄食和胞口摄食两种形式。前者有吞噬和吞饮，分别指摄取固态和液态食物，统称为内胞噬。纤毛虫的胞口已早为人知，近代超微研究发现在孢子虫和鞭毛虫均有微胞口或管胞口等摄食细胞器。摄入的食物在胞质形成食物泡，溶酶体与食物泡结合，参与消化、分解。残渣和最终代谢产物各以特定的方式从胞肛或从体表，或通过增殖中的裂解而排放。

4. 代谢　因寄生环境和代谢酶系、遗传性状的不同，各虫代谢有显著差异。原虫一般是利用葡萄糖获取能量。无氧糖代谢是原虫能量代谢的主要途径。大多数原虫营兼性厌氧代谢，尤其是肠道、血液内寄生原虫可利用适量氧进行有氧代谢。构成原虫蛋白的氨基酸，大多是原虫利用各种酶类将其摄入体内的蛋白质分解为游离氨基酸而得到，少数需其自身合成。

四、致病

原虫侵入宿主，可引起宿主组织、细胞的损伤，其致病程度取决于虫种、株系、寄生部位以及宿主的抵抗力。

1. 增殖作用　致病原虫入侵宿主后必须战胜机体的防御功能，增殖到相当数量后才造成明显的损害，出现临床症状。此种病原个体数量在无重复感染前提下的大量增长与一般的蠕虫感染不同，也是体积微小的原虫足以危害人类的生物学条件。寄生血液或血细胞的原虫在单位容积内的虫体密度称"虫血症"，可借助于计数法测量，以提示病情。不同病原虫种的增殖结果往往产生特殊的致病表现，为临床查诊提供可靠的信息。如大量疟原虫的定期裂体增殖使被寄生红细胞发生周期性裂解，可导致寒热发作的典型疟疾症状；寄生在上消化道大量增殖的蓝氏贾第鞭毛虫附着肠黏膜，可严重影响脂肪的消化吸收引起特殊的脂肪泻。

2. 毒性作用　寄生原虫的分泌物（包括多种酶类）、排泄物和死亡虫体的分解物对宿主均有毒性作用，这些毒性物质可通过不同途径损伤宿主细胞、组织和器官。如溶组织内阿米巴滋养体分泌蛋白水解酶，具有接触溶解宿主组织、细胞的侵袭特性。

3. 免疫病理损伤　有些原虫寄生于宿主细胞内，使细胞表面出现抗原或使细胞暴露自身隐蔽的成分，刺激产生的细胞免疫或体液免疫应答破坏组织细胞。原虫抗原与抗体结合形成免疫复合物附着在细胞表面或沉积到肾小球基底膜，激活补体造成损伤。如疟原虫、杜氏利什曼原虫感染造成的贫血中，免疫病理损伤发挥重要作用。

4. 机会性致病　临床发现在一些极度营养不良、晚期肿瘤、长期接受免疫抑制剂治疗及先天免疫缺陷、免疫功能低下或艾滋病等患者中常并发致死的原虫感染。常见的有弓形虫、蓝氏贾第鞭毛虫、隐孢子虫等。这些寄生原虫在免疫功能正常的个体感染后无明显的临床表现，处于隐性感染状态。只有在上述因疾病、治疗等自然或人为因素导致宿主的免疫力下降时，它们才会趁机大量增殖，并出现显著的致病力。例如有报道晚期艾滋病患者30%合并严重的弓形虫脑炎而死亡。

五、分类

常见医学原虫及其分类见表20-2-1。

纲	目	科	种	主要寄生部位
动鞭纲 Zoomastigophorea	动基体目 Kinetoplastida	锥虫科 Trypanosomatidae	杜氏利什曼原虫 *Leishmania donovani*	单核吞噬细胞系统
			锥虫 *Trypanosoma* sp.	血液
	毛滴虫目 Trichomonadida	毛滴虫科 Trichomonadidae	阴道毛滴虫 *Trichomonas vaginalis*	泌尿生殖道
			口腔毛滴虫 *Trichomonas tenax*	口腔
	双滴虫目 Diplomonadida	六鞭毛科 Hexamitidae	蓝氏贾第鞭毛虫 *Giardia lamblia*	小肠
叶足纲 Lobosea	阿米巴目 Amoebina	内阿米巴科 Entamoebidae	溶组织内阿米巴 *Entamoeba histolytica*	盲肠、结肠
			结肠内阿米巴 *Entamoeba coli*	结肠
孢子虫纲 Sporozoa	真球虫目 Eucoccidiida	疟原虫科 Plasmodiidae	间日疟原虫 *Plasmodium vivax*	红细胞
			三日疟原虫 *Plasmodium malariae*	
			恶性疟原虫 *Plasmodium falciparum*	
			卵形疟原虫 *Plasmodium ovale*	
		弓形虫科 Toxoplasmatidae	刚地弓形虫 *Toxoplasma gondii*	有核细胞
		隐孢子虫科 Cryptosporidae	隐孢子虫 *Cryptosporidium* sp.	小肠黏膜上皮细胞
动基裂纲 Kinetofragminophorea	毛口目 Trichostomatida	小袋科 Balantidiidae	结肠小袋纤毛虫 *Balantidium coli*	结肠

学习小结

原虫为单细胞真核动物，医学原虫为寄生于人体管腔、体液、组织或细胞内的原虫，共40余种。原虫结构与单个动物细胞基本相似，由胞膜、胞质和胞核组成。有伪足、鞭毛和纤毛等运动细胞器，是原虫分类的重要标志之一。原虫生殖分无性生殖和有性生殖，无性生殖方式包括二分裂、多分裂和出芽生殖，有性生殖方式包括接合生殖和配子生殖。生活史类型有：人际传播型、循环传播型、虫媒传播型。原虫通过增殖破坏、毒性作用及机会致病等机制给宿主致病。

（李金福）

复习参考题

（一）A型选择题

1. 下列对原虫的描述是错误的是
   - A. 虫体以无性生殖或有性生殖进行繁殖
   - B. 有些原虫生活史中仅有滋养体时期
   - C. 有些原虫生活史中仅有包囊时期
   - D. 有些原虫没有运动细胞器，但仍能做扭曲或滑行运动
   - E. 有些原虫的繁殖方式具有无性世代和有性世代交替的现象

2. 下列关于原虫的致病描述错误的是
   - A. 增殖使被寄生的组织细胞受损
   - B. 免疫与超敏反应使机体出现免疫病理损害
   - C. 与其他病原体具有协同致病作用
   - D. 病灶多呈局限性
   - E. 具有播散能力，可以使全身多个器官受累

答案：1. C；2. D

（二）简答题

1. 医学原虫生活史类型和特点是什么？

2. 医学原虫致病机制是什么？

第三节　吸虫的生物学性状

知识目标

1. 掌握常见吸虫的形态、生活史及致病特点。
2. 熟悉常见吸虫的生理特点。
3. 了解人体常见吸虫的分类。

吸虫（trematode）属于扁形动物门吸虫纲。寄生于人体的吸虫属于复殖目（Digenea），称为复殖吸虫。

一、形态

大部分复殖吸虫的成虫背腹扁平，两侧对称，呈叶状或长舌状，通常具口吸盘（oral sucker）与腹吸盘（ventral sucker）各一个。复殖吸虫成虫的形态结构如图20-3-1。

1. 体壁　由体被与肌肉层组成，中间为实质组织和埋在实质组织中的消化、生殖、排泄、神经系统等，缺体腔。

体被为具有代谢活力的合胞体，从外到内由外质膜、基质与基质膜组成。基质膜之下为基层。肌肉层由外环肌与内纵肌组成。体被具有保护虫体、吸收营养物质、感受外界刺激等生理功能。

2. 消化系统　由口、前咽（prepharynx）、咽（pharynx）、食管（esophagus）和肠管（intestine）

组成。口一般位于虫体前端或偏腹面，由口吸盘围绕。前咽短
小或缺失，咽为肌性球状结构。食管细长，肠管通常分为左右
两个肠支，末端为盲端，无肛门，未被消化吸收的食物残渣由
口排出。

3. 生殖系统　除裂体科吸虫（如血吸虫）外，人体吸虫
均为雌雄同体（hermaphrodite）。雄性生殖系统主要包括睾丸
（testis）、输精管（vas deferens）、储精囊（seminal vesicle）、射
精管（ejaculatory duct）或阴茎（cirrus）等结构。雌性生殖系
统主要包括卵巢（ovary）、输卵管（oviduct）、卵模（ootype）、
梅氏腺（Mehlis'gland）、受精囊（seminal receptacle）、卵黄腺
（vitellarium）和子宫（uterus）等结构。虫体可自体受精或异体
受精，阴茎经生殖孔伸出体外，与雌性生殖系统交接后，精子
经受精囊到达输卵管；卵巢产生的卵细胞在输卵管中受精，形
成受精卵；卵黄腺生成的卵黄细胞可排出卵壳前体物质。受精
卵、卵黄细胞和卵壳前体物质经卵模形成虫卵，然后进入子
宫，经生殖孔排出。

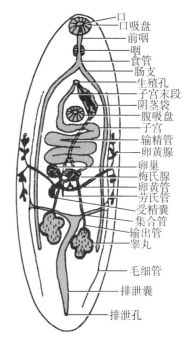

▲ 图20-3-1　复殖吸虫成虫的
形态结构模式图

4. 排泄系统　吸虫的排泄系统由焰细胞、毛细管、集合管与排泄囊组成，经排泄孔通
体外。

5. 神经系统　咽的两侧各有一神经节，有背索相连。神经节向前、后各发出三条神经干，分
布于虫体的背面、腹面及侧面。向后神经干之间在不同水平上有横索，神经节中有神经分泌细胞
的存在。

二、生活史

复殖吸虫的生活史复杂，不但具有世代交替（即有性世代与无性世代的交替）现象，还有宿
主的转换。人体吸虫无性世代多寄生于中间宿主，部分吸虫还需要转换中间宿主（第一中间宿
主、第二中间宿主等），或通过转续宿主进入终宿主体内。第一中间宿主通常是淡水螺类或其他
软体动物，第二中间宿主则多为淡水鱼虾等鱼类、甲壳类或节肢动物。有性世代大多寄生于脊椎
动物或人（终宿主）。

复殖吸虫的生活史发育阶段主要包括卵（ovum）、毛蚴（miracidium）、胞蚴（sporocyst）、雷
蚴（redia）、尾蚴（cercaria）、囊蚴（metacercaria）、后尾蚴（encysted metacercaria）（囊内脱尾的
幼虫）与成虫（adult）。复殖吸虫的生活史离不开水，虫卵必须入水，在水中直接或被螺类（软
体动物）吞食后孵化出毛蚴，毛蚴侵入螺类等中间宿主体内发育为胞蚴，胞蚴体内的胚细胞团经
反复分裂形成许多雷蚴，每个雷蚴体内的胚细胞团经无性分裂发育为大量的尾蚴，尾蚴从螺体逸
出后侵入第二中间宿主体内发育成囊蚴（如华支睾吸虫），或在某些物体表面直接结囊形成囊蚴
（如布氏姜片吸虫）。有些吸虫（如血吸虫、并殖吸虫）的胞蚴或雷蚴可有多代，有些吸虫（如血

吸虫）生活史中没有雷蚴期和囊蚴期，而是其尾蚴直接侵入终宿主经童虫发育为成虫。侵入终宿主后，童虫通常都经过移行，然后到达定居部位。

三、生理

吸虫主要通过有氧代谢和无氧代谢获得能量。葡萄糖和糖原等碳水化合物被认为是吸虫重要的能量来源。吸虫吸收己糖主要是通过皮层，以被动扩散或以易化扩散方式进行；吸收后多以糖原形式贮存于虫体实质中。糖酵解酶类普遍存在于吸虫，许多吸虫的寄生期是处在低氧压的环境中，因此无氧糖酵解对吸虫尤为重要。

吸虫体内的蛋白质主要为结构蛋白（包括胶原蛋白、硬蛋白、血红蛋白、收缩蛋白及弹蛋白等）、游离蛋白质和酶三大类。吸虫合成蛋白质的氨基酸从其所处组织周围通过消化道或体表吸收。氨基酸不是成虫能量的主要来源，但胞蚴能分解利用较多的氨基酸。不同吸虫转氨酶种类不相同，能利用的氨基酸亦各异。

吸虫缺少脂类代谢，虫体所需的脂肪酸全部靠从宿主获得，吸虫本身只有加长某些脂肪链的功能，脂肪酸主要积存于虫体的组织和排泄系统中。

吸虫寄居部位的含氧量差别较大，各种吸虫利用氧的途径、需氧的程度各异。氧溶解于吸虫皮层或肠道内壁而进入体内，被游离的血红蛋白携带和储存在各种组织中。

四、致病

吸虫对人体的危害取决于虫种、感染量和人体的免疫力等因素，特别是血吸虫病，被认为是一种免疫性疾病。

1. 成虫致病　部分吸虫致病是由其体表上的体棘以及口、腹吸盘交替吸附收缩运动对宿主寄生部位（如消化道、血管管腔内壁等）的机械性刺激和损伤，以及虫体释放出的代谢产物的刺激所致。也可由于寄生的虫体过多，覆盖消化道内壁表面（如布氏姜片吸虫），阻碍营养物质的吸收，引起营养不良；或虫体堵塞消化道引起肠梗阻（如布氏姜片吸虫）、阻塞性黄疸（如华支睾吸虫）等。寄生于消化道的吸虫所引起的临床症状一般并不严重，可表现为腹部不适、消化不良、腹痛或腹泻等。而寄生于组织或器官的吸虫则可引起较严重的症状，如并殖吸虫。

2. 幼虫致病　裂体科吸虫的尾蚴（如血吸虫）经皮肤侵入人体时可引起尾蚴性皮炎。有些吸虫（如并殖吸虫）的童虫可在人体的皮下、组织或器官内移行，引起皮肤或内脏幼虫移行症，临床表现为皮下游走性包块或结节，若侵入脑、眼等重要器官则可引起严重的后果。

3. 虫卵致病　虫卵致病仅见于血吸虫，是由于虫卵释放的可溶性虫卵抗原诱发免疫反应，形成虫卵肉芽肿，继之发生纤维化所致，受累最严重的是肝和结肠。

五、分类

我国常见寄生于人体的吸虫的分类及其与疾病的关系见表20-3-1。

▼ 表20-3-1 我国常见寄生于人体的吸虫的分类及其与疾病的关系

目	科	属	种	感染期	感染途径	主要寄生部位
复殖目 Digenea	后睾科 Opisthorchiidae	支睾属 *Clonorchis*	华支睾吸虫 *C. sinensis*	囊蚴	经口	肝胆管
	片形科 Fasciolidae	姜片属 *Fasciolopsis*	布氏姜片吸虫 *F. buski*	囊蚴	经口	小肠
		片形属 *Fasciola*	肝片形吸虫 *P. hepatica*	囊蚴	经口	肝胆管
	并殖科 Paragonimidae	并殖属 *Paragonimus*	卫氏并殖吸虫 *P. westermani*	囊蚴	经口	肺
			斯氏并殖吸虫 *P. skrjabini*	囊蚴	经口	皮下或其他组织器官
	裂体科 Schistosomatidae	裂体属 *Schistosoma*	日本裂体吸虫（日本血吸虫） *S. japonicum*	尾蚴	经皮肤	门静脉–肠系膜静脉系统

学习小结

　　寄生于人体的吸虫为复殖吸虫。除裂体科吸虫外，大多吸虫成虫背腹扁平，雌雄同体。生活史不但具有有性世代与无性世代交替的现象，还有宿主的转换。人体吸虫无性世代多寄生于中间宿主，第一中间宿主通常是淡水螺类或其他软体动物，第二中间宿主则多为淡水鱼虾等鱼类、甲壳类或节肢动物；有性世代大多寄生于脊椎动物或人（终宿主）。发育阶段主要包括卵、毛蚴、胞蚴、雷蚴、尾蚴、囊蚴、后尾蚴与成虫。人体吸虫的虫卵必须入水才能进一步发育完成生活史，并且存在幼虫增殖现象（胞蚴分裂产生大量雷蚴、雷蚴分裂产生大量尾蚴）。吸虫的致病机制复杂，对人体的危害取决于虫种、感染虫体数量和人体的免疫力等因素。

（李金福）

**复习
参考题**

（一）A型选择题

1. 吸虫的形态结构不包括
   A. 具口、腹吸盘
   B. 多数为雌雄同体
   C. 具有完整消化道
   D. 成虫大多背腹扁平
   E. 少数形似线虫

2. 所有吸虫的生活史必须经历的环节是

A. 虫卵入水

B. 经历两个中间宿主

C. 在水生植物表面形成囊蚴

D. 主动侵入宿主

E. 感染期都是囊蚴

3. 人体寄生吸虫的繁殖方式是

A. 幼虫进行有性生殖，成虫行无性生殖

B. 幼虫行无性生殖、成虫行有性生殖

C. 幼虫和成虫均行无性生殖

D. 幼虫不繁殖，成虫行有性生殖

E. 幼虫和成虫均行有性生殖

4. 吸虫生活史的第一中间宿主一般为

A. 人

B. 其他哺乳动物

C. 淡水螺

D. 其他水生动植物

E. 禽类

5. 寄生于人体的吸虫在分类系统上属吸虫纲的一个

A. 种

B. 目

C. 科

D. 亚科

E. 属

答案：1. C；2. A；3. B；4. C；5. B

（二）简答题

1. 简述吸虫的生活史特点。

2. 我国重要的寄生吸虫有哪些？分别寄生在人体的什么部位？

第四节　绦虫的生物学性状

知识目标

1. 掌握常见绦虫的形态、生活史及致病特点。

2. 熟悉常见绦虫的生理特点。

3. 了解人体寄生绦虫的分类。

绦虫（cestode）又称带虫（tapeworm），属于扁形动物门的绦虫纲（Cestoidea）。因其成虫背腹扁平、左右对称，长如带状而得名。此外，绦虫身体分节，无消化道和体腔，且大多雌雄同体。绦虫的生活史各期皆营寄生生活，成虫大多数寄生在脊椎动物的消化道内，幼虫需在1~2个中间宿主体内发育。寄生于人体的绦虫有30余种，分属于多节绦虫亚纲的圆叶目（Cyclophyllidea）和假叶目（Pseudophyllidea）。这两个目的绦虫形态和生活史有较明显的区别。

一、形态

（一）成虫

寄生于人体的绦虫成虫扁长如带状，左右对称、分节，白色或乳白色，因虫种不同，体长可从数毫米至数米不等。虫体前端细小为头节，紧接其后的是短而细、不分节的颈部，颈部以后是分节的链体，链体由3或4个节片至数千个节片前后相连组成（图20-4-1）。

绦虫的头节呈球形、近似球或梭形等，其上有固着器官，除固着外，还有使虫体移动的功能。圆叶目绦虫头节多呈球形，固着器官常为4个分列于头节四周、圆形的吸盘（sucker）。头节顶部可有能伸缩的圆形突起，称为顶突（rostellum），顶突上常具有若干棘状或矛状小钩，小钩常排列成1~2圈。假叶目绦虫头节呈梭形，其固着器官是位于头节上的纵向吸槽（bothrium），背腹面各有一条（图20-4-2）。

绦虫的颈部一般比头节细、不分节。颈部具有生发功能，链体的节片由此向后连续长出。链体由一定数目的节片前后连接构成。节片之间多有明显的界线，靠近颈部的节片较细小，其内的生殖器官尚未发育成熟，称为幼节；链体中部的节片较大，其内的生殖器官已发育成熟，称为成节；链体后部的节片最大，子宫中充满虫卵，称为孕节。圆叶目绦虫的孕节中除了储满虫卵的子宫外，其他生殖器官均已退化，而假叶目绦虫孕节结构与其成节相同。虫体末端的孕节可逐节或逐段自链体脱落，随宿主的粪便排出，而新的节片又不断从颈部长出来，这样就使得绦虫得以始终保持一定的长度。

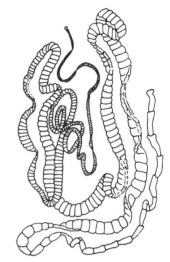

▲ 图20-4-1　牛带绦虫成虫模式图

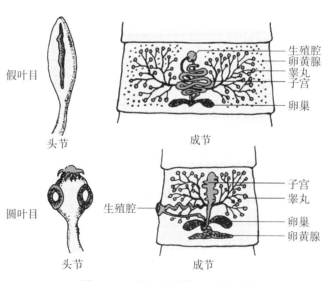

▲ 图20-4-2　绦虫主要形态结构模式图

绦虫体壁分为两层，即皮层（亦称体被）及皮下层。皮层是具有高度代谢活性的组织，它具有吸收、分泌以及抵抗宿主消化液的功能。电镜下可见皮层的外表面具有许多微小的棘样突起，称之为微毛。微毛的结构与肠黏膜的微绒毛很相似，所不同的是微毛顶部呈致密的尖棘状。微毛遍布整个虫体，包括吸盘表面。微毛下是较厚的、具有大量空泡的胞质区或称基质区。胞质区的下部即皮层的最内层，线粒体密集。皮层的下界有明显的基膜，使之与皮下层截然分界。整个皮层均无细胞核。

皮下层主要由表层肌组成，包括环肌、纵肌及少量斜肌，均为平滑肌。表层肌中的纵肌较强大，它作为体壁内层包绕着虫体实质组织和各器官并贯穿整个虫体。但在节片成熟后，节片间的肌纤维会逐渐退化，因而孕节能自链体脱落。表层肌下的虫体实质组织中有大量的电子致密细胞或称核周体。核周体通过若干连接小管穿过表肌层和基膜与皮层相连。核周体具有大的细胞核、内质网、线粒体，以及蛋白类晶体和脂或糖原小滴（图20-4-3）。

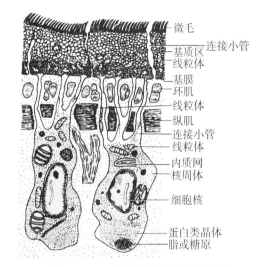

▲ 图20-4-3　绦虫体壁超微结构模式图

绦虫虫体内部由实质组织充满，缺体腔和消化道，包埋有生殖、排泄、神经系统。在实质组织中还散布着许多钙和镁的碳酸盐微粒，外面被以胞膜呈椭圆形，称为石灰小体（calcareous body），可能有缓冲酸碱度的作用，或作为离子和CO_2的补给库。

生殖系统的组成比较复杂，各类绦虫变化很大。绦虫链体的每个成节内均有雌雄生殖器官各一套，也有的绦虫有2套雌雄生殖器官。雄性生殖器官一般都比雌性生殖器官先成熟。雄性生殖器官包括睾丸、输出管、输精管、储精囊、阴茎囊、射精管及前列腺等。睾丸的数目因种而异，从几个至几百个不等，睾丸圆形或椭圆形，位于节片中央或两侧的实质中，通常靠近虫体的背面。雌性生殖系统由卵巢、输卵管、阴道、卵黄腺、卵黄管、卵模、子宫等组成。卵巢通常位于节片中央后半部的实质中，靠近虫体的腹面；具有两套生殖器官的绦虫则有两个卵巢，位于节片两侧。卵巢可呈囊状、菊花状、菜花状、双叶状及扇状等多种形状。子宫随绦虫种类的不同而形状各异，可呈管状（如假叶目绦虫的子宫）或囊状（如圆叶目绦虫的子宫），管状的子宫盘曲于节片中部，开口于腹面的子宫孔；囊状的子宫无子宫孔，随着其内虫卵的增多和发育而膨大，或向两侧分支几乎占满整个节片。

假叶目和圆叶目绦虫成虫的生殖器官有如下区别：假叶目绦虫的卵黄腺呈滤泡状，散布在节片的表层中，卵巢之前；生殖孔位于节片中部；子宫具有子宫孔通向体外，虫卵自子宫孔直接逸出；成节和孕节结构相似。圆叶目绦虫的卵黄腺聚集成一块，位于卵巢之后；生殖孔位于节片侧面；无子宫孔，虫卵只能在孕节破裂后才会逸出（图20-4-2）。

绦虫的神经系统包括头节中的神经节和由它发出的纵行神经干。绦虫的排泄系统主要由若干焰细胞和与其相连的4根纵行的排泄管组成。

（二）虫卵

寄生于人体的圆叶目绦虫的虫卵多呈圆球形或椭圆形，从外到内构成依次为卵壳、胚膜和六钩蚴；卵壳薄而脆，易脱落；胚膜较厚，呈棕黄色，具有放射状条纹；卵内为1个具有3对小钩的幼虫即六钩蚴（oncosphere）。

（三）幼虫

绦虫幼虫在中间宿主体内的发育阶段称为中绦期（metacestode）幼虫。不同种类绦虫的中绦期幼虫形态和名称各不相同。常见的类型有（图20-4-4）：

1. 囊尾蚴（cysticercus）为半透明小囊，囊内充满液体，囊壁上有一个向内翻转的头节。另一种囊尾蚴型幼虫，囊内有多个头节，称为多头蚴（coenurus）。

2. 棘球蚴（hydatid cyst）是一种较大的囊，囊内有大量头节称原头蚴或原头节（protoscolex）；此外，还有许多小的生发囊（brood capsule），生发囊附于囊壁或悬浮在囊液中，其内又可有许多原头节或更小的生发囊，以致一个棘球蚴中可含成千上万个原头节。

3. 泡球蚴（alveolar hydatid cyst）或称多房棘球蚴（multilocular hydatid cyst）属棘球蚴型，囊较小，但可不断向囊内或囊外芽生许多小囊，囊内充满的不是囊液而是胶状物，其中原头节较少。

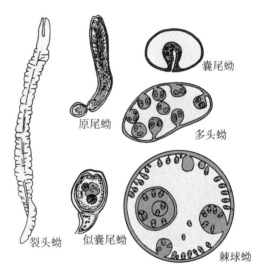

▲ 图20-4-4　绦虫中绦期幼虫模式图

4. 似囊尾蚴（cysticercoid）为一较小的实体结构，虫体前部较大，为凹入的头节，后端为具有6个小钩的尾状结构。

5. 裂头蚴（plerocercoid）白色，带状，具有不规则的横皱褶，但不分节。头端膨大，有凹陷。

6. 原尾蚴（procercoid）无头节分化，在虫体的一端有一小尾球，其内含六个小钩。

二、生活史

绦虫的生活史比较复杂，在发育过程中，除了少数种类可以不需要中间宿主外，绝大多数种类都需要1个或2个中间宿主。绦虫的成虫寄生于脊椎动物的消化道中，幼虫则寄生于脊椎动物、人或无脊椎动物的体内。假叶目绦虫和圆叶目绦虫的生活史有很大的不同。

假叶目绦虫生活史需要2个中间宿主。虫卵排出后必须进入水中才能继续发育，孵出的幼虫体外被有一层纤毛，能在水中游动，称为钩球蚴（coracidium）。第一中间宿主是剑水蚤，在其体内，钩球蚴发育成中绦期幼虫原尾蚴，再进入第二中间宿主鱼或其他脊椎动物如蛙体内后，原尾蚴发育为裂头蚴，裂头蚴必须进入终宿主肠道后才能发育为成虫。

圆叶目绦虫的生活史需要1个中间宿主，个别的种类甚至可以不需要中间宿主。虫卵或含有虫卵的孕节被中间宿主（脊椎动物或无脊椎动物）吞食后，六钩蚴在宿主肠中孵出，钻入宿主肠壁或随血流到达组织内，发育成各种中绦期幼虫，如似囊尾蚴、囊尾蚴、多头蚴、棘球蚴等。中绦期幼虫被终宿主吞食后，在肠道内脱囊或翻出头节，发育为成虫。

三、生理

绦虫成虫在宿主的肠道里直接浸浴在宿主半消化的食物中，由于没有消化道，只能靠体表的皮层来吸收营养。皮层可通过扩散、易化扩散和主动运输等方式吸收糖类、脂肪酸、氨基酸等各种营养物质，同时皮层的特殊结构也使其具有向外界进行分泌、保护虫体、抵抗宿主消化液破坏的作用。带有尖棘的体表微毛既有固着作用，免使虫体从消化道排出，又能擦伤宿主肠上皮细胞，使富含营养的高浓度细胞质渗出到虫体周围便于虫体吸收。遍布虫体的微毛还增加了吸收面积，大大提高了营养吸收效能。皮层胞质区的大量空泡具有对营养物质的胞饮作用和运输作用。有的绦虫头节上的顶突可能穿入宿主的肠腺，经胞饮作用摄取黏液和细胞碎片以及其他营养微粒。

绦虫主要通过糖代谢来获得能量。成虫主要靠糖酵解，少数也可通过三羧酸循环和电子传递系统获得能量，如细粒棘球绦虫的原头蚴就具有完全的三羧酸循环功能。

绦虫虽然是雌雄同体，但交配及受精可以在同一节片或同一虫体的不同节片间完成，也可在两条虫体间进行。除成虫营有性生殖外，有的中绦期幼虫可有无性生殖和芽生生殖，如棘球蚴可从囊壁生发层长出许多原头蚴和生发囊；曼氏裂头蚴在宿主免疫功能受抑或受到病毒感染时，也可发生异常的芽生增殖，引起严重的增殖型裂头蚴病。裂头蚴还具有一定的再生能力，在部分虫体被切除后，还可以重新长成一条完整的虫体。

四、致病

1. 成虫致病　寄生于人体的成虫主要是通过虫体的固着器官即头节上的吸盘、小钩及体壁的微毛对宿主肠壁的机械性刺激和损伤以及虫体释出的代谢产物的刺激致病。成虫所引起的临床症状一般并不严重，可表现为腹部不适、饥饿痛、消化不良、腹痛或腹泻与便秘交替出现。个别种类如阔节裂头绦虫因为大量吸收宿主的维生素 B_{12} 可引起宿主贫血。

2. 幼虫致病　某些绦虫的中绦期幼虫可寄生于人体，危害远大于成虫。囊尾蚴和裂头蚴可寄生于宿主皮下和肌肉内引起游走性包块或结节，若侵入脑、眼等重要器官则可引起严重的后果。棘球蚴寄生于肝、肺等亦可造成严重危害，若其囊液大量进入宿主组织则可诱发严重的超敏反应而致休克，甚至死亡。

五、分类

我国常见人体绦虫的分类及其与疾病的关系见表20-4-1。

目	科	属	种	感染期	感染途径	寄生时期	主要寄生部位
圆叶目 Cyclophyllidea	带科 Taeniidae	带属 *Taenia*	链状带绦虫 *T. solium*	囊尾蚴	经口	成虫	小肠
				虫卵	经口	囊尾蚴	皮下、肌肉及内脏等
			肥胖带绦虫 *T. saginata*	囊尾蚴	经口	成虫	小肠
		棘球属 *Echinococcus*	细粒棘球绦虫 *E. granulosus*	虫卵	经口	棘球蚴	肝、肺、脑等
			多房棘球绦虫 *E. multilocularis Leuckart*	虫卵	经口	泡球蚴	肝、肺、脑等
	膜壳科 Hymenolepididae	膜壳属 *Hymenolepis*	微小膜壳绦虫 *H. nana*	似囊尾蚴	经口	成虫	小肠
假叶目 Pseudophyllidea	裂头科 Diphyllobothriidae	迭宫属 *Spirometra*	曼氏迭宫绦虫 *S. mansoni*	裂头蚴	经口、皮肤、黏膜	裂头蚴偶可成虫	眼、皮下、颌面、脑等，偶可小肠
				原尾蚴	经口	裂头蚴	眼、皮下、颌面、脑等

学习小结

　　寄生于人体的绦虫分属圆叶目和假叶目。绦虫的成虫白色或乳白色，带状，背腹扁平，分节，一般由头节、颈部和链体组成。头节上有固着器官，颈部有生发功能，含有成熟生殖器官的成节和孕节可作为虫种鉴别的依据。圆叶目绦虫生活史只需1个中间宿主，个别种类不需要中间宿主；假叶目绦虫生活史需要2个中间宿主。中绦期幼虫被终宿主吞食后，在肠道内发育为成虫。成虫寄生于肠道内，可引起营养不良和胃肠道症状；幼虫寄生于组织内，其危害远大于成虫，临床症状严重程度依虫体寄生数量和寄生部位不同而异。

（李金福）

**复习
参考题**

（一）A型选择题

1. 关于绦虫形态结构描述正确的是
　　A. 雌雄异体
　　B. 虫体不分节
　　C. 有消化道但不完整

D. 虫体无体腔

E. 虫体呈圆柱形

2. 绦虫体壁可分为

A. 皮层和皮下层

B. 皮层

C. 皮下层

D. 不分层

E. 皮下肌肉层

3. 绦虫属于

A. 节肢动物门

B. 扁形动物门

C. 原生动物门

D. 线形动物门

E. 棘头动物门

4. 绦虫的成虫寄生于脊椎动物的

A. 肌肉

B. 肝脏

C. 肺脏

D. 脑部

E. 消化道

5. 下列选项中不是绦虫幼虫时期的是

A. 棘球蚴

B. 囊尾蚴

C. 囊蚴

D. 裂头蚴

E. 似囊尾蚴

答案：1. D；2. A；3. B；4. E；5. C

（二）简答题

1. 简述绦虫的致病作用。

2. 圆叶目和假叶目绦虫在形态与生活史方面有何区别？

3. 绦虫成虫和其幼虫相比，哪一阶段对人体危害更大，为什么？

第五节 线虫的生物学性状

知识目标

1. 掌握线虫的形态、生活史与致病特点。

2. 熟悉线虫的生理特点。

3. 了解常见人体寄生线虫的分类。

线虫（nematode）隶属于线形动物门，因虫体呈圆柱形而得名。其种类繁多，数量极大，广泛分布于自然界的水和土壤中，绝大多数营自生生活，仅极少数寄生于人体并导致疾病。在我国，对人体危害较严重的线虫有35种。

一、形态

（一）成虫

1. 外形　成虫多呈线状或圆柱形，左右对称，体不分节。雌雄异体，雌虫较雄虫大，尾端尖直；雄虫较小，尾端卷曲或膨大。不同种类虫体的大小长短相差悬殊，小者如粪类圆线虫，

1~2mm长，大者如麦地那龙线虫，长达1m以上。

2. 体壁结构 自外向内由角皮层、皮下层和纵肌层构成（图20-5-1）。角皮层由皮下层分泌物形成，无细胞结构，是虫体的保护层。角皮层覆盖虫体表面，并可形成一些特殊结构，如唇瓣、乳突、翼、嵴、交合伞、交合刺等。皮下层由合胞体组成，无细胞界线，其主要功能为分泌形成角皮层。纵肌层由单一纵行排列的肌细胞组成，肌肉收缩和松弛使虫体产生蠕动。

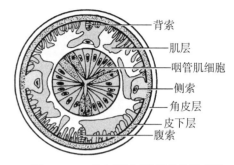

▲ 图20-5-1 线虫横切面体壁结构模式图

成虫体壁和内部器官（消化道）间有明显的腔隙，但无体腔膜覆盖，称为原体腔或假体腔。腔内充满原体腔液，是虫体营养物质及代谢产物交换的重要介质。

3. 消化系统 消化系统较完整，呈管状，由口、咽、中肠、直肠和肛门组成。雄虫直肠通入泄殖腔，雌虫的肛门常位于虫体末端的腹面（图20-5-2）。

4. 生殖系统 呈细长弯曲的管状结构。雄虫为单管型，由睾丸、输精管、贮精囊及射精管组成，射精管与直肠末端汇合于泄殖腔，开口于肛门。雌性生殖器官多数为双管型，由两套卵巢、输卵管、受精囊、子宫组成，两个子宫的末端汇合通入阴道，开口于腹面的阴门；阴门的位置依虫种而异，但均在肛门之前（图20-5-2）。

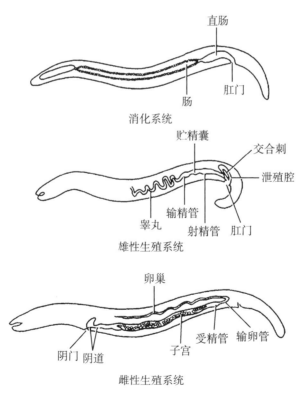

▲ 图20-5-2 线虫消化系统和生殖系统结构模式图

5.其他系统 多数虫体排泄系统为管型，即一对长排泄管，由一短横管相连，在横管中央腹面有一小孔通向虫体外；少数如鞭虫、旋毛虫则为腺型，即一个排泄细胞，位于肠管前端，开口于咽部神经环附近的腹面。神经系统中枢是咽部的神经环，由此向前、向后发出纵行的神经干，位于背、腹两侧。线虫的感受器主要分布于头部和尾部的乳突、头感器或尾感器。

（二）虫卵

线虫卵无卵盖，一般为椭圆形，卵壳多为淡黄色、棕黄色或无色。不同的线虫卵在排出体外时呈现未分裂、桑葚期、蝌蚪期、幼虫等多种发育状态。卵壳外层来源于受精卵母细胞所形成的卵膜，称受精膜或卵黄膜，在光学显微镜下不易见；中层为壳质或几丁质层，较硬，有一定机械抵抗力；内层为蛔甙层或脂层，具有调节渗透作用的功能，能阻止虫卵内水分的丢失，防止虫卵过快干燥死亡，同时可阻止外界一些化学性物质对卵细胞的毒害作用。部分虫种（如蛔虫卵）的卵壳外还附有一层由子宫壁分泌物形成的蛋白质膜。

二、生活史

线虫的基本发育包括卵、幼虫和成虫三个阶段。幼虫要发育为成虫，须经四次蜕皮过程，部分虫种的幼虫在第二次蜕皮后即发育为感染期幼虫。根据生活史中是否需要中间宿主，一般将线虫分为两种类型：

1.土源性线虫 此类线虫生活史简单，发育过程中不需要中间宿主，称为直接发育型（简称直接型），感染期虫卵或幼虫可直接进入人体发育。寄生于肠道的线虫多属此类，如蛔虫、钩虫等。

2.生物源性线虫 此类线虫生活史较复杂，发育过程中需要中间宿主，称为间接发育型（简称间接型），幼虫需先在中间宿主体内发育为感染期幼虫后，再经口或皮肤感染人体。寄生于组织的线虫多属于此类，如丝虫。

外界环境因素对线虫的发育有很大的影响。在不适宜的温度、湿度和阳光直射的环境中，土源性线虫虫卵或幼虫的发育可受到影响，甚至死亡。外界环境因素的改变可以影响到中间宿主的生长、发育、生殖和种群数量等，从而间接影响到生物源性线虫的生长发育。例如，温度过高或过低以及干燥等影响丝虫幼虫（微丝蚴）在其宿主媒介蚊体内的发育。

三、生理

1.虫卵孵化与幼虫蜕皮 在适宜的温度、湿度和氧分压条件下，有的虫卵能在外界环境中直接发育成熟，卵内幼虫破卵壳而出至外界；有的虫卵则在外界发育至含有幼虫的阶段，即感染期虫卵，然后被人食入，在宿主肠道环境条件的刺激下，孵化出幼虫。寄生于人体的线虫，其幼虫发育是在人体内不断地移行过程中完成的。除了蛲虫和鞭虫的发育无组织内移行、直接在肠腔中完成外，其他如蛔虫、钩虫、粪类圆线虫等寄生于肠道的线虫和旋毛虫等寄生于组织的线虫，幼虫均有在组织内移行、发育的过程。线虫幼虫的组织内移行过程可以引起病理损害，并有不同的临床表现。线虫幼虫发育的另一个特征是蜕皮（molting）。线虫幼虫一般蜕皮4次。有的线虫于第2次蜕皮后成为感染期幼虫，第4次蜕皮后发育为成虫。线虫释放的蜕皮液可能是一种重要的变应原，可诱发宿主发生超敏反应，如蛔虫性哮喘等。

2. 成虫期营养与代谢 线虫成虫获取能量主要是通过糖类代谢。线虫一般具有较完善的三羧酸循环来进行糖类的有氧代谢从而获得能量。当环境中缺氧时，代谢受到抑制，能量供应不足，虫体活动与发育受阻，甚至死亡。一般线虫可通过厌氧途径来维持低水平的代谢，以降低缺氧对虫体所造成的损害。蛔虫由于长期适应宿主肠腔低氧的环境，具有较完善的糖酵解及延胡索酸还原酶系统的代谢途径，可从中获取能量。

线虫的脂代谢与其寄生环境中氧分压有关。氧充分时，脂肪酸可氧化释放出能量。缺氧时，脂代谢变缓或停止，游离的脂肪酸可形成甘油三酯。

在线虫生长、产卵等过程中，氨基酸代谢较重要。线虫的雌虫每天产出大量的卵，需要大量的蛋白质。氨基酸及蛋白质代谢的主要产物是氨，对虫体是有害的。氨的排出主要通过体表扩散和肠道排出。

四、致病

线虫对人体的危害程度与线虫的种类、寄生的虫体数量（或称虫负荷）、发育阶段、寄生部位、虫体的机械和化学刺激，以及宿主的营养及免疫状态等因素有关。

1. 幼虫致病 线虫幼虫进入人体，在人体内移行过程中可造成相应的组织或器官损害。如钩虫的感染期幼虫侵入皮肤可致皮炎；蛔虫或钩虫的幼虫在移行经过肺部时，可引起肺部损伤，甚至引起蛔虫性或钩虫性哮喘；旋毛虫幼虫寄生于肌肉内可导致肌炎和全身症状；广州管圆线虫幼虫侵入神经系统可造成脑脊髓的损害；某些动物寄生线虫（如犬弓首线虫）的幼虫进入人体后，不能发育为成虫，这些幼虫可引起皮肤或内脏幼虫移行症。

2. 成虫致病 成虫在寄生部位因摄取营养、机械性损害和化学性刺激以及免疫病理反应等，可导致宿主营养不良、组织损伤、出血、炎症等病变。通常组织内寄生线虫对人体的危害远较肠道内寄生线虫严重。如淋巴丝虫可致严重的淋巴系统损害，引起象皮肿、乳糜尿等，而肠道内寄生线虫多数情况下仅损伤局部肠黏膜，引起出血及炎症反应。

五、分类

人体寄生线虫隶属于线形动物门的尾感器纲（Phasmidea）和无尾感器纲（Aphasmidea）。我国常见人体寄生线虫种类及其与疾病的关系见表20-5-1。

▼ 表20-5-1　我国常见人体寄生线虫种类及其与疾病的关系

纲	目	属	种	感染期	感染途径	寄生部位
尾感器纲 Phasmidea	蛔线虫目 Ascaridida	蛔线虫属 *Ascaris*	似蚓蛔线虫（蛔虫） *Ascaris lumbricoides*	感染期虫卵	经口	小肠
	尖尾目 Oxyurida	蛲虫属 *Enterobius*	蠕形住肠线虫（蛲虫） *Enterobius vermicularis*	感染期虫卵	经口	盲肠、结肠

续表

纲	目	属	种	感染期	感染途径	寄生部位
尾感器纲 Phasmidea	圆线目 Strongylida	钩口线虫属 *Ancylostoma*	十二指肠钩口线虫（十二指肠钩虫）*Ancylostoma duodenale*	丝状蚴	皮肤钻入	小肠
		板口线虫属 *Necator*	美洲板口线虫（美洲钩虫）*Necator americanus*	丝状蚴	皮肤钻入	小肠
		管圆线虫属 *Angiostrongylus*	广州管圆线虫 *Angiostrongylus cantonensis*	感染期幼虫	生食螺类（如福寿螺）等	神经系统
	丝虫目 Filariata	吴策线虫属 *Wuchereria*	班氏吴策线虫（班氏丝虫）*Wuchereria bancrofti*	丝状蚴	蚊虫叮咬	淋巴系统
		布鲁线虫属 *Brugia*	马来布鲁线虫（马来丝虫）*Brugia malayi*	丝状蚴	蚊虫叮咬	淋巴系统
	小杆目 Rhabditida	类圆线虫属 *Strongyloides*	粪类圆线虫 *Strongyloides stercoralis*	丝状蚴	皮肤钻入	小肠
无尾感器纲 Aphasmidea	鞭虫目 Trichurida	鞭虫属 *Trichuris*	毛首鞭形线虫（鞭虫）*Trichuris trichiura*	感染期虫卵	经口	盲肠、结肠
		毛形线虫属 *Trichinella*	旋毛形线虫（旋毛虫）*Trichinella spiralis*	幼虫（囊包）	生食肉类	肌肉组织（横纹肌）

学习小结

线虫成虫为线状或圆柱形，雌雄异体。可根据其寄生部位将线虫划分为肠道内线虫（包括蛔虫、钩虫、蛲虫、鞭虫等）和组织内线虫（包括丝虫及旋毛虫等）。根据其是否需要中间宿主分为土源性线虫和生物源性线虫。线虫对人体的危害程度与种类、寄生数量、发育阶段、寄生部位、宿主的营养及免疫状态等因素有关。

（李金福）

复习参考题

（一）A 型选择题

1. 线虫体壁的组成部分为
   A. 皮下层
   B. 角皮层
   C. 纵肌层
   D. 角皮层+皮下层+纵肌层
   E. 皮下层+纵肌层

2. 线虫卵的特点为
   A. 无卵盖，卵壳有蛔甙层
   B. 有一个不明显的卵盖
   C. 无卵盖，内含毛蚴
   D. 有一个明显的卵盖
   E. 有明显的卵盖，内含卵细胞和
      多个卵黄细胞

3. 土源性线虫是指
   A. 生活史属于直接发育型的线虫
   B. 成虫在宿主消化道的线虫
   C. 幼虫在土壤中发育的线虫
   D. 人与土壤接触感染的线虫
   E. 生活史需要中间宿主的线虫

答案：1. D；2. A；3. A

（二）简答题
1. 简述线虫成虫及虫卵的形态特点。
2. 什么是土源性线虫和生物源性线虫?

3. 简述线虫的致病作用。

第六节　医学节肢动物的生物学性状

知识目标

1. 掌握医学节肢动物的基本概念及发育形式。
2. 熟悉医学节肢动物的形态特点。
3. 了解医学节肢动物的分类。

医学节肢动物（medical arthropod）是指可以对人体造成直接损害或传播病原生物引起间接危害的一类节肢动物，在传染病学、流行病学及公共卫生学中具有重要的意义。节肢动物是一大类高级无脊椎动物的总称，具有成对而分节的附肢，是地球上数量和种类最多的一类动物。目前已知节肢动物物种数量接近200万种，占所有现存动物物种的80%以上，对维持生态系统起着至关重要的作用，比如授粉、尸体搬运、粪便分解等。节肢动物分布广泛，具有极其显著的适应性和多样性，几乎地球的每个角落，海洋、淡水、陆地和空中都能成为它们的栖息地。大部分节肢动物不会影响人类健康，而一些节肢动物可以作为病原生物直接危害人体，也可以作为病原生物的储存宿主和传播媒介引起疾病，间接损害人类健康。研究与医学有关节肢动物的形态、分类、生活史、生态、习性、地理分布、致病或传病规律以及防治措施等的一门学科称为医学节肢动物学（medical arthropodology）。

一、形态特点

1. 躯体两侧对称，分节或不分节；有成对分节的附肢，包括触角、触须、足等（图20-6-1）。
2. 具有外骨骼，体表被有较坚硬的几丁质（chitin）外壳。
3. 循环系统为开放式（图20-6-2），血淋巴（haemolymph）在组织器官之间可自由运行，所以没有体腔而叫作血腔。

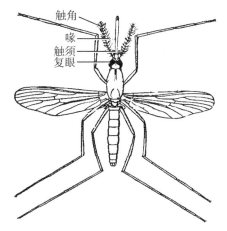

触角
喙
触须
复眼

▲ 图20-6-1 节肢动物形态特征

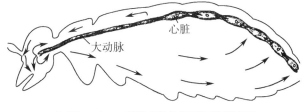

心脏
大动脉

▲ 图20-6-2 节肢动物的循环系统模式图

4. 通过气门和气管与外界直接进行气体交换。

二、分类

根据界、门、纲、目、科、属、种的分类阶元，医学节肢动物均隶属于节肢动物门。其中有5个纲与人类健康和医学相关，分别是昆虫纲（Insecta）、蛛形纲（Arachnida）、甲壳纲（Crustacea）、唇足纲（Chilopoda）和倍足纲（Diplopoda）。与人类健康关系最密切的节肢动物主要集中在昆虫纲和蛛形纲。

1. 昆虫纲 虫体分头、胸、腹3部分；头部有触角一对；胸部有足3对。常见的包括蚊、蝇、白蛉、蚤、虱、蜚蠊、蠓、蚋、臭虫等。

2. 蛛形纲 头胸部无触角，虫体分为头胸部和腹部（如蜘蛛），或头胸腹愈合成躯体，有足4对。如蜱、螨等。

3. 甲壳纲 虫体分为头胸部和腹部。头胸部有触角2对，步足5对。如淡水蟹、蝲蛄、淡水虾、剑水蚤等。

4. 唇足纲 虫体窄长，背腹扁平，分头和躯干两部分，头部有触角1对，躯干体节除最后2节外，各具足1对，第1对足为毒爪。如蜈蚣等。

5. 倍足纲 虫体呈长管型，由头和若干相似的体节组成。头部有触角1对，除第1体节外，每节有足2对。如马陆等。

三、发育与变态

幼体（幼虫、若虫）破卵而出的过程称为孵化（eclosion），幼虫发育为蛹的过程称为化蛹（pupation），成虫自蛹皮脱出的过程称为羽化（emergence）。节肢动物的生殖方式主要为卵生（oviparity），但也有一部分为卵胎生（ovoviviparity）。节肢动物从卵发育到成虫要经历一系列形态结构、生理功能和生活习性的变化，这种变化称为变态（metamorphosis）。节肢动物的变态分为两种类型。

1. 完全变态（complete metamorphosis） 发育过程包括卵、幼虫、蛹和成虫4个阶段，而各个阶段的形态、活动场所和生活习性都完全不同，如蚊、蝇等。

2. 不完全变态（incomplete metamorphosis） 发育过程没有蛹期，只有卵、幼虫（若虫）和成虫阶段。不完全变态节肢动物的幼虫形态、寄居场所和生活习性均与成虫相似，唯生殖器官尚未发育成熟，如虱、蜱等。

节肢动物的发育需要脱落旧的外骨骼才能生长，这个过程称为蜕皮。外骨骼坚硬，起着保护和支撑虫体的作用，但不能随虫体生长而增大。节肢动物必须经历蜕皮，蜕下旧骨骼以使虫体生长到更大的尺寸，并替换受损的身体部位。新生的外骨骼比旧的外骨骼更柔软灵活，需经过一段时间的硬化和增强。蜕皮过程由核受体蛋白作用的蜕皮类固醇激素调节。

学习小结

可以对人体造成直接损害或传播病原生物引起间接危害的一类节肢动物称为医学节肢动物。在分类上分别属于昆虫纲、蛛形纲、甲壳纲、唇足纲和倍足纲5个纲，尤以昆虫纲和蛛形纲节肢动物与人类健康的关系最为密切。蜕皮和变态是节肢动物完成生活史的必经过程，其中变态包括完全变态和不完全变态。

（芦亚君）

复习参考题

（一）A型选择题

1. 以下选项中不属于昆虫纲医学节肢动物形态特征的是
   A. 虫体两侧对称
   B. 有成对的触角
   C. 没有外骨骼
   D. 开放式循环系统
   E. 需要进行气体交换
2. 医学节肢动物的发育必须经历的过程是
   A. 蜕皮
   B. 吸血
   C. 寄生
   D. 传播疾病
   E. 飞行

答案：1. C；2. A

（二）简答题

举例说明医学节肢动物的变态类型。

第二十一章

寄生虫的致病性及机体的抗寄生虫免疫

第一节 寄生虫的致病性

知识目标

1. 掌握寄生虫的致病性、感染阶段、带虫者、幼虫移行症、虫媒病等概念；寄生虫的致病机制；医学节肢动物对人体的危害。
2. 熟悉寄生虫急性感染、慢性感染、隐性感染、重复感染及多重感染的特点。
3. 了解寄生虫的异位寄生与异位损害。

寄生虫寄生于宿主体内或体表，不断地从宿主掠夺营养以满足自身的生长发育，同时在体内移行、定居、发育和繁殖过程中均可对宿主造成损伤。另外，由寄生虫抗原引起的宿主免疫应答一方面可杀灭寄生虫，减少寄生虫对宿主的损害，另一方面也可产生不利于宿主的免疫病理损害。

一、致病机制

寄生虫引起宿主感染的能力，称为致病性（pathogenicity）或病原性。寄生虫对宿主致病的机制主要有以下四个方面：

（一）夺取营养

寄生虫在宿主体内生长、发育及繁殖所需的营养物质均来自宿主，寄生的虫数越多，宿主被夺取的营养也就越多。如有些肠道寄生虫（蛔虫、绦虫）在肠道内寄生，夺取大量营养物质，还可妨碍宿主对营养的吸收，引起宿主营养不良。又如钩虫附于肠壁吸取血液，引起宿主贫血。

（二）机械性损伤

寄生虫入侵宿主体内后，在宿主体内移行和定居，可对其所寄生的部位及其附近组织或器官产生损伤或破坏作用。例如，布氏姜片吸虫依靠强有力的吸盘吸附在肠壁上，可造成肠壁损伤；蛔虫在肠道内相互缠绕可堵塞肠腔，引起肠梗阻；并殖吸虫童虫在宿主体内移行可引起肝、肺等多个器官损伤；棘球蚴除可破坏寄生的器官外还可压迫邻近组织，造成多器官或组织的损伤。如果寄生部位是脑、心、眼等重要器官，则可能产生严重的后果，甚至致命。

（三）化学性损伤

寄生虫的排泄物、分泌物、脱落物和死亡虫体的分解物等对宿主均有毒性作用，例如，溶组织内阿米巴侵入肠和肝脏、脑等时分泌的溶组织酶，能溶解组织、细胞，引起宿主肠壁溃疡和肝脓肿、脑脓肿等。

（四）免疫病理损伤

寄生虫产生和释放的多种成分具有免疫原性，可以刺激机体产生免疫应答，能引起免疫病理损害。如日本血吸虫的虫卵释放的可溶性虫卵抗原可刺激机体形成虫卵肉芽肿；循环系统中的血吸虫抗原与宿主抗体结合形成抗原抗体复合物沉积于肾小球，可引起肾小球基底膜损伤，引起免疫性肾小球肾炎；棘球蚴中的囊液如大量溢出进入血液循环，可以引起严重的过敏性休克，甚至死亡。

二、寄生虫感染的特点及类型

在寄生虫生活史中能感染人体的阶段称感染阶段或感染期（infective stage）；寄生虫侵入人体并能在体内长期或短暂生存的过程称寄生虫感染（parasitic infection）；感染者没有明显临床症状和体征的称带虫者（carrier）；有明显临床症状和体征的寄生虫感染疾病称寄生虫病（parasitosis）。

1. 急性感染（acute infection） 通常情况下，寄生虫的急性感染多因初次感染入侵人体的寄生虫毒力强、数量多，或者是慢性感染患者再次大量感染而出现。此时，体内寄生虫的代谢产物、分泌物以及死亡虫体的分解产物等导致感染者出现严重的急性症状及体征，如从非疫区进入疫区的外来居民或者疫区的儿童易发生重症疟疾和急性血吸虫病，淋巴丝虫病患者出现的急性淋巴管炎和淋巴结炎等。

2. 慢性感染（chronic infection） 是寄生虫感染的重要特点之一。通常，人体在感染寄生虫数量较少或反复少量多次感染时，没有明显的临床症状和体征，或在临床上出现一些症状后，未经治疗或治疗不彻底而逐渐转入慢性持续感染状态。在慢性感染期，人体往往同时伴有组织损伤和修复，如血吸虫病流行区大多数患者属慢性感染，这些患者体内既有造成肝脏损伤的虫卵肉芽肿形成，也伴有肝脏纤维化修复的过程。绝大多数寄生虫感染者表现为慢性持续感染状态。

3. 隐性感染（inapparent infection） 是寄生虫感染的另一重要特征。隐性感染是指人体感染寄生虫后，既没有明显的临床表现，又不易用常规方法将受染寄生虫检获的一种寄生现象。某些寄生虫，如蠕虫中的粪类圆线虫和原虫中的刚地弓形虫、隐孢子虫等机会致病寄生虫，在宿主抵抗力正常时常呈隐性感染，而当宿主免疫力显著降低时（如艾滋病患者、长期应用免疫抑制药物或抗肿瘤药物的患者），这些寄生虫的增殖力和致病力大大增强，这时候这些寄生虫就终止了隐性感染而变为显性感染，导致患者出现明显的临床症状和体征，严重者可致死。

4. 重复感染（repeated infection） 此现象在寄生虫病中相当普遍，是指患者治愈后，再次感染同一种寄生虫，或者是体内存在某种寄生虫或者该虫的不同发育阶段，未经治疗或治愈而再次感染相同的寄生虫，如蛲虫病、猪带绦虫病、微小膜壳绦虫病等。发生重复感染的原因与患者对大多数寄生虫不能产生完全有效的保护性免疫有关。

5. 多重感染 人体同时被两种或两种以上的寄生虫感染时，称寄生虫的多重感染（multiple infection）或多寄生现象（polyparasitism）。不同虫种生活在同一宿主体内可能会相互促进或相互制约，增加或减少各自的致病作用，从而影响临床表现。如蛔虫和钩虫同时存在时，对蓝氏贾第鞭毛虫的生长繁殖起抑制作用，而有短膜壳绦虫寄生时则有利于蓝氏贾第鞭毛虫的生存。

6. 幼虫移行症（larva migrans） 是指某些寄生蠕虫的幼虫侵入非正常宿主（人或动物）后，不能发育为成虫，但这些幼虫可在非正常宿主体内长期存活并移行，引起局部或全身性的病变。例如，犬弓首线虫是犬肠道内常见的寄生线虫，人和鼠不是它的适宜宿主，当人或鼠误食了犬弓首线虫的感染性虫卵后，幼虫不能在体内发育为成虫，但可在体内移行，侵犯组织器官引起幼虫移行症。

根据幼虫侵犯的部位不同，幼虫移行症可分为内脏幼虫移行症（visceral larva migrans）和皮肤幼虫移行症（cutaneous larva migrans）两种类型。

内脏幼虫移行症是以内脏器官损害为主，如犬弓首线虫幼虫引起的眼、脑等器官的损害和广州管圆线虫幼虫侵犯中枢神经系统引起的嗜酸性粒细胞增多性脑膜炎或脑膜脑炎。

皮肤幼虫移行症则以皮肤损害为主，如巴西钩口线虫、犬钩虫引起的匐行疹（creeping eruption），斯氏并殖吸虫童虫引起的游走性皮下结节或包块。

有的寄生虫，如斯氏并殖吸虫，既可引起皮肤幼虫移行症，又可引起内脏幼虫移行症，对人体危害极大。

7. 异位寄生（ectopic parasitism） 有些寄生虫在常见寄生部位以外的组织或器官内寄生，这种寄生现象称为异位寄生，由异位寄生引起的损害称为异位损害（ectopic lesion）。了解寄生虫的幼虫移行症和异位寄生现象，对于寄生虫病的诊断和鉴别诊断至关重要。

三、医学节肢动物的危害

医学节肢动物对人类的危害包括两个方面。一是由节肢动物直接骚扰、吸血、螫刺、寄生和由其引发的超敏反应等引起的节肢动物源性疾病，此类危害称直接危害；二是由节肢动物作为媒介传播病原生物引起的虫媒病，此类危害称间接危害。

（一）直接危害

1. 骚扰和吸血 多种节肢动物，如蚊、白蛉、蠓、蚋、虻、蚤、臭虫、虱、蜱和螨等均可叮刺吸血造成骚扰，非吸血蝇类虽不叮刺吸血，但其活动也可造成骚扰，从而影响人的正常工作和睡眠。

2. 螫刺和毒害 某些节肢动物具有毒腺、毒毛或有毒体液，螫刺时通常将分泌的毒液注入人体而使人受害，轻者可有短暂的刺激，局部产生红、肿、痛；重者可引起全身症状，甚至死亡。如桑毛虫、松毛虫的毒毛及毒液可引起皮炎、结膜炎；松毛虫还可致骨关节疼痛，严重者可致骨关节畸形、功能障碍。硬蜱叮刺后其唾液中的神经毒素可致宿主出现蜱瘫痪。

3. 超敏反应 医学节肢动物的唾液、分泌物、排泄物和脱落的表皮均是异源性蛋白质，过敏体质的人群接触这些物质后常可发生超敏反应。如粉螨引起的过敏性哮喘、过敏性鼻炎等，以及由革螨和恙螨引起的螨性皮炎等。

4. 寄生 有些节肢动物可以寄生于人畜体内或体表引起损害，如某些蝇类幼虫侵入宿主体表或体内引起蝇蛆病；潜蚤寄生于人体皮肤引起潜蚤病；疥螨寄生于皮内引起疥疮等。

（二）间接危害

是指医学节肢动物携带病原生物，在人和动物之间相互传播，造成疾病。此类由医学节肢动物传播病原生物而引起的疾病称为虫媒病（arbo-disease），传播虫媒病的医学节肢动物称为媒介节肢动物（ento-mophilous arthropod），亦简称虫媒（insect vector）。依据病原生物与医学节肢动物的关系，可将传播病原生物的方式分为机械性传播和生物性传播两种类型。

1. 机械性传播（mechanical transmission） 医学节肢动物仅起着机械携带、输送病原生物的作用，病原生物的数量和形态不发生明显变化。病原生物可附着于节肢动物的体表、口器或经其消化道排出，通过污染食物、餐具等方式，从一个宿主传播到另一个宿主。如蝇传播细菌性或阿米巴痢疾、伤寒、霍乱等肠道传染病，即属于此种方式。

2. 生物性传播（biological transmission） 病原生物必须在医学节肢动物体内经过一定时间的发育和/或繁殖后才具有感染性，然后再被传播到新的宿主。根据病原生物在虫媒体内的发育与繁殖情况，可将此种传播方式分为四类。

（1）发育式（developmental transmission）：病原生物在医学节肢动物体内只进行发育而无繁殖，即病原生物仅有形态和发育阶段的变化，并无数量增加。如丝虫幼虫在蚊体内的发育。

（2）繁殖式（propagative transmission）：病原生物在医学节肢动物体内只有繁殖而无发育，即病原生物仅有数量增加，并无形态和发育阶段的变化。如黄热病毒和登革病毒在蚊体内、鼠疫耶尔森菌在蚤体内、回归热螺旋体在虱体内和恙虫病东方体在恙螨体内的繁殖等。

（3）发育繁殖式（developmental-propagative transmission）：病原生物在医学节肢动物体内既发育也繁殖，即病原生物既有形态和发育阶段的变化，又有数量增加。如疟原虫在蚊体内、杜氏利什曼原虫在白蛉体内的发育和繁殖等。

（4）经卵传递式（transovarial transmission）：病原生物在医学节肢动物体内不但繁殖而且能侵入卵巢，经卵传递至下一代，产生众多的具有感染性的后代，造成病原生物的广泛传播。如蚊体内的日本脑炎病毒和登革病毒，硬蜱体内的森林脑炎病毒和软蜱体内的回归热螺旋体等。

学习小结

寄生虫侵入机体后，通过夺取营养、机械性损伤、化学性损伤和免疫病理损伤使机体致病。
在寄生虫的生活史中能感染人体的发育阶段称感染期。对某种寄生虫而言，感染期可以是一个，也可以是多个。寄生虫感染后，感染者没有明显临床症状和体征的称带虫者，有明显临床症状和体征的寄生虫感染疾病称寄生虫病。急性感染、慢性感染、隐性感染、重复感染和多重感染是寄生虫感染的特点。幼虫移行症是指一些寄生蠕虫幼虫侵入非正常宿主（人或动物）后，不能发育为成虫，这些幼虫可在体内长期存活并移行，造成局部或全身性的病变。几乎所有的寄生虫都可以发生异位寄生现象，由异位寄生引起的损害称为异位损害。

医学节肢动物能够直接或间接危害人体健康，其中，以间接危害（传播疾病）最为重要。直接危害是由节肢动物直接骚扰、吸血、螫刺、寄生和由其引发的超敏反应等引起。间接危害是由节肢动物作为媒介传播病原生物引起，所传播的疾病称为虫媒病。

（李金福）

复习参考题

（一）A型选择题

1. 寄生虫对宿主的损害主要表现在
   A. 夺取营养、机械性损伤、化学性损伤和免疫病理损伤
   B. 致癌、机械性损伤、毒性和免疫损伤
   C. 夺取营养、慢性炎症、毒性和免疫损伤
   D. 侵蚀内脏、机械性损伤、毒性和免疫损伤
   E. 夺取营养、机械性损伤、化学性损伤和代谢损伤

2. 带虫者是指
   A. 患者
   B. 感染了寄生虫但未出现临床症状的人
   C. 易感者
   D. 对某种寄生虫无免疫力的人
   E. 感染该寄生虫的动物

3. 关于寄生虫的隐性感染现象，下列选项中描述正确的是
   A. 没有明显的临床表现，但用常规方法可以检获病原生物
   B. 有明显的临床表现，但用常规方法不易检获病原生物

   C. 既没有明显的临床表现，又不易用常规方法检获病原生物
   D. 隐性感染时可出现明显的临床症状和体征，严重者可致死
   E. 宿主免疫力下降时容易形成隐性感染

4. 对于幼虫移行症，下列选项中描述错误的是
   A. 可引起宿主局部或全身性病变
   B. 发生在此幼虫的非正常宿主体内
   C. 发生在此幼虫的适宜宿主体内
   D. 在发生幼虫移行症的宿主体内，此幼虫不能发育为成虫
   E. 在发生幼虫移行症的宿主体内，此幼虫可长期存活并移行

5. 寄生虫在常见寄生部位以外的组织或器官内寄生，这种寄生现象称为
   A. 体外寄生
   B. 暂时性寄生
   C. 多寄生
   D. 隐性寄生
   E. 异位寄生

   答案：1. A；2. B；3. C；4. C；5. E

（二）简答题

1. 易造成机会致病寄生虫感染的原因有哪些？

2. 医学节肢动物对人体的危害有哪些？举例说明。

第二节　机体的抗寄生虫免疫

知识目标

1. 掌握寄生虫感染的免疫类型。
2. 熟悉寄生虫感染诱导机体产生的消除性免疫和非消除性免疫的特点。
3. 了解机体对寄生虫感染产生的免疫应答过程和寄生虫的免疫逃避机制。

人体感染寄生虫后，常出现不同程度的抵抗力。这种抵抗力是寄生虫进入机体（宿主）后，机体识别、抵御和清除虫体及其产物引发的一系列免疫应答（immune response）。机体的抗寄生虫免疫包括固有免疫和适应性免疫两种类型。

一、固有免疫的抗寄生虫作用

正常机体可通过皮肤、黏膜、胎盘等生理屏障的机械阻挡作用，抵御某些寄生虫的侵入，以及血液和组织中的吞噬细胞、嗜酸性粒细胞、自然杀伤淋巴细胞及补体等对入侵的虫体发挥吞噬和杀灭作用，这些成分介导的防御机制称为固有免疫（innate immunity），为非特异性免疫（non-specific immunity），对各种寄生虫感染均具有一定程度的抵抗作用。固有免疫是人类在长期进化过程中逐步形成的，是机体抵御病原生物感染的第一道防线。

二、适应性免疫的抗寄生虫作用

针对某些特定寄生虫，当机体再次接触或反复接触这些特定寄生虫时，机体还会产生另外一种防御机制。这种防御机制被称为适应性免疫（adaptive immunity），为特异性免疫（specific immunity）。适应性免疫不仅与固有免疫一样具有清除入侵寄生虫的防御能力，还具有免疫记忆（immunological memory）功能，即同种寄生虫再次感染时能产生更为迅速与强烈的免疫应答，从而产生对该寄生虫的清除或杀伤免疫效应。

由于宿主和寄生虫的种类以及宿主与寄生虫之间的关系不同，宿主对寄生虫感染产生的适应性免疫应答又可分为消除性免疫和非消除性免疫。

消除性免疫（sterilizing immunity）是指宿主感染寄生虫后，不但能清除体内的寄生虫，而且对再感染产生完全的抵抗力。这种免疫状态在寄生虫感染中很少见。例如，热带利什曼原虫引起的皮肤利什曼病（东方疖），宿主获得免疫力后，体内原虫完全被清除，临床症状消失，并对再感染具有长久特异的抵抗力。

非消除性免疫（non-sterilizing immunity）是指宿主感染寄生虫后，不能完全清除体内已有的寄生虫，而是维持在低虫负荷水平，但对再感染可以产生一定程度的免疫力。这种免疫状态在寄生虫感染中较多见。疟原虫感染后建立的带虫免疫和血吸虫感染后建立的伴随免疫属于非消除性免疫。带虫免疫（premunition）是指原虫感染宿主后，可诱导宿主产生一定程度的抗再感染的免疫力，使体内虫负荷维持在一个较低水平，但不能完全清除宿主体内原有的原虫，一旦用药物清除体内的残余虫体后，宿主已获得的免疫力便逐渐消失，再次易感该原虫。伴随免疫（concomitant immunity）是指蠕虫幼虫感染宿主后，可诱导宿主产生一定程度的抗再感染幼虫的免疫力，甚至杀死幼虫，但这种免疫力不能完全清除宿主体内原有的成虫，体内成虫维持在一个较低水平，一旦用药物清除体内的成虫后，宿主已获得的免疫力便逐渐消失，宿主可以再次感染蠕虫幼虫。

宿主对寄生虫产生的适应性免疫应答以体液免疫和细胞免疫两种效应形式产生作用。

（一）体液免疫的抗寄生虫作用

体液免疫是抗体介导的免疫效应。在寄生虫感染早期，宿主血中IgM水平上升，随着时间的延长，血中IgG水平上升。感染蠕虫时，一般体内IgE水平会出现升高。感染肠道寄生虫时，肠道分泌型IgA（secretory IgA，SIgA）水平升高。抗体可单独作用于虫体或在补体的参与下杀伤虫体或使它们失去侵入靶细胞的能力，也可在中性粒细胞、嗜酸性粒细胞、巨噬细胞等效应细胞的参与下以抗体依赖细胞介导的细胞毒作用（ADCC）的形式发挥效应。一般来说，体液免疫在抗细胞外寄生虫的感染中发挥重要的作用。

（二）细胞免疫的抗寄生虫作用

细胞免疫是宿主对寄生虫产生的适应性免疫应答的另一种效应形式。广义的细胞免疫既包括非特异性吞噬细胞（phagocyte）的吞噬作用和NK细胞介导的对寄生虫的非特异性杀灭作用，也包括T细胞介导的适应性免疫。一般来说，细胞免疫在抗胞内寄生虫的感染中发挥重要作用。

参与适应性细胞免疫应答的T细胞主要有五个功能亚群：辅助性T（Th）细胞、迟发性超敏反应T（T_{DTH}）细胞、调节性T（T regulatory，Treg）细胞、细胞毒性T细胞（CTL）及抑制性T（Ts）细胞。其中，Th细胞的激活在寄生虫感染后宿主免疫应答的发生发展中具有重要调控作用。目前，根据Th细胞分泌细胞因子、表面分子等的不同，将其分为四大功能群：Th1、Th2、Th17及滤泡辅助性T（follicular help T，Tfh）细胞。Th1细胞主要分泌白细胞介素-2（IL-2）、IL-12、γ干扰素（IFN-γ）等细胞因子，在细胞免疫中可直接或间接地促使NK、Mφ、CTL等细胞活化、直接杀伤寄生虫，或分泌肿瘤坏死因子（TNF）等介质来发挥效应作用；Th2细胞则产生IL-4、IL-5、IL-6、IL-10、IL-13等细胞因子，主要促使B细胞等成熟、活化并产生IgG、IgM、IgA和IgE等各类抗体，从而调节体液免疫效应。Th17细胞则可分泌IL-17，后者可通过发挥趋化作用等功能来参与抗寄生虫感染或病理性免疫反应。Tfh细胞则主要通过分泌IL-21等促进B细胞分化为浆母细胞产生抗体（尤其是IgG类抗体）及生发中心形成。

在许多情况下，宿主有效的抗虫免疫依赖于各种免疫成分的共同参与，不存在单一的免疫机制。

三、寄生虫的免疫逃避

寄生虫能在免疫正常宿主体内长期存活、增殖，并逃避宿主的免疫攻击，这种现象称为免疫逃避（immune evasion），是寄生虫与宿主长期协同进化的结果，其机制十分复杂，主要包括两个方面：一是源于宿主的免疫逃避机制（host-derived mechanisms），即寄生虫充分利用宿主的弱点以逃避宿主免疫攻击；二是源于寄生虫的免疫逃避机制（parasite-derived mechanisms），即寄生虫利用自身的能力来逃避宿主的免疫攻击。

（一）源于宿主的免疫逃避机制

源于宿主免疫无应答或低应答状态。研究发现，部分人群表现出对某些寄生虫特别易感且感染程度较重，其原因是：① 某些遗传因素使得免疫应答的强度无法达到具有宿主保护性的程度；② 年老体弱、严重营养不良、哺乳、妊娠、应激反应、使用免疫抑制剂或获得性免疫缺陷、合并其他病原生物感染等，可使宿主免疫反应性降低；③ 新生儿或儿童免疫系统发育不全，免疫反应性弱。以上因素使得寄生虫能利用宿主免疫系统暂时的或较长期的功能削弱机会逃避宿主免疫力的攻击。

（二）源于寄生虫的免疫逃避机制

1. 解剖位置的隔离　长期的进化使寄生虫一般都有较固定的寄生部位，特有的生理屏障可使之与免疫系统隔离，如寄生在眼部或脑部的囊尾蚴、红细胞内的疟原虫。有些寄生虫可在宿主体内形成保护性的囊壁或包囊，如棘球蚴和旋毛虫囊包，利什曼原虫和弓形虫可在细胞内形成纳虫空泡而逃避宿主细胞溶酶体酶的杀伤。腔道内寄生虫难以与其他免疫效应细胞接触，宿主SIgA杀伤能力有限，从而逃避宿主免疫攻击。巨噬细胞内寄生原虫在胞内形成纳虫空泡，既可避免抗体的作用，又可避开与巨噬细胞溶酶体的融合而逃避溶酶体的杀伤作用，从而得以在该细胞内增殖。

2. 表面抗原的改变

（1）抗原变异（antigenic variation）：寄生虫在不同发育阶段一般都具有期（stage）特异性抗原。即使在同一发育阶段，有些虫种的抗原亦可产生变化。寄生虫通过改变自身的抗原成分逃避免疫系统的攻击。例如，某些血液内寄生原虫经常改变表膜抗原表型，这导致针对原来表膜蛋白质抗原的血清特异性抗体对新的变异体无效，因而阻断了抗原-抗体的结合和由于补体的激活而导致的虫体溶解。例如，非洲锥虫在宿主血液内能有顺序地更新表面糖蛋白，其抗原性不断变异，宿主产生的抗体对新变异体无作用。抗原变异也见于血吸虫、疟原虫等。

（2）分子模拟与伪装：有些寄生虫体表能表达与宿主组织相似的成分，称为分子模拟（molecular mimicry）。如血吸虫在漫长的共进化过程中，其重要的蛋白酶类、激素、受体等与宿主具有高度的同源性。对日本血吸虫的基因组学研究揭示，该虫有30%~40%的重要基因与其寄生的宿主相似甚至相同，血吸虫的转化生长因子β（TGF-β）与人类的序列几乎完全相同，从而阻碍了宿主免疫系统对异源性抗原的识别，可能是寄生虫疫苗研发的障碍之一。有些寄生虫能将宿主的成分结合在体表，形成抗原伪装（antigen disguise），如血吸虫肺期童虫表面可结合宿主的血型抗原（A、B和H）和组织相容性抗原，从而逃避宿主的免疫攻击。

（3）表膜脱落与更新：蠕虫的表膜处于不断脱落与更新状态，使与表膜结合的抗体随之脱落。

3. **抑制宿主的免疫应答**　有些寄生虫抗原可直接诱导宿主产生免疫抑制，如：

（1）特异性B细胞克隆的耗竭：有些寄生虫感染可诱发宿主多克隆B细胞的激活、产生大量无明显保护作用的抗体，导致了能与抗原反应的特异性B细胞的耗竭，抑制了宿主的免疫应答。

（2）Treg细胞的诱导与激活：Treg细胞激活可抑制免疫活性细胞的增殖、分化和效应。动物实验证实，感染血吸虫的小鼠能产生大量Treg细胞，导致免疫抑制，从而在减轻免疫病理损害的同时也可能会有利于寄生虫逃避宿主的免疫攻击。

（3）虫源性淋巴细胞毒性因子：寄生虫的分泌物、排泄物中有些成分具有直接的淋巴细胞毒性作用或可抑制淋巴细胞激活，如曼氏血吸虫的0.1~0.5kD热稳定糖蛋白，不需通过激活Ts细胞，可直接抑制ADCC的杀虫效果。克氏锥虫分泌的蛋白酶可直接分解附着于虫体表面的抗体，使Fc端脱落而无法激活补体。

（4）封闭抗体的产生：有些结合在虫体表面的抗体不仅不具有杀虫作用，反而可阻断具有杀虫作用的抗体与之结合，这类抗体称为封闭抗体。已证实在感染曼氏血吸虫、丝虫和旋毛虫的宿主中存在封闭抗体。封闭抗体学说可用于部分解释在血吸虫病流行区，低龄儿童虽有高滴度抗体水平，但对再感染却无保护力的现象。

学习小结

　　人体对寄生虫感染的免疫应答包括固有免疫和适应性免疫。寄生虫感染形成的适应性免疫包括消除性免疫和非消除性免疫。除极少数寄生虫感染外，大多数形成的是非消除性免疫，因而使宿主容易重复感染寄生虫。适应性免疫应答包括体液免疫和细胞免疫两种效应形式，一般来说，体液免疫在抗细胞外寄生虫的感染中起着重要的作用，细胞免疫在抗细胞内寄生虫的感染中起着重要的作用。但在许多情况下，宿主有效的抗虫免疫依赖于各种免疫成分的共同参与，不存在单一的免疫机制。此外，寄生虫通过解剖位置的隔离、表面抗原的改变、抑制宿主的免疫应答等多种机制产生免疫逃避。

（李金福）

（一）A型选择题

1. 根据宿主免疫系统对体内寄生虫的清除情况，宿主对寄生虫感染产生的适应性免疫应答可分为
   A. 天然免疫和获得性免疫
   B. 体液免疫和固有免疫
   C. 细胞免疫和固有免疫
   D. 消除性免疫和非消除性免疫
   E. 适应性免疫和T细胞免疫

2. 寄生虫的免疫逃避机制中，实现表面抗原的改变的机制是
   A. 抗原变异、分子替换、表膜的脱落和更新
   B. 抗原变异、分子模拟与伪装、表膜脱落与更新
   C. 抗原变异、分子模拟与伪装、卵壳破裂
   D. 抗原变异、分子融合、表膜脱落与更新
   E. 抗原消失、分子模拟与伪装、表膜脱落与更新

3. 下列选项中不属于寄生虫抗原诱导宿主产生免疫抑制机制的是
   A. 天然免疫细胞活化
   B. 特异性B细胞克隆的耗竭
   C. Treg细胞的诱导与激活
   D. 封闭抗体的产生
   E. 虫源性淋巴细胞毒性因子

4. 下列选项中不属于寄生虫免疫逃避机制的是
   A. 解剖位置的隔离
   B. 抗原变异
   C. 表膜脱落与更新
   D. 抑制宿主的免疫应答
   E. 强大的繁殖能力

答案：1. D；2. B；3. A；4. E

（二）简答题

1. 寄生虫感染的固有免疫和适应性免疫各包括哪些因素？

2. 宿主对寄生虫产生的非消除性免疫主要表现为哪两类？举例说明。

第二十二章　寄生虫感染的诊断及防控原则

知识目标

1. 掌握常见寄生虫的诊断策略和方法。
2. 熟悉寄生虫的防控措施。
3. 了解寄生虫的治疗措施。

第一节　寄生虫感染的诊断

临床寄生虫感染的诊断需要在患者临床症状和体征的基础上，结合询问病史、实验室检测（包括病原学检测、免疫学检测以及分子生物学检测等），必要时辅助以其他技术进行综合判断。

一、流行病学史

详细询问病史对于许多寄生虫感染的诊断和治疗有重要指导意义，尤其是在病原学诊断尚未得到结果前。如来自疟疾疫区的务工人员出现疟疾发作的症状提示疟疾的可能。患者常有生食或半生食肉类的病史，与许多食源性寄生虫病的发病有关。

二、病原学检测

根据寄生虫生活史的特点，通过检测患者的血液、排泄物、分泌物或活体组织等发现不同发育阶段的寄生虫形态来诊断寄生虫感染。

（一）粪便检查

粪便检查是诊断寄生虫病常用的方法。为得到准确可靠的检测结果，粪便标本要新鲜，送检时间一般不超过24小时。当可疑原虫滋养体感染时，必须于取材后半小时内检查。盛粪便的容器要干燥洁净，避免尿液及其他体液等污染，以免影响检查结果。

1. 直接涂片法　适用于检查蠕虫卵和原虫滋养体、包囊和卵囊。

（1）蠕虫卵检查：滴1~2滴生理盐水于洁净的载玻片，用竹签挑取米粒大小的粪便，在生理盐水中摊涂均匀，其厚度以透过涂片隐约可辨识纸上的字迹为宜。覆以盖玻片，先在低倍镜下镜检，如发现可疑虫卵或包囊、滋养体，再转换高倍镜检查。应注意与粪便残渣和食入的真菌、动植物细胞、花粉等异物的鉴别。

（2）原虫检查

1）活滋养体检查：方法同查蠕虫卵，涂片要较薄且均匀。若为检查原虫滋养体，取材时挑选黏液血便的部位，且要注意保温，必要时可用保温台保持温度。

2）包囊检查：涂片方法同上，只是以碘液代替生理盐水滴加于载玻片上。若同时需检查活滋养体，可先制备生理盐水涂片，然后在一侧滴加1滴碘液，取相似量粪便在碘液中涂匀，盖上盖玻片。涂片染色的一半查包囊，未染色的一半查活滋养体。经碘液染色后的包囊呈黄色或棕黄色，糖原泡为棕红色，囊壁、核仁和拟染色体均不着色。

3）隐孢子虫卵囊检查：目前最佳的方法为金胺酚改良抗酸染色法，可使检出率和准确性大大提高。取新鲜粪便或经10%福尔马林固定保存（4℃，1个月内）的粪便制成均匀薄涂片，晾干后先用金胺-酚染色，再用改良抗酸染色法复染。经染色后，卵囊呈玫瑰红色，圆形或椭圆形；子孢子呈月牙形，共4个，也染成玫瑰红色。其他非特异颗粒则染成蓝黑色，容易与卵囊区分。

2. 厚涂片透明法（加藤法） 该法适用于检查蠕虫卵。将100目网筛覆盖于粪便标本上，用塑料刮片在网筛上刮取约50mg粪便置于载玻片上，用浸透甘油-孔雀绿溶液的玻璃纸片覆盖在粪便上，轻压，使粪便铺开（20mm×25mm）。置于30~36℃恒温培养箱中约30分钟或25℃约1小时。待粪膜稍干且透明后立即镜检。使用此法注意制作粪膜的合适厚度和透明的时间。如粪膜厚或透明时间短，虫卵难以发现；如透明时间过长，则虫卵变形，也不易辨认。

3. 浓聚法 通过沉淀或浮聚将寄生虫富集，可用于检查原虫包囊、球虫卵囊、微孢子虫孢子、蠕虫卵和幼虫等。采用的方法应根据可疑感染的寄生虫加以选择。

（1）沉淀法：原虫包囊和蠕虫卵的比重较水大而沉积于水底，有助于提高检出率。但有些虫卵如钩虫卵，比重较轻仅有1.06，应用此法效果不佳。

1）自然沉淀法：取粪便20~30g、加水制成混悬液，经金属筛（40~60目）或2~3层湿纱布过滤，再用清水冲洗残渣；过滤粪液在容器中静置25分钟，弃去上清液，重新加满清水静置；以后每隔15~20分钟换水一次（3~4次），直至上清液清晰为止。最后倒去上清液，取沉渣做涂片镜检。如检查包囊，换水间隔时间宜延长至约6小时换一次。检查血吸虫卵时，沉淀时间不宜过长，室温超过15℃时，卵内毛蚴易孵化。

2）离心沉淀法：将上述滤去粗渣的粪液离心（1 500~2 000r/min）1~2分钟，倒去上清液，注入清水，再离心沉淀，如此反复沉淀3~4次，直至上清液澄清为止，取沉渣镜检。

3）醛醚沉淀法：取粪便1~2g于小容器内，加水10~20ml调匀，将粪便混悬液经2层纱布（或100目金属筛网）过滤至离心管中，离心（2 000r/min）2分钟；倒去上层粪液，加水10ml混匀重复离心一次，弃上清液，加10%甲醛7ml，5分钟后加乙醚3ml，塞紧管口并充分摇匀再离心2分钟，取管底沉渣涂片镜检。如检查原虫包囊，可加碘液染色，加盖玻片镜检。

（2）浮聚法：利用比重较大的液体，使原虫包囊或蠕虫卵上浮，集中于液体表面。

1）饱和盐水浮聚法：用于检查钩虫卵效果最好，也可用于检查线虫卵和微小膜壳绦虫卵。

用竹签取黄豆粒大小的粪便置于盛有少量饱和盐水的浮聚瓶（高3.5cm，直径约2cm的圆形直筒瓶）中并混匀，再慢慢加入饱和盐水至液面略高于瓶口但不溢出为止。此时于瓶口轻轻覆盖一载玻片，避免有气泡，静置15分钟，将载玻片提起并迅速翻转，直接镜检。

2）硫酸锌离心浮聚法：此法可用于检查原虫包囊、球虫卵囊和蠕虫卵。取粪便约1g，加10~15倍的水，充分搅碎，按离心沉淀法过滤，反复离心3~4次，至水清澈为止，弃上清液，在沉渣中加入比重1.18的硫酸锌液（33%的溶液）并混匀，再加硫酸锌溶液至距管口约1cm处，离心1分钟。用金属环沾取表面的粪液置于载玻片上，加碘液一滴，镜检。

3）蔗糖离心浮聚法：此法适用于检查粪便中隐孢子虫的卵囊。取粪便约5g，加水15~20ml，放入小烧杯内，充分混匀，用4层纱布或细铜筛过滤。取滤液离心5~10分钟（1 500~2 000r/min），弃上清液，加蔗糖溶液（蔗糖500g，蒸馏水320ml，苯酚6.5ml）再离心，然后如同饱和盐水浮聚法，取其表液膜镜检（高倍或油镜）。隐孢子虫卵囊透明无色，囊壁光滑，内有一小暗点和发出淡黄色的子孢子。由于卵囊1小时后脱水变形，不容易辨认，应立即镜检。常见蠕虫卵、包囊的比重见表22-1-1。

▼ 表22-1-1 蠕虫卵及包囊的比重

虫卵或包囊	比重	虫卵或包囊	比重
华支睾吸虫卵	1.170~1.190	蠕形住肠线虫卵	1.105~1.115
布氏姜片吸虫卵	1.190	受精蛔虫卵	1.110~1.130
肝片形吸虫卵	1.200	未受精蛔虫卵	1.210~1.230
日本血吸虫卵	1.200	毛圆线虫卵	1.115~1.130
带绦虫卵	1.140	溶组织内阿米巴包囊	1.060~1.070
微小膜壳绦虫卵	1.050	结肠内阿米巴包囊	1.070
钩虫卵	1.055~1.080	微小内蜒阿米巴包囊	1.065~1.070
毛首鞭形线虫卵	1.150	蓝氏贾第鞭毛虫包囊	1.040~1.060

4. 毛蚴孵化法 取粪便约30g，先经自然沉淀法浓集处理后，将粪渣倒入三角烧瓶中，加清水或去氯自来水至瓶口1cm处，在20~30℃的室温或恒温培养箱内经3~6小时孵化出毛蚴。用肉眼或放大镜观察，毛蚴为白色点状物，在水面下做直线来往游动。必要时可用吸管将毛蚴吸出镜检。如无毛蚴，每隔4~6小时（24小时内）观察1次。气温高时，毛蚴可在短时间内孵出，因此在夏季要用1.2%食盐水或冰水冲洗粪便，最后1次才改用室温清水。

5. 钩蚴培养法 加冷开水约1ml于洁净试管内，将滤纸剪成与试管等宽但较试管稍长的T字形纸条。取粪便0.2~0.4g，均匀地涂抹在纸条竖条的上部2/3处，再将纸条插入试管，下端浸泡在水中，粪便不得接触水面。在20~30℃条件下培养。培养期间每天补充试管内蒸发掉的水分，以保持水面位置。3天后肉眼或放大镜检查试管底部。钩蚴在水中呈蛇形运动，虫体透明。如为阴性，应继续培养至第5天。如发现钩蚴，可用吸管吸出进行虫种鉴定。

6. 肛门拭子检查法　适用于蛲虫和带绦虫的虫卵检查。

（1）透明胶纸法：用长约6cm，宽约2cm的透明胶纸粘贴肛门周围的皮肤，取下胶纸，将有胶面平贴在载玻片上。为避免气泡、使视野清晰，可在胶面下滴加一滴生理盐水或二甲苯，然后镜检。

（2）棉签拭子法：先将棉签浸泡在生理盐水中，用时挤去多余的盐水，在肛门周围擦拭，随后将棉签放入盛有饱和盐水的试管中，用力搅拌后，在试管内壁将拭子挤干盐水后弃去，然后同饱和盐水浮聚法检查虫卵。

7. 带绦虫孕节检查法　从粪便中挑出节片用清水洗净，置于两张玻片之间，轻轻压平，通过观察子宫分支情况鉴定虫种。也可用注射器从孕节后端正中插入子宫，徐徐注射墨水或卡红染液，待子宫分支显现后再观察子宫分支数目。

（二）血液检查

寄生于血液内的寄生虫主要有疟原虫和丝虫微丝蚴，故血液检验是诊断疟疾和丝虫病的常规方法。

1. 疟原虫检查　血液中疟原虫的检查推荐应用薄、厚两种血膜染色法。

（1）薄血膜涂片：在载玻片1/3处蘸血一小滴，另选一边缘光滑的载片为推片，将推片的一端与血液接触，与载片成30°~45°夹角，待血液沿推片端边缘扩散后，自右向左迅速推成薄血膜。理想的薄血膜应呈舌状，血细胞分布均匀，无重叠。

（2）厚血膜涂片：于载玻片上蘸血一小滴，以推片的一角，将血滴自内向外做螺旋形涂抹，制成直径0.8~1.0cm厚薄均匀的厚血膜。滴加数滴蒸馏水于晾干后的血膜上，溶血；至血红蛋白完全脱去，血膜呈灰白色，弃去蒸馏水，晾干。

（3）固定与染色：用甲醇或无水乙醇进行固定，晾干后，用吉姆萨染色法或瑞氏染色法染色并镜检。

2. 微丝蚴检查

（1）鲜血检查法：依据微丝蚴具有夜现周期性的特性，在夜间9点至次晨2点期间采血1滴滴于载玻片上，加盖玻片，在低倍镜下观察，发现蛇形游动的幼虫则为阳性。若需要鉴定虫种仍须做染色检查。

（2）厚血膜法：方法同疟原虫检查，但需取血3滴。染色也可用苏木素染色，效果更好。

（三）排泄物与活体组织等的检查

1. 痰液　可通过直接涂片法和浓集法，来检查卫氏并殖吸虫卵、溶组织内阿米巴滋养体、粪类圆线虫幼虫、棘球蚴的原头蚴、蛔蚴、钩蚴、尘螨等。

2. 尿液　常用离心沉淀法，可查见阴道毛滴虫滋养体、丝虫微丝蚴、埃及血吸虫卵等。取尿液3~5ml，离心5分钟（2 000r/min），取沉渣镜检。如为乳糜尿需加等量乙醚，用力振荡溶去脂肪，吸出脂肪层后，再离心，取沉渣镜检。

3. 阴道分泌物　用无菌棉签在阴道后穹隆、宫颈及阴道壁拭取分泌物，然后在有1~2滴生理盐水的载玻片上涂匀镜检，可查到活动的阴道毛滴虫滋养体。天气寒冷时，应注意保温。必要时进行吉姆萨染色或瑞氏染色后镜检。

4.活体组织

（1）骨髓穿刺：主要检查杜氏利什曼原虫无鞭毛体。取少许骨髓液制成涂片，晾干后用甲醇固定，用吉姆萨染液或瑞氏染液进行染色，油镜下观察。

（2）淋巴结穿刺：可用于杜氏利什曼原虫无鞭毛体和丝虫成虫的检查。取少量的淋巴结组织液制成涂片染色检查。也可选择有明显病变的淋巴结的切面做涂片，染色后镜检。

（3）肌肉活检：主要用于检查旋毛虫幼虫囊包。用外科手术切取米粒大小的腓肠肌或肱二头肌肌肉组织，置于载玻片上，加50%甘油1滴，覆以盖玻片，均匀用力压紧，低倍镜下观察。取下肌肉须立即检查，否则幼虫变得模糊，不易检查。

三、免疫学检测

病原学检测技术是确诊寄生虫病的最可靠方法，但对早期和隐性感染常出现漏诊。免疫学诊断技术则可弥补这方面的不足，应用于寄生虫病的诊断和防治。

1.皮内试验　属于一种速发型超敏反应。一般认为其阳性检出率可达90%以上，但特异性较低，不同寄生虫病之间有明显的交叉反应。此法简单易行，主要用于流行病学筛查和蠕虫病的辅助诊断。

2.血清学诊断　通过抗原抗体反应，检测感染宿主体内的循环抗体或循环抗原，来辅助诊断寄生虫感染及疫情监测等。常用的免疫学检测技术有免疫胶体金技术（immune colloidal gold technique，ICS）、间接血凝试验（indirect heamagglutination assay，IHA）、间接免疫荧光抗体试验（IFAT）、酶联免疫吸附试验（ELISA）、蛋白质印迹法（WB）、对流免疫电泳（CIEP）等。

四、分子生物学技术

分子生物学技术的不断发展，促进了寄生虫快速诊断技术的推广应用，包括DNA探针技术、聚合酶链反应（PCR）技术、生物芯片技术、核酸测序技术等。这些技术的应用，在寄生虫病的诊断、分类以及流行病学调查等方面，显示出其明显的优势与价值，有着广泛的应用前景。

五、其他技术

1.影像学检查　超声、X线、CT、MRI及同位素扫描等检测技术广泛应用于多种寄生虫病的辅助诊断中。

2.其他方法　嗜酸性粒细胞在多种寄生虫病中会出现升高，可通过血常规检测计数嗜酸性粒细胞数目；可利用肝肾功能检查、血液生化检查对黑热病等造成肝肾损害的寄生虫病进行辅助诊断。

第二节 寄生虫病的防治

一、寄生虫病的预防

寄生虫种类不同，其生活史也不同，同时受到自然因素、生物因素、社会因素影响，表现出明显的地区性、季节性和自然疫源性的特点，因此要达到有效的防治目的，需要根据寄生虫的生活史及流行病学调查，制订综合预防措施。

1. 控制传染源 通过普查、普治患者和带虫者，查治或处理保虫宿主，以降低人群的感染率。此外，在疾病非流行区，监测和控制来自流行区的流动人口，以防止传染源的输入和扩散。

2. 切断传播途径 应根据寄生虫感染传播途径的不同，采取相应的措施，如加强粪便和水源的管理，搞好环境卫生和个人卫生，改变不良的饮食习惯，以及控制和消灭中间宿主及媒介生物。

3. 保护易感人群 开展群防群控，普及寄生虫病防治的相关知识，培养良好的个人卫生和饮食习惯，提高自我防护意识。改进生产方式和生产条件，减少直接接触疫土和疫水的机会，必要时可预防性服药或在皮肤上涂抹防护剂。

二、寄生虫病的治疗

1. 抗寄生虫药物治疗 主要用于杀灭、驱除寄生虫和预防寄生虫感染。

（1）抗线虫药：阿苯达唑、甲苯咪唑等，用于蛔虫、钩虫、蛲虫、鞭虫、粪类圆线虫以及旋毛虫等线虫感染的治疗。

（2）抗疟药：氯喹、青蒿素等，对疟原虫红内期或红外期有抑制和杀灭作用。

（3）抗阿米巴药和滴虫药：甲硝唑、替硝唑等，能杀灭阿米巴原虫、阴道毛滴虫及大多数厌氧菌等。

（4）抗吸虫和绦虫药：吡喹酮、硫氯酚等，对各种吸虫、绦虫（囊虫、包虫）有很好的治疗效果。

2. 手术治疗 寄生虫病必要时可采用药物治疗配以手术治疗，具有较好效果。如阿米巴肝脓肿穿刺抽出脓液、棘球蚴病（包虫病）行外科手术摘虫。

学习小结

临床寄生虫病的诊断，需在临床症状和体征基础上，通过询问病史，并借助一定的诊断技术和方法找到相关的依据。寄生虫学检测技术包括病原学检测、免疫学检测及分子生物学检测技术等，为寄生虫感染或寄生虫病的诊断提供依据。同时，寄生虫的防治，需要做好控制传染源、切断传播途径、保护易感者，制订综合防治措施，以达到控制和消灭寄生虫病的目标。

（纪明宇）

复习参考题

（一）A型选择题

1. 检查粪便蠕虫卵、原虫包囊、滋养体等最简便的方法是
   A. 直接涂片法
   B. 透明胶纸法
   C. 浓聚法
   D. 培养法
   E. 活组织检查

2. 下列寄生虫检查适用透明胶纸法的是
   A. 蛔虫
   B. 微丝蚴
   C. 疟原虫
   D. 蛲虫
   E. 鞭虫

答案：1. A；2. D

（二）简答题

1. 寄生虫病原学检测技术有哪些？

2. 寄生虫病的预防措施有哪些？

第二十三章　机会致病寄生虫

知识目标

1. 掌握刚地弓形虫及隐孢子虫的生活史、致病特点。
2. 熟悉刚地弓形虫及隐孢子虫的形态特点、实验诊断及流行情况。
3. 了解刚地弓形虫及隐孢子虫的防治原则。

　　人体感染某些寄生虫后，既没有临床表现，又不易用常规方法检获，当机体免疫力下降或者免疫功能不全时（如艾滋病患者、长期应用激素或抗肿瘤药物的患者），这些寄生虫的增殖力和致病力大大增强，导致机体出现明显的临床症状和体征，严重者可致死亡。因此，这类寄生虫称为机会致病寄生虫。常见的机会致病寄生虫包括刚地弓形虫、隐孢子虫等。

第一节　刚地弓形虫

　　刚地弓形虫（*Toxoplasma gondii*）是广泛寄生于人和许多动物的有核细胞内的原虫，因虫体呈弓形而得名，引起人兽共患的弓形虫病。

一、形态

　　弓形虫发育过程中出现了5个不同的阶段，包括滋养体、包囊、裂殖体、配子体和卵囊。其中滋养体、包囊和卵囊与传播和致病有关。

（一）滋养体

　　为弓形虫在中间宿主有核细胞内分裂繁殖的虫体，包括速殖子（tachyzoite）和缓殖子（bradyzoite），前者是快速增殖的滋养体，后者是位于包囊内缓慢增殖或相对静止的滋养体。游离的滋养体呈弓形或新月形，一端较尖，一端钝圆，大小为（4~7）μm×（2~4）μm，核位于虫体中央。速殖子在宿主有核细胞内增殖时，常被宿主细胞膜包围形成速殖子集合体，称为假包囊（pseudocyst）（图23-1-1）。虫体增殖至一定数目时，宿主细胞膜破裂，速殖子释出，再侵入其他有核细胞继续繁殖。

（二）包囊

　　圆形或椭圆形，直径为5~100μm，外有一层富有弹性的囊壁，内含数个至数百个缓殖子（图23-1-1）。包囊多见于脑、骨骼肌、心肌及眼内，可长期在组织内生存。包囊破裂后释出的缓殖子可再侵入新的宿主细胞形成包囊，或转变为速殖子进行快速增殖。

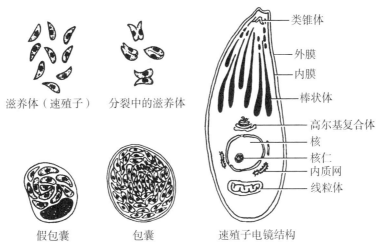

▲ 图23-1-1　刚地弓形虫滋养体和包囊

（三）卵囊

刚从猫粪便中排出的卵囊为圆形或椭圆形，大小为10~12μm，具有两层光滑透明的囊壁，囊内充满均匀小颗粒。在体外适宜的温度和湿度下发育迅速，几小时后开始孢子化（sporulate），囊内颗粒收缩，与两端囊壁形成半月状空隙，24小时后发育为2个孢子囊，每个孢子囊内含4个新月形子孢子。

二、生活史

弓形虫生活史包括有性生殖和无性生殖阶段（图23-1-2）。有性生殖仅限于在猫科动物（如家猫）小肠上皮细胞内进行，称为肠内期发育，猫科动物为本虫的终宿主。无性生殖在人及其他多种动物的有核细胞内进行，包括猫科动物的有核细胞，称为肠外期发育。弓形虫的中间宿主种类繁多，从爬行类、鸟类至哺乳类和人，分布十分广泛。猫既可作为终宿主，又可作为中间宿主。除中间宿主的广泛性外，弓形虫对宿主的组织细胞也无严格的选择性，除红细胞外的任何有核细胞均可寄生。

（一）在中间宿主体内的发育

当卵囊、包囊或假包囊被中间宿主如人、猪、牛、羊、鼠等食入后，在小肠内逸出子孢子、缓殖子或速殖子，侵入肠壁，经血或淋巴进入单核巨噬细胞内寄生（形成假包囊），并扩散至全身各组织器官，如脑、淋巴结、肌肉、肝、心和肺等，并在细胞内以二分裂、内二芽殖及裂体增殖方式进行繁殖，直至细胞破裂后，释出的速殖子再侵入新的细胞，进行无性增殖循环。在免疫功能正常的机体，滋养体在宿主细胞内增殖减慢，形成包囊。包囊在体内可存活数月至数年，甚至终身。当宿主免疫力降低时，组织内包囊破裂，缓殖子释出并侵入其他新的组织细胞，继续发育增殖成为速殖子。包囊是中间宿主之间、中间宿主与终宿主之间相互传播的主要形式。孕妇在妊娠期间感染弓形虫，其血中滋养体可通过胎盘感染胎儿。

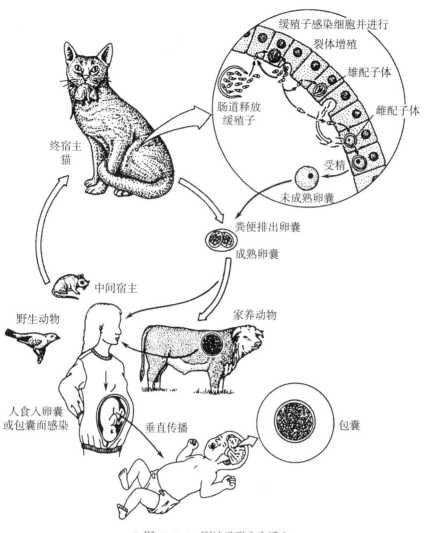

缓殖子感染细胞并进行
裂体增殖
雄配子体
雌配子体
受精
未成熟卵囊
肠道释放
缓殖子
终宿主
猫
粪便排出卵囊
成熟卵囊
中间宿主
野生动物
家养动物
人食入卵囊
或包囊而感染
垂直传播
包囊

▲ 图23-1-2　刚地弓形虫生活史

（二）终宿主体内的发育

当卵囊、包囊或假包囊被终宿主猫或猫科动物食入后，在小肠内逸出的子孢子、缓殖子或速殖子可侵入肠黏膜上皮细胞内进行裂体增殖。经数代增殖后，部分裂殖子可发育为雌、雄配子体，继续发育为雌、雄配子，两者受精成为合子，最后发育成为卵囊。卵囊从破裂的肠上皮细胞内逸出进入肠腔，随猫的粪便排出体外。新排出的卵囊不具有感染性，在外界适宜的温度、湿度环境条件下经2~4天即发育为具有感染性的卵囊。受感染的猫，一般每天可排出1 000万个卵囊，排囊可持续10~20天，其间排出卵囊数量的高峰时间为5~8天，是传播的重要阶段。卵囊对外界抵抗力较大，对酸、碱、消毒剂均有相当强的抵抗力，在室温下可生存3~18个月，猫粪内可存活1年，对干燥和热的抵抗力较差，80℃ 1分钟即可杀死，因此加热是防止卵囊传播的最有效方法。

三、致病

（一）致病机制

弓形虫的侵袭作用除与虫体毒力有关外，宿主的免疫状态亦起着重要作用，因此弓形虫病的严重程度取决于寄生虫与宿主相互作用的结果。根据虫株的侵袭力、繁殖速度、包囊形成与否及对宿主的致死率等，刚地弓形虫可分为强毒株和弱毒株。目前国际上公认的强毒株代表为RH株，弱毒株代表为Beverley株。绝大多数哺乳动物、人及家畜、家禽都是弓形虫的易感中间宿主，易感性因动物种类而有所差异。

速殖子是弓形虫的主要致病阶段，表现在对宿主细胞的侵袭力和在有核细胞内独特的内二芽殖法增殖破坏宿主细胞，而且虫体逸出后又侵入新的细胞，如此反复破坏，刺激淋巴细胞、巨噬细胞浸润，导致局部组织急性炎症和组织坏死。电镜下观察到虫体借尖端类锥体和极环接触宿主细胞膜，使细胞出现凹陷，虫体借助棒状体分泌的一种酶，称穿透增强因子（penetration enhancing factor，PEF），协助虫体旋转运动穿入细胞内发育繁殖。

包囊内缓殖子是引起慢性感染的主要阶段。包囊因缓殖子增殖而体积增大，挤压器官，可致功能障碍。包囊增大到一定程度可因多种因素而破裂，游离的缓殖子可刺激机体产生迟发型超敏反应，使其所在器官形成肉芽肿，后期的纤维钙化灶多见于脑、眼部等。宿主感染弓形虫后，在机体正常情况下，可产生有效的保护性免疫，多数无明显的症状（隐性感染）。在免疫功能健全的宿主，细胞免疫在保护性免疫中起主导作用，其中T细胞、巨噬细胞、NK细胞及其他细胞介导的免疫反应尤为重要。致敏的T细胞能释放多种细胞因子，如IFN-γ、IL-2等，参与免疫调节，激活巨噬细胞产生活性氧等从而抑制弓形虫速殖子在细胞内的繁殖并杀死虫体。弓形虫在正常未被激活的巨噬细胞内寄生时形成纳虫空泡，使虫体不能直接与胞内溶酶体结合，更不能有效地触动巨噬细胞产生活性氧，从而使虫体能在细胞内发育与增殖，此为弓形虫的一种免疫逃避机制。抗体的免疫保护作用不明显。

当宿主有免疫缺陷或长期使用免疫抑制剂等导致免疫功能低下时，速殖子快速增殖引起弓形虫病，甚至引起致死的播散性感染。据统计，弓形虫性脑炎在艾滋病患者中发病率达30%，病死率甚高，是艾滋病患者致死的主要原因之一。

（二）临床分类

临床上有先天性和获得性弓形虫病两类。

1. 先天性弓形虫病　经胎盘血流传播。受染胎儿或婴儿多数表现为隐性感染，有的出生后数月甚至数年才出现症状；在妊娠早期（3个月内）的宫内感染常造成孕妇的流产、早产、畸胎或死产，尤以畸胎发生率高。有研究表明，婴儿出生时出现症状或发生畸形者的病死率为12%，而存活者中的80%有精神发育障碍，50%有视力障碍。脑积水、大脑钙化灶、视网膜脉络膜炎和精神、运动障碍为先天性弓形虫病的典型症状。此外，可伴有全身性表现，在新生儿期即有发热、皮疹、呕吐、腹泻、黄疸、肝脾大、贫血、心肌炎、癫痫等。融合性肺炎是常见的死亡原因。

2. 获得性弓形虫病　因虫体侵袭部位和机体反应性而呈现不同的临床表现。患者多数与职业（弓形虫研究人员、屠宰人员及与畜牧业生产有关的人员）、生活方式、饮食习惯有一定关系。淋巴结肿大是获得性弓形虫病最常见的临床表现，多见于颌下和颈后淋巴结，可伴有长期低热、疲倦和不适等症状。其次弓形虫常累及脑、眼部，引起中枢神经系统及眼的异常表现。在免疫功能低下者，常表现为脑炎、脑膜脑炎、癫痫和精神异常。弓形虫眼病以视网膜脉络膜炎多见，成人表现为视力突然下降，婴幼儿可见手抓眼症，对外界事物反应迟钝，也有出现斜视、虹膜睫状体炎、葡萄膜炎等，多见双侧性病变，除视力障碍外常伴全身反应或多器官病损。

多数隐性感染者，当发生恶性肿瘤、施行器官移植、应用免疫抑制剂、长期接受放射治疗或细胞毒剂等医源性免疫受损情况或先天性、后天性免疫缺陷，如艾滋病患者、孕期妇女等都可使隐性感染转为急性或亚急性，常可引起脑膜炎、肝炎、肺炎、心肌心包炎、广泛性肌炎、关节炎、肾炎和腹膜炎等严重的全身性弓形虫病，甚至死亡。

四、诊断

弓形虫由于可寄生在除红细胞以外的所有有核细胞内，常累及多个组织器官，临床表现多种多样，缺乏特有的临床指征，因此，弓形虫病的诊断应结合患者的职业、生活习惯、临床表现、病原学检查、血清学检查和其他辅助检查以提高确诊率。

（一）病原学诊断

取急性期患者的体液、脑脊液、血液、骨髓、羊水、胸腔积液经离心后，沉淀物做涂片，或采用活组织穿刺物涂片，经吉姆萨染色后，镜检弓形虫滋养体。此法简便，但阳性率不高易漏检。还可取以上沉淀物做动物接种或细胞培养，接种动物时须考虑动物的敏感性，以小鼠为宜。样本接种于小鼠腹腔内，一周后剖杀取腹腔液镜检速殖子，或4周后从鼠脑组织中查包囊，阴性者需取小鼠的脑、肺、肝等组织匀浆后盲传代3~5次；样本亦可接种于离体培养的单层有核细胞，经繁殖后再查速殖子。动物接种和细胞培养可提高弓形虫的检出率，是目前常用的病原学检查方法。

（二）免疫学诊断

免疫学诊断为本病常用的实验诊断方法，如方法应用得当、结果判断准确，可达到较好的辅助诊断目的。急性期以检出特异性IgM抗体或循环抗原为可靠指标，也可观察特异性IgG抗体的动态变化；慢性期则以检测IgG抗体为主。常用的免疫学诊断方法有染色试验、间接血凝试验（IHA）、间接免疫荧光抗体试验（IFAT）、酶联免疫吸附试验（ELISA）等。

五、流行

弓形虫病为动物源性疾病，呈全球性分布，许多哺乳动物、鸟类是本病的重要传染源，人群感染也相当普遍。血清学调查显示，人群抗体阳性率为5%~50%，但绝大多数呈隐性感染。家畜的抗体阳性率可达10%~50%，常形成局部暴发流行，严重影响畜牧业发展，亦威胁人类健康。

流行环节中的传染源主要是动物，猫和猫科动物则是重要的传染源。人类作为传染源只有通过垂直传播即通过胎盘才有意义。先天性弓形虫病由胎儿在母体经胎盘血而感染；获得性弓形虫病的感染途径主要是经口感染，可食入未煮熟的含弓形虫的肉制品、蛋品、奶类而感染。经损伤的皮肤和黏膜也是一种感染途径，实验室人员需加注意。此外，接触被卵囊污染的土壤、水源再经手污染食物亦为重要的途径。国外已有经输血、器官移植而发生弓形虫病的报道。节肢动物携带卵囊也具有一定的传播意义。人类对弓形虫普遍易感，尤其是胎儿、婴幼儿、肿瘤和艾滋病患者等。长期应用免疫抑制剂及免疫缺陷者可使隐性感染复燃而出现症状。职业、生活方式、饮食习惯与弓形虫感染率有密切关系。

造成弓形虫病广泛流行的原因：① 多种生活史期都具感染性，如卵囊、包囊和假包囊，既可通过污染食物、水源，又可经胎盘感染，偶尔还可经伤口感染；② 中间宿主广泛，家畜和家禽均易感；③ 可在终宿主与中间宿主之间、中间宿主与中间宿主之间、终宿主与终宿主之间多向交叉传播；④ 包囊可长期生活在中间宿主组织内；⑤ 卵囊排放量大，且对外环境抵御力强。

六、防治

1. 控制传染源　应加强对家畜、家禽和可疑动物的监测和隔离。

2. 切断传播途径　对肉类加工厂建立必要的检疫制度，加强饮食卫生管理。

3. 保护易感人群　教育群众不吃生或半生的肉、蛋、奶制品，不喝生水，饭前洗手；孕妇或正在备孕的妇女不与宠物密切接触、不接触猫粪，且定期对孕妇做弓形虫常规检查，以防止先天性弓形虫病的发生。

对急性弓形虫病患者应及早进行药物治疗。乙胺嘧啶、磺胺类药物对弓形虫速殖子的增殖有抑制作用。常用制剂为复方新诺明，亦可与乙胺嘧啶联合应用提高疗效，但对孕妇应忌用。螺旋霉素毒性小、口服吸收好、组织器官分布浓度高，为目前孕妇感染治疗的首选药物。治疗过程中可适当配伍使用免疫增强剂，以提高宿主的抗虫免疫功能，发挥辅佐作用。对慢性期患者组织中的包囊尚无有效治疗药物。

学习小结

弓形虫是重要的机会致病寄生虫，中间宿主多，从爬行类、鸟类至哺乳类和人，猫和猫科动物为其终宿主，亦为中间宿主。除红细胞外，弓形虫可在中间宿主的任何有核细胞内寄生。速殖子是弓形虫的主要致病阶段，包囊内缓殖子是引起慢性感染的主要形式。弓形虫病有先天性和获得性弓形虫病两类。弓形虫的侵袭作用除与虫体毒力有关外，宿主的免疫状态也起着重要的作用。随着免疫抑制剂的广泛使用及艾滋病患者的增多，其重要性日益突出。

（辛奇）

复习参考题

（一）A型选择题

1. 目前弓形虫病最常用的辅助诊断方法是
    A. 动物接种
    B. 血清学试验
    C. 涂片染色法
    D. 基因诊断法
    E. 细胞培养法

2. 在临床上常可导致孕妇流产或胎儿畸形的寄生虫是
    A. 疟原虫
    B. 弓形虫
    C. 蛔虫
    D. 隐孢子虫
    E. 蓝氏贾第鞭毛虫

3. 弓形虫的终宿主是
    A. 犬
    B. 人
    C. 猫
    D. 猪
    E. 鸡

4. 人弓形虫病最重要的传染源是

A. 隐性感染者
B. 感染的动物
C. 患者
D. 患者及病畜
E. 啮齿动物

5. 免疫功能正常的宿主感染刚地弓形虫后通常表现为
    A. 急性感染
    B. 亚急性感染
    C. 隐性感染
    D. 全身播散
    E. 慢性感染

6. 慢性弓形虫感染时虫体在人体组织内存在的主要形式是
    A. 假包囊
    B. 包囊
    C. 卵囊
    D. 子孢子
    E. 裂殖子

答案：1. B；2. B；3. C；4. B；5. C；6. B

（二）简答题

1. 简述弓形虫对人体的危害以及与优生优育的关系。

2. 弓形虫的感染方式有哪几种？

第二节　隐孢子虫

隐孢子虫（*Cryptosporidium*）是一种可引起腹泻的重要机会致病原虫，在人类和大多数哺乳动物消化道感染的为微小隐孢子虫（*C.parvum*）和人隐孢子虫（*C.hominis*）。本虫可引起人兽共患的隐孢子虫病（cryptosporidiosis），是造成人体腹泻的重要病原生物之一。

隐孢子虫的卵囊呈圆形或椭圆形（图23-2-1），直径为4~6μm，成熟的卵囊内含有4个裸露的月牙形子孢子（sporozoite）和颗粒物组成的1个残留体（residual body）。未经染色的卵囊很难识别，经用改良抗酸法染色后，在被染成蓝绿色背景的标本中，可见卵囊呈玫瑰红色，残留体为暗黑色或棕色颗

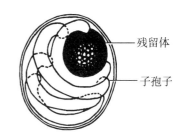

▲ 图23-2-1　隐孢子虫卵囊模式图

残留体
子孢子

粒状，中间有一空泡。

隐孢子虫生活史简单，整个发育过程无须宿主转换。发育各期均在由宿主小肠上皮细胞膜与胞质间形成的纳虫空泡内进行。繁殖方式包括无性生殖（裂体增殖和孢子增殖）及有性生殖（配子生殖）两种方式，卵囊为本虫的唯一感染阶段，随宿主粪便排出体外的卵囊即具有感染性。

感染隐孢子虫卵囊后，患者临床症状的严重程度与机体免疫功能有关。免疫功能正常者感染本虫后，主要表现为自限性急性胃肠炎，粪便呈水样，量大，可有腹部痉挛性疼痛，恶心、厌食、发热和全身不适等症状。病程一般持续1~2周。免疫功能异常的患者，病情重，严重感染者，小肠绒毛表面可出现凹陷、萎缩，变短变粗，或融合、移位和脱落。患者症状明显，不能自愈，持续性霍乱样水泻最为常见，腹泻难以控制，每日腹泻数次至数十次，若患者的免疫缺陷状况得不到纠正，感染便不能够清除，腹泻可长期或终身持续下去，继而导致营养吸收障碍。隐孢子虫是艾滋病患者合并肠道感染的常见病原生物，感染后常危及患者生命。

病原检查在腹泻患者粪便内查到本虫卵囊即可确诊，常采用金胺-酚染色法、金胺-酚改良抗酸染色法进行检查。免疫学诊断方法如荧光标记单克隆抗体法检查卵囊和ELISA检查粪便中的抗原，均有高度的特异度和灵敏度。此外，可用PCR法检测粪便标本中的卵囊DNA。

世界6大洲74个国家至少300个地区有隐孢子虫感染的病例报道。大规模人群调查表明，发达国家人群感染率为0.6%~20%，发展中国家为4%~20%。调查发现，我国腹泻患者中隐孢子虫感染率为0.31%~15.21%。患者、带虫者和病畜卵囊污染水源、食物，然后经粪-口途径造成感染是主要的传播途径，因此，加强人畜粪便管理，防止患者、病畜及带虫者的粪便污染食物和饮水，注意个人和饮食卫生，是防止本病流行的基本措施。

对于本病的治疗目前尚无理想的有效药物。对于免疫功能正常者，采用纠正水、电解质紊乱等对症和支持治疗。对免疫功能低下者，恢复其免疫功能是主要措施。可用螺旋霉素、巴龙霉素、阿奇霉素等抗感染药物，有一定疗效。

学习小结

隐孢子虫是一种可引起腹泻的重要机会致病原虫，卵囊为本虫的唯一感染阶段，整个发育过程无须宿主转换。传染源是患者、带虫者和病畜，粪-口途径是主要的传播途径；对免疫功能低下人群可造成严重的腹泻。

（辛奇）

（一）A型选择题

1. 下列对隐孢子虫的描述，错误的是
    A. 感染隐孢子虫的人和动物为传染源
    B. 寄生于宿主小肠细胞内的原虫
    C. 虫体在细胞内经无性增殖和有性生殖发育过程
    D. 生活史中需要两类宿主
    E. 人与人之间粪–口途径为主要传播方式

2. 隐孢子虫的感染阶段是
    A. 滋养体
    B. 包囊
    C. 滋养体和包囊
    D. 空泡型虫体
    E. 卵囊

答案：1. D；2. E

（二）简答题

已知的机会致病原虫有哪几种？简述其对人体的感染方式与危害。

第二十四章　消化系统寄生虫

第一节　溶组织内阿米巴

溶组织内阿米巴（*Entamoeba histolytica*）又称痢疾阿米巴，其滋养体侵入人体组织可引起阿米巴病，包括阿米巴性结肠炎和肠外脓肿。经过对溶组织内阿米巴分离株的酶谱型、DNA核型、抗原性和小亚基核糖体RNA（SSUrRNA）基因的分析研究，将溶组织内阿米巴进行再分类，将形态与溶组织内阿米巴相同，但抗原性和基因不同，呈肠腔共栖、无侵袭性的"非致病性酶谱型"阿米巴列为迪斯帕内阿米巴。

一、形态

溶组织内阿米巴分为滋养体和包囊两个发育阶段。

1. 滋养体　大小为10~60μm，外形多变，从阿米巴痢疾患者新鲜黏液粪便或阿米巴肝脓肿穿刺液中查到的滋养体较大，直径为20~60μm，借助伪足做定向运动，有透明的外质和富含颗粒的内质，内质中常含有吞噬的红细胞，有时可见白细胞和细菌。具有一个球形的泡状核，直径为4~7μm，纤薄的核膜内缘有单层均匀分布、大小一致的核周染色质粒（perinuclear chromatin granule）。核仁小，常居中，核仁与核膜之间可见网状核纤丝。从无症状带虫者粪便中查到的滋养体，体积较小，直径为10~30μm，不含红细胞（图24-1-1）。

2. 包囊　圆球形，直径为10~20μm，碘液染色呈淡黄色，囊壁光滑，内有1个核、2个核或4个核，分别称单核包囊、双核包囊、四核包囊。在单核或双核包囊内有糖原泡（glycogen vacuole）和短棒状特殊的营养储存结构即拟染色体（chromatoid body），具有虫种鉴别意义。四核包囊为成熟包囊，其中糖原泡和拟染色体消失。核与滋养体相似，但稍小（图24-1-1）。

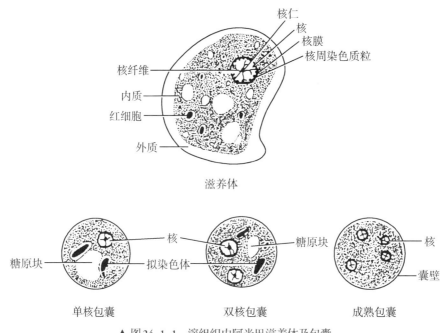

核仁
核
核膜
核周染色质粒

核纤维
内质
红细胞
外质

滋养体

糖原块
核
糖原块
核
拟染色体
囊壁

单核包囊
双核包囊
成熟包囊

▲ 图24-1-1　溶组织内阿米巴滋养体及包囊

二、生活史

人是溶组织内阿米巴的适宜宿主，猫、狗和鼠等偶可作为宿主。溶组织内阿米巴生活史的基本过程是包囊→滋养体→包囊，感染期为四核包囊。人食入被四核包囊污染的食品、饮水而感染，包囊能抵抗胃酸作用，在回肠末端或结肠的中性或碱性环境中，在肠道内酶的作用，囊壁变薄，囊内虫体活跃，含有4核的虫体经过一次核分裂形和胞质的分配形成8个滋养体脱囊而出，随即在结肠上端，摄食细菌并进行二分裂增殖。虫体在肠腔内下移，随着肠内容物的水分和营养减少，虫体团缩而形成圆形的前包囊，分泌出囊壁，经二次有丝分裂形成四核（成熟）包囊，未成熟包囊和成熟包囊可随成形粪便排出。

包囊在外界可存活并保持感染性数日至1个月，但在干燥环境中易死亡。滋养体在肠腔里形成包囊的过程称为成囊（encystation）。滋养体在肠腔以外的脏器或外界不能成囊。

滋养体具有侵袭性，可侵入肠黏膜，吞噬红细胞，破坏肠壁，引起肠壁溃疡，肠壁组织内的滋养体也可进入肠黏膜下的血管随血流进入肝、肺、脑等组织器官，引起肠外阿米巴病。随坏死组织脱落进入肠腔的滋养体，通过肠蠕动随黏液脓血粪便排出体外（图24-1-2），滋养体在外界自然环境中只能短时间存活，即使被宿主吞噬也会在通过上消化道时被消化液杀灭。

三、致病

（一）致病机制

溶组织内阿米巴的致病机制比较复杂，除与虫株致病力有关外，还受到寄生环境和宿主免疫状态等多种因素的影响。溶组织内阿米巴滋养体是致病阶段，可直接溶解宿主细胞，引起组织破坏。滋养体表达的主要致病因子：① 60kD半乳糖/乙酰氨基半乳糖凝集素（Gal/GalNAc inhibitable lectin），介导滋养体吸附于宿主细胞；② 阿米巴穿孔素（amoeba perforin），是一组包含在滋养体胞质颗粒中的小分子蛋白，滋养体在与靶细胞接触时或侵入组织时可注入穿孔素，使靶细胞形成离子通道，导致宿主细胞的损害、红细胞和白细胞溶解；③ 半胱氨酸蛋白酶（cysteine proteinase），是虫体最丰富的蛋白酶，可裂解细胞外基质，使靶细胞溶解或降解补体C3为C3a，从而抵抗补体介导的炎症反应，也可降解IgG和分泌型IgA（SIgA）。

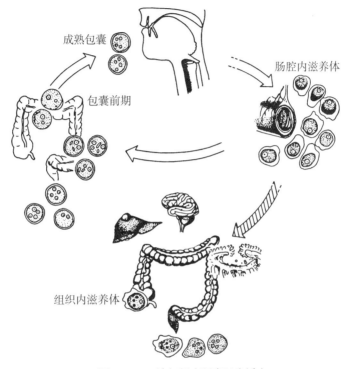

▲ 图24-1-2 溶组织内阿米巴生活史

　　滋养体首先借助其伪足的机械运动，通过凝集素与宿主靶细胞表面黏蛋白中的半乳糖/乙酰氨基半乳糖残基结合而吸附在结肠上皮细胞表面，接着分泌穿孔素和蛋白酶以破坏肠黏膜上皮屏障，杀伤肠上皮细胞，吞噬红细胞、触杀白细胞，引起溃疡，而后可导致肠外感染。

　　（二）病理变化

　　肠阿米巴病（intestinal amoebiasis）多发于盲肠或阑尾，易累及乙状结肠和升结肠，偶及回肠。典型的病灶是口小底大的烧瓶样溃疡，溃疡间的黏膜正常或稍有充血水肿。除重症外，原发病灶仅局限于黏膜层。镜下可见组织坏死伴少量的炎症细胞，以淋巴细胞和浆细胞浸润为主，由于滋养体可溶解中性粒细胞，故中性粒细胞少见。急性病例滋养体可突破黏膜肌层，在疏松黏膜下层繁殖扩展，引起液化坏死，形成的溃疡可深及肌层，并可与邻近的溃疡融合，引起大片黏膜脱落，严重者甚至穿孔。阿米巴肿（amoeboma）是结肠黏膜对阿米巴刺激的增生反应，主要是组织肉芽肿伴慢性炎症和纤维化。1%~5%的患者伴有阿米巴肿，需与肿瘤进行鉴别诊断。

肠外阿米巴病（extraintestinal amoebiasis）常呈无菌性、液化性坏死，病灶周围以淋巴细胞浸润为主，很少伴有中性粒细胞，滋养体多在脓肿边缘。以肝脓肿最常见，早期病变以滋养体侵入肝内小血管引起栓塞开始，继而出现急性炎症反应，初为多发性坏死小灶，以后病灶扩大、融合，中央液化，脓肿大小不一，大者可达婴儿头颅大小，脓液由坏死变性的肝细胞、红细胞、胆汁、脂肪滴、组织残渣组成，外观呈巧克力酱样。其他器官亦可出现脓肿，例如肺、腹腔脏器、心包、脑、生殖器官等。

（三）临床表现

潜伏期2~26天不等，以2周多见。起病突然或隐匿，可呈暴发性或迁延性，可分成肠阿米巴病和肠外阿米巴病。

1. 肠阿米巴病　多数感染者为无症状带囊者。溶组织内阿米巴滋养体侵袭肠壁引起肠阿米巴病。临床过程可分为急性或慢性。急性阿米巴病的临床症状轻重不一，从轻度、间歇性腹泻到暴发性、致死性痢疾不等。典型的阿米巴痢疾常有腹泻，一日数次或数十次，血性黏液样粪便呈果酱色、奇臭，80%患者有局限性腹痛、胃肠胀气、里急后重、厌食、恶心呕吐等症状。轻症患者仅有间歇性腹泻。急性暴发性阿米巴痢疾是严重和致命性的肠阿米巴病，常为儿科重症。从急性可突然发展成急性暴发性，患者有大量的黏液血便、发热、低血压、广泛性腹痛、强烈而持续的里急后重、恶心、呕吐和出现腹水，约60%患者可发展成肠穿孔，亦可发展成肠外阿米巴病甚至死亡。慢性阿米巴病则表现为长期间歇性腹泻、腹痛、胃肠胀气、体重下降和贫血等，可持续一年以上，甚至数年之久。有些患者出现阿米巴肿，亦称阿米巴性肉芽肿（amoebic granuloma）。易被误诊为肿瘤。

肠阿米巴病最严重的并发症是肠穿孔和继发性细菌性腹膜炎，呈急性或亚急性过程。少数患者因不适当应用肾上腺皮质激素治疗而并发中毒性巨结肠。

2. 肠外阿米巴病　以阿米巴肝脓肿（amoebic liver abscess）最常见。患者以青年男性为多见，脓肿多见于右叶，肠阿米巴病患者10%伴发肝脓肿。临床症状有右上腹痛或右下胸痛，并向右肩放射；发热、寒战、盗汗、厌食和体重下降，肝大伴触痛，少数患者可出现黄疸。肝脓肿可破裂入胸腔（10%~20%）、腹腔（2%~7%）或心包，此时患者病死率很高。肺阿米巴病常发生于右肺下叶，多因肝脓肿穿破膈肌而继发，主要有胸痛、发热、咳嗽和咳"巧克力酱"样的痰。X线检查可见渗出、实变或脓肿形成、积脓，甚至肺支气管瘘。脓肿可破入气管引起呼吸道阻塞。若脓肿破入胸腔或气管，死亡率可达15%~30%。1.2%~2.5%的患者可出现脑脓肿，往往是在大脑皮质的单一脓肿，临床症状有头痛、呕吐、眩晕、精神异常等，45%患者可发展成脑膜脑炎，大多数患者合并肝脓肿。阿米巴性脑脓肿的病程进展迅速，如不及时治疗，死亡率高。皮肤阿米巴病少见，常由直肠病灶播散到会阴部引起，亦可因肝脓肿破溃而发生于胸腹部瘘管周围。滋养体可经直接溃破、血淋巴扩散、肛交感染引起生殖器阿米巴病。

四、诊断

主要包括病原学诊断、血清学诊断和影像诊断。

（一）病原学诊断

粪检是诊断肠阿米巴病最有效的手段。

1. **生理盐水直接涂片法** 本法可以检出活动的滋养体。一般在脓血便或稀便中滋养体多见，滋养体内可见被摄入的红细胞，伴黏集成团的红细胞和少量白细胞，有时可见夏科-莱登结晶（Charcot-Leyden crystal）。由于滋养体在外界抵抗力很弱，离体后会迅速死亡，故标本要防止尿液等污染，必须新鲜，保持温度，还要注意某些抗生素（四环素、红霉素等）、收敛药、灌肠液、钡餐等均可影响虫体的生存和活动，影响检出率。

脓肿穿刺液等亦可行涂片检查，但注意虫体多在脓肿壁，且需与宿主组织细胞鉴别。

2. **碘液涂片法** 对慢性腹泻患者成形粪便可做碘液染色检查包囊，注意观察胞核特点以进行鉴别。因包囊的排出具有间歇性，粪检应持续1~3周，以免漏诊。

3. **体外培养** 培养法比涂片法敏感。用Robinson培养基，对亚急性或慢性病例检出率较高。

在粪便检查中，溶组织内阿米巴需要与其他肠道原虫相区别，尤其是结肠内阿米巴和哈门内阿米巴，可用铁苏木素染色。

4. **活组织检查** 用乙状结肠镜或纤维结肠镜直接观察结肠黏膜溃疡，并做活检或拭物涂片。注意从溃疡边缘取材。暴发性结肠炎和中毒性巨结肠患者应慎用内镜检查。脓腔穿刺应取材于壁部，并注意脓液性状特征。

5. **核酸诊断** 该法敏感、特异。可从脓液、穿刺液、粪便培养物、活检的肠组织、皮肤溃疡分泌物、脓血便甚至成形粪便中提取虫体DNA，采用聚合酶链反应（PCR）扩增后鉴别溶组织内阿米巴和其他的阿米巴原虫。

（二）血清学诊断

用间接血凝试验（IHA）、酶联免疫吸附试验（ELISA）或琼脂扩散法从血清检查相应的特异性抗体。检出血清IgA抗体对诊断阿米巴病十分重要。

（三）影像学诊断

对肠外阿米巴病，可借助超声、CT、MRI等影像学检查协助诊断。

五、流行

溶组织内阿米巴病呈世界性分布，常见于热带和亚热带地区，如印度、印度尼西亚、撒哈拉沙漠周边国家、热带非洲和中南美洲。据1988—1992年调查，中国人群平均感染率为0.949%，主要在西北、西南和华北地区，其中西藏、云南、贵州、新疆、甘肃等地感染率超过2%。近年的调查显示，中国人群感染率呈下降趋势。阿米巴病的发生主要与卫生条件、社会经济状况和气候的关系密切。肠道阿米巴病无性别差异，而阿米巴肝脓肿男较女多，可能与饮食、生活习惯和职业等因素有关。阿米巴病的高危人群包括旅游者、流动人群、智力障碍人群、同性恋者。严重感染常发生在小儿、孕妇、哺乳期妇女、免疫力低下者、营养不良者以及恶性肿瘤患者和长期应用肾上腺皮质激素的患者。本病也是艾滋病的合并症之一。感染的高峰年龄为14岁以下的儿童和40岁以上的成人。

阿米巴病的传染源主要为粪便中持续带包囊者（cyst carrier or cyst passenger）。包囊的抵抗力较强，在适当的温、湿度下可生存数周，并保持感染力，但对干燥、高温的抵抗力不强。通过蝇或蟑螂消化道的包囊仍具感染性。滋养体在体外易死亡，并可被胃酸杀死，因此无传播作用。人体感染的主要方式是经口感染，食用含有成熟包囊的粪便污染的食品、饮水或使用污染的餐具可导致感染。食源性暴发流行则是由于不卫生的用餐习惯、食用由包囊携带者制备的食品或居民点水源被污染而引起。另外，口-肛性行为的人群，粪便中的包囊可直接经口侵入，近年来，阿米巴的感染率在男同性恋中呈上升趋势，欧美、日本为20%~30%。所以阿米巴病在欧、美、日等国家被列为性传播疾病（STD），我国尚未见报道，但应引起重视。

六、防治

1. 控制传染源　及时查治患者和无症状带包囊者。甲硝唑（metronidazole）为目前治疗阿米巴病的首选药物，适用于急性或慢性肠阿米巴病患者。替硝唑（tinidazole）、奥硝唑（ornidazole）和塞克硝唑（secnidazole）也有相似作用。

对于带包囊者的治疗应选择肠壁不易吸收且副作用轻的杀灭包囊药物，如巴龙霉素（paromomycin）、喹碘方（chiniofon）、二氯尼特（diloxanide）等。肠外阿米巴病，例如肝、肺、脑、皮肤脓肿的治疗应以甲硝唑为主，加用氯喹。肝脓肿者采用药物治疗配以肝穿刺抽出脓液，具有较好效果。中药大蒜、白头翁等也有一定疗效。

2. 切断传播途径　对粪便进行无害化处理，以杀灭包囊；保护水源、食物，免受污染，饮食行业人员应定期做粪便检查；搞好环境清洁卫生；灭蝇、灭蟑螂等。

3. 保护易感人群　加强健康教育，饭前便后洗手，不吃不洁食物，不喝生水，以提高自我保护能力。应注意阿米巴病在男同性恋的流行这一新的公共卫生问题。

学习小结

溶组织内阿米巴主要寄生于结肠内，包括致病的滋养体阶段和传病的包囊阶段。传染源为粪便中持续带包囊者，主要经粪-口途径传播，引发肠阿米巴病（阿米巴痢疾或阿米巴结肠炎）以及肠外阿米巴病（肝、肺、脑、泌尿生殖系和其他部位的脓肿或溃疡）。溶组织内阿米巴病为全球分布，多见于热带与亚热带。

（辛奇）

（一）A型选择题

1. 检查溶组织内阿米巴包囊最常用方法是
   A. 离心沉淀法
   B. 饱和盐水浮聚法
   C. 碘液涂片法
   D. 生理盐水涂片法
   E. 透明胶纸法

2. 溶组织内阿米巴的感染阶段为
   A. 双核包囊
   B. 滋养体
   C. 包囊
   D. 四核包囊
   E. 滋养体和包囊

3. 溶组织内阿米巴病的主要感染方式为
   A. 经皮肤
   B. 经口
   C. 经媒介昆虫
   D. 接触
   E. 经胎盘

4. 溶组织内阿米巴的致病阶段是
   A. 肠腔型滋养体

   B. 组织型滋养体
   C. 肠腔型滋养体和组织型滋养体
   D. 包囊
   E. 包囊前期

5. 常见的肠外阿米巴病为
   A. 阿米巴肿
   B. 阿米巴肺脓肿
   C. 阿米巴脑脓肿
   D. 阿米巴肝脓肿
   E. 原发性阿米巴脑膜脑炎

6. 阿米巴肝脓肿患者体内原虫的发展过程是
   A. 肠腔型滋养体→组织型滋养体→肠腔型滋养体
   B. 包囊→肠腔型滋养体→包囊
   C. 肠腔型滋养体→包囊→肠腔型滋养体
   D. 肠腔型滋养体→组织型滋养体→肠腔型滋养体→包囊
   E. 包囊→肠腔型滋养体→组织型滋养体

答案：1. C；2. D；3. B；4. B；5. D；6. E

（二）简答题

1. 阿米巴痢疾与细菌性痢疾如何进行鉴别诊断？

2. 阿米巴肝脓肿的主要临床表现是什么？

3. 如何治疗溶组织内阿米巴感染？

第二节 其他消化道阿米巴

知识目标

了解非致病性阿米巴的形态和生活史；致病性自由生活阿米巴的形态和致病。

一、非致病性阿米巴

1. 迪斯帕内阿米巴　迪斯帕内阿米巴（*Entamoeba dispar*）是与溶组织内阿米巴形态相同、生活史相似的另一虫种。全世界约有5亿人感染阿米巴，其中很大一部分为迪斯帕内阿米巴，感染后一般无临床症状。迪斯帕内阿米巴与溶组织内阿米巴的鉴别可通过同工酶分析、ELISA 和 PCR 分析。同工酶分析需要进行滋养体的培养。用 ELISA 法以单克隆抗体检测溶组织内阿米巴表面半乳糖/乙酰氨基半乳糖凝集素具有灵敏度高和特异性强的特点，而 PCR 法则可直接从 DNA 水平鉴别两种阿米巴，其中以检测编码 29/30kD 多胱氨酸抗原的基因最为特异和可行。

2. 结肠内阿米巴　结肠内阿米巴（Entamoeba coli）呈世界性分布，是人体肠道常见的共栖原虫，不侵犯宿主组织，感染者亦无临床症状，常与溶组织内阿米巴共同存在。滋养体直径为 15~50μm，内外质分界不明显，伪足短而钝，不透明，运动迟缓。核内含大而偏位的核仁和大小不一、排列不齐的核周染色质粒。包囊直径为 10~35μm，核 1~8 个，成熟包囊偶可超过 8 个核。未成熟包囊内含糖原泡和草束状的拟染色体。生活史和流行情况与溶组织内阿米巴相似，成熟包囊经口感染宿主，除人外，鼠、猪、犬等动物肠内也有发现。

3. 哈门内阿米巴　哈门内阿米巴（Entamoeba hartmani）呈世界性分布，感染与摄入被粪便污染的食物或水源有关。生活史和形态与溶组织内阿米巴相似。滋养体直径为 4~12μm，包囊为 4~10μm。流行病学调查中，常以包囊小于 10μm 为界线而与溶组织内阿米巴相区别。但值得注意的是溶组织内阿米巴包囊在治疗后或营养不良的患者体内也可能会变小。滋养体不吞噬红细胞，仅在猫、狗引起阿米巴性结肠炎。为区别溶组织内阿米巴和哈门内阿米巴，可应用血清学或 DNA 扩增分析作为辅助诊断。

4. 微小内蜓阿米巴　微小内蜓阿米巴（Endolimax nana）为寄生于人、猿、猴、猪等动物肠腔的小型阿米巴。滋养体直径为 6~12μm，核型特别，有一粗大明显核仁，无核周染色质粒。胞质量少，食物泡内含细菌。滋养体以其短小、钝性而透明的伪足做迟缓运动。包囊直径为 5~10μm，成熟包囊内含 4 个核。一般认为是非致病性的，但也有该虫可能与腹泻有关的报道。诊断以粪检为主，需与哈门内阿米巴和布氏嗜碘阿米巴相鉴别。该虫体积比哈门内阿米巴小，且含粗大核仁。胞核与布氏嗜碘阿米巴相似，但包囊较小。由于虫体较小，故粪检不易检出。甲硝唑治疗有效。

5. 布氏嗜碘阿米巴　布氏嗜碘阿米巴（Iodamoeba butschlii），该虫寄生于结肠，以包囊期具有特殊的糖原泡而得名。虫体稍大于微小内蜓阿米巴，滋养体直径为 8~20μm，有大而明显的核仁，与核膜间绕有一层几乎无色的颗粒，无核周染色质粒，胞质内含粗大的颗粒和空泡。包囊直径为 5~20μm，糖原泡圆形或卵圆形、边缘清晰，常把核推向一侧。碘染糖原泡呈棕色团块，铁苏木素染色为泡状空隙。布氏嗜碘阿米巴无致病性，特殊的糖原泡和核结构是鉴定该虫的主要依据。

6. 齿龈内阿米巴　齿龈内阿米巴（Entamoeba gingivalis）是人和许多哺乳动物齿龈部的共栖型阿米巴，呈世界性分布。生活史中仅有滋养体期。滋养体直径 5~15μm，其形态与溶组织内阿米巴相似。伪足内、外质分明，活动迅速。核仁明显居中或略偏位，有核周染色质粒。齿龈内阿米巴偶有子宫内感染的报告，但仅在置有宫内节育器和细菌感染时发生。在口腔疾病患者或正常人口腔中均可检获，以前者检出率较高。在牙周病、牙周炎的患者口腔中检出率达 50% 以上，但病理切片中不曾发现虫体侵入组织。齿龈内阿米巴因无包囊期，以直接接触感染为主或由飞沫传播。

二、致病性自由生活阿米巴

在自然界的水体和淤泥中，存在着许多种类的自由生活阿米巴，其中有些是兼性寄生原虫，可侵入人体的中枢神经系统、眼部和皮肤，引起严重损害甚至死亡，以双鞭毛阿米巴科的耐格里属（*Naegleria*）和棘阿米巴属（*Acanthamoeba*）多见。自由生活的致病阿米巴生活史较简单，滋养体以细菌为食，行二分裂繁殖，并可形成包囊。

耐格里属阿米巴（图24-2-1）的滋养体呈狭长或椭圆形，直径为10~35μm，一端有钝性的伪足。在不适环境中滋养体可形成2~9根鞭毛，即为鞭毛型，可做活泼运动，不取食，不分裂，亦不形成包囊，24小时后又转为阿米巴型。滋养体有一泡状核，核仁大而居中。扫描电镜下可见虫体表面不规则，有褶皱，具多个吸盘状结构，这与虫体的毒力、侵袭力和吞噬力有关。包囊呈圆形，直径为7~10μm，囊壁光滑有孔，核与滋养体核相似。当人在水中（如游泳）时，鞭毛型阿米巴或滋养体型的阿米巴可侵入鼻腔黏膜增殖，并沿嗅神经通过筛状板入颅内而致病。

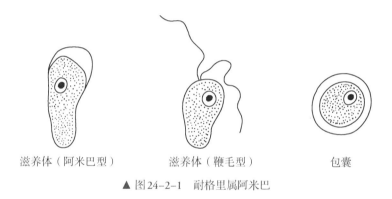

滋养体（阿米巴型）　　滋养体（鞭毛型）　　包囊

▲ 图24-2-1　耐格里属阿米巴

耐格里属阿米巴中致病的主要是福氏耐格里阿米巴（*N. fowleri*），往往引起儿童或未成年者的原发性阿米巴性脑膜脑炎。此病潜伏期为1~7天，早期以上呼吸道症状为主，伴高烧、呕吐，1~2天后即出现脑水肿征象，迅速转入瘫痪、谵妄、昏迷，患者常在1周内死亡。病理切片可见类似细菌性脑膜炎的特征，以中性粒细胞浸润为主，少数为嗜酸性粒细胞、单核细胞或淋巴细胞，宿主组织中仅可检出滋养体而无包囊。

棘阿米巴属阿米巴（图24-2-2）的滋养体呈长椭圆形，直径为15~45μm，体表有细小的棘状伪足，做无定向缓慢运动，无鞭毛型。包囊圆形，外壁有皱纹，内壁光滑而呈多形性，有圆球形、星形、六角形和多角形。棘阿米巴可经破损的皮肤黏膜或角膜侵入人体，寄生在眼、脑等部位并经血行播散至中枢神经。

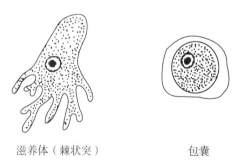

滋养体（棘状突）　　　　包囊

▲ 图24-2-2　棘阿米巴属阿米巴

棘阿米巴中的致病种主要是卡氏棘阿米巴（*A. castellanii*），虚弱、营养不良、应用免疫抑制剂或艾滋病患者易感染。棘阿米巴入侵途径尚不完全清楚，已知可经损伤的皮肤和眼角膜、呼吸道或生殖道侵入人体，引起阿米巴性皮肤损害、阿米巴角膜炎和肉芽肿性阿米巴性脑炎。

诊断致病性自由生活的阿米巴感染以询问病史结合病原学检查为主。通过脑脊液或病变组织涂片可见中性粒细胞数增加，湿片中还可见活动的滋养体。也可取脑脊液、眼的排泄物、角膜刮取物或活检的病变角膜涂布在有大肠埃希菌的琼脂平板上进行培养，一般3~7天可见滋养体或包囊。血清学诊断可用间接血凝试验、间接免疫荧光抗体试验（IFAT）等，但一般无法作出早期诊断。近年来也有人开始应用PCR技术检测患者分泌物中的阿米巴DNA或用DNA探针进行诊断。

对自由生活阿米巴引起的中枢神经系统感染，用两性霉素B静脉给药，可缓解临床症状，但死亡率仍在95%以上。喷他脒（pentamidine）合并口服磺胺药有望治愈患者。阿米巴性角膜炎的治疗主要是用抗真菌和抗阿米巴的眼药（诸如氯己定、聚六甲基双胍、新霉素、多黏菌素B、克霉唑等）。皮肤阿米巴病患者则应保持皮肤清洁，同时以喷他脒治疗。

为预防感染此类阿米巴，应避免在不流动的水中游泳，在温泉浸泡洗浴时应避免鼻腔接触水，启用长期未用的自来水时应首先放去水管内的积水。对婴幼儿和免疫力低下者或艾滋病患者，尤应防止或及时治疗皮肤、眼等的棘阿米巴感染，这是预防肉芽肿性阿米巴脑炎的有效方法。对角膜接触镜佩戴者须加强自我防护意识，不佩戴角膜接触镜游泳、淋浴或矿泉浴，防止污水进入眼内。据报道热消毒镜片可有效地灭活包囊。

学习小结

寄生在人体消化道的阿米巴除了溶组织阿米巴外，其他均为肠腔共栖型原虫，多为非侵袭性，不具有致病性。有些虫种与溶组织阿米巴形态相同或相似，在粪便检查时常易误诊，如迪斯帕内阿米巴、结肠内阿米巴等。多呈世界性分布，多无致病性，一般无须药物治疗。

（辛奇）

复习参考题

（一）A型选择题

1. 关于结肠内阿米巴的描述，错误的是
   A. 成熟包囊为四核包囊
   B. 可形成滋养体
   C. 可形成包囊
   D. 可形成草束状拟染色体
   E. 属于共栖原虫

2. 下列原虫不属于人体消化道共栖原虫的是
   A. 结肠内阿米巴
   B. 迪斯帕内阿米巴
   C. 溶组织内阿米巴
   D. 齿龈内阿米巴
   E. 微小内蜓阿米巴

答案：1. A；2. C

（二）简答题

1. 简述溶组织内阿米巴和结肠内阿米
   巴的区别。

2. 简述其他消化道阿米巴的区别。

第三节　蓝氏贾第鞭毛虫

知识目标

1. 掌握蓝氏贾第鞭毛虫的形态、生活史、致病和病原学诊断方法。
2. 熟悉蓝氏贾第鞭毛虫的流行。
3. 了解蓝氏贾第鞭毛虫的防治。

蓝氏贾第鞭毛虫（ *Giardia lamblia* ）简称贾第虫。寄生于人体小肠、胆囊，可导致腹泻、腹痛和吸收不良等症状，致贾第虫病（giardiasis），为人体肠道感染的常见寄生虫之一。本虫呈世界性分布。近十多年来，由于旅游事业的发展，在旅游者中发病率较高，故又称旅游者腹泻。

一、形态

1. 滋养体　呈倒置纵切的梨形，长9~21μm，宽5~15μm，厚2~4μm。两侧对称，背面隆起，腹面扁平，前端宽钝，后端较尖。腹面前半部向内凹陷成吸盘状陷窝，借此吸附在宿主肠黏膜上。有4对鞭毛，从前向后分别为前侧鞭毛、后侧鞭毛、腹鞭毛和尾鞭毛各1对，虫体依靠鞭毛的活泼摆动做翻滚运动。铁苏木素染色后，在吸盘状陷窝的底部可见1对卵圆形的蓝黑色泡状核，左右并列。虫体有轴柱1对，纵贯虫体中部，不伸出虫体之外（图24-3-1）。

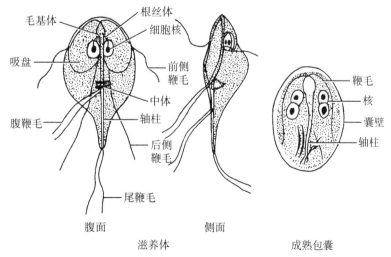

▲ 图24-3-1　蓝氏贾第鞭毛虫滋养体和包囊

2. 包囊 呈椭圆形，囊壁较厚，大小为（8~14）μm×（7.5~10）μm。碘液染色后呈黄绿色，囊壁与虫体之间有明显的空隙，未成熟的包囊有2个核，成熟的包囊有4个核，多偏于一端。囊内可见到早期的鞭毛、丝状物、轴柱等（图24-3-1）。

二、生活史

本虫生活史中有滋养体和包囊两个发育阶段。滋养体为营养繁殖阶段，成熟的四核包囊是感染期。包囊随污染食物和饮水进入人体和动物体内，在十二指肠内脱囊形成2个滋养体。滋养体主要寄生在人的十二指肠内，也可寄生在胆囊内，借吸盘状陷窝吸附于肠壁，以纵二分裂法繁殖。如果滋养体落入肠腔而随食物到达回肠下段或结肠腔，在外环境不利的条件下，可形成包囊，包囊内核发生分裂，形成成熟的四核包囊，随粪便排出体外。一般在正常硬度粪便中只能查到包囊。滋养体则可在腹泻患者粪便中发现。

三、致病

蓝氏贾第鞭毛虫的致病与虫株毒力、肠道内环境和宿主的免疫状态等多种影响因素有关。不同虫株或相同虫株表达不同抗原的个体之间致病力也不同；滋养体通过吸盘吸附于肠壁上竞争营养、刺激与损伤肠黏膜，在肠内细菌的协同作用下，可使肠功能失常。宿主的免疫状态是影响临床症状严重程度的重要因素，如在低丙种球蛋白血症、免疫功能低下者或艾滋病患者，均易发生严重的感染。故蓝氏贾第鞭毛虫为机会致病寄生虫。

潜伏期一般为1~2周。免疫功能正常者，表现为带虫者。典型临床表现为以腹泻为主的吸收不良综合征，腹泻呈水样便，量大、恶臭、无脓血，含较多的脂肪粒，还有消化道胀气、呕吐、中上腹痉挛性疼痛等。感染严重的患儿可出现脂肪泻和吸收不良，从而引起贫血等营养不良的症状，导致生长迟缓。部分急性贾第虫病若得不到及时治疗，多发展为亚急性或慢性。亚急性表现为间歇性排软便或粥样便；慢性表现为周期性稀便，反复发作，大便甚臭，病程可长达数年。当虫体寄生在胆道系统时，可引起胆囊炎或胆管炎。

四、诊断

1. 病原诊断

（1）粪便检查：生理盐水涂片法检查滋养体；碘液染色涂片法检查包囊。由于包囊形成有间歇的特点，故检查时以隔天粪检并连续3次以上为宜。

（2）十二指肠液或胆汁检查：肠液引流采集标本，直接涂片或引流液离心浓集检查滋养体。有条件时收集胆汁检查滋养体。

（3）肠检胶囊法：让受检者吞下装有尼龙线的胶囊，线的游离端留于口外，胶囊溶解后，尼龙线松开伸展，3~4小时后到达十二指肠和空肠，滋养体黏附于尼龙线上，然后慢慢地拉出尼龙线，刮取附着物镜检滋养体。

2. 免疫诊断 采用ELISA、IFAT和对流免疫电泳（CIEP）等方法，适用于流行病学调查。

五、流行

贾第虫病呈世界性分布，据估计全球感染率为1%~20%。本虫在发达国家和发展中国家均有广泛流行。我国人群感染率为1%~10%，儿童感染高于成人，夏秋季节发病率较高。

1. 传染源　为粪便内含有包囊的带虫者、患者或者动物保虫宿主（如牛、羊、猪、犬、猫等及野生动物水獭、河狸等）。

2. 传播途径　食用被包囊污染的食物或饮水而感染。因水源污染而引起贾第虫病的流行，在国外尤其是旅游者屡有报道。包囊在水中可存活4天，在含氯消毒水（0.5%）中可活2~3天；在粪便中包囊的活力可维持10天以上；但在50℃或干燥环境中很容易死亡。包囊在蝇的消化道内可存活24天，在蟑螂消化道内经12天仍有活力，说明昆虫在某些情况下可能成为蓝氏贾第鞭毛虫机械性传播的媒介。

3. 易感人群　人群普遍易感。旅游者、男同性恋者、艾滋病患者、胃切除患者、胃酸缺乏及免疫球蛋白缺陷患者很容易受感染，儿童患者多见。

六、防治

保护水源和粪便管理是预防本病的重要措施。注意个人饮食卫生。治疗患者和带虫者，常用药物甲硝唑，还可用替硝唑、呋喃唑酮、巴龙霉素等。

学习小结

蓝氏贾第鞭毛虫寄生于人体小肠（主要在十二指肠）、胆道、胆囊，引起腹痛、腹泻和吸收不良，称贾第虫病，又称旅游者腹泻。蓝氏贾第鞭毛虫的致病与虫株毒力、肠道内环境和宿主的免疫状态等多种影响因素有关。可采用粪便生理盐水涂片法检查滋养体，碘液染色涂片检查包囊。

（辛奇）

复习参考题

（一）A型选择题

1. 蓝氏贾第鞭毛虫的主要寄生部位是
   A. 泌尿系统
   B. 淋巴系统
   C. 回盲部
   D. 十二指肠
   E. 结肠

2. 蓝氏贾第鞭毛虫的感染阶段为
   A. 滋养体

    B. 卵囊

    C. 四核包囊

    D. 双核包囊

    E. 滋养体和包囊

3. 蓝氏贾第鞭毛虫的感染方式为

    A. 接触

    B. 经皮肤

    C. 经媒介昆虫

    D. 经胎盘

    E. 经口

4. 蓝氏贾第鞭毛虫的致病阶段为

    A. 滋养体

    B. 包囊

    C. 无鞭毛体

    D. 前鞭毛体

    E. 滋养体和包囊

5. 贾第虫病的病原学检查方法是

    A. 生理盐水涂片法查滋养体

    B. 生理盐水涂片法查包囊

    C. 碘液涂片法查滋养体

    D. 薄血膜涂片法查滋养体

    E. 厚血膜涂片法查滋养体

6. 患者，男，20岁，腹泻持续5年，每天腹泻2~3次，伴消化不良、消瘦。入院查血常规：白细胞计数8.0×10^9/L，中性粒细胞百分比45.2%，淋巴细胞百分比26.6%，嗜酸性粒细胞百分比13.2%，血红蛋白132g/L，血小板计数180×10^9/L。粪便呈棕色、糊状，潜血试验阴性。粪便生理盐水涂片镜检见椭圆形包囊，长约13μm，宽约9μm，包囊有4个核，囊内可见到早期的鞭毛、轴柱等。该患者其最可能感染的是

    A. 溶组织内阿米巴

    B. 结肠内阿米巴

    C. 蓝氏贾第鞭毛虫

    D. 隐孢子虫

    E. 粪类圆线虫

    答案：1. D；2. C；3. E；4. A；5. A；6. C

（二）简答题

1. 蓝氏贾第鞭毛虫的形态和生活史特点是什么？

2. 蓝氏贾第鞭毛虫的致病因素是什么？

3. 蓝氏贾第鞭毛虫的诊断方法有哪些？

第四节　结肠小袋纤毛虫

知识目标

1. 掌握结肠小袋纤毛虫的形态、生活史、致病机制和病原诊断方法。
2. 熟悉结肠小袋纤毛虫临床表现特征。
3. 了解结肠小袋纤毛虫的流行与防治。

结肠小袋纤毛虫（*Balantidium coli*）是人体最大的寄生原虫，寄生于人体结肠内并侵犯宿主的肠壁组织导致结肠小袋纤毛虫痢疾（balantidial dysentery）。猪是重要的保虫宿主。本病流行于热带和亚热带地区，我国山西、河南和山东以南各地均有散发的病例报告。

一、形态与生活史

生活史中有滋养体和包囊两个发育阶段。滋养体无色透明或淡灰略带绿色，呈椭圆形或卵圆形，大小为（30~200）μm×（30~100）μm。虫体外被表膜，有许多斜纵形的纤毛，活的滋养体可借助纤毛的摆动做快速旋转式运动。虫体富弹性，极易变形。滋养体前端有一凹陷的胞口，下接漏斗状胞咽，颗粒状食物借胞口纤毛的运动进入虫体，形成食物泡经消化后，残渣经虫体后端的胞肛排出体外。虫体中、后部各有一伸缩泡（contractile vacuole），具有调节渗透压的功能。苏木素染色后可见一个肾形的大核和一个圆形的小核，后者位于前者的凹陷处。包囊圆形或卵圆形，直径为40~60μm，呈淡黄或浅绿色，囊壁厚而透明，染色后可见胞核（图24-4-1）。

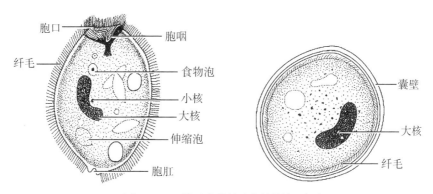

▲ 图24-4-1　结肠小袋纤毛虫滋养体和包囊

包囊随宿主粪便排出污染环境，被猪或人食入后在小肠内经消化液的作用滋养体脱囊而出。滋养体在结肠内定居，以淀粉、细菌及肠壁脱落的细胞为食，迅速生长，以横二分裂进行繁殖。在分裂早期虫体变长，中部形成横缢并收缩，后面的个体另长出胞口，小核首先分裂，大核延长并在中部收缩形成两个核，然后从横缢处分开。前面的伸缩泡进入前面子体，后端的伸缩泡则进入另一子体。刚形成的子体较母体小，通过接合生殖逐渐恢复原来大小。在一定的条件下滋养体还可侵犯肠壁组织。由于肠腔内理化环境的变化，一部分滋养体变圆，同时分泌囊壁形成囊，包囊随粪便排出体外。包囊在外界不再进行分裂增殖。滋养体若随粪便排出，也有可能在外界成囊，人体内的滋养体较少形成包囊。包囊在湿粪或土壤中可存活数周。

二、致病与诊断

滋养体寄生于结肠，大量增殖，可引起宿主消化功能紊乱。虫体分泌透明质酸酶并借助机械运动侵犯结肠黏膜甚至黏膜下层，引起溃疡。严重病例可出现大面积结肠黏膜的破坏和脱落，病理变化颇似溶组织内阿米巴痢疾。临床表现可分为三型，多数感染者为无症状型，但粪便中可有虫体排出，因此，这部分感染者在流行病学上有重要意义。慢性型患者表现为周期性腹泻，大便呈粥样或水样，常伴有黏液，但无脓血。急性型亦称痢疾型，患者表现为突然发病，可有腹痛、腹泻和黏液血便，并伴有里急后重，有的出现脱水、营养不良及消瘦。滋养体偶可经淋巴管侵袭肠外组织，如肝、肺或泌尿生殖器官等。

粪便直接涂片查到滋养体或包囊可确诊。由于虫体较大，一般不易漏检。新鲜粪便反复送检可提高检出率。必要时亦可采用乙状结肠镜进行活组织检查或用阿米巴培养基进行培养。

三、流行与防治

结肠小袋纤毛虫呈世界性分布，以热带、亚热带地区较多，已知30多种动物能感染此虫，其中猪的感染较普遍，是最重要的传染源，感染率可达14.2%~72.2%。一般认为人体的结肠环境对该虫不甚适合，因此人体的感染较少，呈散在发生。我国17个省、自治区、直辖市均有散在病例报道。通常认为人的感染来源于猪，不少病例有与猪接触史。但也有的地区猪的感染率很高，而人群中感染率极低，或只发现猪感染。

人体感染主要是通过食入被包囊污染的食物或饮水。包囊的抵抗力较强，在室温下可存活2周至2个月，在潮湿环境里能存活2个月，在干燥而阴暗的环境里能存活1~2周，在直射阳光下3小时后死亡，对于化学药物也有较强的抵抗力，在10%甲醛溶液中能存活4小时。

防治原则与溶组织内阿米巴相似。管理好人粪、猪粪，避免虫体污染食物和水源。注意个人卫生和饮食卫生，治疗可用甲硝唑或黄连素等。

学习小结

结肠小袋纤毛虫是人体最大的寄生原虫，有滋养体和包囊两个发育阶段，滋养体是致病期，包囊是感染期，经口感染，寄生于人体结肠内并侵犯宿主的肠壁组织导致结肠小袋纤毛虫性痢疾。猪为重要的保虫宿主和传染源。

（辛奇）

复习参考题

（一）A型选择题

1. 人体最大的寄生原虫是

  A. 疟原虫

  B. 结肠小袋纤毛虫

  C. 蓝氏贾第鞭毛虫

  D. 溶组织内阿米巴

  E. 阴道毛滴虫

2. 结肠小袋纤毛虫最重要的保虫宿主

和传染源是

  A. 牛

  B. 羊

  C. 犬

  D. 猪

  E. 啮齿动物

答案：1. B；2. D

（二）简答题

简述结肠小袋纤毛虫的生活史和致病。

第五节　华支睾吸虫

知识目标

1. 掌握华支睾吸虫的形态、生活史、致病机制和病原学诊断方法。
2. 熟悉华支睾吸虫临床表现。
3. 了解华支睾吸虫的流行与防治。

华支睾吸虫（*Clonorchis sinensis*）因成虫寄生于肝胆管内，又称肝吸虫，属于后睾科、支睾属吸虫。本虫于1874年首次在印度加尔各答一华侨的胆管内发现。1975年在我国湖北江陵西汉古尸中发现本虫虫卵，继之又在该县战国楚墓古尸中发现该虫卵，从而证明华支睾吸虫病在我国已有2 300年以上的历史。华支睾吸虫病（clonorchiasis sinensis）是由华支睾吸虫成虫寄居引起，俗称为肝吸虫病，是一种人兽共患寄生虫病，是目前我国最有代表性的食源性寄生虫病之一。

一、形态

1. **成虫**　雌雄同体，外形呈葵花籽状，狭长而扁平，前端较窄，后端钝圆，长10~25mm，宽3~5mm，活时略呈淡红色，死后或经固定后为灰白色。口吸盘位于体前端，略大于腹吸盘，后者位于虫体腹面的前1/5处。消化道由口、咽、食管和肠支构成，无肛门。口位于口吸盘中央，咽呈球形，食管很短，两肠支略直，沿虫体两侧向后延伸，直达后端。两个睾丸呈分支状，在虫体后1/3处前后排列。卵巢1个，呈分叶状，位于睾丸之前；受精囊椭圆形，位于睾丸与卵巢之间；子宫位于卵巢与腹吸盘之间；卵黄腺呈滤泡状，分布于虫体两侧（图24-5-1）。

2. **虫卵**　黄褐色，形似芝麻状，大小为（27~35）μm×（11~19）μm，为人体常见寄生蠕虫卵中最小的一种。

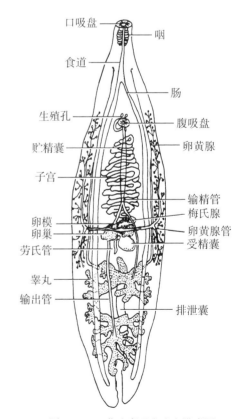

▲ 图24-5-1　华支睾吸虫成虫模式图

口吸盘　咽　食道　肠　生殖孔　腹吸盘　贮精囊　卵黄腺　子宫　输精管　梅氏腺　卵模　卵巢　卵黄腺管　劳氏管　受精囊　睾丸　输出管　排泄囊

前端有明显的卵盖，稍隆起，肩峰明显，后端有一小疣状突起，卵壳厚，内含1个成熟毛蚴。

3. 囊蚴 椭圆形，大小平均为138μm×115μm；囊壁分为两层，外厚，内壁薄；囊内幼虫口、腹吸盘明显，排泄囊呈椭圆形或类三角形。

二、生活史

成虫寄生在终宿主人或哺乳动物的肝胆管内。虫卵随胆汁进入小肠，并随粪便排出体外。虫卵入水后，可被第一中间宿主沼螺、涵螺、豆螺等（均为淡水螺）吞食，并在其消化道内孵出毛蚴。毛蚴钻入螺体组织内，再经胞蚴、雷蚴阶段的发育和无性增殖，形成许多尾蚴，成熟的尾蚴从螺体逸出。在水中游动的尾蚴侵入第二中间宿主淡水鱼、虾体内，在其皮下、肌肉等组织中发育为囊蚴。人或其他哺乳动物，可因食入含囊蚴的淡水鱼、虾而获得感染（图24-5-2）。囊蚴在终宿主小肠内经消化液及胆汁的作用，幼虫脱囊而出，经胆总管逆胆汁流动的方向移行，在几小时内部分幼虫即可到达肝胆管内，约经1个月发育为成虫。有人认为，幼虫亦可循血流或穿过肠壁，经腹腔进入肝胆管内。每条成虫日产卵量为1 600~4 000个。成虫寿命为20~30年。

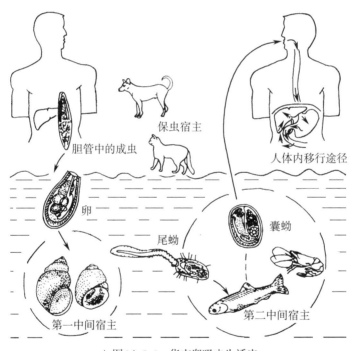

▲ 图24-5-2　华支睾吸虫生活史

三、致病

1. 致病性 华支睾吸虫的主要致病作用是使宿主的肝脏受损，这是虫体的代谢产物和机械刺激导致的。病变部位主要在肝脏的次级胆管。轻度感染或感染的初期病变并不明显。重度感染并经过相当长的时间后，胆管出现局限性的扩张，管壁增厚，大量的虫体可引起阻塞、胆汁滞留，合并细菌感染引起胆管炎和胆囊炎。慢性感染者有大量纤维结缔组织增生，附近的肝实质可明显萎缩。一般认为虫卵、死亡的虫体及其碎片、脱落的胆管组织碎屑可作为胆石核心。近年来有学者进行的动物模型实验结果显示：华支睾吸虫的胆道感染，破坏了胆道上皮的正常结构及功能，导致胆汁中细菌性β–葡萄糖醛酸苷酶活性升高，其结果有利于难溶性胆红素钙的形成；胆道分泌糖蛋白增多，并附着于虫卵表面作为结石核心，起支架和黏附剂作用，促进胆红素钙的沉积，最后导致色素类结石（即肝内多发性结石）的出现。此外，国内外一些资料显示华支睾吸虫感染与胆管上皮癌、肝细胞癌的发生有一定关系。

2. 临床表现　人体被感染后有无临床表现与华支睾吸虫寄生数量、病程长短、有无合并症以及患者的免疫功能状态等因素有关。轻度感染者可不出现临床症状或无明显临床症状。临床症状以上腹不适、消化不良、腹痛、腹泻、肝区隐痛、头晕等症状较为常见。常见的体征有肝大，脾大较少见，偶尔出现发育欠佳，类似侏儒症患者。严重感染者在晚期可造成肝硬化、腹水，甚至死亡。

四、诊断

华支睾吸虫病的临床表现缺乏特异性，故患者的诊断应结合流行病学资料、临床表现和实验室检查。患者是否来自流行区或去过流行区、有无生食或半生食鱼虾的病史、肝胆道损害情况以及外周血嗜酸性粒细胞是否增多，以上信息均有助于该病的诊断。

1. 病原学诊断　检获虫卵是确诊的主要依据。但因虫卵小，成虫产卵数较少，粪便直接涂片法易漏检，故多采用各种集卵法（如水洗离心沉淀法、厚涂片透明法等）和十二指肠引流液进行离心沉淀检查。该虫卵与异形吸虫卵、猫后睾吸虫卵、横川后殖吸虫卵形态相似，不易鉴别。

2. 免疫学诊断　IHA、ELISA、IFAT等方法常用于华支睾吸虫病的辅助性诊断和流行病学调查。

3. 其他诊断技术　超声、CT等影像学技术提供的信息有助于华支睾吸虫病的诊断。应用分子生物学方法检测样本中的核酸也可用于诊断。

五、流行

华支睾吸虫病主要分布于中国、日本、朝鲜以及东南亚国家。我国除青海、宁夏、内蒙古、西藏等地未见病例报道外，其余省、自治区、直辖市均有不同程度的流行，人群感染率在1%~30%。

华支睾吸虫病在我国流行较严重，根据第三次全国人体重点寄生虫病现状调查（2014—2016年）结果估计，全国有近600万感染者，大部分集中于我国华南地区的广东、广西和东北地区的黑龙江、吉林等省、自治区、直辖市。2018年发布的第三次全国人体重要寄生虫病现状调查结果显示，我国部分地区生食或半生食淡水鱼虾习俗导致华支睾吸虫感染集中分布，尤其在珠江三角洲城镇与城郊地区感染率高达23.36%。2016—2022年全国性华支睾吸虫病监测体系监测结果显示，监测点人群感染率总体呈下降趋势，从2016年的2.0%降至2022年的0.9%；2022年有20个省、自治区、直辖市未查到华支睾吸虫感染者。

华支睾吸虫病是一种人兽共患寄生虫病，患者、带虫者和保虫宿主均为传染源。在国内某些感染率较高的地区，猫、犬和猪是本病的主要传染源。2022年监测点的数据显示，华支睾吸虫保虫宿主的感染率较高，在12个省、自治区、直辖市共检测保虫宿主（猫、犬、猪）959只（头），华支睾吸虫阳性率为2.6%（25/959），阳性率居前3位的为浙江（14.0%）、山东（12.0%）和江苏（11.5%）。

华支睾吸虫的第一中间宿主分布广泛，且常与第二中间宿主淡水鱼、虾共存于同一水域，为华支睾吸虫完成幼虫期发育提供了条件。在我国，已知有12种淡水螺可作为本虫的第一中间宿主，较为常见的有纹沼螺、长角涵螺、赤豆螺，其次为中华沼螺、方格短沟螺等。华支睾吸虫对第二中间宿主的选择性不强，国内已证实在17科63属112种淡水鱼中有感染，主要为鲤科鱼类。2022年监测点的数据显示，华支睾吸虫中间宿主的感染率在南方及东北地区依然较高。2022年13个省、自治区、直辖市共检测麦穗鱼、餐条鱼等淡水鱼5 591条，华支睾吸虫囊蚴阳性率为6.5%，阳性率居前3位的省份为山东（43.0%）、黑龙江（25.0%）和江西（10.6%）。

华支睾吸虫在人群中造成感染的主要原因是吃生的或未煮熟的鱼肉。如广东有吃"鱼生""鱼生粥"或烫鱼片的习惯，导致人群感染率较高；东北地区，特别是部分地区居民主要是通过生鱼佐酒吃而感染；北京、山东、河北、四川等地多因烧吃或烤吃从河沟、池塘捉的鱼而感染，被感染者主要为20岁以下的青少年和儿童；此外，抓鱼后不洗手或用口叼鱼、使用切过生鱼的刀及砧板切熟食品，用盛过生鱼的器皿盛熟食品也是使人感染的原因之一。

粪便污染鱼塘也是本病流行的重要原因之一。若粪内有华支睾吸虫卵，虫卵直接入水，则可使第一、二中间宿主先后感染，导致华支睾吸虫病的传播与流行。

六、防治

1. 控制传染源　对人群及动物开展流行病学调查，及时治疗患者、带虫者及病畜。治疗方案中吡喹酮为首选药。

2. 切断传播途径　加强粪便管理，改变养鱼的习惯，防止虫卵污染水体。查螺灭螺，定期清理塘泥，消毒鱼塘或用药杀灭螺蛳。

3. 保护易感人群　开展健康教育，预防华支睾吸虫病应抓住经口感染这一环节，防止食入活囊蚴是防治本病的关键。自觉不吃鱼生及未煮熟的鱼肉或虾，注意生、熟厨具分开使用。防止保虫宿主的感染也是极其重要的。

学习小结

华支睾吸虫病是由华支睾吸虫寄生于人体肝胆管内引起的寄生虫病。人类常因生食或半生食含有华支睾吸虫囊蚴的淡水鱼或虾而被感染。轻度感染者可无症状，重度感染者可出现消化不良、上腹隐痛、腹泻、精神不振、肝大等临床表现，严重者可发生胆管炎、胆结石以及肝硬化等并发症。预防的关键是把好"口关"，不吃生的或未煮熟的鱼虾肉。

（毛樱逾）

复习参考题

（一）A型选择题

1. 华支睾吸虫感染人体的方式为
   A. 经口感染
   B. 经媒介昆虫叮咬
   C. 经输血感染
   D. 经皮肤感染
   E. 先天性感染

2. 华支睾吸虫的感染阶段是
   A. 尾蚴
   B. 虫卵
   C. 囊蚴
   D. 毛蚴
   E. 胞蚴

3. 华支睾吸虫的寄生部位是
   A. 小肠
   B. 盲肠
   C. 十二指肠
   D. 肝胆管
   E. 回盲部

4. 华支睾吸虫的第二中间宿主是
   A. 赤豆螺
   B. 水生植物
   C. 石蟹
   D. 淡水鱼、虾

   E. 川卷螺

5. 华支睾吸虫对人的危害主要是
   A. 肝脏损害
   B. 肺脏损害
   C. 胰腺炎
   D. 脑损害
   E. 小肠黏膜溃疡

6. 患者，男，43岁。畏寒、发热伴乏力1周，自觉上腹部不适、饱满。嗜酸性粒细胞33%。初步诊断为"嗜酸性粒细胞增多症、急性肝炎"，给予抗炎抗过敏治疗未愈。追问病史，患者喜爱钓鱼，喜食鱼生粥。经胆道引流出寄生虫成虫，检查结果：虫体为叶状，背腹扁平，状似葵瓜子。该患者诊断为哪种寄生虫病
   A. 日本血吸虫病
   B. 斯氏狸殖吸虫病
   C. 卫氏并殖吸虫病
   D. 布氏姜片虫病
   E. 华支睾吸虫病
   答案：1. A；2. C；3. D；4. D；5. A；6. E

（二）简答题

1. 简述华支睾吸虫的生活史。
2. 为什么寄生在终宿主肝胆管的华支睾吸虫产出的虫卵会随粪便排出体外？

第六节 布氏姜片吸虫

布氏姜片吸虫（*Fasciolopsis buski*）是寄生于人体小肠中的一种大型吸虫，简称姜片虫，隶属片形科，姜片属，可致姜片虫病（fasciolopsiasis）。早在1 600多年前东晋时期的医学家范东阳对姜片虫就有记载。1960年在我国广州检查了两具1 513年的明代干尸，发现粪便中有姜片虫卵。

一、形态

1. **成虫** 雌雄同体，长20~75mm，宽8~20mm，厚0.5~3mm，为人体最大的吸虫（图24-6-1）。虫体硕大肥厚，肉红色，椭圆形，背腹扁平，体表有细皮棘。口、腹吸盘相距很近，口吸盘位于虫体亚顶端，直径约0.5mm；腹吸盘位于口吸盘之后，呈漏斗状，肌肉发达，较口吸盘大4~5倍，肉眼可见。咽和食管短，肠支在腹吸盘前分叉，呈波浪状弯曲，向后延至虫体末端。睾丸两个，呈高度分支如珊瑚状，前后排列于虫体后半部。呈分支状的卵巢位于体中部稍前方，子宫盘曲在腹吸盘和卵巢之间；卵黄腺较发达，分布于虫体两侧。两性生殖系统均开口于腹吸盘前缘的生殖腔。

2. **虫卵** 长椭圆形（图24-6-1），是人体最大的蠕虫卵，大小为（130~140）μm×（80~85）μm，淡黄色，卵壳薄而均匀，一端有一不明显的小盖。卵内含有一个卵细胞和20~40个卵黄细胞。

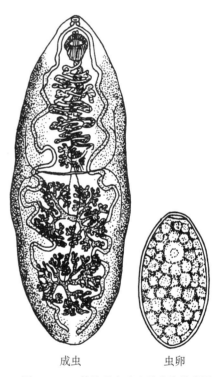

成虫　　　虫卵

▲ 图24-6-1 姜片吸虫成虫及虫卵模式图

二、生活史

姜片虫成虫寄生在终宿主小肠上段，虫卵随粪便排入水中，在适宜温度（26~32℃）下经3~7周发育并孵出毛蚴。毛蚴钻入中间宿主扁卷螺（*Segmentina*）类体内，经胞蚴、母雷蚴、子雷蚴等无性增殖阶段而形成许多尾蚴自螺体陆续逸出。尾蚴在水中吸附于水生植物（如菱角、荸荠、茭白等）的表面，分泌成囊物质包裹其体部，脱去尾部而成囊蚴。终宿主人、猪（或野猪）食入囊蚴后，在消化液和胆汁作用下，后尾蚴逸出并附于十二指肠或空肠上段的黏膜上吸取营养，经1~3个月发育为成虫。姜片虫在猪体内寿命不超过两年，在人体最长可达4年半（图24-6-2）。

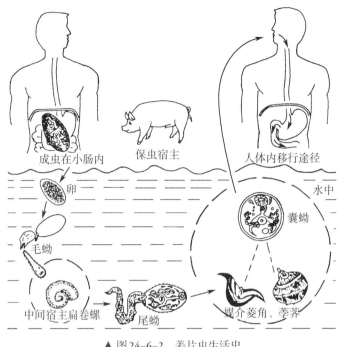

成虫在小肠内　保虫宿主　人体内移行途径

卵　毛蚴　中间宿主扁卷螺　尾蚴　媒介菱角、荸荠　囊蚴　水中

▲ 图24-6-2　姜片虫生活史

三、致病

姜片虫成虫的致病作用包括机械性损伤及虫体代谢产物引起的超敏反应。姜片虫的吸盘发达、吸附力强，可使被吸附的黏膜坏死、脱落，肠黏膜发生炎症、点状出血、水肿以致形成溃疡或脓肿。感染轻度者无明显症状。寄生虫数较多时常出现腹痛和腹泻及消化不良，排便量多，稀薄而臭，或腹泻与便秘交替出现，甚至发生肠梗阻。严重感染的儿童可出现消瘦、贫血、水肿、腹水以及智力减退和发育障碍等。反复感染者可因衰竭、虚脱而致死亡。

四、诊断

粪便中查出虫卵是确诊的依据。3张直接涂片检出率可达90%，也可采用浓集法检查粪便中的虫卵。姜片虫卵、肝片形吸虫卵和棘口类吸虫卵的形态十分相似，应注意鉴别。少数患者的呕吐物或粪便中偶可发现成虫。免疫学方法用于早期感染诊断或大面积普查，常用ELISA和IFAT等。

五、流行

姜片虫病是人、猪共患的寄生虫病，流行于亚洲的印度、孟加拉国、缅甸、越南、老挝、泰国、印度尼西亚、马来西亚、菲律宾、日本和我国。在我国的浙江、福建、广东、广西、云南、贵州、四川、湖南、湖北、江西、安徽、江苏、上海、山东、河北、陕西和台湾等省、自治区、直辖市已发现有人或动物（猪）姜片虫病流行，主要流行于种植菱角、荸荠、茭白等可供生食的水生植物、地势低洼、水源丰富的地区，猪姜片虫病也流行于种植和以水生青饲料喂猪的地区。近年来，由于生态环境的改变，如农村环境治理和改善、农作物种植和养猪方式的改变等，许多经济发展较快的地区姜片虫的感染率迅速下降，全国姜片虫病流行区在缩小，人群感染率已明显降低。

人体姜片虫病一般以青少年为多见，但在严重流行区各年龄组的感染率均很高，这主要取决于感染姜片虫囊蚴的机会。生食菱角、茭白等水生植物，尤其在收摘菱角时，边采边食易于感染。在城镇集市上购得的菱角也有活的囊蚴。曾在一只菱角上找到688个囊蚴。如为保鲜经常在菱角上洒水，囊蚴活力可保持较久。猪感染姜片虫较普遍，是最重要的保虫宿主。用含有活囊蚴的青饲料（如水浮莲、水萍莲、蕹菜、菱叶、浮萍等）喂猪是感染的原因。将猪舍或厕所建在种植水生植物的塘边、河旁，或用未经处理的粪便施肥，都可造成粪内虫卵入水。另一方面，这种水体含有机物多，有利于扁卷螺类的滋生繁殖。这样就构成了姜片虫完成生活史所需的全部条件。实验证实姜片虫尾蚴可在水面上成囊，如自然水体中存在此种情况，则饮用生水可能引起感染。

六、防治

1. 控制传染源　在流行区开展人和猪的姜片虫病普查普治工作。目前最有效的药物是吡喹酮。

2. 切断传播途径　加强粪便和水源的管理，防止人、猪粪便通过各种途径污染水体。

3. 保护易感人群　开展健康教育，使人们了解生食水生植物是感染本病的主要方式，对菱角等水生植物需经刷洗及沸水烫过后再食用。不喝河塘的生水，勿用新鲜的青饲料喂猪。

学习小结

布氏姜片吸虫寄生于人和猪的小肠内，以十二指肠为最多，属肠道寄生大型吸虫。虫体通过强大的吸盘吸附于黏膜，造成肠黏膜损伤，可引起姜片虫病。人体感染是因生食水生植物茭白、荸荠和菱角等所致。感染主要引起消化道症状，如腹痛、腹泻、营养不良等。预防的关键是把好"口关"。

（毛樱逾）

（一）A 型选择题

1. 布氏姜片吸虫的感染阶段是

    A. 虫卵

    B. 毛蚴

    C. 囊蚴

    D. 尾蚴

    E. 胞蚴

2. 人感染布氏姜片吸虫的方式是

    A. 生食或半生食猪肉

    B. 生食或半生食牛肉

    C. 生食或半生食淡水鱼、虾

    D. 生食或半生食水生植物

    E. 生食或半生食溪蟹、蝲蛄

3. 确诊布氏姜片虫病的依据是

    A. 腹痛、腹泻

    B. 外周血嗜酸性粒细胞增高

    C. 有生食水生植物习惯

    D. 粪便检查发现虫卵

    E. 消瘦、乏力、水肿

答案：1. C；2. D；3. D

（二）简答题

1. 简述布氏姜片吸虫的生活史。

2. 简述布氏姜片吸虫的致病与防治。

第七节　肝片形吸虫

知识目标

1. 掌握肝片形吸虫的形态、生活史、致病机制和病原学诊断方法。

2. 熟悉肝片形吸虫感染的临床表现。

3. 了解肝片形吸虫的流行与防治。

肝片形吸虫（*Fasciola hepatica*）属于片形科、片形属，为主要寄生在牛、羊等家畜肝胆管内的大型吸虫，偶尔可在人体寄生，引起肝片形吸虫病（fascioliasis hepatica）。

一、形态与生活史

成虫雌雄同体，呈叶片状，活时棕红色，死后呈青灰色，大小为（20~50）mm ×（8~13）mm。具有口腹吸盘，睾丸 2 个，高度分支，前后排列于体中部，卵巢较小，位于睾丸前侧。虫卵与姜片虫卵相似，呈椭圆形，淡黄褐色，大小为（135~190）μm ×（78~104）μm，壳薄，一端有卵盖，内有一个卵细胞和多个卵黄细胞。

成虫寄生在牛、羊及其他哺乳动物的肝胆管内，虫卵随胆汁流入肠道，混在粪便中排出体外，入水发育为毛蚴，再侵入中间宿主椎实螺，经胞蚴、雷蚴等阶段的发育和无性增殖形成大量尾蚴，成熟尾蚴逸出螺体，附着在水生植物表面形成囊蚴。终宿主因食入囊蚴而感染。囊蚴内的后尾蚴在小肠内逸出，穿过肠壁，经腹腔侵入肝胆管内，也可经血管或淋巴管进入胆道。人因生吃水生植物或喝生水而感染囊蚴。

二、致病

肝片形吸虫的后尾蚴、童虫和成虫均可对宿主产生损害。后尾蚴和童虫在体内移行造成机械性损害和化学性刺激，引起肠壁出血、损伤性肝炎。成虫的机械性刺激及代谢产物的刺激可引起慢性胆管炎、胆管上皮增生和贫血等。人体感染少见。

三、防治

预防人体肝片形吸虫病的关键是做好卫生宣传，使人们认识到生食媒介植物和饮用生水的危害。治疗药物有三氯苯达唑、碘醚柳胺和吡喹酮等。

学习小结

肝片形吸虫病是一种人兽共患寄生虫病，成虫通常寄生于牛、羊及其他哺乳动物胆道内。人体感染少见。人体感染多因生食媒介植物上囊蚴或动物内脏内童虫而致。

（毛樱逾）

复习参考题

（一）A型选择题
1. 人感染肝片形吸虫的方式是
   A. 生食或半生食猪肉
   B. 生食或半生食牛肉
   C. 生食或半生食淡水鱼、虾
   D. 生食或半生食水生植物
   E. 生食或半生食溪蟹、蝲蛄
2. 肝片形吸虫的感染阶段是

A. 虫卵
B. 毛蚴
C. 囊蚴
D. 尾蚴
E. 胞蚴

答案：1. D；2. C

（二）简答题
1. 简述肝片形吸虫的发育过程。
2. 简述肝片形吸虫的防治。

第八节　阔节裂头绦虫

知识目标

1. 掌握阔节裂头绦虫生活史及致病。
2. 熟悉阔节裂头绦虫病的流行、诊断及预防。
3. 了解阔节裂头绦虫的结构特点。

阔节裂头绦虫（*Diphyllobothrium latum*）属于假叶目、裂头科、裂头属绦虫，成虫主要寄生于犬科食肉动物，也可寄生于人体肠道，引起阔节裂头绦虫病（diphyllobothriasis latum）。其幼虫（裂头蚴）寄生于多种鱼类。

一、形态

1. 成虫　外形扁平，乳白色，长3~10m，有3 000~4 000个节片。头节细长，呈匙形或棍棒状，长2~3mm，背、腹面各有一深裂陷的吸槽。颈部细长，仅一节。成熟节片均宽大于长，睾丸750~800个，阴道与雄性生殖孔共同开口于节片前部腹面的生殖腔，子宫盘曲呈玫瑰花状，位于节片中央。孕节的结构与成节基本相同。虫卵可自孕节子宫孔周期性溢出（图24-8-1），随宿主粪便排出体外。

2. 虫卵　呈卵圆形，大小（55~76）μm×（41~56）μm，浅灰褐色，卵壳较厚，一端有明显的卵盖，另一端有小棘，卵内含一个卵细胞和多个卵黄细胞。虫卵排出体外时，卵内胚胎已开始发育（图24-8-1）。

二、生活史

阔节裂头绦虫的生活史与曼氏迭宫绦虫相似，需要两个中间宿主，第一中间宿主为剑水蚤；第二中间宿主为梭鱼、鲈鱼、鳟鱼、蛙鱼等多种淡水鱼类。人以及犬、猫、熊、狼、狐、狮、虎、豹、水獭等肉食动物为终宿主。阔节裂头绦虫在自然界还存在许多转续宿主，可作为本病的传染源。

阔节裂头绦虫的成虫寄生于终宿主的小肠，虫卵随宿主粪便排出体外，在15~25℃水中经7~15天孵出钩球蚴。钩球蚴在水中被剑水蚤吞食，在其血腔经2~3周发育为原尾蚴。当感染的剑水蚤被鱼吞食后，原尾蚴在鱼的肌肉及肝等内脏经1~4周发育为裂头蚴，裂头蚴也可随鱼卵排出。鱼体内的裂头蚴被终宿主食入后寄生于肠道，经5~6周即可发育为成虫。每条成虫每天产卵可达100万个以上，成虫寿命10~15年，甚至可长达25年或更长。

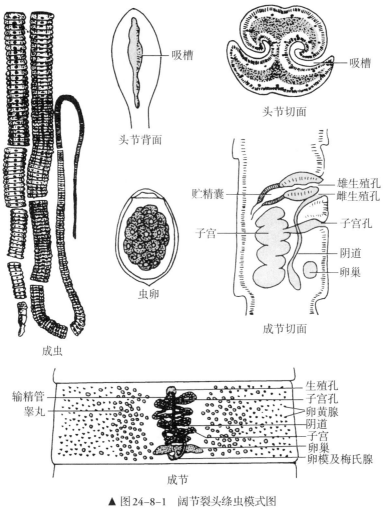

图中标注：
吸槽
头节背面
吸槽
头节切面
贮精囊
雄生殖孔
雌生殖孔
子宫
子宫孔
阴道
卵巢
成节切面
虫卵
成虫
输精管
睾丸
生殖孔
子宫孔
卵黄腺
阴道
子宫
卵巢
卵模及梅氏腺
成节

▲ 图24-8-1　阔节裂头绦虫模式图

三、致病

成虫寄生于人体小肠，一般患者多无明显症状，部分可有疲倦、恶心、呕吐、腹泻或便秘、四肢麻木、饥饿感、嗜食盐等症状。有时因成虫扭结成团，可引起肠梗阻或胆管阻塞，甚至肠穿孔。临床常见的合并症是成虫引起的恶性贫血。贫血的原因可能与虫体大量吸收肠道中的维生素B_{12}致使宿主体内维生素B_{12}缺乏，从而影响造血功能有关。患者除有一般恶性贫血的临床表现外，常伴有感觉异常、运动失调、深感觉缺失，严重者甚至可失去工作能力。

四、诊断

从患者粪便中检获虫卵或孕节即可确诊。

五、流行

阔节裂头绦虫主要分布于北欧、中欧、美洲和亚洲的亚寒带及温带地区。尤以芬兰、瑞士、立陶宛、俄罗斯北部及西伯利亚中部等地发病率最高。在巴勒斯坦、日本、菲律宾和乌干达等国家都有报告。我国仅黑龙江、吉林、广东及台湾地区有少数报告。人感染阔节裂头绦虫是由于生食或半生食含裂头蚴的鱼肉或鱼卵所致。人或动物的粪便污染水源，有适宜中间宿主存在，是构成当地本病流行的主要原因。

六、防治

本病防治的关键在于加强健康宣传教育，改变食鱼习惯，不食生鱼或未煮熟的鱼。加强粪便管理，避免粪便污染水源。及时治疗患者、病犬、病猫，控制传染源，驱虫方法同带绦虫。对恶性贫血，还应加强维生素B_{12}治疗。

学习小结

阔节裂头绦虫成虫寄生于犬、猫等肉食类动物以及人的小肠内，引起阔节裂头绦虫病。生活史需两个中间宿主，钩球蚴寄生于第一中间宿主剑水蚤；裂头蚴寄生于第二中间宿主淡水鱼类。人因吃生的或未熟的含有裂头蚴的鱼而感染。人感染后多无明显症状，有时可引起肠梗阻或胆管阻塞。常见合并症是恶性贫血。粪便检获虫卵即可确诊。

（辛奇）

复习参考题

（一）A型选择题

1. 阔节裂头绦虫的第二中间宿主是

A. 鱼

B. 青蛙

C. 淡水螺

D. 剑水蚤

E. 猫、犬

2. 阔节裂头绦虫引起宿主贫血是因为

虫体大量吸收肠道中的

A. Fe

B. 维生素B_{12}

C. 维生素B_2

D. Ca

E. 维生素C

答案：1. A；2. B

（二）简答题

1. 如何预防阔节裂头绦虫感染？

2. 简述阔节裂头绦虫的生活史及致病。

第九节　链状带绦虫

知识目标

1. 掌握猪带绦虫的生活史及致病，囊尾蚴病的主要类型和感染方式。
2. 熟悉猪带绦虫病和囊尾蚴病的诊断及防治原则。
3. 了解猪带绦虫成虫与幼虫的结构。

问题与思考

患者，女，28岁，因"间断抽搐8个月"就诊。患者于8个月前做饭时突发左手麻木，随即昏倒在地伴抽搐，双眼上翻伴口吐白沫，伴意识不清，持续数十秒后神志转清，此后间断发作2次，症状同前。神志转清后感疲劳无力，后逐渐恢复正常，无发热盗汗，无头痛，无恶心、呕吐，无胸闷、气短等。食欲正常，睡眠欠佳，体重无明显增减。患者无高血压、糖尿病及心脏病病史，家族中无癫痫史。查体：体温37℃，脉搏70次/min，呼吸20次/min，血压128/80mmHg，神志清楚，对答切题，精神可，无贫血貌。口唇无发绀，全身浅表淋巴结未触及肿大。双上臂、双下肢可触及数枚黄豆大小结节，活动尚可，无明显触痛。双眼未见明显异常突起，视力正常，双侧眼裂等大，双侧瞳孔等大，对光反射灵敏。颈软，无抵抗，双肺呼吸音清，心率70次/min，心律齐，各瓣膜听诊区未闻及病理性杂音。腹平软，腹壁无曲张静脉，可触及数枚黄豆大小结节，活动尚可，无明显触痛，全腹无压痛及反跳痛，肝脾肋下未触及，移动性浊音阴性，双下肢无水肿。四肢肌张力正常，双侧腱反射正常，克尼格征、布鲁津斯基征阴性，双侧巴宾斯基征阴性。入院查血常规：白细胞计数5.8×10^9/L，中性粒细胞百分比60.1%，淋巴细胞百分比30%，嗜酸性粒细胞百分比7%，血红蛋白146g/L，血小板计数150×10^9/L。头颅MRI：双侧大脑半球及小脑可见多发囊性病灶，病灶周边可见水肿带，增强扫描可见病灶边缘局部强化，右侧脑室、左侧丘脑及延髓可见环形强化病灶。眼科检查未见明显异常。血清抗猪囊尾蚴抗体阳性。脑脊液常规及生化检查未见异常，脑脊液抗猪囊尾蚴抗体弱阳性。

思考：

1. 该患者应该诊断为什么病，依据是什么，应如何治疗？
2. 引发该病的病原是什么？如何给机体致病？

（张立婷提供）

链状带绦虫（*Taenia solium*）也称猪带绦虫、猪肉绦虫或有钩绦虫，属于圆叶目、带科、带属绦虫。我国古代医籍中称其为"白虫"或"寸白虫"。成虫寄生于人体小肠内，引起猪带绦虫病；幼虫寄生于猪或人体的皮下、肌肉、眼、脑等组织脏器，引起囊尾蚴病，也称囊虫病。

一、形态

1. 成虫　呈白色或乳白色，长2~4m，背腹扁平，带状分节，前端较细，向后逐渐变宽。头节近似球形，有4个吸盘，顶端有顶突，其上有两圈小钩，20~50个。头节之后为纤细的颈部，颈部具有很强的生发功能。其后为链体，有700~1 000个节片。近颈部的幼节呈扁长方形，其内生殖器官尚未发育成熟。中部的成节呈近方形，内部具有发育成熟的雌、雄性生殖器官各一套。成节内有150~200个睾丸，呈滤泡状散在分布；卵巢分3叶，左右两叶较大，中央叶较小；生殖孔略凸出，不规则地分布于链体两侧。虫体后部的孕节片呈长大于宽的竖长方形。雌、雄生殖器官已大部萎缩或退化，但子宫发达。子宫由主干向两侧发出分支，每侧各有7~13个侧支，分支不整齐，每个孕节内约含4万个虫卵（图24-9-1）。

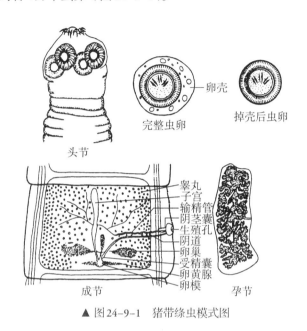

▲ 图24-9-1　猪带绦虫模式图

2. 幼虫　称囊尾蚴或囊虫，卵圆形，乳白色，半透明，大小约为10mm×5mm，囊内充满囊液，囊壁上有一向内翻卷的白色头节，形态结构与成虫头节相同（图24-9-1）。可寄生于人和猪体内。

3. 虫卵　呈圆球形，棕褐色，直径为31~43μm。卵壳位于最外侧，薄而透明，极易脱落。向内是胚膜，较厚，棕黄色，可见放射状条纹。胚膜内含六钩蚴。新鲜虫卵内可见有3对小钩的六钩蚴（图24-9-1）。

二、生活史

成虫寄生在人体小肠上段，以吸盘和小钩附着于肠壁。虫体末端的孕节脱落，随粪便排出。脱落的孕节仍可蠕动，因受压孕节破裂，虫卵散出。孕节或虫卵被猪食入，虫卵在其小肠内经消化液的作用，胚膜破裂，六钩蚴逸出，并钻入肠壁，随血液循环或淋巴系统到达猪的全身各组织器官，经10周左右发育为囊尾蚴。含囊尾蚴的猪肉称为"米猪肉"或"豆猪肉"。猪囊尾蚴在猪体内可存活数年。人若食入含有活囊尾蚴的猪肉后，囊尾蚴在肠内消化液的作用下，头节翻出，附着在肠壁上，2~3个月后发育为成虫并排出孕节和虫卵。成虫在人体可存活10~20年，有的可长达25年。人若误食虫卵，六钩蚴也可在人体组织中发育为囊尾蚴（图24-9-2）。

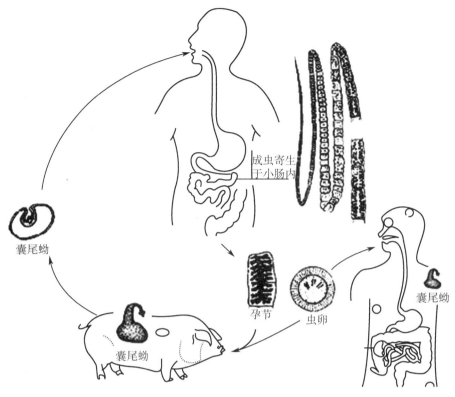

▲ 图24-9-2 猪带绦虫生活史

三、致病

猪带绦虫的成虫和囊尾蚴均可寄生于人体，成虫引起猪带绦虫病，囊尾蚴引起囊尾蚴病。

（一）成虫致病

成虫寄生于人体，多为一条，重感染时也可有多条，但个体较小。成虫寄生时多数患者无明显症状，一般因发现粪便中有节片而就诊。少数患者可出现腹部不适、腹痛、腹泻、消化不良、腹胀及消瘦等症状。其主要原因是吸盘、小钩刺激肠黏膜引起炎症以及虫体毒素和代谢产物的吸收。极少数患者偶可出现肠梗阻、肠穿孔，甚至腹膜炎。

（二）猪囊尾蚴致病

猪囊尾蚴寄生于人体引起囊尾蚴病，俗称囊虫病，是由于感染猪带绦虫虫卵所致，其危害远大于成虫致病。猪带绦虫病患者中，有16%~25%的患者有囊尾蚴寄生。人体感染虫卵的方式有3种：① 自体内感染，即体内有猪带绦虫成虫寄生，由于肠道的逆蠕动，如恶心、呕吐等，将脱落在小肠中的孕节或卵返入胃内，造成严重感染；② 自体外感染，即猪带绦虫病患者误食自己排出的虫卵而感染；③ 异体（外来）感染，即食入他人排出的虫卵而感染。猪带绦虫病和囊尾蚴病可同时存在，也可单独发病。

囊尾蚴寄生部位有皮下、肌肉、脑、眼、心、肝、肺、腹膜等处。由于囊液渗出物及虫体死亡后崩解产物等的毒性作用，可造成局部炎细胞浸润，包括中性粒细胞、嗜酸性粒细胞、淋巴细胞和浆细胞等。囊尾蚴的寿命可达数年至数十年不等，最后被机体纤维化、钙化而死亡。囊尾蚴死后其崩解产物所诱发的脑、眼等组织急性或慢性炎症反应，比活囊尾蚴的刺激更为剧烈。

寄生囊尾蚴的大小、数目、形态有差异。患者体内可只有一个囊尾蚴寄生，也可多达成千上万个。寄生于疏松结缔组织中的囊尾蚴多呈圆形，大小5~8mm。而寄生于肌肉组织中的囊尾蚴因肌肉伸缩压迫略伸长。寄生于脑底部的囊尾蚴可呈分支状或葡萄样突起。

猪囊尾蚴病的严重程度因寄生虫数、寄生部位及寄生时间长短的不同有很大差异。根据寄生部位不同，囊尾蚴病可分为3型：

1. **皮下及肌肉囊尾蚴病** 临床上最为常见。囊尾蚴寄生在皮下时呈结节状，圆形或椭圆形，硬如软骨，可在皮下稍有移动，无压痛，与周围组织无粘连。结节数目可从1个至数千个不等，多分批出现，以头部及躯干较多见。寄生在肌肉时，可引起局部肌肉酸痛、发胀、麻木或呈假性肌肥大症等，轻者也可无症状。

2. **脑囊尾蚴病** 此型对人体危害最为严重。因虫体寄生的部位、数量不同，特别是人体的免疫反应不同，其症状复杂多样，有的可无症状，有的较为严重甚至猝死。发病时间以感染后1个月至1年为多，最长者可达30年。癫痫发作、颅内压增高和精神症状是脑囊尾蚴病的三大主要症状，以癫痫发作最为常见。癫痫发作时间可长可短，表现为大发作、小发作、精神运动性发作和局限性发作。颅内压增高可表现为头痛、神志不清、视力模糊、视神经盘水肿等症状。患者还可出现精神障碍，表现为神经衰弱、精神分裂、抑郁、失语、躁狂等。此外，约10%患者以急性或亚急性脑膜炎的临床表现为主。患者可有脑脊液改变，其特点为白细胞显著增多，尤以淋巴细胞为主。

3. **眼囊尾蚴病** 猪囊尾蚴可寄生于眼的任何部位，以眼球深部玻璃体及视网膜下最为常见，也可寄生在结膜下、眼前房、眼眶内、眼肌处等。通常累及单眼，少数双眼同时有囊尾蚴寄生。患者自觉有黑影在视野内飘动，形态不一，或呈团块状，或时明时暗，或飞蚊幻视。结膜下囊尾蚴病可使结膜局限性半圆形隆起，伴结膜充血，仔细观察有蠕动现象。眼内囊尾蚴寿命1~2年。眼内囊尾蚴存活时，患者尚能忍耐，一旦囊尾蚴死亡，虫体的分解物可产生强烈的刺激，造成眼内组织变性，导致玻璃体混浊，视网膜脱离，视神经萎缩，并发白内障、青光眼，最终可导致眼球萎缩甚至失明。

四、诊断

（一）猪带绦虫病诊断

询问食肉方式、有无食"米猪肉"史及有无节片排出史对诊断具有一定意义。有猪带绦虫感染时，粪便中常可见到孕节。若患者提供新鲜节片，可将孕节用生理盐水冲洗后，夹在两张载玻片之间，观察子宫侧支数目和排列状况与牛带绦虫孕节鉴别。采用该方法时，操作者需注意防止感染虫卵。对可疑者可采用试验性驱虫，根据成虫头节结构、成节的卵巢形态及孕节子宫侧支数及排列可即可确诊。可采用肛门拭子法、粪便直接涂片法等检查虫卵，但因其虫卵形态与牛带绦虫虫卵相同，仅靠虫卵的检出不能确定猪带绦虫病。粪便抗原检查和核酸检测已被尝试应用于猪带绦虫病的诊断。

（二）囊尾蚴病诊断

检查方法视囊尾蚴寄生部位而异。

1. 皮肌型囊尾蚴病 当触摸到皮下结节时，可以手术摘除活检，即可确诊。

2. 眼囊尾蚴病 用检眼镜检查，有时可看到囊尾蚴的蠕动和头节的伸缩活动。

3. 脑囊尾蚴病 脑囊尾蚴病的诊断较为困难。根据患者有脑部症状和体征，头颅CT或MRI检查有典型囊尾蚴图像改变（附图15、附图16），辅助以脑脊液或血清学检查（IHA、ELISA等）综合考虑协助诊断。

（三）免疫学试验

对可疑病例，特别是无法获得病原学依据的脑囊尾蚴病患者的诊断具有重要的意义。常用的免疫学方法有ELISA、IHA、CIEP等。循环抗原（CAg）的检测可用于囊尾蚴病的疗效评价。

五、流行

1. 分布 除因宗教教规而禁食猪肉的国家和民族外，世界各地均有散在病例，尤以发展中国家较多，如中非、南非、拉丁美洲、墨西哥、印度和南亚地区。本病在我国分布也很普遍，已知在30个省、自治区、直辖市有本病的发生和流行，但感染率各地差异较大，东北、华北、云南等少数地区感染率较高，呈区域性流行。感染者多为青壮年，农村高于城市。

2. 流行因素 猪带绦虫病的流行与猪的饲养方法和当地居民有爱吃生的或未煮熟的猪肉的习惯或不良生活习惯密切相关。如有的地方猪经常野外放养或厕所直接建于猪圈之上（连茅圈），使猪易食入患者粪便而感染。傣族的"剁生"、哈尼族的"噢嚅"均用生猪肉制作。西南地区的"生片火锅"、云南的"过桥米线"、白族的"生皮"等均为生猪肉短暂加热后食用，可能因加热时间短或温度低，不足以杀死猪肉内囊尾蚴而使人感染。此外，生熟砧板不分，易造成交叉污染，也可致人感染。实验证明，猪囊尾蚴在−5℃条件下可存活5天，20℃可存活26天，50℃可存活15分钟。140g肉块在生理盐水中煮沸10分钟，可杀死全部囊尾蚴，因而掌握烹煮时的温度和时间对预防感染非常重要，用新鲜粪便施肥致使孕节或虫卵污染蔬菜、瓜果，或因卫生习惯不良，导致误食入虫卵是造成猪囊尾蚴的感染或流行的重要原因。另外，猪带绦虫病患者因自体感染也是造成猪囊尾蚴病发生的原因。

六、防治

1. 控制传染源 治疗猪带绦虫病患者和带虫者是控制传染源的重要手段。常用的药物有吡喹酮、氯硝柳胺（又称灭绦灵）、槟榔–南瓜子等。槟榔–南瓜子法有良好的驱虫效果，在泻药硫酸镁的协同下，可驱除成虫。多数患者在5~6小时内排出完整的虫体，若只排出部分虫体，可用温水坐浴，让虫体缓慢排出，切勿用力拉扯，以免虫体头节留在消化道内。驱虫后应收集24小时粪便，检查有无头节排出。若头节排出，表明虫体已驱净。如未检获头节应继续随访，3~4个月后复查，无孕节、虫卵发现可视为治愈。

囊尾蚴病的治疗原则依囊尾蚴寄生的部位、数量不同而异。浅表数量不多的皮下、肌肉囊尾蚴可以手术摘除；眼囊尾蚴以手术取虫为主；数量少、重要部位的脑囊尾蚴如脑室囊尾蚴应予手术摘除。不能手术摘除的囊尾蚴选用药物治疗。吡喹酮和阿苯达唑是治疗囊尾蚴病的有效药物，具有疗效高、药量小、给药方便等优点。脑囊尾蚴病患者药物治疗期间，因囊尾蚴变性和坏死可引起急性颅内压增高和过敏反应，故应在医生的密切观察下进行治疗。

2. 切断传播途径 加强肉类检疫检验，严禁销售"米猪肉"。管理厕所；厕所与猪圈应分开；改善养猪方法和条件，提倡圈养。

3. 保护易感人群 大力宣传本病的危害性，不吃生肉或半生肉。切生肉、熟肉或蔬菜的刀和砧板要分开。注意个人卫生和饮食卫生，饭前便后要洗手。如有节片排出，应尽早就诊并驱虫，防止自体感染囊尾蚴病。

学习小结

猪带绦虫成虫寄生于人体小肠，引起猪带绦虫病，人是其唯一终宿主；幼虫寄生于猪和人的各组织器官，引起囊尾蚴病。囊尾蚴病远较猪带绦虫病的危害大。人通过自体内、自体外或异体三种方式感染虫卵而患囊尾蚴病，其临床表现和严重程度因寄生虫数、寄生部位及寄生时间长短有很大差异。猪带绦虫病不能直接通过粪检虫卵确诊，可通过检查粪便中的孕节并观察子宫的侧枝数目及排列确定虫种。囊尾蚴病的诊断方法视囊尾蚴寄生的部位而定，血清学方法可辅助诊断。使用吡喹酮、阿苯达唑或槟榔－南瓜子法驱虫治疗猪带绦虫病，囊尾蚴病以手术治疗为主。

（辛奇）

复习参考题

（一）A型选择题

1. 符合猪带绦虫头节的特征的是
   A. 吸盘4个及小钩2圈
   B. 吸盘2个及小钩2圈
   C. 吸盘4个及小钩1圈
   D. 吸盘4个，无小钩
   E. 吸盘2个及小钩1圈

2. 人体猪囊尾蚴病的感染途径和感染阶段为
   A. 经口食入猪囊尾蚴
   B. 经皮侵入猪囊尾蚴
   C. 经口食入猪带绦虫卵
   D. 经皮感染六钩蚴
   E. 经胎盘感染六钩蚴

3. 猪带绦虫病对人体的主要危害是
   A. 头节小钩和吸盘对肠壁的刺激
   B. 成虫可吸收大量的营养，造成宿主营养不良
   C. 可继发囊尾蚴病

D. 六钩蚴穿过组织器官时的破坏作用

E. 代谢产物毒素作用

4. 确诊脑囊尾蚴病的最有效方法是

A. 脑电图

B. 脑室造影

C. 脑脊液免疫试验

D. 临床症状

E. 脑部CT或MRI

5. 预防猪带绦虫病的关键措施是

A. 粪便管理

B. 取消连茅圈

C. 肉类检验

D. 治疗患者

E. 不吃生的或未煮熟的猪肉

6. 患者，男，40岁，来自云南，2个

多月前有生食猪肉史，近期感觉腹部不适，偶有腹部隐痛，伴恶心、食欲增加，无腹泻也无发热，5天前患者发现粪便中有2个长条状物，乳白色且可蠕动，扁平，两端较平齐，长宽约2cm×0.6cm。近几天粪便中时有发现此类长条状物，且有时从肛门逸出，遂就诊。请问该患者最有可能感染的寄生虫是

A. 旋毛虫

B. 细粒棘球绦虫

C. 猪带绦虫

D. 微小膜壳绦虫

E. 曼氏迭宫绦虫

答案：1. A；2. C；3. C；4. E；5. E；6. C

（二）简答题

1. 猪带绦虫病的确诊依据和根治标准是什么？

2. 治疗猪囊尾蚴病时是否需要检查粪

便，为什么？

3. 试述猪带绦虫病和猪囊尾蚴病的感染方式和致病。

第十节　肥胖带绦虫

知识目标

1. 掌握牛带绦虫的形态、生活史、致病及与猪带绦虫的异同。
2. 熟悉牛带绦虫病的流行和诊断。
3. 了解牛带绦虫病的预防。

肥胖带绦虫（*Taenia saginata*）又称牛带绦虫、牛肉绦虫或无钩绦虫，属于圆叶目、带科、带属绦虫。成虫寄生于人体小肠上段，引起牛带绦虫病；幼虫寄生于牛的皮下、肌肉、眼、脑等处引起牛囊尾蚴病。我国古籍中也称此虫为白虫或寸白虫。

一、形态

1. 成虫　成虫与猪带绦虫相似，乳白色，长4~8m，带状分节，节片大而肥厚，虫体由1 000~

2 000个节片组成。头节略呈方形，直径1.5~2.0mm，有4个吸盘，无顶突及小钩。成节内睾丸300~400个，卵巢分左右两叶。孕节子宫分支每侧15~30支，分支较整齐，每一孕节内含虫卵约8万个（图24-10-1）。牛带绦虫与猪带绦虫形态的区别见表24-10-1。

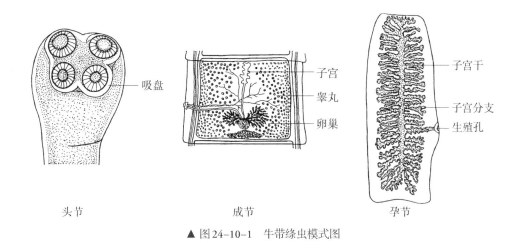

头节   成节   孕节

▲ 图24-10-1   牛带绦虫模式图

▼ 表24-10-1   牛带绦虫与猪带绦虫形态的区别

区别点	牛带绦虫	猪带绦虫
体长/m	4~8	2~4
头节	略呈方形，直径1.5~2.0mm，无顶突和小钩	球形，直径约1mm，有顶突和25~50个小钩
节片	1 000~2 000节，较厚、不透明	700~1 000节，较薄、略透明
成节	卵巢分左右两叶	卵巢分左右两叶和中央小叶
孕节	子宫分支每侧15~30支，分支整齐	子宫分支每侧7~13支，分支不整齐

2. 牛囊尾蚴（cysticercus bovis） 略小于猪囊尾蚴。头节与成虫头节相似，有4个吸盘，无顶突和小钩。仅寄生于牛、羊等中间宿主体内，不寄生于人体内。

3. 虫卵 牛带绦虫卵与猪带绦虫卵形态相似，不易鉴别，统称为带绦虫卵。

二、生活史

人是牛带绦虫的唯一终宿主。成虫寄生于人体小肠上段，以吸盘吸附于小肠黏膜上，虫体末端的孕节多逐节脱离链体，随宿主粪便排出体外。通常每天排出6~12节，最多40节。从链体上脱落的孕节具有明显的活动能力，可主动从肛门逸出。虫卵随孕节蠕动自子宫前端排出，或因孕节破裂致虫卵散出从而污染环境，如草地和水源。若被中间宿主牛食入，卵内六钩蚴在牛的十二指肠孵出，钻入肠壁，随血液循环到达牛体各组织脏器，尤其是运动较多的股、肩、心、舌和颈部的肌肉，经60~70天发育为牛囊尾蚴。人若误食虫卵并不会感染牛囊尾蚴，人不能作为牛带绦虫的中间宿主。

　　人食入生的或半生的含有牛囊尾蚴的牛肉，囊尾蚴的头节在小肠消化液的作用下翻出，附着于肠壁上，经过8~10周发育为成虫（图24-10-2）。成虫寿命可达20~30年，甚至更长。

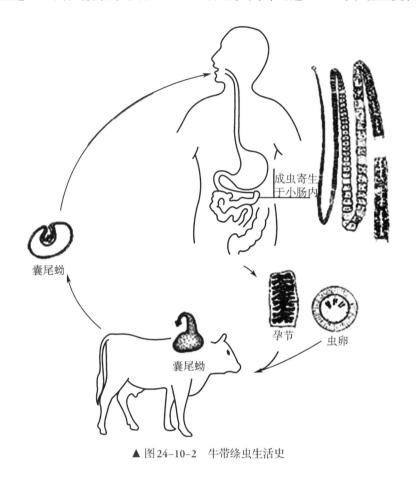

　成虫寄生
　于小肠内

囊尾蚴

囊尾蚴

孕节

虫卵

▲ 图24-10-2　牛带绦虫生活史

三、致病

　　寄生于人体的牛带绦虫成虫多为一条，严重感染者可达10余条或更多。患者一般无明显症状，仅以孕节从肛门逸出或粪便中发现孕节为唯一主诉。有时患者可出现上腹不适、消化不良、恶心、腹胀、腹泻或体重减轻等症状。由于孕节自动从肛门逸出，患者自觉有肛门及会阴部的瘙痒感。大量虫体寄生可引起肠梗阻等并发症。

　　人对牛带绦虫的六钩蚴具有天然免疫力。牛带绦虫患者的指甲缝里常有牛带绦虫卵，因此有误食虫卵的机会，但是人几乎没有牛囊尾蚴的寄生。

四、诊断

　　患者一般无临床症状，常因粪便中发现孕节或孕节自动从肛门逸出，散落在衣裤和褥单上而就诊。检查方法同猪带绦虫，将孕节夹在两张载玻片之间，检查孕节子宫分支数及排列情况可作为确诊依据，以此与猪带绦虫相鉴别。通过粪检可查到虫卵或孕节，但采用肛门拭子法检获虫卵的概率更大，但不能确定虫种。

五、流行

牛带绦虫病呈世界性分布，以牧区及以牛肉为主要肉食的民族地区为多见，其他地区散在分布。在我国新疆、内蒙古、西藏、四川、云南、贵州、广西、甘肃及台湾等省、自治区、直辖市有地方性流行，其中以西藏感染率最高，感染率高的可达70%以上，患者多为青壮年，男性稍多于女性。

造成流行的主要因素与患者和带虫者的粪便污染环境及居民食用牛肉方法不当有关。在流行区，牧民多不使用厕所，常在牧场及野外排便，粪便易污染牧场、水源及地面。牛带绦虫虫卵在外界可存活8周或更久，在放牧时牛很容易吃到被虫卵污染的牧草；在广西和贵州的一些地区，苗族、侗族群众的居住习惯常常是人畜共居一楼，人住楼上，楼下即是牛圈，人粪便可直接从楼上排入牛圈内，使牛受感染机会增多。许多流行区的人群有喜食生或半生牛肉的习惯，如贵州、广西和湖南的苗族、侗族人喜食"红肉""腌肉"，云南的傣族人喜食"剁生"等，都是将生牛肉切碎后稍加各种佐料即生食；藏族人喜欢风干生食牛肉或在篝火上烤食大块牛肉，这些食肉习惯都容易造成人群的感染。此外，非流行区虽无生食或半生食牛肉的习惯，但烹调时肉块过大、温度不够或用切过生肉的刀和砧板再切熟食，皆可使人误食活牛囊尾蚴而患牛带绦虫病。

六、防治

治疗患者和带虫者是预防牛带绦虫病的关键环节。牛带绦虫病的治疗与猪带绦虫病相同，采用槟榔-南瓜子法，疗效高，副作用小。也可用吡喹酮、阿苯达唑等，但服药后虫体完全崩解，无法检出节片。

在流行区采取加强卫生宣教、改变不良的饮食习惯、不吃生的或未煮熟的牛肉；加强粪便管理、注意牧场清洁；加强肉类检疫、禁止出售含囊尾蚴的牛肉等综合治理措施，可达到阻断传播途径，降低本病发病率的目的。

学习小结

牛带绦虫寄生于人体小肠，其幼虫牛囊尾蚴可寄生于牛的各组织器官内。虫卵对人无感染性。人若误食含牛囊尾蚴的牛肉或内脏，牛囊尾蚴在小肠内发育为成虫，致牛带绦虫病。患者多无症状，节片常主动自肛门逸出。牛带绦虫病不能通过粪检虫卵确诊，可通过检查粪便中的孕节确定虫种。防治原则同猪带绦虫。

（辛奇）

（一）A型选择题

1. 牛囊尾蚴可使人感染

　　A. 微小膜壳绦虫病

　　B. 猪带绦虫病

　　C. 牛带绦虫病

　　D. 曼氏迭宫绦虫病

　　E. 包虫病

2. 确诊带绦虫病的最佳诊断方法是

　　A. 粪便直接涂片法

　　B. 饱和盐水漂浮法

　　C. 水洗沉淀法

　　D. 观察孕节子宫侧支数和排列

　　E. 活组织检查法

3. 预防牛带绦虫感染的关键措施是

　　A. 粪便管理

　　B. 取消连茅圈

　　C. 肉类检验

　　D. 治疗患者

　　E. 不吃生的或未煮熟的牛肉

4. 患者，男，36岁，消瘦、头晕、精神不佳，好吃烤肉和火锅，常有腹部隐痛、腹泻，常感觉肛门瘙痒，排便时发现白色小片带状物就诊。疑为带绦虫感染，确诊其感染虫种的最佳方法是

　　A. 粪便直接涂片法

　　B. 饱和盐水漂浮法

　　C. 水洗沉淀法

　　D. 观察孕节子宫侧支数

　　E. 活组织检查法

　　　　答案：1. C；2. D；3. E；4. D

（二）简答题

1. 牛带绦虫和猪带绦虫的形态与生活史有何异同？

2. 鉴别牛带绦虫与猪带绦虫对治疗有何指导意义？

第十一节　微小膜壳绦虫

知识目标

1. 掌握微小膜壳绦虫的生活史及致病。
2. 熟悉微小膜壳绦虫病的形态、诊断。
3. 了解微小膜壳绦虫病的流行、预防。

微小膜壳绦虫（*Hymenolepis nana*）或称短膜壳绦虫，属于膜壳科、膜壳属，成虫主要寄生于鼠类和人的小肠，引起微小膜壳绦虫病（hymenolepiasis nana）。

一、形态

1. 成虫　小型绦虫。体长5~80mm（平均20mm）。头节呈球形，有4个吸盘和顶突。顶突短而圆，可自由伸缩，其上有单环排列的20~30个小钩，颈部细长。链体节片数为100~200个，最多者可达1 000个。所有节片均宽大于长，并由前向后逐渐增大，孕节最大。生殖孔位于节片的

同一侧。成节中有3个圆球形睾丸，横列在节片中部。分叶状卵巢位于节片中央，其后方有椭圆形卵黄腺。孕子宫呈袋状，其内充满虫卵（图24-11-1）。

2. 虫卵　圆球形或椭圆形，大小（48~60）μm×（36~48）μm，无色透明。卵壳薄，内有一层胚膜，胚膜较厚且两端隆起，并由该处各发出4~8个根丝状物，胚膜内有1个六钩蚴（图24-11-1）。

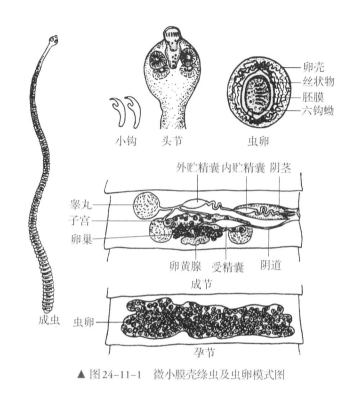

▲ 图24-11-1　微小膜壳绦虫及虫卵模式图

二、生活史

微小膜壳绦虫的生活史既可经中间宿主，也可不经中间宿主（图24-11-2）。成虫寄生在鼠类或人的小肠内，脱落的孕节或虫卵随宿主粪便排出体外，如被鼠类或人吞食，虫卵在小肠内经消化液的作用下孵出六钩蚴，然后钻入肠绒毛，经3~4天发育成似囊尾蚴（cysticercoid）。6~7天后似囊尾蚴破开肠绒毛回到肠腔，借头节的小钩和吸盘附着肠壁上，逐渐发育为成虫。自食入虫卵至发育为成虫并排出孕节或虫卵约需2周，成虫寿命4~6周。若孕节在宿主肠道内停留时间较长，虫卵也可直接在肠内孵出六钩蚴，钻入肠绒毛，经似囊尾蚴发育为成虫，造成自体内重复感染。

实验证明多种蚤类的幼虫、面粉甲虫和赤拟谷盗等可作为微小膜壳绦虫的中间宿主。当微小膜壳绦虫虫卵被这些中间宿主吞食后，六钩蚴在其血腔内发育为似囊尾蚴，鼠类或人如误食含有似囊尾蚴的中间宿主，似囊尾蚴在其小肠内发育为成虫。

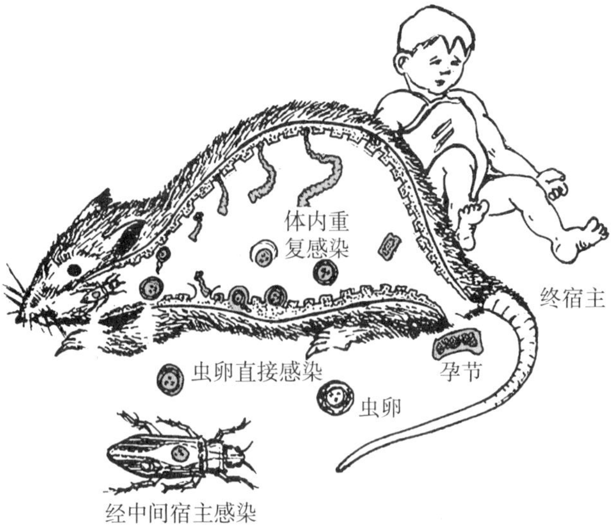
体内重
复感染
终宿主
虫卵直接感染
孕节
虫卵
经中间宿主感染
▲ 图24-11-2　微小膜壳绦虫生活史示意图

三、致病

该虫的致病作用主要是由成虫头节上的吸盘、小钩和体表微毛对宿主肠壁的机械性损伤以及虫体的毒性分泌物所致。另外，六钩蚴孵出后迅速进入肠绒毛，96小时后发育为成熟似囊尾蚴，可引起肠壁破坏，包括肠绒毛、黏膜下层和肌层的破坏，导致肠绒毛水肿出血、毛细血管充血、淋巴管扩张，并有炎性细胞浸润。此外，似囊尾蚴也可侵入其他组织，如肠系膜淋巴结、肝、胰及腹膜内。

当虫体感染数量少时，一般无明显症状。但感染严重者，尤其是儿童，可有恶心、呕吐、食欲缺乏、腹泻、腹痛、消瘦和头痛、头晕、烦躁、失眠等消化系统与神经系统症状。5%~20%患者出现嗜酸性粒细胞增多。少数患者出现眼、鼻、肛门和皮肤瘙痒或荨麻疹等症状。但也有些人感染很重而无症状。我国曾有1例经3次治疗后共排出37 982条成虫的报告，这显然与自体内重复感染有关。

宿主的免疫状态对该虫的感染和发育过程影响很大。该虫感染者如需应用免疫抑制剂治疗其他疾病，应先驱除体内的微小膜壳绦虫。

四、诊断

病原学检查是本病的确诊依据，即检获虫卵或孕节片。

1. 病原学检查

（1）直接涂片法：常用粪便生理盐水直接涂片法检查虫卵。

（2）浓集法：水洗沉淀或漂浮浓集法可提高检出率。

2. 其他　个别患者有红细胞、血红蛋白减少，嗜酸性粒细胞增高。

五、流行

微小膜壳绦虫呈世界性分布，在温带和热带地区较多见。在我国分布亦很广泛，至少有17个省、自治区、直辖市有本虫分布，全国各地的感染率一般低于1%，但也有个别地区感染率稍高，如新疆。

微小膜壳绦虫生活史可以不需要中间宿主，虫卵自孕节散出后便具有感染性，人体可通过自体内、自体外、异体感染方式感染虫卵而患微小膜壳绦虫病。此虫的感染与个人卫生习惯有关。一般儿童感染率较高。偶然误食带有似囊尾蚴的中间宿主（昆虫）也可使人感染。

已有实验证实，在改变宿主的情况下，人类和鼠类的微小膜壳绦虫可以改变其生理原型，相互感染。因此，鼠类在本病的流行上起保虫宿主的作用。

六、防治

1. **控制传染源**　治疗患者，消灭鼠类、蚤类。驱虫治疗可用吡喹酮，亦可使用阿苯达唑等。

2. **切断传播途径**　饭前便后洗手，加强粪便管理，防止粪便污染水源和食物。

3. **保护易感人群**　加强健康教育，注意营养，注意个人卫生和饮食卫生，提高个体抵抗力。

学习小结

微小膜壳绦虫或称短膜壳绦虫成虫寄生于鼠类和人的小肠，引起微小膜壳绦虫病，属人兽共患寄生虫病。生活史既可在同一宿主体内完成，也可经中间宿主完成。感染阶段为虫卵、似囊尾蚴。感染方式包括异体感染和自体感染（自体内和自体外）。宿主的免疫状态对该虫的感染和发育影响很大。鼠类在本病流行上具有重要的保虫宿主作用。

（单骄宇）

复习参考题

（一）A型选择题

1. 微小膜壳绦虫的感染阶段是
   - A. 毛蚴
   - B. 囊尾蚴
   - C. 棘球蚴
   - D. 囊蚴
   - E. 虫卵和似囊尾蚴

2. 终宿主是人和鼠的绦虫是
   - A. 猪带绦虫
   - B. 牛带绦虫
   - C. 细粒棘球绦虫
   - D. 微小膜壳绦虫
   - E. 阔节裂头绦虫

答案：1. E；2. D

第十二节　缩小膜壳绦虫

知识目标

1. 掌握缩小膜壳绦虫生活史及致病。
2. 熟悉缩小膜壳绦虫病的诊断。
3. 了解缩小膜壳绦虫的形态、流行与预防。

缩小膜壳绦虫（*Hymenolepis diminuta*）又称长膜壳绦虫，属于膜壳科、膜壳属，为鼠类常见的寄生虫。偶可感染人体，引起缩小膜壳绦虫病（hymenolepiasis diminuta）。

一、形态

与微小膜壳绦虫相似，体长200~600mm，节片800~1 000个。头节球形，直径0.2~0.6mm，顶突常缩于顶突凹中，不易伸缩，无小钩，有4个小吸盘。睾丸通常为3个，呈球形或椭圆形。虫体的生殖孔开口在一侧边缘的中央或后中1/3交界处，大多位于同侧。袋状子宫内充满虫卵，边缘不整齐（图24-12-1）。虫卵圆形或稍呈椭圆形，黄褐色。大小为（60~79）μm×（72~86）μm，卵壳稍厚，胚膜两极稍肥厚，无极丝，在卵壳内膜与胚膜之间充满无色透明的胶质体，胚膜内含1个六钩蚴。

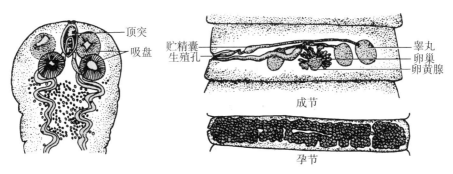

顶突
吸盘
贮精囊
生殖孔
睾丸
卵巢
卵黄腺
成节
孕节

▲ 图24-12-1　缩小膜壳绦虫模式图

二、生活史

与微小膜壳绦虫相似，但发育必须经过中间宿主（图24-12-2）。中间宿主包括蚤类、甲虫、蟑螂、倍足类和鳞翅目等60多种昆虫，以具带病蚤、印鼠客蚤、面粉甲虫较多见。成虫寄生在鼠小肠中，脱落的孕节和虫卵随粪便排出体外。虫卵被中间宿主吞食后，在其肠中孵出六钩蚴并进入血腔发育为似囊尾蚴。鼠或人因误食含成熟似囊尾蚴的昆虫而被感染。从似囊尾蚴感染至发育为成虫排卵需12~13天。

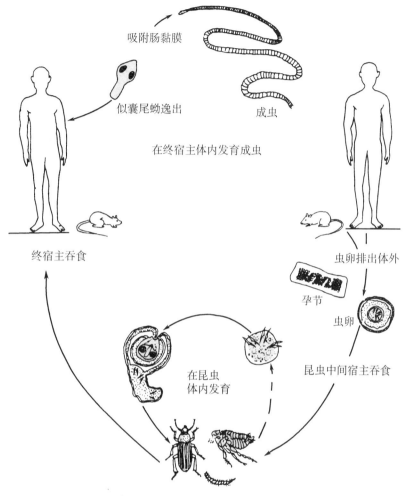

▲ 图24-12-2　缩小膜壳绦虫生活史示意图

三、致病

患者一般无明显临床症状，或仅有轻微的神经和消化系统症状，如头晕、头痛、失眠、烦躁不安，腹胀、恶心、呕吐等。严重者可致眩晕、精神呆滞或恶病质。

四、诊断

诊断方法同微小膜壳绦虫。

五、流行

缩小膜壳绦虫分布于美洲、欧洲、亚洲、大洋洲和非洲等地。国内自1929年首例病例报道，至今为散在感染。

六、防治

杜绝传染源是预防本病的有效措施，应积极消灭鼠类和中间宿主，特别要加强粮库管理，并应注意个人卫生和饮食卫生。治疗药物同微小膜壳绦虫。

学习小结

缩小膜壳绦虫又称长膜壳绦虫，为鼠类常见寄生虫，偶可寄生于人体。其形态、生活史与微小膜壳绦虫相似，但其发育必须经中间宿主（蚤类、甲虫、蟑螂等昆虫）。人误食含似囊尾蚴的中间宿主而感染。感染者多无明显症状或仅有轻微消化道和神经系统症状。

（单骄宇）

复习参考题

（一）A型选择题

1. 缩小膜壳绦虫的感染阶段是

   A. 囊尾蚴

   B. 囊蚴

   C. 似囊尾蚴

   D. 虫卵

   E. 孕节

2. 缩小膜壳绦虫的最常见的中间宿主是

   A. 蚊

   B. 蚤类

   C. 鼠类

   D. 鱼类

   E. 猫、犬

   答案：1. C；2. B

（二）简答题

简述微小膜壳绦虫和缩小膜壳绦虫的生活史与致病的异同。

第十三节　似蚓蛔线虫

知识目标

1. 掌握似蚓蛔线虫的生活史及致病。
2. 熟悉似蚓蛔线虫的病原学诊断方法、流行情况和防治原则。
3. 了解似蚓蛔线虫的形态特征。

似蚓蛔线虫（*Ascaris lumbricoides*）简称蛔虫，属于蛔线虫目、蛔科、蛔线虫属，是人体最常见的寄生虫之一，成虫寄生于小肠，引起蛔虫病（ascariasis）和多种并发症。

一、形态

1. 成虫　圆柱形，形似蚯蚓，头部尖细，尾部钝圆，活时淡红色，死后灰白色。体表有细横纹，虫体两侧有两条明显的侧线。口孔位于虫体顶端，周围有3片呈"品"字形排列的唇瓣，内缘有细齿。雌虫长20~35cm，直径3~6mm，尾端钝圆，生殖器官为双管型。雄虫长15~31cm，直径2~4mm，尾端向腹面弯曲，可见1对镰刀状交合刺，生殖器官为单管型（图24-13-1）。

2. 虫卵　有受精卵和未受精卵之分。受精卵呈椭圆形，大小为（45~75）μm×（35~50）μm，卵壳厚而均匀，分为3层，由外向内依次为受精膜、壳质层及蛔甙层。虫卵外有一层凹凸不平的蛋白质膜，在宿主肠道中被胆汁染成棕黄色。卵内含1个大而圆的卵细胞，其两端与卵壳之间有新月形空隙。未受精卵呈长椭圆形，棕黄色，大小为（88~94）μm×（39~44）μm。蛋白质膜与卵壳均较薄，无蛔甙层，卵内含大小不等的折光颗粒（图24-13-1）。在某些理化因素作用下，蛔虫卵可脱去蛋白质膜，成为无色透明的脱蛋白质膜卵，注意与钩虫卵鉴别。

二、生活史

蛔虫生活史为直接型，不需要中间宿主，包括受精卵在外界的发育，幼虫在宿主体内的移行和发育，及成虫在小肠内寄生3个阶段（图24-13-1）。

成虫寄生在人体小肠内，雌、雄虫交配后产卵。卵随宿主粪便排出体外，只有受精卵才能继续发育。受精蛔虫卵在适宜条件下约经3周，蜕皮1次，发育为感染期虫卵，人因误食含感染期虫卵的食物或水而感染。在宿主小肠内，卵内幼虫孵出，侵入肠黏膜和黏膜下层，进入静脉或淋巴管，经肝、右心、到达肺，穿破肺泡毛细血管，进入肺泡，在此进行2次蜕皮。之后幼虫沿支气管、气管逆行至咽部，随吞咽进入消化道，在小肠完成第4次蜕皮后发育为成虫。幼虫移行过程中也可随血流到达其他器官，但一般不能发育为成虫，而是造成器官损伤。自人体感染到雌虫开始产卵需60~75天，1条雌虫每天产卵约24万个，成虫的寿命一般为1年左右。

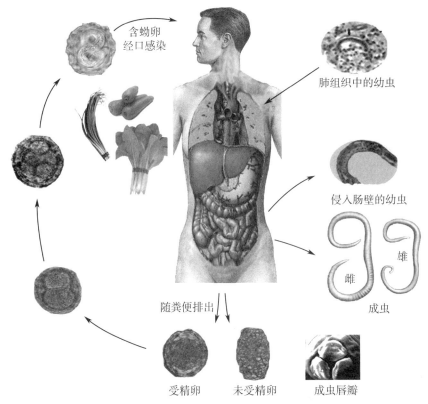

含蚴卵
经口感染

肺组织中的幼虫

侵入肠壁的幼虫

雄

雌

成虫

随粪便排出

受精卵   未受精卵   成虫唇瓣

▲ 图24-13-1   蛔虫主要阶段形态及生活史示意图

三、致病

蛔虫幼虫和成虫对人体均有致病作用，成虫是主要致病阶段，致病方式主要包括机械性损伤、夺取营养、超敏反应和并发症。

1. **幼虫致病**   幼虫经肝、肺等组织移行引起机械性损伤。幼虫从肺泡毛细血管移入肺泡，造成肺毛细血管的破裂，可出现点状出血和炎性细胞浸润。同时，幼虫的代谢产物及死亡虫体的分解产物还可引起宿主局部或全身的超敏反应，可致蛔蚴性肺炎。患者可有发热、咳嗽、哮喘、血痰及血中嗜酸性粒细胞增高等表现，有时痰中可检出幼虫。多数病例在发病后4~14日后自愈。有时幼虫可进入甲状腺、脾、肾、脑等器官，造成异位损害。

2. **成虫致病**

（1）掠夺营养和破坏肠黏膜：成虫寄生于空肠，以肠腔内半消化食物为食，而且蛔虫唇齿的机械性损伤及虫体的代谢产物能损伤肠黏膜，导致消化不良和营养吸收障碍。患者有食欲减退、恶心、呕吐、间歇性脐周疼痛等症状；儿童常有神经精神症状，如惊厥、夜惊、磨牙，偶有异食症等。

（2）超敏反应：患者可出现荨麻疹、皮肤瘙痒、结膜炎以及中毒性脑病等症状，可能是蛔虫变应原引起的IgE介导的超敏反应。

（3）并发症：蛔虫对人体最主要的危害是引起的并发症。蛔虫有钻孔的习性，当宿主发热、食用辛辣食物或服用驱虫药剂量不当等，蛔虫可钻入开口于肠道的各种管道，如胆道、胰腺、阑尾等处，可引起胆道蛔虫症、蛔虫性胰腺炎或阑尾炎；有时甚至钻破肠壁引起肠穿孔，可上窜阻塞气管、支气管，造成窒息。胆道蛔虫病是临床上最为常见的并发症，占严重并发症的64%，可引起胆道大出血、肝脓肿、胆结石、胆囊破裂、胆汁性腹膜炎。

大量虫体扭结成团致肠腔堵塞，常见于回肠。临床表现为脐周围阵发性腹痛和呕吐，腹部常可扪及变形、变位的条索状团块，并且可能随肠管收缩而变硬。严重的蛔虫病的并发症多见于重度感染的儿童。

四、诊断

病原学检查是本病的确诊依据，即检获虫卵、幼虫、成虫。

1. 病原学检查

（1）直接涂片法：因蛔虫产卵量大，常用粪便生理盐水直接涂片法检查虫卵。一张涂片的检出率为80%，3张涂片可达95%。

（2）浓集法：厚涂片法、饱和盐水浮聚法和水洗沉淀法可提高检出率。

（3）虫体鉴定：粪便中查到成虫即可诊断。怀疑蛔虫性肺炎的患者，可检查痰中的蛔虫幼虫。

2. 其他辅助性检查 腹部超声、X线、CT检查有助于胆道蛔虫症、蛔虫性胰腺炎等并发症的诊断；纤维内镜检查可直接观察到肠道内的成虫。

五、流行

蛔虫呈世界性分布，在温热潮湿和卫生条件差的地区，人群感染较普遍。据第三次全国人体重点寄生虫病调查（2015年）显示，中国人群平均蛔虫感染率为0.9%，感染率居前三位的省、自治区、直辖市分别是四川、贵州和重庆；2020年全国人体土源性线虫病408个监测点数据显示，蛔虫感染率降为0.19%。人群感染率为农村高于城市，儿童高于成人。造成蛔虫感染普遍的主要原因：① 蛔虫生活史简单；② 雌虫产卵量大；③ 用未经处理的人粪施肥和随地大便使虫卵污染土壤及蔬菜，鸡、犬、蝇等机械性携带虫卵；④ 不良的卫生习惯和卫生设施的缺乏；⑤ 虫卵抵抗力强，蛔甙层可以阻止水溶性化合物从外界渗入卵内，食用醋、酱油或腌菜、泡菜的盐水，10%的硫酸、盐酸、硝酸、甲醛等溶液不会影响卵内幼虫的发育，但虫卵对能溶解或透过蛔甙层的有机溶剂或气体，如氯仿、乙醚、氨等敏感，卵细胞或幼虫可被杀死。

六、防治

防治蛔虫感染应采取综合措施。

1. 控制传染源 查治患者及带虫者，常用驱虫药有阿苯达唑、甲苯咪唑或伊维菌素。群体驱虫时间宜在感染高峰期之后的秋、冬季节，并在次年3月对虫卵阳性者再进行一次驱虫。蛔虫引起的胆道蛔虫症、蛔虫性肠梗阻一般经过保守治疗可获得缓解，经保守治疗无缓解者可进行外科手术治疗。

2. 切断传播途径　加强粪便管理，结合沼气开发利用建立无害化粪池。消灭苍蝇和蟑螂。保护水源。

3. 保护易感人群　加强健康教育，重点在儿童，讲究饮食和个人卫生，做到饭前便后洗手，不饮用生水、不吃未洗干净的瓜果蔬菜。

学习小结

蛔虫成虫寄生于人小肠引起蛔虫病，是人体感染率最高的肠道线虫。蛔虫为土源性线虫，生活史不需要中间宿主，人因误食含感染期虫卵的食物或饮水而感染。致病阶段为幼虫和成虫，其中对人体最主要的危害是成虫引起的并发症。造成蛔虫感染普遍的原因是蛔虫生活史简单、产卵量大、虫卵抵抗力强、用未经处理的人粪施肥及不良的卫生习惯。实验诊断可采用直接涂片法或集卵法查找虫卵。应采取综合措施防治蛔虫病。

（单骄宇）

复习参考题

（一）A 型选择题

1. 人患蛔虫病是由于误食
   A. 受精蛔虫卵
   B. 未受精蛔虫卵
   C. 感染期蛔虫卵
   D. 脱蛋白膜蛔虫卵
   E. 新鲜蛔虫卵

2. 蛔虫病的并发症主要是由于
   A. 寄生于小肠
   B. 有钻孔习性
   C. 幼虫移行对人体的损伤
   D. 虫体代谢物和崩解产物引起的免疫反应

   E. 幼虫在肺部发育

3. 导致蛔虫病广泛流行的因素不包括
   A. 蛔虫生活史简单，卵在外界环境中直接发育为感染期虫卵
   B. 虫卵对外界环境的抵抗力强
   C. 蛔虫产卵量大，每天每条雌虫产卵约24万个
   D. 粪便管理不当，不良的个人卫生和饮食习惯
   E. 传播媒介蚊虫分布范围广

   答案：1. C；2. B；3. E

（二）简答题

1. 蛔虫对人体有哪些危害？

2. 为什么蛔虫流行广泛、感染率高？

第十四节 毛首鞭形线虫

毛首鞭形线虫（*Trichuris trichiura*）简称鞭虫，属于鞭虫目、鞭虫科、鞭虫属。成虫寄生于人体盲肠，引起鞭虫病（trirchuriasis）。

一、形态

1. 成虫 外形似马鞭，虫体前3/5细长，内含细长的咽管，后2/5较粗，内含肠管和生殖器官。雄虫稍小，长30~45mm，尾端向腹面卷曲，交合刺1根。雌虫较大，长35~50mm，尾端钝圆。雌、雄性成虫生殖器官均为单管型（图24-14-1）。

2. 虫卵 纺锤形或腰鼓形，大小为（50~54）μm×（22~23）μm，棕黄色，卵壳较厚，两端各具一透明塞状突起，称透明栓或盖塞。内含1个尚未分裂的卵细胞（图24-14-1）。

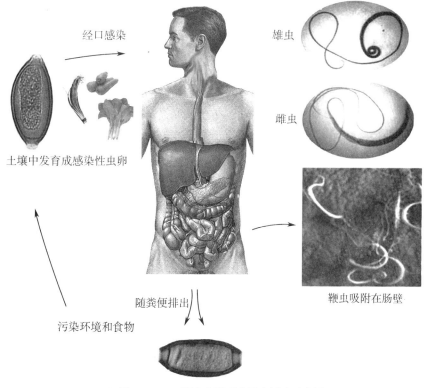

经口感染

雄虫

雌虫

土壤中发育成感染性虫卵

鞭虫吸附在肠壁

随粪便排出

污染环境和食物

▲ 图24-14-1 鞭虫各期形态及生活史示意图

二、生活史

成虫主要寄生于盲肠，严重感染时也可寄生于结肠、直肠甚至回肠下端等。雌雄交配后雌虫产卵（每天3 000~20 000个），虫卵随粪便排出，在外界适宜的条件下，约经3周发育为含幼虫的感染期卵，随食物或水被人吞食。幼虫在小肠内孵出，钻入肠上皮内摄取营养发育，经8~10天后返回肠腔并移行至盲肠发育为成虫（图24-14-1）。成虫细长的前端插入肠上皮，摄取血液和组织液，后端游离于肠腔。从感染期卵进入人体至发育为成虫产卵，一般需1~3个月。成虫寿命为3~5年。

三、致病

成虫以细长的前端侵入黏膜及黏膜下层，破坏组织，加上分泌物的刺激作用，使肠壁局部组织出现充血、水肿或出血，如直肠受累亦可出现直肠脱垂。少数患者肠壁组织明显增厚，感染严重时可致慢性失血。一般轻、中度感染多无明显症状，严重感染者可出现头晕、下腹部阵发性疼痛、慢性腹泻、粪便潜血或带鲜血等，患者尚可出现食欲减退、虚弱、消瘦及贫血等，易并发肠道细菌感染。部分患者可出现荨麻疹、发热等全身反应。严重感染的儿童可出现发育迟缓、水肿、营养不良甚至直肠脱垂现象。

四、诊断

1. 粪便检查　常用直接涂片法、改良加藤法、饱和盐水浮聚法，从粪便中检查虫卵，由于鞭虫卵较小，易漏检，需反复多次检查以提高检出率。

2. 内镜检查　对粪检阴性而又疑似本病者，可采用乙状结肠镜检查，查见寄生的成虫及损伤的肠黏膜，具有很高的诊断价值。

五、流行

鞭虫与蛔虫感染往往同时存在，但感染率一般不及蛔虫高，多见于热带、亚热带及温带地区。人是唯一的传染源。据第三次全国人体重点寄生虫病调查（2015年）显示，中国人群平均鞭虫感染率为0.36%，感染率居前三位的省分别是四川、海南和云南；2020年全国人体土源性线虫病408个监测点数据显示，鞭虫感染率降为0.16%。鞭虫卵对干燥和低温的抵抗力较弱，因此，我国南方感染率高于北方；同时，农村高于城市，儿童高于成人，这可能与卫生条件和卫生习惯有关。

六、防治

鞭虫病的预防与蛔虫病相同，注意个人卫生和饮食卫生，做好水源和粪便管理。对患者及带虫者给予驱虫治疗以减少传染源，常用药物有阿苯达唑、甲苯咪唑。

学习小结

　　鞭虫为土源性线虫，生活史简单，人是唯一宿主。成虫主要寄生在盲肠，引起鞭虫病。感染阶段为感染期虫卵，感染方式为经口感染，在体内不经过移行。致病阶段为成虫，一般为轻度感染，儿童重度感染时可导致直肠脱垂。

（单骄宇）

复习参考题

（一）A型选择题

1. 毛首鞭形线虫的主要寄生部位是
   - A. 十二指肠
   - B. 升结肠
   - C. 盲肠
   - D. 小肠
   - E. 直肠
2. 毛首鞭形线虫的感染阶段为
   - A. 虫卵
   - B. 幼虫
   - C. 感染期虫卵
   - D. 丝状蚴
   - E. 微丝蚴
3. 毛首鞭形线虫的最主要致病机制为
   - A. 夺取营养
   - B. 幼虫移行时对组织造成的损害作用
   - C. 虫体代谢产物所致超敏反应
   - D. 成虫的特殊产卵习性
   - E. 成虫利用前端插入肠黏膜及黏膜下层，以组织液和血液为食，导致局部炎症

答案：1. C；2. C；3. E

（二）简答题

比较蛔虫和鞭虫生活史的异同点，为何鞭虫感染对人体危害相对较小？

第十五节　蠕形住肠线虫

知识目标

1. 掌握蠕形住肠线虫的生活史及致病。
2. 熟悉蠕形住肠线虫的流行、诊断及防治原则。
3. 了解蠕形住肠线虫的形态特征。

蠕形住肠线虫（*Enterobius vermicularis*）简称蛲虫（pinworm），属于尖尾目、尖尾科、蛲虫属。主要寄生于人体回盲部，引起蛲虫病，是儿童常见寄生虫病之一。

一、形态

1. 成虫　细小，乳白色。虫体前端的角皮膨大形成头翼。咽管末端膨大呈球形，称咽管球。雄虫较小，长2~5mm，宽0.1~0.2mm，尾端向腹面卷曲。雌虫长8~13mm，宽0.3~0.5mm，虫体中部膨大，略呈长纺锤形，尾端直而尖细，尖细部分占体长1/3（图24-15-1）。

2. 虫卵　无色透明，大小为（50~60）μm×（20~30）μm，呈不对称椭圆状，一侧较平，一侧稍凸，卵壳较厚，由内向外依次为脂层、壳质层和蛋白质膜，内含一条蝌蚪期胚胎（图24-15-1）。

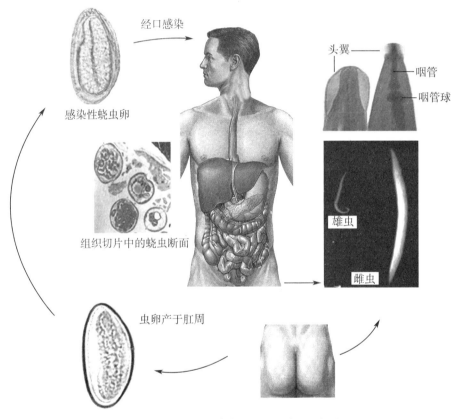

▲ 图24-15-1　蛲虫各期形态及生活史示意图

二、生活史

成虫寄生于人体盲肠、结肠和回肠下段，重度感染时也可达胃和食管等处，虫体可游离于肠腔或以头端附着于肠黏膜上，以肠内容物、组织或血液为食。雌、雄虫交配后，雄虫很快死亡，随粪便排出。雌虫在人肠道内由于温度和低氧的影响，一般不排卵或仅排少量虫卵。当宿主睡眠后肛门括约肌松弛，雌虫移行至肛门外，产卵于肛门周围和会阴皮肤皱褶处。一条雌虫平均每天可产卵 5 000~17 000 个。排卵后虫体大多死亡，但也有少数可返回肠腔，也可误入阴道、子宫、尿道、腹腔等部位，引起异位损害。肛周的温度、相对湿度及充足的 O_2 非常适合于蛲虫卵的发育，黏附在肛门周围皮肤上的虫卵约经 6 小时发育为感染期卵，当患儿用手搔抓肛门附近皮肤时，虫卵污染手指，经肛门-手-口方式感染。感染期虫卵也可散落在室内尘埃、床上用品、食物、玩具上，经口或随空气吸入等方式使人感染。误食的虫卵在十二指肠内孵出幼虫，幼虫经消化道下行至结肠，发育为成虫（图 24-15-1）。自食入感染性虫卵至虫体发育成熟产卵，一般需 2~4 周，雌虫寿命约为 1 个月。此外，雌虫产出的虫卵可在肛周孵化，幼虫经肛门逆行进入肠道发育为成虫。

三、致病

雌虫产卵所引起的肛门及会阴部皮肤瘙痒及皮肤挠破继发炎症是蛲虫病的主要症状。儿童患者常表现为烦躁不安、失眠、食欲减退、夜间磨牙、消瘦等症状，若感染长期不愈，会影响儿童身心健康。虫体附着肠黏膜，可致肠黏膜轻度损伤，引起慢性炎症或消化道功能紊乱，但一般无明显症状，若有异位寄生时则可致严重后果，大多由于雌虫侵入阴道致阴道炎、子宫内膜炎、输卵管炎等，甚至进入腹腔，可引起以虫体或虫卵为中心的肉芽肿病变。偶可侵入阑尾引起阑尾炎。

四、诊断

根据蛲虫特殊的产卵习性，可在肛周检获虫卵或雌虫虫体。

1. 检测虫卵　可用透明胶纸法或棉签拭子法检查虫卵，1 次检出率约为 50%，3 次检出率达 90%。

2. 检查成虫　患者入睡后可检查肛门，发现乳白色、细小、线头样雌虫，可用镊子或棉签取虫送检，根据其形态特征作出诊断。

五、流行

蛲虫呈世界性分布，各个年龄段人群均可感染，但以 5~7 岁的幼童感染率较高。据第三次全国人体重点寄生虫病调查（2015 年）显示，中国人群平均蛲虫感染率为 0.26%，感染率居前三位的省分别是海南、江西和广东。近年来农村集体生活的儿童明显增多，出现农村儿童感染率高于城区的现象。蛲虫感染呈现明显的家庭聚集性和集体聚集性，在幼儿园、小学、托儿所等集体机构中儿童彼此之间的密切接触增加了感染的机会。感染蛲虫的人是唯一的传染源，传染的主要方式是肛门-手-口方式直接感染，形成自身反复感染；也可通过物品间接接触感染、吸入感染和逆行感染。

六、防治

采取以预防为主的综合性防治措施。

1. **控制传染源** 对幼儿园、托儿所和小学等幼儿聚集的地方普查普治，患儿家庭成员也应一并接受治疗。常用治疗药物有阿苯达唑、甲苯咪唑、噻嘧啶。局部外用药可用3%的噻嘧啶软膏，涂于肛周和肛门内，连用1周。

2. **切断传播途径** 不穿开裆裤睡觉、不吸吮手指。讲究公共卫生，家庭卫生和个人卫生。

3. **保护易感人群** 加强卫生宣教，做到饭前便后洗手，勤剪指甲，定期烫洗被褥，清洗和消毒玩具。

学习小结

蛲虫是一种在集体生活的幼儿中多发的肠道线虫。成虫主要寄生在人体盲肠。感染期卵以肛门–手–口感染为主，也可经间接接触感染、吸入感染和逆行感染。雌虫产卵所引起的肛门及会阴部皮肤瘙痒及皮肤挠破继发炎症是蛲虫病的主要症状。还可异位寄生于阑尾、泌尿生殖系统和盆腔，引起相应器官炎症。蛲虫病诊断通常采用透明胶纸法或棉签拭子法查找虫卵。

（单骄宇）

复习参考题

（一）A型选择题

1. 人体感染蠕形住肠线虫的主要症状为
   A. 贫血
   B. 肠梗阻
   C. 消化功能紊乱
   D. 阴道炎、子宫内膜炎
   E. 肛门及会阴部皮肤瘙痒

2. 蠕形住肠线虫致病的主要机制为
   A. 夺取宿主营养
   B. 成虫寄生导致局部肠黏膜损害
   C. 成虫特殊的产卵习性和产卵部位
   D. 虫体代谢产物和崩解物的作用
   E. 成虫的机械刺激作用

3. 可用透明胶纸法或棉签拭子法检查的寄生虫是
   A. 毛首鞭形线虫
   B. 蠕形住肠线虫
   C. 似蚓蛔线虫
   D. 旋毛虫
   E. 钩虫

答案：1. E；2. C；3. B

（二）简答题

1. 人体感染蛲虫的方式和流行特点有哪些？

2. 检查蛲虫有哪些方法？如何防治？

第十六节　十二指肠钩口线虫和美洲板口线虫

知识目标

1. 掌握钩虫的生活史及致病。
2. 熟悉钩虫的诊断、流行及防治原则。
3. 了解两种钩虫的形态。

钩虫（hookworm）是钩口科线虫的统称，属于圆线目钩口科的钩口线虫属和板口线虫属。寄生于人体的钩虫主要有十二指肠钩口线虫（*Ancylostoma duodenale*）和美洲板口线虫（*Necator americanus*），分别简称为十二指肠钩虫和美洲钩虫。偶尔寄生于人体的有锡兰钩口线虫（*Ancylostoma ceylanicum*）、犬钩口线虫（*Ancylostoma caninum*）。巴西钩口线虫（*Ancylostoma braziliense*）的幼虫可侵入人体，引起皮肤幼虫移行症。以下主要介绍十二指肠钩虫和美洲钩虫，两种钩虫寄生在人体小肠，引起钩虫病。

一、形态

1. 成虫　虫体细长约1cm，十二指肠钩虫略大于美洲钩虫，活时为肉红色，死后灰白色。虫体头端向背面仰曲，有一大的口囊，具钩齿或板齿。钩虫有头腺、咽腺及排泄腺，分泌抗凝素、乙酰胆碱酯酶等，有阻止血液凝固、降低肠壁蠕动的作用，有利于钩虫附着于肠壁和吸血。雄虫末端膨大为交合伞（图24-16-1），其内有辐肋，分别是背辐肋、侧辐肋和腹辐肋。其中背辐肋的分支特点是鉴定虫种的重要依据之一。雄虫生殖系统为单管形。雌虫末端呈圆锥形，生殖系统为双管形。十二指肠钩虫与美洲钩虫的形态鉴别见表24-16-1。

▼ 表24-16-1　两种钩虫成虫主要形态鉴别

鉴别要点	十二指肠钩虫	美洲钩虫
大小/mm	♀（10~13）×0.6 ♂（8~11）×（0.4~0.5）	♀（9~11）×0.4 ♂（7~9）×0.3
体形	头端与尾端均向背面弯曲，虫体呈"C"形	头端向背面弯曲，尾端向腹面弯曲，虫体呈"S"形
口囊	腹侧前缘有2对钩齿	腹侧前缘有1对板齿
背腹肋	远端分2支，每支再分3小支	基部分2支，每支再分2小支
交合刺	两刺呈长鬃状，末端分开	合并成一刺，末端呈倒钩状，被包裹于另一刺的凹槽内
尾刺	有	无

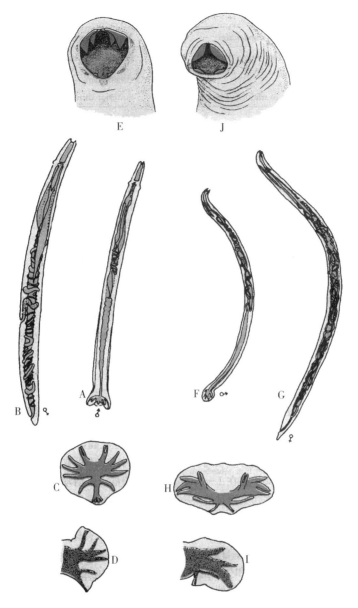

▲ 图24-16-1 十二指肠钩虫和美洲钩虫成虫的形态结构模式图

A、B、C、D、E.十二指肠钩虫；F、G、H、I、J.美洲钩虫；A、F.成虫雄虫；B、G.成虫雌虫；
E.口囊钩齿；J.口囊板齿；C、D、H、I.交合伞。

2. 虫卵 各种钩虫卵的形态相似，不易区别。虫卵呈椭圆形，无色透明，大小为（56~76）μm×（36~40）μm，卵壳薄，卵内含4~8个卵细胞，卵壳与卵细胞之间有明显空隙。在便秘者粪便内或粪便放置过久时，卵细胞分裂为多细胞期（图24-16-2）。

3. 幼虫（钩蚴） 分为杆状蚴和丝状蚴，丝状蚴也称感染期蚴，大小为（0.5~0.7）mm×0.025mm，咽管细长，约占虫体的1/5，体表有鞘膜包裹，不能进食。口腔壁背面和腹面各有1个口矛，其形状可用于鉴别虫种，十二指肠钩虫口矛透明丝状，背矛粗；美洲钩虫口矛黑色杆状，两矛粗细相等。

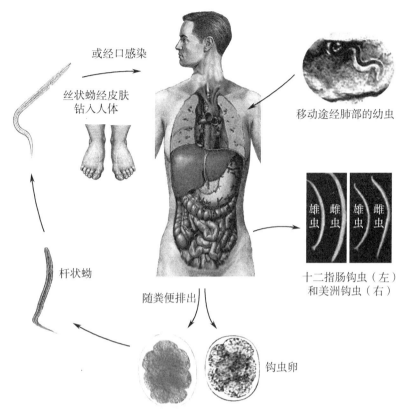

或经口感染

丝状蚴经皮肤
钻入人体

移动途经肺部的幼虫

杆状蚴

雄虫 雌虫 雄虫 雌虫

十二指肠钩虫（左）
和美洲钩虫（右）

随粪便排出

钩虫卵

▲ 图24-16-2　钩虫各期形态及生活史示意图

二、生活史

　　两种钩虫的生活史基本相同，生活史简单不需要中间宿主，人是唯一的终宿主。成虫寄生于人体小肠上段，借口囊内钩齿或板齿咬附于肠黏膜，以血液、组织液、肠黏膜为食。雌雄交配后在肠腔产卵，虫卵随粪便排出体外后，在适宜的条件下孵出幼虫，发育为杆状蚴，经2次蜕皮发育为丝状蚴（感染期蚴）。感染期蚴生存于1~2cm深的土壤中，常呈聚集性活动，具有明显的向温性、向湿性、向上性。与人体皮肤接触时，受到体温的刺激，虫体活动能力增强，经毛囊、汗腺口或皮肤破损处主动钻入人体。在皮下组织移行并进入小静脉或淋巴管，随血流经右心至肺，穿出毛细血管进入肺泡，借助于人体呼吸道上皮细胞纤毛的摆动，沿支气管、气管上行至咽，少部分幼虫可随宿主痰液咳出，大部分随人的吞咽活动达到小肠。幼虫在小肠内经过2次蜕皮后发育为成虫（图24-16-2）。自感染期蚴钻入皮肤至成虫交配产卵，需5~7周。十二指肠钩虫雌虫平均每日产卵量为10 000~30 000个/条，美洲钩虫平均每日产卵量为5 000~10 000个/条。美洲钩虫成虫可存活3~5年，十二指肠钩虫成虫一般可存活7年。

三、致病

两种钩虫的致病机制相似。幼虫和成虫均可致病，但以成虫引起的贫血为主要危害。十二指肠钩虫引起皮炎者较多，成虫导致的贫血亦较严重，同时还是引起婴儿钩虫病的主要虫种。人感染钩虫后是否出现临床症状以及临床表现的轻重程度，与感染的虫数、虫种以及人体的健康状况、营养条件和免疫力有关。

1. 幼虫致病

（1）钩蚴性皮炎：丝状蚴侵入皮肤后引起钩蚴性皮炎，俗称"痒疙瘩""地痒症""粪毒"。主要表现为侵入处皮肤有烧灼、针刺、奇痒感，继而出现充血斑点或丘疹，多见于足趾、手指间，也可见于手足背部。患处奇痒难忍，搔破后常继发细菌感染，形成脓疱，最后结痂脱皮自愈。

（2）钩蚴性肺炎：幼虫移行至肺部，穿破毛细血管，引起局部出血和炎症反应。患者可有咳嗽、咳痰、痰中带血，并常伴有发热、畏寒等全身症状，重者出现剧烈干咳和哮喘发作，表现为嗜酸性粒细胞增多性哮喘。

2. 成虫致病

（1）消化道症状：钩虫利用口囊咬附肠黏膜，造成出血点和小溃疡，严重时可出现大块出血性瘀斑，深可至黏膜下层甚至肌层。患者初期主要表现为上腹部不适及隐痛，继而可出现恶心、呕吐、腹泻等症状，食欲多显著增加，而体重却逐渐减轻。多数患者可有微量肠道出血，粪便潜血阳性。偶有患者并发消化道大量出血，表现为持续性黑便，伴上腹痛与严重贫血。

（2）贫血：钩虫的主要危害在于成虫导致宿主的慢性失血而造成的贫血。宿主因长期慢性失血，铁和蛋白质不断消耗，血红蛋白的合成速度比红细胞新生速度慢，故钩虫所致贫血为低色素小细胞性贫血。轻度感染患者有轻微头晕、乏力，在劳动和运动时出现轻微心悸；中度感染者表现为皮肤黏膜苍白，明显心悸、气短、四肢乏力、耳鸣、眼花、头晕，面部和下肢水肿；重度感染者上述症状加重，出现贫血性心脏病的表现，劳动能力丧失。钩虫感染后造成贫血的原因主要有：① 虫体吸血后血液迅速经其肠道排出；② 钩虫头腺分泌抗凝素，造成咬附处血液不易凝固，伤口渗血，其渗血量与虫体吸血量大致相当；③ 虫体有更换咬附部位的习性，致使伤口增加，原伤口在凝血前仍可继续渗出少量血液；④ 钩虫对肠黏膜的损伤影响铁和蛋白质等营养物质的吸收，加重贫血程度。每条美洲钩虫所致的失血量为0.02~0.10ml/d，十二指肠钩虫可能因虫体较大和排卵量较多等原因，其所致的失血量是美洲钩虫的10倍左右。

（3）异嗜症：少数患者喜食生米、生豆，甚至食泥土、碎纸、破布等，此种现象称为"异嗜症"。异嗜症发生的原因不明，给患者补充铁剂后，症状常会自行消失。

（4）婴幼儿钩虫病：多由十二指肠钩虫引起，患儿年龄大多在1岁以内。最常见的症状为贫血、黑便、腹泻、食欲减退等。体征有皮肤、黏膜苍白，心尖区可有收缩期杂音，肺偶可闻及啰音，肝脾大等。患儿发育极差，合并症多（支气管肺炎、肠出血等），病死率较高。

四、诊断

1. **病原学检查**　从粪便中检获虫卵或孵化出钩蚴，均是确诊本病的依据。常用的方法有：

（1）饱和盐水浮聚法：是诊断钩虫感染最常用的方法，检出率较直接涂片法提高5~6倍。

（2）生理盐水直接涂片法：简便易行，但检出率低，轻度感染者易漏检。

（3）改良加藤法：采用定量板-甘油孔雀绿玻璃纸透明计数虫卵的方法，简单易行，能定量检查感染度，也可用于疗效考核及实验室诊断和流行病学调查。

（4）钩蚴培养法：检出率与饱和盐水浮聚法相似，可根据幼虫形态鉴定虫种，但需要培养35~36天才有结果。在流行区患者如有咳嗽、哮喘等症状，也可做痰液检查，如查出钩蚴也可确诊。

2. **免疫学检查**　免疫学指标在钩虫产卵前即发生变化，对早期辅助诊断有一定意义，主要方法有皮内试验、IFAT、ELISA等，可应用于流行病学调查。

五、流行

钩虫呈世界性分布，热带、亚热带尤为普遍。我国北方以十二指肠钩虫为主，南方则以美洲钩虫为主，长江流域是以十二指肠钩虫为主的混合感染区。

随着我国社会经济的发展，近年来我国土源性线虫病的疾病负担已明显下降，2016年以来的监测点人群调查结果显示，土源性线虫感染率从2016年的2.5%降至2022年的0.6%，呈逐年下降趋势。2022年354个监测点人群钩虫感染率为0.4%。2022年，29个省、自治区、直辖市开展环境污染监测，安徽、广东、重庆、江西和宁夏等5个省、自治区、直辖市监测点的土壤样品检出钩蚴，检出率为1.1%，以美洲钩蚴为主。

带虫者和钩虫患者是本病的传染源。人的感染取决于土壤污染的程度和皮肤接触土壤的机会。种植旱地作物，若采用未经无害化处理的粪便施肥，其环境又适于虫卵和幼虫的发育，易造成钩虫的感染。此外，也可经食物传播，十二指肠钩虫丝状蚴可随食物经口或食管黏膜感染人体。婴儿可以通过胎盘或母乳感染钩虫，还可能因为使用被钩蚴污染的尿布，将婴儿放在染有钩蚴的草地上或穿"土裤子"、睡沙袋等方式感染。

六、防治

1. **控制传染源**　预防和控制钩虫病应积极治疗患者和带虫者，驱虫药物有阿苯达唑、甲苯咪唑，两种药物配伍应用，效果更好。贫血严重者还需补充铁剂、蛋白质及维生素B_{12}等纠正贫血。在钩蚴钻入皮肤24小时内，可采用皮肤热透疗法。

2. **切断传播途径**　加强粪便管理并进行无害化处理是切断钩虫传播途径的重要措施，如沉卵粪池、沼气池、堆肥等方法。

3. **保护易感人群**　加强健康教育，做好个人防护，包括不赤足下地劳动，手、足皮肤涂抹1.5%左旋咪唑硼酸酒精液或15%噻苯咪唑软膏。

复习参考题

（一）A型选择题

1. 钩虫的感染阶段是
    A. 虫卵
    B. 杆状蚴
    C. 感染期虫卵
    D. 丝状蚴
    E. 微丝蚴

2. 钩虫的感染方式为
    A. 经口
    B. 经皮肤
    C. 主要经皮肤，有时可经口感染
    D. 经媒介昆虫叮咬感染
    E. 输血感染

3. 钩虫病最主要的临床症状是

    A. 钩蚴性皮炎
    B. 肺部损害
    C. 消化道症状
    D. 异食症
    E. 慢性缺铁性贫血

4. 确诊钩虫病最常用，阳性率又高的实验诊断方法为
    A. 饱和盐水漂浮法
    B. 直接涂片法
    C. 自然沉淀法
    D. 肛门拭子法
    E. 肠黏膜活组织检查

    答案：1.D；2.C；3.E；4.A

（二）简答题

1. 试述钩虫的生活史和致病。
2. 试比较十二指肠钩虫和美洲钩虫危害性的差异。

第二十五章　血液、骨髓、淋巴液中寄生寄生虫

第一节　疟原虫

> 🔔 **问题与思考**
>
> 　　患者，男，31岁。主因"发热伴畏冷、寒战4天"入院。患者入院前4天无明显诱因出现发热，畏寒、寒战，继之高热，体温最高达40℃，出汗热退，无咳嗽、咳痰，无恶心、呕吐，无尿频、尿急，无头痛、头晕等不适。查体：神志清楚，精神欠佳，结膜苍白；心肺查体无特殊；腹部查体腹软，肝脏肋下未触及，脾脏肋下3指，余无明显阳性体征。患者曾在非洲务工，2周前从非洲回到国内，有蚊虫叮咬史。
>
> 　　思考：
>
> 　　1. 本病例最可能的诊断是什么，请列出诊断依据？
>
> 　　2. 明确诊断需要首先做什么检查？
>
> （张立婷提供）

　　疟原虫（*Plasmodium*）是引起疟疾的病原生物，属于孢子虫纲、真球虫目、疟原虫科、疟原虫属。疟原虫种类繁多，可寄生于哺乳类、鸟类、爬行类及两栖类动物。寄生于人体的疟原虫主要有四种：间日疟原虫（*Plasmodium vivax*）、恶性疟原虫（*Plasmodium falciparum*）、三日疟原虫（*Plasmodium malariae*）和卵形疟原虫（*Plasmodium ovale*）。疟原虫有严格的宿主选择性，仅极少数的种类可寄生于亲缘相近的宿主，如间日疟原虫、恶性疟原虫和卵形疟原虫均专性寄生于人体，三日疟原虫除寄生于人体外也可感染非洲猿类。此外，感染猕猴的诺氏疟原虫（*Plasmodium knowlesi*）已在东南亚引起多起人体感染，现被认为是第五种能感染人的疟原虫。间日疟原虫主要分布在温带地区，恶性疟原虫多见于热带和亚热带地区，三日疟原虫主要在热带非洲局部流

行，卵形疟原虫则流行于非洲西海岸的较小范围。在我国流行的主要是间日疟原虫和恶性疟原虫，三日疟原虫少见，卵形疟原虫罕见。

疟疾（malaria）俗称"打摆子"，是一种古老的疾病，我国早在3 000多年前的殷商时代就有疟疾流行的记载。《黄帝内经》认为疟疾是因接触恶浊的气体所致，故称之为"瘴气"。国外学者也认为疟疾与污浊的空气有关，"malaria"就由意大利语mala（不良）和aria（空气）组成。直到19世纪末，引起疟疾的真正原因才被发现。1880年，法国学者Laveran在阿尔及利亚恶性疟患者的血液中发现疟原虫，证实疟原虫是疟疾的病原体。1897年，驻扎印度的英国军医Ross证实按蚊是疟疾的传播媒介，并描述了疟原虫在按蚊体内发育、繁殖和传播的过程。直到1922年，四种主要人体疟原虫的红细胞内期形态和发育过程才被阐明。1948—1955年，四种人体寄生疟原虫的红细胞外期发育相继经人工实验感染证实。其后经过许多学者的深入研究，逐渐明确了疟原虫的发育过程与疾病的关系，并先后发现了更多种类的疟原虫。在人类抗击疟疾的历程中，药物治疗起到了重要的作用，但随着疟原虫抗药性的产生，降低了抗疟药物的治疗效果，导致全球疟疾防治进程受阻。20世纪70年代，以屠呦呦为代表的中国科学家受东晋医家葛洪所著医书《肘后备急方》中关于青蒿治疗疟疾的记载（青蒿一握，以水二升渍，绞取汁，尽服之）启发，成功从黄花蒿中提取出活性成分青蒿素，青蒿素能高效快速杀死疟原虫，有效降低疟疾患者的死亡率。鉴于Ross、Laveran和屠呦呦在人类疟疾研究和防治中的杰出贡献，三位学者先后获得了诺贝尔生理学或医学奖。

疟疾曾是我国流行最严重的传染病之一，中华人民共和国成立后我国积极开展疟疾的防治工作。历经70余年积极治疗疟疾患者、组织喷洒杀虫剂和使用浸药蚊帐等方法开展灭蚊和防蚊行动，我国疟防工作成绩显著，发病率和死亡率大幅下降，有效地控制了疟疾的流行。从2017年我国首次实现无本土疟疾原发感染病例报告以来，中国已连续多年无本土原发感染病例；2020年，中国向WHO申请国家消除疟疾认证；2021年6月30日，中国正式获得WHO无疟疾认证。WHO公报认为，中国疟疾感染病例由20世纪40年代的3 000万减少至零，是一项了不起的壮举，是经过了几十年有针对性和持续性的行动才取得的。在人口众多、地域极为复杂的中国，取得如此的成就，堪称人间奇迹。中国消除疟疾对世界卫生作出了重要贡献，也让中国人民的健康和生命不再受疟疾的危害，这对中国公共卫生事业和全球疟疾消除都具有重要的里程碑意义。

一、形态

疟原虫在人体内经历了肝细胞内和红细胞内的发育，其中红细胞内的发育阶段是疟原虫致病的基础和疟疾临床确诊的依据。红细胞内寄生的疟原虫按发育顺序依次分为滋养体、裂殖体和配子体三个时期。经吉姆萨染液或瑞特染液染色后，疟原虫的胞核呈红色，胞质为蓝色，疟色素（malarial pigment）被染成棕褐色或黑褐色。

（一）红内期疟原虫的形态特征

1. 滋养体（trophozoite） 分为早期滋养体（小滋养体）和晚期滋养体（大滋养体）。

（1）早期滋养体：疟原虫刚侵入红细胞内的发育阶段。虫体小，胞质少且有空泡，呈环状；

胞核位于虫体一侧；故又称为环状体（ring form）。被寄生的红细胞无变化。

（2）晚期滋养体：虫体体积明显增大，胞质增多、形态不规则、有伪足样突起；胞核也增大，但不分裂；胞质中开始出现棕黄色、烟丝状的疟色素（疟原虫在红细胞内的代谢产物）；被疟原虫寄生的红细胞开始出现大小和形态的变化，被间日疟原虫和卵形疟原虫寄生的红细胞变大、变形，颜色变浅，常见明显的红色薛氏小点（Schüffner's dots）；被恶性疟原虫寄生的红细胞有粗大的紫褐色茂氏小点（Maurer's dots）；被三日疟原虫寄生的红细胞可形成淡紫色细小的齐氏小点（Ziemann's dots）。

2. 裂殖体（schizont） 是疟原虫增殖的阶段，分为未成熟裂殖体和成熟裂殖体。

（1）未成熟裂殖体（immature schizont）：滋养体发育成熟后，虫体外形逐渐变圆，胞质内空泡消失，核开始分裂，但胞质没有分裂，疟色素开始集中。

（2）成熟裂殖体（mature schizont）：疟原虫胞核继续分裂，胞质也随之分裂，每一个胞核都被分裂的胞质包裹，形成多个椭圆形的裂殖子（merozoite），疟色素聚集成团。此期疟原虫寄生的红细胞明显胀大，其余变化同晚期滋养体期。

3. 配子体（gametocyte） 配子体是疟原虫有性生殖开始的发育阶段，有雌配子体和雄配子体之分。由于虫种的不同，配子体形状可为圆形、椭圆形、新月形或腊肠形等。雌配子体（macrogametocyte）亦称大配子体，虫体较大，胞质和核均致密，疟色素多且粗大；雄配子体（microgametocyte）又称小配子体，虫体较小，胞质稀薄，核疏松，疟色素少且细。

（二）寄生于人体的四种主要疟原虫红内期形态比较

疟原虫的结构基本相同，但不同种疟原虫有各自的形态特征，被寄生的红细胞也出现相应的变化。因此，根据疟原虫红内期的形态及被寄生红细胞的变化可鉴别虫种，详见表25-1-1和书末彩图。

▼ 表25-1-1　薄血膜中四种主要疟原虫红内期形态比较

发育阶段	间日疟原虫	恶性疟原虫	三日疟原虫	卵形疟原虫
早期滋养体（环状体）	环较大，约为红细胞直径的1/3；核1个，偶2个；红细胞内多为单个原虫寄生	环纤细，约为红细胞直径的1/5；核1~2个；红细胞内可见多个原虫寄生，虫体常位于红细胞边缘	环较粗壮，约为红细胞直径的1/3；核1个；多为单个原虫寄生	似三日疟原虫
晚期滋养体（大滋养体）	胞质增多，有伪足伸出，空泡明显，虫体形状不规则；核1个；疟色素棕黄色，烟丝状，分散于胞质内	一般不出现在外周血液，开始集中在内脏毛细血管。虫体小，圆形或不规则，胞质深蓝色；核1个；疟色素少，黑褐色，集中	体小，长圆形或带状，空泡小或无；亦可呈大环状；核1个；疟色素棕黑色，颗粒状，常分布于虫体的边缘	虫体不规则或圆形，空泡不显著；核1个，较大；疟色素似间日疟原虫但较少、粗大
未成熟裂殖体	核开始分裂；虫体渐呈圆形，空泡消失；疟色素开始集中	一般不出现在外周血液。虫体仍似大滋养体，但核分裂成多个；疟色素开始集中	体小，圆形或宽带状，空泡消失；核开始分裂；疟色素集中较迟	体小，圆或卵圆形，空泡消失；核分裂成多个；疟色素较少

发育阶段	间日疟原虫	恶性疟原虫	三日疟原虫	卵形疟原虫
成熟裂殖体	虫体占满胀大的红细胞；裂殖子12~24个，通常16个，排列不规则；疟色素集中成团	一般不出现在外周血液。裂殖子8~36个，通常24个，排列不规则；疟色素集中成团	虫体几乎占满正常红细胞；裂殖子6~12个，常为8个，排列成环；疟色素多集中在中央	虫体小于正常红细胞；裂殖子4~12个，常为8个，排列成环；疟色素集中在中央或一侧
雌配子体（大配子体）	圆形，占满胀大的红细胞；胞质蓝色；核小而致密，深红色，常偏于一侧；疟色素较多而分散	新月形，两端较尖，胞质蓝色；核致密，深红色，位于中央；疟色素黑褐色，分布于核周	圆形或卵圆形，如正常红细胞大；胞质深蓝色；核小而致密，偏于一侧；疟色素多而分散	似三日疟原虫，但虫体小于正常红细胞；疟色素分布似间日疟原虫
雄配子体（小配子体）	圆形，略大于正常红细胞。胞质蓝而略带红；核大而疏松，淡红色，常位于中央；疟色素分散	腊肠形，两端钝圆，胞质色蓝而略带红；核疏松，淡红色，位于中央；疟色素黄棕色，小杆状，分布于核周	圆形或卵圆形，略小于正常红细胞；胞质淡蓝色；核大而疏松，淡红色，位于中央；疟色素分散	似三日疟原虫，疟色素分布似间日疟原虫
被寄生红细胞的变化	除环状体外，其余各期红细胞胀大，色淡，呈长圆形或多边形；晚期滋养体期开始出现鲜红色的薛氏小点	大小正常或略小，边缘常皱缩；可有数颗粗大、紫红的茂氏小点	正常或略小；偶见少量、淡紫色、微细的齐氏小点	略胀大，色淡，部分红细胞变长形，边缘呈锯齿状；薛氏小点较粗大，在环状体期即出现

二、生活史

寄生于人体的疟原虫生活史基本相同，都需要人和雌性按蚊作为宿主，在两个宿主体内经历无性生殖和有性生殖的世代交替。现以间日疟原虫生活史为例进行介绍（图25-1-1）：

（一）在人体内的发育

在人体内，分红细胞外期发育和红细胞内期发育两个阶段。

1. 红细胞外期（exoerythrocytic stage） 简称红外期，是疟原虫在肝细胞内发育的时期。当唾液腺内含有疟原虫子孢子的雌性按蚊刺吸人血时，子孢子随蚊唾液进入人体末梢血液，约经30分钟随血流侵入肝细胞，转变为滋养体，开始无性多分裂的裂体增殖，发育为红外期裂殖体。当裂殖体内的裂殖子达到一定数量时，肝细胞破裂，大量裂殖子释出，进入血窦，一部分裂殖子被巨噬细胞吞噬，其余部分则侵入红细胞内发育。肝细胞破裂释出的裂殖子不会再侵入其他正常肝细胞。

疟原虫完成红外期发育的时间因虫种不同而不同：间日疟原虫约8天，恶性疟原虫约6天，三日疟原虫11~12天，卵形疟原虫约9天。实验证明间日疟原虫和卵形疟原虫的子孢子具有遗传学上不同的两种类型，即速发型子孢子（tachysporozoites，TS）和迟发型子孢子（bradysporozoites，BS）。当子孢子进入肝细胞后，速发型子孢子继续发育完成红外期裂体增殖；而迟发型子孢子则需经过数月至年余的休眠期后，再进行红外期裂体增殖，故迟发型子孢子又称为休眠子（hypnozoite）。现认为，休眠子与疟疾的复发有关。恶性疟原虫和三日疟原虫无休眠子。

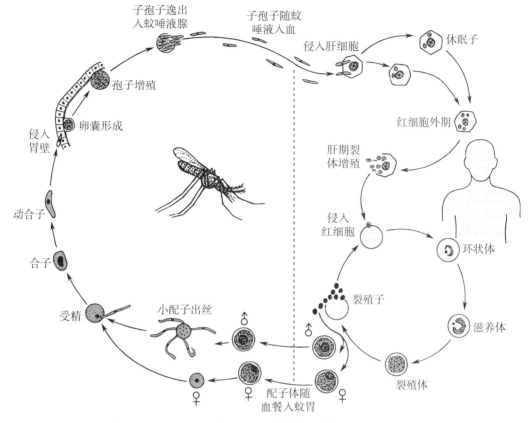

子孢子逸出入蚊唾液腺

子孢子随蚊唾液入血

侵入肝细胞

休眠子

孢子增殖

红细胞外期

卵囊形成

肝期裂体增殖

侵入胃壁

动合子

侵入红细胞

环状体

合子

滋养体

受精

小配子出丝

裂殖子

裂殖体

配子体随血餐入蚊胃

▲ 图25-1-1　疟原虫生活史

2. 红细胞内期（erythrocytic stage）简称红内期，分为红内期裂体增殖和配子体形成两部分。在红细胞内寄生的疟原虫可吞噬红细胞的胞质，将其中的血红蛋白分解为血红素和珠蛋白。血红素不能被疟原虫利用，留在疟原虫的胞质内成为疟色素，待疟原虫完成裂体增殖时才能排出虫体外。四种疟原虫对寄生红细胞的选择不同，间日疟原虫和卵形疟原虫寄生于网织红细胞，三日疟原虫多寄生于较衰老的红细胞，恶性疟原虫可寄生于各发育期红细胞。

（1）红内期裂体增殖：肝细胞破裂释出的红外期裂殖子侵入红细胞，形成早期滋养体，经晚期滋养体、未成熟裂殖体发育为含有一定

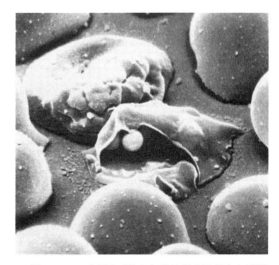

▲ 图25-1-2　疟原虫感染红细胞及裂殖子释出电镜图

数量裂殖子的成熟裂殖体。裂殖体成熟后导致红细胞破裂，释出裂殖子（图25-1-2）。在血液中的裂殖子一部分被巨噬细胞吞噬，其余部分再侵入其他正常红细胞，重复红内期的裂体增殖过程。完成一代红内期裂体增殖所需要的时间称为红内期裂体增殖周期，间日疟原虫和卵形疟原虫需48小时，恶性疟原虫为36~48小时，三日疟原虫为72小时。恶性疟原虫的早期滋养体在外周血液中经十几小时的发育后，逐渐隐匿于微血管、血窦等血流缓慢处，在内脏和皮下脂肪的毛细血管内继续发育为晚期滋养体和裂殖体，故这两个时期在外周血液中一般不易见到。

（2）配子体形成：疟原虫在红细胞内经历几代裂体增殖后，部分裂殖子侵入红细胞不再进行裂体增殖，而是发育为雌、雄配子体。恶性疟原虫配子体主要在肝、脾和骨髓等器官的血窦或微血管里发育，在早期滋养体出现后7~10天，成熟配子体才出现于外周血液中。成熟的雌雄配子体进入按蚊胃中可继续发育，否则在人体内经30~60天因衰老变性而被清除。

（二）在按蚊体内的发育

疟原虫在按蚊体内的发育包括蚊胃内的配子生殖（有性生殖）和蚊胃壁的孢子增殖（无性生殖）。

1. 配子生殖 当雌性按蚊刺吸疟疾患者或带虫者血液时，红内期疟原虫随血液进入蚊胃。但只有雌、雄配子体才能继续发育，其余各期疟原虫均被消化。在蚊胃内，雌配子体很快从红细胞内逸出，发育为圆形或椭圆形的雌配子（female gamete）。雄配子体的核分裂为4~8个，胞质向外伸出4~8条细丝，每个核进入一条细丝内，细丝脱离雄配子体，形成4~8个游动的雄配子（male gamete），此过程称为出丝现象（exflagellation）。雄配子钻入雌配子体内，完成配子生殖，形成合子（zygote）。合子在数小时内变长，成为香蕉状、能运动的动子（ookinete）。动合子穿过蚊胃壁上皮细胞或其间隙，在蚊胃基底膜下形成圆球形的卵囊（oocyst）。每个受疟原虫感染的按蚊胃壁上可有数个至上百个卵囊。

2. 孢子增殖 卵囊逐渐长大，从蚊胃壁向外突出。在卵囊内，核和胞质反复分裂，形成若干个成孢子细胞（sporoblast），每个成孢子细胞表面长出孢子芽，逐渐发育为子孢子（sporozoite），子孢子脱离母体游离于卵囊内。每个成熟的卵囊内含有数以万计的细梭形子孢子。子孢子随卵囊破裂释出或由囊壁钻出，进入蚊的血体腔，随血淋巴分布于各组织，但只有到达按蚊唾液腺的子孢子才能发育为成熟子孢子。当受染按蚊再次叮人吸血时，子孢子便可随唾液进入人体。在最适条件下，疟原虫在按蚊体内发育成熟所需时间：间日疟原虫为9~10天，恶性疟原虫为10~12天，三日疟原虫为25~28天，卵形疟原虫约为16天。

三、致病

疟原虫致病力的强弱与虫种、数量和人体免疫状态有关。疟原虫在红细胞内的裂体增殖期是主要致病阶段。红外期疟原虫对肝细胞有损害，但多无明显临床症状。

1. 潜伏期 疟原虫子孢子侵入人体到出现疟疾症状初次发作的间隔时间称为潜伏期，包括红外期裂体增殖和红内期裂体增殖几代达到发热阈值所需的时间。引起疟疾发作的虫血症的最低值称为发热阈值（threshold），间日疟原虫为10~500个/μl血液，恶性疟原虫为500~1 300个/μl血液。潜伏期的长短与疟原虫的种株、子孢子数量、感染方式及人体免疫力等因素有关，如间日疟短潜伏期株为11~25天、长潜伏期株6~12个月或更长；恶性疟潜伏期7~27天；三日疟潜伏期18~35天；卵形疟潜伏期11~16天。经输血和胎盘血流感染的疟疾因直接感染红内期原虫，无肝细胞内的红外期发育，故潜伏期较短。

2. 疟疾发作　在红内期裂体增殖周期中，裂殖体成熟后胀破红细胞可导致临床周期性寒热发作，称为疟疾发作（paroxysm）。一次典型的疟疾发作表现为寒战、高热和出汗退热三个连续阶段，发作具有周期性的特点，两次发作之间为间歇期。疟疾发作的机制是红内期裂殖体成熟、胀破红细胞，裂殖子和疟原虫的代谢产物、残余变性的血红蛋白及红细胞碎片等进入血流，部分可被巨噬细胞和中性粒细胞吞噬，刺激这些细胞产生γ干扰素（IFN-γ）、肿瘤坏死因子-α（TNF-α）及白细胞介素（IL）等内源性热原质，热原质与疟原虫代谢产物共同作用于宿主下丘脑的体温调节中枢，引起发热。随着血液中刺激物被吞噬和降解，产生的内源性热原质减少和消失，机体大量出汗，体温逐渐恢复正常，机体进入发作间歇期。当血液中原虫密度又达到发热阈值时，再次出现疟疾发作，周而复始，呈现周期性。由于红内期裂体增殖是疟疾发作的基础，因此疟疾发作的周期与疟原虫红内期裂体增殖周期一致。典型的间日疟和卵形疟隔日发作1次，三日疟隔2天发作1次；恶性疟隔36~48小时发作1次。若寄生的疟原虫增殖不同步时，发作间隔则无规律，如初发患者；不同种的疟原虫混合感染或不同批次的同种疟原虫重复感染时，周期性多不明显。随着机体对疟原虫产生的免疫力逐渐增强，大量疟原虫被消灭，发作可自行停止。

3. 再燃与复发　疟疾初发停止后，患者若无再感染，在宿主抵抗力或特异性免疫力下降及疟原虫抗原变异的情况下，体内残存的少量红内期疟原虫大量增殖引起的再次发作称为再燃（recrudescence）。四种疟原虫都可有再燃。疟疾初发后，红内期疟原虫已被消灭，未再经蚊媒传播感染，由肝细胞内的休眠子结束休眠开始发育，经过一段时间后又出现疟疾发作，称为复发（relapse）。休眠子复苏的机制目前尚不清楚。由于只有间日疟原虫和卵形疟原虫有迟发型子孢子，因此间日疟和卵形疟可有复发，而恶性疟和三日疟无复发现象。

4. 贫血　疟疾多次发作后，可出现贫血，以恶性疟导致的贫血最为严重。贫血多见于孕妇和儿童，流行区的高死亡率与严重贫血有关。贫血的原因：① 红内期疟原虫对红细胞的直接破坏。② 脾功能亢进，脾脏巨噬细胞不仅吞噬被疟原虫寄生的红细胞，还吞噬大量正常红细胞。红细胞被吞噬后，含铁血红素沉积于单核吞噬细胞系统中，铁不能被重复利用于血红蛋白的合成，进一步加重了贫血。③ 疟原虫及其代谢产物可抑制骨髓造血功能。④ 免疫病理损害，疟原虫寄生于红细胞时，使红细胞隐蔽的抗原暴露，刺激机体产生自身抗体；疟原虫的半抗原可附着于红细胞表面成为自身抗原，诱导机体产生抗体；宿主产生特异性抗体后，形成的抗原抗体复合物附着在红细胞表面，在补体参与下，导致红细胞溶解或被巨噬细胞吞噬。

5. 脾、肝大　疟疾患者常有脾大，恶性疟原虫引起的脾大最为显著。急性期脾脏因充血和单核巨噬细胞增生，脾脏明显增大，经积极抗疟治疗后，脾脏可恢复正常大小。慢性期脾包膜增厚，组织高度纤维化，脾脏质地坚硬，巨噬细胞增生并吞噬大量疟色素，虽经抗疟根治，脾脏也不能恢复到正常大小。在非洲和大洋洲的某些地区，部分患者可因疟疾而发生巨脾症，称为热带巨脾综合征（tropical splenomegaly syndrome）。除脾大外，急性疟疾患者常有肝大。肝脾大是疟疾患者的重要体征，肝脾大发生率可间接反映疟区疟疾流行情况。

6. **凶险型疟疾** 是指血液中查见疟原虫，排除了其他疾病的可能而表现出不同类型的严重症状者。凶险型疟疾多见于恶性疟原虫感染，包括脑型疟（cerebral malaria，CM）、严重贫血、急性肾衰竭、高热、电解质紊乱等，症状严重，死亡率高。患者多为疫区儿童和进入疫区的无免疫力人群，常由误诊和延误治疗所致。临床上，脑型疟常表现为剧烈头痛、高热、谵妄、昏睡或昏迷、惊厥等，儿童脑型疟的死亡率约为5%。凶险型疟疾的发病机制，多数学者倾向于细胞黏附和毛细血管阻塞学说，认为恶性疟原虫红内期发育至晚期滋养体和裂殖体阶段时，被寄生的红细胞表面形成许多小疣状突起，易与脑部毛细血管和毛细血管后小静脉内皮细胞发生粘连及与未受感染红细胞粘连，导致红细胞变形能力下降，阻塞微血管，引起组织缺氧、细胞坏死，导致重要脏器发生器质性病变。

7. **疟性肾病** 疟性肾病多见于三日疟患者，可有肾小球肾炎或肾病综合征，表现为全身性水肿、腹水、蛋白尿、高血压、肾衰竭。疟性肾病的发生机制是疟原虫的抗原抗体复合物沉积于肾小球毛细血管基底膜，激活补体、产生细胞因子，损伤血管壁并引起炎症反应的Ⅲ型超敏反应。

8. **妊娠疟疾**（placental malaria） 带虫状态或妊娠期间感染疟原虫的孕妇，由于妊娠期免疫力降低，导致妊娠后期、临产期或产褥期出现疟疾发作，表现为虫血症密度高、症状重，贫血严重，可促发先兆子痫或子痫，引起流产、早产和死胎，足月顺产儿体重较轻。

9. **其他类型疟疾** 先天性疟疾系因胎盘受损或分娩过程中母体带疟原虫的血液污染胎儿伤口所致，新生儿出生后不久即有贫血、脾大，血液中可查见疟原虫。婴幼儿疟疾的临床表现与成人不同，起病缓慢，精神迟钝或不安，厌食、呕吐、腹痛、腹泻，热型表现为不规则地发热，病死率较高。输血后疟疾的临床表现与蚊传疟疾相似，但潜伏期较短、无复发。

四、诊断

（一）病原学诊断

从患者外周血中检出疟原虫是确诊疟疾的依据。厚、薄血膜染色镜检仍然是目前疟疾诊断和虫种鉴别的主要方法。取患者指尖或耳垂血液，在同一张载玻片上制作厚、薄血膜，经吉姆萨染液或瑞特染液染色，镜检查找疟原虫。薄血膜中，疟原虫形态完整，结构清晰，易于根据其特点辨识疟原虫的种类和发育阶段，适用于临床诊断；但因用血量少，原虫密度低时易漏检。厚血膜用血量可达10~20μl，制片过程中红细胞已被溶解，疟原虫皱缩、变形，虫种鉴别困难，但原虫较集中，易检获，熟悉其形态特征后可提高检出率，常用于流行病学调查。为提高疟原虫的检出率，应注意采血时间。间日疟与三日疟患者的采血时间最好在发作后数小时至10余小时；恶性疟患者宜在发作时采血，可查到环状体或配子体，一般在外周血液中较难检获恶性疟原虫晚期滋养体和裂殖体。

（二）免疫学诊断

常用于临床的辅助诊断、流行病学调查、防治效果评估及输血对象筛选。

1. **抗体检测**   疟疾特异性IgG抗体在感染后2~3周才出现，对初发患者无早期诊断价值。疟原虫被清除后，患者体内的IgG抗体仍能持续一段时间，因此抗体检测不易区分现症和既往感染。目前常用的方法有间接免疫荧光抗体试验（IFAT）、间接血凝试验（IHA）、酶联免疫吸附试验（ELISA）。

2. **循环抗原检测**   循环抗原是由活的寄生虫产生的，一旦治愈，短期内即可消失。所以，检测循环抗原比抗体更能说明受检对象是否有现症感染。目前主要采用WHO推荐的快速诊断试验（rapid diagnostic tests，RDTs），该方法可鉴定不同种属疟原虫感染和混合感染，简单、快速，不需要特殊仪器，灵敏度和特异度接近血膜染色镜检法，在恶性疟的诊断中广为使用。

（三）分子生物学技术

聚合酶链反应（PCR）、环介导等温扩增和基因芯片等方法可用于低虫血症、镜检阴性的疑似患者或镜检难以区分疟原虫虫种时的检测，还可鉴别混合感染、重复感染或复发。

五、流行

（一）流行概况

疟疾是全球广泛关注的重要公共卫生问题，降低疟疾发病率、减轻疟疾疾病负担已列入"联合国千年发展目标"。疟疾曾流行于全球100多个国家，非洲撒哈拉以南地区是全球疟疾流行最严重的地区，东南亚和中南美洲等热带、亚热带各国也广泛流行。据WHO估计，2021年全球约有22亿人受到疟疾威胁，感染人数2.47亿，死亡61.9万（5岁以下儿童占80%），95%的病例和96%的死亡发生在非洲。疟疾曾是我国流行最严重的传染病之一，经过几代人的不懈努力，我国疟疾防控成效显著，2017年首次在全国范围内实现了本地病例零报告，2021年6月我国正式通过WHO消除疟疾认证，实现了消除疟疾目标。但是，境外输入性疟疾导致的继发病例在国内时有发生。2022年全国累计报告疟疾病例845例，较2021年（799例）增加了5.8%；其中境外输入性病例844例，长潜伏期再燃三日疟病例1例，无本土原发蚊传疟疾病例报告；全国报告疟疾危重症病例36例，死亡病例6例。目前全球疟疾流行形势依然严峻，随着国际交往的日益频繁和国内疟疾传播媒介的存在，我国面临的输入性疟疾的威胁也将长期存在。

（二）流行环节

1. **传染源**   外周血液中有成熟配子体的患者和带虫者是疟疾的传染源。间日疟原虫配子体在红内期虫血症2~3天后出现，恶性疟原虫配子体则在红内期虫血症7~11天后才出现，因此间日疟在发病早期即可使蚊媒感染。除蚊媒传播外，红内期疟原虫也可通过输血和胎盘血流传播。

2. **传播媒介**   按蚊是疟疾的传播媒介。我国主要的传疟按蚊有中华按蚊、嗜人按蚊、微小按蚊和大劣按蚊。

3. **易感人群**   除因遗传因素而对某种疟原虫具有先天免疫力、高疟区成人和从母体获得一定抵抗力的婴儿外，人群对疟原虫普遍易感，儿童的易感性较成人高。在高疟区居住的人群，重复感染可产生一定的保护性免疫力。非疟区人群进入疟区，常可引起局部疟疾暴发流行。

（三）流行因素

1. 自然因素 温度、雨量、植被和地形等自然因素决定了疟疾的分布和流行的严重性。其中，温度和雨量对疟疾流行最为重要，它们影响着按蚊的数量、吸血活动及疟原虫在按蚊体内的发育。全球气候变暖，导致蚊媒活动和疟疾传播季节延长，是全球疫情回升的原因之一。植被和地形等可影响蚊虫的滋生环境，直接影响蚊媒的种群数量。

2. 社会因素 社会经济水平、医疗保健、居民文化素质、生活习惯、人口流动、战争动乱等社会因素常直接或间接影响疟疾的发生和流行。

六、防治

我国的疟疾防治策略是"因地制宜、分类指导、突出重点"。自2010年我国启动《中国消除疟疾行动计划（2010—2020年）》后，建立了疟疾确诊后1日内完成疫情报告、3日内完成流行病学个案调查、7日内完成疫点调查与处置的"1-3-7"工作规范和相关指标要求，迅速阻断了本地疟疾传播。但由于境外疟疾病例的输入，原疟疾流行区传疟媒介依然存在，在疟疾消除地区由输入性病例再次引起本地疟疾传播的风险依然较大。因此，我们要继续完善疟疾监测响应体系，加强输入性疟疾和边境疟疾的监测，谨防输入性疟疾再传播；及时发现、准确诊断和规范治疗疟疾病例，减少危重症或死亡风险，巩固消除成果。

1. 控制传染源 疟疾患者或带虫者经血膜染色镜检确诊后，必须及时、彻底、规范地治疗，尽可能避免疟疾复发、再燃及带虫状态的出现。对疑似疟疾、不明原因的发热患者，应尽早明确诊断、积极治疗。抗疟药物种类很多，按其对疟原虫发育各期作用的不同，主要有4类。① 杀灭红外期裂殖体及休眠子：如伯氨喹、乙胺嘧啶，有抗复发的作用；② 杀灭红内期原虫：如氯喹、哌喹、青蒿素及其衍生物等，用以控制疟疾发作；③ 杀灭配子体：如伯氨喹，用于切断传播；④ 杀灭孢子增殖期：如乙胺嘧啶可抑制按蚊体内子孢子的增殖发育。间日疟患者常采用氯喹和伯氨喹治疗，对抗氯喹株疟疾（尤其是恶性疟）则采用青蒿素联合用药。目前抗疟药的使用基本遵循WHO推荐的青蒿素联合用药策略和原则，以延长抗疟药的使用寿命，如青蒿素加阿莫地喹、青蒿素加甲氟喹、二氢青蒿素加磷酸哌喹等。重症疟疾（如脑型疟）首选青蒿素类药物肌内注射或静脉给药，如蒿甲醚油剂肌内注射、青蒿琥酯钠静脉注射。

2. 切断传播途径 蚊媒防制是切断疟疾传播途径的重要措施，包括清除按蚊滋生地、防蚊灭蚊的物理措施、个人涂抹驱避剂、使用杀虫剂浸泡的蚊帐、室内喷洒杀虫剂杀灭按蚊成虫和幼虫等蚊媒防制手段。

3. 保护易感人群 包括防蚊叮咬、预防服药和疫苗防护。预防服药是保护易感人群的重要措施之一。在疟疾传播季节，进入流行区的个人可进行个体预防服药；在疟疾严重流行区或暴发流行区生活的人群可采取群体预防服药，减少发病和传播。常用的预防药物有伯氨喹、氯喹、乙胺嘧啶和哌喹等。不论个体或群体预防服药，均不宜超过半年。疟疾疫苗仍在实验阶段。

疟疾疫苗的研发

疫苗接种是防治疟疾最经济、最有效的手段。根据作用时期的不同，疟疾疫苗主要有红外期疫苗、红内期疫苗和蚊期传播阻断疫苗。红外期是疟原虫感染的起始阶段，也是导致疟疾复发的主要时期，阻断红外期疟原虫的发育能从源头上控制疟原虫感染和复发，因此又将红外期疫苗称为疟疾预防性疫苗。红内期疫苗主要是降低临床发病率和死亡率，故又被称为疟疾治疗性疫苗。蚊期疫苗主要是阻断疟原虫的传播，所以又被称为传播阻断疫苗。根据疫苗形式不同，将疟疾疫苗分为亚单位疫苗和全虫减毒疫苗两种。由于疟原虫复杂的结构和生物学特性，导致疟疾疫苗研发始终是一个世界性难题，迄今为止尚无理想的疟疾疫苗问世。RTS，S/AS01疟疾疫苗是一种针对恶性疟原虫红外期的亚单位疫苗，历经30余年研发和临床试验，终于在2021年获得WHO批准，建议在疟疾传播风险较高的地区给儿童接种，以降低5岁以下儿童因感染疟疾导致的死亡率。尽管RTS，S/AS01疫苗存在保护率不够高（仅有30%左右）、需要接种4剂、免疫保护持续时间短等不足，但预计该疫苗应用后每年能挽救数以万计的儿童生命、避免千万疟疾病例发生。因此，RTS，S/AS01疫苗的问世是人类抗疟史上的一个重要事件，给人类遏制疟疾乃至最终消除疟疾带来希望。当然，研制理想的疟疾疫苗仍存在诸多挑战，但更加完美的疟疾疫苗研发任重道远、值得期待。

学习小结

疟疾是世界上致死人数最多的寄生虫病，是全球重点防治的热带病。疟原虫子孢子随雌性按蚊叮刺皮肤侵入人体，子孢子先在肝细胞内完成红外期裂体增殖，产生大量裂殖子，肝细胞破裂，裂殖子入血并进入红细胞内发育、增殖。红内期裂殖体发育成熟，胀破红细胞，释出裂殖子。部分裂殖子侵入新的红细胞，开始下一个裂体增殖，周而复始。部分裂殖子等被巨噬细胞等吞噬，产生内源性热原质，干扰下丘脑体温调节中枢的功能，导致疟疾发作。疟原虫经历几代红内期裂体增殖后，部分裂殖子侵入红细胞发育为雌、雄配子体。成熟的雌、雄配子体随按蚊吸血进入蚊胃，进行配子生殖和孢子增殖，产生数以万计的子孢子。当按蚊再次叮人吸血时，子孢子随蚊唾液进入人体导致感染。疟疾的临床表现主要是周期性疟疾发作（寒战、高热和出汗退热）、贫血和肝脾大。血膜染色镜检是确诊疟疾最常用的方法。我国已实现消除疟疾目标，目前防治重点是加强疟疾监测、谨防输入性疟疾再传播。

（申丽洁）

（一）A型选择题

1. 凶险型疟疾多见于哪种疟原虫感染

    A. 间日疟原虫

    B. 恶性疟原虫

    C. 三日疟原虫

    D. 卵形疟原虫

    E. 诺氏疟原虫

2. 疟原虫的主要致病阶段是

    A. 红外期裂殖体

    B. 滋养体

    C. 红内期裂殖体

    D. 配子体

    E. 子孢子

3. 典型疟疾发作的特点是

    A. 地方性

    B. 季节性

    C. 周期性

    D. 重复性

    E. 间歇性

4. 确诊疟疾常用的实验诊断方法是

    A. ELISA

    B. 棉签拭子法

    C. PCR

    D. 血膜染色镜检

    E. 培养法

5. 治疗疟疾首选的药物是

    A. 甲硝唑

    B. 阿苯达唑

    C. 吡喹酮

    D. 伊维菌素

    E. 青蒿素

      答案：1. B；2. C；3. C；4. D；5. E

（二）简答题

1. 根据间日疟原虫生活史，简述疟疾发作、再燃及复发的机制。

2. 简述疟疾贫血的原因。

3. 如何确诊疟疾？

4. 蚊媒传播感染的疟疾与输血传播感染的疟疾有何不同？治疗上有何差别？

第二节　杜氏利什曼原虫

知识目标

1. 掌握杜氏利什曼原虫的生活史与致病特点。

2. 熟悉杜氏利什曼原虫的形态特征及实验诊断方法。

3. 了解杜氏利什曼原虫的流行及防治原则。

🔔 问题与思考

    患者，女，30岁，甘肃人。因"反复发热1个月"入院。患者1个月前无明显诱因出现间断发热，体温最高39.3℃，发热时有畏寒，偶有咳嗽，无咳痰，就诊当地医院予"莫西沙星"抗感染、退热等对症治疗后仍发热，伴盗汗、鼻出血，颈部及颌下淋巴结进行性肿大，遂来院就诊。患者既往史、个人史等无特殊。查体：神志清楚，皮肤黏膜无黄染、瘀点、瘀斑；颌下、颈部可扪及数枚肿大淋巴结，直径

1.0~1.5cm，质中，压痛；心律齐，双肺听诊呼吸音粗，未闻及明显湿啰音，腹软，无压痛、反跳痛，肝肋下5cm，肝区无叩击痛，脾肋下3cm，移动性浊音（−），双下肢无水肿。辅助检查示血常规：白细胞计数6.39×10⁹/L，红细胞计数4.78×10¹²/L，血红蛋白63g/L，血小板计数346×10⁹/L。尿常规、便常规无明显异常。生化：丙氨酸转氨酶78IU/L，天冬氨酸转氨酶96IU/L。免疫：λ轻链35.20g/L，IgG 78.70g/L，IgM 7.24g/L，κ轻链70.40g/L。乙肝两对半：HBsAg、HBeAg、HBcAb均阴性，直接库姆斯试验（++）。结核T-SPOT阴性。胸部X线片：肺门增大。腹部CT：肝大。骨髓检查：粒、红、巨核三系增生减少，巨噬细胞胞质内外查见利杜体。

思考：

1. 本病例最可能的诊断是什么？请列出诊断依据。

2. 该病是如何传播的？

（张立婷提供）

利什曼原虫属于锥虫科，利什曼属。寄生于人体的利什曼原虫主要有杜氏利什曼原虫、婴儿利什曼原虫、硕大利什曼原虫、热带利什曼原虫、墨西哥利什曼原虫、巴西利什曼原虫等，导致内脏利什曼病、皮肤利什曼病和黏膜皮肤利什曼病，临床表现各有特点。杜氏利什曼原虫是我国主要的致病虫种。

杜氏利什曼原虫（*Leishmania donovani*）是内脏利什曼病的病原体。因内脏利什曼病患者常有皮肤色素沉着，伴发热，故该病又称为黑热病。杜氏利什曼原虫的无鞭毛体主要寄生在人与哺乳动物的单核巨噬细胞内，造成肝、脾、骨髓、淋巴结等器官损害。

一、形态

1. 无鞭毛体（amastigote） 又称利杜体（Leishman-Donovani body，LD body），寄生于人和其他哺乳动物的单核巨噬细胞内。在染色涂片上，常因巨噬细胞破裂，可在细胞外查见散在的无鞭毛体。虫体卵圆形，大小为（2.9~5.7）μm×（1.8~4.0）μm。经瑞特染液染色后，虫体胞质淡蓝色或淡红色，大而圆的胞核淡紫色或红色。杆状、细小的动基体（kinetoplast）位于核旁，着色较深。动基体前端为颗粒状基体，根丝体由其发出（图25-2-1）。

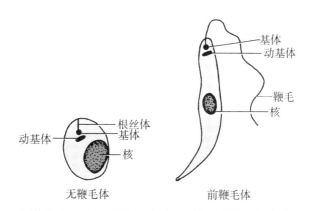

▲ 图25-2-1　杜氏利什曼原虫无鞭毛体和前鞭毛体模式图

2. 前鞭毛体（promastigote） 寄生于白蛉消化道内。虫体呈梭形，大小为（14.3~20）μm×（1.5~1.8）μm。胞核位于虫体中部，动基体在虫体前部，基体在动基体之前，鞭毛自基体发出并游离于虫体外（图25-2-1）。经瑞特染液染色后，着色特性与无鞭毛体相同。活的前鞭毛体借助鞭毛运动活泼。在培养基内前鞭毛体前端常聚集成团，排列成菊花状。有时也可见到粗短或长椭圆形前鞭毛体，这与发育程度有关。

二、生活史

杜氏利什曼原虫生活史需要两个宿主，即白蛉和人或哺乳动物，犬是其重要的保虫宿主。前鞭毛体寄生于白蛉的消化道内，是杜氏利什曼原虫的感染阶段；无鞭毛体寄生于人和哺乳动物的单核巨噬细胞内，是杜氏利什曼原虫的致病阶段。通过白蛉叮刺吸血传播（图25-2-2）。

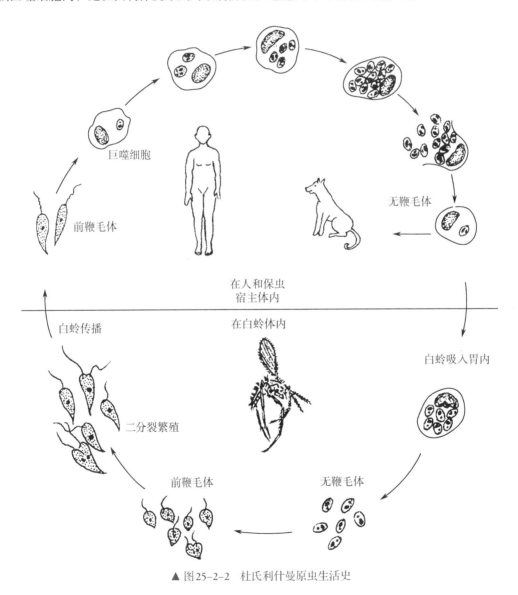

▲ 图25-2-2　杜氏利什曼原虫生活史

（一）在白蛉体内发育

当雌性白蛉叮刺受感染的人或哺乳动物时，宿主血液或皮肤内含无鞭毛体的巨噬细胞被吸入白蛉胃内。经24小时，无鞭毛体发育为早期前鞭毛体，此时虫体卵圆形，鞭毛已伸出体外。48小时后，虫体从卵圆形逐渐变为宽梭形或长度超过宽度3倍的梭形，鞭毛由短变长，发育为粗短的或梭形的前鞭毛体。第3~4天，前鞭毛体发育成熟，活动明显加强，以纵二分裂法繁殖，数量急剧增加，同时虫体逐渐向白蛉的前胃、食管和咽部移动。约1周后，具有感染性的前鞭毛体大量聚集在白蛉的口腔及喙部。当雌性白蛉叮刺健康人时，前鞭毛体即随白蛉的唾液进入人体。

（二）在人体内发育

感染有前鞭毛体的雌性白蛉叮刺人体吸血时，前鞭毛体随白蛉分泌的唾液进入人体皮下组织。一部分前鞭毛体被多形核白细胞吞噬消灭；一部分则被巨噬细胞吞噬，与溶酶体融合形成吞噬溶酶体。进入巨噬细胞的前鞭毛体逐渐变圆，失去鞭毛的体外部分，向无鞭毛体转化。同时巨噬细胞形成纳虫空泡，无鞭毛体在巨噬细胞纳虫空泡内存活、繁殖，导致巨噬细胞破裂。游离的无鞭毛体被其他巨噬细胞吞噬，重复上述的增殖过程。杜氏利什曼原虫对宿主的内脏环境有高度的适应性，尤其在脾、肝、骨髓、淋巴结内繁殖旺盛。

三、致病

当人体被受染白蛉叮咬后，前鞭毛体进入人体，在巨噬细胞内发育为无鞭毛体，大量繁殖，导致巨噬细胞破坏和增生。如此反复，使受累的脾、肝、淋巴结等组织器官出现一系列病理变化。

（一）内脏利什曼病

以长期不规则发热，脾、肝、淋巴结肿大以及全血细胞减少性贫血为特征。潜伏期3~5个月或更长。

1. **发热** 起病缓慢，表现为长期不规则发热，多为双峰热型，病程可长达数月。

2. **脾、肝、淋巴结肿大** 脾大是内脏利什曼病最主要的体征。无鞭毛体在巨噬细胞内繁殖，导致巨噬细胞大量破坏和增生，同时浆细胞也增生。细胞增生是脾、肝、淋巴结肿大的主要原因。感染后期，肿大的脏器组织因网状纤维结缔组织增生，质地变硬。

3. **贫血** 是内脏利什曼病的重要症状，形成机制如下。① 脾功能亢进：使血细胞在脾脏内大量被破坏，红细胞、白细胞及血小板减少，造成全血细胞性贫血；② 免疫溶血：患者红细胞表面可附有利什曼原虫抗原，使机体产生的抗利什曼原虫抗体直接与红细胞膜上的利什曼原虫抗原结合，在补体参与下破坏红细胞，引起免疫溶血；③ 骨髓内受染巨噬细胞浸润，阻碍血细胞的生成。

4. **继发感染** 由于全血细胞减少、免疫功能受损，患者大多在发病后1~2年易被溶血性链球菌、葡萄球菌、流感嗜血杆菌、肺炎链球菌、HIV等病原生物感染，常因并发各种感染性疾病而死亡。

5. 肾脏受损及白蛋白/球蛋白（A/G）比例倒置　患者可出现肾小球淀粉样变和肾小球内免疫复合物的沉积而致肾功能受损，出现蛋白尿。肝肾功能受损使白蛋白合成减少排出增加，浆细胞大量增生导致球蛋白生成增加，患者出现白蛋白/球蛋白比例倒置。

6. 鼻出血和齿龈出血　内脏利什曼病常见的临床表现，与血小板减少和凝血因子缺乏有关。晚期患者面部两颊可出现色素沉着。

（二）皮肤利什曼病

表现为丘疹、斑块、溃疡和结节四种皮肤病变，以结节型多见，病程数月到数年不等。结节呈大小不等的肉芽肿或暗红色丘疹状，可连成片，常见于面部及颈部，在结节内可查到无鞭毛体。易与瘤型麻风混淆。

（三）淋巴结型利什曼病

无利什曼病病史，病变局限于淋巴结。表现为局部淋巴结肿大，大小不一，位置较表浅，无压痛，无红肿。淋巴结活检可见无鞭毛体。血中嗜酸性粒细胞增多。本病多数患者可自愈。

四、诊断

从患者的组织或血液中查到利什曼原虫是确诊利什曼病最可靠的依据。但并非所有患者都可查见原虫，故常需采用免疫学、分子生物学技术等辅助诊断。

（一）病原学诊断

1. 穿刺检查

（1）涂片法：以骨髓穿刺涂片法最常用，其中髂骨穿刺简便安全，穿刺物涂片、染色后镜检。无鞭毛体检出率为80%~90%。淋巴结穿刺应选取表浅、肿大的淋巴结，如腹股沟、颈部淋巴结，检出率为46%~87%；也可做淋巴结活检。脾脏穿刺检出率较高，可达90.6%~99.3%，但安全性较差，一般不用。

（2）培养法：将上述穿刺物接种于NNN培养基，置于22~25℃恒温培养箱内。1周后，若在培养物中查见运动活泼的前鞭毛体，则判为阳性结果。

（3）动物接种法：穿刺物接种于金黄地鼠等易感动物体内，1~2个月后取肝、脾做印片或涂片，染色镜检。

2. 皮肤活组织检查　在皮肤结节处，用消毒针头刺破皮肤，取少许组织液，或用手术刀刮取少许组织做涂片，染色镜检。

（二）免疫学诊断

1. 检测抗体　采用IHA、ELISA、IFAT、对流免疫电泳（CIEP）等，阳性率高，但有交叉反应，假阳性率也较高。近年来，采用分子生物学方法获得纯抗原，降低了假阳性率。因抗体短期内不易消失，故不适于疗效考核。

2. 检测循环抗原　如单克隆抗体-抗原斑点试验（McAb-AST）用于诊断利什曼病阳性率高达97%，灵敏度高、特异度及重复性均较好，操作简便，仅需微量血清即可。该法不仅可反映现症感染，还可评价近期疗效。

（三）分子生物学技术

PCR方法检测利什曼原虫灵敏度高、特异度强，适合于诊断合并HIV感染的利什曼病。

五、流行

利什曼病广泛分布于全球，主要流行于印度、中国、尼泊尔、孟加拉国及地中海沿岸国家，中亚和部分中南美洲国家也有流行。1949年以前，利什曼病流行于我国山东、河北、天津、河南、江苏、安徽、陕西、甘肃、新疆、宁夏、青海、四川、山西、湖北、辽宁、内蒙古16个省、自治区、直辖市及北京市郊。1951年我国有利什曼病患者53万人，利什曼病曾为重点防治的五大寄生虫病之一；1958年我国宣布基本消灭内脏利什曼病。目前，新疆、内蒙古、甘肃、四川、陕西、山西、河南、河北等省、自治区、直辖市存在散发病例。

利什曼病是人兽共患寄生虫病。除在人与人之间传播外，也可在动物与人、动物与动物之间相互传播。根据传染源不同，我国利什曼病在流行病学上可大致分为三种类型。

1. 平原人源型　多见于平原地区，分布在黄淮地区的苏北、皖北、鲁南、豫东以及冀南、鄂北、陕西关中和新疆南部的喀什等地。患者以年龄较大的儿童和青少年为主，犬很少感染。患者是主要传染源，人的发病率高，可发生大流行。传播媒介为家栖型中华白蛉和新疆的长管白蛉。目前已被控制。

2. 山区犬源型　多见于西北、华北和东北的丘陵山区，分布在甘肃、青海、宁夏、川北、陕北、冀北、辽宁和北京市郊各县。犬为主要传染源，患者散在，一般不会形成大流行。患者多为10岁以下儿童，婴儿发病较多，成人很少感染。传播媒介为近野栖或野栖型中华白蛉。

3. 荒漠自然疫源型　分布在新疆和内蒙古的某些荒漠地区。病例散发，传染源可能是野生动物，当地患者主要是婴幼儿，2岁以下患者占90%以上。进入这些地区的外地成人如获感染，可发生淋巴结型利什曼病。传播媒介为野栖蛉种，主要是吴氏白蛉、亚历山大白蛉。

一项来自中国疾病预防控制中心寄生虫病预防控制所的统计报道，2022年全国报告内脏利什曼病病例240例，较2019年的161例增加49.1%。其中，平原人源型流行区病例数在低位徘徊；荒漠自然疫源型流行区从2015年的385例下降至2022年的7例，病例数逐年下降；山区犬源型流行区病例数从2015年的82例增加至2022年的192例，增加了134.2%。另外，2015年以来，每年有境外输入皮肤利什曼病病例报告。山区犬源型流行区是我国目前内脏利什曼病主要的流行区，也是防控重点。

六、防治

在利什曼病流行区采取查治患者、杀灭病犬和消灭白蛉的综合防治措施。

1. 治疗患者　五价锑剂对利什曼原虫有很强的杀伤作用，低毒高效的葡萄糖酸锑钠（sodium stibogluconate）疗效较好。治疗无效或有禁忌证者可选用米替福新（miltefosine）、两性霉素B脂质体（L-AMB）、巴龙霉素（paromomycin）。

经多种药物治疗无效而脾脏高度肿大伴脾功能亢进者，可考虑脾脏切除。术后再给予抗病原治疗。

2. 杀灭病犬 定期查犬，早发现、早捕杀。捕杀病犬是犬源型利什曼病流行区防治工作中的关键。

3. 灭蛉、防蛉 流行区采用溴氰菊酯等杀虫剂在室内和畜舍喷洒杀灭白蛉，使用蚊帐、纱窗和纱门等措施防蛉，户外活动应避免过度暴露身体或涂驱避剂等加强个人防护，减少或避免白蛉叮咬。

学习小结

杜氏利什曼原虫是内脏利什曼病（黑热病）的病原体。利什曼原虫前鞭毛体寄生于白蛉消化道内，雌性白蛉是其传播媒介及宿主。无鞭毛体寄生于人或其他哺乳动物单核巨噬细胞内，大量繁殖，导致巨噬细胞破坏、增生。犬是其重要的保虫宿主。临床表现为长期不规则发热、脾大及全血细胞减少性贫血。病原学诊断首选骨髓穿刺涂片法查无鞭毛体。

（申丽洁）

复习参考题

（一）A 型选择题

1. 黑热病的传播媒介是
   A. 按蚊
   B. 白蛉
   C. 舍蝇
   D. 锥蝽
   E. 舌蝇

2. 杜氏利什曼原虫在人体内寄生的发育阶段是
   A. 前鞭毛体
   B. 后鞭毛体
   C. 无鞭毛体
   D. 锥鞭毛体
   E. 包囊

3. 黑热病最主要的特征不包括
   A. 脾大
   B. 肝大
   C. 淋巴结肿大
   D. 皮肤结节样病变
   E. 红细胞增多

4. 我国目前利什曼病的主要流行区是
   A. 人源型
   B. 犬源型
   C. 自然疫源型
   D. 草甸型
   E. 湖沼型

5. 确诊利什曼病最常用的方法是
   A. 脾脏穿刺涂片法
   B. 淋巴结穿刺涂片法
   C. 培养法
   D. 骨髓穿刺涂片法
   E. 动物接种法

答案：1. B；2. C；3. E；4. B；5. D

（二）简答题

1. 简述杜氏利什曼原虫生活史与致病 的关系。
2. 试述内脏利什曼病的主要临床表现 及发病机制。
3. 如何确诊利什曼病？

第三节　锥虫

知识目标

了解布氏冈比亚锥虫和布氏罗得西亚锥虫、枯氏锥虫的形态特征、生活史、致病、诊断、流行 及防治原则。

锥虫（*Trypanosoma*）属于锥虫科、锥虫属，是寄生于人体及其他哺乳类、鱼类、两栖类、爬行类及鸟类血液和组织细胞内的鞭毛虫。寄生于人体的锥虫主要有布氏冈比亚锥虫、布氏罗得西亚锥虫和枯氏锥虫。

一、布氏冈比亚锥虫和布氏罗得西亚锥虫

布氏冈比亚锥虫（*Trypanosoma brucei gambiense*）和布氏罗得西亚锥虫（*T. b. rhodesiense*）同属于通过传播媒介舌蝇（采采蝇）唾液传播的涎源性锥虫，是非洲锥虫病（African trypanosomiasis）或称非洲睡眠病（African sleeping sickness）的病原体。两种锥虫形态、生活史、致病及临床表现相似。

（一）形态

在人体血液、淋巴液和脑脊液中寄生的是锥虫的锥鞭毛体（trypomastigote）。锥鞭毛体呈长纺锤形，前端较尖细，后端略钝圆，有细长和粗短两种类型。经吉姆萨染液或瑞特染液染色后，锥鞭毛体胞质淡蓝色，内有深蓝色异染质（volutin）颗粒；核居中，红色或红紫色；波动膜淡蓝色；点状动基体深红色，位于虫体近末端；鞭毛从虫体后端发出，沿边缘向前，游离于虫体前端，与波动膜相连。细长型（20~40）μm ×（1.5~3.5）μm，游离鞭毛可达6μm；粗短型（15~25）μm × 3.5μm，游离鞭毛短于1μm，或鞭毛不游离。

（二）生活史

当受染舌蝇吸血时，循环后期锥鞭毛体（metacyclic trypomastigote）随舌蝇唾液进入人体皮下组织，转变为细长型锥鞭毛体，二分裂增殖后进入血液和淋巴液，感染晚期可侵入脑脊液。细长型锥鞭毛体经中间型发育为粗短型，仅粗短型锥鞭毛体对舌蝇有感染性。舌蝇吸食人血时，粗短型锥鞭毛体随血液进入舌蝇体内，在舌蝇中肠内繁殖、发育为细长型锥鞭毛体。约在感染10天后，细长型锥鞭毛体从舌蝇中肠经前胃到达下咽，进入唾液腺，转变为上鞭毛体（epimastigote），继续

发育为循环后期锥鞭毛体，其外形粗短，无鞭毛，对人具有感染性（图25-3-1）。

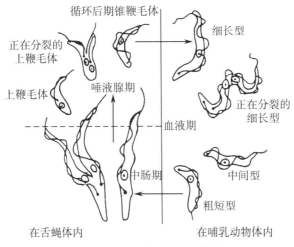

▲ 图25-3-1　布氏锥虫生活史

（三）致病

布氏冈比亚锥虫病呈慢性过程，病程数月至数年，出现症状时，中枢神经系统已受到损害。布氏罗得西亚锥虫病为急性过程，病程3~9个月，疾病发展迅速，锥虫很快侵犯中枢神经系统。锥虫侵入人体后的病理过程和临床表现包括：

1. 初发反应期　因锥虫在侵入局部增殖，引起淋巴细胞、组织细胞及少量嗜酸性粒细胞和巨噬细胞浸润，导致舌蝇叮刺部位皮肤红肿，出现肿胀及硬结，有触痛，可伴发热，称为锥虫下疳（trypanosomal chancre）。多为自限性，约3周后消退。

2. 血淋巴期　锥虫进入血液和组织间淋巴液后，淋巴结中的淋巴细胞、浆细胞和巨噬细胞增生，患者出现全身淋巴结肿大，以颈后、颌下、腹股沟等处尤为明显，颈后三角部淋巴结肿大（Winterbottom征）是布氏冈比亚锥虫病的特征。感染后5~12天，出现锥虫血症，可有发热、头痛、关节痛、肢体痛等症状。由于保护性抗体的出现及虫体抗原变异，血液中锥虫数量出现上升与下降交替现象，间隔时间一般为2~10天，使感染者发热持续数天后自行消退，隔几天后体温再次升高。此外，还可发生心肌炎、心外膜炎及心包积液。

3. 脑膜脑炎期　在发病数月或数年后，锥虫可侵入中枢神经系统，导致弥漫性软脑膜炎、脑皮质充血和水肿、神经元变性和胶质细胞增生。患者主要表现为行为改变、懒散、冷漠；后期出现深部感觉过敏、共济失调、震颤、痉挛、嗜睡，最后昏睡。如不积极治疗，一般认为睡眠病是致命的。

（四）诊断

1. 病原学检查　常用血液涂片染色镜检。当血液中虫体数量多时，检获的锥鞭毛体以细长型为主；虫体数量少时，则以粗短型居多。也可取淋巴液、脑脊液、骨髓穿刺液、淋巴结穿刺物、锥虫下疳渗出液等涂片检查，或进行动物接种。

2. 其他检查 采用ELISA、IFAT等方法检测抗体，辅助临床诊断；单克隆抗体检测循环抗原，可确定现症感染。利用PCR技术对锥虫DNA进行扩增可用于锥虫病的临床诊断及流行病学研究。

（五）流行

非洲锥虫病主要流行于撒哈拉以南的36个非洲国家。布氏冈比亚锥虫病流行于西非和中非，约占非洲锥虫病报告病例的95%以上。主要传染源为患者及带虫者，牛、猪、山羊、绵羊等动物可能是保虫宿主；主要传播媒介为须舌蝇（*Glossina palpalis*），栖息在沿河岸的植物和潮湿的森林地带，嗜吸人血。布氏罗得西亚锥虫病分布于东非和南非，传染源为动物（非洲羚羊、牛、狮和鬣狗）和人；主要传播媒介为栖息在热带草原、湖岸低矮森林和灌木丛的刺舌蝇（*G. morsitans*），嗜吸动物血，在动物之间传播锥虫，人因进入栖息地而感染。

（六）防治

治疗药物的选择取决于疾病进程，如舒拉明（suramin）、喷他脒对锥虫病早期有效；对已累及中枢神经系统的患者，可使用硫肿密胺、美拉肿醇进行治疗。有效的预防措施包括清除灌木丛、喷洒杀虫剂等来改变舌蝇滋生环境、消灭舌蝇；做好个人防护，避免舌蝇叮咬等。

二、枯氏锥虫

枯氏锥虫（*T. cruzi*）又称克氏锥虫，属粪源性锥虫，以锥蝽为传播媒介，是枯氏锥虫病即恰加斯病（Chagas disease）的病原体，主要分布于中南美洲，故又称为美洲锥虫。

（一）形态

由于寄生环境的不同，枯氏锥虫有无鞭毛体、上鞭毛体和锥鞭毛体三种不同形态。

1. 无鞭毛体 寄生于宿主细胞内。圆形或椭圆形，大小为2.4~6.5μm，具有核和动基体，无鞭毛或有很短的鞭毛；以二分裂增殖。

2. 上鞭毛体 存在于锥蝽消化道内，长20~40μm，纺锤形，动基体在核前方，游离鞭毛从核的前方发出；以二分裂增殖。

3. 锥鞭毛体 存在于宿主血液或锥蝽后肠内（循环后期锥鞭毛体），大小为（11.7~30.4）μm×（0.7~5.9）μm，游离鞭毛自核后方发出，在血液内弯曲如新月；本期虫体不增殖。

（二）生活史

锥蝽的雌雄成虫、幼虫和若虫均能吸血。当锥蝽吸入含有锥鞭毛体的人或其他哺乳动物血液后，锥鞭毛体在锥蝽肠道内发育和增殖，经无鞭毛体、上鞭毛体发育为循环后期锥鞭毛体，为枯氏锥虫的感染阶段。当受染锥蝽再吸血时，循环后期锥鞭毛体随锥蝽粪便排出，经被叮刺的皮肤伤口或黏膜侵入人体；宿主也可通过输血、母乳、胎盘或食用被锥蝽粪便污染的食物而获得感染。在人体侵入部位的组织细胞内，循环后期锥鞭毛体转变为无鞭毛体，经二分裂增殖形成内含数百个无鞭毛体的假包囊；约5天后，无鞭毛体转变为锥鞭毛体；假包囊破裂，锥鞭毛体释出，进入血液，再侵入新的组织细胞。锥鞭毛体可侵犯单核吞噬细胞系统、心脏、骨骼肌、平滑肌、神经系统等组织细胞（图25-3-2）。

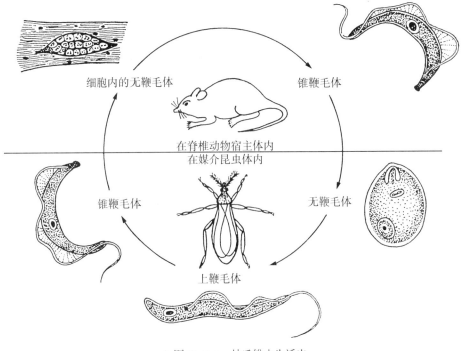

細胞内的无鞭毛体　　　　　　　　　　　锥鞭毛体

在脊椎动物宿主体内
在媒介昆虫体内

锥鞭毛体　　　　　　　　　　　　无鞭毛体

上鞭毛体

▲ 图25-3-2　枯氏锥虫生活史

（三）致病

潜伏期1~2周，此期无鞭毛体在细胞内增殖，锥鞭毛体寄生在细胞内及血液中。感染枯氏锥虫并累及中枢神经系统的低龄儿童临床表现明显。

1. 急性期　约50%感染者可有急性美洲锥虫病的典型体征，即锥蝽叮咬局部的皮下组织出现结节性炎性肿胀，称为恰加斯肿（Chagoma）；若侵入部位为眼结膜，可出现一侧眼眶周围水肿、结膜炎及耳前淋巴结炎（Romana征）。多数病例无症状或症状轻微，也可有发热、头痛、倦怠、广泛淋巴结肿大及肝脾大、肌肉疼痛、呼吸困难以及胸腹部疼痛等，还可有心动过缓、心肌炎或脑膜脑炎。此期持续数周或数月，多数患者急性期后进入几乎无症状的隐匿期，虫体主要隐藏在心脏和消化道的肌肉中，血液内很难找到。

2. 慢性期　原发感染10~20年后，约30%的患者发展至慢性期。慢性期以心脏、食管和结肠病变最突出，表现为心脏增大、心肌肥厚及食管和结肠肥大、扩张形成巨食管和巨结肠。心脏病变是慢性期最常见的后遗症和致死原因。慢性期血液及组织内很难找到虫体。

（四）诊断

1. 病原学检查　急性期血液中锥鞭毛体数量多，可采用血涂片检查。隐匿期和慢性期血液中锥鞭毛体数量少，可用人工饲养的锥蝽幼虫吸食受检者血液，10~30天后检查锥蝽肠道内有无锥虫；或受检者血培养检查。对于锥鞭毛体数量极少的血液标本，可采用灵敏度较高的PCR等分子生物学方法进行检测。

2. 其他检查　IFAT、IHA、ELISA等免疫学方法检测抗体可提示是否存在感染，但多不能判断是否为急性感染。

（五）流行

枯氏锥虫分布于中美洲及南美洲农村地区，贫困和恶劣的居住条件是导致流行的主要社会经济因素。美洲锥虫病是自然疫源性疾病和人兽共患病，人及狐、松鼠、食蚁兽、犰狳、犬、猫、家鼠等多种哺乳动物对枯氏锥虫均易感。传播媒介主要是骚扰锥蝽（*Triatoma infestans*）及长红锥蝽（*Rhodnius prolixus*），锥蝽多在夜间吸血。

（六）防治

治疗药物为硝呋莫司和苄硝唑，在急性期可降低虫血症，减轻临床症状，降低死亡率。重要的预防措施包括改善居住条件和房屋结构，以防锥蝽在室内滋生和栖息；室内喷洒杀虫剂杀灭锥蝽；妥善处理保虫宿主；加强孕妇和献血者锥虫感染的检查等。

学习小结

布氏冈比亚锥虫和布氏罗得西亚锥虫均是通过舌蝇唾液传播的涎源性锥虫，导致非洲锥虫病（非洲睡眠病）。锥鞭毛体经皮肤侵入时在局部增殖引起细胞浸润，出现锥虫下疳；随后进入血液和淋巴液，出现长期不规则发热、头痛、全身淋巴结肿大、关节痛、肢体痛、心肌炎等；发病数月或数年后锥虫侵入中枢神经系统，引起弥漫性软脑膜炎、脑皮质充血和水肿等。如不及时治疗，死亡率极高。

枯氏锥虫为通过锥蝽粪便传播的粪源性锥虫，是美洲锥虫病（恰加斯病）的病原体。急性期患者虫血症明显，可出现恰加斯肿、发热、头痛、淋巴结肿大和肝脾大等；发病后进入较长的、几乎无症状的隐匿期；慢性期以心脏和消化道病变为主，表现为心肌炎、巨食管、巨结肠等。除锥蝽叮咬外，枯氏锥虫还可通过输血、母乳、胎盘或食用被锥蝽粪便污染的食物等方式传播。

（申丽洁）

复习参考题

（一）A型选择题

1. 非洲锥虫病的传播媒介是
   A. 按蚊
   B. 白蛉
   C. 舍蝇
   D. 锥蝽
   E. 舌蝇

2. 美洲锥虫病的病原体是
   A. 布氏冈比亚锥虫
   B. 布氏罗得西亚锥虫
   C. 蓝氏贾第鞭毛虫
   D. 枯氏锥虫
   E. 阴道毛滴虫

3. "睡眠病" 指的是
   A. 黑热病
   B. 非洲锥虫病
   C. 美洲锥虫病
   D. 弓形虫病
   E. 隐孢子虫病
4. 可以在锥虫病患者血液中检获的发育阶段是
   A. 锥鞭毛体
   B. 上鞭毛体
   C. 下鞭毛体

   D. 无鞭毛体
   E. 循环后期锥鞭毛体
5. 美洲锥虫病慢性期主要的临床表现是
   A. 肝脾大
   B. 严重贫血
   C. 巨食管、巨结肠
   D. 皮肤溃疡
   E. 昏睡、昏迷
     答案：1. E；2. D；3. B；4. A；5. C

（二）简答题
1. 锥虫病主要流行于哪些国家和地区？人如何感染？
2. 布氏冈比亚锥虫和布氏罗得西亚锥虫、枯氏锥虫主要有哪些危害？
3. 如何诊断锥虫病？

第四节　裂体吸虫

知识目标

1. 掌握日本血吸虫的形态、生活史特点、致病机制，日本血吸虫病的临床表现与分型、病原学检查方法。
2. 熟悉日本血吸虫病的地理分布与流行状况、防治原则。
3. 了解日本血吸虫抗原种类、免疫学诊断方法。

🔔 问题与思考

    患者，男，35岁，湖南人。因"发热10余天"收住入院。患者于10余天前无明显诱因出现发热，每天发热2~3次，无显著规律，体温高峰一般波动在39~40℃，用退热药物（双氯芬酸钠）后体温可降至正常。伴畏寒、轻微咳嗽；右小腿红色丘疹、瘙痒；无咳痰；无头痛、恶心、呕吐，无腹痛、腹泻；无尿频、尿急、尿痛；无四肢关节疼痛；精神、食欲略差。于当地医院就诊后查血常规提示白细胞升高（具体结果不详），诊断为"细菌感染"，给予头孢哌酮（2g，1天2次）治疗5天后无明显好转，仍反复发热，现为进一步诊治遂来院。患者发病以来，精神差，睡眠差，食欲下降，大小便正常，体重未见明显增减。平素身体健康，喜爱游泳。1个月前曾到湖中游泳。入院查体：体温39.7℃，脉搏118次/min，呼吸25次/min，血压121/65mmHg，皮肤、巩膜未见黄染，全身浅表淋巴结未触及肿大。甲状腺未触及肿大。气管居中，双肺呼吸音清，未闻及干湿啰音。心音有力，各瓣膜听诊区未闻及杂音。腹平软，无压痛，无反跳痛，肝肋下3cm，质软，有压痛，脾肋下未及。移动性浊音阴性，双下肢无水肿。生理反射存在，病理反射未引出。入院后查血常规：白细胞计数$12×10^9$/L，中性粒细胞百分比43%，淋巴细胞百分比14%，嗜酸性粒细胞百分比37%，血红蛋白115g/L，血小板计数$122×10^9$/L。生化：丙氨酸转氨酶135IU/L，天冬氨酸转氨酶121IU/L，总胆红素19.8μmol/L，直接胆红素7.0μmol/L；肾功能正常。凝血功能正常。C反应蛋白314mg/L；红细胞沉降率40mm/h。血培养、骨髓培养：阴性。骨髓细胞学：骨髓增生活跃，嗜酸性粒细胞增多。甲、乙、丙、戊肝炎指标均阴性。二便常规：阴性。胸部X线片：未见异常。腹部超声：肝大。

思考：

1. 为了明确诊断，应进一步完善哪些检查？

2. 本病例最可能的诊断是什么？请详细列出诊断依据。

3. 目前最主要的治疗措施有哪些？治疗过程中有哪些注意事项？

（张立婷提供）

裂体吸虫（*Schistosome*）的成虫雌雄异体，寄生于终宿主的静脉血管中，通常称为血吸虫或住血吸虫（blood fluke）。裂体吸虫隶属于扁形动物门、吸虫纲、复殖目、裂体科、裂体属。终宿主为哺乳类，中间宿主为淡水螺类。寄生于人体的血吸虫有6种，即日本血吸虫（*Schistosoma japonicum*）、曼氏血吸虫（*S. mansoni*）、埃及血吸虫（*S. haematobium*）、间插血吸虫（*S. intercalatum*）、湄公血吸虫（*S. mekongi*）和马来血吸虫（*S. malayensis*）。其中以日本血吸虫、埃及血吸虫和曼氏血吸虫引起的血吸虫病流行范围最广，危害最大。

我国流行的是日本血吸虫。日本血吸虫病在我国流行历史悠久。20世纪70年代，从湖南长沙马王堆及湖北江陵出土的西汉古尸体内均发现典型的日本血吸虫卵，证明2 100多年前，我国就存在日本血吸虫病的流行。日本血吸虫病曾流行于我国长江流域及以南的多个省、自治区、直辖市，严重威胁当地人和家畜的健康。经过多年不懈地防治，截至2021年，我国血吸虫病疫情已降至历史最低，全国仅有12个县（市、区）尚处于传播控制阶段，其他流行县（市、区）均已达到血吸虫病传播阻断或消除标准。

一、形态

1. 成虫　雌雄异体，圆柱形，外观似线虫，体表具细皮棘，雌虫常居于雄虫的抱雌沟内，呈合抱状（图25-4-1）。口、腹吸盘位于虫体前端，突出如杯状。消化系统包括口、食管和肠，无咽。成虫吸食血液，雌虫摄取红细胞的数量远大于雄虫，其肠管内充满被消化或半消化的血红蛋白而呈黑色。肠内容物可经口排至宿主血液中。

雄虫长12~20mm，宽0.5~0.55mm，乳白色，较粗短，口、腹吸盘均较发达。自腹吸盘以下虫体两侧向腹面卷曲，形成抱雌沟（gynecophoric canal）。雄虫的生殖系统主要由睾丸、储精囊、生殖孔等组成。睾丸椭圆形，多为7个，呈串珠状排列于腹吸盘背侧，生殖孔开口于腹吸盘后方。

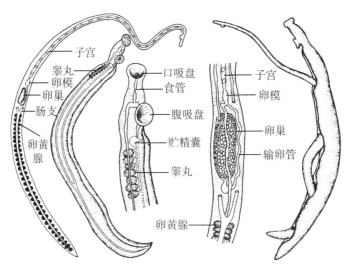

▲ 图25-4-1　日本血吸虫成虫形态

雌虫长12~28mm，宽0.1~0.3mm，细长，圆柱形，前细后粗圆，形似线虫。雌虫常居留于抱雌沟内，与雄虫呈合抱状态。生殖系统由卵巢、卵黄腺、卵模、梅氏腺、子宫等构成。卵巢位于虫体中部，长椭圆形；输卵管始于卵巢后端，绕过卵巢而向前，与来自虫体后部的卵黄管在卵巢前汇合成卵模。长管状的子宫内含虫卵，开口于腹吸盘下方的生殖孔。

2. 虫卵　虫卵大小平均为89μm×67μm，淡黄色，椭圆形。卵壳厚薄均匀，无卵盖，卵壳一侧有一侧棘，卵壳表面常附有许多宿主组织残留物（图25-4-2）。初产卵沉积在肝、肠等组织血管中，虫卵经过初产期、空泡期、胚胎期，逐渐发育至内含毛蚴的成熟期虫卵，此过程约需11天。在宿主粪便中所见的虫卵一般为成熟期虫卵，成熟虫卵内为一成熟的毛蚴，毛蚴和卵壳间常可见到大小不等、圆形或椭圆形的油滴状毛蚴头腺分泌物，称可溶性虫卵抗原（soluble egg antigen，SEA），SEA可透过卵壳（超微电镜下可见卵壳有微孔与外界相通）释出，破坏血管壁，造成周围组织发炎、坏死。

3. 毛蚴　毛蚴大小为（78~120）μm×（30~40）μm，平均99μm×35μm。从卵内孵出的毛蚴游动时呈长椭圆形，静止或固定后呈梨形或长椭圆形，左右对称，银灰色。周身被有纤毛，为其运动器官。前端有锥形突起，为顶突（亦称钻孔腺），体内前部中央有一袋状的顶腺，内含中性黏多糖；顶腺两侧稍后各有一个长梨形的侧腺，含中性黏多糖、蛋白质和酶等，三个腺体均开口于顶突（图25-4-2）。毛蚴借助腺细胞的分泌作用主动侵入钉螺。

4. 母胞蚴和子胞蚴　毛蚴侵入钉螺后48小时内，体表纤毛脱落，胚细胞分裂，形成两端钝圆而透明，充满胚细胞的母胞蚴。母胞蚴体内的胚细胞经过分裂增殖可形成子胞蚴，一个母胞蚴可产出50多个子胞蚴，子胞蚴较母胞蚴大而长，呈袋状，子胞蚴内的胚细胞分裂发育形成许多尾蚴（图25-4-2）。

5. 尾蚴　血吸虫的尾蚴属叉尾型，由体部和尾部组成，尾部分为尾干和尾叉（图25-4-2）。大小为（280~360）μm×（60~95）μm，体部（100~150）μm×（40~66）μm，尾干（140~160）μm×

（20~30）μm，尾叉50~70μm。尾蚴外被糖萼（glycocalyx）。体部前端为头器，内有一单细胞头腺。体部有口、腹吸盘，口位于虫体前端正腹面，下连食管，在体中部分支形成极短的肠叉。腹吸盘位于体后部1/3处，由发达的肌肉构成，具有较强的吸附能力。腹吸盘周围有5对左右对称排列的单细胞腺体，称钻腺。位于腹吸盘前的2对称前钻腺，内含钙、碱性蛋白和多种酶类，具有粗大的嗜酸性分泌颗粒；腹吸盘后的3对称后钻腺，内含丰富的糖蛋白和酶，具较细的嗜碱性分泌颗粒。

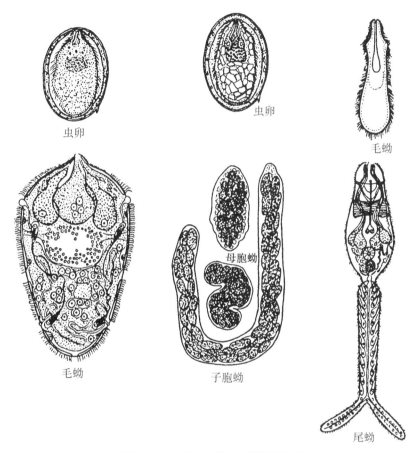

▲ 图25-4-2　日本血吸虫虫卵及幼虫形态

6. 童虫　童虫为尾蚴侵入终宿主，进入皮肤时脱去尾部和体表糖萼，进入血液，在体内移行直至发育为成虫前的发育阶段。

二、生活史

血吸虫的生活史较复杂，需在终宿主体内完成其有性生殖世代，并在中间宿主钉螺体内完成无性繁殖世代，生活史包括虫卵、毛蚴、母胞蚴、子胞蚴、尾蚴、童虫和成虫七个阶段（图25-4-3）。

日本血吸虫成虫主要寄生于终宿主人和多种哺乳动物的门脉-肠系膜静脉系统，借用吸盘吸附于血管壁。雌雄合抱的虫体常逆血流移行至肠黏膜下层小静脉的末梢并产卵。产卵时，雌虫可离开或半离开雄虫的抱雌沟，阵发性地成串产出虫卵，每条雌虫每日可产卵300~3 000个不等。虫卵沉积于结肠肠壁静脉内和/或随门静脉系统流至肝门静脉并沉积在肝组织内。由于成熟卵内毛蚴的分泌物可透过卵壳释出，引起虫卵沉积周围组织和血管壁发生炎症、坏死，在血流的压力、肠蠕动和腹内压增加的情况下，肠壁坏死组织溃破，肠壁组织内的虫卵可随破溃的组织落入肠腔，再随宿主粪便排出体外。而沉积在局部组织中无法排出的虫卵，在卵内毛蚴成熟后10~11日就会逐渐死亡、钙化。雌虫产出的虫卵，大部分沉积于肠、肝等组织内，仅少数的虫卵能随粪便排出。由于虫卵常成串排出，故在宿主肝、肠血管内的虫卵往往呈念珠状沉积。

成熟虫卵在粪便中不能孵化，虫卵必须入水才能孵化。毛蚴的孵出与水的渗透压、温度和光照等条件有关。在清水中（渗透压接近12mOsm/L）毛蚴的孵化率为100%；水温在5~35℃之间均能孵出毛蚴，光照可加速毛蚴的孵化。毛蚴孵出后，多分布于水体的表层，做直线匀速运动，并具向光性、向上性和向温性的特点。

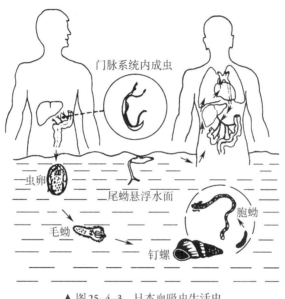

▲ 图25-4-3　日本血吸虫生活史

毛蚴在水中一般能存活15~94小时，当遇到唯一的中间宿主湖北钉螺（*Oncomelania hupensis*）时，毛蚴便主动侵入其体内，经过母胞蚴、子胞蚴的无性增殖阶段发育成尾蚴。一个毛蚴钻入螺体后可产生上万条尾蚴。尾蚴从螺体内逸出的首要条件是水，钉螺在即使只有点滴露水的草地或潮湿的泥土地上也能逸出尾蚴。水温、光照和pH也影响尾蚴的逸出。最适温度为20~25℃，随着光照的增加，逸出数也增多。在pH 6.6~7.8的范围内，尾蚴逸出不受影响。在自然界，尾蚴逸出的高峰时间为上午8~12时，逸出后常分布于水面，在水中游动时若与宿主皮肤接触，便借着头器伸缩的探查作用，利用其吸盘黏附于宿主皮肤表面，然后借助腺体分泌物的酶促作用、体部的强烈伸缩活动和尾部的摆动而钻穿宿主皮肤。尾蚴钻皮过程非常迅速，在20~25℃，10秒钟即可侵入小鼠和兔皮肤。尾蚴钻入皮肤时，尾部和体表的糖萼脱落，转变为童虫。童虫在宿主皮下组织短暂停留后，进入血管或淋巴管，随血流经右心到肺，再由左心进入血液循环，到达肠系膜动脉的童虫可穿过毛细血管进入肝门静脉。童虫在肝门静脉发育到性器官初步分化后，雌、雄合抱，再移行到肠系膜静脉及直肠静脉寄居、交配、产卵。从尾蚴钻入皮肤到虫体发育成熟并产卵约需24天。日本血吸虫的平均寿命为4.5年，最长可达40年。

三、致病

（一）致病性

在血吸虫感染过程中，其每一个阶段，包括尾蚴、童虫、成虫和虫卵均可造成人体损害，除机械性或一些非特异性反应引起的损伤外，血吸虫不同虫期释放的抗原皆能诱发宿主产生免疫病理损害，如Ⅰ型或Ⅳ型超敏反应所致的尾蚴性皮炎、Ⅲ型超敏反应引起的急性血吸虫病和血吸虫性肾病以及Ⅳ型超敏反应为主所致虫卵肉芽肿病变。因此，血吸虫病被公认为是一种免疫性疾病。

1. 尾蚴感染所致病变　人体初次接触血吸虫尾蚴可引起机体致敏，在致敏期（约19天）后，当再次接触血吸虫尾蚴时可出现尾蚴性皮炎（cercarial dermatitis）。表现为尾蚴入侵部位出现红色丘疹，伴有刺痛样感觉和明显瘙痒。反复感染者反应逐渐加重，严重者可伴有全身水肿和多形红斑或风疹块。丘疹和瘙痒的症状一般持续1~5天不等。病理变化为皮肤毛细血管扩张、充血、水肿及中性粒细胞、单核细胞和嗜酸性粒细胞浸润。其致病机制中既有速发型（Ⅰ型）超敏反应，也有迟发型（Ⅳ型）超敏反应。

2. 童虫移行所致病变　血吸虫尾蚴经宿主皮肤或黏膜感染后转变为童虫，并随血流移行到其他脏器。童虫在宿主体内移行造成的机械性损伤和代谢产物或崩解物引起的炎症及超敏反应可导致所经过的器官发生病变，出现一过性的血管炎，毛细血管栓塞、破裂，局部细胞浸润，点状或块状出血和淤血。肺部病变较为明显，临床上可见咳嗽、痰中带血、发热、荨麻疹、血中嗜酸性粒细胞增多及X线改变等现象。

3. 成虫寄生所致病变　日本血吸虫及曼氏血吸虫成虫均定居于肝外门静脉系统，以口吸盘及腹吸盘吸附于血管内壁来抵抗血流阻力，并以两吸盘交替吸游方式进行迁移运动。这种运动和寄生方式可对血管造成一定的机械性和化学性损伤，出现轻微的静脉内膜炎及静脉周围炎性病变。而成虫的代谢产物，分泌、排泄物和更新脱落的表膜，释放于宿主血液循环中刺激机体产生相应抗体，形成免疫复合物，引起免疫复合物型（Ⅲ型）超敏反应。

4. 虫卵沉着于组织内所致病变　虫卵是主要的致病阶段。沉积于宿主肝脏和肠壁小静脉内的虫卵发育成熟后，卵内毛蚴释放的SEA经卵壳上的微孔渗到宿主组织中，被巨噬细胞等抗原递呈细胞呈递给T细胞（主要是Th细胞），致敏T淋巴细胞。当SEA再次刺激致敏的T细胞时产生多种淋巴因子，如IL-2、IFN-γ、嗜酸粒细胞刺激促进因子（ESP）、细胞趋化因子（CFS）、巨噬细胞移动抑制因子（MIF）及成纤维细胞刺激因子（FSF）等，各种淋巴因子趋化或吸引巨噬细胞、淋巴细胞、嗜酸性粒细胞、中性粒细胞和浆细胞聚集到虫卵周围形成肉芽肿（Ⅳ型超敏反应）。

因日本血吸虫卵常成串沉积于组织内，所以虫卵肉芽肿的体积较大。虫卵肉芽肿的形成有利于隔离虫卵所分泌的可溶性抗原中的肝毒抗原对邻近肝细胞的损害，避免局部或全身免疫性疾病的发生或加剧；与此同时，沉积在宿主肝、肠组织中的虫卵肉芽肿及其纤维化，又可不断破坏组织结构，导致慢性血吸虫病。日本血吸虫产卵量大，肉芽肿的急性期易液化而出现嗜酸性脓肿，虫卵周围出现许多浆细胞伴以抗原-抗体复合物沉着，称为何博礼现象（Hoeppli phenomenon）。当卵内毛蚴死亡后，逐渐减少或停止释放SEA，肉芽肿缩小，虫卵破裂或钙化，成纤维细胞产生大量的胶原纤维，层层包绕使肉芽肿纤维化，形成瘢痕组织。在肝脏，虫卵肉芽肿位于门脉分支的终端、窦前静脉，重度感染时门脉周围出现广泛的纤维化。在肝切面上，围绕在门静脉周围长而白色的纤维束从不同角度插入肝内，形成干线型纤维化（pipestem fibrosis），是晚期血吸虫病的特征性病变。由于窦前静脉阻塞，导致门静脉高压，引起肝脾大，侧支循环开放，腹壁、食管及胃底静脉曲张，上消化道出血及腹水等症状。

（二）临床表现

根据病期早晚、感染轻重、虫卵沉积部位以及人体免疫反应的不同，临床上可将其分为急性、慢性、晚期血吸虫病以及异位血吸虫病4种类型。

1. 急性血吸虫病（acute schistosomiasis） 急性血吸虫病大多发生于感染后5~8周，常见于初次感染较大量尾蚴者，慢性患者再次大量感染尾蚴后亦可发生。这段时间内血吸虫成虫大量产卵且虫卵发育成熟、卵内毛蚴释放大量抗原进入宿主血流中，诱导宿主迅速产生高水平特异性抗体，可形成中等大小可溶性免疫复合物，引起血清病样综合征和过敏反应。临床上常表现为畏寒、发热、淋巴结肿大、肝大（左叶为主）、肝区压痛、脾大、食欲减退、恶心、呕吐、腹泻、腹痛等；血吸虫抗原刺激机体还可致荨麻疹、神经血管性水肿、面部水肿、出血性紫癜、支气管哮喘等不同类型的过敏反应症状；急性期的重度感染者如不及时治疗，则可迅速出现消瘦、贫血、营养不良性水肿和腹水而死亡。

2. 慢性血吸虫病（chronic schistosomiasis） 见于急性期症状消失而未经病原治疗者或反复轻度感染者。血吸虫病病例中约有90%为慢性血吸虫病，常发生于与疫水经常接触的血吸虫病流行区人群，少部分为非血吸虫病流行区的急性感染者未经治疗而自行退热演变为慢性者。患者常出现隐匿型间质性肝炎或慢性结肠炎。此类患者病程较长，可持续10余年，甚至达40多年。依据临床表现可分为隐匿型和普通型两类。

隐匿型慢性血吸虫病主要发生于轻度流行区或接触疫水频率低或感染尾蚴数量不多，且在临床上无明显症状的血吸虫感染者。这类人群通常是在粪便普查或因其他疾病就医时才发现。隐匿型的儿童病例常出现肝脏中等程度肿大，少数可伴轻度脾大。嗜酸性粒细胞正常或略高、丙氨酸转氨酶和γ-球蛋白可升高。粪检可查获虫卵，结肠黏膜活检可发现近远期变性虫卵，但易漏检（假阴性）。血清中抗日本血吸虫虫卵抗原的抗体多为阳性。

普通型慢性血吸虫病是一类有症状的血吸虫病。因多次少量重复尾蚴感染使肝和结肠组织的慢性炎症与修复反复出现，临床上轻者以腹痛、腹泻为常见，每日2~3次稀便，偶尔有黏液血便或便中带血，间歇性出现；重者常出现黏液血便或持续性的脓血便，并伴里急后重及全身不同程度的消瘦、乏力，常有肝脾大，故有肝脾型血吸虫病之称。此类人群血清学特异性抗体检测阳性率约为90%。

3. 晚期血吸虫病（advanced schistosomiasis） 由于患者反复或大量感染血吸虫尾蚴未能得到及时或有效治疗，血吸虫性肝纤维化不断发生与发展，形成以门静脉高压综合征（脾大、侧支循环开放、腹水）、严重生长发育障碍或结肠显著肉芽肿性增殖为主要表现的晚期病症。其病程短的不到一年，长的可达数十年，一般在感染后2~10年可演变为晚期血吸虫病。临床上将晚期血吸虫病分为腹水型、巨脾型、结肠增殖型和侏儒型。腹水型是门静脉高压与肝功能代偿失调的结果，高度腹水者可出现脐疝、股疝、下肢水肿、胸腔积液和腹壁静脉曲张。肝性脑病是此型患者后期的严重并发症。巨脾型指脾大超过脐平线或横径超过腹中线，主要是长期门静脉高压使脾脏持续淤血而致，也可由单核巨噬细胞增生而加重。脾大继发脾功能亢进，表现为以白细胞和血小板为主的全血细胞减少。食管下段静脉和胃底静脉曲张而破裂出血是此型晚期患者的主要并发症，并可诱发腹水和肝性脑病，故死亡率高。结肠增殖型突出的表现为左下腹经常疼痛、腹泻、便秘或腹泻与便秘交替出现，可伴有黏液血便或里急后重。侏儒型患者现在极为少见，见于反复感染又未及时治疗的儿童和青少年，由于脑垂体前叶功能减退及其他因素影响生长发育而致侏儒症。临床表现为个体矮小，生长发育程度多停留于11~15岁之间，同时伴有性器官发育不良和第二性征缺乏，其中多数伴有不同程度的血吸虫性肝纤维化的症状和体征。

晚期血吸虫病的主要合并症有上消化道出血和肝性昏迷。50%以上的晚期患者死于上消化道出血。肝性昏迷占晚期患者总数的16%~54%，死亡率达70%以上。

4. 异位血吸虫病（ectopic schistosomiasis） 血吸虫成虫寄生在门静脉系统以外的器官或组织，称为异位寄生。由此产生的虫卵沉积所造成的损害称为异位血吸虫病或异位损害（ectopic lesion）。出现异位血吸虫病的原因有两种：童虫有可能移行至门脉系统以外的组织器官寄生、发育并产卵；当肝纤维化引起的门腔静脉吻合支扩大时，肠系膜静脉内的虫卵可经血流到门脉系统以外的器官或组织内沉积。由虫体寄生引起损害较轻，而虫卵形成的肉芽肿炎症反应强烈，对宿主组织器官损伤大。常见的异位损害部位为肺和脑，肺部占60%左右，多表现为干咳伴少量白色泡沫状痰，偶可带血。

四、诊断

（一）病原学诊断

病原学诊断是血吸虫病的确诊依据。但对轻度感染者、晚期患者或者经过有效防治的疫区感染人群，病原学检查常会发生漏检。慢性或晚期患者，肠壁纤维化使粪便中虫卵显著减少，做病原检查时需要多次反复并采用大量粪便集卵法（如尼龙筛集卵法结合毛蚴孵化法和改良加藤法）。对反复粪检阴性而高度怀疑有血吸虫感染者可采用直肠镜活检肠黏膜组织检查。

1. 粪便直接涂片法 此法具有简单易行又能确诊的特点，但虫卵检出率低，仅适用于重感染患者和急性感染者。

2. 毛蚴孵化法 利用虫卵中的毛蚴在适宜条件下可破壳而出和毛蚴在水中运动具有一定的特

点而设计。由于孵化法采用的是全部粪便沉渣，因此虫卵的检出率高于直接涂片法。

3. 定量透明法　利用甘油的透明作用，使粪便涂片薄膜透明，以便发现虫卵的一类方法。常用的有改良加藤法和集卵定量透明法。此类方法可做虫卵计数，因此可用于测定人群的感染度和考核防治效果。

4. 直肠黏膜活组织检查　对于从粪便中查找虫卵困难的慢性患者，特别是晚期血吸虫病患者，直肠镜取直肠黏膜组织检查有助于发现沉积于肠黏膜内的虫卵。发现虫卵只能证明感染过血吸虫，可进一步通过对虫卵的判断（活卵、近期变性卵、远期变性卵和死卵），推断体内有无活虫，并以此确定患者的治疗方案。

（二）免疫学诊断

1. 检测抗体　常用的方法有环卵沉淀试验（circumoval precipitin test，COPT）、间接血凝试验、ELISA、蛋白质印迹法（WB）和快速试纸法（dipstick assay）等。使用最多的是ELISA。COPT的灵敏度高（94.1%~100%），假阳性率较低（25%~56%），且具有操作简单、经济等优点，但需要纯净的虫卵，因而限制了其使用；WB操作繁杂、费用较高。

2. 检测循环抗原　在感染血吸虫的宿主体液内可检出3种血吸虫循环抗原，即肠相关抗原（gut associated antigen，GAA）、膜相关抗原（membrane associated antigen，MAA）和可溶性虫卵抗原（soluble egg antigen，SEA）。由于循环抗原在体液中的含量通常很低，故对检测方法的灵敏度要求更高。目前检测循环抗原的技术基本上类同于检测抗体的ELISA，采用单克隆抗体包被反应板。

（三）分子生物学检查

血吸虫的特异性DNA片段的检测与病原学检测具有同等的确诊价值。常用的方法有逆转录聚合酶链反应（RT-PCR）、实时荧光定量聚合酶链反应（qPCR）、DNA探针技术、环介导等温扩增技术（loop-mediated isothermal amplification，LAMP）等，这些方法特异度、灵敏度高，快速简便，在血吸虫病的诊断中具有良好的应用前景，并显示较好的疗效考核价值。

（四）影像学检查

超声、CT检查对检查肝脏的纤维化程度（附图17）、腹水、脾大状况有辅助诊断价值。

五、流行

（一）流行概况

日本血吸虫病流行于亚洲，日本已消除了该病，目前仅有中国、菲律宾及印度尼西亚有该病流行。日本血吸虫病是一种人兽共患寄生虫病，其自然感染的动物种类包括多种家畜或家养动物及野生哺乳动物。在中国发现的自然感染的哺乳动物种类很多，这些哺乳动物既是终宿主，又是保虫宿主，给我国血吸虫病的现场防治工作带来了极大的困难。日本血吸虫病在我国曾流行于广东、广西、福建、江西、浙江、江苏、安徽、湖南、湖北、云南、四川和上海12个省、自治区、直辖市。在20世纪50年代，累计感染者达1 130余万人，受威胁人口1亿以上，严重危害当地的人民健康和社会经济。经过70余年的不懈努力，我国的血吸虫病防治取得了重大成就，全国血吸虫病疫情已进入极低度流行水平。截至2023年底，12个流行省份全部达到了传播阻断标准，其中广东、上海、福建、广西和浙江5个省、自治区、直辖市继续维持消除巩固状态，其余7个省先后达到了传播阻断标准；累计78.5%（354/451）的流行县已达到消除标准。2022年全国现有晚期血吸虫病患者28 565例，比2012年患者数（240 597人）下降了88.1%。

2022年全国报告耕牛粪检阳性为0。近10年间全国钉螺面积维持在约36亿m²，感染螺面积由2012年的172万m²降至2020年在个别环境查出感染螺。

血吸虫病流行因素复杂，动物传染源种类众多，野生动物传染源在血吸虫病传播中的作用日益突出；流行区的家畜存在复养、放养现象，部分洲滩家畜粪便污染严重；中间宿主钉螺控制难度大，受洪涝灾害、苗木移栽、湿地建设等因素影响，钉螺控制面临严重挑战；风险监测时发现一些地区仍存在血吸虫核酸阳性环境；吡喹酮单一治疗药物长期化疗可能带来的耐药性；现代社会人、畜流动频繁，造成传染源的扩散等。因此，血吸虫病防治工作仍需加以重视。

（二）流行环节

1. 传染源　可排出虫卵的人和动物皆为传染源。其中患者和病牛是最重要的传染源。

2. 传播途径　血吸虫病的流行包括带虫卵的终宿主粪便污染水体，水体中有钉螺滋生，以及人、畜接触疫水这3个环节。

3. 易感人群　人普遍易感，但儿童、青少年及由非疫区进入疫区的人群更为易感。在流行区，随着年龄的增长，人群对血吸虫再感染的易感性下降。

（三）流行特征

影响血吸虫病流行的因素包括自然因素和社会因素。自然因素主要是指与中间宿主钉螺滋生有关的地理、气温、雨量、水质、土壤、植被等。社会因素涉及社会制度、生活水平、文化素质、生产方式和生活习惯以及农田水利建设、人口流动等。在控制血吸虫病流行过程中，社会因素起主导作用。

1. 地方性　在我国主要流行于长江流域及其以南的12个省、自治区、直辖市，其分布与钉螺的地理分布相一致。

2. 季节性　全年都可感染，但以春夏感染的机会最多，冬季感染的机会较少，与中间宿主钉螺滋生有关的地理、气温、雨量、水质、土壤、植被及当地居民的农业生产活动等多方面因素有关。

3. 年龄、性别分布　不同年龄、性别的人群都可感染血吸虫，但感染率不同。5岁以下幼儿感染率低，因与自然界疫水接触的机会少。由于两性生产劳动方式及生活习惯的不同，女性感染率往往低于男性。

4. 职业分布　患血吸虫病的人群中，农民占比最大；由于日常生活中接触疫水的机会较多，渔民、船民的感染率最高。

（四）流行区类型

根据钉螺滋生地的地形、地貌和流行特点，我国血吸虫病流行区分为3种类型，即水网型、湖沼型和山丘型。

1. 水网型 又称平原水网型，主要指长江与钱塘江之间的长江三角洲的广大平原地区（如上海、江苏、浙江等）。这类地区河道纵横，钉螺随网状水系分布。人群主要因生产或生活接触疫水而感染。

2. 湖沼型 分布在长江中下游的湖南、湖北、江苏、江西、安徽5个省的沿江两岸及其所属的大小湖泊沿岸，以及广东佛山市三水区与四会市接壤的六泊草塘，该地区水位有明显的季节性涨落，洲滩有冬陆夏水的特点，该地区有螺面积约占我国钉螺总面积的82.1%，为当前我国血吸虫病流行的主要地区。

3. 山丘型 主要分布在我国四川、云南的山区。水系多起于山谷，以山峰为界，钉螺一般沿山区水系分布，因此钉螺的分布单元性强，消灭钉螺较难，血吸虫病的防治难度较大。

六、防治

血吸虫病的防治是一项长期而艰巨的任务。目前我国对血吸虫病防治实行预防为主的方针，坚持防治结合、分类管理、综合治理、联防联控，人与家畜同步防治，重点加强对传染源的管理。要围绕"健康中国2030"目标，落实好全国血吸虫病防治工作会议精神，高质量推进《加快实现消除血吸虫病目标行动方案（2023—2030年）》的实施。

1. 控制传染源 对人、畜同步开展普查、普治是控制传染源的有效途径。吡喹酮是当前治疗血吸虫病的首选药物。人群化疗措施分为全民化疗、选择性化疗和高危人群化疗三种。各地可根据当地的流行程度，制订适当的措施。

2. 切断传播途径

（1）灭螺：消灭钉螺是切断血吸虫病传播的根本措施，主要为结合农田水利建设和生态环境改造，配合使用氯硝柳胺等杀螺药，以改造环境灭螺为主，药物灭螺为辅。灭螺需全面规划，因地、因时、因条件制宜。根据有螺水系分布特点，实行先上游后下游、由近及远、先易后难的灭螺原则。在国外，亦有用生物灭螺方法获得成功的报道。

（2）粪便管理：加强人、畜粪便管理，避免新鲜粪便污染水源，这在控制血吸虫病传播方面至关重要。建造无害化粪池和沼气池；采用粪、尿混合贮存，尿素分解产生的氨可杀灭虫卵。以机械化耕作代替牲畜耕作，减少家畜粪便污染。加强对牛、羊、猪等家畜的管理。

（3）安全供水：结合新农村卫生建设规划，因地制宜地建设安全供水设施，可避免水体污染和减少流行区居民直接接触疫水的机会。

3. 保护易感人群 人体感染血吸虫多由生产生活中接触疫水而引起，因此，做好防护是避免血吸虫感染的重要环节。可使用防护药、具，如穿长筒胶靴、经氯硝柳胺浸渍过的防护衣或涂擦苯二甲酸二丁酯油膏等防护药物。青蒿琥酯对童虫有很好的杀灭作用，可用于已接触过疫水者预防日本血吸虫病发生。

学习小结

日本血吸虫成虫寄生于人和家畜及野生哺乳动物的门静脉系统，钉螺是其中间宿主，感染期为尾蚴阶段。其多个发育阶段对人体都能产生危害，其中虫卵是最主要的致病阶段，最基本的病变是以Ⅳ型超敏反应为主所致的虫卵肉芽肿及其纤维化，引起急性血吸虫病、慢性血吸虫病、晚期血吸虫病和异位血吸虫病。病原学诊断包括粪便查虫卵以及直肠黏膜活检；免疫学检查包括抗体检测及循环抗原检测等。吡喹酮是治疗血吸虫病的首选药物。日本血吸虫病的防治难度较大，需采用综合防治措施。

（毛樱逾）

复习参考题

（一）A型选择题

1. 日本血吸虫的保虫宿主主要是
   A. 鸡、鸭等禽类
   B. 牛、猪等哺乳动物
   C. 无症状感染者
   D. 爬行动物
   E. 野生兽类

2. 日本血吸虫卵的致病性主要在于
   A. 虫卵机械阻塞血管
   B. 虫卵的压迫和破坏作用
   C. 卵壳抗原刺激引起炎症反应
   D. 毛蚴分泌的毒素溶解组织
   E. 毛蚴分泌的抗原引起超敏反应及肉芽肿形成

3. 血吸虫病所引起的肝硬化为
   A. 胆汁性肝硬化
   B. 干线型肝硬化
   C. 病毒性肝硬化
   D. 淤血性肝硬化
   E. 坏死性肝硬化

4. 日本血吸虫感染方式为
   A. 喝生水
   B. 生食鱼、虾
   C. 生吃水生植物
   D. 生食溪蟹和蝲蛄
   E. 接触疫水经皮肤感染

5. 日本血吸虫的中间宿主是
   A. 钉螺
   B. 豆螺
   C. 水生植物
   D. 溪蟹和蝲蛄
   E. 川卷螺

6. 患者，男，50岁。持续发热2天，食欲缺乏、乏力、黄疸、肝区疼痛，小便色黄。入院后查体：肝大右肋下可触及，质地中等；脾大。全身浅表淋巴结多处肿大。超声检查结果显示肝门静脉至主干延伸至肝内，出现较强的条索状光点或小光团。追问病史得知患者8年前曾到洪湖地区旅游，因天气炎热到湖中游泳，事后全身还出现了红疹。该患者考虑感染了
   A. 华支睾吸虫
   B. 日本血吸虫
   C. 卫氏并殖吸虫
   D. 布氏姜片吸虫
   E. 杜氏利什曼原虫

   答案：1. B；2. E；3. B；4. E；5. A；6. B

1. 结合日本血吸虫的生活史阐述其致病机制。
2. 为何日本血吸虫病被公认为免疫性疾病?
3. 简述日本血吸虫病的流行特点及防治原则。

第五节　丝虫

知识目标

1. 掌握班氏吴策线虫和马来布鲁线虫的生活史和致病。
2. 熟悉班氏吴策线虫和马来布鲁线虫的诊断、流行及防治原则。
3. 了解班氏吴策线虫和马来布鲁线虫的微丝蚴鉴别依据。

丝虫（filaria）是由节肢动物传播的寄生性线虫，因虫体细长如丝线而得名，属于丝虫目、盘尾科。寄生于人体的丝虫有八种，包括班氏吴策线虫、马来布鲁线虫、帝汶布鲁线虫、罗阿罗阿线虫、旋盘尾线虫、常现唇棘线虫、链尾唇棘线虫及奥氏曼森线虫。

班氏吴策线虫（*Wuchereria bancrofti*）又称班氏丝虫，巴西学者Otto Edward Henry Wucherer 在1866年报告了乳糜尿中存在班氏丝虫的幼虫；英国学者Joseph Bancroft于1876年描述了班氏丝虫的雌虫。马来布鲁线虫（*Brugia malayi*）又称马来丝虫，科学家Sundar Rao 和Maplestone 于1940年首次描述了马来丝虫成虫。帝汶布鲁线虫（*Brugia timori*）又称帝汶丝虫，荷兰寄生虫学家Steffen Lambert Brug于1927年首次描述了苏门答腊土著人血液中的新型微丝蚴，*Brugia*属丝虫由此得名。班氏丝虫、马来丝虫和帝汶丝虫成虫寄生在人体淋巴管和淋巴结内，引起淋巴丝虫病（lymphatic filariasis）。在我国流行的主要是班氏丝虫和马来丝虫。

一、形态

1. **成虫**　班氏丝虫和马来丝虫成虫形态相似，虫体表面光滑，呈乳白色半透明，细长似丝线。头端略有膨大呈椭圆形，虫体向后渐细。雌虫尾端稍钝圆，雄虫尾端向腹面卷曲2~3圈。雌虫大于雄虫，班氏丝虫雌虫大小为（80~100）mm×（0.24~0.30）mm，雄虫40mm×0.1mm；马来丝虫稍小，雌虫（43~55）mm×（0.13~0.17）mm，雄虫（12~20）mm×（0.07~0.08）mm。雌虫子宫内含大量虫卵，卵细胞在卵壳内发育为卷曲幼虫，然后向阴门移动，从雌虫体内释放到外界，卵壳变细长且透明，包裹于幼虫外面成为鞘膜（sheath），幼虫称作微丝蚴（microfilaria）。鞘膜紧密贴合微丝蚴难以分辨，只在其前端和后端明显突出容易观察。这种由雌虫直接产出幼虫的生殖方式称为卵胎生（ovoviviparity）。

2. **微丝蚴**　微丝蚴呈细长杆状，无色透明，弯曲自然，活动自如，头端钝圆，尾端尖细，可在鞘膜内向前和向后移动，也常常折叠使头端靠近尾端。经瑞氏染色后，微丝蚴体内沿着中心轴，可以看到一列呈圆形或椭圆形的颗粒，称为体核。虫体头端没有体核的透明区域为头间隙（cephalic space），前1/5处有一个没有颗粒的斜间隙为神经环（nerve ring）（图25-5-1）。班氏微丝蚴（microfilaria bancrofti）与马来微丝蚴（microfilaria malayi）形态上的不同主要体现在大小、体态、头间隙、体核及尾核，临床上也根据两种微丝蚴的形态差别判断患者感染丝虫的种类（表25-5-1）。

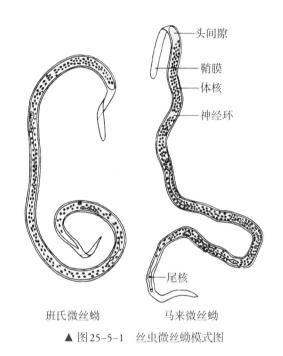

头间隙
鞘膜
体核
神经环

尾核

班氏微丝蚴　　　　马来微丝蚴

▲ 图25-5-1　丝虫微丝蚴模式图

▼ 表25-5-1　班氏微丝蚴与马来微丝蚴形态差异比较

比较要点	班氏微丝蚴	马来微丝蚴
大小/μm	（244~296）×（5.3~7.0）	（177~230）×（5~6）
体态	自然、柔和、弯曲较大	硬直、大弯上有小弯
头间隙	较短，长宽比=1∶1或1∶2	稍长，长宽比=2∶1
体核	较小，圆形或椭圆形，核与核之间有空隙，不连接，易计数	大小不等，椭圆形，核与核之间紧挨或重叠，不易计数
尾核	无	2个尾核前后排列

3. 丝状蚴（filariform larva）　细长丝状，大小（1 500~1 800）μm×（18~23）μm，运动活跃，在蚊的刺吸式口器中，对人具有感染性，是丝虫感染人体的阶段。

二、生活史

班氏丝虫和马来丝虫的生活史过程基本相同，需要经历人和蚊两个宿主体内的发育过程（图25-5-2）。

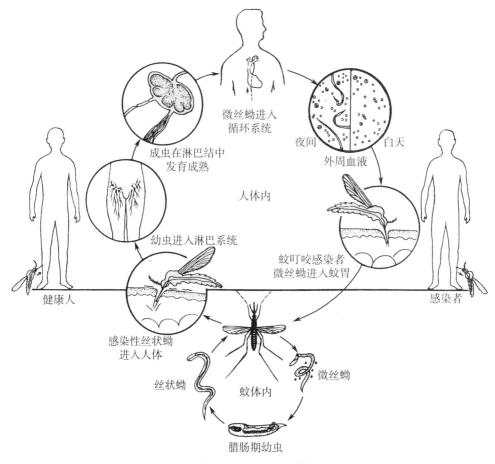

▲ 图25-5-2　丝虫生活史

当雌蚊叮吸丝虫病患者或感染者的血液时，微丝蚴和血一同进入蚊胃。2~6小时后，微丝蚴脱去鞘膜，穿透蚊胃壁，并在4~17小时内迁移至胸肌，在2天内蜕皮1次发育成第一期幼虫（腊肠期幼虫）。随后虫体逐渐变长，内部组织分化，消化道形成，体腔出现，再经2次蜕皮发育为第三期幼虫（丝状蚴），即感染期幼虫。丝状蚴进入蚊的喙，具有活跃的运动性和传染性，等待蚊吸血以获得感染人的机会。蚊体内的幼虫阶段只有发育没有繁殖，发育所需时间与环境温度和湿度有关，也与寄生的蚊种有关，在最适条件下，班氏丝虫在易感蚊体内需10~14天发育成熟，马来丝虫则需6~6.5天。

当含有丝状蚴的雌蚊叮咬人吸血时，喙中的丝状蚴通过蚊叮咬伤口或正常皮肤进入人体。丝状蚴进入人体后迅速侵入附近的淋巴管，再移行至大淋巴管和淋巴结寄生，蜕皮2次后发育为成虫。成虫以淋巴液为食，常相互缠绕在一起，雌、雄虫成熟后交配并产出微丝蚴。部分微丝蚴可停留在淋巴液中，但大多数微丝蚴随淋巴液经胸导管进入血液循环。微丝蚴一般白天滞留在肺血管中，夜间则出现于外周血液，微丝蚴在外周血液中夜多昼少的现象称为夜现周期性（nocturnal periodicity）。微丝蚴一般夜晚8时以后开始出现在外周血液，9~10时数量达到高峰。两种丝虫微丝蚴在外周血液中出现的高峰时间略有不同，班氏微丝蚴为夜间10时至次晨2时，马来微丝蚴则在夜间8时至次晨4时。

两种丝虫成虫在人体的寄生部位有所不同，班氏丝虫寄生于浅部淋巴系统和下肢、阴囊、精索等深部淋巴系统，马来丝虫多寄生于上、下肢浅表淋巴系统。在我国，两种丝虫的传播媒介也有差别，淡色库蚊和致倦库蚊是班氏丝虫的主要传播媒介，嗜人按蚊和中华按蚊是马来丝虫的主要传播蚊种。

三、致病

1. 潜伏期　从丝状蚴进入人体到外周血液中首次出现微丝蚴的时期称为生物潜伏期（biological incubation period），一般为8~12个月。从丝状蚴进入人体到最早出现临床症状的时期称为临床潜伏期（clinical incubation period），通常为8~16个月或更长时间。

2. 微丝蚴血症（microfilaremia）　潜伏期后在感染者的血中出现微丝蚴，但是没有明显的临床症状，多为无症状感染，血液检查显示有大量微丝蚴，对淋巴系统、肾脏和免疫系统可造成损伤，也能传播丝虫，这类感染者称为带虫者或微丝蚴血症者。

3. 急性淋巴丝虫病　淋巴丝虫病中90%病例由班氏丝虫导致，其余大部分由马来丝虫引起，极少数病例由帝汶丝虫引起。急性淋巴丝虫病患者主要表现为淋巴管炎、淋巴结炎、淋巴水肿、淋巴液渗出及丝虫热。淋巴管炎多发生在下肢，由腹股沟或股淋巴结开始，沿大腿内侧淋巴管走向出现逆行性延伸的炎症，即逆行性淋巴管炎，俗称"流火"或"红线"。淋巴管炎连续发作可引起淋巴水肿，常先从脚踝周围开始肿胀，扩散到脚和腿的后部。还可能影响手臂、乳房、阴囊、外阴或身体的其他部位。水肿起初是凹陷的，但随着病程延长，水肿变得坚硬且不凹陷。阴囊内的淋巴管受累时可导致患者出现精索炎、附睾炎和睾丸炎，睾丸肿大，有剧烈疼痛。

出现局部症状的同时，患者常伴有畏寒、发热，即丝虫热。

4. 慢性淋巴丝虫病　随着急性病变的不断发展，症状反复发作导致病情加重，逐渐发展为慢性淋巴丝虫病。淋巴管部分阻塞或完全阻塞，淋巴液回流受阻、堆积引起淋巴管扩张甚至破裂，使淋巴液流入周围组织引起病变。

（1）象皮肿（elephantiasis）：虫体阻塞淋巴管，受累区域纤维结缔组织瘢痕形成，引起皮肤或组织增厚，皮肤表面粗糙有明显裂缝，有疣状分泌物。男性受累器官通常是阴囊和四肢，女性受累器官通常是四肢，很少影响外阴和乳房。象皮肿通常在感染10~15年后发生，膝盖以下及肘部以下的部位较少受到象皮肿影响。身体畸形和严重残疾往往会使患者丧失劳动力。

（2）鞘膜积液（hydrocele）：男患者的精索和睾丸淋巴管阻塞，淋巴液流入鞘膜腔，出现生殖器淋巴水肿，表现为睾丸鞘膜积液。多见于班氏丝虫感染，轻者无明显症状，积液增多时，阴囊体积增大，皮肤皱褶消失，穿刺液离心沉淀后可见微丝蚴。

（3）乳糜尿（chyluria）：由于淋巴管阻塞、扩张，乳糜液反流至泌尿系统，引起乳糜尿，尿液浑浊似乳汁或泔水。多见于班氏丝虫感染，轻者出现间歇性乳糜尿，重者出现持续性乳糜尿，或合并尿潴留、血尿等。

四、诊断

1. 病原学诊断

（1）外周血液检查

1）血标本采集：根据微丝蚴夜现周期性的特征，在夜间9时至次晨2时取耳垂血或指尖血；或口服乙胺嗪在白天诱出微丝蚴，使其出现于外周血中，在微丝蚴密度上升时采外周血。

2）新鲜血滴法：取1大滴末梢血滴于有1滴生理盐水的洁净载玻片上，加盖玻片后立即在光学显微镜下镜检，观察卷曲摆动的微丝蚴。此方法操作简便，能快速筛选患者，且成本低，但不能鉴定虫种。

3）厚血膜法：取3大滴末梢血滴于洁净的载玻片上，均匀涂成厚血膜，自然晾干，滴加纯水溶血，晾干血膜，经瑞氏染色或吉姆萨染色后镜检。镜下观察微丝蚴的形态特征以鉴别虫种。此法检出率高，能明确感染虫种，是丝虫病最常用的诊断方法。

4）乙胺嗪白天诱出法：受检者服用乙胺嗪（diethylcarbamazine），又称海群生（hetrazan），15分钟后外周血的微丝蚴密度开始上升，2小时后血中微丝蚴密度下降，可在此期间内取血检查，适用于难以在夜间取血的受检者。此方法对感染较轻者容易漏诊。

（2）体液及尿液检查：取患者的乳糜尿、鞘膜积液、淋巴液、腹水、胸腔积液为检验物，直接涂片或染色镜检；也可先离心浓集虫体后，取沉渣染色镜检。此方法适用于慢性丝虫病患者的检查。

（3）活组织检查：以受检者浅表肿大的淋巴结、皮下结节、附睾结节作为检验物，用无菌注射器穿刺抽取活组织进行检查，以检获成虫或微丝蚴为确诊依据。

2. 免疫学诊断　是重要的辅助诊断方法，常用于丝虫感染的流行病学调查。通过检测受检者血清中的特异性抗体或抗原，筛查其是否感染丝虫。常用方法有皮内试验、ELISA、IFAT、补体结合试验等。由于可能存在与其他线虫的交叉反应，阳性者需要结合其他方法进一步确认。

3. 分子生物学诊断　使用PCR、DNA杂交检测受检者的血液、体液或结节，均具有较高的灵敏度和特异度，可检出轻度感染者。

五、流行

丝虫病流行于热带及亚热带地区，是全世界重点控制的十大热带病之一，病例主要分布于非洲、东南亚、太平洋和美洲地区。班氏丝虫分布遍及于全世界，以亚洲和非洲较为严重。马来丝虫仅局限于亚洲，流行于东南亚、东亚和南亚的数十个国家。至2018年，全球共有5 100万人感染。2021年，有44个国家的8.825亿人受淋巴丝虫病的威胁。淋巴丝虫病患者中，约2 500万男患者有鞘膜积液症状，约1 500万患者有淋巴水肿。

　　丝虫病也曾经是中国五大重点防治的寄生虫病之一，20世纪50年代，中国受丝虫病威胁的人口达3.3亿人，丝虫病患者3 099.4万人。经过70多年的艰苦奋斗，2007年，WHO审核认可，中国在全球83个丝虫病流行国家和地区中率先消除丝虫病，这是全球消除丝虫病进程中的里程碑。

　　微丝蚴血症者是主要传染源，在丝虫传播上具有重要意义。传播淋巴丝虫病的主要媒介是库蚊，次要媒介是按蚊。人被含有丝状蚴的蚊叮咬吸血时，就有感染丝虫的可能，人群普遍易感。丝虫传播与蚊的季节消长相关，环境温度、湿度、降雨均会影响丝虫病的流行。夏季和秋季是感染丝虫病的主要季节。

六、防治

　　1. 控制传染源　治疗丝虫病的首选药物是乙胺嗪，能消除微丝蚴和成虫。WHO推荐在丝虫病流行区应用阿苯达唑和伊维菌素进行群体治疗，可明显降低微丝蚴血症水平，连续多年可控制淋巴丝虫病。使用压力绷带可以迫使淋巴液从肿胀区排出，对治疗有淋巴水肿的四肢非常有效，但对结缔组织增生无效。有鞘膜积液的患者也可通过手术治疗。

　　2. 切断传播途径　通过环境治理，配合驱蚊灭蚊、使用蚊帐、室内滞留喷洒杀虫剂等综合措施切断传播途径。

　　3. 保护易感人群　加强个人防蚊，防止被蚊叮咬，保护人群免受感染。

　　4. 监测工作　有助于巩固和发展我国防治丝虫病的成果。包括人群监测、蚊媒监测、血清学监测、原微丝蚴血症人群监测。及时发现输入性传染源。

学习小结

　　丝虫是以蚊为传播媒介、人为宿主的生物源性线虫。我国仅有班氏丝虫和马来丝虫，引起淋巴丝虫病。感染蚊的阶段是人外周血的微丝蚴，而感染人的阶段是蚊喙中的丝状蚴。丝状蚴进入人体经潜伏期后出现临床症状，但大多数感染者无症状。急性淋巴丝虫病患者表现为淋巴管炎、淋巴结炎和淋巴水肿等。慢性淋巴丝虫病患者表现为鞘膜积液、乳糜尿和象皮肿。临床上以外周血中检测微丝蚴为常用诊断方法。中国已消除丝虫病，需要继续做好监测，巩固防控成效。

（芦亚君）

（一）A型选择题

1. 患者，男，55岁，颈部淋巴结肿大，伴发热39℃，下肢出现逆行性淋巴管炎。临床上用于诊断患者疾病应关注的检查是

    A. 血压

    B. 肺活量

    C. 尿常规

    D. 粪便涂片检查

    E. 血液涂片检查

2. 感染丝虫的高危因素是

    A. 光脚下水

    B. 夏季户外作业未采取防蚊措施

    C. 生食猪肉

    D. 家中使用蚊香灭蚊

    E. 喝生水

3. 丝虫病的临床症状是

    A. 腿部象皮肿

    B. 牙龈出血

    C. 贫血

    D. 白蛋白/球蛋白比例倒置

    E. 眼球突出

4. 以下属于合理治疗丝虫病的方案是

    A. 室内使用蚊香

    B. 使用蚊帐纱窗

    C. 注意个人卫生

    D. 口服海群生

    E. 避免接触疫水

5. 去丝虫病流行区旅游，属于预防丝虫感染措施的是

    A. 不光脚下水

    B. 注意防蚊虫叮咬

    C. 不喝生水

    D. 不生食海鲜

    E. 避免接触猫

    答案：1. E；2. B；3. A；4. D；5. B

（二）简答题

1. 试述丝虫的生活史及致病。

2. 试分析丝虫病诊断采集血标本时的注意事项。

第二十六章　组织器官内寄生寄生虫

第一节　并殖吸虫

知识目标

1. 掌握卫氏并殖吸虫的致病机制与临床表现。
2. 熟悉卫氏并殖吸虫的生活史、诊断、流行及防治。
3. 了解斯氏并殖吸虫的生活史、致病、诊断及防治。

并殖吸虫（*Paragonimus*）属于复殖目、并殖科。主要寄生于人体组织和内脏器官引起并殖吸虫病（paragonimiasis），种类繁多、致病性复杂。并殖吸虫病呈世界性分布，目前全球报道的并殖吸虫有50余种，我国分布有32种，其中卫氏并殖吸虫和斯氏并殖吸虫为主要致病虫种。依据在人体寄生和致病情况大致可归纳为两种类型，即以卫氏并殖吸虫为代表的人兽共患型和以斯氏并殖吸虫为代表的虫体能在兽体内发育成熟而在人体内很少发育成熟的兽主人次型。

一、卫氏并殖吸虫

并殖吸虫的成虫最早于1828年在巴西水獭的肺内发现，Cobbld（1859年）和Westerman（1877年）分别在印度灵豹和荷兰阿姆斯特丹动物园的虎肺内发现此虫。1899年将此虫命名为卫氏并殖吸虫（*Paragonimus westermani*）。卫氏并殖吸虫是人体并殖吸虫病的主要病原体。

（一）形态

成虫虫体肥厚，形状、大小近似半粒黄豆。背面稍隆起，腹面扁平，活体红褐色，伸缩运动活跃，固定染色后虫体大小为（7.5~12）mm×（4~6）mm，长宽比值约为2∶1。在光镜下可见其体表布满小体棘。消化器官包括口、咽、食管及两支弯曲的肠管。口、腹吸盘大小相似，腹吸盘位于体中横线之前。前咽短小，咽部呈近球形，食管短，两肠支呈螺旋状弯曲向后止于虫体末端。卵巢分5~6叶，与发达弯曲的子宫并列于腹吸盘之后；虫体后1/3处有两个左右并列的睾丸分支如指状。卵黄腺为许多密集的卵黄滤泡组成，在虫体的两侧，起于口吸盘水平处，止于虫体末端。虫卵呈椭圆形，金黄色，大小为（80~118）μm×（48~60）μm，卵盖大且常略倾斜，卵壳内含有一个卵细胞和十余个卵黄细胞。囊蚴乳白色，呈球状，具两层囊壁，直径300~400μm，内含后尾蚴，光镜下可见虫体黑色的排泄囊和2个弯曲的肠支（图26-1-1）。

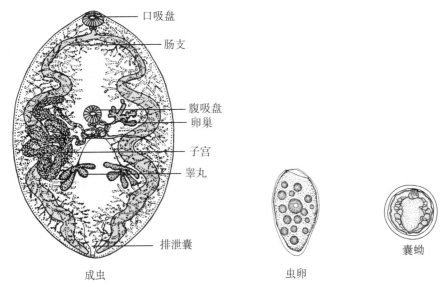

口吸盘
肠支
腹吸盘
卵巢
子宫
睾丸
排泄囊

成虫　　　　　　　　　　虫卵　　　　　囊蚴

▲ 图26-1-1　卫氏并殖吸虫成虫、虫卵及囊蚴形态模式图

（二）生活史

卫氏并殖吸虫终宿主为人及多种肉食类哺乳动物，第一中间宿主为生活于淡水的川卷螺类，第二中间宿主为淡水蟹或蝲蛄。成虫寄生于终宿主肺，因所形成虫囊与支气管相通，虫卵可经气管随痰排出或被吞咽后随粪便排出。卵入水，约经3周孵出毛蚴，侵入川卷螺，经胞蚴、母雷蚴、子雷蚴、尾蚴数个阶段的发育和繁殖，成熟的尾蚴从螺逸出。尾蚴在水中主动侵入或被溪蟹、蝲蛄吞食，在蟹体内形成囊蚴。人因食入含有活囊蚴的溪蟹或蝲蛄而感染肺吸虫（图26-1-2）。囊蚴进入人体消化道后，在消化液作用下，幼虫脱囊而出，靠两个吸盘能做有力的伸缩运动，又有前端腺液的作用，遂侵入肠壁，进入腹腔，移行窜扰于各脏器、皮下与腹腔之间。经1~3周后从肝脏表面或直接从腹腔穿过膈肌进入胸腔而入肺，最后在肺中结囊产卵。有些童虫可终生穿行于组织间直至死亡。自囊蚴进入终宿主到成熟产卵，约需2个月。成虫在人体内一般可活5~6年，长者可达20年。

（三）致病

主要由童虫、成虫在组织器官中移行窜扰、定居所引起。该病潜伏期不定，短则数天，长则十余年，大多数病例在感染后一年内发病。病变过程一般可分为急性期和慢性期。肺吸虫引起的临床表现多样，常易被误诊为结核或肿瘤。

1. 急性期　主要由童虫移行所致。脱囊后的后尾蚴穿过肠壁黏膜形成出血性、纤维素性或脓性窦道。童虫进入腹腔可引起浑浊或血性积液，内含大量嗜酸性粒细胞。虫体进入腹壁可致出血性或化脓性肌炎。当侵入肝脏时，在经过处有纤维蛋白附着，肝脏表面呈"虫蚀"样；若虫体从肝脏穿过，则表面呈针点状小孔。镜下可见到肝实质存在出血性、脓性、纤维素性窦道，表面出现瘢痕，肝脏局部有时出现硬变。若虫体在横膈、脾等处穿行，该处也可形成点状出血、炎症。急性期症状多出现于食入囊蚴后数天至1个月左右，也有在第二天即出现症状者。

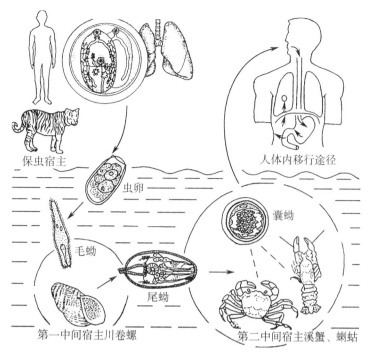

保虫宿主　　　　　　　　　　　　　人体内移行途径

虫卵

毛蚴

尾蚴

第一中间宿主川卷螺　　　　　　囊蚴

第二中间宿主溪蟹、蝲蛄

▲ 图26-1-2　卫氏并殖吸虫生活史示意图

2. 慢性期　大多数患者的早期症状并不明显，发现时已进入慢性期。虫体进入肺后引起的病变过程大致可分为3期。① **脓肿期**：主要为虫体移行引起组织破坏、出血及继发感染，肉眼可见病变处呈窟穴状或隧道状，内有血液，随之出现炎性渗出，继之病灶四周产生肉芽组织而形成薄膜状囊肿壁，并逐渐形成脓肿。X线检查可见边缘模糊、界限不清的浸润性阴影。有胸腔积液时，肋膈角变钝。② **囊肿期**：由于渗出性炎症，大量细胞浸润、聚集、死亡、崩解、液化，脓肿内充满赤褐色黏稠性液体，镜检内容物可见坏死组织、夏科–莱登结晶和大量虫卵。囊壁因肉芽组织增生而肥厚，肉眼可见边界清楚的结节状虫囊，呈紫色葡萄状。囊肿壁上皮本身就是细支气管上皮，故有人认为囊肿是虫体穴居引起细支气管扩张及炎性增厚所致。X线检查肺部可见到边缘模糊的片状浸润阴影、单房或多房囊型阴影。③ **纤维瘢痕期**：虫体死亡或转移至其他地方后，囊肿内容物通过支气管排出或吸收，随后由肉芽组织充填、纤维化，最后形成瘢痕。此3期病变可同时存在于同一肺叶中。由于虫体有多处窜扰习性，在虫囊之间可出现虫道，在实质组织中可形成相互沟通的多房性小囊肿，在胸腹腔可引起炎症渗出，出现积液。

3. 临床表现　该病临床表现复杂多样。

（1）**急性期临床表现**：轻者可表现为食欲缺乏、乏力、腹痛、腹泻、低热等非特异性症状。重者可有全身过敏反应、高热、腹痛、胸痛、咳嗽、气促、肝大并伴有荨麻疹。血常规中白细胞数增多，嗜酸性粒细胞升高明显，一般为20%~40%，甚至高达80%。胸部X线检查有时可见到云絮状或片状阴影。临床上易被误诊为肺炎、肺结核、结核性胸膜炎或热带嗜酸性粒细胞增多症等。

（2）慢性期临床表现：以胸肺受累为主，由于肺吸虫可致多器官损害，受损伤严重程度轻重不一，往往易被误诊或漏诊。临床上按器官损伤主要分为以下常见类型：

1）胸肺型：以胸痛、咳嗽、咳出铁锈色血痰、胸闷、呼吸困难等为主要症状，胸部X线检查显示肺部有明显改变，易被误诊为肺结核或肺炎。

2）腹型：约占患者1/3，一般多见于患病的早期，虫体在腹腔及各脏器间游窜，出现腹痛、腹泻、粪便带血等症状，也可引起腹部器官广泛炎症、粘连，偶可引起腹膜炎，出现腹水，当虫体侵及肝脏时可致肝损害或肝大。

3）皮下包块型：以游走性皮下包块为主要表现，包块大小不一，表面皮肤正常，肿块触之可动，常呈单个散发，偶可见多个成串，一处包块消失后，间隔一段时间又可在附近或其他部位出现包块，常发部位为腹壁、胸背、头颈等处。

4）脑脊髓型：肺外累及最常见于脑部，脑型并殖吸虫病患者常见的症状是先有呼吸道症状，如咳嗽、咳铁锈色痰等，当虫体侵入脑内，并在脑内移行，不断排卵造成病灶扩散时才出现脑部症状。患者常出现阵发性剧烈头痛、癔症发作、癫痫和瘫痪等症状，也可表现为颅内占位性病变、脑膜炎、视神经受损和蛛网膜下腔出血等症状。侵犯脊髓可表现为脊髓受压、下肢运动或感觉障碍甚至截瘫等。

5）亚临床型：没有明显器官损害，皮试及血清免疫学检测阳性，嗜酸性粒细胞增加，有时伴肝功能损害，这类患者可能为感染早期或轻度感染者。

6）其他类型：因人体几乎所有器官均可受到侵犯，故除上述常见的几种类型外尚可有其他受损类型。如虫体窜向腹膜后侧可侵入肾或膀胱，造成周围粘连或在肾内形成囊肿；有的虫体在纵隔内游窜进入心包导致心包炎；虫体进入眼眶可导致眼球突出、眼球运动障碍、视力受损甚至失明；虫体移行至阴囊可形成包块。

（四）诊断

有生食或半生食淡水蟹或蝲蛄及其制品的既往史，有明显的症状和体征，免疫学检测阳性，影像学检查有明显影像改变为诊断依据和参考资料。

1. 病原学检查 以粪便或痰中找到虫卵、摘除的皮下包块中找到虫体或虫卵为依据，但大多数患者较难查到病原体。免疫学方法已成为主要辅助诊断手段。

2. 免疫学诊断 目前主要的免疫学检测方法有抗体检测和抗原检测。包括皮内试验，常用于普查初筛，但假阳性和假阴性均较高。酶联免疫吸附试验（ELISA）是目前较普遍使用的检测方法。循环抗原检测具有特异性强和可考核疗效的优点，近年来也有研究和应用。

3. 其他检查 血常规检查嗜酸性粒细胞。X线、CT与MRI适用于胸肺型和脑脊髓型患者的辅助诊断。

（五）流行

卫氏并殖吸虫在世界各地分布较广，日本、朝鲜、俄罗斯、菲律宾、马来西亚、印度、泰国以及非洲、南美洲均有报道。我国除西藏、新疆、内蒙古、青海、宁夏等省、自治区、直辖市未报道外，目前至少有23个省、自治区、直辖市有本病的报道。疫区类型依第二中间宿主种类可分为两种：即溪蟹型流行区及存在于东北三省的蝲蛄型流行区。目前溪蟹型流行区患者不多，呈点状分布；蝲蛄型流行区也因当地蝲蛄的减少使感染和发病率都明显降低。

1. 传染源 能排出虫卵的人和肉食类哺乳动物是本病传染源。本虫的保虫宿主种类多，如虎、豹、狼、狐、豹猫、大灵猫、果子狸等多种野生动物皆可感染此虫。而在某些地区，如辽宁宽甸县，犬是主要传染源。感染的野生动物则是自然疫源地的主要传染源。

2. 中间宿主 第一中间宿主为生活在溪水中的川卷螺类。第二中间宿主为淡水蟹（如溪蟹、华溪蟹、拟溪蟹、石蟹、绒螯蟹等30多种）以及东北的蝲蛄。淡水虾也可作为中间宿主。这些第一、二中间宿主一起栖息于山区、丘陵的小河沟、小山溪中，为并殖吸虫中间宿主和保虫宿主猫科类野生动物等的繁衍生息提供了良好的自然生态地理条件。山区居民常有生吃或半生吃溪蟹、蝲蛄的习惯，故能引起肺吸虫病的流行。

3. 转续宿主 野猪、猪、兔、鼠、蛙、鸡、鸟等多种动物已被证实可作为转续宿主。大型肉食类动物如虎、豹等因捕食这些转续宿主而感染，这种感染机会较捕食第二中间宿主更大。人也可因生食或半生食这些被感染的转续宿主而患病。转续宿主因种类多、数量大、分布广，故在流行病学上是一个不可忽略的因素。

（六）防治

预防本病最有效的方法是不食生的或半生的溪蟹、蝲蛄及其制品，不饮生水。宣传教育是控制本病最重要的措施，在该病流行地区加强卫生防病科普知识的宣传，举办卫生知识广播讲座等。

并殖吸虫病首选治疗药物为吡喹酮，具有疗效高、毒性低、疗程短等优点。也可用三氯苯达唑，疗效与吡喹酮接近，副作用轻微，并且具有剂量小、疗程短的特点。

二、斯氏并殖吸虫

斯氏并殖吸虫（*Pagumogonimus skrjabini*）是陈心陶教授1959年报告的新种。该吸虫在国外尚未见报道，一般在人体不能发育为成虫，主要是童虫寄生或不断移行引起幼虫移行症，多因生食或半生食含有囊蚴的淡水蟹而感染。

（一）形态

成虫虫体窄长，最宽处约在前1/3或稍后，大小为（11.0~18.5）mm×（3.5~6.0）mm。口吸盘位于虫体顶端，腹吸盘近圆形，位于虫体前1/3处。食管短，两肠支呈现波浪状，沿虫体两侧达虫体末端。睾丸分出许多主支，主支又分出分支，两睾丸左右排列于虫体的中1/3处。卵巢位于腹吸盘的后侧，其大小及分支情况与虫龄有密切关系，虫龄高者分支数也多，形如珊瑚。虫卵椭圆形，大多数形状不对称，壳厚薄不均匀，大小为（77~79）μm×（44~46）μm。

（二）生活史

与卫氏并殖吸虫相似。终宿主为多种家养或野生动物，如果子狸、猫、犬、豹猫等。第一中间宿主属圆口螺科的小型或微型螺类及拟钉螺亚科（Triculinae），此类螺多栖息于流量较小、流速较缓的山沟中，因其体形微小，流行病学调查时要尽可能往上游水流缓慢处寻找。第二中间宿主有溪蟹和石蟹等。蛙、鸟、鸡、鸭、鼠等可作为本虫转续宿主。患病动物含有斯氏并殖吸虫卵的痰液或粪便入水，孵化出毛蚴，先后在第一、二中间宿主体内发育，人食用未熟的含有囊蚴的溪蟹或石蟹可致病，喝含囊蚴的生水也可被感染。人不是本虫的适宜宿主，绝大多数虫体在人体内处于童虫阶段，但也有虫体在肺中发育至成熟并产卵的报道。

（三）致病

本虫是人兽共患以兽为主的致病虫种。在动物体内，虫体在肺、胸腔等处结囊，发育至成熟并产卵，引起与卫氏并殖吸虫相似的病变。如侵入肝，在肝浅表部位形成急性嗜酸性粒细胞脓肿，有时还能在肝中成囊并产卵。侵入人体内的虫体大多处于童虫状态，到处游窜，造成多个器官或全身损害的幼虫移行症，可分为两种类型。① 皮肤型：主要表现为游走性皮下包块或结节，常见于腹部、胸部、腰背部，也可见于四肢、臀部、腹股沟、头颈部、阴囊、腋窝等处。包块大小在1~3cm，也可大如鸡蛋，可单个或多个，形状呈球形或长条形，边缘不清，皮肤表面正常。包块间有时可见条索状纤维块。摘除切开包块可见隧道样虫穴，有时可见童虫，镜检可见嗜酸性粒细胞肉芽肿、坏死渗出物及夏科–莱登结晶等。② 内脏型：因侵犯器官不同而出现不同损害及表现。侵犯肺部时一般有咳嗽，痰中偶带血丝，痰中亦不易找到虫卵。胸腔积液较为多见，且量也较大，胸腔积液中可见大量嗜酸性粒细胞，近年来也屡有报道斯氏并殖吸虫进入肺脏并发育成熟产卵，所引起的胸、肺部症状与体征与卫氏并殖吸虫引起者基本相似。如侵犯肝，则出现肝区疼痛、肝大、转氨酶升高、白蛋白/球蛋白比例倒置、γ球蛋白升高等表现。

如侵犯其他器官，可出现相应的症状和体征。在出现局部症状的同时，往往伴有低热、乏力、食欲下降等全身症状。血常规检查嗜酸性粒细胞明显增加，有时可高达80%以上。因本病损害器官不定，且同时有多个器官受损，临床上易误诊，应与肺结核、结核性胸膜炎、肺炎、肝炎等相鉴别。

（四）诊断

1. 外周血嗜酸性粒细胞、胸腔积液及心包积液检查　当患者有斯氏并殖吸虫感染流行病学史、嗜酸粒细胞明显增高，需警惕有无其感染。胸腔积液或心包积液性质为渗出液，外观可呈草黄色或血性，常规检查嗜酸性细胞增高，偶可查见夏科–莱登结晶，但很难发现虫卵。

2. 病原学检查　病原学是斯氏并殖吸虫病诊断的金标准，但由于其童虫很难在人体内发育成成虫，因此从痰、粪便或其他体液中很难发现虫卵。对有皮下包块的患者，必要时可做组织学检查。

3. 免疫学诊断　ELISA作为辅助诊断方法，可用于早期诊断及流行病学调查。

（五）流行

斯氏并殖吸虫病国外还未见报道。我国已查明在云南、广东、广西、四川、福建、江西、浙江、湖南、湖北、贵州、辽宁、黑龙江、吉林、山西、山东、甘肃、河南、安徽、江苏、上海、台湾21个省、自治区、直辖市存在并殖吸虫自然疫源地或肺吸虫病。有实验证明，大鼠、小鼠、豚鼠、蛙、鸡、鸟等多种动物可作为本虫转续宿主。人如果生食或半生食这些动物的肌肉，有可能感染本虫。流行因素与卫氏并殖吸虫病相似。

（六）防治

防治原则与卫氏并殖吸虫相似。治疗药物首选吡喹酮。

学习小结

并殖吸虫是并殖吸虫病（肺吸虫病）的病原体，依据在人体寄生和致病情况大致可归纳为两种类型：以卫氏并殖吸虫为代表的人兽共患型和以斯氏并殖吸虫为代表的兽主人次型。在其生活史过程中需要两个中间宿主，第一中间宿主为生活在淡水的川卷螺、拟钉螺等，第二中间宿主为淡水蟹和蝲蛄。人感染并殖吸虫主要是生吃了含囊蚴的溪蟹、蝲蛄所致。其致病主要是童虫或成虫在组织与内脏内移行、寄居引起机械性损伤和免疫病理反应。临床诊断包括查虫卵或者皮下包块活检；免疫学方法具有辅助诊断价值。不生食或半生食溪蟹、蝲蛄及其制品、不喝生水是预防并殖吸虫病的最有效方法。

（赵玉敏）

复习参考题

（一）A型选择题

1. 以下不符合吸虫形态结构特征的是
   A. 有口吸盘和腹吸盘
   B. 多为雌雄同体
   C. 虫体两侧对称
   D. 无消化道
   E. 无体腔

2. 卫氏并殖吸虫的主要形态特征为
   A. 呈葵花籽状
   B. 睾丸与子宫并列
   C. 卵巢与卵黄腺并列
   D. 口、腹吸盘并列
   E. 二睾丸并列、卵巢与子宫并列

3. 卫氏并殖吸虫的感染阶段为
   A. 虫卵
   B. 囊蚴
   C. 尾蚴
   D. 囊尾蚴
   E. 毛蚴

4. 人感染卫氏并殖吸虫的方式为
   A. 生食或半生食淡水鱼
   B. 生食或半生食溪蟹
   C. 生食或半生食淡水螺
   D. 生食或半生食牛肉
   E. 生食水生植物

5. 斯氏并殖吸虫与卫氏并殖吸虫比较，以下描述错误的是
   A. 虫卵均在水中发育为毛蚴钻入淡水螺
   B. 第二中间宿主均为溪蟹
   C. 感染阶段均为囊蚴
   D. 均为查痰液中的虫卵确诊
   E. 均可引起皮下包块

   答案：1. D；2. E；3. B；4. B；5. D

1. 阐述肺吸虫的致病机制及临床表现。　　3. 试比较华支睾吸虫、卫氏并殖吸虫
2. 如何诊断肺吸虫病？　　　　　　　　　与日本血吸虫生活史的区别。

第二节　曼氏迭宫绦虫

知识目标

1. 掌握曼氏迭宫绦虫生活史；裂头蚴病的感染途径与方式。
2. 熟悉曼氏迭宫绦虫病和裂头蚴病致病、流行、诊断及预防。
3. 了解曼氏迭宫绦虫及裂头蚴的形态特点。

曼氏迭宫绦虫（*Spirometra mansoni*）隶属于假叶目、裂头科、迭宫属。成虫主要寄生在猫科动物，偶可寄生于人体，引起曼氏迭宫绦虫病。中绦期裂头蚴可寄生于人体的眼、皮下或脑等部位，导致曼氏裂头蚴病（sparganosis mansoni），多见于青年患者。裂头蚴可在人体内存活25年之久，其成虫在体内可存活3~5年，因此裂头蚴对人体的危害远大于成虫。

一、形态

1. **成虫**　成虫长60~100cm，宽0.5~0.6cm。头节细小，呈指状，长1~1.5mm，宽0.5~0.8mm，其背、腹面各有一条纵行的吸槽。颈部细长，链体有约1 000个节片，一般宽度均大于长，但远端的节片长宽几近相等。成节和孕节的区别不明显，均具有发育成熟的雌、雄性生殖器官各一套，结构基本相似，肉眼即可见到每个节片中部凸起的子宫，在孕节中更为明显。睾丸呈小泡状，有320~540个，散布于近背面的两侧，由睾丸发出的输出管于节片中央汇合成输精管，然后弯曲向前并膨大成储精囊和阴茎，再通入节片前部中央腹面的圆形雄生殖孔。卵巢位于节片后部，分两叶，自卵巢中央发出短的输卵管，其末端膨大为卵模后与子宫相连，卵模外有梅氏腺包绕。阴道为纵行的小管，其月牙形的外口位于雄性生殖孔下方，另一端膨大为受精囊再与输卵管连接。卵黄腺小滤泡状，散布在节片实质组织的表层。子宫位于节片中部，膨大且盘叠，基部宽而顶部窄，呈发髻状或金字塔形。子宫孔开口于阴门之后。孕节子宫中充满虫卵。

2. **虫卵**　卵呈橄榄形，两端稍尖，浅灰褐色，长52~76μm，宽31~44μm，卵壳较薄，一端有卵盖，内含一个卵细胞和若干个卵黄细胞。

3. **幼虫**　裂头蚴呈长带形，乳白色，大小约300mm×0.7mm，头端稍膨大，中央有一明显凹陷，虫体不分节，但具有不规则横皱褶，末端多呈钝圆形，活时伸缩能力很强。裂头蚴具有较强的移动

能力和再生能力，在非适宜宿主体内可移行到各组织内寄居，其头节有再生能力（图26-2-1）。

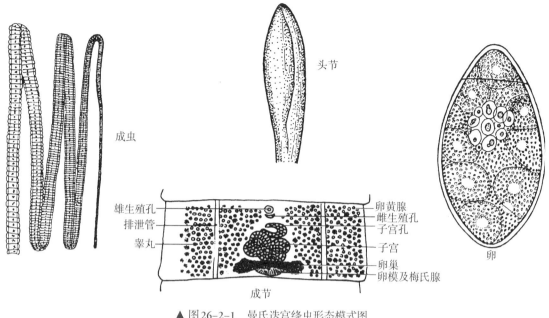

▲ 图26-2-1　曼氏迭宫绦虫形态模式图

二、生活史

曼氏迭宫绦虫生活史中需要2个中间宿主。第一中间宿主是剑水蚤，第二中间宿主主要是蛙、蛇、鸟类和猪等，多种脊椎动物可作为其转续宿主，人可作为第二中间宿主、转续宿主甚至终宿主。

成虫寄生在终宿主猫、犬、虎、豹和狐等食肉动物的小肠内，虫卵自子宫孔产出后随宿主粪便排出体外。在水中适宜的温度下，经2~5周发育，即孵出钩球蚴。钩球蚴为椭圆形或近圆形，直径80~90μm，周身被有纤毛，借此可在水中做无定向螺旋式游动。钩球蚴若被第一中间宿主剑水蚤吞食，则脱去纤毛，穿过肠壁入血腔，经3~11天发育成原尾蚴。一个剑水蚤血腔里的原尾蚴数可达20~25个。原尾蚴为长椭圆形，大小为260μm×（44~100）μm，前端略凹，后端有圆形或椭圆形的小尾球，其内仍含6个小钩。含有原尾蚴的剑水蚤被第二中间宿主蝌蚪吞食后，失去小尾球，随着蝌蚪逐渐发育成蛙，原尾蚴也发育成为裂头蚴。裂头蚴有很强的收缩和移动能力，常迁移到蛙的肌肉、皮下、腹腔或其他组织内，尤以大腿或小腿的肌肉中较多。当受染的蛙被蛇、鸟类或猪等非正常宿主吞食后，裂头蚴不能在其肠中发育为成虫，而是穿过肠壁，移居到腹腔、肌肉或皮下等处继续生存。蛇、鸟、猪即成为其转续宿主。猫、犬等终宿主吞食了带有裂头蚴的第二中间宿主蛙或转续宿主后，裂头蚴逐渐在肠内发育为成虫（图26-2-2）。

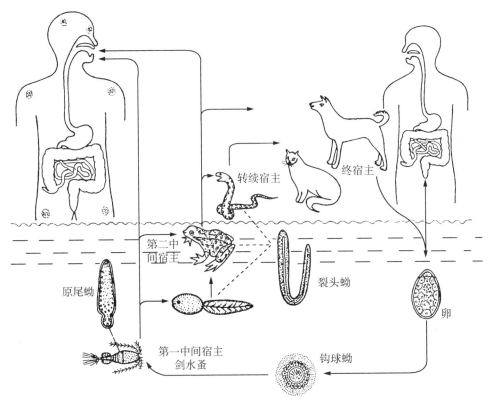

图中标注：转续宿主　终宿主　第二中间宿主　裂头蚴　原尾蚴　卵　第一中间宿主剑水蚤　钩球蚴

▲ 图26-2-2　曼氏迭宫绦虫生活史

三、致病

（一）曼氏迭宫绦虫病

成虫偶然寄生于人体小肠，引起曼氏迭宫绦虫病。曼氏迭宫绦虫成虫感染人体较为罕见，虽危害较轻，但因不时排出虫体，给患者带来精神损害，且虫体特征和临床表现易和带绦虫混淆，需结合虫体头节、虫卵、孕节片等形态特征加以区分。

（二）裂头蚴病

裂头蚴经口、皮肤等方式进入人体后、多数不再继续发育，而是移行至皮下、眼、口腔颌面部、脑、脊髓或内脏等部位寄生，引起不同部位的裂头蚴病，危害远较成虫大。裂头蚴是曼氏迭宫绦虫的幼虫阶段，也是该寄生虫感染人体以及致病的主要阶段，其对人体危害的严重程度因裂头蚴在体内移行和寄居部位的不同而异。

人体感染裂头蚴的途径包括裂头蚴或原尾蚴经皮肤或黏膜侵入，或误食裂头蚴或原尾蚴。常见感染方式：① 局部敷贴生蛙肉，为主要感染方式，约占患者半数以上。若蛙肉中有裂头蚴即可经伤口或正常皮肤、黏膜侵入人体。② 生食或半生食蛙、蛇、鸡、猪、马肉。吞食到的裂头蚴即穿过肠壁入腹腔，然后移行到其他部位。③ 误食感染的剑水蚤。饮用生水或游泳时误吞食湖、塘水，使受感染的剑水蚤有机会进入人体。据报道原尾蚴也有可直接经皮肤侵入，或经眼结膜侵入人体。

裂头蚴具有很强的收缩和移动能力，感染人体后大多寄生在人体眼部、四肢和躯体皮下、口腔颌面部和内脏，也可寄生于脑部、肺、乳房、阴囊等部位，并可能引发皮疹等并发症。在被侵袭部位可形成嗜酸性肉芽肿囊包，致使局部肿胀，甚至发生脓肿。囊包直径1~6cm，具囊腔，腔内盘曲的裂头蚴可从1条至10余条不等。曼氏裂头蚴病的潜伏期与感染方式有关，直接局部侵入者一般为6~12天，个别可长达2~3年；食入感染者潜伏期长，可1年至数年。根据临床表现和寄生部位，归纳为以下5型：

1. 皮下裂头蚴病　最为常见，常累及躯干表浅部位，如腰背部、颈部、胸壁、腹壁、乳房、腹股沟、外生殖器（包括阴茎、阴囊、睾丸、大阴唇）、肛周以及四肢皮下，表现为游走性皮下结节。结节呈圆形、柱形或不规则条索状，大小不一，直径0.5~5cm，局部可有瘙痒、虫爬感等，若伴炎症可以出现间歇性或持续性疼痛或触痛，或有荨麻疹。

2. 眼裂头蚴病　多由以蛙肉、蛇肉敷贴眼部或用蛇胆汁喷眼所致。多累及单眼，表现为眼睑红肿、结膜充血、畏光、流泪、微疼、奇痒或有虫爬感等。有时患者伴有恶心、呕吐及发热等症状。在红肿的眼睑和结膜下，可触及游动性、硬度不等、直径约1cm的肿块或条索状物，若肿块破溃，裂头蚴主动逸出，症状可逐渐消失。裂头蚴还可侵入眼球内，发生眼球突出，眼球运动障碍，严重者出现角膜溃疡、虹膜睫状体炎、玻璃体混浊，甚至并发白内障而失明。眼裂头蚴病在临床上常被误诊为睑腺炎、急性葡萄膜炎、眼眶蜂窝织炎、肿瘤等，往往在手术后才被确诊。

3. 口腔颌面部裂头蚴病　以颊部、口腔为多见，也发生于颌下、唇、舌、颜面或咀嚼肌等部位。常在口腔黏膜或颊部皮下出现硬结，直径0.5~3cm，患处红肿，发痒或有虫爬感，并多有小白虫逸出史。多数患者有用蛙肉、蛙皮、蛇肉敷贴患处治疗腮腺炎、牙痛等病史。

4. 脑裂头蚴病　临床表现酷似脑瘤，主要症状有阵发性头痛、癫痫发作，严重时昏迷或伴喷射状呕吐、视力模糊、间歇性口角抽搐、肢体麻木、抽搐，甚至瘫痪等，极易误诊。

5. 内脏裂头蚴病　罕见，临床表现因裂头蚴寄生部位不同而不同，有的可以自消化道侵入腹腔，引起炎症反应，有的可经呼吸道咳出，还有的见于脊髓、椎管、尿道和膀胱等处，引起较严重后果。

6. 增殖型裂头蚴病　一种罕见的裂头蚴病，虫体较小而不规则，最长不超过2mm，可侵犯除骨组织外的组织器官，以芽生方式增殖，可能由曼氏裂头蚴患者免疫功能受抑或并发病毒感染后，裂头蚴分化不全所引起。还有一种增殖裂头蚴病（proliferative sparganosis）经研究认为系由另一种较少见的增殖裂头蚴引起。

四、诊断

曼氏迭宫绦虫成虫感染可以用病原体检测发现虫卵、虫体以确诊。曼氏裂头蚴病从病灶处检出裂头蚴可确诊，但存在着较大局限性，故而主要通过流行病学、临床表现、影像学特征、外周血检结果、裂头蚴抗体检查等进行临床诊断。

1. 病原学诊断　病原学检查是曼氏裂头蚴病诊断的金标准。通常采用活体组织检查方法来获得虫体，进而通过形态学观察来判定是否为裂头蚴感染。在人体中，寄生于深部组织或中枢神经系统等部位的虫体造成的病灶不易被发现，漏检率高，误诊性大。

2. 影像学诊断 已成熟或明确的影像学方法有两种：CT和MRI检查。

3. 血清免疫学诊断 已广泛应用于人体曼氏裂头蚴病诊断中，对轻度感染、早期感染、隐性感染和深部组织寄生的病例，是一种良好的检查手段。可用裂头蚴抗原进行皮内试验、ELISA、间接免疫荧光抗体试验（IFAT）等检测患者体内的抗体。

五、流行

曼氏迭宫绦虫分布很广，生活史复杂。成虫在人体感染并不多见，国外仅见于日本、俄罗斯等少数国家。在我国，成虫感染病例报道近20例，分布在上海、广东、台湾、四川和福建等地。

除终宿主外，感染原头蚴的第一中间宿主（桡足类）和感染裂头蚴的第二中间宿主（两栖类）以及转续宿主（蛇类、鸟类和哺乳类等）均可成为人体裂头蚴病的感染源。曼氏裂头蚴病多见于东亚和东南亚各国，欧洲、美洲、非洲和大洋洲也有记录。在我国已有数千例报告，来自广东、吉林、福建、四川、广西、湖南、浙江、江西、江苏、贵州、云南、安徽、辽宁、湖北、新疆、河南、河北、台湾、上海和北京20个省、自治区、直辖市。感染者年龄范围为未满周岁~62岁，以10~30岁感染率最高，男女比例为2∶1。

六、防治

加强健康教育，增加人群对该病的认识，改变不良的饮食习惯和生活方式。可在流行区对猫、犬等终宿主进行驱虫防治，以减少裂头蚴病的传染源。不用蛙肉外贴伤口，不食生的或未煮熟的肉类，不饮生水以防感染。加强对食品卫生的检测对本病的预防也起到重要作用。

成虫感染可用吡喹酮、阿苯达唑等药物，也可采用南瓜子-槟榔制剂进行驱虫治疗，效果良好。裂头蚴主要靠手术摘除，术中注意务必将虫体尤其是头部取尽，方能根治，也可用40%乙醇和2%普鲁卡因2~4ml局部封闭杀虫。

学习小结

曼氏迭宫绦虫终宿主主要是猫和犬等食肉动物。第一中间宿主是剑水蚤，第二中间宿主是蛙，多种脊椎动物蛇、鸟类和猪等可作为其转续宿主。人可充当第二中间宿主、转续宿主或终宿主。成虫偶可寄生于人体小肠，引起曼氏迭宫绦虫病，多无明显症状；裂头蚴寄生于人体组织脏器，可引起曼氏裂头蚴病。裂头蚴对人的危害较成虫大。人因喝生水，生食蛙、蛇，或因敷贴蛙皮、蛙肉等方式，裂头蚴或原尾蚴被食入或经皮肤、黏膜侵入感染。在患者粪便中查到虫卵即可确诊为成虫病。曼氏裂头蚴病则主要根据从病灶处检出裂头蚴而明确诊断。

（赵玉敏）

（一）A型选择题

1. 以下属于假叶目绦虫的是
   A. 微小膜壳绦虫
   B. 曼氏迭宫绦虫
   C. 猪带绦虫
   D. 细粒棘球绦虫
   E. 多房棘球绦虫

2. 曼氏迭宫绦虫对人体的主要致病阶段为
   A. 棘球蚴
   B. 六钩蚴
   C. 卵
   D. 裂头蚴
   E. 原尾蚴

3. 曼氏迭宫绦虫的卵内含有
   A. 毛蚴
   B. 桑椹期蚴
   C. 六钩蚴
   D. 裂头蚴
   E. 一个卵细胞和多个卵黄细胞

4. 下列绦虫的卵有卵盖的是
   A. 曼氏迭宫绦虫
   B. 牛带绦虫
   C. 犬复孔绦虫
   D. 微小膜壳绦虫
   E. 细粒棘球绦虫

5. 除经口感染人体外，还可经其他途径进入人体的绦虫是
   A. 猪带绦虫
   B. 细粒棘球绦虫
   C. 牛带绦虫
   D. 曼氏迭宫绦虫
   E. 犬复孔绦虫

   答案 1. B；2. D；3. E；4. A；5. D

（二）简答题

1. 试述人体感染裂头蚴病的途径与方式。

2. 比较曼氏迭宫绦虫与阔节裂头绦虫生活史及致病的异同。

第三节 细粒棘球绦虫

知识目标

1. 掌握棘球蚴的结构及致病；细粒棘球绦虫的生活史。
2. 熟悉棘球蚴病的流行、诊断及预防。
3. 了解细粒棘球绦虫成虫的形态特点。

🔔 问题与思考

　　患者，女，60岁，农民，青海人，主因"间断乏力腹胀10个月，加重1个月"就诊。于10个月前无明显诱因出现乏力、食欲减退、腹胀、恶心、反酸，无呕吐，伴双侧肩部疼痛，未行进一步诊治。1个月前，乏力、腹胀加重，于当地医院行腹部超声检查提示肝内囊性肿物，肝功能轻度异常（报告单未见），遂来就诊。此次病程中，无头痛、头晕，无胸闷、气短，无尿频、尿急、尿痛，无腹痛、腹泻，

偶有黑便，食欲一般，睡眠欠佳，体重无明显减轻。既往体健，否认肝炎病史及家族史，无饮酒史。养狗30余年，喜食生菜。查体：一般状态尚可，皮肤巩膜无黄染，未见肝掌、蜘蛛痣；心肺未见异常；腹软，剑突下右上腹压痛，无反跳痛，肝脾肋下未触及，肝区叩击痛阳性，移动性浊音阴性，双下肢无水肿。颈软，双膝腱反射对称存在，双侧巴宾斯基征阴性，四肢肌力肌张力正常。入院查血常规：白细胞计数$5×10^9$/L，中性粒细胞百分比60.1%，淋巴细胞百分比31.4%，嗜酸性粒细胞百分比0.6%，血红蛋白130g/L，血小板计数$280×10^9$/L。尿常规：酮体弱阳性，尿蛋白弱阳性，尿胆原阴性。便常规：未见异常。肝功能：丙氨酸转氨酶27IU/L，天冬氨酸转氨酶15IU/L，γ-谷氨酰转移酶23IU/L，碱性磷酸酶58IU/L，总胆红素27.8μmol/L。肾功能正常。血糖正常。病毒性肝炎血清学标志物、HIV抗体及梅毒特异性抗体均为阴性。胸部X线片未见异常。腹部CT：肝实质多发巨大囊实性低密度影，位于肝左叶，病灶中心多发钙化灶及絮状稍高密度影，增强扫描实性及囊壁轻度强化并延迟强化。

思考：

1. 本病例最可能的临床诊断是什么？请详细列出诊断依据。

2. 为了进一步确诊，应完善哪些检查？

3. 该病目前最主要的治疗措施有哪些？应如何判断治疗效果？

（张立婷提供）

细粒棘球绦虫（*Echinococcus granulosus*）又称包生绦虫，属于圆叶目、带科、棘球属。成虫寄生于犬、狼等犬科食肉动物的小肠内，幼虫即棘球蚴寄生于牛、马、羊、兔、骆驼等食草动物的组织脏器内，亦可寄生于人体，引起棘球蚴病（echinococcosis）或称包虫病（hydatid disease，hydatidosis），在危害人体健康的同时，严重影响畜牧业的发展。

一、形态

1. 成虫　是绦虫中最小的虫种之一，虫体长2~7mm。成虫由头颈部、幼节、成节及孕节各一节组成，偶或多一节（图26-3-1）。头颈部呈梨形，有可伸缩的顶突、4个吸盘及两圈小钩，顶突由丰富的肌肉组织构成，伸缩力很强，其上有大小相同的两圈呈放射状整齐排列的小钩（28~48个）。成节有雌、雄生殖器官各一套。孕节长，约占虫体1/2。孕节内子宫不规则地向两侧分支或形成侧囊，内含200~800个虫卵。光镜下虫卵与猪、牛带绦虫卵难以区分。

2. 幼虫　即棘球蚴，为直径几毫米至数十厘米的白色圆形或不规则形的囊。棘球蚴由囊壁和内含物组成。囊壁分两层，外层为乳白色、半透明的角皮层或角质层。此层由多糖蛋白复合物组成，厚约1mm，较脆弱，易破裂，无细胞结构，裂开的角皮层呈多层纹理状。内层为具有生发作用的胚层，又称生发层，此层厚约20μm，紧贴在角皮层内，基质内可见许多细胞核。电镜下可见无数微毛（或称绒毛状突），由生发层生出并延伸至角皮层内。两层合称内

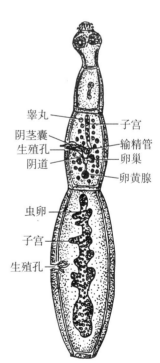

▲ 图26-3-1　细粒棘球绦虫成虫模式图

睾丸
阴茎囊
生殖孔
阴道
子宫
输精管
卵巢
卵黄腺
虫卵
子宫
生殖孔

囊，内囊外有宿主组织形成的包膜，称外囊。内、外囊间可以剥离。

生发层向囊内长出头节，这种头节比成虫的头节小，称原头蚴。从生发层也可长出生发囊和子囊。生发囊是仅有生发层的小囊，内含原头蚴。子囊结构与母囊相似，其内长出与子囊结构相似的囊称孙囊。无原头蚴、生发囊和子囊的母囊称不育囊。

棘球蚴囊液无色透明或略黄，具有免疫原性，内含生发囊、子囊和数千万个原头蚴。悬浮在囊液中的原头蚴、生发囊、子囊及生发层碎片统称为棘球蚴砂（hydatid sand）或囊砂（图26-3-2）。

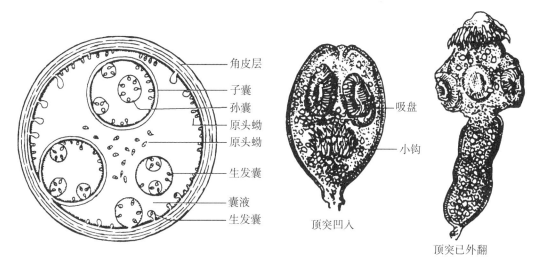

▲ 图26-3-2　细粒棘球绦虫棘球蚴和原头蚴模式图

二、生活史

成虫寄生于犬、狼等食肉动物的小肠内，利用顶突小钩及吸盘固定于肠绒毛基部隐窝内。中间宿主为偶蹄类，如羊、牛、骆驼、鹿及鼠等某些啮齿动物与灵长类（包括人）。犬、狼和豺等是本虫的重要终宿主。孕节及虫卵随粪便排出体外，通过污染水源、牧草、食物等被牛、羊、骆驼等食草动物食入。卵内六钩蚴在食草动物肠道内孵出，并钻入肠壁随血流到达肝、肺等各组织脏器，3~5个月后发育成棘球蚴。含有棘球蚴的牲畜内脏被狗、狼等动物吞食后，囊内原头蚴散出，吸附在肠壁上，经48~61天发育为成虫。

人若误食虫卵，卵内六钩蚴在人肠道内孵出，并钻入肠壁随血流到达肝、肺等各组织脏器发育成棘球蚴（图26-3-3）。

三、致病

棘球蚴可寄生在人体任何部位。最易感染的人群是学龄前儿童，但病变常在成人时期发展至严重阶段。最常见的寄生部位为肝（以右叶多见），其次为肺。在肠系膜、胸腔、皮下、肌肉、脾、肾、骨、脑、乳腺、心脏等均可寄生。其临床症状可因寄生部位、体积、囊数、机体的反应性及有无并发症而不同。棘球蚴生长缓慢，往往是感染后5~20年才出现临床症状，原发性棘球蚴囊多为单个，继发感染多为多发，可同时累及多个器官。据我国新疆15 298例患者数据分析，感染最多见的部位是肝脏（69.9%），多在肝右叶，其次是肺脏（19.3%）和腹腔3%；其他脏器占比情况是脑0.4%、脾0.4%、盆腔0.3%、肾0.3%、胸腔0.2%、骨0.2%、肌肉0.1%、胆囊0.1%，以及皮肤、眼、卵巢、膀胱、乳房、甲状腺等占0.4%。另外原发性病灶在肝，又转移到其他脏器者占5.6%。棘球蚴一般为单个寄生，多个寄生亦不少见，约占患者的20%以上。棘球蚴的致病机制主要包括机械性损害、毒性和超敏反应，引起相应的临床症状。

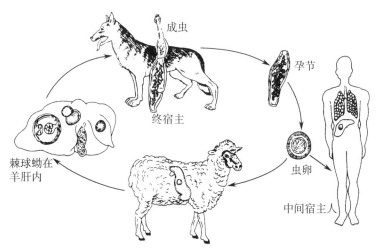

▲ 图26-3-3　细粒棘球绦虫生活史

1. **机械性损害**　棘球蚴不断发育生长，体积逐渐增大，有些棘球蚴的直径可大至30~40cm，对寄生的组织、器官造成机械性压迫，引起细胞组织萎缩、坏死。① 肝棘球蚴病：多侵犯右叶，可有肝区疼痛、坠胀不适、肝大、上腹饱满、食欲缺乏等。根据肝内部位不同，可出现液性震颤、黄疸、腹水等。② 肺棘球蚴病：多见于右肺下叶，可引起咳嗽、咯血、呼吸困难、胸痛等呼吸道症状。如果棘球蚴和支气管相通，有时可随痰咳出小的生发囊、子囊或角皮层。③ 脑棘球蚴病：多发生于硬脑膜、颅骨等，常见为单发性囊肿，也可同时有数个大小不等的棘球蚴，其临床表现为占位性病变，颅内压增高、头痛、恶心、呕吐，甚至可出现癫痫、偏瘫等。④ 骨棘球蚴病：多发生于脊椎及骨盆，其外形常随骨髓腔而变形，骨组织常呈蜂窝状，易导致骨折，患者仅有慢性疼痛，不易确诊。另外，棘球蚴寄生于其他脏器时引起相应的临床症状。

2. **毒性和超敏反应**　患者可有食欲减退、消瘦、儿童发育障碍、荨麻疹和血管神经性水肿等。棘球蚴液溢出可致过敏反应，如大量进入血液循环常可出现严重的过敏性休克，甚至突然死亡。

3. **继发性棘球蚴病**　棘球蚴受外力作用，囊壁破裂，可造成继发性棘球蚴病。例如，破裂至胆道，可有炎症和梗阻，在胆道内发育成无数的小棘球蚴，阻塞胆道；破入腹腔造成继发性腹腔包虫。

四、诊断

棘球蚴病的病程缓慢，临床表现复杂，早期确诊困难。应依据流行病学资料、临床症状、影像学特征和实验室检查结果综合诊断。对疑似本病患者，应详细询问是否来自或去过流行区，有无与羊、犬等动物或动物皮毛接触史等病史，这有助于协助诊断。

血清学试验是常用的重要辅助诊断方法。常用ELISA、间接血凝试验（IHA）、Dot-ELISA、胶体金等技术，操作简便，灵敏度高，适于临床使用。超声、CT及MRI等影像学检查对本病诊断有很大帮助，见附图18~附图20。

病原学检查较困难，多数将从手术取出的棘球蚴囊液中查到棘球砂作为术后确诊依据。也可从部分患者的痰液、胸腔积液、腹水中检获原头蚴等而获得诊断。

五、流行

细粒棘球绦虫呈世界性分布，是全球性的公共卫生问题，畜牧业发达地区和国家往往是棘球蚴病的流行区。我国棘球蚴病主要分布于西部地区，流行区覆盖10个省、自治区、直辖市，370个县，主要集中在高山草甸地区及气候寒冷、干旱少雨的牧区及半农半牧区，以新疆、青海、甘肃、宁夏、西藏、内蒙古和四川7个省、自治区等地较为严重，其次是陕西、河北和山西等省。另外东北三省、河南、山东、安徽、湖北、贵州和云南等省也有散发病例。经过多年的防治，目前我国棘球蚴病发病率和疾病负担已明显下降。据中国疾病预防控制中心寄生虫病预防控制所报道，对比流行区2017年和2022年的数据，现患病例数由55 246例下降至25 227例，新发病例数由21 481例下降至1 270例，新发病例占比38.9%下降至5.0%，均呈逐年缓慢下降态势。2022年14个非流行省报告病例39例（1.5%）。

在野生动物中该病流行于狼等肉食和多种反刍动物间，在牧区流行于牧羊犬和羊、牛之间。牧民乱抛病畜内脏或用病畜内脏喂狗，是导致该病在狗、狼与羊、牛之间流行的重要因素。资料显示，我国棘球蚴病的野外传播风险仍然较高。部分地区终宿主、中间宿主感染率仍较高。2022年家犬粪样棘球绦虫抗原阳性率最高的县达7.94%，有18个县野外犬科动物粪样棘球绦虫抗原阳性率>5%；全国抽查的117 303头屠宰家畜患病率为0.88%，有3个县超过10%，最高的县达20.59%；2022年全国共调查野外啮齿动物43 705只，患病率为0.92%（403/43 705），最高的县达10.45%。

有成虫寄生的犬、狼等食肉动物是传染源。在流行区，虫卵污染周围环境，包括牧场、畜舍、皮毛、土壤及水源，犬等动物的身体各部也可沾有虫卵，因此虫卵感染人体的机会很多，且虫卵对外界低温及干燥的抵抗力强，甚至经过严冬仍保持感染力。虫卵还可随犬或人的活动及尘土、风、水散播在人及家畜活动的场所，许多人在生活、生产活动及接触动物的过程中被感染，或者是通过食入虫卵污染的水及食物被感染；牧区儿童也可因为与犬的密切接触受到感染。由于卫生知识缺乏，在流行区居民用病畜内脏喂犬，或将其随地乱扔致使野犬、狼、豺等受到感染，从而又加重羊、牛感染。

六、防治

采取以预防为主的综合性防治措施。① 加强卫生宣传，普及棘球蚴病知识，提高全民的防病意识。从事屠宰业、牧民和狩猎户等高风险人群在生产和生活中要加强个人防护，培养良好的卫生习惯，饭前洗手、不喝生水或生奶；② 定期为家犬、牧犬驱虫，妥善处理流浪犬，控制传染源；③ 加强对屠宰场和个体屠宰户的检疫，强化群众的卫生行为规范，严格处理病畜内脏，提倡深埋或焚烧，严禁乱抛或喂犬；④ 查治、救助和管理现有患者。

棘球蚴病治疗首选外科手术摘虫，术中应注意防止囊液外溢造成过敏性休克或继发感染，取尽虫囊以防复发。阿苯达唑、吡喹酮和甲苯咪唑等药物对于早期体积较小的棘球蚴病均有一定的疗效。

学习小结

棘球蚴病是由细粒棘球绦虫幼虫寄生于人体所引起的人兽共患病。细粒棘球绦虫的终宿主为犬、豺、狼等食肉动物。虫卵污染环境和水源后可造成家畜和人等中间宿主的感染。人感染后，细粒棘球蚴主要寄生在肝脏，其次为肺脏。较少见脑、脾、盆腔、肾脏等组织中，造成组织压迫、过敏等症状。疫区生活、与家畜接触史以及临床影像学和免疫学检查有助于棘球蚴病的诊断。宣传教育、合理处理病畜内脏、定期犬驱虫等可降低棘球蚴病的发病。

（赵玉敏）

复习参考题

（一）A型选择题

1. 确诊棘球蚴病的依据是
   A. 在粪便中找到虫卵
   B. 在粪便中找到棘球蚴
   C. 在粪便中查到头节
   D. 在摘除物中有胶质
   E. 从摘除物中找到原头节

2. 在牧区养狗应预防人体感染
   A. 牛带绦虫病
   B. 棘球蚴病
   C. 猪带绦虫病
   D. 猪囊尾蚴病
   E. 裂头蚴病

3. 人是细粒棘球绦虫的
   A. 中间宿主
   B. 终宿主
   C. 保虫宿主
   D. 转续宿主
   E. 储蓄宿主

4. 下列动物可成为人棘球蚴病感染来源的是
   A. 牛
   B. 羊
   C. 猪
   D. 狗

E. 骆驼

5. 棘球蚴病禁忌诊断性穿刺的主要原
　因是容易引起

　A. 误伤肝脏出血

　B. 囊破裂后的过敏和继发感染

C. 易形成胆漏

D. 不易穿到病变组织

E. 刺激虫体加快生长

答案：1. E；2. B；3. A；4. D；5. B

（二）简答题

1. 棘球蚴病为什么多在牧区或半农半
　牧区流行？

2. 棘球蚴的结构包括哪些？

3. 棘球蚴病对人体有哪些危害？

4. 如何做好棘球蚴病的防控？

第四节　多房棘球绦虫

知识目标

1. 掌握泡球蚴的形态与致病；多房棘球绦虫的生活史。

2. 熟悉多房性包虫病的流行、诊断及预防。

3. 了解多房棘球绦虫成虫的形态特点。

多房棘球绦虫（*Echinococcus multilocularis*）属于圆叶目、带科、棘球属，形态和生活史与细粒棘球绦虫大多相似，但其成虫主要寄生于狐，幼虫期即泡球蚴（alveolar hydatid cyst）主要寄生于野生啮齿动物或食虫类动物。泡球蚴也可寄生于人体，引起严重的泡球蚴病（alveococcosis），亦称泡型包虫病（alveolar hydatid disease）或多房性包虫病（multilocular hydatid disease）。

一、形态

1. 成虫　多房棘球绦虫与细粒棘球绦虫成虫形态结构相似，主要区别表现在虫体较小，仅1.2~3.7mm长，虫体多由4~5节组成。头节、顶突及其上的小钩和吸盘均较细粒棘球绦虫小，小钩数目13~34个；生殖孔位于节片侧缘中线之前，睾丸数26~36个，多分布于节片生殖孔后方；孕节子宫呈袋状，无侧囊，内含虫卵180~400个。

2. 幼虫　为泡球蚴，由无数淡黄色或白色不规则的囊泡聚集而成。每个囊的大小基本相同，囊泡圆形或椭圆形，直径0.1~5mm，囊泡内有的含透明囊液和许多原头蚴，有的含胶状物而无原头蚴。囊泡外壁角皮层薄且常不完整。泡球蚴多以外生性出芽生殖方式呈弥漫性浸润生长，不断产生新的囊泡，长入组织，少数也可向内芽生形成隔膜分离出新的囊泡。

二、生活史

多房棘球绦虫的终宿主主要是狐，其次是犬、狼、獾和猫等。中间宿主为啮齿动物，如田鼠、旅鼠、仓鼠、大沙鼠、棉鼠、黄鼠、长爪鼠、小家鼠、鼠兔以及牦牛、绵羊和人等。在有多房棘球绦虫寄生的终宿主体内，也可同时有细粒棘球绦虫寄生。

成虫寄生于终宿主小肠内，其孕节和虫卵随粪排出。若被鼠类食入，六钩蚴孵出，在鼠组织脏器内发育为泡球蚴。地甲虫可起转运虫卵的作用，鼠类可因捕食地甲虫而受到感染。当体内带有泡球蚴的鼠或动物脏器被狐、犬、狼等终宿主吞食后，经过45天，原头蚴在终宿主小肠内发育为成虫。

人由于误食虫卵而感染，但人是多房棘球绦虫的非适宜宿主，人体内的泡球蚴囊泡内只含胶状物而少见原头蚴（图26-4-1）。

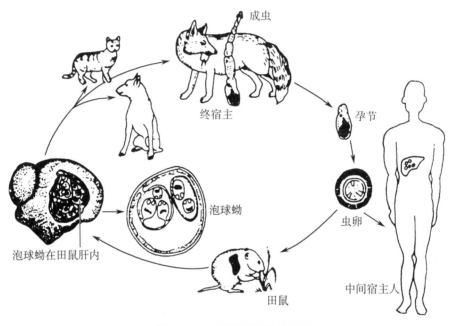

▲ 图26-4-1 多房棘球绦虫生活史

三、致病

人体泡球蚴病通常比棘球蚴病更严重。泡球蚴生长缓慢，感染后潜伏期较长。泡球蚴病几乎100%原发于肝脏，泡球蚴在组织内呈弥漫性浸润性生长，周围无完整的包膜与宿主组织分隔，并逐渐波及整个肝脏，对肝组织破坏特别严重，可引起肝衰竭甚至肝性脑病。或诱发肝硬化而引起门静脉高压。呈葡萄状的囊泡群还可以向器官表面蔓延，甚至到达体腔内，酷似恶性肿瘤。此外，泡球蚴的外生性子囊可经血流或淋巴迁移到肺、脑等其他部位，发育成新的泡球蚴，引起继发性损害。因此，泡球蚴病有"寄生虫肿瘤"和"虫癌"之称。根据大体病理，泡球蚴分为巨块型、弥漫结节型和混合型。其致病作用有直接侵蚀、机械压迫和毒性损害。

患者多为青壮年，临床表现有食欲缺乏、消化不良、肝区疼痛、压迫感、坠胀感、肝肿块，常合并黄疸、脾大、腹水及肝功能损害。触诊可发现较硬并有结节感的肝区肿块，易被误诊为肝硬化或肝癌。晚期患者多出现恶病质现象，可因肝性脑病、消化道大出血而死亡。泡球蚴若随血行扩散到肺、脑等器官，可引起相应的呼吸道和神经系统症状如咯血、咳嗽、气胸和头痛、癫痫、偏瘫等。

四、诊断

泡球蚴病的诊断与棘球蚴病相似，用于棘球蚴病的各种诊断方法都适用于泡球蚴病患者。但应与肝棘球蚴病或肝癌相鉴别，也要注意本病与肝硬化、肝脓肿以及肺癌、脑瘤或脑胶质瘤等疾病的区别。

凡来自流行区，有狐、犬接触史，肝肿块质硬呈结节状，应怀疑本病。X线、超声、CT、MRI等对泡球蚴病的诊断及定位有很大帮助（附图21），但这些方法均不能作病原学诊断。免疫学试验对本病的诊断有重要价值。

五、流行

泡球蚴病分布区域局限，主要分布于北半球高纬度地区及冻土地带，从加拿大北部、美国阿拉斯加州，直至日本北海道、俄罗斯西伯利亚，遍及北美、欧、亚三洲。我国有10个省、自治区、直辖市的69个县中有过病例报告，主要分布在四川、青海、西藏、甘肃和新疆等地的牧区和半农半牧区。多房棘球绦虫属动物源性寄生虫，野生动物间通过啮齿动物传播。随着人类活动范围的逐步扩大，如人的狩猎、旅游活动及某些地区的特殊风俗习惯，人与野生动物及其生活环境接触的机会增加，导致泡球蚴病的发病风险增加，难以根除。

六、防治

多房棘球绦虫属动物源性寄生虫，人获感染主要是因接触狐、狗或动物皮毛后误食虫卵所致。因此加强卫生宣传教育，注重个人防护和饮食卫生，减少误食虫卵感染的机会是预防本病的重要环节。另外，消灭野鼠，避免接触狐狸，对病死的牦牛、绵羊等动物尸体、内脏严禁喂犬或乱抛且彻底深埋或焚烧，对家犬定期驱虫，妥善处理流浪犬也是综合防治本病的重要措施。

治疗泡球蚴病以手术为主。切除病灶与少量周围组织是治疗晚期肝泡球蚴病的较好方法。化学药物治疗可使用阿苯达唑、吡喹酮或甲苯咪唑等。

学习小结

多房棘球绦虫的终宿主主要是狐狸等食肉动物，中间宿主以啮齿动物为主，虫卵为感染阶段。幼虫寄生于人体引起泡球蚴病，也称泡型包虫病或多房性包虫病，对人体的危害性比棘球蚴病大。泡球蚴几乎均原发于肝脏，在肝内呈弥漫性浸润生长，生长慢，潜伏期长，可形成巨块，危害大。可经血转移到肺、脑等处。患者多为青壮年，症状似肝癌，可有恶病质。治疗以手术为主。

（赵玉敏）

复习参考题

（一）A型选择题

1. 泡球蚴病在人体寄生几乎100%原发于
   - A. 肠
   - B. 肝
   - C. 肺
   - D. 脑
   - E. 骨
2. 多房棘球绦虫对人体的感染阶段是
   - A. 棘球蚴
   - B. 六钩蚴
   - C. 多房棘球蚴
   - D. 头节
   - E. 虫卵
3. 多房棘球绦虫侵入人体的途径是
   - A. 经口
   - B. 经皮肤
   - C. 经媒介昆虫
   - D. 经接触
   - E. 经输血

答案：1. B；2. E；3. A

（二）简答题

1. 比较多房棘球绦虫与细粒棘球绦虫生活史的异同。
2. 比较泡球蚴与棘球蚴在形态及其致病方面的区别。

第五节　旋毛形线虫

知识目标

1. 掌握旋毛虫的生活史及致病。
2. 熟悉旋毛虫幼虫囊包的形态特点；旋毛虫病的流行、诊断及防治。
3. 了解旋毛虫成虫的形态特征。

旋毛形线虫（*Trichinella spiralis*）简称旋毛虫，是一类成虫和幼虫分别寄生于同一宿主小肠和肌细胞内的线虫，属于鞭虫目、毛形科、毛形线虫属。猪、鼠、熊等150多种动物及人可作为该虫的宿主。该虫引起的旋毛虫病（trichinelliasis）是一种重要的食源性人兽共患寄生虫病，主要因生食或半生食含有旋毛虫幼虫囊包的猪肉或其他动物肉类所致，临床上主要表现为发热、眼睑水肿、皮疹、肌肉疼痛等，重症患者可因并发症而死亡。

一、形态

成虫呈白色线状，前端较细，雌虫大小为（3.0~4.0）mm×0.06mm，雄虫大小为（1.4~1.6）mm×（0.04~0.05）mm。咽管细长，约占虫体长度的1/3至1/2。咽管后段背侧有一杆状体，杆状体由50个左右串珠样排列的杆细胞组成。杆细胞的分泌物通过微管排入咽管，具有消化功能和很强的免疫原性。两性成虫生殖系统均为单管型。雌虫自阴门产出的是幼虫，大小约为124μm×6μm。在宿主横纹肌内寄生的幼虫长约1mm，卷曲于梭形囊包内，称幼虫囊包，大小为（0.25~0.5）mm×（0.21~0.42）mm，一般含1~2条幼虫，多时可达6~7条。囊包壁由内、外两层构成，内层厚而外层较薄，由成肌细胞退变及结缔组织增生形成。幼虫的咽管结构与成虫的相似（图26-5-1）。

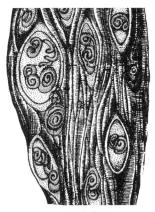

幼虫囊包

幼虫

▲ 图26-5-1　旋毛虫幼虫及囊包模式图

二、生活史

成虫寄生于人及鼠、猪、熊、犬、羊、马、狼、狐等哺乳动物十二指肠和空肠上段，幼虫寄生于同一宿主的横纹肌内，无外界自生生活阶段，但完成生活史必须更换宿主。猪是旋毛虫感染最常见的宿主，人是旋毛虫感染的偶然宿主，感染旋毛虫的猪和其他动物均可作为人类感染旋毛虫的传染源。但是，旋毛虫感染人后，其生活史终结，故人不能作为旋毛虫的传染源。

宿主主要是由于食入含有活幼虫囊包的肉类及肉制品而感染。在消化酶的作用下，幼虫自囊包逸出并钻入十二指肠及空肠上段肠黏膜内发育，24小时后返回肠腔，在感染后30~48小时内经4次蜕皮发育为成虫。雌、雄虫交配后，雄虫很快死亡，雌虫迁移至肠壁深部或肠黏膜淋巴结处寄生，一般在感染后5~7天开始产幼虫。每条雌虫一生可产幼虫1 500~2 000条，排幼期可持续4~16周或更长。雌虫一般可存活1~2个月，长者3~4个月。

新生幼虫侵入局部小淋巴管或小静脉，随淋巴或血液循环到达全身各部，但只有侵入横纹肌内的幼虫能存活下来。好发部位多为活动较多，血液供应丰富的舌肌、咽喉肌、膈肌、胸肌、肋间肌及腓肠肌等处。幼虫侵入肌细胞，引起周围炎症细胞浸润，纤维组织增生，进入肌细胞约20天后形成纤维性囊包，即幼虫囊包。成熟囊包对新宿主具有感染性，被新宿主吞食后，又可重复其生活史。幼虫囊包若无机会进入新宿主，多在半年内钙化，囊内幼虫死亡，少数钙化囊包内幼虫可存活数年，甚至长达30年（图26-5-2）。

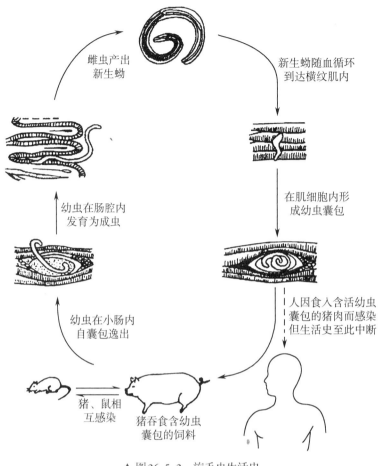

雌虫产出
新生蚴

新生蚴随血循环
到达横纹肌内

幼虫在肠腔内
发育为成虫

在肌细胞内形
成幼虫囊包

幼虫在小肠内
自囊包逸出

人因食入含活幼虫
囊包的猪肉而感染
但生活史至此中断

猪、鼠相
互感染

猪吞食含幼虫
囊包的饲料

▲ 图26-5-2 旋毛虫生活史

三、致病

疾病的严重程度与食入幼虫囊包的数量、活力和新生幼虫侵入部位以及机体对旋毛虫的免疫力等诸多因素有关。轻者无明显临床症状，重者可在感染3~7周内死亡。本病死亡率国外为6%~30%，国内约为3%，在暴发流行时可达10%。旋毛虫致病过程可分为三个连续的时期：

1. 侵入期 又称肠道期。幼虫在小肠内脱囊并钻入肠黏膜发育为成虫的过程，引起十二指肠和空肠的广泛炎症，局部充血、水肿、出血、浅表溃疡。临床表现有恶心、呕吐、腹痛、腹泻等胃肠道症状，同时伴有厌食、乏力、畏寒、低热等全身反应。此期病程约1周。

2. 幼虫移行期 又称肠外期或肌肉期。是新生幼虫经血液循环、淋巴到达各组织器官及侵入横纹肌导致急性全身性血管炎和肌炎的过程。临床表现有发热、眼睑或面部水肿、过敏性皮疹、全身肌肉酸痛和压痛（尤以腓肠肌、肱二头肌、肱三头肌为甚）及外周血嗜酸性粒细胞增多等。喉部肌肉受累可有吞咽、咀嚼和发声困难。幼虫若移行至肺，可引起肺局限性或广泛性出血、肺炎、气管炎、胸膜炎等；若移行至心脏，可导致心肌炎；移行至中枢神经系统，可导致非化脓性脑膜脑炎和颅内高压。患者可因心肌炎、肺炎、脑炎等并发症而死亡。此期病程可持续2周至2个月以上。

3. 囊包形成期 为受损肌细胞修复过程。幼虫长大并卷曲，肌细胞膨大呈纺锤状，形成梭形空腔包绕虫体。囊包形成的同时，急性炎症消退，全身症状逐渐消失，但肌痛仍可持续数月。病程4~16周。

四、诊断

旋毛虫病因无特异性的症状和体征，临床诊断较困难，故流行病学资料非常重要。患者常有生食或半生食肉类的病史，在本病暴发时同批患者常能追溯到聚餐史。

1. 询问病史 是否有生食或半生食肉类史，对疾病的诊断有重要意义。

2. 病原学检查 自患者肌肉疼痛处或吃剩的肉类取样压片或切片镜检，或经人工消化后取沉渣镜检。观察到幼虫囊包或幼虫即可确诊。检出率仅50%左右，阴性结果不能排除本病。

3. 免疫学诊断 检测患者血清中的特异性抗体是目前诊断本病的主要辅助手段，包括IFAT、ELISA及蛋白质印迹法（WB）等，阳性检出率均可达90%以上。

4. 其他检查 外周血中嗜酸性粒细胞增多是诊断旋毛虫病的重要线索，感染后第2周嗜酸性粒细胞开始增多，3~4周时达高峰，占白细胞总数的10%~40%甚至高达90%。此外，患者血清肌组织特异的酶如肌酸磷酸、激酶、乳酸脱氢酶等活性明显升高，有一定参考价值。

五、流行

旋毛虫病呈世界性分布，欧洲及北美国家曾严重流行，以后通过严格的猪肉检疫，发病率已明显下降。目前，旋毛虫病在俄罗斯及东欧国家、墨西哥、智利、阿根廷、泰国、越南、老挝等地仍严重流行，且近年来在法国、意大利、美国和加拿大等国发生了多起暴发，现已将其列入再现性疾病。

旋毛虫病的流行具有地方性、群体性和食源性的特点，在我国主要流行于四川、西藏、云南、广西、河南、湖北及东北三省等地。

旋毛虫病为动物源性寄生虫病，目前已知有鼠、猪、熊、犬、羊、马、狼、狐等150多种哺乳动物可自然感染，动物可因互相掠食或食入尸体而相互传播。人主要因生食或半生食含幼虫囊包的肉类或肉制品而感染，主要传染源为猪，也有因食入羊肉、狗肉、马肉及野猪肉而感染的报道。暴发流行与食生肉习惯有密切关系。幼虫囊包抵抗力强，在腐肉中能存活2~3个月，−12℃时可存活57天，不充分的熏烤、涮食及腌制、暴晒等方法常不能杀死幼虫。旋毛虫幼虫不耐热，在肉块中心温度达到71℃时，囊包内的幼虫即可被杀死。

六、防治

预防旋毛虫病的关键是不生食或半生食猪肉及其他动物肉类和肉制品。加强宣传教育，改变不良饮食习惯；加强肉类和食品卫生管理，禁止未检疫肉类上市；改善养猪方法，提倡圈养，减少猪的感染机会；查治患病动物、捕灭鼠类以减少传染源。治疗旋毛虫病首选阿苯达唑，也可用甲苯咪唑。

学习小结

　　旋毛形线虫引发动物源性的旋毛虫病。鼠、猪、熊、犬、羊、马、狼、狐等150多种哺乳动物可自然感染。成虫寄生于人及保虫宿主的十二指肠和空肠上段，幼虫寄生于同一宿主的横纹肌内。感染阶段为幼虫囊包，经口感染，人因食入含有活幼虫囊包的肉类或肉制品而感染。致病过程包括侵入期、幼虫移行期和囊包形成期三个连续的时期。典型症状有发热、眼睑和面部水肿、皮疹、全身肌肉疼痛等，可因肺炎、心肌炎和脑炎等并发症而死亡。

（赵玉敏）

复习参考题

（一）A型选择题

1. 下列不属于旋毛虫病防治原则的是
   - A. 加强肉类检疫及肉类制品卫生
   - B. 灭鼠、搞好环境卫生
   - C. 治疗患者
   - D. 管理好粪便和水源
   - E. 改变养猪方法，提倡圈养

2. 下列检查有助于旋毛虫病诊断的是
   - A. 细胞培养
   - B. 肥达试验
   - C. 外斐反应
   - D. 血培养
   - E. 取腓肠肌活检镜检找包囊或幼虫

3. 与人旋毛虫病的感染率有关的最主要因素是
   - A. 年龄
   - B. 性别
   - C. 饮食习惯
   - D. 季节
   - E. 职业

4. 旋毛虫病的首选病原治疗药物是
   - A. 阿苯达唑
   - B. 左旋咪唑
   - C. 甲苯咪唑
   - D. 噻嘧啶
   - E. 乙胺嗪

　　　　答案：1. D；2. E；3. C；4. A

（二）简答题

1. 结合旋毛虫的生活史，简述旋毛虫的致病作用。
2. 旋毛虫病传染源有哪些？旋毛虫病最突出的症状是什么？
3. 如何预防旋毛虫病？

第六节 广州管圆线虫

知识目标

1. 掌握广州管圆线虫的生活史及致病。
2. 熟悉广州管圆线虫的传播方式、诊断及防治。
3. 了解广州管圆线虫成虫及第三期幼虫的形态特征。

广州管圆线虫（*Angiostrongylus cantonensis*）属于圆线目、管圆科、管圆线虫属。成虫寄生于鼠类肺部血管内，幼虫偶尔寄生于人体引起嗜酸性粒细胞增多性脑膜脑炎或脑膜炎，是一种人兽共患病。

一、形态

细长线状，体表光滑，具微细环状横纹。头端钝圆，头顶中央有一小圆口，雄虫长11~26mm，交合伞肾形，两侧对称。雌虫长17~45mm，尾端斜锥形，子宫为双管型，白色，与充满血液的肠管相互缠绕，红白相间。

广州管圆线虫的幼虫期有5个发育阶段：第一期幼虫可从终宿主粪内检出，虫体细长，大小为（250~290）μm×（14~18）μm；具侧翼，咽管约为虫体长度的1/2，生殖原基约在肠中部稍前处，尾端逐渐变尖，背侧有一凹陷。第二期幼虫较第一期幼虫略大，体表具外鞘；体内有许多折光颗粒，尤以肠道内最明显。第三期幼虫大小为（462~525）μm×（22~27）μm；体表具有两层外鞘，头端稍圆，尾部顶端突变尖细，排泄孔、肛孔及生殖原基更为清晰可见（图26-6-1）。第四期幼虫体长约为第三期幼虫的2倍，此期幼虫可区别雌雄；雌性幼虫的前端有双管形子宫，阴道开口于虫体近末端肛孔处；雄性幼虫后端膨大，发育中的单生殖管位于虫体后1/3，并可见到泄殖腔背面的交合刺及交合刺囊。第五期幼虫体长、较前期幼虫有增宽，雄性幼虫具有一小交合伞，与成虫相似，交合刺囊及交合刺均清楚可见；雌性幼虫阴门已形成，生殖器官位于虫体后半部，肠管弯曲、浅褐色，伴生殖管缠绕。

虫卵长圆形，卵壳薄而透明，新鲜产出的虫卵大小为（64.2~82.1）μm×（33.8~48.3）μm，含有单个细胞。取自雌虫的虫卵多为单细胞期，取自鼠肺内的虫卵多为多细胞期或内含幼虫。

二、生活史

成虫寄生于多种鼠类肺动脉内，虫卵进入肺毛细血管，孵出第一期幼虫，幼虫穿破肺毛细血管进入肺泡，沿呼吸道上行至咽，再被吞咽入消化道，随宿主粪便排出体外。第一期幼虫在体外潮湿或有水环境中可存活三周，被吞入或主动侵入中间宿主螺类或蛞蝓体内后，在中间宿主组织内发育为第二及第三期幼虫。鼠类因吞食含第三期幼虫的中间宿主、转续宿主或被第三期幼虫污染食物而感染，幼虫在鼠胃脱鞘后钻入肠壁血管，随血流到达全身，多数沿颈总动脉到达脑部，蜕皮2次后从脑静脉系统通过右心到肺动脉继续发育为成虫，并定居于此。

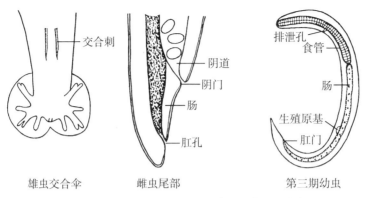

雄虫交合伞　　　雌虫尾部　　　　　第三期幼虫

▲ 图26-6-1　广州管圆线虫成虫尾部及三期幼虫模式图

　　广州管圆线虫的中间宿主有褐云玛瑙螺、福寿螺、蛞蝓、皱疤坚螺、短梨巴蜗牛等。转续宿主有黑眶蟾蜍、虎皮蛙、金线蛙、蜗牛及鱼、虾、蟹等。终宿主以褐家鼠和黑家鼠多见，此外白腹巨鼠、黄毛鼠及屋顶鼠也可作为广州管圆线虫终宿主。人、小鼠类、兔、豚鼠及猴为其非正常宿主。

　　人因生食或半生食含第三期幼虫的中间宿主、转续宿主以及被第三期幼虫污染的蔬菜、瓜果、水等而感染。实验证明感染期幼虫可经皮肤（完好或损伤）侵入大鼠，所以不能排除可通过皮肤感染人体的可能性。人不是本虫适宜宿主，虫体在人体内停留在第四期或成虫早期（性未成熟）阶段，滞留在中枢神经系统。但当机体免疫力低下时，虫体似可移入肺动脉并可完成发育（图26-6-2）。

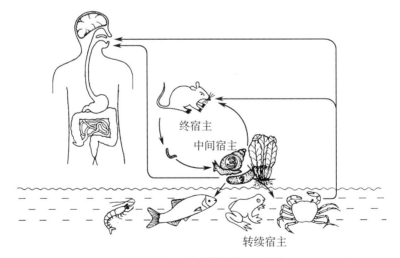

终宿主
中间宿主

转续宿主

▲ 图26-6-2　广州管圆线虫生活史

三、致病

人体通常不是广州管圆线虫适宜的终宿主，其在人体内很难发育成熟，所以幼虫是其主要的致病阶段。致病幼虫在人体移行，主要侵犯中枢神经系统，引起嗜酸性粒细胞增多性脑膜脑炎或脑膜炎，以脑脊液中嗜酸性粒细胞升高为特征。还可波及小脑、脑干、脊髓、脑神经和脊神经。主要病理改变为充血、出血、脑组织损伤及肉芽肿性炎症反应。

本病的潜伏期为3~36天，平均为16天。主要临床表现有急性剧烈头痛、颈项强直、恶心呕吐、躯体疼痛、游走性疼痛和触摸痛、发热、嗜睡、昏迷等。头痛起初为间歇性，之后发作渐渐频繁或发作期延长，一般为胀裂性乃至不能忍受，部位多在额部，其次为颞部、枕部，止痛药仅对45%患者有效。部分患者感觉异常。偶可寄生于眼部、肺部和消化系统。如果治疗及时，绝大多数患者预后良好。极个别病情严重者可致死亡，或留有后遗症。

四、诊断

广州管圆线虫病临床症状复杂，病原体检出率低（约5%），诊断应结合流行病学史、临床表现及实验室检查结果等。

1. 询问病史　近期是否生食或半生食中间宿主或转续宿主肉，以及未洗净的瓜果蔬菜、生水等。

2. 临床表现　典型临床症状和体征，脑脊液压力升高，白细胞总数增多，嗜酸性粒细胞超过10%。

3. 免疫学诊断　采用ELISA、IFAT等免疫学方法检测血液或脑脊液中抗体或循环抗原。

4. 病原学检查　从脑脊液中查出幼虫或发育期成虫可确诊，但检出率不高。

5. 其他诊断技术　MRI等影像学检查对疾病的诊断有辅助作用。

五、流行

广州管圆线虫病主要流行于热带和亚热带地区，波及亚洲、非洲、美洲、大洋洲的30多个国家和地区，其中东南亚、太平洋岛屿、加勒比海区域流行较重。近10年，新报道广州管圆线虫病病例的国家和地区包括肯尼亚、牙买加、巴西、西班牙、美国、瑞士等。我国主要分布在台湾、香港、广东、浙江、福建、海南、上海、湖南、天津及黑龙江、辽宁等地。

广州管圆线虫成虫可在几十种哺乳类动物体内寄生，包括啮齿动物、犬类、猫科动物和食虫类，以啮齿动物最为多见。中间宿主和转续宿主多达50多种，其中部分可供人类食用。人主要因为生食或半生食这些中间宿主或转续宿主的肉类而感染；这些宿主有的还常出没于房前屋后、厨房、卫生间等潮湿地方，幼虫可能遗留在这些动物活动过的地方，婴幼儿可因在地上爬玩或玩弄这些动物而感染，人群普遍易感。

广州管圆线虫病是一种人兽共患病，人是广州管圆线虫的非适宜宿主。该虫很少能在人体肺部发育为成虫，位于中枢神经系统的幼虫一般不能离开人体感染其他宿主继续发育。因此，人作为传染源的意义不大。但近年来也有该虫在人肺内发育为成虫的报道。

六、防治

不吃生或半生的中间宿主和转续宿主的肉类，不吃未彻底洗净的蔬菜，不喝生水；制备淡水螺食物时要加强监管，加工人员要避免受到感染；加强灭鼠工作。阿苯达唑对本病有良好疗效，若患者能得到及时的诊断与治疗，则效果好、预后佳。治疗时应注意虫体在脑和脊髓内死亡引起的过敏等不良反应，可配合地塞米松及甘露醇等对症治疗。

学习小结

广州管圆线虫成虫寄生于鼠类肺部血管内，中间宿主包括褐云玛瑙螺、福寿螺、蛞蝓、皱疤坚螺、短梨巴蜗牛等。转续宿主包括黑眶蟾蜍、虎皮蛙、金线蛙、蜗牛及鱼、虾、蟹等。人因食入生的或半生的中间宿主或转续宿主的肉类、未彻底洗净的蔬菜、生水而感染，人不是广州管圆线虫适宜的宿主，该虫在人体不能到达肺部完成发育，滞留在中枢神经系统，引起嗜酸性粒细胞增多性脑膜脑炎或脑膜炎，这是一种人兽共患病。

（赵玉敏）

复习参考题

（一）A型选择题

1. 人不是适宜宿主的寄生虫是
   A. 猪带绦虫
   B. 牛带绦虫
   C. 布氏姜片吸虫
   D. 华支睾吸虫
   E. 广州管圆线虫

2. 广州管圆线虫病的主要症状是
   A. 肺部症状
   B. 泌尿系统症状
   C. 肠道症状
   D. 嗜酸性粒细胞增多性脑膜炎
   E. 嗜碱性粒细胞增多性脑膜炎

3. 广州管圆线虫寄生于人体的
   A. 皮下
   B. 肝脏
   C. 肠道
   D. 脑部
   E. 骨骼

答案：1. E；2. D；3. D

（二）简答题

1. 简述广州管圆线虫的致病作用。

2. 试述广州管圆线虫是如何传播的。

泌尿生殖道寄生虫

可寄生于泌尿生殖系统的寄生虫主要包括阴道毛滴虫、蠕形住肠线虫、曼氏迭宫绦虫、艾氏小杆线虫、肾膨结线虫、溶组织内阿米巴、细粒棘球绦虫等,感染后引起病变而损害泌尿生殖系统的健康。其中阴道毛滴虫可通过性行为或性接触传播,另外疥螨及阴虱等亦可通过性传播。本章主要介绍阴道毛滴虫。

阴道毛滴虫

阴道毛滴虫(*Trichomonas vaginalis*)寄生于人体泌尿生殖道引起滴虫病(trichomoniasis),表现为滴虫性阴道炎、尿道炎或前列腺炎,是一种常见的性传播疾病(STD),在世界范围内均有分布。

一、形态

阴道毛滴虫生活史中仅有滋养体阶段。滋养体固定后似梨形,大小为(7~23)μm×(10~15)μm。活的滋养体无色透明,有折光性,运动活泼。虫体前端毛基体发出5根鞭毛,其中有4根前鞭毛和1根后鞭毛。在虫体外侧前1/2处有一个波浪起伏的膜,称作波动膜,波动膜侧缘与后鞭毛相连。5根鞭毛和1个波动膜组成运动细胞器。在虫体内部前1/3处,有1个椭圆形的泡状核,约占虫体长度的2/3。细长的轴柱纵贯虫体,向后延伸,其末端穿出体外(图27-0-1)。

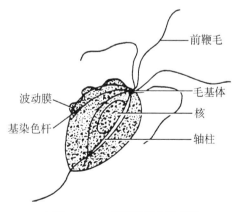

▲ 图27-0-1 阴道毛滴虫模式图

前鞭毛

毛基体

核

轴柱

波动膜

基染色杆

二、生活史

人是阴道毛滴虫唯一的传染源。滋养体寄生在女性阴道（以后穹隆多见）、宫颈或尿道，也可寄生在男性尿道、前列腺、睾丸、附睾及包皮下组织。滋养体以纵二分裂方式进行无性繁殖。阴道毛滴虫通过感染者与健康人的直接或间接接触传播。无保护的性接触传播是最重要的感染方式。

三、致病

阴道毛滴虫的致病力与虫株毒力和宿主自身生理状态密切相关，多数患者无临床症状或症状不明显。正常情况下，健康女性阴道内有乳杆菌维持阴道内环境。乳杆菌发酵阴道上皮细胞内糖原产生乳酸，使阴道保持酸性（pH 在3.8~4.4）环境，可抑制滴虫及其他细菌繁殖，称为阴道的自净作用。滴虫寄生于阴道内时可消耗糖原，妨碍乳杆菌的酵解作用，使阴道内 pH 转为中性或碱性，滴虫大量繁殖并促进继发性细菌感染，加重炎症反应。一些其他因素也会破坏阴道内环境，包括细菌性阴道病、白念珠菌感染、阴道过度冲洗等情况有利于阴道毛滴虫的感染。当人的生理状态发生变化，如卵巢功能衰退、月经或妊娠导致阴道内环境 pH 升高接近中性，有利于滴虫生长和细菌侵入。

感染者起初没有症状，在感染5~28天后可能会出现临床症状。感染者阴道黏膜充血、水肿、上皮细胞变性脱落，白细胞浸润，主要临床表现有阴道瘙痒、发红、有烧灼感，产生大量稀薄且有恶臭、泡沫状乳白色分泌物，合并细菌感染时，白带呈脓液状或粉红状；甚至排尿疼痛、困难、外阴红肿，有血性阴道分泌物和腹痛。大多数男性感染者无症状，偶尔会发生尿道炎、附睾炎和前列腺炎，患者出现尿频、尿急、排尿困难、尿道瘙痒、尿痛、前列腺肿大及触痛等症状。阴道毛滴虫也会损害生殖健康，导致婴儿早产、低体重婴儿出生，或吞噬精子、干扰精子功能，引起不孕症。未经治疗的滴虫感染可持续数月至数年。滴虫感染也与宫颈癌或前列腺癌的风险增加有关。

四、诊断

取阴道后穹隆分泌物、尿液离心沉淀物或前列腺分泌物，采用生理盐水直接涂片法，在显微镜下观察到活动的滋养体即可确诊。体外培养法和吉姆萨染色法也可用于滴虫的诊断。

五、流行与防治

阴道毛滴虫呈世界性分布，在有多重性伴侣或其他性病的人群中发病率较高。我国流行也很广泛，以16~35岁年龄组女性感染率为最高。传染源为患者和无症状带虫者。传播方式是直接或间接接触，前者通过性接触传播，为阴道毛滴虫主要传播方式；后者通过公共浴池、共用浴具及坐式马桶等传播。

使用甲硝唑或替硝唑治疗患者和无症状带虫者可减少传染源，局部治疗可用乙酰胂胺或1∶5 000高锰酸钾溶液冲洗阴道，也可用甲硝唑和扁桃酸栓。加强卫生宣传教育，注意个人卫生和经期卫生；提倡淋浴，不共用浴具和游泳衣裤，慎用公共坐式马桶。

**复习
参考题**

（一）A型选择题

1. 患者，女，28岁，不注重性生活卫生，阴道分泌物增多，臭味，经检查发现系由某种寄生虫感染所致，最可能是

   A. 溶组织内阿米巴

   B. 结肠内阿米巴

   C. 阴道毛滴虫

   D. 蓝氏贾第鞭毛虫

   E. 杜氏利什曼原虫

2. 以下哪项不属于阴道毛滴虫感染的高危因素

   A. 多个性伴侣

   B. 非月经期

   C. 白念珠菌性阴道炎

   D. 去公共浴池洗浴

   E. 长期使用激素类药物

   答案：1. C；2. B

（二）简答题

1. 分析阴道自净作用与阴道毛滴虫感染的关系。

2. 试述阴道毛滴虫病的防治原则。

第二十八章 体外寄生虫——昆虫纲

第一节 概述

知识目标

1. 熟悉昆虫纲医学节肢动物的形态特征和主要种类。
2. 了解昆虫纲医学节肢动物的口器。

昆虫纲（Insecta）在节肢动物门中占有重要地位，种类多、数量大，分布广泛，是节肢动物门中最大的生物类群，约占所有节肢动物的60%以上。

一、昆虫纲的主要形态结构与分类

（一）主要形态结构

昆虫成虫虫体两侧对称，分为头、胸、腹三部分。

1. **头** 位于虫体最前端，是感觉中心和摄食中心。有1对复眼和1~3个单眼，是视觉器官；有1对触角（antenna），是感觉器官，行使触觉和嗅觉功能；有1个口器，是摄食器官，也称取食器（feeding apparatus）。

2. **胸** 位于虫体中段，是运动中心。分为前胸、中胸和后胸3个体节，有3对足，分前足、中足和后足，是运动器官。不同种的足功能也不相同，有步行足、跳跃足、攀缘足等。有些种类从胸部生出成对的翅膀，翅膀的形状和翅脉也是鉴别虫种的依据。

3. **腹** 位于虫体后段，是营养、消化、代谢、排泄及生殖中心。有明显的分节，末尾几节形成外生殖器，是生殖系统的体外部分。雄虫的外生殖器称为交配器或交尾器（copulatory organ），雌虫的外生殖器称为产卵器（ovipositor）。外生殖器的形态特征是昆虫分类的重要依据。

（二）分类

与医学关系密切的昆虫纲节肢动物有以下5个目，其主要特征如下：

1. **双翅目（Diptera）** 具有1对发达的前翅，后翅退化为1对平衡棒，主要有蚊、蝇、白蛉、蠓、虻、蚋等，完全变态生活史，幼虫无足，呈蚯蚓状或蛆状。

2. **半翅目（Hemiptera）** 具有2对翅或无翅，刺吸式口器，主要有锥蝽、臭虫等。

3. 蚤目（Siphonaptera） 无翅，虫体侧扁，吸血昆虫，主要有跳蚤，完全变态生活史。

4. 虱目（Anoplura） 无翅，吸血昆虫，刺吸式口器，主要有头虱、体虱、阴虱等，不完全变态生活史。

5. 蜚蠊目（Blattaria） 具有2对翅，不善飞行，足发达善行走，咀嚼式口器。主要有蜚蠊，俗称蟑螂，不完全变态生活史。

二、昆虫的口器

医学节肢动物的口器包括咀嚼式、刺吸式、舐吸式、刮舐式、虹吸式等多种类型，形状各异，摄食方式也不相同。

1. 咀嚼式口器（chewing mouthparts） 由上颚、下颚、上唇、下唇和舌构成。上颚发达、宽大而坚硬，有齿，可以咀嚼固体食物，无论食物软或硬，均可获取。如蟑螂的口器。

2. 刺吸式口器（piercing sucking mouthparts） 所有的口器构件均特化为针状的形态，也因此而称之为喙，能刺入植物取食汁液或刺入动物体内摄取血液。如蚊、白蛉、臭虫、蚤的口器（图28-1-1）。

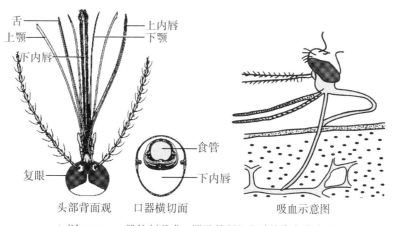

舌　上内唇　上颚　下颚　下内唇　复眼　食管　下内唇

头部背面观　　口器横切面　　吸血示意图

▲ 图28-1-1　雌蚊刺吸式口器及其刺入皮肤的姿态模式图

3. 舐吸式口器（sponging mouthparts） 口器粗短，由基喙、中喙和端喙（又称唇瓣）组成。唇瓣为盘状或蘑菇状，高度发达，仅能触碰食物表面，刮取表面的食物，适宜摄取半流体食物。如蝇的口器（图28-1-2）。

4. 其他口器　刮舐式口器（cutting sponging mouthparts）见于虻。以上、下颚刺破宿主皮肤，再由肥大的唇瓣收集并吸入血液。虹吸式口器（siphoning mouthparts）见于蛾、蝶等，用于吸食花蜜。

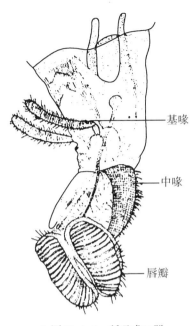

基喙

中喙

唇瓣

▲ 图28-1-2 舐吸式口器

学习小结

　　昆虫纲是医学节肢动物门主要类群，为体外寄生虫。昆虫成虫两侧对称，分为头、胸、腹三部分。头有1对复眼、1对触角和1个口器。口器主要有咀嚼式口器、刺吸式口器、舐吸式口器、刮舐式口器、虹吸式口器等类型。

（芦亚君）

复习参考题

（一）A型选择题

1. 以下不属于昆虫纲节肢动物的是
   A. 蚊
   B. 白蛉
   C. 硬蜱
   D. 蚤
   E. 蜚蠊

2. 蚊的口器是

A. 刺吸式口器

B. 咀嚼式口器

C. 刺吸咀嚼式口器

D. 舐吸式口器

E. 刮舐式口器

答案：1. C；2. A

（二）简答题

简述昆虫纲的主要形态结构与分类。

第二节　蚊

知识目标

1. 掌握蚊的危害。
2. 熟悉蚊的形态特征及三属蚊的形态鉴别要点。
3. 了解蚊的习性。

蚊（mosquito）是昆虫纲双翅目蚊科中最重要的节肢动物。全世界已知有3 300多种，我国已发现18属近400种，与医学相关的蚊主要有按蚊属（*Anopheles*）、库蚊属（*Culex*）和伊蚊属（*Aedes*），是许多疾病重要的传播媒介。

一、形态

蚊的生活史过程经历卵（egg）、幼虫（larva）（又称为孑孓）、蛹（pupa）和成虫（adult）4个时期，属于完全变态发育。按蚊、库蚊和伊蚊在4个时期的形态均有不同特征（图28-2-1）。

1. 按蚊

（1）卵：呈深棕色至亮黑色，外观呈舟状或小艇形，大小为（473~604）μm×（154~198）μm，前端略宽于后端。上下两侧各有1个膜状浮囊，浮囊上由16~19个脊状物紧密排列。单个卵散在于水面上分布，不聚集不堆积。

（2）幼虫：全程生活在水中，静止时与水面平行。分头、胸、腹3部分，呈蠕虫状。头部较大，长大于宽，略显细长，由硬化的外骨骼组成；有2个眼、1对触角、1个刷状口器和成对的数量众多的刚毛。胸部呈椭圆形，比头部宽。腹部呈细长的圆柱形，比胸部窄，由10节组成，第8节背面有呼吸板，上有气孔，无呼吸管，各腹节上各有1对掌状刚毛，有助于幼虫紧贴水面张力，维持气孔露出水面，从而获得O_2、保证呼吸。一龄幼虫小于1mm，随着幼虫蜕皮、发育、体积增大，到最后的四龄幼虫可长大到约8mm。

（3）蛹：全程在水中生活，逗点状，分头胸和腹部。背部有1对呼吸管，呼吸管粗而短，口宽，靠背部的掌状毛使呼吸管伸出水面，获取O_2进行呼吸。腹部末端有两个浮游的宽桨。蛹没有功能性口器，不能进食，但运动很活跃。

（4）成虫：呈浅棕色到灰色，由头、胸、腹3部分组成。头部呈球形，有一对发达的肾形复眼。即使光线较暗的环境中，复眼也具有极好的视觉功能。在2个复眼之间，有1对丝状、分节的触角。雌蚊触角上有短且稀疏的轮毛，雄蚊触角上有长且浓密似羽毛的轮毛，这是区别雌、雄蚊的重要依据。触角下方是触须，雄蚊触须末端呈棒状，雌蚊触须顶端尖。口器是典型的刺吸式口器，称作喙。按蚊无论雌雄，触须均与喙等长。胸部有3对足，1对翅膀，翅膀前缘有淡黑色斑。腹部由10节组成，只有前7或8个节可见。按蚊静止时，喙与头、胸、腹保持一条直线，与停落面呈一定角度。未进食蚊的腹部薄而细长，雌蚊叮咬宿主吸血后，腹部膨胀，似椭圆形红色气球。若雌蚊腹部充满卵，腹部也会扩张，但外观呈白色而不是红色。

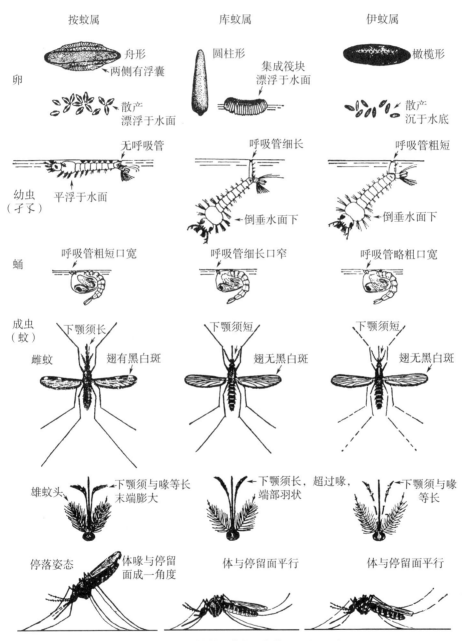

▲ 图28-2-1　按蚊、库蚊和伊蚊的形态区别

2. 库蚊

（1）卵：棕色至黑色，外观呈针叶树状或圆锥形，大小（505~510）μm×（113~123）μm。卵的一端覆盖着颗粒状的凸起，卵壳由两层组成，两层之间充满空气，形成空气膜。100枚或更多个卵集合形成椭圆形舟筏漂浮于水面。

（2）幼虫：头部宽大于长，腹部第8节呼吸管细长，下方1/3处有一个黑色条带。静止时，头部斜下倒垂，虫体与水面呈一定角度。

（3）蛹：浅褐色，逗点状，呼吸管细长，腹部末端的桨呈椭圆形。

（4）成虫：深棕褐色至灰黑色，虫体小而软，长3~4mm，覆盖小鳞片。翅膀无黑斑，雌蚊的触角轮毛稀且短，触须比喙短，雄蚊的触角轮毛浓且长，触须比喙长。静止时，虫体与停落面平行。

3. 伊蚊

（1）卵：初产卵长约0.4mm，白色，后与O_2接触，变为黑色，橄榄形，散在沉积于水底。

（2）幼虫：呼吸管粗短，静止时，头部斜下倒垂在水面下，虫体与水面呈一定角度。

（3）蛹：逗点状，呼吸管粗短。

（4）成虫：黑色，翅膀无黑斑，足有白环，雌蚊的触角轮毛稀且短，触须比喙短，雄蚊的触角轮毛浓且长，触须比喙长。静止时，虫体与停落面平行。

二、习性

1. 按蚊　蚊的生命周期包括水生、陆生两个阶段。水生阶段包括卵、幼虫和蛹，发育时间为5~14天。陆生阶段包括成蚊的生存、飞行、交配、发育、吸血及繁殖。

雌性按蚊喜在淡水、溪流、池塘和有水生植被的湖泊的水面上产卵，一次产50~300枚卵。卵不耐干燥，在水中及适宜的温度条件下存活28天。卵在2~3天内孵化出幼虫，幼虫以悬浮在水面的各种有机物和藻类为食。幼虫经过一龄、二龄、三龄及四龄4个龄期发育为蛹，蛹在水中非常活跃，当受到干扰时，会立刻翻滚到水底。当水面周围静止或恢复安静，蛹再次缓慢上升到水面，露出呼吸管进行呼吸。蛹的胸背部中间裂开，新的成蚊头部先伸出，然后整个虫体伸出，完成羽化。新羽化的成蚊在水面短暂停留，伸展翅膀，待翅膀和身体干透、变硬后即可飞行，寻找糖源。雌蚊、雄蚊以植物汁液为食获取糖分。雌蚊交配后吸血以获取必要的蛋白质及营养来保证卵巢及虫卵发育的需要。雌蚊吸血宿主包括人类、家畜和野生动物，常在黄昏和夜间吸血，白天停落在黑暗角落中休息。雌蚊寿命不到2周。

2. 库蚊　雌蚊在交配、吸血后5~8天产卵。库蚊常在静止的水面上产卵，如池塘、水池或充满雨水的容器上。卵垂直竖立在水面上连在一起形成舟筏，有30~300枚卵。卵在1~3天孵化，幼虫从卵的下端孵出。幼虫在水中活跃运动、蜕皮、生长。幼虫期持续3~14天，四龄期幼虫发育成蛹。蛹期持续2~7天后羽化为成蚊，成蚊在一周内产卵。雄蚊寿命不到3周，与雌蚊交配后死亡。雌蚊寿命4周至几个月不等，当产完所有卵后即死亡。

3. 伊蚊　雌蚊吸血3天后在潮湿的表面或靠近水位线处产卵。当水淹没卵后，卵分批孵化。

产卵地点主要是沼泽、树洞、叶腋、陶罐、轮胎等。伊蚊卵耐干燥，在寒冷的冬天和其他不利的气候条件下可生存长达8个月。幼虫期1~3天不等。雌蚊喜欢白天户外吸血，黎明和黄昏是活动高峰。雌蚊一生可产1 500枚卵。

三、危害

蚊对人类健康的危害包括直接危害和间接危害，具体体现在骚扰、吸血和传播疾病三个方面。

1. 骚扰　蚊喜欢在人的头部或身体周围飞舞绕圈。寻找一个可以降落和叮刺的地方时，翅膀扇动发出恼人的嗡嗡声，严重影响人专注学习、工作和入睡，使人不快和精神紧张。

2. 吸血　蚊以触角和喙周围的温度传感器定位皮肤下毛细血管。喙刺穿皮肤，寻找血液，敲击并刺入毛细血管吸血。吸血的同时，喙会注射唾液，唾液内含有麻醉作用和抗凝血功能的酶类，有利于吸血的持续进行。蚊叮咬部位皮肤会发痒、红肿，出现风团和丘疹。人对蚊叮刺的过敏反应各不相同。严重者甚至出现剧烈的瘙痒、水疱性皮疹、瘀伤、低热及淋巴结肿大，称斯基特综合征（Skeeter syndrome）。

3. 传播疾病　蚊的主要危害就是作为媒介生物传播疾病，称蚊媒病（mosquito-borne disease）。常见由蚊媒传播的疾病如下：

（1）疟疾：由按蚊传播四种疟原虫引起。传播疟疾的主要蚊种有微小按蚊（*Anopheles minimus*）、大劣按蚊（*Anopheles dirus*）、中华按蚊（*Anopheles sinensis*）和嗜人按蚊（*Anopheles lesteri anthropophagus*）等，传播方式属于发育繁殖式传播。

（2）登革热：由伊蚊传播登革病毒引起。传播登革热的主要蚊种有埃及伊蚊（*Aedes aegypti*）和白纹伊蚊（*Aedes albopictus*）等，传播方式属于繁殖式传播，且可经卵传递。

（3）流行性乙型脑炎：是由库蚊传播的日本脑炎病毒引起。传播流行性乙型脑炎的主要蚊种有三带喙库蚊（*Culex tritaeniorhynchus*）、白纹伊蚊、淡色库蚊（*Culex pipiens pallens*）和致倦库蚊（*Culex quinquefasciatus*）等。传播方式同登革热。

（4）淋巴丝虫病：是由蚊传播的班氏丝虫和马来丝虫引起。传播淋巴丝虫病的主要蚊种有淡色库蚊、致倦库蚊、中华按蚊和嗜人按蚊等，传播方式属于发育式传播。

另外，蚊媒还可传播西尼罗热、基孔肯雅热、黄热病和寨卡病毒病等。随着气候变暖、经济发展及流动人口增加，蚊媒病有逐年上升及扩张的趋势，是全人类健康面临的重大威胁。

学习小结

蚊是昆虫纲最重要的节肢动物，与医学相关的蚊主要有按蚊属、库蚊属和伊蚊属。蚊的生活史类型是完全变态发育，有卵、幼虫、蛹和成虫4个时期。按蚊、库蚊和伊蚊在这4个时期具有不同的形态特征，是鉴别蚊种的依据。蚊对人体的危害体现在骚扰、吸血及传播疾病。由蚊传播的各种感染性疾病统称为蚊媒病，包括疟疾、登革热、流行性乙型脑炎、淋巴丝虫病等，对人类健康产生巨大的威胁。

（芦亚君）

复习参考题

（一）A型选择题

1. 流行性乙型脑炎的传播媒介是
   A. 蚊
   B. 白蛉
   C. 尘螨
   D. 蚤
   E. 蜱

2. 符合蚊的形态特征的是
   A. 有4对足
   B. 无复眼
   C. 有1对触角

   D. 孑孓均有呼吸管
   E. 有1个舐吸式口器

3. 蚊的危害不包括
   A. 骚扰
   B. 雌蚊吸血
   C. 传播登革热
   D. 传播疟疾
   E. 雄蚊吸血

答案：1. A；2. C；3. E

（二）简答题

试述蚊的危害。

第三节　蝇

知识目标

1. 掌握蝇的危害。
2. 熟悉蝇的习性。
3. 了解蝇的形态特征。

蝇（fly）属于昆虫纲、双翅目，种类繁多，全世界已知34 000余种，我国有4 200余种。蝇经常出现在人类和牲畜的居住场所和活动环境中，传播多种感染性疾病，危害健康。人类居住地、牲畜养殖场、马厩和牧场的蝇类约有90%是家蝇（housefly），是最常见的蝇种，也是公共卫生的主要滋扰和危害。

一、形态

蝇的生活史过程经历卵、幼虫、蛹和成虫4个时期，属于完全变态发育。

1. 卵　乳白色，椭圆形或香蕉形，似米粒，长0.8~1.2mm。卵被单枚产出，但堆积成块。

2. 幼虫　俗称蛆（maggot），据发育程度分为一、二、三龄，三龄幼虫是成熟幼虫。乳白色至淡黄色，长2~12mm。圆柱形呈蠕虫状，身体柔软，头部较细，有钩状口器用于进食（图28-3-1）。

3. 蛹　颜色从黄色、红色、棕色到黑色不等，随时间延长，颜色逐渐加深。长约8mm，两端钝圆。

4. 成虫　从浅灰色到灰黑色不等，长4~7.5mm，雌蝇通常比雄蝇大，全身密布鬃毛。有1对明显的复眼，3个单眼，1对较短的触角，1对透明的翅膀和3对足。雌蝇的1对复眼相距较宽，雄蝇1对复眼几乎相接触。非吸血蝇类

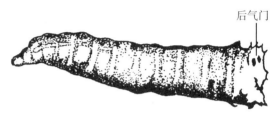

▲ 图28-3-1　蝇幼虫

具舐吸式口器，吸血蝇类具有刺吸式口器。翅有短的前缘脉和亚前缘脉及6条不分支的纵脉和1条腋脉，其中第4纵脉末端的弯曲形状为分类鉴别特征。足的末端有爪及爪垫，爪垫发达肥厚并密布微毛，并且可以分泌黏液，保证其在光滑的物体表面稳定地停留和行走，同时也容易携带大量的病原生物（图28-3-2）。

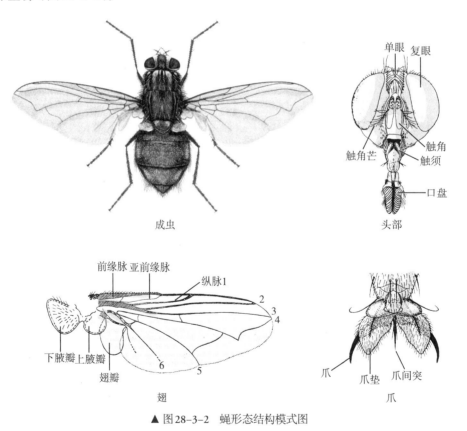

▲ 图28-3-2　蝇形态结构模式图

二、习性

蝇食性复杂广泛，几乎所有的有机物质都可以充作其食物。在温暖的夏季和充足的食物供给下，家蝇从卵到成虫的发育仅需7~10天。在不适环境中，可能需要长达两个月的时间才能完成生命周期。热带和亚热带地区，蝇一年可完成超过20代，而温带地区可完成10~12代。蝇在夜间几乎不活动，在室外蝇主要聚集在树枝和灌木中，在室内蝇聚集在牲畜养殖场棚顶。

雄蝇雌蝇交配后，雌蝇喜欢在潮湿、阴暗的环境中产卵，将卵产在捕食者无法到达的腐烂有机物上，如粪便、堆肥的缝隙和角落中。雌蝇一次产75~100枚卵，卵堆积成团簇状。卵不耐干燥，需要潮湿环境中的水分维持生存。卵孵化的最佳温度为25~30℃，幼虫历经3次蜕皮和一、二、三龄幼虫化蛹。蝇幼虫分为自生和寄生两类。营自生生活的幼虫生长发育以滋生物作为食物和栖息场所。寄生于人和脊椎动物的幼虫的寄生方式包括专性寄生（如羊狂蝇、宽额鼻狂蝇、纹皮蝇等）、兼性寄生（如丽蝇科和麻蝇科的蝇种）和偶然寄生（如住区蝇类、果蝇、酪蝇等）。蛹在32~37℃下2~6天完成发育。雄蝇羽化后18~24小时、雌蝇羽化后30小时即可性成熟并进行交配。雌蝇交配后4~20天开始产卵，其最喜欢的产卵地点分别为新鲜的猪粪和鸡粪，为幼虫生长提供了最佳条件，能缩短幼虫期并产生大而壮的蛹。人粪、腐烂发酵的瓜果蔬菜和厨房垃圾也可作为蝇的滋生地。成蝇寿命15~25天。

三、危害

蝇对人类健康的危害包括直接危害和间接危害，具体体现在骚扰、寄生和传播疾病三个方面。

1. **骚扰**　蝇被人的汗液和分泌物所吸引，喜欢在人附近飞舞，影响人的学习和工作等活动。

2. **寄生**　由蝇类幼虫直接寄生在人体组织中引起的疾病称为蝇蛆病（myiasis），通常发生在热带和亚热带地区。人的开放性或感染溃烂的伤口，以及眼、耳、鼻、口或阴道分泌物的气味，均可吸引蝇的幼虫钻入寄生，或吸引蝇在这些部位产卵，而后孵出的幼虫以寄生组织为食，造成更深层更严重的伤害。根据寄生部位，蝇蛆病分为皮肤蝇蛆病、眼蝇蛆病、口腔蝇蛆病、泌尿生殖系统蝇蛆病、胃肠道蝇蛆病等。狂蝇、皮蝇、胃蝇的幼虫专性寄生于宿主的耳、鼻、皮下和消化系统。金蝇、丽蝇、麻蝇等腐食性蝇幼虫也寄生在人或动物的组织内。

3. **传播疾病**　蝇以生物性传播和机械性传播两种方式携带病原生物传播疾病。

（1）生物性传播：少数吸血蝇类通过这种方式传播疾病，如舌蝇可以传播锥虫病。

（2）机械性传播：是蝇产生的主要危害。由于蝇具有舐吸式口器、全身多毛、爪垫等特殊的形态结构和摄食频繁、食性广泛复杂、排泄频率高等习性，使得蝇具有极高的机械性传播病原生物的作用，传播的疾病主要有痢疾、霍乱、伤寒、脊髓灰质炎、肠道原虫病、肠道蠕虫病等。

学习小结

蝇是昆虫纲双翅目节肢动物，种类繁多，生活史类型是完全变态发育，经历卵、幼虫、蛹和成虫4个时期。蝇对人类健康的危害体现在骚扰、寄生引起蝇蛆病和传播锥虫病、痢疾、霍乱、伤寒、脊髓灰质炎、肠道原虫病、肠道蠕虫病等。

（芦亚君）

复习参考题

（一）A型选择题

1. 以下不符合蝇的形态特征的是
   A. 有1对复眼
   B. 有3对足
   C. 大多数为舐吸式口器
   D. 有2对触角
   E. 足的末端有爪及爪垫
2. 以下不是蝇产生的危害的是

A. 传播痢疾
B. 传播伤寒
C. 传播登革热
D. 传播锥虫病
E. 传播霍乱

答案：1. D；2. C

（二）简答题

简述蝇的危害。

第四节 白蛉

知识目标

1. 掌握白蛉的危害。
2. 熟悉白蛉的习性。
3. 了解白蛉的形态特征。

白蛉（sand fly）属于昆虫纲、双翅目。全世界有1 000多种，70多种为病原生物的传播媒介，我国有40多种。

一、形态

白蛉的生活史过程经历卵、幼虫、蛹和成虫4个时期，属于完全变态发育。

卵呈灰白色，椭圆形，大小约0.38mm×0.12mm。幼虫白色，四龄幼虫长约3mm，尾端有长毛。蛹淡黄色，鼓槌状。成虫灰白色至浅棕色，长1.5~3.5mm，全身密布细毛。头部有1对复眼，较大、圆且黑；有1个刺吸式口器。胸背面细毛呈淡黄色，中胸发达使胸背隆起呈驼背状。足细长。翅膀多毛、狭长且末端尖，停息或吸血停落时，两翅向后上方竖立呈"V"形，腹部分10节。雌蛉腹部尾端有尾须1对，腹内有受精囊；雄蛉外生殖器如钳状。雌蛉受精囊和雄蛉外生殖器形态是分类的依据（图28-4-1）。

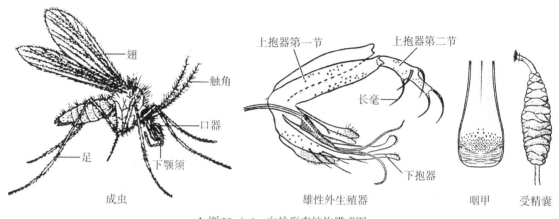

▲ 图28-4-1 白蛉形态结构模式图

二、习性

白蛉在阴暗、略潮湿和隐蔽的土壤产卵，如水体边潮湿的土壤、泥泞、潮湿腐烂的树叶等。卵在适宜条件下6~12天孵出幼虫，幼虫有4个龄期，在潮湿、富含有机物的土壤中发育，以土壤中的有机物为食，经25~30天后化蛹。蛹不食不动，6~10天后羽化为成虫。成虫白天栖息在凉爽、黑暗、有遮蔽的地方，如房屋角落、墙壁裂缝、洞穴、岩石缝隙等。在黄昏和夜间时，白蛉变得活跃，可以短距离飞行。白蛉飞行能力较弱，呈跳跃式飞行。仅雌蛉吸血。雌蛉一生交配一次，吸血后产卵。

三、危害

白蛉除了叮咬吸血之外，主要危害是传播利什曼病（leishmaniasis）、白蛉热（sandfly fever）和巴通体病（bartonellosis）。

在我国传播内脏利什曼病的媒介白蛉主要包括：① 中华白蛉，是除新疆、甘肃西部及内蒙古额济纳旗以外地区的主要传播媒介；② 长管白蛉，新疆南部地区的传播媒介；③ 吴氏白蛉，新疆塔里木和内蒙古额济纳旗等荒漠地区的传播媒介；④ 亚历山大白蛉，是甘肃西部和新疆吐鲁番市的传播媒介。

白蛉热是由白蛉传播的白蛉病毒（phlebovirus）那不勒斯血清型（Naples serotypes）、西西里血清型（Sicilianserotypes）和托斯卡纳血清型（Toscana serotypes）引起的虫媒病。另外，白蛉还可通过传播巴通体（Bartonella）引发巴通体病。

学习小结

白蛉属于昆虫纲、双翅目节肢动物，生活史类型是完全变态发育，经历卵、幼虫、蛹和成虫4个时期。白蛉喜欢在阴暗、潮湿的土壤产卵，在黄昏和夜间时活跃，短距离飞行。白蛉可通过叮咬吸血以及传播利什曼病、白蛉热和巴通体病危害人类健康。

（芦亚君）

复习参考题

（一）A型选择题

1. 下列疾病的传播与白蛉有关的是

    A. 利什曼病

    B. 疟疾

    C. 乙型脑炎

    D. 蝇蛆病

    E. 寨卡病毒病

2. 以下选项不符合白蛉的描述的是

    A. 体表多细毛

    B. 有1对翅膀

    C. 完全变态发育

    D. 传播霍乱

    E. 雌蛉吸血

答案：1. A；2. D

（二）简答题

简述白蛉的危害。

第五节　蚤

知识目标

1. 掌握蚤的形态特征。
2. 熟悉蚤的习性。
3. 了解蚤的危害。

蚤（flea）属于昆虫纲、蚤目，全世界已知约2 500多种，我国记录有650多种（亚种）。

一、形态

蚤的生活史过程经历卵、幼虫、蛹和成虫4个时期，属于完全变态发育。

卵椭圆形，呈珍珠白色，长0.5mm。初产卵是半透明的，逐渐变成纯白色。卵无黏性，表面干燥、光滑。幼虫白色半透明，蠕虫状，有稀疏的短毛。幼虫有3个龄期，三龄幼虫化蛹前，幼虫对折形成"U"形，并开始抽茧。初产蛹为白色，成熟后为棕色，蛹在茧内形成，外部的茧丝有黏性，环境中的碎屑会黏附在茧丝上，使尺寸增加。成虫无翅，侧扁，黄色至黄褐色、红棕色。雌蚤2~4mm，雄蚤1~3mm。体表具有坚韧的角质层，带有许多刚毛。头部有1对较短的触角，雄蚤触角比雌蚤触角长；有一刺吸式口器。胸部有3对足，足的末端是强壮的爪，后足特别发达，具有很强的跳跃能力，垂直跳跃可达20cm，水平跳跃可达41cm。腹部柔性，由10节组成；腹部可以扩张，以容纳吸食的血液和卵（图28-5-1）。

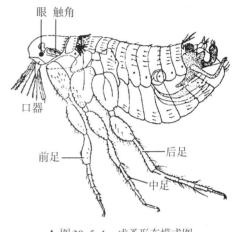

▲ 图28-5-1　成蚤形态模式图

二、习性

蚤广泛分布于热带、温带和极地地区。温度适宜并有可吸血宿主的情况下，蚤的生命周期约需3个月。蚤是哺乳动物和鸟类的专性吸血体外寄生虫。雌蚤通常在宿主皮毛上和窝巢中产卵，卵发育的最佳条件是温度30℃，湿度70%，卵在48小时内孵出幼虫。新生幼虫以腐烂的有机物、皮屑或成蚤的粪便为食。幼虫有3个龄期，共持续4~18天，三龄幼虫分泌丝状、光滑的物质并结合环境碎屑伪装自己，从而形成茧。幼虫在茧中化蛹，蛹期可以持续三天至一年不等。蚤常以蛹期越冬，当春季来临温度升高时，开始继续发育。蛹在茧中成熟为成虫。成蚤可在茧内存活长达五个月，当潜在宿主出现时，它只需几秒钟即可从茧中出来，落在鸟类或哺乳动物上。成蚤对温度的变化极其敏感，当宿主出现体温增高、降低等变化时都会导致蚤离开原宿主去寻找新宿主，使蚤传播疾病的机会大大增加。雌、雄蚤均可吸血，宿主范围很广，包括哺乳类和鸟类，但主要是小型哺乳动物，尤以啮齿动物为多。因其体形侧扁，可轻松地穿过宿主毛发进行吸血。雌蚤吸血后的两天内开始产卵，雌蚤一次生产2 000个卵。卵没有黏性且光滑，易从人或动物宿主的毛发上滑落，分散在床单、地毯、家具、动物巢穴、土壤中。

三、危害

蚤对人体的危害有叮刺吸血及传播病原生物。蚤叮刺皮肤引起皮肤炎症反应，出现奇痒、红肿、丘疹及风团的症状。蚤可传播鼠疫耶尔森菌，导致鼠疫。蚤也可传播莫氏立克次体，引起地方性斑疹伤寒。蚤可作为微小膜壳绦虫的中间宿主，人因误食含虫蚤类而感染。穿皮潜蚤侵入人体的四肢及皮肤寄生引起潜蚤病。

学习小结

蚤是昆虫纲、蚤目节肢动物，生活史类型是完全变态发育，有卵、幼虫、蛹和成虫4个时期。成蚤雌、雄均以人和动物血液为食，宿主范围很广，包括哺乳类和鸟类，但主要是小型哺乳动物，尤以啮齿动物为多。蚤叮刺人吸血，引起皮肤损害，传播鼠疫、地方性斑疹伤寒、微小膜壳绦虫病。穿皮潜蚤寄生于人体引起潜蚤病。

（芦亚君）

复习参考题

（一）A型选择题

1. 以下选项中不符合蚤的特性的是
   A. 成虫无翅
   B. 雌、雄蚤均吸血
   C. 体形侧扁
   D. 宿主范围窄，只叮咬人和啮齿动物
   E. 生活史类型是完全变态发育

2. 下列选项中属于蚤的危害的是
   A. 传播利什曼病
   B. 传播登革热
   C. 传播地方性斑疹伤寒
   D. 传播痢疾
   E. 传播寨卡病毒病

   答案：1. D；2. C

（二）简答题

简述蚤的主要特性及对人体健康的危害。

第六节　虱

知识目标

1. 掌握虱的危害。
2. 熟悉虱的习性。
3. 了解虱的形态特征。

虱（louse）属于昆虫纲、虱目，全世界已发现虱有500多种，我国有50多种。寄生于人体的虱有虱科的人虱（*Pediculus humanus*）和阴虱科的耻阴虱（*Pthirus pubis*）。人虱又分为人头虱（*Pediculus humanus capitis*，head louse）和人体虱（*Pediculus humanus corporis*，body louse）。

一、形态

虱的生活史过程经历卵、若虫和成虫3个时期，属于不完全变态发育。

1. **人虱**　卵呈白色至黄色，椭圆形，0.3mm×0.8mm，若虫针尖大小，外形与成虫相似，分3龄。成虫背腹扁平，体较狭长，灰白色至棕褐色，雌虱长2.5~4.2mm，比雄虱稍大。无翅。头部小，略呈菱形，触角分5节。刺吸式口器。胸部3节融合，有3对足，足的末端有弯曲的爪，足爪与胫突相合可形成中空的攫握器，能紧握宿主的毛发或衣服纤维。腹部分8节。人头虱和人体虱形态相似，人头虱体略小，体色稍深，触角较粗短（图28-6-1）。

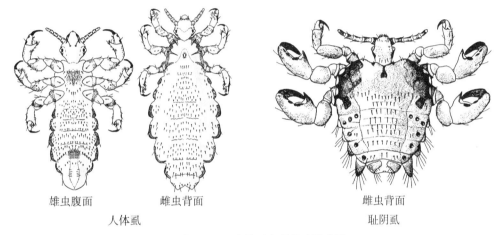

雄虫腹面
人体虱

雌虫背面

雌虫背面
耻阴虱

▲ 图28-6-1　人体虱和耻阴虱模式图

2. **耻阴虱**　卵呈铁锈色，长圆形，0.8mm×0.3mm。若虫长1.1~1.3mm。成虫体形宽短似蟹形，又称蟹虱（crab louse）。棕色，雌虱1.5~2.0mm，雄虱稍小。头有1对短的触角。胸部有3对足，末端形成的攫握器能紧握宿主的毛发（图28-6-1）。

二、习性

虱是吸血节肢动物中的永久性体外寄生虫，对温度和湿度都极其敏感，当人类宿主由于疾病出现体温增高、降低或湿度过高、过低的情况，都会导致虱离开原宿主去寻找新的宿主。这种习性大大增加了虱传播疾病的机会。

1. **人头虱**　头虱是高度特化的昆虫，只能在人的头皮上繁殖。人头虱离头皮很近，爬行很快，每分钟爬行23cm，不能跳跃，只能在人头皮外的有限距离爬行，主要是通过头的直接接触或梳子、耳机、毛巾、枕套、床单等传播。卵有黏性，能牢固地粘在头皮的毛发根部6mm以内。卵在1周内孵出若虫，经3次蜕皮发育为成虫。成虫经1~3天达到性成熟、交配产卵。雌虱每次产8~12枚卵，一生约产下300枚卵。雌虱在人头发上可以存活约30天，每天数次吸血。如果人头虱离开宿主无法吸血，在1~2天内死亡。

2. 人体虱　人体虱生活在衣服皱褶处和接缝处，迁移到人体上吸血，然后返回衣服皱褶处产卵。体虱每天吸血1~5次，寿命约60天。当离开人类宿主后，在一周内死亡。无法定期洗澡和更换干净衣服的人是感染体虱的主要人群。

3. 耻阴虱　寄生于粗的体毛上，如睫毛、眉毛、胡须、腋毛、胸毛、阴毛。雌虱产卵，卵黏附在毛发根部上。卵6~10天后孵化，留下空卵壳。空卵壳像毛发上的白色或灰色椭圆形点。雌虱寿命略短，大约21天。耻阴虱最常通过性接触传播，很少通过衣服、床上用品或马桶座圈传播。

三、危害

感染人头虱后，出现头皮、颈部瘙痒和颈后淋巴结肿大。感染人体虱表现为局部皮肤瘙痒，引发烦躁，引起红斑、风团和出血性斑点。瘙痒引发的过度抓挠导致皮肤破损和继发性细菌感染。感染耻阴虱导致瘙痒和腹股沟淋巴结肿大。

虱可传播普氏立克次体（*Rickettsia prowazekii*）引发流行性斑疹伤寒；传播五日热巴通体（*Bartonella quintana*）引发战壕热；传播回归热螺旋体（*Borrelia recurrentis*）引发虱传回归热（流行性回归热）。

学习小结

虱是昆虫纲、虱目节肢动物，生活史类型是不完全变态发育，经历卵、若虫和成虫3个时期。寄生于人体的虱有人头虱、人体虱和耻阴虱。虱不耐饥饿，每天吸血数次。人体感染虱可引发皮肤瘙痒等症状，过度抓挠导致皮肤破损和继发性细菌感染。虱可传播流行性斑疹伤寒、战壕热及虱传回归热（流行性回归热）。

（芦亚君）

复习参考题

（一）A型选择题

1. 以下可通过性行为传播的寄生虫是
　A. 杜氏利什曼原虫
　B. 微小膜壳绦虫
　C. 疟原虫
　D. 耻阴虱
　E. 班氏微丝蚴

2. 以下选项中符合虱的特性描述的是
    A. 有水中生活阶段
    B. 生活史为不完全变态
    C. 雄虱不吸血
    D. 耐饥饿，一周只吸血一次左右
    E. 吸血造成直接危害，不传播疾病
3. 下列选项属于虱的危害的是

A. 传播利什曼病
B. 传播登革热
C. 传播流行性斑疹伤寒
D. 传播痢疾
E. 传播乙型脑炎

答案：1. D；2. B；3. C

（二）简答题
试述虱的特性及对人体健康的危害。

第二十九章

体外寄生虫——蛛形纲

蛛形纲是节肢动物门中一类重要的生物，其医学意义仅次于昆虫纲。与人类健康关系密切的蛛形纲主要是蜱螨亚纲（Acari），统称为蜱螨类，全世界已知超过54 000种。有些可通过叮咬、吸血、毒害、寄生或致敏等引起蜱螨源性疾病，有些可传播虫媒病。

蛛形纲成虫圆形或卵圆形，无触角，无翅，无复眼，只有单眼或眼退化，有4对足。成虫躯体分头胸和腹部两部分，或头胸腹愈合为一个完整的躯体。头胸部由6节组成，背面通常包以一块坚硬的背甲，腹面有一块或多块腹板，或被附肢的基节遮住。腹部由12节组成。螯肢在口的前方，2~3节，钳状或非钳状；触肢（即须肢）6节，钳状或足状。

生活史过程包括卵、幼虫、若虫和成虫四期。幼虫有足3对，若虫有足4对。若虫生殖器官尚未成熟，形态与成虫相似。生殖方式是两性生殖，有卵生或卵胎生。本章主要介绍与医学关系密切的蜱、蠕形螨、疥螨、恙螨、革螨和尘螨等。

第一节　蜱

知识目标

1. 掌握蜱的危害。
2. 熟悉蜱的分类及习性。
3. 了解蜱的形态特征。

蜱（tick）属于蛛形纲、蜱螨亚纲、寄螨目、蜱总科。与医学相关的蜱主要有硬蜱科（Ixodidae）和软蜱科（Argasidae）。全世界已知有900多种，我国已记录的硬蜱科有100余种（亚种），软蜱科10余种。

一、形态

蜱的生活史经历卵、幼虫、若虫和成虫4个时期。硬蜱（hard tick）和软蜱（soft tick）在这4个时期的形态均有不同特征。

1. 硬蜱　卵极小，淡黄色、褐色、棕色、红色至黑色，半透明的球状物，长约0.5mm，以数百或数千个堆积为一簇，似鱼子酱。幼虫细小，椭圆形，0.5~1mm，3对足。若虫针头大小，1~2mm，4对足，无生殖孔。成虫的雌虫比雄虫大，不同种的硬蜱成虫颜色差异也很大。虫体由颚体和躯体构成，颚体又称假头，明显突出于背部。假头由假头基、须肢、螯肢及口下板构成。不同属的蜱假头基形状也不同，有矩形、六边形和梯形。吸血口器由1对须肢、1对螯肢和1个有刺的针状口下板形成。1对须肢在吸血过程中移开，不会刺入宿主皮肤。1对螯肢用于割破宿主皮肤，口下板腹面有倒齿，为吸血时固着器官。

　　唾液腺分泌的唾液中含有水泥状黏固剂，牢固地咬附在宿主皮肤上，当蜱吸饱血后从宿主身上脱落时，这种物质就会溶解。蜱吸血时，唾液还能分泌抗凝素，防止宿主血液凝固，并分泌抑制瘙痒和红肿的麻醉性化合物，使人难以发觉被蜱叮咬。未吸血时，躯体呈扁平的椭圆形，左右对称，长2~6mm；吸血后躯体膨胀呈饱满的圆形。成虫背部有一个坚硬的盾板，雄虫盾板覆盖整个背部，而雌虫只覆盖背部的前1/3。由于雄蜱的盾板覆盖整个背部，其躯体无法完全伸展以容纳大量血液，而雌蜱要储存血液以供产卵所需，虫体可膨胀至原来的几十倍以上。躯体有4对足，覆盖着短刺，末端有爪，有助于蜱抓握草秆、树叶或攀附宿主皮肤。躯体上盾板、肩突、颈沟、缘垛、气门板、肛门、肛沟及生殖孔等形态特征是鉴别蜱种的依据（图29-1-1和图29-1-2）。

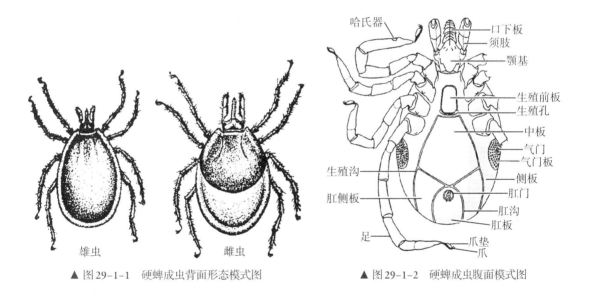

▲ 图29-1-1　硬蜱成虫背面形态模式图　　　　　▲ 图29-1-2　硬蜱成虫腹面模式图

　　2. 软蜱　卵呈球形或椭圆形，淡黄色至褐色，卵常堆积成小簇。幼虫褐色，3对足。若虫有4对足，无生殖孔。成虫虫体体表柔软革质，无盾板，有褶皱；颚体较小，隐蔽于躯体腹面的前端，背面观察看不到颚体。雌雄软蜱区别不明显。软蜱虽没有盾板，但其产卵不需要大量血液，不如雌性硬蜱膨胀得大（图29-1-3）。

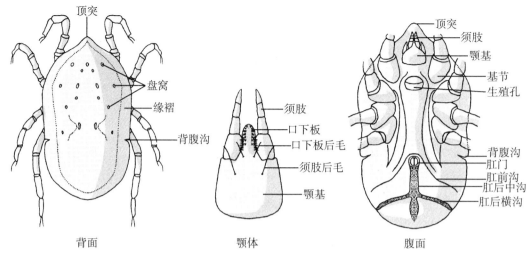

顶突

盘窝

缘褶

背腹沟

背面

须肢
口下板
口下板后毛
须肢后毛
颚基

颚体

顶突
须肢
颚基
基节
生殖孔

背腹沟
肛门
肛前沟
肛后中沟
肛后横沟

腹面

▲ 图29-1-3　软蜱成虫模式图

二、习性

蜱在零下温度环境中仅能存活几天，很快死亡。温暖潮湿的环境适合蜱的生长发育。地球变暖使越冬蜱虫的数量正在增加，春季蜱虫活动更加频繁。

1. 硬蜱　硬蜱在白天寻找宿主吸血，多栖息在森林、草原、荒漠地带等，尤其草木茂盛的地区。蜱的雌雄两性及各期（卵除外）均以宿主血液为食，幼虫和若虫吸血持续时间2~5天，成虫则需5~10天。硬蜱吸血量很大，吸饱血后身体可胀大几倍至几十倍不等。根据转换宿主的次数不同，分为单宿主蜱、二宿主蜱、三宿主蜱。硬蜱通常在宿主体表交配，吸血，吸饱血后的雌蜱从宿主身上自然掉落，产下数千枚卵，然后死亡。卵孵出幼虫，幼虫在草叶上移动，等待合适的宿主经过。哺乳动物散发的气味刺激幼虫快速爬落附着至宿主体表，开始吸血。吸饱血后的幼虫离开宿主、蜕皮成为若虫。若虫如同幼虫一样等待宿主，吸饱血、脱落、发育并蜕皮为成虫。如果周围没有合适的宿主，成虫可耐饥饿长达三年。硬蜱寿命从2个月~3年不等。蜱以微小开口的气门行呼吸功能，对O_2的需求非常少，每小时呼吸1~15次。

重要的硬蜱种类包括全沟硬蜱（*Ixodes persulcatus*）、亚东璃眼蜱（*Hyalomma asiaticum kozlovi*）、草原革蜱（*Dermacentor nuttalli*）、嗜群血蜱（*Haemaphysalis concinna*）等。

2. 软蜱　软蜱在夜间寻找宿主并觅食，常停息在动物的洞穴、巢穴、简陋的棚屋、地板或墙壁的缝隙，更喜欢炎热干燥的环境，很少活跃于自然植被和田间。雌蜱一生中多次吸血，有快速吸血、间歇性摄食的特征，吸血时间大约30分钟或更短，然后脱离宿主，消化后再回来吸血，不会在宿主身上长时间停留。吸饱血后的雌蜱分批产卵，每次产20~50枚卵。1周后，卵孵出幼虫，幼虫不进食，蜕皮为若虫。软蜱须经历几个若虫阶段，每个阶段的若虫都需要更换宿主并吸血。雄蜱经历4个若虫阶段，雌蜱经历5个若虫阶段。雌蜱吸血后进行交配，交配刺激卵巢发育，雌蜱常在交配后的2周产卵。雌蜱在一生中可多达6次吸血和产卵，共产生约500枚卵。软蜱寿命可达5~6年至数十年。乳突钝缘蜱（*Ornithodoros papillipes*）是软蜱中的重要类别。

三、危害

蜱对人类健康的危害主要体现在叮咬吸血及传播病原生物。

1. 叮咬吸血　蜱叮刺宿主皮肤吸血，可导致局部充血、水肿等急性炎症反应，亦可造成继发感染。有些蜱的唾液释放神经毒素，可经叮刺吸血注入宿主体内，在叮咬宿主持续数天后，可阻断宿主的神经肌肉接头处乙酰胆碱介质的释放而导致传导阻滞，引起上行性肌肉麻痹，出现瘫痪，严重的可因肌麻痹导致呼吸衰竭而死亡，这种疾病称作蜱瘫痪（tick paralysis），又称蜱麻痹。有40多种蜱可导致蜱麻痹。蜱附着于宿主（通常在头皮上）的5~7天后出现症状。以8岁以下儿童多见。在未经治疗的病例中，蜱麻痹死亡率高达12%。

2. 传播疾病　蜱可作为多种病毒、细菌、立克次体等病原生物的传播媒介，引起蜱媒病（tick-borne disease）。主要包括：① 传播克里米亚-刚果出血热病毒，引发克里米亚-刚果出血热，主要以硬蜱特别是亚东璃眼蜱作为传播媒介和储存宿主；② 传播森林脑炎病毒，引发森林脑炎，主要以全沟硬蜱、森林革蜱、嗜群血蜱、卵形硬蜱和日本血蜱等作为传播媒介和储存宿主；③ 传播贝纳柯克斯体，引发Q热，硬蜱和软蜱均可作为传播媒介；④ 传播杜通疏螺旋体、赫姆斯疏螺旋体，引发蜱传回归热（tick-borne recurrens），主要由软蜱（乳突钝缘蜱等）传播；⑤ 传播伯氏疏螺旋体，引发莱姆病，主要以美国丹敏硬蜱和太平洋硬蜱、欧洲篦子硬蜱和亚洲的全沟硬蜱等为传播媒介和储存宿主；⑥ 传播嗜吞噬细胞无形体，引发人嗜粒细胞无形体病，主要以美国肩突硬蜱和太平洋硬蜱、欧洲篦子硬蜱和亚洲的全沟硬蜱等为传播媒介和储存宿主；⑦ 传播大别班达病毒，引发发热伴血小板减少综合征，主要以长角血蜱等为传播媒介。蜱还可传播人单核细胞埃里希体病（查菲埃里希体引发）、北亚蜱传立克次体病（西伯利亚立克次体引发）等多种蜱媒病。

学习小结

危害人类健康的蜱主要有硬蜱和软蜱，生活史包括卵、幼虫、若虫和成虫4个时期。蜱叮咬吸血的同时，有可能引起蜱瘫痪；蜱能传播多种病毒、细菌、原虫等病原生物，引起蜱媒病，包括克里米亚-刚果出血热、森林脑炎、Q热、蜱传回归热、莱姆病、人嗜粒细胞无形体病、发热伴血小板减少综合征等。

（芦亚君）

复习参考题

（一）A 型选择题

1. 以下选项中符合蜱的特性的是
    A. 若虫和成虫形态差别大
    B. 背部均有盾板
    C. 有 4 对足
    D. 雌蜱吸血，雄蜱不吸血
    E. 雌蜱产出幼虫

2. 以下属于蜱传疾病的是

    A. 莱姆病
    B. 登革热
    C. 恙虫病
    D. 痢疾
    E. 乙型脑炎

答案：1. C；2. A

（二）简答题

简述蜱的危害。

第二节　蠕形螨

知识目标

1. 掌握蠕形螨的危害。
2. 熟悉蠕形螨的分类及习性。
3. 了解蠕形螨的形态特征。

蠕形螨（demodicid mite）属于蛛形纲、真螨目、蠕形螨科、蠕形螨属，是专性体外寄生虫，已知有 140 余种和亚种。寄生于人体的蠕形螨仅两种，即毛囊蠕形螨（*Demodex folliculorum*）和皮脂蠕形螨（*Demodex brevis*）。

一、形态

蠕形螨生活史经历卵、幼虫、前若虫、若虫和成虫 5 个时期。毛囊蠕形螨和皮脂蠕形螨在形态上具有不同特征。

1. **毛囊蠕形螨**　卵呈无色半透明，蘑菇状或蝌蚪状，长 50~60μm。幼虫细长，透明，有 3 对足。前若虫有 3 对足。若虫有 4 对足，形似成虫，唯生殖器官尚未发育成熟，不食不动。成虫细长呈蠕虫状，乳白色，透明，长 0.3~0.4mm。雌虫略大于雄虫。虫体分颚体和躯体两部分，颚体为宽短的梯形，刺吸式口器，有 1 对针状螯肢。躯体包含足体和末体，足体占虫体 1/4，末端较钝圆。有 4 对短芽状且分节的足（图 29-2-1）。

2. **皮脂蠕形螨**　卵呈透明蘑菇状。幼虫细长，透明，有 3 对足。前若虫比幼虫稍大，有 3 对足。若虫有 4 对足。成虫较短，透明蠕虫状，长 0.15~0.2mm。足体占虫体 1/2，末端尖细呈锥状（图 29-2-1）。

二、习性

蠕形螨主要寄生于人体额、鼻、颊、颏、外耳道、颈、肩、背、胸、乳头、大阴唇、阴茎和肛门等的毛囊和皮脂腺中，以毛囊上皮细胞和腺细胞的内容物为食，亦可取皮脂腺分泌物、角质蛋白和细胞代谢产物等。毛囊蠕形螨寄生于毛囊内，皮脂蠕形螨寄生于皮脂腺或毛囊内。雌螨产卵于毛囊或皮脂腺内，卵孵出细长的幼虫，蜕皮为前若虫，再次蜕皮变为若虫，若虫经 2~3 天发育为成虫。雌雄成虫可间隔取食，5 天左右发育成熟，于毛囊口处交配后，雌螨即进入毛囊或皮脂腺内产卵，雄螨在交配后即死亡。完成一代生活史需 2~3 周，雌螨寿命 4 个月以上。

蠕形螨生活史各期均不需光，具有负趋光性，多在夜间爬出，在皮肤表面求偶。对温度敏感，发育最适宜的温度为 37℃，其活动力可随温度上升而增强，45℃以上活动减弱，54℃为致死温度。皮脂蠕形螨的运动能力明显比毛囊蠕形螨强。蠕形螨对外界不良环境因素有一定的抵抗力，在 5℃时成虫可存活一周，在干燥空气中可存活 1~2 天。

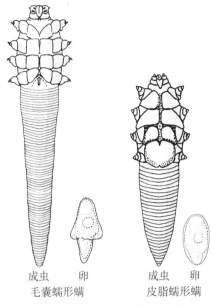

成虫　卵　　　　成虫　卵
毛囊蠕形螨　　　皮脂蠕形螨

▲ 图 29-2-1　毛囊蠕形螨和皮脂蠕形螨模式图

三、危害

蠕形螨可引起毛囊扩张，上皮变性，严重时出现角化过度或角化不全，真皮层毛细血管增生并扩张。虫体的机械刺激及其分泌物和代谢物的刺激可引起皮肤组织的炎症反应。虫体的代谢物可引起超敏反应。虫体的进出活动导致毛囊或皮脂腺的继发性细菌感染，引起毛囊周围细胞浸润，纤维组织增生。

临床表现为患处皮肤轻度潮红和异常油腻，继而出现弥漫性潮红、充血，鼻尖、鼻翼两侧、颊、须眉间等处血管扩张，甚至继发红斑湿疹，出现散在的针尖大小红色痤疮状丘疹、脓疱、结痂及脱屑，皮肤有痒感或烧灼感。皮脂异常渗出，毛囊口扩大，皮肤粗糙。蠕形螨感染眼部导致眼睛刺激和瘙痒、视力下降、睫毛脱落、眼睑增厚。大多数蠕形螨感染者为无症状带虫者，男感染者居多。另外，酒渣鼻、毛囊炎、痤疮、脂溢性皮炎等皮肤病患者的蠕形螨感染率及感染度均显著高于健康人及一般皮肤病患者，表明可能与蠕形螨的感染有关。

学习小结

寄生于人体的蠕形螨有毛囊蠕形螨和皮脂蠕形螨。生活史经历卵、幼虫、若虫、前若虫和成虫5个时期。毛囊蠕形螨寄生于毛囊内，皮脂蠕形螨寄生于皮脂腺或毛囊内。大多数感染者无症状，有症状感染者有皮损，鼻尖、鼻翼两侧等处潮红、充血、红斑湿疹、红色痤疮状丘疹、脓疱、结痂及脱屑等临床表现。

（芦亚君）

复习参考题

（一）A型选择题

1. 以下选项符合蠕形螨的特性描述的是

 A. 寄生于皮肤角质层

 B. 有趋光性

 C. 以吸血为食

 D. 生活史过程经历5期

 E. 感染后导致皮脂腺分泌减少

2. 与蠕形螨感染相关的疾病是

 A. 酒渣鼻

 B. 恙虫病

 C. 斑疹伤寒

 D. Q热

 E. 莱姆病

答案：1. D；2. A

（二）简答题

简述蠕形螨的危害。

第三节 疥螨

知识目标

1. 掌握疥螨的危害。

2. 熟悉疥螨的习性。

3. 了解疥螨的形态特征。

人疥螨（*Sarcoptes scabiei*）属于蛛形纲、蜱螨亚纲、真螨目、疥螨科、疥螨属，是一种永久性体外寄生虫，其生活史各期均寄生于人体皮肤角质层内，引起以剧烈瘙痒为主要临床表现的顽固性皮肤病，称为疥疮（scabies），是一种具有高度传染性的皮肤病。

一、形态

人疥螨生活史过程经历卵、幼虫、前若虫、后若虫和成虫5个时期。卵呈椭圆形，长0.1~0.15mm。幼虫形似成虫，但只有3对足。若虫有前若虫和后若虫2个阶段，形似成虫，有4对足。成虫扁平椭圆形，背面隆起，体表有波状皮纹。乳白或浅黄色，体型很小，雌虫长0.3~0.45mm，雄虫长0.2~0.25mm。有4对足（图29-3-1）。

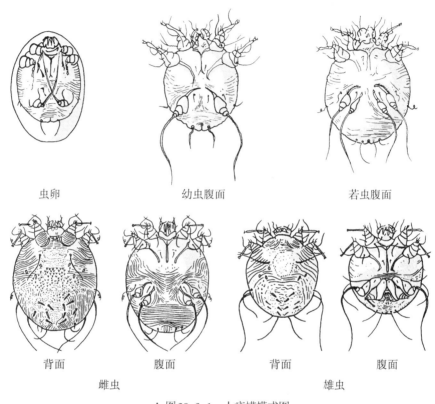

| 虫卵 | 幼虫腹面 | 若虫腹面 |

| 背面 | 腹面 | 背面 | 腹面 |
| 雌虫 | | 雄虫 | |

▲ 图29-3-1　人疥螨模式图

二、习性

人疥螨终生寄生于人体皮肤角质层内，以角质组织为食，生活史全部是在宿主皮肤角质层其自掘的"隧道"内完成。最易侵犯的部位是指间、腕侧、肘窝、腋窝、腹股沟、生殖器、乳房等皮肤柔嫩之处。成虫挖掘出一条与皮肤平行的浅灰色、带红色或褐色，长2~15mm的皮下隧道。雌虫在隧道中产卵，卵与成虫的粪便颗粒混合在一起，存在于皮肤隧道内（图29-3-2）。卵经3~4天发育为幼虫，幼虫在皮肤上停留1天后钻入皮肤，经3~4天发育为若虫，经历前若虫和稍大一点的后若虫。雌性后若虫和雄性成虫在皮肤表面交配，雄虫死亡，雌性后若虫交配后20~30分钟内重新钻入宿主皮内，蜕皮发育为成虫。雌虫挖掘隧道并在2~3天后产卵，每天产卵2~4枚，雌虫交配一次便可终身产卵，一生中产下40~50枚虫卵。完成生活史需经9~15天。雌螨在皮肤上可存活2~4周，若离开人体只能存活72小时。

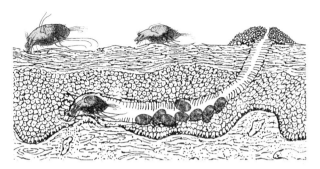

▲ 图29-3-2　人疥螨寄生在皮内隧道中模式图

三、危害

由于人疥螨在皮肤角质层挖掘隧道和移行过程中的机械性刺激及所产生的分泌物、代谢产物引起过敏反应的刺激，引发疥疮。该病传染性强，与患者病灶及用具的直接接触如握手、共眠，或共用衣物、毛巾、床上用品等是主要的传播方式，也可经性行为传播。疥疮最突出的症状是会产生剧烈瘙痒，白天较轻，夜晚加剧，睡后更甚。患者皮肤出现细小丘疹、水疱，形成薄而波浪形或蛇形的隧道，常出现在皮肤褶皱处，如手指间、脚趾间、腋下、腰部、手腕及手肘内侧、胸部、生殖器周围、腹股沟、脚底等部位。由于剧痒而搔抓可产生抓痕甚至破溃和结痂，合并细菌感染可引发毛囊炎、脓疮等。

学习小结

人疥螨终生寄生于人体皮肤表皮角质层内，生活史过程经历卵、幼虫、前若虫、后若虫和成虫5个时期。人疥螨引发疥疮。传染性强，与患者病灶及用具的直接接触是主要的传播方式，常侵袭指间、腕侧、肘窝、腋窝、腹股沟、生殖器、乳房等皮肤柔嫩之处。疥疮患者出现剧烈瘙痒，尤以夜间为甚，患者皮肤局部出现丘疹、脓疱等。

（芦亚君）

（一）A型选择题

1. 下列疾病中表现为皮肤出现细小丘疹、奇痒无比，尤以夜间为甚的是

　　A. 疟疾

　　B. 酒渣鼻

　　C. 莱姆病

　　D. 登革热

　　E. 疥疮

2. 人疥螨感染引发的最典型的病理特征是

　　A. 在皮肤角质层内自掘隧道

　　B. 全身出现皮疹

　　C. 高热

　　D. 患者出现肝脾大

　　E. 引发皮肤靶心样病损

答案：1. E；2. A

（二）简答题

试述人疥螨的危害。

第四节　恙螨

知识目标

1. 掌握恙螨的危害。
2. 熟悉恙螨的习性。
3. 了解恙螨的形态特征。

恙螨（chigger mite）属于蛛形纲、蜱螨亚纲、真螨目、恙螨总科。成虫和若虫营自生生活，幼虫寄生在人和动物体表，引起危害。全世界已知有3 000多种及亚种。我国已记录500余种及亚种，其中有50种左右侵袭人体。

一、形态

恙螨生活史过程经历卵、前幼虫、幼虫、若蛹、若虫、成蛹和成虫7个时期。

卵近圆形，直径约0.2mm，半透明土黄色。幼虫淡黄色、橙色、浅红色或橘红色，椭圆形，披有很多细毛，有3对足，体长0.1~0.2mm，若虫与成虫相似，较小，有4对足。成虫密布绒毛，形似葫芦，呈"8"形，分颚体和躯体，躯体包括足体和末体，足体有4对足（图29-4-1）。

二、习性

恙螨只有幼虫寄生在人和动物体表，其他阶段均在自然环境中生存。恙螨栖息地为户外靠近水的草地、树木繁茂地、湿度大于80%的地方，在温暖、炎热的夏季最为活跃。成虫以植物

汁液、其他昆虫卵等小颗粒有机物为食。雌虫产卵，卵在适宜条件下2~8天破裂逸出前幼虫。经2~8天幼虫破膜而出，幼虫需要蛋白质才能发育，因此它们在土壤表面爬行，寻找人类、鸟类和爬行动物，附着于宿主身体无毛区域或贴身衣裤的接缝处，以细胞内容物和组织液为食，摄食长达2~10天。幼虫只在16~37℃具有侵袭人体的能力。幼虫饱食后离开宿主并回到地面。3~7天后静止不动变为若蛹，若蛹内若虫发育成熟后，进入静止的成蛹期，经7~15天发育为成虫。适宜环境中，每年可完成多达1~5代的生活史周期。

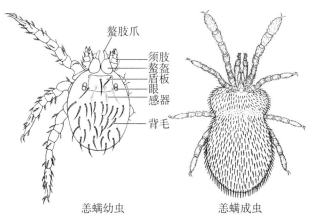

▲ 图29-4-1　恙螨幼虫和成虫模式图

　　恙螨幼虫寄生于人体体表，多在皮肤薄嫩而湿润处，如腰、腋窝、腹股沟、会阴部等处，以宿主皮肤组织和淋巴液为食。幼虫在宿主体表叮刺吸吮时，先以螯肢刺入皮肤，然后注入唾液（含溶组织酶和抗凝物质），宿主组织受溶组织酶的作用，上皮细胞、胶原纤维及蛋白发生变性，出现凝固性坏死，宿主皮肤在唾液周围形成一个环圈，继续往纵深发展形成一条小吸管通向幼虫口中，称为茎口。液化了的宿主组织和淋巴液，通过茎口进入幼虫消化道。幼虫仅饱食一次，在刺吸过程中一般不更换部位或转换宿主。

三、危害

　　恙螨的危害体现在幼虫寄生产生的直接危害以及传播虫媒病。恙螨幼虫叮咬人体释放唾液能够溶解宿主皮肤组织，引起局部凝固性坏死，出现皮炎反应，称为恙螨皮炎（trombiculosis）。被叮刺处有痒感并出现丘疹，搔破后可发生继发感染。恙螨是恙虫病东方体的寄生宿主、储存宿主和传播媒介。携带恙虫病东方体的恙螨幼虫叮咬人体后可引起恙虫病（tsutsugamushi disease），常见的恙螨种类包括德里纤恙螨、小盾纤恙螨、微红纤恙螨、高湖纤恙螨、海岛纤恙螨和吉首纤恙螨等。另外，小盾纤恙螨还可传播汉坦病毒，引发肾综合征出血热。

恙螨的生活史过程经历卵、前幼虫、幼虫、若蛹、若虫、成蛹和成虫7个时期。恙螨仅幼虫侵袭人体，多寄生于皮肤薄嫩而湿润处，如腰、腋窝、腹股沟、会阴部等处，以宿主皮肤组织和淋巴液为食引起恙螨皮炎。恙螨是恙虫病东方体的寄生宿主、储存宿主和传播媒介，携带恙虫病东方体的恙螨幼虫叮咬人体后可引起恙虫病。小盾纤恙螨还可传播汉坦病毒，引发肾综合征出血热。

（芦亚君）

复习参考题

（一）A型选择题

1. 恙螨的生活史过程中给人致病和传病的阶段是
   A. 前幼虫
   B. 幼虫
   C. 若蛹
   D. 若虫
   E. 成虫

2. 恙螨可传播的疾病是
   A. 恙虫病
   B. 回归热
   C. 斑疹伤寒
   D. 钩端螺旋体病
   E. 莱姆病

答案：1. B；2. A

（二）简答题

试述恙螨寄生的阶段及其危害。

第五节 革螨

知识目标

1. 掌握革螨的危害。
2. 熟悉革螨的习性。
3. 了解革螨的形态特征。

革螨（gamasid mite）属于蛛形纲、蜱螨亚纲、寄螨目，全世界已发现革螨800多种，我国已知约有400种。与医学有关的革螨属于皮刺螨总科。

一、形态

革螨生活史分为卵、幼虫、前若虫、后若虫和成虫5个时期。

卵呈椭圆形，乳白或淡黄色，直径0.1～0.35mm。幼虫白色，毛很少，有3对足，无气门。若虫淡黄色，有4对足，有很短的气门沟。成虫呈椭圆形，背腹扁平，膜质，具骨化盾板，体表有刚毛。长0.2～0.5mm，个别种类可达1.5～3.0mm。虫体分颚体和躯体两部分。颚体位于躯体前方，由颚基、1对螯肢及1对须肢组成。躯体有4对足，分6节，末端有爪（图29-5-1）。

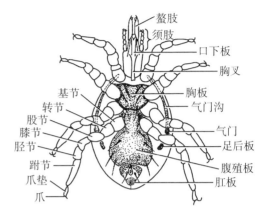

▲ 图29-5-1　革螨成虫腹面模式图

二、习性

革螨雌虫产卵，1～2天后孵出幼虫，幼虫不摄食，在1天内蜕皮为前若虫。雌性前虫吸血2次，雄性前虫吸血1次，经2～6天发育后若虫。后若虫的气门板、气门沟与成虫极其相似，但没有生殖孔，经1～2天蜕皮发育为成虫。革螨的生殖方式有卵生或卵胎生，完成生活史需要1～2周。

革螨大多数营自生生活，生活在土壤、森林地面、肥料中，以微小的节肢动物，亦能以腐败的有机质为食。少数营寄生生活，寄生生活的革螨，多数寄生于爬行动物、鸟类和哺乳动物的体表；少数寄生于人体内，如鼻腔、呼吸道、外耳道、肺部等。寄生性革螨以刺吸宿主的血液和组织液为食。

三、危害

1. 革螨皮炎　革螨侵袭人体刺吸血液或组织液，可引起革螨皮炎（gamasid dermatitis）。患者局部皮肤出现直径为0.5～1.0cm的红色丘疹，中央有针尖大的刺蛰痕迹，奇痒，重者出现丘疹样荨麻疹。

2. 传播疾病　① 革螨可传播汉坦病毒，引发肾综合征出血热。我国学者证实格氏血厉螨、厩真厉螨、鼠颚毛厉螨及柏氏禽刺螨均有自然感染，并能经卵传递。故认为革螨对肾综合征出血热可起媒介和储存宿主的作用。② 革螨可传播森林脑炎病毒，引发森林脑炎，从格氏血厉螨、巢栖血革螨、鸡皮刺螨等10多种革螨中分离出自然携带的病毒。③ 革螨可传播小蛛立克次体，引发立克次体痘（rickettsialpox）。④ 其他，革螨还可传播Q热、地方性斑疹伤寒、土拉热等多种疾病。

学习小结

　　革螨是蛛形纲、蜱螨亚纲、寄螨目、革螨科节肢动物，生活史包括卵、幼虫、第一若虫、第二若虫和成虫5个时期。革螨侵袭人体刺吸血液或组织液引起革螨皮炎，传播病原生物，可引起肾综合征出血热、森林脑炎、立克次体痘、Q热、地方性斑疹伤寒和多种细菌性疾病。

（芦亚君）

**复习
参考题**

（一）A型选择题

1. 可传播肾综合征出血热的节肢动
   物是
   A. 蚊
   B. 白蛉
   C. 毛囊蠕形螨
   D. 格氏血厉螨
   E. 疥螨

2. 与革螨有关的疾病是
   A. 恙虫病
   B. 皮炎
   C. 疥疮
   D. 黑热病
   E. 乙型脑炎

答案：1. D；2. B

（二）简答题
试述革螨的危害。

第六节　尘螨

知识目标

1. 掌握尘螨的危害。
2. 熟悉尘螨的习性。
3. 了解尘螨的形态特征。

　　尘螨（dust mite）属于蛛形纲、蜱螨亚纲、真螨目、麦食螨科、尘螨亚科、尘螨属（*Dermatophagoides*）。全世界已发现尘螨34多种，其中与人类过敏性疾病有关的主要种类有屋尘螨（*D. pteronyssinus*）、粉尘螨（*D. farinae*）和小角尘螨（*D. microceras*）等。

一、形态

尘螨生活史过程经历卵、幼虫、第一若虫、第三若虫和成虫5个时期。无第二若虫。

卵呈椭圆形，乳白色。幼虫有3对足。若虫与成虫相似，有4对足，生殖器官尚未发育成熟。第一若虫具生殖乳突和生殖毛各1对，第三若虫具生殖乳突和生殖毛各2对。成虫椭圆形，乳白色，体表有条纹角质，大小（0.2~0.5）mm×（0.1~0.4）mm。

二、习性

尘螨生长发育的最适温度为（25±2）℃，相对湿度80%左右。雌、雄虫交配后，雌虫可存活70天，在生命的最后5周产卵，每天产2~3枚卵，一生产下60~100枚卵。8天后发育为幼虫。幼虫、第一和第三若虫在发育过程中各经5~12天的静息期和2~3的蜕皮期发育为成虫。

尘螨普遍存在于人类居所，分布广泛，大多营自生生活。屋尘螨主要滋生于卧室内的枕头、褥被、软垫和家具中。粉尘螨还可在面粉厂、棉纺厂及食品仓库、中药仓库的地面等大量滋生。尘螨一般在春秋季大量繁殖，秋后数量下降。由于各地的气温不同，同一地区每年的平均气温也有差异，因而尘螨的季节消长亦各不相同。

三、危害

尘螨常引起过敏，属于外源性超敏反应，发病影响因素很多，通常与地区、职业、接触和遗传等因素有关。患者往往有家族或个人过敏史。尘螨过敏在儿童中的发病率比成人高，患者中约半数以上在12岁前发病。尘螨过敏常见临床表现为哮喘和过敏性鼻炎。尘螨过敏性哮喘属吸入型哮喘，好发于春秋两季，可能与环境中的尘螨数量增多有关，少数病例可终年发作，初次发作往往在幼年时期，有婴儿湿疹史，或兼有慢性细支气管炎史。发作常在睡后或晨起。尘螨过敏性鼻炎是人体一旦接触过敏原可突然发作，持续时间与接触时间和量的多少有关，症状消失也快。表现为鼻塞、鼻内奇痒，连续喷嚏和大量清水样鼻涕。鼻涕中有较多嗜酸性粒细胞。检查时可见鼻黏膜苍白水肿。

学习小结

尘螨生活史过程经历卵、幼虫、第一若虫、第三若虫和成虫5个时期。尘螨性过敏属于外源性超敏反应，引起过敏性哮喘和过敏性鼻炎，患者往往有家族或个人过敏史。尘螨过敏性哮喘好发于春秋两季，发作突然、反复，患者胸闷气急，不能平卧，呼吸困难。尘螨过敏性鼻炎表现为鼻塞、鼻内奇痒，连续喷嚏和大量清水样鼻涕。

（芦亚君）

复习参考题

（一）A型选择题

1. 与哮喘关系密切的节肢动物是

    A. 蚊

    B. 硬蜱

    C. 蚤

    D. 尘螨

    E. 白蛉

2. 与尘螨有关的疾病是

    A. 炭疽

    B. 皮炎

    C. 酒渣鼻

    D. 肾综合征出血热

    E. 过敏性鼻炎

答案：1. D；2. E

（二）简答题

试述尘螨的危害。

第三十章　医院感染及防控

知识目标

1. 掌握医院感染的概念及常见病原。
2. 熟悉医院感染的传播途径、防治措施。
3. 了解医院感染防治机构的组成。

一、医院感染的概念及意义

医院感染（nosocomial infection）是指住院患者在医院内获得的感染，包括在住院期间发生的感染和在医院内获得、出院后发生的感染；但不包括入院前或入院时已存在或潜伏的感染。医院工作人员在医院内获得的感染也属于医院感染。

医院感染暴发（nosocomial infection outbreak）是指在医疗机构或其科室的患者中，短时间内发生3例以上同种同源感染病例的现象。

医院感染严重危害患者生命与健康，而且导致医疗费用大幅上升。因此，正确认识医院感染，根据各自所在医院的特点，采取有效的防控和治疗措施，降低医院感染的发生率和病死率具有重要意义。

二、医院感染类型及病原特点

（一）感染源

根据引起医院感染病原生物来源不同可将感染源分为外源性和内源性感染源两类：

1. 外源性感染源　指携带各类病原生物的患者、医院工作人员、陪护家属、污染的医疗器械等。外源性感染源导致的感染称为外源性感染，此类感染病原菌对各类抗菌药物的耐药率相对较高。

2. 内源性感染源　当患者长期大量使用免疫抑制剂、广谱抗菌药物或侵袭性操作等因素导致机体防御能力下降，自身皮肤、呼吸道、消化道等器官的寄居菌可导致感染，此类感染称为内源性感染，感染的病原菌对抗菌药物的耐药率相对较低。

（二）感染部位

医院感染可发生于全身各系统，不同感染类型的发生率国内外报道略有不同。美国疾病控制与预防中心的统计资料显示，医院感染以尿路感染最为常见，其他依次为手术切口感染、呼吸道感染及血流感染。我国医院感染类型与国外相似，近年全国医院感染监测数据显示，在各类医感染中呼吸道感染最为常见，其次为尿路感染和手术部位感染，消化道感染亦不少见。

1. **呼吸道感染** 以下呼吸道感染多见，细菌、真菌、病毒等各类病原引起的医院获得性肺炎均属此类，为常见医院感染，发生率居国内医院感染首位，病死率可达20%~50%，呼吸机相关肺炎的病死率更高。影响发病的易感因素包括较为严重的基础疾病、有创呼吸设备的使用、外科手术史、抗菌药物及免疫抑制剂的使用等。口咽部病原菌的吸入或经气管套管漏入气管是病原入侵的主要途径。一些传染性强的呼吸道病毒、细菌可通过空气传播导致感染。

医院获得性肺炎的病原主要是各类革兰氏阴性杆菌及金黄色葡萄球菌，其中革兰氏阴性杆菌约占60%，包括各类肠杆菌科细菌以及不动杆菌属、铜绿假单胞菌、嗜麦芽窄食单胞菌等不发酵糖革兰氏阴性杆菌，近年对碳青霉烯类耐药的肠杆菌科细菌、铜绿假单胞菌及鲍曼不动杆菌检出率上升迅速，需密切监测。金黄色葡萄球菌也是医院获得性肺炎的重要病原菌，住院早期（3~5天）发生的医院获得性肺炎多为甲氧西林敏感金黄色葡萄球菌，住院5天以上感染分离的菌株多为耐甲氧西林金黄色葡萄球菌。昏迷患者可因吸入含各类厌氧菌的口咽部分泌物而导致厌氧菌或厌氧菌与需氧菌混合感染。医院获得性肺炎患者中念珠菌属真菌有一定分离率，但真正为感染病原的仅占少数。在免疫缺陷患者中曲霉、念珠菌属、人巨细胞病毒、非结核分枝杆菌亦可引起感染。

2. **尿路感染** 尿路感染是美国最为常见的医院感染类型，在我国仅次于呼吸道感染。医院获得性尿路感染绝大多数与留置导尿管或尿路器械检查等侵袭性操作有关，少部分为血源性或其他不明因素引起。病原菌沿尿液收集袋、引流管及导尿管逆行入侵进入膀胱，感染发生率随导尿管留置时间增长而增加，通常留置1天有5%~10%的患者会出现菌尿症，留置2周后50%~100%的患者会发生尿路感染。部分病原菌可通过污染的膀胱冲洗液、消毒不彻底的膀胱镜等进入膀胱。因此，减少各类泌尿系统侵袭性操作，严格执行消毒措施，可有效减少此类感染的发生。

医院获得性尿路感染的主要病原菌种类与社区获得性感染相似，包括大肠埃希菌、其他肠杆菌科细菌、铜绿假单胞菌、肠球菌属、葡萄球菌属细菌及真菌等，以大肠埃希菌最为常见。病原菌对各类抗菌药物的敏感性差异大，多数病原菌对各类抗菌药物耐药率较社区获得性感染高。少部分患者由于长期留置导尿管可发生两种以上病原菌的混合感染，并且在治疗过程中可出现病原变化，例如部分尿路感染患者在接受抗细菌药物治疗后会继发尿路真菌感染。因此，诊治此类感染过程中随访病原及其耐药性变化极为重要。

3. **手术部位感染** 手术部位感染包括浅部切口感染、深部切口感染和器官腔隙感染，是外科系统最为常见的医院感染。其中各类切口感染约占2/3，器官腔隙感染约占1/3。影响免疫功能的因素均可增加患者的易感性。手术范围大、时间过长、术中失血量多、术后留置各类引流管、低蛋白血症、长期卧床等亦可增加手术部位感染的发生率。

手术部位感染的病原菌中，革兰氏阳性菌以金黄色葡萄球菌、凝固酶阴性葡萄球菌、肠球菌属细菌多见，金黄色葡萄球菌是浅部切口感染最常见病原。革兰氏阴性菌以大肠埃希菌、铜绿假单胞菌、肠杆菌属细菌、肺炎克雷伯菌多见。部分手术感染可由厌氧菌以及真菌引起，脆弱类杆菌等厌氧菌是结肠、直肠以及妇科手术后感染的常见病原菌。革兰氏阳性球菌通常通过接触传播引起感染，而革兰氏阴性杆菌则多由患者肠道内寄居菌异位引起。

4. 血流感染 医院获得性血流感染（bloodstream infections，BSI）包括原发感染灶不明显或由血液透析、静脉置管等侵袭性操作引起的原发血流感染，以及病原菌由尿路、消化道、呼吸道等感染部位入血引起的继发血流感染两大类。虽然血流感染的发病率低，但病死率高，可达20%~50%。早期发现并给予有效抗菌药物治疗可显著降低病死率，因此血流感染易感人群以及有易感因素的患者如出现寒战、高热，应警惕血流感染可能，尽早采集血培养标本，并给予经验性抗感染治疗，后续可根据培养及药敏试验结果调整抗感染药物。

引起血流感染的病原菌以革兰氏阴性杆菌和革兰氏阳性球菌常见。革兰氏阴性杆菌主要包括大肠埃希菌、肺炎克雷伯菌、肠杆菌属、铜绿假单胞菌等。革兰氏阳性球菌包括凝固酶阴性葡萄球菌、金黄色葡萄球菌以及肠球菌属细菌等，其中凝固酶阴性葡萄球菌虽然检出率高，但常为污染菌，临床应注意鉴别。真菌以白念珠菌多见，近年随着氟康唑的广泛应用，热带念珠菌、光滑念珠菌等对氟康唑不敏感的酵母菌也在逐渐增多。

5. 消化系统感染 消化系统感染以假膜性结肠炎和胃肠炎多见。近年来由艰难拟梭菌引起的假膜性结肠炎发生率上升，其流行株由于毒素编码基因及其调控序列的变异，产毒素能力增强，部分菌株还产生新的二元毒素，导致患者病死率升高。胃肠道手术后、糖尿病、尿毒症以及老年患者应用抗菌药物过程中易引起假膜性结肠炎，各种抗菌药物均可引起本病，其中以克林霉素以及肠道药物浓度较高的β-内酰胺类多见。

6. 中枢神经系统感染 多见于颅脑外伤、手术及脑脊液分流术后。病原菌通常以肠杆菌科细菌、铜绿假单胞菌、不动杆菌属细菌多见；如继发于手术切口感染则以金黄色葡萄球菌及凝固酶阴性葡萄球菌多见；继发于脑脊液鼻漏者则以肺炎链球菌多见。

（三）医院感染病原特点

1. 病原体种类 医院感染的病原体中，细菌占大多数，主要为机会致病菌，以革兰氏阴性菌为主，也可见病毒、真菌、支原体、原虫等。有内源性病原体和外源性病原体。

2. 常具有耐药性 从医院感染者体内分离出的细菌大多数为耐药菌，部分是多重耐药菌。

3. 常发生种类的变迁 医院感染的病原生物种类随着抗菌药物的品种、诊疗技术等的发展而在变迁。

三、影响医院感染发生的因素

医院感染在世界范围的各级医疗机构中广泛存在，并不是贫穷、落后地区医院所特有，即使在医疗卫生条件优越的欧美地区，医疗机构中医院感染发生率也可达5%左右。我国医院感染监测系统报道的发生率一般低于3%。国内外的监测资料显示，发生率可因医院所在地区、类别及其临床科室床位构成等因素而异，规模较大的公立医院、教学医院因收治患者较重、有创诊疗操作较多，医院感染发生率更高。因此医学诊疗技术的提升并不能完全消除医院感染的发生，各级医疗机构均应严密防控。

（一）传播途径

1. 接触传播　包括患者直接接触感染患者或带菌者而发生的直接接触传播，以及接触被病原菌污染的物品、检查器械而引起的间接接触传播，为医院感染最常见的传播方式。

2. 血液传播　随着输血及血制品在临床的广泛应用，此传播途径日益重要。病毒性病原，如HBV、HCV、HIV等通过此途径传播较为常见，疟原虫、弓形虫、梅毒螺旋体等病原通过血液传播也有报道。

3. 空气传播　病原通过飞沫、气溶胶及尘埃等介质传播。各类可引起呼吸道感染的病毒、细菌、真菌等均可通过此途径传播。部分手术切口感染也可通过此途径引起。

4. 消化道传播　包括经水传播和经食物传播。引起甲型肝炎及各类感染性腹泻的病原均可通过此途径传播，但随着医疗卫生条件的改善，此途径导致的医院感染已少见。

（二）易感因素

1. 易感人群　① 细胞或体液免疫缺陷患者；② 新生儿、<1岁的婴幼儿或>65岁的老年患者、长期卧床患者；③ 罹患糖尿病、肝病、肾病、慢性阻塞性肺疾病、结缔组织病等慢性疾病及恶性肿瘤的患者；④ 受各类创伤打击，产生组织坏死者等。上述特殊病理、生理条件下人群由于抵御病原侵袭的能力下降，易发生医院感染。

2. 诊疗相关因素　各类抗肿瘤药物、免疫抑制剂及侵袭性操作均可导致全身或局部免疫功能损害而易患医院感染。作为医院感染治疗药物的广谱抗菌药物也可引起机体菌群失调，进而导致假膜性结肠炎等医院感染。另外，住院时间长者易发生医院感染。

四、医院感染防控

1. 医院感染防控机构　各级医院均应遵照医院感染相关法规成立由医院感染管理科、医务处（科）、门诊部、护理部、临床相关科室、检验科、药剂科、消毒供应室、手术室、预防保健科、设备科、后勤等科室主要负责人和抗感染药物临床应用专家等组成的医院感染管理委员会，负责制订符合所在医院特点的医院感染防控措施，监督医院感染防治措施的执行，并根据防治效果改进各项防控措施；开展医院感染发生率、感染危险因素、暴发流行情况、病原生物构成、细菌耐药性、医疗环境等方面监测，以及医院感染知识的宣教工作。通过提高全体医务人员对医院感染的认知程度，增强他们积极参与医院感染防治的自觉性。

2. 医院感染预防措施　大量的研究显示，尽管目前无法避免所有医院感染的发生，但采取积极、有效的防治措施可减少约30%的医院感染。通过早期诊断并积极治疗感染患者，对高致病及高度耐药特殊病原感染者采取恰当的隔离措施以控制感染源；合理规范用药，减少和控制耐药菌的播散；停止使用可疑污染的物品，或经严格消毒与灭菌处理合格后方能使用；医务人员应按照相关要求做好标准预防措施，尤其加强手卫生管理；对免疫功能低下、有严重疾病或有多种基础疾病的患者应采取保护性隔离措施，在需要的情况下可实施特异性预防保护措施，如接种疫苗、预防性用药等。建立完善、有效的医疗废物管理系统，在分类、收集、包装、转运、暂存和处置的全流程加强监管。根据发生医院感染暴发的特点，控制感染源、切断传播途径、保护易感人群等措施，可有效防控医院感染的发生。

3. 医院感染诊治原则　医院感染有其自身特点，临床医生在诊疗过程中应注意以下原则：① 临床表现不典型，部分医院感染较为隐匿，针对易感患者应提高警惕，尽早采取各种诊断措施发现医院感染，例如一些手术后器官腔隙感染，常可形成深部小脓肿，常规体格检查难以发现，需借助超声、CT 等影像学检查方能发现；② 医院感染病情更为危重，一旦确定感染存在，应在采集病原检测所需标本后，尽早根据当地医院感染的病原生物构成及细菌耐药情况给予经验治疗；③ 医院感染常由多重耐药菌引起，应尽早进行病原培养及药敏试验并及时查询培养结果，如经验治疗效果不佳应及时根据病原检测结果调整治疗，确保治疗具有针对性；④ 患者多合并免疫缺陷或正接受免疫抑制治疗，如发生医院感染，除抗感染治疗外，应尽量纠正免疫缺陷状态，如纠正低蛋白血症、粒细胞缺乏，减少或停用各类免疫抑制药物。

学习小结

医院感染包括在住院期间发生的感染和在医院内获得出院后发生的感染，但不包括入院前或入院时已存在或潜伏的感染。医院感染在各级医疗机构中广泛存在，发生率一般低于 3%。根据感染病原生物来源不同可分为外源性和内源性感染源两类，可通过接触传播、血液传播、空气传播及消化道传播。呼吸道感染、尿路感染、手术部位感染及血流感染是常见医院感染类型，病原体以细菌为主，多为耐药菌。医学的发展并不能完全消除医院感染的发生，但通过建立完备的防控机构，严格采取控制感染源、切断传播途径及保护易感人群等防控措施，多数医院感染可有效预防。

（纪明宇）

复习参考题

（一）A 型选择题

1. 医院感染最常见的传播方式是

   A. 空气传播

   B. 消化道传播

   C. 接触传播

   D. 血液传播

   E. 媒介传播

2. 我国医院最常见感染类型是

   A. 尿路感染

   B. 呼吸道感染

   C. 血流感染

   D. 消化道感染

   E. 手术部位感染

3. 医院感染防控措施不包括

   A. 长期经验性用药

B. 控制传染源
C. 保护易感人群
D. 合理规范用药

E. 切断传播途径

答案：1. C；2. B；3. A

（二）简答题

1. 何为医院感染？感染类型有哪些？

2. 引起医院感染的常见病原有哪些？

3. 医院感染的防治措施有哪些？

推荐阅读资料

［1］陈建平,贾雪梅.人体寄生虫学.3版.北京:科学出版社,2023.

［2］景涛,吴移谋.病原生物学.4版.北京:人民卫生出版社,2019.

［3］郭晓奎,彭宜红.医学微生物学.10版.北京:人民卫生出版社,2024.

［4］李兰娟,黄祖瑚.感染病学.2版.南京:江苏凤凰科学技术出版社,2021.

［5］李兰娟,任红.传染病学.9版.北京:人民卫生出版社,2018.

［6］李兰娟,唐红,程彦斌.病原与感染性疾病.2版.北京:人民卫生出版社,2022.

［7］李士根,贾雪梅.人体寄生虫学.2版.南京:江苏凤凰科学技术出版社,2018.

［8］刘运德,楼永良.临床微生物学检验技术.北京:人民卫生出版社,2015.

［9］卢致民,李凤铭.临床寄生虫学检验技术.武汉:华中科技大学出版社,2019.

［10］罗恩杰.病原生物学.6版.北京:科学出版社,2020.

［11］彭宜红,郭德银.医学微生物学.4版.北京:人民卫生出版社,2024.

［12］苏川,刘文琪.人体寄生虫学.10版.北京:人民卫生出版社,2024.

［13］汪复,张婴元.实用抗感染治疗学.3版.北京:人民卫生出版社,2020.

［14］王强,许静,夏志贵,等.我国重点寄生虫病疫情形势及防控工作重点.中国寄生虫学与寄生虫病杂志,2024,42(1):1-7.

［15］杨宝峰,陈建国.药理学.9版.北京:人民卫生出版社,2018.

［16］张凤民,肖纯凌,彭宜红.医学微生物学.4版.北京:北京大学医学出版社,2018.

［17］中华人民共和国国家卫生健康委员会.2021年全国法定传染病疫情概况.(2022-04-22)[2024-10-28].http://www.nhc.gov.cn/jkj/s3578/202204/4fd88a291d914abf8f7a91f6333567e1.shtml.

［18］中华人民共和国国家卫生健康委员会.人间传染的病原微生物目录.(2023-08-18)[2024-10-20].http://www.nhc.gov.cn/qjjys/s7948/202308/b6b51d792d394fbea175e4c8094dc87e.shtml.

［19］中华人民共和国国家质量监督检验检疫总局,中国国家标准化管理委员会.GB19489—2008 实验室生物安全通用要求.(2008-12-26)[2024-10-25].https://openstd.samr.gov.cn/bzgk/gb/newGbInfo？hcno=EB3B94B543F6E4CD18C044DE6AB64CEC.

［20］中华人民共和国国务院令424号.病原微生物实验室生物安全管理条例.(2004-11-12)[2024-10-20].https://www.gov.cn/gongbao/content/2005/content_63265.htm.

［21］中华人民共和国卫生部.WS/T 367—2012 医疗机构消毒技术规范.(2012-04-05)[2024-10-25].http://www.nhc.gov.cn/wjw/s9496/201204/54510.shtml.

［22］中华医学会肝病学分会, 中华医学会感染病学分会. 丙型肝炎防治指南 (2022 年版). 中华肝脏病杂志, 2022, 30 (12): 1332–1348.

［23］中华医学会肝病学分会, 中华医学会感染病学分会. 慢性乙型肝炎防治指南 (2022 年版). 中华肝脏病杂志, 2022, 30 (12): 1309–1331.

［24］ELWELL C, MIRRASHIDI K, ENGEL J. Chlamydia cell biology and pathogenesis. Nat Rev Microbiol, 2016, 14 (6): 385–400.

［25］LO S W, MELLOR K, COHEN R, et al. Emergence of a multidrug–resistant and virulent *Streptococcus pneumoniae* lineage mediates serotype replacement after PCV13: an international whole–genome sequencing study. Lancet Microbe, 2022, 3 (10): e735–e743.

［26］LUTHRA A, MONTEZUMA–RUSCA J M, LA VAKE C J, et al. Evidence that immunization with TP0751, a bipartite Treponema pallidum lipoprotein with an intrinsically disordered region and lipocalin fold, fails to protect in the rabbit model of experimental syphilis. PLoS Pathog, 2020, 16 (9): e1008871.

［27］PATRICK R M, KEN S R, MICHAEL A P. Medical microbiology. 8th ed. Amsterdam: Elsevier, 2015.

［28］STEFAN R, STEPHEN A M, TIMOTHY A M, et al. Jawetz, Melnick, & Adelberg's medical microbiology, 28th ed. New York: McGraw–Hill Education, 2019.

［29］STELZNER K, VOLLMUTH N, RUDEl T. Intracellular lifestyle of Chlamydia trachomatis and host–pathogen interactions. Nat Rev Microbiol, 2023, 21 (7): 448–462.

［30］TURNER N A, SHARMA–KUINKEL B K, MASKARINEC S A, et al. Methicillin–resistant Staphylococcus aureus: an overview of basic and clinical research. Nat Rev Microbiol, 2019, 17 (4): 203–218.

［31］United Nations Programme on HIV/AIDS (UNAIDS). UNAIDS data 2022.(2023–01–20)[2024–11–20]. https://www. unaids. org/en/resources/documents/2023/2022_unaids_data.

［32］WHO. Global tuberculosis report 2021.(2021–10–14)[2024–11–18]. https://www. who. int/publications/i/item/9789240037021.

［33］WHO. Laboratory biosafety manual. 3th ed.(2004–08–11)[2024–10–20]. https://www. who. int/publications/i/item/9241546506.

［34］WORKOWSKI K A, BACHMANN L H, CHAN P A, et al. Sexually transmitted infections treatment guidelines, 2021. MMWR Recomm Rep. 2021, 70 (4): 1–187.

索　引

J

影像学资料及彩插

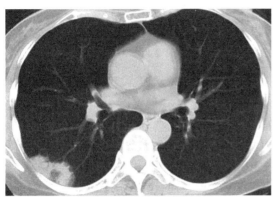

▲ 附图1　隐球菌肺炎（CT）
右肺下叶背段近胸膜处见片状实变影，其内密度不均，
并可见空气支气管征，边缘尚清。

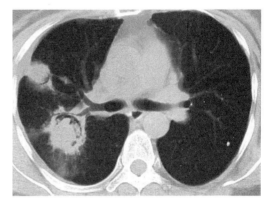

▲ 附图2　肺曲霉病（CT）
右肺上叶可见两个曲霉球，两薄壁空洞内均可见弧形透
亮影（空气半月征），其周可见磨玻璃样影（晕轮征）。

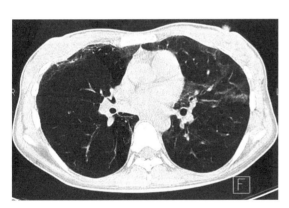

▲ 附图3　肺卡氏肺孢子菌病（CT）
双肺片絮状磨玻璃影，以左肺为著。

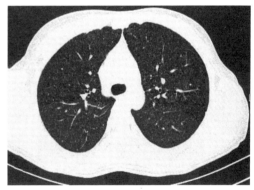

▲ 附图4　急性粟粒型结核的肺部表现（CT）
双肺均匀分布大小、密度相近的粟粒样小结节，
部分肺纹理结构显示不清。

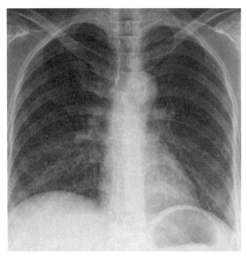

▲ 附图5 急性粟粒型结核的肺部表现（X线片）
双肺野均匀分布大小、密度相近的粟粒样
小结节，肺纹理结构被遮盖。

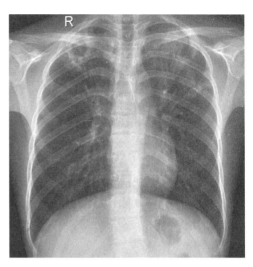

▲ 附图6 双肺继发性肺结核（X线片）
双肺上野可见片絮状影及类圆形空洞形成，
右侧空洞壁较厚，左侧空洞壁不明显。

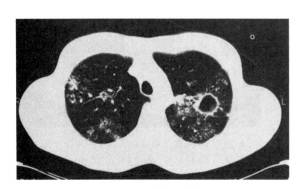

▲ 附图7 双肺继发性肺结核（CT）
双肺上叶多发斑片状及结节影，左肺上叶见空洞形成，
空洞壁内缘光滑，其周围可见多发索条影。

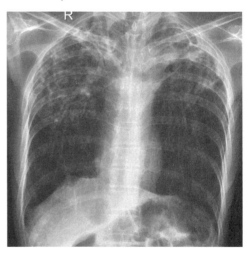

▲ 附图8 双肺继发性肺结核（X线片）
双肺中上野可见多发空洞及索条状、片絮状混杂密
度影，双肺门上提，肺纹理垂直向下呈"垂柳征"。

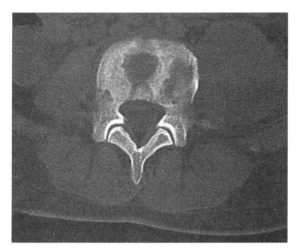

▲ 附图9　腰椎结核（CT）
腰椎骨质破坏并左侧腰大肌脓肿形成。

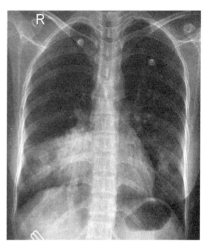

▲ 附图10　细菌感染致右肺中叶大叶性
肺炎（X线片）
右肺下野以水平裂为界的片状实变影，
其上缘清晰，下缘模糊。

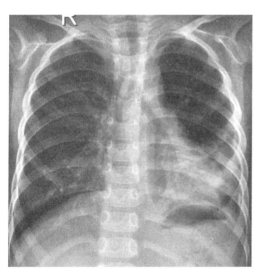

▲ 附图11　肺炎链球菌肺炎（X线片）
左肺下野心缘旁可见片状模糊影。

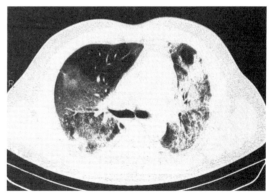

▲ 附图12　重症甲型流感病毒肺炎（CT）
双肺可见大片状磨玻璃影，左肺上叶部分实变。

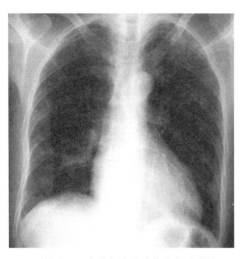

▲ 附图13　金黄色葡萄球菌多发肺脓肿
（X线片）

双肺可见多发、大小不一类圆形空洞影，以双肺外带为著，右下肺动脉旁空洞内可见气液平。

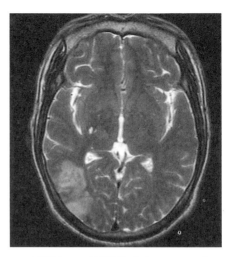

▲ 附图14　病毒性脑炎（MRI T$_2$WI）

右侧颞叶可见片状高信号影，局部脑回肿胀，灰质、白质均受累。

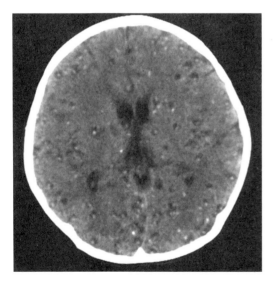

▲ 附图15　脑囊虫病（CT平扫）

脑实质多发散在小圆形低密度影，其内可见小结节状致密影，为囊虫头节钙化。

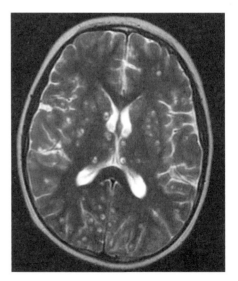

▲ 附图16　脑囊虫病（MRI T$_2$WI）

脑实质多发散在小圆形高信号病灶，其内可见小结节状低信号影，为囊虫头节。

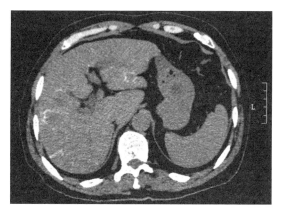

▲ 附图17 血吸虫病肝纤维化（CT）
肝脏内可见多发条片样高密度钙化影。

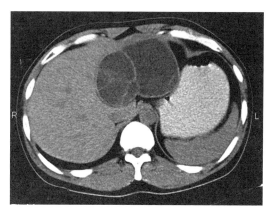

▲ 附图18 肝棘球蚴病（CT）
肝左叶囊性低密度影，界限清楚，其内可见多个
子囊，包膜较厚。

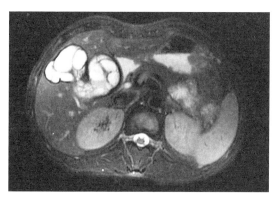

▲ 附图19 肝棘球蚴病（MRI T₂WI）
肝内多发圆形及类圆形高信号病灶，其内信号均匀，
界限清楚，边缘光滑，并见囊内囊征象。

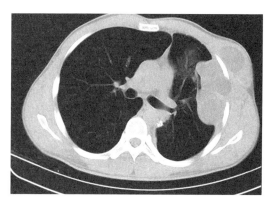

▲ 附图20 肺棘球蚴病（CT）
左肺上下叶及左侧前胸壁可见多发类圆形囊性影。

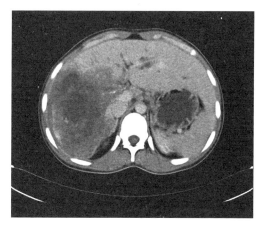

▲ 附图21 肝泡球蚴病（CT）
肝右叶不规则低密度肿块，其内密度不均，中央可见更
低密度影，边缘可见弧形钙化影；肝周可见少量腹水。

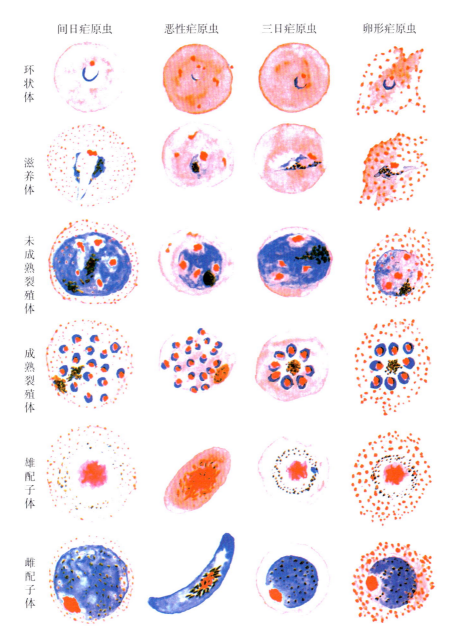

▲ 彩图　四种人体疟原虫形态（吉姆萨染色）